甘肃省鼠疫防控60年

主编　何爱伟　席进孝

甘肃科学技术出版社

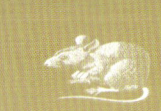

图书在版编目（CIP）数据

甘肃省鼠疫防控60年 / 何爱伟，席进孝主编.-- 兰州：甘肃科学技术出版社，2022.1
ISBN 978-7-5424-2924-7

Ⅰ. ①甘… Ⅱ. ①何… ②席… Ⅲ. ①鼠疫-防治-概况-甘肃 Ⅳ. ①R516.8

中国版本图书馆CIP数据核字（2022）第003451号

甘肃省鼠疫防控60年
何爱伟　席进孝　主编

责任编辑　刘　钊
封面设计　孙顺利

出　版　甘肃科学技术出版社
社　址　兰州市城关区曹家巷1号甘肃新闻出版大厦
网　址　www.gskejipress.com
电　话　0931-2131572(编辑部)　0931-8773237(发行部)

发　行　甘肃科学技术出版社　印　刷　甘肃鑫统印务有限责任公司
开　本　889毫米×1194毫米　1/16　印　张　45.25　插　页　4　字　数　1080千
版　次　2022年8月第1版
印　次　2022年8月第1次印刷
印　数　1~1000
书　号　ISBN 978-7-5424-2924-7　定　价　190.00元

编 委 会

作者简介

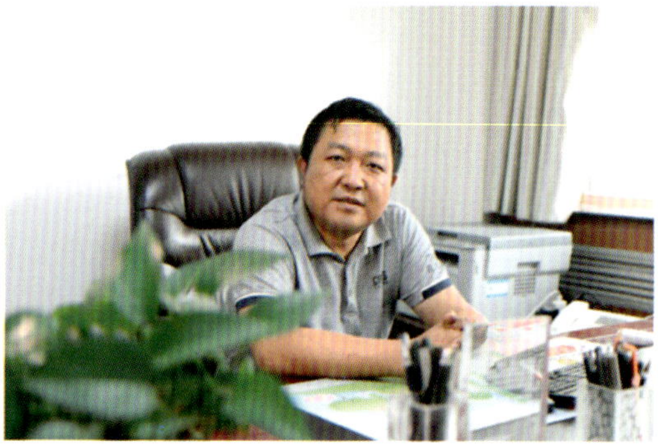

何爱伟，副研究员。毕业于第二军医大学卫生事业管理专业，医学学士。现就职于甘肃省疾病预防控制中心，从事鼠疫防治、结核病防治及管理等工作。现任甘肃省疾病预防控制中心副主任，甘肃省防痨协会会长，中国防痨协会常委、人畜共患病专业分会副主任委员、标准化专业分会常委。曾获中华预防医学会科学技术一等奖1项，甘肃省科学技术二等奖1项、三等奖1项，甘肃省医学科技二等奖2项，发表论文6篇，编撰专著1部。

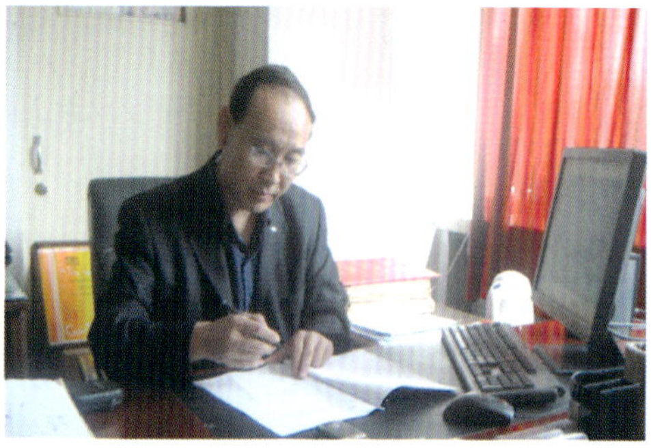

席进孝，主任医师，中共党员，甘肃省医疗卫生甲级重点专业鼠疫防治学术带头人，甘肃省中医药大学硕士导师，现任甘肃省疾病预防控制中心鼠疫布病防制所所长，国家卫建委突发性事件卫生应急专家咨询委员会鼠疫防治组委员，《中华地方病学》第九届编委会委员，中国地方病协会布鲁氏菌病专业委员会委员，中华医学会地方病学分会第十届委员会委员，中国地方病协会第六届委员会理事，甘肃省卫生厅突发公共卫生事件卫生应急专家咨询委员会鼠防组副组长，甘肃省布鲁氏菌病诊断专家组组长，甘肃省医学会感染病学委员会常务委员，甘肃地方病协会会长。主要从事鼠疫布病防控技术、应急处置和管理等方面的研究。2017年作为中国鼠疫防控专家组成员赴马达加斯加处置鼠疫暴发流行。曾多次荣获甘肃省政府和甘肃省卫生健康委表彰奖励。

近十年，主持和参与国家和省级科研项目10多项，其中获甘肃省科学技术二等奖2项、三等奖1项，北京市科学技术三等奖1项，甘肃省医学科技一等奖1项、二等奖5项、三等奖3项。在国家级期刊发表论文20余篇，发表SCI论文6篇。作为主编、副主编和编委出版专著7部。

序

鼠疫是一种古老的传染病，具有发病急、病程短、病死率高、传染性强等特点，历史上曾给人类造成了深重的灾难。在科学技术日新月异的今天，鼠疫的危害依然存在，它仍然是国际上规定的 3 种检疫传染病之一，也是《中华人民共和国传染病防治法》规定的严重危害人民健康的甲类传染病，鼠疫的发生和流行极易造成重大和特别重大突发公共卫生事件。

甘肃是鼠疫疫情较为严重的省份之一，也是中国鼠疫防控重点地区。甘肃鼠疫防控走过了鼠疫疫源调查、灭鼠拔源、以监测为主的综合防控三个阶段。2003 年“非典”疫情后，甘肃省将鼠疫防控工作纳入突发公共卫生事件的综合防控与应对，归口卫生应急管理。60 年来，几代鼠疫防控工作者励精图治，艰苦奋斗，筑起了一道鼠疫防控的牢固城墙。我们坚持“政府领导、部门配合、社会参与”的工作原则，采取鼠疫情监测、宣传教育、保护性灭獭(鼠)灭蚤、交通检疫等综合防控措施，动物鼠疫流行强度得到有效遏制，疫源地未发生人间鼠疫扩散蔓延，为甘肃省经济社会发展做出了重要贡献。

为了进一步加强甘肃省鼠疫防控工作，2008 年甘肃省人民政府办公厅印发了《甘肃省突发公共卫生事件应急预案》《甘肃省鼠疫控制应急预案》，对鼠疫疫情分级、组织体系与职责、疫情监测与预警、信息管理与报告、分级应急反应、应急反应与评估、物资与经费保障等各项工作进行了规定和细化。2014 年甘肃省酒泉市连续发生三起人间鼠疫疫情，甘肃省委省政府高度重视。2015 年甘肃省人民政府印发了《关于进一步加强全省鼠疫防控工作的通知》《关于禁止猎捕贩运旱獭的通告》等文件。2017 年 6 月 8 日，甘肃省第十二届人大常委会第三十三次会议审议通过了《甘肃省鼠疫预防和控制条例》，这也是国内针对鼠疫防控出台的首部地方性法规。2019 年 8 月 21 日，甘肃省卫生健康委员会、甘肃省公安厅、甘肃省农业农村厅、甘肃省林业和草原局、甘肃省市场监督管理局联合印发《关于严厉打击非法猎捕贩运销售旱獭的紧急通知》。随着甘肃省一系列鼠防文件和法规相继出台，引领甘肃省鼠疫防控工作进入依法管理和科学监测阶段，实现了大的跨越。

在取得成绩的同时，鼠疫防控工作人员已清醒认识到，甘肃省鼠疫自然疫源地分布广、面积大，动物鼠疫在一些疫源地还十分活跃，时而波及人间。特别是交通日益便捷、经贸往来、投资合作、旅游交往等活动日益增多，进入鼠疫疫源地主动接触染疫动物的机会增加。加之受利益驱动，非法猎捕贩运加工销售旱獭及其制品的事件屡屡发生，人间鼠疫发生并借助现代交通工具远距离传播的风险增加，给鼠疫防控工作带来了新的挑战，提出了新的课题。与此同时，鼠疫又是一种典型的自然疫源性疾病，鼠疫菌在自然界保存机制还不清楚，人类还不能消除鼠疫的情况下，决定了鼠疫防控工作的长期性、艰巨性和复杂性。因此，必须强化监测，强化宣传，综合施策，快速反应，有效处置，才能将鼠疫的危害减少到最低程度。

以史为鉴，展望未来。鼠疫防控工作任重道远，坚持以习近平新时代中国特色社会主思想为指引，奋力谱写甘肃省鼠疫防控新篇章。以全球视野看待新时代鼠疫防控工作，树立防范化解重大风险意识，继续努力，依法科学落实好以监测为主的综合防控措施，加强国际合作交流，加强应急演练，提高跨区域鼠疫疫情的处置能力，为全面建成小康社会，建设社会主义现代化强国和构建人类命运共同体贡献智慧和力量。

2022年6月

前　言

鼠疫是鼠疫耶尔森菌引起的烈急性传染病，原发于啮齿类动物间，并可引发人间流行。传染源主要是啮齿类动物，主要媒介为跳蚤等节肢动物。肺鼠疫患者也可以作为传染源，造成人间鼠疫的流行。因鼠疫感染者出现严重呼吸困难和缺氧，导致口唇、颜面及四肢皮肤发绀，甚至全身发绀。感染后期病人表现为弥漫性血管内凝血（DIC），造成皮肤出血坏死，死亡后尸体呈紫黑色，故有黑死病之称。在鼠疫爆发流行期间，人和鼠大量死亡，尸陈街巷，惨象绝伦，令见者谈鼠变色。鼠疫发病急、传染性强、病死率高。《中华人民共和国传染病防治法》将其规定为甲类传染病。

在人类历史上，世界各地曾发生过人间鼠疫流行，给人类社会带来沉痛的灾难。世界最著名的三次世界鼠疫大流行，死者数以亿计。1894 年人类认识鼠疫后，经过 100 多年与病魔的斗争，20 世纪 50 年代人间鼠疫发病率显著下降，特别是链霉素问世以来，有效抑制了人间鼠疫。

甘肃人间鼠疫最早见于夏河拉卜楞寺喇海经中，其记录：“清乾隆十九年（1754 年），青海省河南蒙藏民因剥食旱獭而引起鼠疫流行，波及拉卜楞寺念经喇嘛，死亡 100 余人。” 回顾性流行病学调查，1754~1958 年，甘肃省有 13 个县、73 个村曾发生过鼠疫流行，发病 1547 例，死亡 1490 例，病死率为 96.31%。

1959 年始，通过鼠疫疫源性调查，甘肃存在喜马拉雅旱獭和阿拉善黄鼠两种类型的鼠疫自然疫源地，空间结构上呈相对独立的三块鼠疫自然疫源地，即甘南高原高寒草甸草原旱獭鼠疫疫源地、陇中黄土高原黄鼠鼠疫自然疫源地、祁连山 – 阿尔金山高山草原旱獭鼠疫自然疫源地。分布在 6 个市州 11 个县市区，面积约 8.2 万 km^2，占甘肃省面积的 19%。监测显示，甘肃省动物间鼠疫呈现不同流行态势，特别是祁连山 – 阿尔金山旱獭鼠疫疫源地动物间鼠疫持续流行，局部地区呈现暴发流行状态，时有人间鼠疫的发生和流行。1958 ~ 2019 年，甘肃省共发生人间鼠疫 32 起，发病 71 例，死亡 44 例，病死率为 61.97%。

1949 年以来，党和政府重视鼠疫防控工作，将鼠疫防控作为公共卫生重点工作来抓，通过政府主导、部门配合、群众参与，甘肃省鼠疫防控工作取得了显著成效。基本查明了鼠疫疫源地分布类型和范围，掌握了动物鼠疫流行规律。建立健全了甘肃省、市（州）、县（市、区）鼠疫防控组织、应急体系、监测网络和疫情直报系统。制订了《鼠疫疫情应急控制预案》。形成了政府负责、分级管理，社会参与、综合防控，预防为主、有效处置的鼠疫工作原则。通过落实以鼠疫监测为主的综合防控措施，有效遏制了动物鼠疫流行，防止了人间鼠疫发生，为甘肃经济社会发展做出了显著贡献。

鼠疫防控人员本着“讲好甘肃鼠防故事，传递甘肃鼠防精神”的初心，出版本书。甘肃鼠疫防控走过了鼠疫疫源性调查、灭鼠（獭）拔源、以监测为主的综合防控三个历史阶段，在防控实践和科学研究等方面融入了三代鼠疫防控人员的汗水和智慧。本书梳理和总结了甘肃鼠疫防控60年取得的辉煌成就,汇集和展示了甘肃鼠疫防控机构变迁、人间鼠疫流行史、人间鼠疫流行现状、甘肃鼠疫疫源地发现、动物鼠疫流行性特征、人间鼠疫案例、鼠疫病原学、宿主和媒介调查和研究、防控技术研究和应用推广、鼠防法制化建设、鼠疫综合防控措施建立及科学研究等方面取得的成果。旨在保持甘肃省鼠疫防控资料的完整性和系统性,供新一代鼠疫防控人员参考和借鉴,更多的是传承甘肃省几代鼠疫防控人立足本职,艰苦奋斗,奉献鼠疫防控事业的崇高精神,激励下一代鼠疫防控人再接再厉,创新工作,开创甘肃省鼠疫防控事业发展的新篇章。

本书编纂过程中历经几番整理,数次讨论。其中本书摘录的部分内容在《甘肃日报》及其官网刊发,部分内容来自于各位作者长期工作以来在国家级杂志公开发表的专业论文,只对个别字句进行了修改。需要说明的是,其中何爱伟、席进孝同志作为指导老师,积极布局整体框架设计,几年间付出了大量心血,策划选题,协调资料的收集汇总,并执笔撰写了部分重要的稿件。由何爱伟,席进孝主编的《甘肃省鼠疫防控60年》一书,甘肃科学技术出版社于2022年8月出版。书号:ISBN 978-7-5424-2924-7。本书约108万字。主编何爱伟撰写了第一章、第二章、第三章、第四章、第五章、第十章、第十一章、第十三章、第十四章、第十六章、第十七章的部分内容,共计约12.3万字;主编席进孝撰写了第一章、第二章、第三章、第四章、第五章、第六章、第七章、第十三章、第十七章的部分内容,约12.3万字;副主编王鼎盛撰写了第四章、第六章、第八章、第九章、第十章、第十一章、第十五章、第十六章的部分内容,共计约12.2万字;副主编徐大琴撰写了第四章、第七章、第八章、第九章、第十一章、第十三章、第十六章、第十七章的部分内容,共计约12.1万字;副主编王平贵撰写了第五章、第六章、第七章、第八章、第十章、第十二章、第十四章、第十七章的部分内容,共计约12.01万字;编委汪杰撰写了第六章、第八章、第九章、第十章、第十一章、第十二章的部分内容,共计约12.02万字;编委席金恩撰写了第六章、第十二章、第十三章、第十四章、第十六章、第十七章的部分内容,共计约8.03万字;编委李铿撰写了第十二章、第十三章、第十四章、第十五章、第十六章、第十七章、第十八章部分内容,共计约12.03万字;编委吴斌撰写了第四章、第五章、第七章、第十三章、第十四章、第十五章、第十六章、第十七章、第十八章部分内容,共计约8.01万字;副主编王世明撰写了第九章、第十八章部分内容,共计约4.0万字;郭丽民、郑晓瑾、付国民、盖永志、春花、王利、金发昌、戎宾国、王刚、师占文、安君胜、鲁新民、方春、袁祥、张鹏、张晨、秦全福、袁育、展东辉、穆洮霞、陈国娟、苗克军、李旭娟、李鸿灏等人员参与各章节部分内容的执笔撰写,共计约3.0万字。特此说明。

“好稿不厌百回改”,本书有大家的厚爱和心血,在整理过程中,得到了甘肃省卫生健康委员会、甘肃省疾病预防控制中心领导的关心和大力支持,也得到了各个鼠防单位及同仁的鼎力相助,在此向他们表达由衷的谢意。

编纂人员为本书付出了艰辛的努力,但由于学识水平和经验所限,不足之处在所难免,希望读者在使用过程中不吝指正,使之日臻完善。

本书编委会

2021.6

目　录

第一章　鼠疫流行史和防治机构变迁

第一节　人间鼠疫流行简史

一、世界鼠疫流行史

鼠疫又叫黑死病，是鼠疫杆菌引起的一种烈性传染病，曾给人类带来沉痛的灾难。在人类历史上鼠疫曾有三次世界大流行。

公元6世纪（公元542年）出现第一次大流行，起源于中东鼠疫自然疫源地，流行中心在中东、地中海沿岸。公元542年经埃及南部塞得港沿陆海商路传至北非、欧洲，几乎殃及当时所有著名国家。这次流行持续50~60年，每天死亡上万人，死亡总数近一亿人。这次鼠疫大流行导致东罗马帝国的衰退，时称“查士丁尼瘟疫”曾载入医学史册。6~8世纪在中东、东欧和西地中海地区曾有多次鼠疫流行。

第二次大流行始于14世纪20年代，持续300年，其起源众说不一，一般认为这次鼠疫病原地在中亚细亚的戈壁，遍及欧洲、亚洲和非洲北海岸，尤以欧洲为甚，欧洲人口约四分之一死于鼠疫，意大利和英国死者达其人口的半数。这次鼠疫流行在医学史上称为“黑死病”，到1800年左右才终止。

第三次大流行始于19世纪末，持续到20世纪中叶，多数人认为此次流行是从广东和香港开始，经海路向世界传播，到20世纪30年代达最高峰，以后陆续下降，50年代基本平息。共波及亚洲、非洲、美洲的六十多个国家。传播速度之快和地区之广远超前两次大流行，疫情几乎波及全世界沿海各港埠城市及其内陆居民区，死亡达千万人以上。这次世界大流行到20世纪30年代才得以终止。本次大流行初期（1894年），日本学者北里和法国人耶尔森氏发现了鼠疫菌，随后（1897年）绪方氏又从跳蚤体内分离出鼠疫菌，初步明确了鼠疫的传染源和传播途径，从此人类才真正认识鼠疫。

二、中国鼠疫流行史

中国鼠疫流行最早在隋朝医学家巢元方著《诸病源候论》（公元610年）和同时期孙思邈著的《千金方》中，均提到“恶核”一症，根据病人的表现，乃是腺鼠疫的古称。14世纪鼠疫大流行波及到中国，死亡1300万人。1644年山西潞安（今长治县）曾有过鼠疫发生。清代乾隆年间（1792~1793），从云南开始，中国许多地方出现了鼠疫。1793年清朝诗人师道南正好在云南赵州，目睹了当时鼠疫流行的惨状，写下著名诗篇《鼠死行》，不仅对该病造成的悲惨情景做了生动描述，而且确切地反映了鼠间鼠疫与人间鼠疫的关系。诗中写道："东死鼠，西死鼠，人见死鼠如见虎，鼠死不几日，人死如圻堵，昼死人，莫问数，日色惨淡愁云护。三人行，未十步，忽死两人横截路。夜死人，不敢哭，疫鬼吐气灯摇绿。须臾风起灯忽无，人鬼尸棺暗同屋。乌啼不断，犬泣时闻。人含鬼色，鬼夺人神。白日逢人多是鬼，黄昏遇鬼反疑人。人死满地人烟倒，人骨渐被风吹老。田禾无人收，官租向谁考。我欲骑天龙，上天府，呼天公，乞天母，洒天浆，散天乳，酥透九原千丈土，地下人人都活归，黄泉化作回春雨。"此后医家们遂把以往称为痒子症、耗子病、核子瘟等病名，称为鼠疫。吴学存于光绪十七年（公元1891年）所撰《鼠疫治法》，为最早鼠疫专著。清代金武祥在他的《粟香随笔》中，记述了在1890年初起于安南（今越南），后延及中国广西、广东廉州府和雷州府的疫情；也描述了1894年广东鼠疫，病死者以万计。1895年的《博医会报》曾记载1844年中国鼠疫的一次流行，这也是第一次用鼠疫病名报道的疫情。中国在1910~1911年，在北方又有从俄国传入流行于东北三省的鼠疫，之后虽然得以控制，但已造成6万余人的死亡。

1940~1941年，日本侵华期间，在哈尔滨市郊建立了"731"部队细菌工厂，先后在中国宁波和常德投掷带菌鼠蚤，残害中国公民。1945年日本投降后，炸坏细菌工厂，放出大批带菌鼠蚤，造成东北各省鼠疫流行。

据不完全统计，1644~1949年，共20个省（市、区），549个县（市、旗）流行鼠疫179年次，较大的流行有6次，发病2 598 794人，死亡2 399 400人。

三、甘肃鼠疫流行史

甘肃鼠疫流行历史记载资料比较少，仅伍连德的《鼠疫概论》中提到"1917年10月时，甘肃洮洲之肺鼠疫暴发"。1957年始，在国家和兄弟省份有关单位大力支持下，甘肃省卫生厅组织调查队，先后在各地开展鼠疫流行史回顾性调查，至1970年，才逐步掌握了甘肃省鼠疫历史流行情况。

甘肃人间鼠疫最早见于夏河拉卜楞寺喇海经中，其记录："清乾隆十九年（1754年），青海省河南蒙藏民因剥食旱獭而引起鼠疫流行，波及拉卜楞寺念经喇嘛，死亡100余人。"之后，伍连德、伯力士等著《鼠疫概论》中记述："民国六年（1917）年10月，甘肃洮州（现临潭旧城）发生一起外袭性肺鼠疫流行，死亡百余人。"

清同治年间，天祝县鼠疫大流行，死亡千余人，之后，发生数次小流行。

民乐县在中华民国五年（1916年）、中华民国二十八年（1939年）、中华民国三十四年（1945年）等都发生过人间鼠疫流行。

从1754年至1958年，甘肃省有13个县、73个村曾发生过鼠疫流行，发病1548例，死亡1491例，病死率为96.32%。历史上曾经发生过鼠疫流行的13个县是夏河、碌曲、玛曲、卓尼、临潭、阿克塞、山丹、永靖、定西、会宁、环县，见表1-1。其中1754~1958年，夏河流行34年次，发病708人，死亡670人；玛曲流行4年次，发病149人，死亡149人；陇西流行3年次，发病144人，死亡132人；会宁流行3年次，发病126人，死亡124人；临潭流行2年次，发病180人，死亡180人；碌曲流行4年次，发病9人，死亡9人；卓尼流行3年次，发病38人，死亡33人；定西流行1年次，发病85人，死亡85人；环县流行1年次，发病54人，死亡54人；永靖流行3年次，发病50人，死亡50人（见表1–1）。

表1–1　1754~1958年甘肃人间鼠疫流行统计

年代	夏河	碌曲	玛曲	卓尼	阿克塞	定西	会宁	环县	陇西	临潭	永靖	民乐	山丹	合计
1754	100/100													100/100
1903	17/17													17/17
1905	7/7		30/30											37/37
1907	30/30													30/30
1910	50/50		30/30											80/80
1912	**													**
1915	2/2													2/2
1916	6/6									60/60				66/66
1917	61/61			10/9						120/120				191/190
1918				27/23										27/23
1920	40/40													40/40
1922	30/30													30/30
1923	13/13	5/5												18/18
1925	30/30													30/30
1928	16/16	1/1												17/17
1929	6/6		48/48											54/54
1930	41/37	2/2									17/17			60/56
1931	16/16						70/68	54/54	114/112		13/13			267/263
1932	5/5					85/85	47/47				20/20			157/157
1935									10/10					10/10
1936	6/6								20/10					26/16
1939	60/40													60/40
1940	50/50		41/41											91/91
1941				1/1										1/1
1944	70/60													70/60
1945		1/1												1/1
1946	8/8						9/9							17/17
1947	8/6											3/3		11/9
1948	2/2													2/2
1949	3/2													3/2

续表 1-1

年代	夏河	碌曲	玛曲	卓尼	阿克塞	定西	会宁	环县	陇西	临潭	永靖	民乐	山丹	合计
1950	1/1													1/1
1951	1/1													1/1
1952	3/3													3/3
1953	7/7													7/7
1954	7/7													7/7
1956	5/4				1/1									6/5
1957	1/1													1/1
1958	6/6													7/7
合计	708/670	9/9	149/149	38/33	1/1	85/85	126/124	54/54	144/132	180/180	50/50	3/3	1/1	1548/1491

注:夏河县甘加有一家因剥旱獭皮感染，全死亡，具体人数不详　../..为病例数/死亡数。

第二节　鼠疫防治机构变迁

甘肃卫生行政机构成立于清光绪七年（1881），陕甘总督指令在兰州城隍庙设立了牛痘总局。民国二十三年由全国经济委员会协助成立了甘肃省卫生实验处，民国二十八年（1939）成立了甘肃省卫生处。1950年，奉陕甘宁边区卫生署指示，将甘肃省人民政府卫生处改为甘肃省人民政府卫生厅，1973年改为甘肃省卫生局，1980年更名为甘肃省卫生厅，2013年甘肃省人口计划生育委员会和甘肃省卫生厅合并，成立了甘肃省卫生和计划生育委员会。2018年，根据《甘肃省机构改革方案》，将原甘肃省卫生和计划生育委员会、省深化医药卫生体制改革领导小组、省老龄工作委员会办公室的职责，以及甘肃省安全生产监督管理局的职业安全健康监督管理职责整合，组建了甘肃省卫生和健康委员会。

民国三十三年（1944年），甘肃省卫生处按照国家卫生署规定，将鼠疫作为十种法定传染病管理。1955年甘肃省颁布了《传染病管理办法》，将鼠疫列为甲类传染病管理，甘肃省自上而下建立了鼠疫报告系统，各级卫生防疫站承担责任范围内鼠疫监测管理，各级医疗保健机构承担鼠疫疫情报告、预防和治疗及监测任务，疫情报告人以传染病报告卡的方式向当地防疫机构报告，发现鼠疫立即报告，城市不超过12h，农村不超过次日。

1985年成立中共甘肃省委防治地方病领导小组办公室，将鼠疫作为地方病管理。2003年“非典”以后，甘肃省卫生厅成立应急办，将鼠疫归口应急办管理。随着卫生机构改革，2013年归口甘肃省卫生和计划生育委员会应急办管理。十九大后，随着中国党政体制改革，2018年归口甘肃省卫生和健康委员会应急办管理。各市州、县（市、区）鼠防工作相应归口市州、县（市、区）卫生和健康行政部门疾控科管理。

1957年甘肃省卫生厅组织甘肃省卫生防疫站等有关单位组成的7人调查组，赴民乐、敦煌、张掖等地开展啮齿动物及蚤类区系调查。

1959年5月，中国科学院甘青队来甘肃，由甘肃省卫生厅等10个单位抽调39人组成了自然疫源调查队，分两组分别赴酒泉、玉门、德乌鲁市（夏河县）进行调查。

1960 年初成立了甘肃省自然疫源调查队，1962 年 7 月并入甘肃省医学科学研究所，为该所的一个科室，称为自然疫源调查室，后因鼠防任务加重，1964 年经甘肃省卫生厅批准，将自然疫源室和动物室分出，在兰州小西湖成立了甘肃省 201 所。1970 年，甘肃省 201 所迁往永登县马场沟。1980 年，甘肃省卫生局、林业局、商业局等五个部门组织成立“甘肃省旱獭皮张生产联合办公室”，负责管理安全猎捕旱獭及旱獭皮张收购、检疫、运输、消毒、保存等一系列安全防范措施。1981 年 9 月，甘肃省 201 所并入甘肃省地方病防治研究所，成立了一室（鼠疫防治室）。

1962 年 7 月，会宁县发生肺鼠疫流行以后，8 月初甘肃省卫生厅接到定西地区的疫情报告后，派出甘肃省医学科学研究所 4 人赴疫区开展疫区处理，1963 年召开全省鼠防工作会议，决定在四个重点疫区县成立鼠防专业机构（夏河县 301 站、天祝县 401 站、民乐县 501 站、会宁县 601 站）。20 世纪 80 年代后甘肃省天祝县 401 站、民乐县 501 站与防疫站合并，加强鼠防工作。

2001 年，随着疾病预防控制机构改革，8 月，原甘肃省地方病防治所、原甘肃省结核病防治所、原甘肃省职业病防治所、原甘肃省卫生放射防治所、原甘肃省卫生防疫站等四所一站合并，成立了甘肃省疾病预防控制中心，内设鼠疫布病预防控制所（鼠布防制科）。随后，市（州）、县（市、区）卫生防疫站先后更名为疾病预防控制中心，内设地方病科（鼠防科），保留了夏河 301 站和会宁县 601 站。2014 年酒泉连续发生三次人间鼠疫疫情后，酒泉市政府为了加强鼠防队伍建设，先后成立了肃北、阿克塞、玉门等市、县鼠疫防控大队，加挂于肃北、阿克塞、玉门等市、县疾病预防控制中心。

目前，甘肃省承担鼠防任务的单位为甘肃省疾病预防控制中心，甘南、白银、武威、金昌、张掖、酒泉、嘉峪关等 7 个市（州）疾病预防控制中心，碌曲、合作、夏河、会宁、平川、天祝、山丹、民乐、甘州、肃南、肃州、玉门、瓜州、敦煌、肃北、阿克塞等 16 个县（市、区）疾控中心（鼠疫防控专业站）。形成了国家、省、市（州）、县（市、区）鼠疫防控体系。23 个省、市（州）、县（市、区）各级各类医疗机构承担人间鼠疫监测，建立了预检分诊、发热门诊和隔离病院（房），严格落实首诊医生责任制，建立了鼠疫应急处置领导小组，制订了鼠疫应急处置流程图，建立了鼠疫疫情应急处置各项制度，形成了全省人间鼠疫监测和应急处置体系。

全省设立碌曲县尕海，夏河县 301 站，会宁县刘寨、桃花山，平川区吴庄，天祝县抓喜秀龙，武威市旦马，张掖市大野口，肃南县五公里，玉门市鸭儿峡，肃北党城湾镇东滩，阿克塞红柳湾镇，嘉峪关市西沟等 12 个固定监测点，设立合作市、山丹县等 2 个流动监测点。其中夏河县、张掖市和阿克塞县为国家级鼠疫监测点。形成了省、市（州）、县（市、区）鼠疫监测系统，并于 2005 年建立了国家、省、市（州）、县（市、区）四级鼠疫监测信息网络直报系统。

根据甘肃省鼠疫疫源地分布地区地理环境特点，全省设立甘州区大野口，民乐县扁都口，肃南县五公里、大河，肃州区观山口、黄草坝、榆林坝、甘坝口、丰乐口、红山口、瓷窑口，玉门市鸭儿峡、石油沟、西湖，肃北县康沟、东滩、瓜石，阿克塞县当金山口、北山口，瓜州县锁阳镇，天祝县皇城、旦马、打柴沟，夏河县甘加、九加等 27 个鼠疫检疫卡（站），加强鼠疫交通检疫工作。

第三节　查源布控建体系　应急举措再强化

60年，一甲子。

60年，鼠疫防控工作，春华秋实。

鼠疫是一种自然疫源性疾病，其严重危害人类健康和生命安全，是烈性传染病。鼠疫又称“瘟疫”“黑死病”或“獭拉病”“谢毒病”等。

鼠疫被《中华人民共和国传染病防治法》列为甲类传染病之一；被《中华人民共和国国境卫生检疫法实施细则》和《国内交通卫生检疫条例》列为检疫传染病之一。

甘肃，因受地理环境和自然条件的影响，这里曾经是鼠疫发生重灾区，所以也被国家有关单位列为鼠疫防控重点省份之一。多年来，甘肃省各级政府部门对鼠疫防控工作严抓狠管，采取“预防为主”的有效管理措施，不断完善工作机制，着力推进鼠疫防控工作全面开展。

春去秋来，开拓进取。时至今日，制订并出台了一系列鼠疫防控工作条例和法规，硕果累累。

一、开展疫源地调查　查清疫源分布区

曾经，甘肃省鼠疫异常活跃，给当地群众健康和生命安全造成严重危害。20世纪70年代以后，通过灭獭拔源和综合防控，人间鼠疫得到有效控制。进入21世纪后，受各种因素影响，甘肃省人间鼠疫呈上升趋势，但疫情发生后，均得到及时有效处置。

1959~1979年，甘肃省相关部门组建的鼠疫自然疫源调查队，对全省展开不间断的鼠疫疫源地调查和鼠疫发病史回顾性调查工作。20年来，甘肃省基本上掌握了鼠疫流行规律史和鼠疫疫源地分布范围。

自1994年起，甘肃省鼠疫防控工作得到政府部门的大力支持，并拨付专项经费用于鼠疫工作。由此，甘肃省原卫生厅组织省、市两级鼠防调查队，对兰州市、环县、肃北马鬃山镇、玛曲县等地进一步开展鼠疫自然疫源性调查，发现甘肃省旱獭和黄鼠远远大于划定的鼠疫自然疫源地面积分布区。而且甘肃省与内蒙古和新疆接壤的河西地区还有大沙鼠的存在，疑似潜在的鼠疫自然疫源性分布区。

经过60年的鼠疫调查和监测，甘肃省各疫源地动物间鼠疫呈现出不同的流行态势，在鼠疫疫源地发现自然感染动物10种，自然感染节肢动物7种。其中祁连山–阿尔金山鼠疫自然疫源地动物间鼠疫持续流行，局部地区呈爆发流行状态。甘南旱獭鼠疫自然疫源地自1970年以来，陇中黄土高原黄鼠疫源地自1977年以来均处于静息状态。

目前，甘肃省存在两种类型的三块鼠疫自然疫源地，即甘南高寒草甸草原喜马拉雅旱獭鼠疫疫源地、陇中黄土高原阿拉善黄鼠鼠疫自然疫源地和祁连山–阿尔金山高山草原喜马拉雅旱獭鼠疫自然疫源地，总面积达82 868.72 km^2，占全省土地面积的19%，分布在5个市（州）、11个鼠疫疫源县（市、区）的103个乡镇。

二、完善防控体系 保障鼠防事业持续发展

60年来，甘肃省各级政府将鼠防工作作为一项民心工程来抓，使鼠防工作做到“有人抓、有人管、全面部署、具体落实”，形成“政府领导、部门配合、社会参与”的工作机制。并且认真贯彻“预防为主”的工作方针，通过采取鼠疫监测，健康教育、流动人口和重点人群管理，保护性灭獭灭蚤，交通检疫，打击猎捕贩运销售旱獭等染疫动物及其制品事件，联防联控等综合预防性措施，着力推进了全省鼠防事业持续发展。

1955年，甘肃省颁布了《传染病管理办法》，将鼠疫列为甲类传染病报告和管理。同时，逐步建立了省、地、县鼠防专业机构，全省设立了固定或临时检疫站18个。

1974年，甘肃省与四川省、青海省建立了三省五州旱獭鼠疫联防组织。

1976年，甘肃省与宁夏回族自治区建立了甘宁五县区黄鼠联防组织。

1998年，甘肃省与西藏、青海、四川、新疆建立了西北五地旱獭鼠疫联防组织。

2015年，甘肃省与西藏、青海、四川、新疆、重庆、内蒙古、云南省建立了西北八省、区、市鼠疫联防组织。

2001年，机构改革以后鼠防工作由省、市、县疾病预防控制机构承担，保留了夏河县301站和会宁县601站。目前，全省有23个疾控机构和鼠防专业站承担鼠防任务。

2003年“非典”以后，甘肃省将鼠疫归口到卫生应急部门管理，并且成立了以甘肃省政府分管卫生系统的副省长任组长，卫生、财政、公安、发改等部门领导为成员的甘肃省鼠疫防控领导小组。

2005年，中国鼠防工作开启了由国家、省、市、县四级鼠疫监测和防控信息直报系统，实现了全省鼠疫防治信息网络化管理和分析利用能力。并先后分期分批配备了实验室设备、应急处置箱和车辆，大大提高了实验室检测能力和现场样本收集机动能力。

除此之外，甘肃省还制订并出台了一系列政策和法规，促使鼠防工作由粗放式管理向精细化和法制化管理的转变。

1987年，甘肃省政府出台了《关于严防发生人间鼠疫的通告》；2008年，甘肃省政府办公厅印发了《甘肃省突发公共卫生事件应急预案》（甘政办发［2008］29号）；2015年，甘肃省政府下发了甘肃省人民政府《关于进一步加强全省鼠疫防控工作的通知》（甘政发［2015］1号）、甘肃省人民政府《关于禁止猎捕贩运旱獭的通告》（甘政发［2015］5号）等文件。2017年6月8日，甘肃省第十二届人民代表大会常务委员会第三十三次会议还通过了《甘肃省鼠疫预防和控制条例》。

甘肃省鼠疫防控工作在完善防控体系建设中，不断努力创新，开拓进取。为基层鼠防队伍培养了人才，奠定了发展基础。据统计，1969~2001年，全省举办了13期鼠防培训班，培训了805人，其中举办的7期有大、中专学生225人。

2018年，甘肃省政府副省长李斌出席召开了全省鼠防工作会议，并安排部署鼠防工作。全省各级政府高度重视鼠防工作，不断加大投入，支持鼠防工作发展。特别是酒泉市委、市政府面对新的疫情形势，创新提出了“1336”鼠疫防控体系，即：明确一个目标，三至五年不发生人间鼠疫疫情；筑牢

三道防线——思想防线、管控防线、外围防线；抓好三个重点——灭獭灭蚤、严厉打击违法偷猎贩卖旱獭行为、文博会卫生保障；强化六项举措——政府领导、经费保障、督导检查、监测预警、联防联控、应急战备。

自 2000 年以来，通过中央转移支付鼠疫防治项目和省级财政支持，建立了 11 个固定鼠疫监测点，其中夏河、张掖和阿克塞鼠疫监测点列入国家级监测点，建立 30 个鼠疫检疫卡（站）。实现了鼠疫实验室和检疫卡站从过去帐篷实验室向钢筋水泥或砖混结合房屋实验室和检疫卡站转变。

三、加强应急体系建设 提升人间鼠疫应急处置能力

2003 年“非典”以后，甘肃省在国家卫生应急体系框架下，各级政府将鼠防列入应急管理，并成立了政府主要领导或分管领导为组长，各部门主要领导为成员的鼠疫疫情现场指挥领导小组。

按照国家鼠疫应急预案，结合当地实际，制订了《甘肃省鼠疫控制应急预案》（甘政办发［2008］56 号）。该预案将鼠防经费列入同级财政预算，并明确了加大投入的力度。还规范了甘肃省鼠疫疫源地各类医疗机构的预检分诊、发热门诊、传染病隔离病房等的设置和流程，落实了首诊医生责任制。

鼠疫疫情领导小组通过每年层层培训和组织大型应急演练的方式，提高基层鼠防专业人员的应急能力，促进各级医疗机构医务人员的诊疗和处置疫情水平。目前，逐步建立了省、市、县三级鼠疫应急组织和队伍，尤其是酒泉阿克塞、肃北和玉门的鼠疫疫源地还成立了鼠疫防控大队，进一步强化了鼠防管理队伍。同时，还分期分批的建设和改造了 11 个固定鼠疫监测点、鼠疫二级生物安全实验室、鼠疫应急物资库。

自 2000 年以来，甘肃省通过成功处置 9 起人间鼠疫疫情，逐步建立和完善了鼠疫应急体系，实现了省内鼠疫疫情从过去的 48h 判定缩短到 3h，达到了鼠疫疫情第一时间报告，2h 内快速反应，1h 应急队伍出发，疫情处置有章可循，实现了人间鼠疫规范化处理，最大化降低了人力、物力、财力消耗及疫情对经济社会的影响。

四、加强鼠疫法制化建设 鼠防工作迈入新阶段

60 年探索， 60 年开拓，60 年实践。

甘肃省鼠防工作积累了丰富的实战经验，总结了一整套实操流程，并建立了以鼠疫监测为主的综合预防性措施和有关多部门积极配合的工作机制。

但与发达省份相比，甘肃省的鼠疫防控服务能力还比较落后，鼠疫防控体系也不够完善，具体措施落实缺乏法律支持，如交通检疫、打击猎捕贩运销售旱獭等染疫动物及制品等。

甘肃省由于鼠疫防控关口前移，尽管人间鼠疫发病呈现个位数，但鼠疫的发生和流行直接危害人民群众健康，会造成社会恐慌，制约经济发展。

2014 年，酒泉市连续发生三起人间鼠疫，引起了各级政府和卫生健康部门的高度关注。为此，甘肃省于 2015 年将鼠疫预防和控制列入立法计划，至 2017 年正式出台了《甘肃省鼠疫预防和控制条

例》，该条例是中国首部省级鼠疫预防和控制条例，在甘肃省乃至全国都具有引领作用和指导意义。

本条例在依据《中华人民共和国传染病防治法》《突发性公共卫生事件应急条例》等法规条文的基础上，结合甘肃省鼠疫区域性特点和鼠疫防控实际而制订。其明确规定了许多在工作中无法理顺的难题要点，总结归纳有六大亮点。

①鼠疫防控坚持政府负责、分级管理，社会参与、综合防控，预防为主、有效处置的原则，解决了行政区域间的防控空白。②根据实际鼠防工作需要，县级政府可以在鼠疫疫源地交通要道设立检疫卡（站），对进出车辆和人员进行交通卫生检疫，赋予了鼠疫防控特殊措施合法性，其功能也进行了定位。③严厉打击猎捕、贩运、加工、储存和销售旱獭和其他染疫动物及其制品的违法行为，解决了无法可依的尴尬局面。④对进入疫源地流动人员进行登记管理，预防在人间鼠疫处理中遇到死者身份、地址不详，或密切接触者流行病学追踪调查信息不全的问题。⑤疫源地与毗邻地区县级以上政府须重视鼠防机构和队伍建设，提高鼠防人员待遇，稳定队伍，将鼠防工作列入政府目标责任制考核。⑥明确了鼠疫监测、健康教育、保护性灭獭灭蚤等预防措施责任主体和职责，解决了卫健委与林业、农业、公安等部门配合组织动物间鼠疫监测问题，还解决了疾控进医院难的问题。

本条例除以上六大亮点外，还着重于鼠疫预防措施的制订上，如在鼠疫疫情报告制度、程序、时限，疫情等级划分，疫情反应级别的确认，疫情信息公布权限和时限，疫情应急处置，疫情终止反应等多方面进行了明确规定。该条例建立了法律责任体系，对疫情应急处置规范化、科学化提出了严格要求。进一步明确了政府和各部门的职责，明确了相关单位和个人的义务，规定了国家工作人员到公民，违犯有关上位法和本条例规定，造成鼠疫疫情扩大或者传播、流行，对公众健康造成危害，引起社会恐慌的行为要承担相应行政责任和刑事责任。

在党的十九大精神指引下，《甘肃省鼠疫预防与控制条例》的出台，为地方性鼠防工作提供了法律保障，势必推动甘肃鼠防工作实现跨越式发展，乃至促使中国鼠防工作有一个质的飞跃，引领全行业向规范化、科学化进程迈出重要一步，也为国家“一带一路”倡议、打造丝绸之路黄金段保驾护航。如今，甘肃省全面落实《甘肃省鼠疫预防与控制条例》，推进鼠疫防控工作，将对打造健康甘肃，健康中国，构建人类命运共同体具有积极的现实意义和深远的历史意义（本节内容来源于“中国甘肃网”）。

第四节 加强监测控源头 综合防控护健康

甘肃省鼠防工作始于 1959 年，针对人间鼠疫由动物间鼠疫传播的特征，鼠疫防控人员坚持“关口前移，预防为主，防治结合”的原则，逐步建立健全“政府领导，部门协作，群众参与”的防控机制，经过几代鼠防工作者不懈努力，甘肃省鼠防工作取得了积极成效，在保障重大活动、保障人民群众生命财产安全、维护社会和谐稳定、促进经济社会持续发展方面发挥了重要作用。

一、回顾调查　基本摸清历史流行情况

1957~1970年，甘肃省通过开展鼠疫流行史回顾性调查，基本摸清了省内鼠疫历史流行情况，为甘肃省开展鼠疫疫源性调查和防控工作提供了基本线索。

甘肃省人间鼠疫记录最早见于夏河拉卜楞寺喇海经中："清乾隆十九年（1754年），青海省河南蒙藏民因剥食旱獭而引起鼠疫流行，波及拉卜楞寺念经喇嘛，死亡100余人。"之后，伍连德、伯力士等著《鼠疫概论》中记述："民国六年（1917）年10月，甘肃洮州（现临潭旧城）发生一起外袭性肺鼠疫流行，死亡百余人。" 统计显示，1754~1958年，甘肃省有13个县、73个村曾发生过鼠疫流行，发病1548例，死亡1491例，病死率为96.32%。

二、疫源调查　基本查清鼠疫源地分布

1959年、1961年、2012年先后判定夏河县、碌曲县、合作市为鼠疫疫源县市，证实甘南高寒草甸草原喜马拉雅旱獭疫源地。

1962年、1977年判定会宁县和平川区为鼠疫疫源县区，证实陇中黄土高原阿拉善黄鼠鼠疫自然疫源地。

1960年、1961年、1963年、1969年、2003年相继判定阿克塞、肃南、山丹、天祝、肃北、玉门为鼠疫疫源县、市，证实祁连山-阿尔金山高山草原喜马拉雅旱獭鼠疫疫源地。

到目前为至，甘肃省通过鼠疫疫源性调查，基本查清了鼠疫疫源地分布地区，为鼠疫防控提供了科学依据。同时，2012~2014年通过地理信息技术、遥感技术、全球定位技术和实地察看对比，对甘肃省主要鼠疫宿主动物喜马拉雅旱獭分布范围进行了界定，发现甘肃省旱獭分布范围远远大于判定旱獭鼠疫疫源地面积，存在潜在鼠疫疫源地分布。

三、关口前移　建立动物鼠疫监测系统

甘肃省鼠疫监测工作始于1983年。针对动物间鼠疫是人间鼠疫发生和流行的源头，坚持关口前移，开展动物鼠疫监测工作。利用中央转移支付公共卫生鼠疫防治项目和省级财政投入，建设完成碌曲、合作、夏河、会宁、平川、天祝、山丹、武威、张掖、肃南、嘉峪关、玉门、肃北、阿克塞等市（县、区）14个鼠疫监测点。其中12个固定监测点，2个流动监测点，建立完善了省、市、县三级动物鼠疫监测系统。

2005年，建立了国家、省、市、县鼠疫监测信息网络直报系统。近年来，甘肃省卫生健康委持续加大投入，通过新建、改建和扩建，甘肃省固定监测点工作和生活环境条件得到明显改善，7个鼠疫监测点实验室达到了生物安全二级实验室标准，健全完善了生物安全体系。

多年来，各级监测点按照《全国鼠疫重点监测点鼠疫监测方案》《甘肃省鼠疫监测方案》要求，采

取固定和流动监测相结合的方式，开展动物间鼠疫监测，基本掌握了各鼠疫疫源地动物和蚤类区系组成，掌握了甘肃省动物间鼠疫流行动态和流行规律，在鼠疫预测预警，降低和遏制动物鼠疫流行强度，防止人间鼠疫发生和流行方面发挥了积极作用。

四、落实职责 健全人间鼠疫监测系统

甘肃省各级医疗机构是人间鼠疫监测的主体。多年来，甘肃省内各级卫生健康行政部门高度重视医务人员鼠防技能培训，并将培训纳入医务人员业务和绩效考核管理。每年通过逐级开展医疗机构医务人员鼠防技能培训，使各类医疗机构医务人员树立了鼠疫发现和报告意识，掌握了鼠疫诊断治疗、个人防护和应急处置等基本技能。甘肃省各级各类医疗机构积极落实鼠疫防控相关政策，主动承担人间鼠疫监测工作，严格落实首诊医生责任制，建立完善预检分诊、发热门诊和隔离病房（院），规范工作流程和报告制度，形成了比较完善的省、市、县、乡镇、村人间鼠疫监测系统，做到了疑似鼠疫疫情和鼠疫疫情早发现、早报告、早隔离、早诊断和早治疗，有效保障和维护了人民群众的身体健康和经济社会的和谐稳定发展。

五、综合防控 鼠疫防控工作取得积极成效

甘肃省鼠疫防控一直坚持预防为主、科学检测、综合防控、有效处置的原则。通过 60 年鼠疫综合防控，积累了丰富的实践经验，针对鼠疫传染源、传播途径、易感人群等三大环节，创新建立了以监测、健康教育、交通检疫、联防联控为主要手段的综合防控措施：一是加强监测，开展保护性灭獭灭蚤。甘肃省人间鼠疫病例主要通过人类主动接触鼠疫自然疫源地内染疫动物而感染。因此，开展动物鼠疫监测，了解动物鼠疫动态，及时预测预警显得尤为重要。一旦发现动物鼠疫流行点，及时采取灭獭灭蚤处置。同时，在疫源地居民区、建设项目周围、重要公路、铁路沿线开展重点保护性灭獭灭蚤，降低旱獭密度，遏制动物鼠疫流行范围和强度，防止疫情波及人间。二是加强健康教育，实行居民和流动人口管理。采取利用传统和新型媒体播放字幕短信、发放宣传材料、入户宣讲、举办讲座、设立宣传牌、刷墙体标语等多种形式，大力开展“三报三不”鼠疫知识普及，构建群防群控氛围，让疫源地群众和外来务工人员不猎捕、不剥食、不携带旱獭等染疫动物，遇到病死獭（鼠），不明原因急死病人，以及发烧、淋巴结肿大、胸痛咳血患者，及时报告当地医疗机构或疾控机构，提高自我防范意识。实行县、乡、村、户层层包挂，开展居民网格化管理和外来务工人员动态化管理，加强鼠疫健康教育促进，树立群众良好行为习惯，降低人间鼠疫发生风险。三是加强交通检疫，打击非法猎捕贩运旱獭。鉴于甘肃省河西旱獭鼠疫疫源地地理特殊性，在进出鼠疫疫源地主要交通要道，建立交通检疫卡 23 个。其中 20 个检疫卡达到标准化建设，这也是甘肃省鼠防特色之一，在鼠疫防控中发挥了重要作用。各检疫卡（站）加强综合执法，做到进入疫源地人员必宣必知鼠防知识，出来车辆人员必登信息、必测体温、必查私运染疫动物及其制品，公安、卫生健康等部门积极开展非法猎捕、收购、贩运旱獭等染疫动物及其制品人员摸底调查，建档立卡，严密监控。依照《甘肃省鼠疫预防和控制条例》打击非

法猎捕贩运旱獭及其制品活动，降低疫情借助现代交通工具远距离发生和传播的风险。四是加强信息交流，建立联防联控机制。为了加强鼠疫信息交流，甘肃省主动与周边省地建立了鼠疫联防机制，防止疫情输出输入。各鼠疫疫源县市区政府和部门间、部门和部门间、部门和企业间层层签订鼠防责任书，各部门、单位、企业能够认真履行职责，密切配合，落实鼠防责任制。五是加强储备和培训，提高应急处置能力。各级政府加大财政投入，加强应急物资储备，每个鼠疫疫源市州、县市区疾控中心、鼠防专业站建立了应急库，按照个人防护、现场调查采样、消杀药械、野外工作生活保障等类别进行了物资储备，能够满足1~2起人间鼠疫应急处置需要。各级政府和卫生健康部门重视鼠防队伍建设，先后举办兰州医学院鼠防大专班5期、张掖卫校地方病班3期，为全国9省市和省内培养大专学生105名、中专学生120名，现在已经是国家和省内鼠防战线骨干。各级卫生健康部门每年组织本部门和多部门鼠防应急演练。通过演练，不断完善鼠疫疫情应急控制预案，补充和完善应急储备，加强部门间和专业队伍间协作配合，不断提高疑似鼠疫患者救治和鼠疫疫情应急处置能力，做到一旦发生人间鼠疫，能够快速反应、有效处置，确保一方平安。

实践证明，甘肃省鼠防通过综合防控，成效显著，动物间鼠疫流行强度得以有效遏制，人间鼠疫呈现散在发生，病例控制在个位数，在保障人民群众健康生命安全，维护经济社会和谐发展方面发挥了重大作用，为北京亚运会、北京奥运会、中华人民共和国成立70周年大庆、四届丝绸之路（敦煌）国际文化博览会、疫源地大型工程项目建设等重大活动成功举办提供了有力卫生保障。

六、加强科研　科学指导鼠防实践工作

甘肃省在鼠疫防控实践中，不断创新工作，针对鼠疫自然疫源地空间结构、宿主动物、媒介动物、病原菌、实验室检测技术、消杀灭技术和防控技术等方面制约鼠疫防控事业发展问题，积极争取项目，开展科学研究，有力指导防控实践。

1980~2019年，完成科研项目40项。其中，参与全国协作项目《中国鼠疫自然疫源地的发现与研究》《青藏高原青海田鼠鼠疫自然疫源地的发现与研究》等3个项目获国家自然科学、国家科技进步二等奖。主持和合作完成的《甘宁黄土高原阿拉善黄鼠鼠疫自然疫源地空间结构及预防对策的研究》《猎自鼠疫自然疫源地旱獭皮张自然携带鼠疫菌状况及无害化处理方法的研究》《甘肃鼠疫预防控制策略与应急机制建设的研究》《鼠疫等致病性耶尔森菌病流行规律及其防控关键技术研究》等14个项目获得省部级科技进步奖。《甘肃鼠疫自然疫源地动物流行病特征及其类型》《甘肃省蚤类区系分析及其在鼠疫流行病学中的意义》《省会城市人口密集区内鼠疫强毒实验室安全运行的研究》《甘肃省鼠疫菌基因分型及其流行病学意义研究》等17个项目获得甘肃医学科技奖。

通过科学研究，基本掌握了全省鼠疫自然疫源地结构，动物间和人间鼠疫发生和流行规律及影响因素，了解了甘肃省鼠疫病原菌基本生物学性状和基因演化规律，制订了科学有效的防控技术。通过成果转化和应用推广，科学指导了鼠疫防控实践工作，提升了全省基层鼠疫防控的技术和水平，增强了基层鼠疫疫情应急处置能力，提高了显著的社会和经济效益。

七、巩固成绩　持续推进甘肃鼠防创新发展

近年来，随着全球经济发展，西部大开发，特别是“一带一路”倡议的实施，甘肃作为丝绸之路重要通道和驿站，经贸、文化、旅游、基础建设、投资领域得以迅速发展，有更多的机会参与到国际经济和社会文化发展当中。然而，也给甘肃省内鼠疫防控工作带来了新的挑战和新的问题。进入鼠疫疫源地从事建设、旅游人员越来越多，主动接触或被疫蚤叮咬感染鼠疫，并借助现代交通工具远距离传播的风险增高。另外，其他国家和地区鼠疫输入风险也成为可能。

因此，鼠防工作要在巩固取得的成绩、做好本地鼠疫防控工作的基础上，更要树立重大风险意识，将甘肃省鼠防工作放在“丝绸之路”建设框架下思考，认真梳理和分析“一带一路”倡议给鼠防带来的新问题，用全球视角看新形势下的鼠防工作，结合当地实际，不断强弱项、补短板，继续推进甘肃鼠防事业创新发展。特别要加强动物鼠疫监测、预测预警、人间鼠疫快速识别等方面的培训，不断提高应急处置能力。同时，积极创造条件，建立跨国和区域间鼠疫信息交流平台和联防联控机制，通过学术研讨、人才培训、合作研究等形式，提升输入性疫情和跨国跨区域鼠疫疫情处置能力（本节内容来源于“中国甘肃网”）。

第五节　铭记鼠防历史，弘扬鼠防精神，继续推进鼠防事业发展

一、回顾历史　警示未来

鼠疫又叫黑死病，是鼠疫杆菌引起的一种烈性传染病，曾给人类带来沉痛的灾难。

第一次世界鼠疫大流行是公元 6 世纪（公元 542 年）的东罗马帝国，相当于中国南北朝时期，经埃及南部塞得港沿陆海商路传至北非、欧洲，几乎殃及当时所有著名国家。这次流行持续 50~60 年，死亡总数近一亿人。

第二次大流行始于 14 世纪，相当于中国元、明朝。发源于欧洲，波及亚洲和非洲北海岸，欧洲人口约四分之一死于鼠疫。同时也波及亚洲和北非洲，死亡达 1300 万人，该次鼠疫流行在医学史上称为“黑死病”。

第三次大流行始于 19 世纪末，波及亚洲、非洲、美洲的 60 多个国家。19 世纪末，鼠疫再次肆虐亚洲，1894 年香港鼠疫大流行，日本学者北里和法国人耶尔森氏发现了鼠疫菌，初步明确了鼠疫的传染源和传播途径，从此人类才真正认识鼠疫。

20 世纪的初期、中期，中国东北，即 1910 年、1920 年和 1947 年都遇上鼠疫流行，死亡人数 10 万以上。其中最后一次是二战期间，与日本“731”部队大规模生产跳蚤和鼠疫菌等制剂，施行丧尽天良的“细菌战”直接相关。

1962年，甘肃省会宁县刘寨乡爆发鼠疫流行，发病30例，死亡15例，与剥死于鼠疫的猫皮有关。

最近，人类记忆犹新的两次鼠疫流行，即1994年，印度西部的苏拉特市鼠疫暴发流行，数十万人惊慌四散逃荒。2017年马达加斯加鼠疫暴发流行，引起世界卫生组织关注。

回顾鼠疫历史，依然惊魂。鼠疫是中国《传染病防治法》规定的甲类传染病之首，也是国际卫生检疫条例列入检疫传染病之一。鼠疫的发生关键在于传，容易引起社会恐慌，威胁国家公共卫生安全。

自人类认识鼠疫后，不断和鼠疫进行斗争，大规模鼠疫流行已成为历史。在医学发达的今天，鼠疫是可以防控的。但依然要认识到鼠疫是自然疫源性疾病，依然存在于世界各地，在交通发达的今天，染疫者将瘟疫带向各地的可能性依然比任何时候都大。

二、无私奉献　铸就辉煌

为了摸清甘肃省鼠疫流行情况，了解疫源地分布和动物鼠疫流行规律，有效控制人间鼠疫发生和流行，多少鼠防工作者把最好的青春奉献在鼠防事业上，把最心酸的汗水挥洒在实验室和山山沟沟。

陈乃武、马德山、汪闻韶、王定国、穆振声、师彦龙、丁学良、李涛、李德述、赖来胜……这些专家是甘肃省鼠防工作者的典型代表，正因为有这样一批鼠防工作者对鼠防事业的热爱和坚守，无私奉献，才铸就了甘肃省鼠防的辉煌。

不论是疫源调查、鼠疫监测，还是综合防控、疫情处置，他们随时待命远出，抛开小家，远离亲情，一进山工作就是半年以上，忙碌的时日甚至不知道是星期几。当人们乘凉避暑时，他们却头顶烈日、挥汗如雨，当人们享受温暖时，他们却脚踩冰雪，冒着严寒，这些你看不到；当人们闲暇休息时，他们严密着装，实验室谨小慎微地作业，这些你看不到；当人们节日团聚时，他们盼望团聚却无能为力的那份失落与渴望，你同样看不到。他们的苦与乐、悲与喜等等，你统统看不到。当时在鼠防队伍里有这样一句玩笑话流传："好女不嫁老鼠郎。"他们无怨无悔，欣然享受枯燥与乏味，让人们敬畏。他们利用20年时间，基本查清了甘肃省历史鼠疫流行情况，基本摸清了甘肃鼠疫自然疫源地分布，主要宿主动物和主要媒介生态学及数量变化，掌握了动物鼠疫流行规律，人类感染鼠疫的特征，研究制订了适宜的防控技术，通过综合防控将人间鼠疫疫情控制呈散发状态，个位发病。不仅给甘肃省鼠防事业发展奠定了基础，也保障了甘肃省经济社会发展。他们无愧于原卫生部副部长殷大奎视察甘肃鼠防工作题词"鼠防尖兵，人民卫士"的称号。

三、鼠防精神　激励后辈

鼠疫防控不同于其他传染病防控，是集动物、昆虫、病原、流行病、临床、气象、地理等为一体的综合性工作。

鼠夹、鼠笼、尺子、放大镜、游标卡尺就是他们调查研究动物的工具。监测时，捕旱獭用的钢夹很重，女同志甚至劲小的男同志很难打开，每天他们背着一二十个钢夹进山布夹抓旱獭，一只旱獭20斤左右，一天抓的旱獭自己背，有时用马拖，一走几公里，十几公里。调查小型啮齿动物时，每天晚上摸黑去山坡、田间地埂布夹，早上趁人们熟睡，早早去收。探蚤棒、篦子、白瓷盆、显微镜就是他们调查研究跳蚤的工具，为了研究蚤类生态学，走遍了山山凹凹。探老鼠洞内跳蚤，观察样方内动物数量，一去就是一天，累了歇歇再干，饿了啃点干馍，渴了喝点河水、雪水……那时候，还没有N95口罩，一次性防护服，实验室人员穿的都是自制的内隔离衣、反穿衣，戴的是24层口罩，扎的三角巾，穿的长筒雨靴，个人防护服用品反复洗涤，看上去泛黄，闻闻都是一股来苏儿味道，系带断了自己缝，反复洗涤重复使用，他们一进实验室工作就是几个小时，解剖和处理动物时，被动物体内臭气熏得反胃呕吐，全身散发的来苏儿味道，坐公交车乘客都捂鼻远离，连家人都嫌弃等等，但他们习以为常。

如果野外碰到他们，黝黑的脸庞展露着朴实的微笑，看上去像民工一样，但他们工作起来一点不马虎，严谨细致，体现出专业水准。动物和昆虫标本是鉴定动物和昆虫种类的主要依据，是研究动物和昆虫形态学结构，了解它们的生活环境和生活状况及其鼠疫关系的主要资源，是鼠疫防控的基础性工作。制作一个动物固态标本，从采集、处理、制作、标记等过程中，不仅注重观赏性，更加强调完整性。制作一匹跳蚤标本，从采集、处理、浸泡、清洗、脱水、整姿、封片、虫签到制作过程中，不仅要保持原样，还要保持完整性。实验室严格防护，规范操作，忙而不乱，弛张有度，体现出严谨的工作作风。特别是疫情处置中，更能体现他们不畏风险，勇于担当的敬业精神，记得，20世纪80年代后期，甘肃省发生一起人间鼠疫疫情，当接到疑似鼠疫疫情报告时，家属已经将患者尸体埋葬，我们鼠防专业人员为了核实疫情，在严寒雪地中将尸体挖出、解剖、取材、确诊，并将尸体无害化处理。当人们问起你是干啥工作的，他们就会直接说“抓老鼠的”，就是这样一群普普通通“抓老鼠的”在平凡的岗位干出了不平凡的事业。尽管有好多好多平凡的鼠防工作者没有被人们记住或被遗忘，但他们坚守本职、吃苦耐劳、脚踏实地、奉献一生的鼠防精神，代代相传，激励后辈。

至今，从省上到市县鼠防队伍中，从事鼠防工作的子弟兵比比皆是，他们接过父母事业的接力棒，继续奋战在鼠防一线，大家熟悉的玉门市疾控中心穆玉忠师傅，他就是子弟兵的典型代表，在鼠防一线一干就是40年，不仅是野外工作的业务能手，还安全行驶110万km，在车辆和路况都不良的工作环境中，练就了“过路不忘”的硬功夫，同志们尊称他为“山区活地图”“万能生活家”和“移动修理站”。

四、无畏逆行 勇于担当

随着社会发展，鼠防事业也得以发展，相比帐篷鼠防时代，工作和生活条件明显改善，相比其他公共卫生工作，鼠防工作依然艰苦，我们很庆幸和欣慰，在一线还有许多工作经验丰富、技术过硬，数十年如一日，奉献着自己青春与热血的老战士。如会宁县601站的临聘人员韩焕章，1971年4月经生产队推荐被601站录用为“拔源队”队员，1982年转为捕鼠人员，一干就是48年，每月工资30元，1997年工资涨到每月200元，2008年每月涨到400元，直到2014年工资才达到最低生活保障标准，在刘寨鼠疫疫区每一寸土地上都深深地留下了他的足迹，仅自行车骑破了不下10辆，摩托车骑破了不下3辆，几十年来他以监测点为家，在捕鼠、探蚤、破巢等方面积累了一套切实可行的技术经验，尤其是在捕获中华鼢鼠、甘肃鼹鼠等营地下生活的动物更有一套他自己的独到经验。同时，也能看到许许多多新面孔，和他们交谈几次，还能感受到他们对鼠防的情怀。

可能很多人还不知道鼠防除了艰苦外，在鼠疫监测、疫点处置、实验室检测等工作中还面临一定风险，他们深知从事这项工作随时有被感染的危险，但他们还是不畏前行，选择了这份事业，从野外到实验室，从实验室到野外，日复一日，年复一年，重复着这些工作。

疫情就是命令，疫情处置就是没有硝烟的战争。近年来，随着全球气温变暖，大型项目建设，旅游业发展，进入鼠疫疫源地从事放牧和务工的人员越来越多，主动接触旱獭等染疫动物的机会增加，人间鼠疫时有发生。每次疫情发生后，无论什么时间，只要接到疫情命令，鼠防专业人员不分昼夜，总是第一时间赶赴现场，不顾路途劳累，深入现场，开展流行病学调查，检测样本采集，环境消杀灭，设卡检疫，有时连续作战几日，疲劳和汗水交加，直到疫情控制。我们知道鼠疫是甲类传染病，以其起病急、传播快、病死率高著称，人间鼠疫应急处置时，特别是鼠疫尸体无害化处理时，那个队员防护不严，那个环节操作不当，很容易感染，甚至危及生命，但他们没有退缩，主动请战，他们深知自己是一名鼠防战士，这个时候，我不上，谁上？关键时刻，体现了鼠防专业人员无畏而逆行，勇于担当的精神。

五、不懈奋斗　砥砺前行

当前，鼠疫菌在自然界保存机理尚未清楚地情况下，根除鼠疫成为世界性难题，鼠疫自然疫源地的存在决定了鼠疫防控工作任重道远，需要一代又一代鼠防工作者不懈奋斗，砥砺前行。

进入新时代，虽然甘肃省鼠防工作取得了显著成效，但我们要清醒地认识到甘肃省鼠防面临的严峻形势，仍然还有很多问题尚未解决，总体来说，与发达省份相比，我们的鼠防服务能力还存在差距。各地鼠防工作还存在区域性发展不平衡现象。个别地区鼠疫疫情长期处于“静息”状态，从思想上有重视不够问题，工作上有懈怠现象，对鼠疫具有突发性、严重危害性认识不足。实践中采取综合防控措施缺乏系统理论性指导等等。我们要不断梳理实际工作存在的短板、弱项，加强调查研究，加强监测预判和风险预警，见微知著，未雨绸缪，力争把风险化解在源头。同时，我们还要认真分析和研判“一带一路”倡议给鼠疫防控带来的新问题，要增强忧患意识，不断完善风险评估、研判、防控、责任机制，结合实际，创新工作。

人才是支撑创新发展的第一资源。针对鼠防工作艰苦性，我们不仅要弘扬鼠防精神，激励一线鼠防人员努力干事，干出特色，干出亮点，干出风采。更加重要的是建立鼠防人才保障机制，解决鼠防队伍不稳定、青黄不接的问题，让鼠防工作者感到职业的责任感、使命感和荣誉感，大力弘扬鼠防精神，坚守鼠防一线，不断创新工作，积极推进甘肃鼠防事业发展，为全面建成小康社会、建设幸福美好新甘肃贡献智慧和力量（本节内容来源于“中国甘肃网”）。

（何爱伟，席进孝）

第二章 甘肃省人间鼠疫流行病学

第一节 流行基本情况

甘肃省 1958 年组建了鼠防专业队伍，开始进行鼠疫流行史和疫源地调查。自 1959 年起，对鼠疫病人开始应用实验室方法进行确诊。1958~2019 年，全省共发生人间鼠疫 32 起，发病 71 例，死亡 44 例，病死率为 61.97%（见表 2–1）。1962 年会宁县刘寨乡黑窑洞村暴发肺鼠疫流行，总发病 30 例，死亡 15 例，其中甘肃发病 26 例，死亡 11 例，这也是 1949 年后较大的一次肺鼠疫流行。1977 年玉门发生人间鼠疫导致兰新铁路中断，经济损失高达 1 亿元。自 2000 年以来，甘肃人间疫情十分活跃，在河西地区旱獭鼠疫自然疫源地发生 8 起人间疫情，共发病 8 例、死亡 6 例。仅 2007 年 50 天内酒泉地区发生 2 起人间鼠疫疫情。2014 年在酒泉地区内连续发生 3 起人间鼠疫疫情。2017 年 12 月酒泉又发生 1 起人间鼠疫疫情。

表 2–1 1958~2019 年甘肃人间鼠疫流行统计

年代	夏河	会宁	民乐	张掖	肃南	阿克塞	肃北	酒泉	玉门	合计
1958	1/1(1)									1/1(1)
1959	11/10(4)									11/10(4)
1960	4/1(1)					1/1(1)				5/2(2)
1961	2/2(2)									2/2(2)
1962		26/11(1)								26/11(1)
1963			4/3(1)							4/3(1)
1966			1/1(1)							1/1(1)
1968			1/1(1)							1/1(1)
1969	1/0(1)									1/0(1)
1972									1/1(1)	1/1(1)
1973								1/0(1)		1/0(1)
1974				2/1(1)						2/1(1)

续表 2-1

年代	夏河	会宁	民乐	张掖	肃南	阿克塞	肃北	酒泉	玉门	合计
1977			1/1(1)						1/1(1)	2/2(2)
1979			1/0(1)							1/0(1)
1986			1/0(1)							1/0(1)
1988			1/1(1)							1/1(1)
1998					1/1(1)					1/1(1)
2000						1/1(1)				1/1(1)
2004								1/0(1)		1/0(1)
2007							2/1(2)			2/1(2)
2010						1/1(1)				1/1(1)
2014							2/2(2)		1/1(1)	3/3(3)
2017							1/1(1)			1/1/(1)
合计	19/14(9)	26/11(1)	10/8(7)	2/1(1)	1/1(1)	3/3(3)	5/4(5)	2/0(2)	3/3(3)	71/44(32)

注：…/…（ ）是发病数/死亡数（流行次数）。

第二节　鼠疫流行过程三个环节及流行特征

一、传染源

（一）染疫动物

鼠疫本来就是鼠类的疾病，感染了鼠疫的啮齿动物是人类鼠疫的主要传染源。全世界有啮齿类动物1800余种，已证实可自然感染鼠疫的有300余种，在中国能自然感染鼠疫的啮齿动物有44种，甘肃自然感染鼠疫的动物有10种，即喜马拉雅旱獭、阿拉善黄鼠、小家鼠、灰仓鼠、犬、猫、艾鼬、沙狐、赤狐、灰尾兔。目前发现，染疫动物喜马拉雅旱獭、阿拉善黄鼠、灰尾兔、家养猫和牧羊犬是甘肃省人间鼠疫的主要传染源。

（二）鼠疫病人

1.单纯腺鼠疫患者

腺鼠疫病人在未形成败血症时，除非淋巴结破溃，否则病原体不能排出体外，故不能起到传染源的作用。如果一旦形成菌血症或败血症，通过跳蚤叮咬、咳嗽咳痰、污染物和排泄物等途径进行传播，起到传染源的作用。一般情况下，人体寄生蚤传播鼠疫的能力不强，因此，单纯腺鼠疫病人作为传染源的作用有限。

2.败血型鼠疫患者

原发性或继发性败血型鼠疫患者，由于病情进展很快，如果治疗不及时就会很快死亡，传染源作用有限，但其污染物和排泄物可能含有鼠疫菌，会引起接触者感染。

3.肺鼠疫患者

肺鼠疫患者是引起鼠疫暴发和流行的最危险的传染源。患者通常有剧烈的咳嗽并咯出大量血痰，咳嗽喷出的飞沫和痰中含有大量的鼠疫菌，可使其密切接触者感染引起原发肺鼠疫。一般认为空气飞沫传播的距离为患者周围 2~3m 范围，房间不通风、人员拥挤、卫生条件差、潮湿寒冷是飞沫传播的有利条件。值得注意的是鼠疫患者在肺部感染的早期，尽管尚未出现明显的咳嗽、咯痰，但已经具有传染性，因此对于鼠疫患者的密切接触者应严密隔离观察并给予预防性治疗。

二、传播途径

(一) 跳蚤叮咬

鼠疫的传播媒介主要是蚤类。目前全世界 2500 种蚤类中，可以自然感染鼠疫的有 200 种。中国各疫源地发现染疫蚤 54 种，其他染疫节肢动物 9 种，主要传播媒介 16 种。甘肃自然感染鼠疫的昆虫 7 种，其中蚤 5 种：谢氏山蚤、斧形盖蚤、腹窦纤蚤深广亚种、方形黄鼠蚤蒙古亚种、阿巴盖新蚤；其他 2 种：草原硬蜱、旱獭体虱。

跳蚤叮咬是人类鼠疫的主要传播途径，蚤在叮咬疫鼠而感染后，再叮咬人时可将鼠疫菌传染给人。最常见和最具传播鼠疫能力的是印鼠客蚤，该蚤为世界性广布种，主要寄生于家栖鼠类。人被疫蚤叮咬后多引起淋巴结感染肿大及全身病症，称为腺鼠疫。此外还有 100 多种蚤类具有传播鼠疫的作用，如方形黄鼠蚤蒙古亚种、二齿新蚤、谢氏山蚤、斧形盖蚤、人蚤、光亮额蚤、同型客蚤、缓慢细蚤、方叶栉眼蚤等。

(二) 直接接触

人类通过猎捕、剥皮、宰杀及食肉等方式直接接触染疫动物时，也极易感染鼠疫。细菌可以通过手部伤口进入人体内，经淋巴管或血液引起腺鼠疫或败血型鼠疫。这种直接接触感染甚至可以通过非常细小的伤口来完成，如手指的倒刺、微伤口等。旱獭疫源地人间鼠疫多由直接接触染疫动物而感染，特别是猎捕、剥食旱獭，剥食病死绵羊等染疫动物而引发感染。甘肃绝大部分人间鼠疫病例都是由于猎捕和剥食旱獭引起的（见表 2–2），因此，猎獭活动应视为重要的流行病学线索。

表 2–2 71 例人间鼠疫病人感染途径

地区	剥食旱獭	剥死猫皮	剥野兔皮	接触病人	牧羊犬	原因不明	合计
夏河	10			6		3	19
会宁		1		25			26
民乐	5			5			10
阿克塞	3						3
玉门	1		1		1		3
酒泉	2						2
张掖	1			1			2

续表 2–2

地区	剥食旱獭	剥死猫皮	剥野兔皮	接触病人	牧羊犬	原因不明	合计
肃南	1						1
肃北	2				3		5
合计	25	1	1	37	4	3	71

（三）飞沫传播

腺鼠疫及其他型鼠疫由于治疗不当发展为继发性肺鼠疫时，呼吸道分泌物中会含有大量鼠疫菌，病人在呼吸、咳嗽时排入周围空气中，形成细菌微粒及气溶胶，特别是小于 5μm 的微粒可在空气中悬浮较长时间，极易感染周围的密切接触者，造成肺鼠疫暴发和流行。肺鼠疫有极强的传染性，病情十分凶险，这就是为什么《传染病防治法》将鼠疫规定为甲类传染病的原因。

亲密接触肺部感染鼠疫的动物，如感染鼠疫的狗、猫等，或剥取染疫动物皮张时，产生局部气溶胶，也可直接吸入含菌的气溶胶感染，引起原发肺鼠疫。在人间鼠疫疫情尸体处理、鼠疫实验室开封冻干菌株、进行气溶胶感染性试验和大量活菌操作等过程中，因操作不当或防护不严可由呼吸道吸入感染肺鼠疫。

（四）经消化道传播

虽然有试验证明进入胃内的鼠疫菌可以被胃酸杀死，但曾在鼠疫流行过程中从病人粪便中分离出鼠疫菌，这些病人表现出不能用败血症等进行解释的消化道症状，如腹痛、腹泻、脓血便等。因此，经消化道传播的可能性也应引起重视。

（五）菌液溅入眼内

鼠疫实验室工作人员或医疗救治人员，在防护不当或操作不规范的情况下，除了可以通过其他途径感染鼠疫外，也可因菌液溅入眼内感染鼠疫。

三、易感人群

人对鼠疫菌普遍易感，没有天然免疫力。不分种族、性别、年龄、职业，对鼠疫菌都具有高度易感性，流行病学上表现出的差异与接触传染源的机会和频次有关。

年龄：从全省人间鼠疫病例统计情况看，年龄最小的为 15 个月，年龄最大的为 69 岁，除 5 例年龄不详外，大部分病例集中在 20~39 岁，占 47.88%（见表 2–3），并以男性为主。

职业：鼠疫的发生与人类从事的某些生产活动有关，如从事猎捕旱獭的农民、放牧人员，其感染鼠疫的机会就比较多。

尽管很早就发现鼠疫患者接触者中有健康带菌现象，也在捕獭人员中发现了无感染发病史的鼠疫 F_1 抗体阳性个体，但对鼠疫健康带菌和隐性感染问题必须进一步研究才能做出科学的结论。一般认为患鼠疫康复后，可获得持久的免疫。

表 2-3　71 例人间鼠疫病人年龄性别分布

年龄组	男病例数	女病例数	总病例数	百分比(%)
0~9	0	2	2	2.82
10~19	8	3	11	15.49
20~29	14	2	16	22.53
30~39	14	4	18	25.35
40~49	6	3	9	12.68
50~59	4	5	9	12.68
60~69	1	0	1	1.41
不详	5	0	5	7.04
合计	52	19	71	100

四、流行特征

(一) 地区性

鼠疫首发病例的传染源主要是各种染疫动物，因此人间鼠疫病例大部分发生在鼠疫自然疫源地内或其毗邻地区。在某些情况下，发生鼠疫的地区并未被证实为鼠疫自然疫源地，但在进一步调查之后，可以确定该地存在鼠疫动物病流行，或由疫源地输入。

(二) 季节性

人间鼠疫的发生和流行具有明显的季节性，这种季节性特点与疫源地所处的自然条件、宿主动物及其蚤类的生态学特征有密切关系。甘肃省鼠疫自然疫源地的主要宿主是旱獭和黄鼠，它们有共同的生态规律，即开春出蛰，秋末入蛰，冬季蛰眠。因此人间鼠疫的发生与宿主动物在地面的活动时间有密切关系，一般在 5~10 月，见表 2-4。由于全球气温变暖，旱獭出蛰和入蛰时间发生了变化，地面活动时间增长。旱獭既是鼠疫的主要宿主，又是价值很高的经济动物。近年来受经济利益驱动，全年非法挖捕贩运旱獭事件屡见不鲜，加之甘肃省牧羊犬捕食旱獭、野兔等染疫动物感染传播鼠疫，所以存在一年四季发生人间鼠疫的可能性。

表 2-4　71 例人间鼠疫病人发病季节

月份	1	2	3	4	5	6	7	8	9	10	11	12	不详	合计
夏河			1		7			7	3	1				19
会宁								26						26
民乐							1	2	2				5	10
阿克塞						1	1		1					3
玉门							2		1					3
酒泉					1	1								2

续表 2–4

月份	1	2	3	4	5	6	7	8	9	10	11	12	不详	合计
张掖								1	1					2
肃南								1						1
肃北									1	2	1	1		5
合计			1		8	2	4	37	9	3	1	1	5	71

（三）人群分布

人类对鼠疫菌普遍易感，统计学上所显示出来的年龄、性别及职业等方面的差异，只是由于感染机会的不同所致。如甘肃省鼠疫病人以男性青壮年为主，职业上以农、牧民为多，主要是由于该组人群进入疫区猎捕旱獭而造成感染。但当肺鼠疫暴发时，只要暴露于污染环境中，各类人群均可感染。

（四）临床病型

甘肃省人间鼠疫病型主要以肺鼠疫、腺鼠疫、败血型鼠疫为主，从表 2–5 统计结果看，肺鼠疫的发病数量最多，这与 1962 年会宁暴发一起肺鼠疫的数字（26 例）有关，实际甘肃省人间鼠疫呈以腺鼠疫为主的散发流行，这与剥皮、切肉等方式直接接触染疫动物，鼠疫菌通过手部微小伤口感染有关。值得一提的是，2000 年甘肃省阿克塞县发生的一例肺鼠疫是在剥取染疫动物皮张过程中形成鼠疫菌气溶胶经呼吸道感染。近年来，牧羊犬叼食染疫动物发病，与人密切接触引发肺鼠疫的事例越来越多，给鼠疫防控工作带来挑战。

表 2–5　71 例人间鼠疫病人病型

地区	腺型	肺型	败血型	未定型	合计
夏河	10	3	3	3	19
会宁		26			26
民乐	3		1	6	10
阿克塞	2	1			3
玉门	2	1			3
酒泉	2				2
张掖	2				2
肃南			1		1
肃北	2	3			5
合计	23	34	5	9	71

（五）病程和转归

甘肃省分离的鼠疫菌菌株大部分为强毒菌株，无论剥食染疫动物过程中经皮肤或口腔黏膜感染，还是接触病人和叼食染疫动物而发病初期的牧羊犬感染，大部分患者是重型鼠疫。通过 64 例鼠疫患者潜伏期和病死率统计分析，病程短，平均 2~4 天（见表 2–6），病死率同 1958 年以前相比有所下降，但仍高达 50%以上。

表 2-6　64 例人间鼠疫病人潜伏期和病死率

病型	病例数 / 死亡数	潜伏期(平均)	病程期(平均)	病死率(%)
腺型	23/13	1~9(3.7)	2~7(3.6)	56.52
肺型	34/19	1~5(3.3)	3~5(3.7)	55.88
败血型	5/5	1~3(2)	最长 2	100
未定型	9/7	2~8(5)	2~4(3)	77.78

应该指出的是，随着人类社会活动和经济活动的日益频繁，交通日益便利，鼠疫的某些流行特征也正在发生变化。最明显的例子是，近年来，鼠疫自然疫源地动物鼠疫发生疫点已越来越靠近人口稠密区及中小城市，鼠疫对人类的威胁加大了。快速、便捷的现代化交通工具可以把一个处于潜伏期的鼠疫病人在短时间内运送到国内外任何地方，或者说其他国家和地区的鼠疫病人输入甘肃省各地；而挖掘冬眠后的旱獭并进行长途贩运的非法活动，使鼠疫的地方性及季节性流行特点完全被打破，使鼠疫有可能在任何地区、任何时间发生，这就为今后的鼠疫防控工作提出了更高的要求。

第三节　甘肃人间鼠疫分布情况

一、白银市

1962 年，会宁县刘家寨子乡黑窑洞发生人间鼠疫疫情 1 起，发病 30 例，死亡 15 例，其中宁夏发病 4 人，死亡 4 人，见图 2-1。1963~2019 年，无人间鼠疫发生。

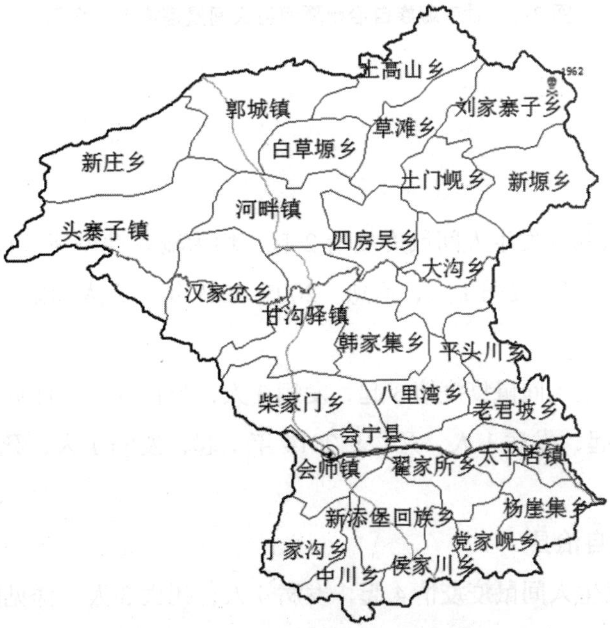

图 2-1　白银市会宁县人间鼠疫疫点示意图

二、甘南藏族自治州

1950~1969 年，夏河县发生 10 起人间鼠疫疫情，发病 25 人，死亡 20 人，详见图 2–2。1958 年 2 起，发病 6 人，死亡 6 人；1959 年 4 起，发病 12 人，死亡 10 人；1960 年 1 起，发病 3 人，死亡 1 人；1961 年 1 起，发病 3 人，死亡 1 人；1962 年 1 起，发病 2 人，死亡 2 人；1969 年 1 起，发病 1 人，治愈。1970~2019 年，无人间鼠疫疫情发生。

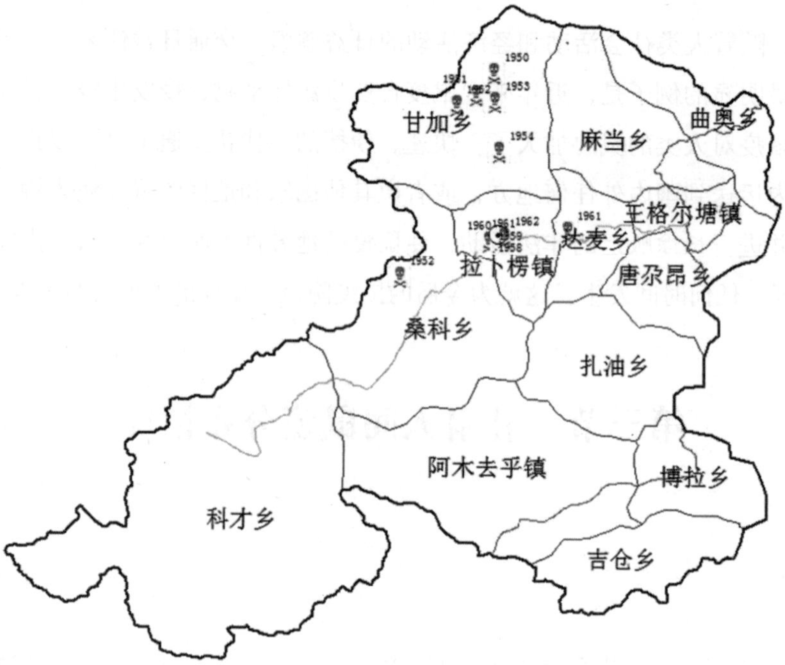

图 2–2　甘南藏族自治州夏河县人间鼠疫疫点示意图

三、酒泉市

（一）肃州区

1958~2004 年，肃州区共计发生人间鼠疫疫情 2 起，均为输入性疫情，详见图 2–3。1973 年 1 起，发病 1 人，治愈；2004 年 1 起，发病 1 人，治愈。2005~2019 年，无人间鼠疫疫情发生。

（二）玉门市

1958~2014 年，共计发生人间鼠疫疫情 3 起，发病 3 人，死亡 3 人，详见图 2–4。1972 年 1 起，发病 1 人，死亡；1977 年 1 起，发病 1 人，死亡；2014 年 1 起，发病 1 人，死亡。2015~2019 年，无人间鼠疫发生。

（三）阿克塞哈萨克族自治县

1958~2010 年，共计发生人间鼠疫疫情 4 起，发病 4 人，死亡 3 人，详见图 2–5。1959 年 1 起，发病 1 人，治愈；1960 年 1 起，发病 1 人，死亡；2000 年 1 起，发病 1 人，死亡；2010 年 1 起，发病 1 人，死亡。2011~2019 年，无人间鼠疫疫情发生。

（四）肃北蒙古族自治县

1958~2017 年，共计发生人间鼠疫疫情 5 起，发病 5 人，死亡 4 人，详见图 2-6。2007 年 2 起，发病 2 人，死亡 1 人； 2014 年 2 起，发病 2 人，死亡 2 人；2017 年 1 起，发病 1 人，死亡 1 人。

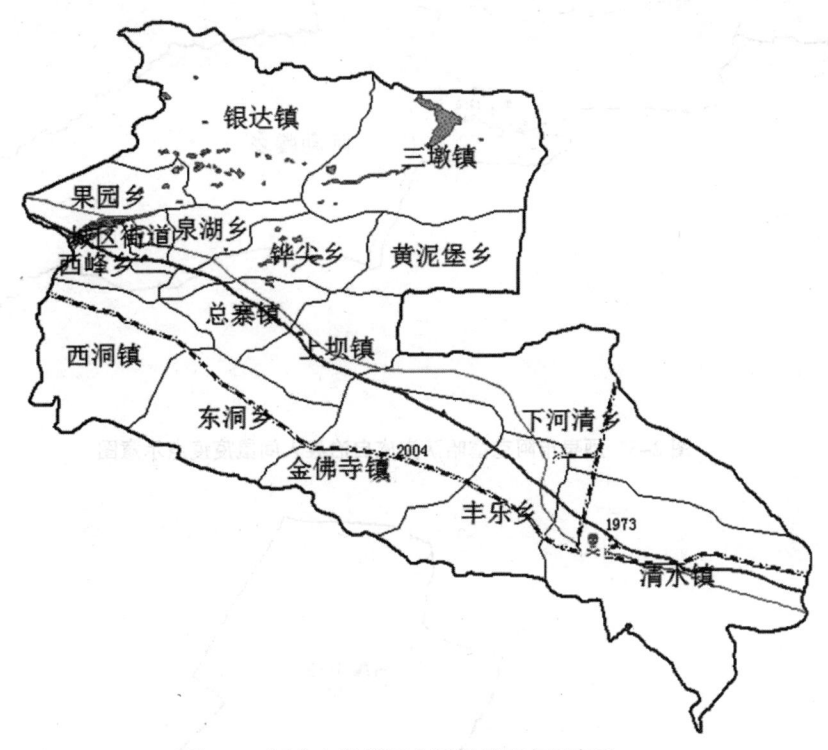

图 2-3　酒泉市肃州区人间鼠疫疫点示意图

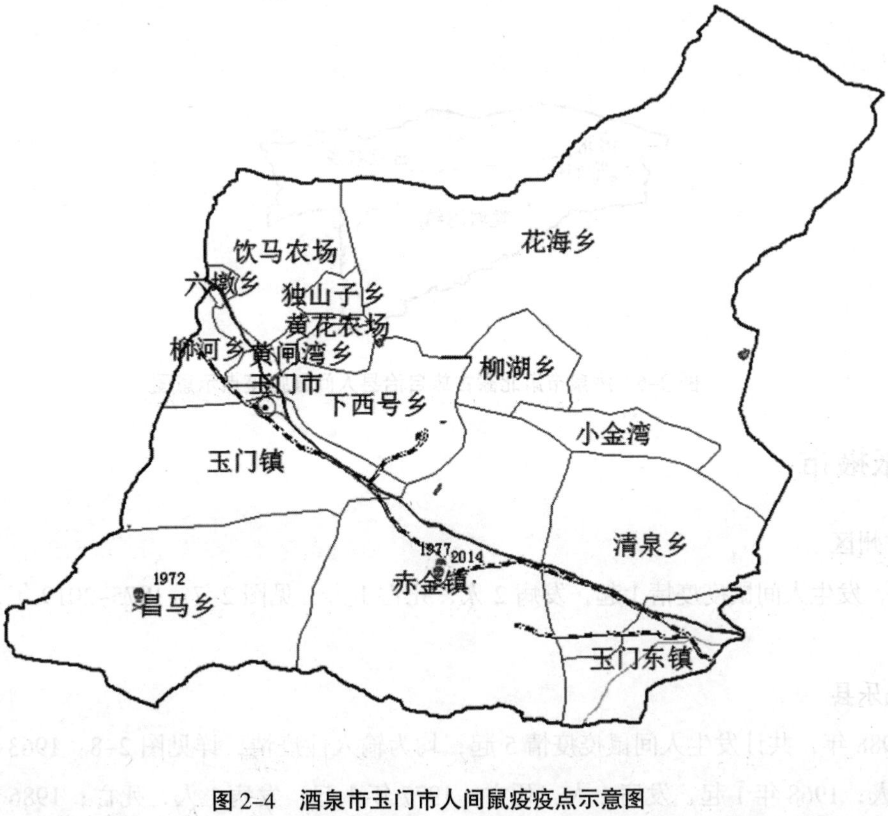

图 2-4　酒泉市玉门市人间鼠疫疫点示意图

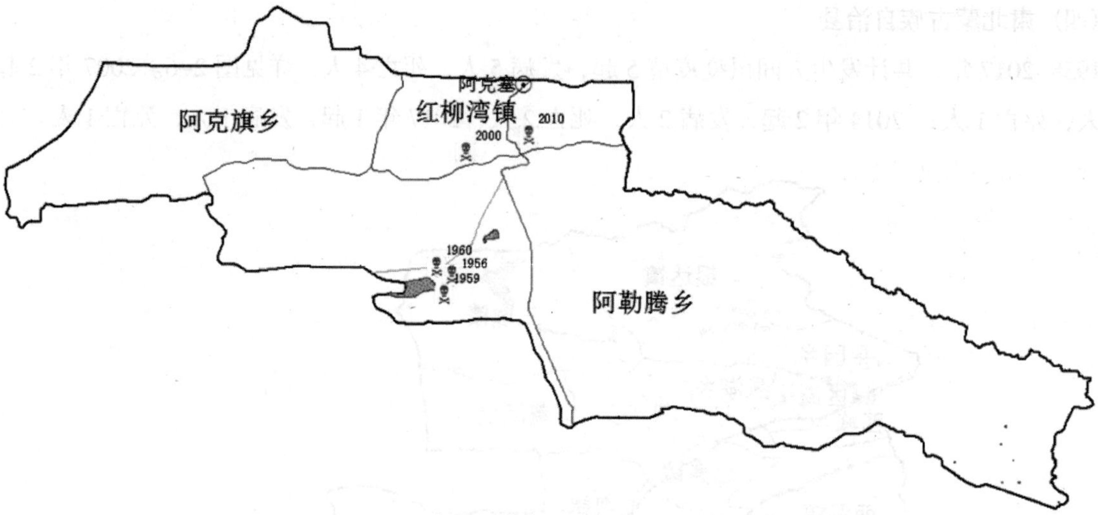

图 2-5　酒泉市阿克塞哈萨克族自治县人间鼠疫疫点示意图

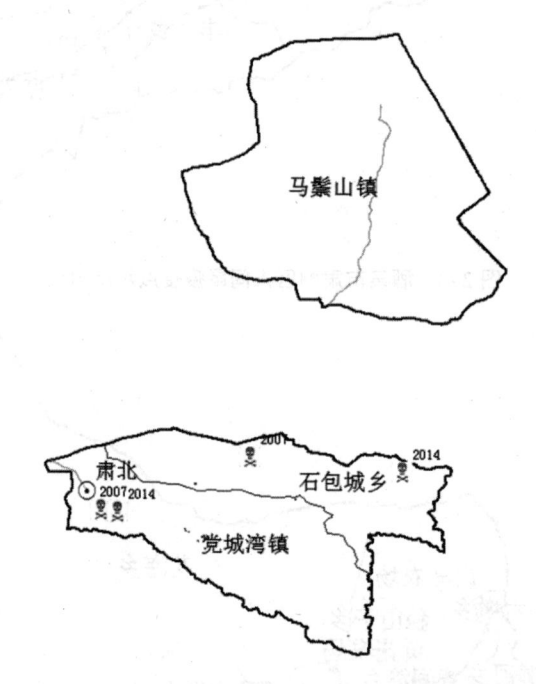

图 2-6　酒泉市肃北蒙古族自治县人间鼠疫疫点示意图

四、张掖市

（一）甘州区

1974 年，发生人间鼠疫疫情 1 起，发病 2 人，死亡 1 人，见图 2-7。1975~2019 年，无人间鼠疫发生。

（二）民乐县

1958~1988 年，共计发生人间鼠疫疫情 5 起，均为输入性疫情，详见图 2-8。1963 年 1 起，发病 4 人，死亡 3 人；1968 年 1 起，发病 1 人，死亡；1977 年 1 起，发病 1 人，死亡；1986 年 1 起，发病 1

人，治愈；1988 年 1 起，发病 1 人，死亡。1989~2019 年，无人间鼠疫疫情发生。

（三）山丹县

1958 年，发生人间鼠疫疫情 1 起，发病 1 人，死亡，见图 2–9。1959~2019 年，无人间鼠疫发生。

（四）肃南裕固族自治县

1998 年，发生人间鼠疫疫情 1 起，发病 1 人，死亡，见图 2–10。1999~2019 年，无人间鼠疫疫情发生。

区划变更：2004 年撤区并乡，撤销大泉沟乡、西水藏族乡、大都麻乡，设立马蹄藏族乡。

人间鼠疫疫点示意图示例，见图 2—11。

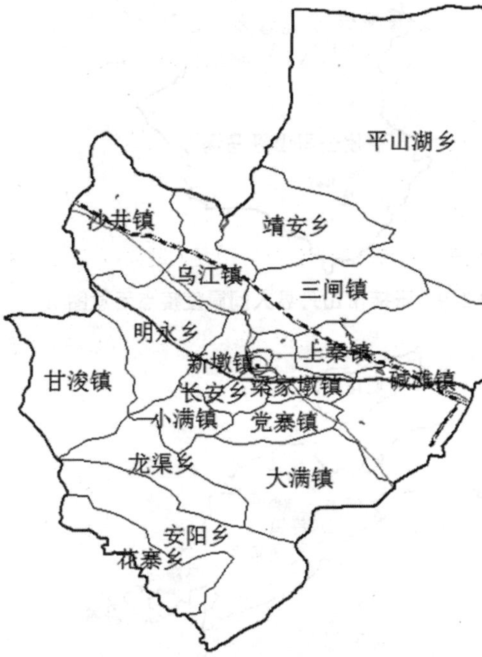

图 2–7　张掖市甘州区人间鼠疫疫点示意图

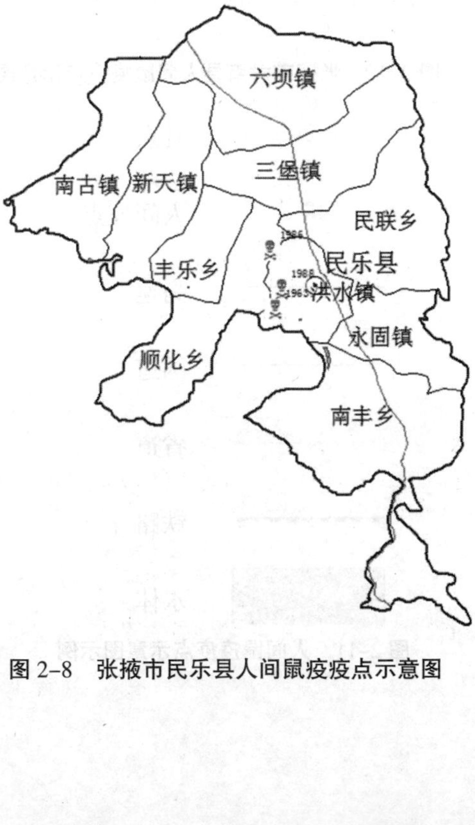

图 2–8　张掖市民乐县人间鼠疫疫点示意图

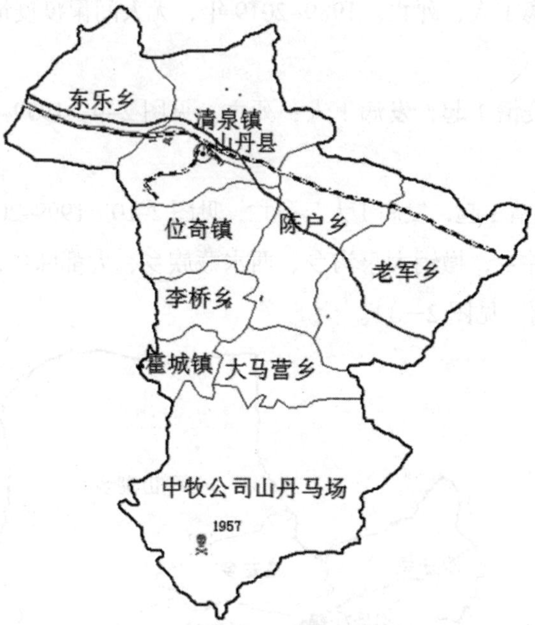

图 2–9　张掖市山丹县人间鼠疫疫点示意图

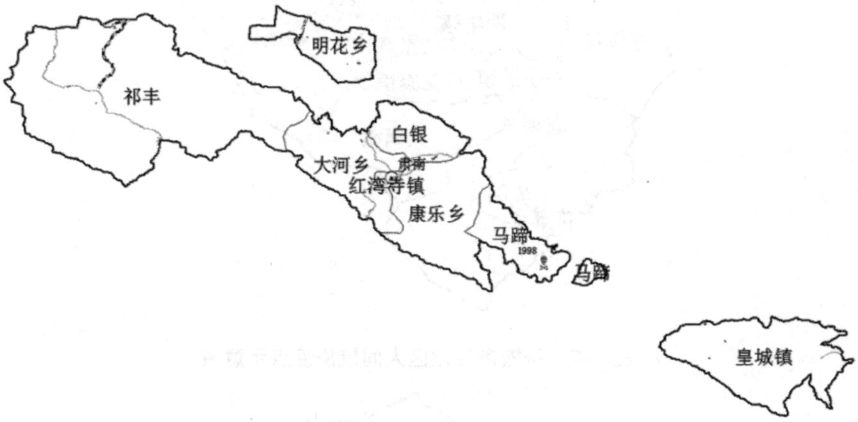

图 2–10　张掖市肃南县人间鼠疫疫点示意图

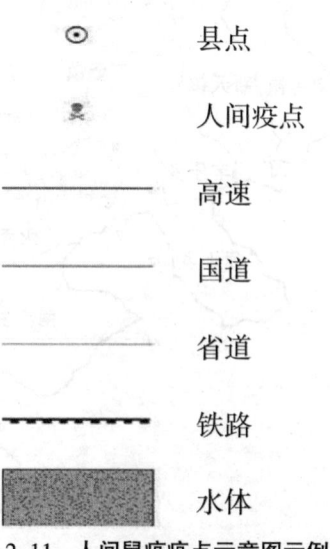

图 2–11　人间鼠疫疫点示意图示例

（何爱伟，席进孝）

第三章　鼠疫临床诊断与治疗

鼠疫是一种烈急性传染病，发病急、传染性强、病死率高，为了防止人间鼠疫发生和传播蔓延，造成灾难性的后果，及时有效诊断和治疗患者、实施严格的感染控制措施，是控制鼠疫疫情传播最具关键意义的一环。因此，充分了解和掌握鼠疫发病机理和临床表现，及时做出诊断，规范治疗，才能有效地挽救病人的生命，保障人民群众健康，维护社会稳定和经济持续增长。

第一节　发病机理与病理学

鼠疫最常见的感染方式是被携带着鼠疫菌的跳蚤叮咬，在甘肃省主要是主动接触染疫动物而感染。通常，感染剂量在 10 个鼠疫菌以下时即可发病。鼠疫菌最初进入机体的过程需要 pPCP1 质粒编码的纤维蛋白溶酶原的激活因子参与。

鼠疫菌为兼性细胞内寄生的病原菌，侵入皮肤后，靠荚膜、V/W 抗原吞噬细胞吞噬，先有局部繁殖，随后又靠透明质酸及溶纤维素等作用，迅速沿淋巴管随淋巴流向所属淋巴结中增殖，引起急性淋巴腺炎，并首先在巨噬细胞内增殖后才转为细胞外增殖，但鼠疫菌不能在中性粒细胞中增殖。鼠疫菌从细胞内增殖到细胞外的过程，需要许多毒力相关因子的参与。例如 pMT1 质粒上的 caf1 编码 F_1 抗原，表达后定位于细胞表面，形成鼠疫菌的纤维状荚膜，这个抗吞噬多肽与 III 型分泌系统协同调理巨噬细胞的吞噬作用。III 型分泌系统由毒力质粒 pCD1 编码，可将毒力因子 Yops 转运至宿主免疫效应细胞内，特别是那些与天然免疫有关的巨噬细胞、粒细胞等，Yops 影响免疫细胞的免疫功能，并可导致免疫细胞凋亡。LcrV（V 抗原）是 III 型分泌系统的一个组成部分，在大量细胞外坏死病理过程中表达。在这些病理过程中，它具有抗感染活性和阻止炎性细胞聚集和肉芽肿形成，帮助终止感染。这种抗感染反应通过刺激宿主 CD14 和 toll-like 受体 2，增强宿主白介素 10 的浓度，白介素 10 可以通过降低前炎性细胞因子 IFN-g 和 TNF-a 的水平来下调炎性反应。

鼠疫菌由淋巴腺侵入血液循环，引起鼠疫败血症和继发性肺鼠疫。原发性肺鼠疫是经呼吸道传染而发病的，感染的最初步骤也需要纤维蛋白溶酶原的激活因子。鼠疫可引起全身中毒症状，累及淋巴系统、心血管系统和实质脏器，表现出特有的出血性炎症和脂肪变性。

鼠疫菌的内毒素是存在于细胞壁的脂多糖成分脂质 A，内毒素作用下单核吞噬细胞开始合成和分泌大量白细胞致热源，作用于下丘脑使体温升高；作用于凝血酶原、激活凝血蛋白，引发纤维素血栓的形成，导致弥散性血管内凝血（DIC），由于鼠疫菌毒素的作用，病人多因心衰死亡，故心脏常停止于舒张期。又因鼠疫菌纤维蛋白酶的作用，尸体解剖时心血多不凝固。皮肤紫癜部位组织检查，表皮下有广泛的出血性坏死性病灶，真皮血管中有大量的纤维蛋白栓子，可见鼠疫菌嵌入血栓。

鼠疫菌对实质器官的侵害表现为，出血点或瘀血斑可能出现在腹膜、胸膜、心包膜、血管壁及胃肠黏膜等处；肺脏水肿、充血，肺泡及支气管中有出血性渗出物，喉、气管、大支气管黏膜充血，表面附有黏液和血液，病例解剖时常见肋骨压痕；肝、脾及心肌可出现脂肪变性、浑浊、肿胀及出血，有时出现大小不同的坏死灶，肝细胞周围有单核细胞和中性粒细胞浸润，肝脏可有微小感染性肉芽肿，肉芽肿可能阻限鼠疫菌的扩散；肾皮质肾小管上皮浑浊肿胀，可见肾小管上皮脱离基底膜，肾小管腔变窄，可有蛋白渗出；肾上腺微血管极度扩张充血，可见髓质细胞变性。

虽然对鼠疫的感染和发病机理做了大量研究，然而目前仍然不清楚。其基本病理改变为鼠疫菌在机体内迅速增殖，产生大量内毒素，引起器官组织出血性坏死性炎症，包括弥漫性血管内凝血（DIC）、多器官衰竭（MOF）、成人呼吸窘迫综合征（ARDS）等。

第二节 临床表现及体征

鼠疫的潜伏期较短，一般在1~6天，多为2~3天，个别病例可达8~9天。腺型和皮肤型鼠疫的潜伏期较长，为2~8天，通常3~5天。原发性肺鼠疫和败血型鼠疫的潜伏期较短，为1~3天。接受预防接种者潜伏期较长，当机体抵抗力弱，鼠疫菌毒力强或感染严重者潜伏期可短至数小时。鼠疫的全身症状主要表现为发病急剧，高热、寒战。体温突然上升至39℃~41℃，呈稽留热。剧烈头痛，有时出现中枢神经性呕吐、呼吸窘迫，心动过速，心律不齐，血压下降。重症病人早期即可出现血压下降，10.7~12.0kPa/6.00~6.67kPa（80~90/45~50 mmHg）、颜面潮红或苍白，有时发绀，表情淡漠，意识不清，结膜充血，狂躁不安，谵语，步态蹒跚如酒醉样，甚至昏迷等神经系统症状，即所谓“鼠疫颜貌”。

一、腺鼠疫

腺鼠疫是鼠疫临床上最多见的病型，除具有鼠疫的全身症状以外，受侵部位所属淋巴结肿大为其主要症状，一般在发病的同时或1~2天内出现淋巴结肿大。可以发生在任何被侵部位的所属淋巴结，以腹股沟、腋、颈等淋巴结多见。其主要特征表现为淋巴结迅速肿大，其速度远非其他疾病所致的淋巴结肿大可比拟，每日甚至每时都有所不同。腺肿大小相差悬殊，小者1×1（cm^2），大者可达5×7（cm^2）。淋巴结呈弥漫性肿胀，坚硬，疼痛剧烈，与皮下组织粘连，失去移动性，周围组织充血、出血。由于疼痛剧烈，患侧常呈被迫姿势。淋巴结肿大的转归有三种情况：①在10~15天内完全吸收而痊愈；②吸收不完全，遗留小硬结；③化脓破溃，排脓后腔内新生肉芽组织填补，但肉芽生长过程和瘢痕愈合极慢，长达2~3个月之久，个别患者愈合时间更长。

极少数患者虽无浅表淋巴结肿大，但发生深部淋巴结炎症，如纵隔、腹腔内淋巴结炎，引起腹部疼痛、触痛、反跳痛，容易误诊。

二、肺鼠疫

根据感染途径不同，肺鼠疫可分为原发性和继发性两种类型。原发性肺鼠疫是临床上最重的病型，不仅病死率高，而且在流行病学方面危害也最大。发病急剧、寒战、高热 40℃~41℃，脉搏细速 120~130 次/分，呼吸促迫，每分钟 24~32 次或更快。病人颜面潮红、眼结膜充血，由于呼吸困难、缺氧，导致口唇、颜面及四肢皮肤发绀，甚至全身发绀。发病初期干咳，继之咳嗽频繁，咳出稀薄泡沫痰，痰中混血或纯血痰。早期胸部体格检查所见与危重的临床症状不相称，受累的相应肺叶段可叩及局限性浊音，而且随着病情加重，浊音界迅速扩大，但往往出现于病程中晚期。肺部听诊可闻散啰音（包括干性、湿性或捻发音）。心脏查体常常表现为心界扩大，心律不齐，心音减弱，有时可闻收缩期杂音。胸部 X 线无特征性改变，可见多叶段分布的斑片状边缘模糊的高密度阴影，有时可见有胸腔积液。若不及时给予有效治疗，病人多于发病 2~3 日后死于中毒性休克、呼吸衰竭和心力衰竭，危重病人甚至在数小时之内即死亡。

继发性肺鼠疫，在发病之前，往往有原发腺鼠疫或败血型鼠疫症状。当继发肺鼠疫时，常表现为病势突然加剧，出现咳嗽、胸痛、心慌气短、呼吸困难，鲜红色泡沫样血痰，痰中含有大量的鼠疫菌，可成为引起原发性肺鼠疫的传染源，进一步发展导致呼吸衰竭，颜面和四肢皮肤发绀甚至全身呈紫褐色。听诊可以闻及散在干湿啰音或捻发音，X 线检查肺部有片状或斑点状阴影或融合实质病变。

三、败血型鼠疫

原发性败血型鼠疫是感染鼠疫后尚未出现局部症状即发展为全身性感染。主要表现为恶寒、高热、剧烈头痛、狂躁、谵妄、神志不清、脉搏细速不整、心律不齐、心音微弱、血压下降、呼吸促迫，皮下及黏膜出血，有时出现血尿、血便或血性呕吐物，肝脾肿大，不及时抢救 1~3 天内死亡。因皮肤广泛出血、瘀斑、发绀、坏死，故死后尸体呈紫黑色，俗称“黑死病”。当腺型或其他型鼠疫未经治疗或治疗不当时，病情恶化发展为继发性鼠疫败血症，从而表现出上述原发败血型鼠疫的症状。

四、肠鼠疫

多因食用未煮熟或被污染的鼠疫病死动物（如旱獭、兔、藏系绵羊等）而感染。除鼠疫的全身症状外，还具有消化道感染的特殊症状。频繁呕吐和腹泻，一昼夜可达数十次，吐泻物中常混有血液和黏液，排便时腹痛，常伴有大网膜淋巴结肿，从肿胀的淋巴结和吐泻物中有时可检出鼠疫菌。

五、脑膜炎型鼠疫

脑膜炎型鼠疫多为继发性，具有严重的中枢神经系统症状。剧烈头痛、昏睡、颈强直、谵语、妄动、狂躁不安、呕吐频繁，巴氏综合征（Babinski）和克氏综合征（Kernig）阳性,颅内压增高（脑水肿）。

六、眼鼠疫

具有鼠疫的全身感染症状，重症结膜炎有严重的上下眼睑水肿。几小时后可发展为化脓性结膜炎，有较多的脓血样分泌物，有时可检出鼠疫菌。此型病例极为少见。

七、皮肤鼠疫

具有鼠疫的全身感染症状，皮肤出现剧痛性红色丘疹，其后逐渐隆起，形成血性水泡，周边呈灰黑色，基底坚硬。水泡破溃后创面也呈灰黑色。

第三节　实验室检查

一、常规检查

1.血常规

外周血象白细胞总数大多升高，常达（20~30）$\times 10^9$/L以上。红细胞、血红蛋白和血小板减少。

2.尿常规

可见蛋白尿及血尿，尿沉渣中可见红细胞、白细胞和细胞管型。

3.便常规

大便潜血可阳性。

4.凝血功能

肺鼠疫和败血症鼠疫患者在短期即出现弥漫性血管内凝血，表现为纤维蛋白原浓度减少（小于200mg/dl），凝血酶原时间和部分凝血激酶时间明显延长，D–二聚体和纤维蛋白原降解产物明显增加。

5.血生化

谷丙转氨酶（ALT）、谷草转氨酶（AST）、乳酸脱氢酶（LDH）、磷酸肌酸激酶（CK/CK–MB）、肌苷、尿素氮等指标检查，可了解肝、肾功能和心肌损伤程度。

6.电解质

血 K^+、Na^+、Cl^-水平可根据临床情况随时复查。

7.脑脊液

脑膜炎型鼠疫患者脑脊液检查：①外观混浊。②常规：白细胞常常大于 4000/mm^3，其中 70%以上为中性粒细胞，也可见少数淋巴细胞和单核白细胞。③脑脊液生化：蛋白明显增加，葡萄糖和氯化物明显下降。④细菌学检查：脑脊液鲎（Limalus）试验阳性，培养有时可检出鼠疫菌。

8.心电图检查

常出现窦性心动过速，S–T 段下降。有时出现左右束支不全传导阻滞，血压下降（80~90/45~50mmHg）。

9.涂片镜检

淋巴结穿刺液、脓、痰、血、脑脊液涂片可见革兰氏阴性短小杆菌。

二、胸部影像学

胸部影像学是现阶段了解病情进展、判断类型转化、掌握病情转归、评估救治效果的重要手段，如根据胸部影像表现可以观察和判定腺鼠疫是否转化为肺鼠疫，从而帮助调整临床治疗策略，实施有效的救治措施。

肺鼠疫的影像学随着病程的不同阶段表现不同，早期可见肺内单一或多发的高密度阴影，分布在多个叶段；随着病情进展，可迅速发展为双肺大片实质病变，甚至“白肺”，呈急性呼吸窘迫综合征时肺部的表现。

三、血清学检查

参照《鼠疫诊断标准》（WS279–2008）附录 E。

1.间接血凝试验（IHA）

对各型疑似鼠疫患者均可采血两次（患病初期和恢复期，间隔 10 天），采用间接血凝试验。检查鼠疫菌 F_1 抗体阳性，经血凝抑制试验阴性，试管法血凝滴度在 1:20（++）、微量法 1:16（++）以上为血凝阳性标准。双份血清滴度在 4 倍以上升高时，即使细菌学检验阴性，也可确诊为鼠疫。

2.反向间接血凝试验（RIHA）

患者采集样本用反向间接血凝试验检查鼠疫菌 F_1 抗原阳性，滴度 1:100 以上，判定为阳性。微量法检查，滴度 1:16 以上，判定为阳性。

四、病原学检查

参照《鼠疫诊断标准》（WS279–2008）附录 A，B。

在患者淋巴结穿刺液、血液、痰液、咽部或眼分泌物，或者尸体脏器、管状骨骨骺等取材标本中分离出鼠疫菌。

五、核酸检查

参照《鼠疫诊断标准》（WS279-2008）附录C。

在患者淋巴结穿刺液、血液、痰液、咽部或眼分泌物，或者尸体脏器、管状骨骨骺等取材标本中针对鼠疫菌caf1及pla基因的PCR扩增阳性，同时各项对照成立。

第四节　诊断原则

鼠疫诊断是一项综合性诊断，包括流行病史、临床表现和实验室检查，参照《鼠疫诊断标准》（WS279-2008）做出诊断。

一、诊断依据

1.临床表现

（1）突然发病，高热，白细胞剧增，在未用抗菌药物或仅使用青霉素族抗菌药物的情况下，病情迅速恶化，在48h内进入休克或更严重的状态。

（2）急性淋巴结炎，淋巴结肿胀，剧烈疼痛并出现强迫体位。

（3）出现重度毒血症、休克综合征而无明显淋巴结肿胀。

（4）咳嗽、胸痛、咳痰带血或咯血。

（5）重症结膜炎并有严重的上下眼睑水肿。

（6）血性腹泻并有重症腹痛、高热及休克综合征。

（7）皮肤出现剧痛性红色丘疹，其后逐渐隆起，形成血性水泡，周边呈灰黑色，基底坚硬。水泡破溃后创面也呈灰黑色。

（8）剧烈头痛、昏睡、颈部强直、谵语妄动、脑压高、脑脊液浑浊。

2.接触史

A.患者发病前10天内到过动物鼠疫流行区。

B.在10天内接触过来自鼠疫疫区的疫源动物、动物制品、进入过鼠疫实验室或接触过鼠疫实验室用品。

C.患者发病前10天接触过，监床表现1.（1）及1.（4）特征的患者并发生具有类似表现的疾病。

3.实验室检验结果

a.患者的淋巴结穿刺液、血液、痰液，咽部或眼分泌物，或尸体脏器、管状骨骺端骨髓标本中分离出鼠疫菌。

b.上述标本中针对鼠疫菌 caf1 及 pla 基因的 PCR 扩增阳性，同时各项对照成立。

c.上述标本中使用胶体金抗原检测、酶联免疫吸附试验或反相血凝试验中任何一种方法，检出鼠疫菌 F_1 抗原。

d.患者的急性期与恢复期血清使用酶联免疫吸附试验或被动血凝试验检测，针对鼠疫 F_1 抗原的抗体滴度呈 4 倍以上增长。

二、诊断原则

具有临床表现（1）项症状；或具有 A 项接触史，同时出现临床表现（1）~（8）中任何一项者为急热待查。

发现急热待查患者具有接触史 B 或 C 项，或获得实验室检验结果 c 项，应作出疑似鼠疫诊断。

急热待查或疑似鼠疫患者，获得实验室检验结果 a 项、或 b+c 项、或者 d 项，应作出确诊鼠疫诊断。

三、诊断分型

按临床表现（2）诊断的鼠疫病例，为腺型鼠疫。

按临床表现（3）诊断的鼠疫病例，为败血型鼠疫。

按临床表现（4）诊断的鼠疫病例，为肺型鼠疫。

按临床表现（5）诊断的鼠疫病例，为眼型鼠疫。

按临床表现（6）诊断的鼠疫病例，为肠型鼠疫。

按临床表现（7）诊断的鼠疫病例，为皮肤型鼠疫。

按临床表现（8）诊断的鼠疫病例，为脑膜炎型鼠疫。

四、排除鼠疫诊断

（1）在疾病过程中，确诊为其他疾病，可以解释所有的临床表现，且针对鼠疫进行的所有实验室检测结果均为阴性。

（2）在疾病过程中未确诊鼠疫，发病 30 天后，针对鼠疫 F_1 抗原的抗体检验结果仍为阴性，或达不到滴度升高 4 倍的标准。

第五节　鉴别诊断

一、腺鼠疫应与急性淋巴结炎、土拉菌病、丝虫病等鉴别

1.急性淋巴结炎

常继发于其他感染病灶，受累区域的淋巴结肿大、压痛，较重者，局部有红、肿、痛、热，并可伴畏寒、发热、头痛等全身症状。与腺鼠疫相比，常伴有淋巴管炎，无腺周围炎，全身症状较轻。临床较易鉴别。

2.丝虫病淋巴结肿

本病急性期，淋巴结炎与淋巴管炎常同时发生，数天后可自行消退，全身症状轻微，晚上血片检查可找到微丝蚴。

3.土拉菌病腺型

本病临床主要表现为高热、剧烈头痛、全身肌肉痛，夜间盗汗，肝脾肿痛。腺型土拉菌病除上述全身症状外，主要表现为局部淋巴结疼痛，3~5 天出现淋巴结肿大，其境界明显，可移动，皮色正常，无痛，无强迫体态。土拉菌病腺型淋巴结肿往往有坏死灶，结节性肉芽肿形成是其特殊性病变，有肉芽而无出血现象，是其病理上的主要标志，而鼠疫基本病变是血管和淋巴管内皮细胞损害及急性出血性、坏死性病变，可与鼠疫鉴别。

4.钩端螺旋体病

本病多发生在夏秋季，主要为腹股沟淋巴结肿大，其次为腋窝淋巴结，亦见有全身淋巴结肿大，腺肿一般黄豆或蚕豆大，个别如鹅蛋大，表面隆起，质软，有轻微压痛，但无红肿，亦不化脓。患者检查钩体血清或补体结合试验阳性。

5.传染性单核细胞增多症

传染性单核细胞增多症是 EB 病毒（又称疱疹病毒 4 型）所致的急性传染病，其临床特征为发热、咽痛、淋巴结肿大、肝脾肿大及皮疹等。淋巴结肿大以颈部为主，全身淋巴结常可累及，大小 0.5~4cm，坚硬、轻压痛，不化脓。腺肿消退较慢，常需数周至数月。嗜异性凝集反应（PBD）多为阳性。

6.梅毒

一般患者均能询问出不洁性接触史，淋巴腺炎主要见于梅毒的初期与二期，腹股沟发生无痛性淋巴结肿大，具有一定的硬度，与周围组织无粘连，表面皮肤不破溃。梅毒螺旋体明胶颗粒凝集试验（TPHA）、甲苯胺红不加热血清学试验（TRUST）、酶联免疫法（ELISA）等血清学检查阳性。

二、肺鼠疫应与大叶性肺炎、吸入性炭疽等鉴别

1.大叶性肺炎

本病无病死动物及家畜接触史，临床特点为咳铁锈色痰；肺部可有肺实变体征，肺部X线检查有大片状阴影，痰内可有肺炎球菌，血常规检查白细胞增多，核左移，有中毒性颗粒。而肺鼠疫临床特点是以咯血为主的出血性肺炎表现，痰细菌学检查可查出鼠疫菌。

2.吸入性炭疽

本病发病后多出现低热、疲劳和心前区压迫等，持续2~3天后，突然加重，轻者表现为胸闷、胸痛、发热、咳嗽、咳黏液痰带血。重者寒战、高热，纵隔淋巴结肿大、出血并压迫支气管造成呼吸窘迫、气急喘鸣、咳嗽、紫绀、血样痰等。肺鼠疫病例临床表现重，多在发病24~36h内出现剧烈胸痛、咳嗽、咳大量泡沫血痰或鲜红色痰；呼吸急促，并迅速呈现呼吸困难和紫绀。重症病例有时在临床上较难与肺鼠疫鉴别，流行病学史和细菌学检查可助诊断。

3.急性粟粒性肺结核

急性粟粒性肺结核是急性血行播散性肺结核的典型表现，一般起病急，有全身中毒症状，高热、咳嗽、痰中带血或咯血，伴乏力、盗汗、嗜睡等结核中毒症状。因多由肺内或肺外的结核灶发展而来，病史中往往有结核的一般表现。OT试验有助于诊断，痰中检出结核菌即可确诊。

4.传染性非典型肺炎（SARS）

SARS是由一种新的冠状病毒引起的具有较强传染性、可累及多个脏器和系统的特殊肺炎。一般起病急，多以发热为首发症状，体温可达38℃以上，以发热、乏力、头痛、肌肉关节酸痛等全身症状和干咳、胸闷、呼吸困难等呼吸系统症状为主要表现。物理检查肺部体征多不明显，部分可闻及少许湿啰音，与明显的呼吸困难表现不成比例。X线胸片肺部片状阴影在发病第2天即可出现，进展迅速。单纯依靠临床表现在发病初期与肺鼠疫不易区分，但肺鼠疫全身中毒症状更重。主要根据流行病学、病原学及血清学进行确诊，其流行季节主要在冬、春季，血常规检查白细胞一般正常或偏低。

5.高原性肺水肿

此病发生在初次进入高原或由平原重返高原后24~48h内，海拔3000~3500m的高度发病，一般有头痛、头昏、呼吸困难、心跳加快、食欲减退、恶心、呕吐，突然发生剧烈头痛、气喘、胸闷、胸痛、咳嗽、咳泡沫样血痰等，个别严重者自口鼻涌出多量血色泡沫痰，神志不清，早期体温无明显增高，口唇及指甲发绀，双肺呼吸音减低，布满湿啰音。X线检查显示双肺野有密度较淡、边缘不清的云絮状阴影。急性高原肺水肿，一般认为系2个基本条件，3个诱因而发生。2个基本条件即海拔高度和高原适应不全。3个诱因即寒冷、劳累和呼吸道感染。

6.新型冠状病毒肺炎

新型冠状病毒肺炎是β属的冠状病毒感染引起的急性呼吸道传染病。一般潜伏期1~14天，多为3~7天。以发热、干咳、乏力为主要表现。部分患者可以鼻塞、流涕、咽痛、嗅觉味觉减退或丧失、结膜炎、肌痛和腹泻等为主要表现。重者多在发病一周后出现呼吸困难和（或）低氧血症，严重者可快

速发展为急性呼吸窘迫综合征、休克，难以纠正的代谢性酸中毒和出凝血功能障碍及多器官功能衰竭等，极少数患者还可有中枢神经系统受累及肢端缺血性坏死等表现。胸部影像学检测，早期呈现多发小斑片影及间质改变，以肺外带明显，进而发展为双肺多发玻璃影、浸润影，严重者可出现肺突变，胸腔积液少见。多系统炎症综合征（MIS-C）时，心功不全患者可见心影增大和肺水肿。主要依据流行病学史、临床表现、实验室检查等综合诊断。新型冠状病毒核酸检测阳性为确诊的首要标准。

三、皮肤鼠疫应与皮肤炭疽相鉴别

皮肤炭疽：本病最初为皮肤破损部位（皮肤破损轻微时，可无明显伤口）出现斑疹或丘疹，第2日在皮疹顶部出现小水疱而成疱疹，周围组织硬而肿胀。第3~4日中心呈现出血性坏死稍下陷，四周有成群小水泡，水肿区继续扩大。第5~7日坏死区溃破成浅溃疡，血样渗出物结成硬而黑似炭块状焦痂，痂下有肉芽组织生成（即炭疽痈）。局部末梢神经受压而无明显疼感和压痛，有轻微痒感，无脓肿形成，为其特点。有无疼痛及皮损进展可助鉴别。

四、败血型鼠疫应与其他细菌引起的败血症相鉴别

1.其他细菌引起的败血症

凡是致病菌或条件致病菌都可以引起败血症。革兰氏阳性球菌、革兰氏阴性杆菌、厌氧性致病菌以及部分真菌等所引起的败血症与鼠疫败血症极为相似，表现为起病急骤，常有寒战及高热，头痛、多汗、烦躁不安、恶心、呕吐、腹痛、腹泻等，严重者可出现中毒性脑病及休克。鉴别诊断主要依靠流行病学、细菌学及血清学检验结果。

2.伤寒

一般发病缓慢，体温呈梯形升高到39℃以上，但脉搏相对缓慢。白细胞计数一般不增高，有时反而减少，发病3~7天时，皮肤有玫瑰样疹，有草莓舌。败血型鼠疫发病急，体温高，脉搏细速无力，每分钟120次以上，皮肤有出血点。化验检查：病人血液中可培养出伤寒杆菌，血清学检查肥达氏反应阳性。

3.布鲁氏菌病

布鲁氏菌病也是一种人畜共患的全身性传染病，人类主要通过染菌的饮食、牛奶或接触病畜及其分泌物或吸入染菌尘粒及气溶胶而感染。急性期可有发冷发热、四肢关节疼痛等与鼠疫相似的症状，但仔细鉴别二者不难区分。布病患者热型呈波状热，发热期间常有多汗，全身中毒症状不明显，大关节常呈游走性疼痛，男性患者可发生睾丸炎，女性患者可发生卵巢炎。血象检查白细胞总数正常或偏低，布鲁氏菌凝集试验阳性，血培养可获得病原菌。

此外，其他型鼠疫需与其他原因所致败血症、钩端螺旋体病、流行性出血热、流行性脑脊髓膜炎相鉴别。应及时检测相应疾病的病原或抗体，并根据流行病学、症状进行鉴别。

第六节 治 疗

一、处置原则

1.严格隔离

对鼠疫患者应严格隔离，在条件许可时，应设立临时隔离医院，严格控制患者与外界接触。条件不容许时，应因地制宜就地隔离。隔离时应单人单间，以达到及时控制和扑灭疫情，防止扩散。

2.加强护理

应随时掌握鼠疫患者的病情变化，及时准确测量并记录患者的体温、血压、呼吸及脉搏变化，掌握液体出入情况。随时采取措施防止并发症发生，对意识模糊或者神志不清的患者及神经系统症状严重的患者，严防意外发生。

3.加强营养

对鼠疫患者及时补充含丰富营养和易吸收的食品，尤其对高热患者，更应注意补充营养丰富的流质或半流质饮食，提高患者对疾病的抵抗能力，同时补充足够水分，防止肾脏受损。

4.规范消毒

在鼠疫患者治疗期间，定期对病房墙面、地面及门窗每天 2 次擦拭消毒。随时对患者排泄物或呕吐物集中消毒处理。对患者使用药品和诊疗器械及时消毒。消毒剂选择和配比、使用量依据消毒对象而定。必要时，在疾控人员指导下，规范消毒。

二、病因治疗

鼠疫发病急、病死率高，如果治疗不及时，肺鼠疫和败血型鼠疫的病死率几乎达到 100%。而针对病原所进行的抗生素治疗有特效，病死率可降至 5%以下。因此，早期、足量、联合应用有效抗菌药物是治疗鼠疫的关键。

目前，鼠疫的治疗仍以链霉素为首选特效药物。链霉素治疗应强调早期、足量、总量控制的用药策略。链霉素的用量根据病型不同、疫源地不同而异，肺鼠疫和败血型鼠疫用药量大，腺鼠疫及其他各型鼠疫用药量较小，但不论哪种类型的鼠疫，均应早期、足量给药。在应用链霉素治疗时，为了获得更好的预后，常常联合其他类型抗生素，如喹诺酮、多西环素、β-内酰胺类抗生素或磺胺等进行治疗。

若因过敏等原因不能使用链霉素者，可考虑选用庆大霉素、氯霉素、四环素、多西环素、环丙沙星等。

WHO 不推荐使用青霉素类、头孢菌素类、大环内酯类抗生素治疗鼠疫。

1.氨基糖苷类

氨基糖苷类抗生素是一类广谱抗菌药物，属于浓度依赖性抗生素，主要包括链霉素（SM）、庆大霉素（GM）等。

（1）链霉素

腺鼠疫：成人首次肌注1.0g，以后0.5~0.75g，4~6h肌注一次，每天用量2~4g。治疗过程中可根据体温下降至37.5℃以下，全身症状和局部症状好转逐渐减量。病人体温恢复正常，全身症状和局部症状消失,按常规用量继续用药3~5天。疗程一般为10~20天，链霉素使用总量一般不超过60g。腺体局部按外科常规进行对症治疗。

肺鼠疫和鼠疫败血症：成人首次2.0g，以后1g，4~6h肌注一次，每天用量4~6g。直到体温下降至37.5℃以下，全身症状和呼吸道症状显著好转后逐渐减量。疗程一般为10~20天，链霉素使用总量一般不超过90g。减量时要特别注意不要大幅度减量，防止病情反复。在大剂量使用链霉素等抗菌药物的过程中，因大量菌体裂解，释放内毒素及其他物质，有时会发生血压骤降、中心静脉压下降和尿量减少，但一般持续时间比较短，很快恢复；如果持续时间比较长，应给予血管活性药物加以纠正。同时根据患者病情的严重程度及并发症（中毒性休克、弥漫性血管内凝血、多脏器功能衰竭）等具体情况制订最佳治疗方案。

其他型鼠疫的治疗：可参考腺鼠疫治疗方法。

皮肤鼠疫按一般外科疗法处置皮肤溃疡，必要时局部滴注链霉素或敷磺胺软膏。

眼鼠疫可用金霉素、四环素、氯霉素眼药水点眼，并用生理盐水冲洗。

有脑膜炎症状的病人，在特效治疗的同时，可辅以氯霉素治疗，成人50mg/kg·d，儿童（>1岁），50mg/kg·d，6h肌注1次，疗程10天，静脉注射或口服。氯霉素因骨髓毒性作用已很少应用，除非并发脑膜炎。

（2）庆大霉素（GM）：链霉素过敏或妊娠情况下使用。用法用量：成人3mg/kg·d，1日3次（间隔8h），肌注或静脉滴注，疗程10天，严重感染可用至5mg/kg·d；儿童6~7.5 mg/kg·d，婴幼儿7.5 mg/kg·d，1日3次（间隔8h），肌注或静脉滴注，疗程10天。

（3）卡那霉素（KM）：链霉素过敏或妊娠情况下使用。用法用量：成人7.5mg/kg·d（最大不超过1.5g/d），1日3次（间隔8h），肌注或静脉滴注，疗程10天；儿童15~25mg/kg·d，1日3次（间隔8h），肌注或静脉滴注，疗程10天。

（4）阿米卡星（丁胺卡那霉素）：链霉素过敏或妊娠情况下使用。用法用量：成人15mg/kg·d，1日3次（间隔8h），肌注或静脉滴注，疗程10天；儿童4~8mg/kg·d，1日3次（间隔8h），肌注或静脉滴注，疗程10天。

2.氟喹诺酮类

喹诺酮类药物抗菌谱广、抗菌活性强，属于浓度依赖性抗生素，目前主要用于联合用药。肺鼠疫和鼠疫败血症患者可采取氟喹诺酮类（环丙沙星、氧氟沙星、左氧氟沙星）的一种作为联合用药。

WHO推荐环丙沙星用药原则：成人400mg/d，静脉注射，或500mg/d，口服，1日2次（间隔12h），疗程10天；儿童15mg/kg·d，1日2次（间隔12h），静脉注射或口服，疗程10天。

3.四环素类

对临床各型鼠疫患者可采取四环素作为联合用药。

四环素，成人：2.0g/d，给药间隔 6h，口服；儿童（9 岁以上）：25~50 mg/kg·d，2g/d，给药间隔 6h，口服。

三、抗休克治疗

1.补充血容量

急性期患者应给予静脉补液，补充营养及水分（有条件者根据中心静脉压、肺动脉毛细血管楔压等调整输液量），调节机体内电解质平衡（常用 5%~10%的葡萄糖溶液、0.9%生理盐水或林格氏液、能量合剂等）。

2.纠正酸中毒

根据动脉血气分析结果进行诊断，可补充碳酸氢钠纠正酸中毒，但要注意防止碳酸氢钠输入总量过多、过快，对低钾血症，应及时补充钾制剂。

3.血管活性药物应用

在血容量补足的情况下，若血压仍然不升，可应用血管活性药物。

多巴胺：2~20mg /kg·min，较低剂量时可增加心肌收缩力和心排出量，增大剂量还可增加外周血管阻力，增加心脏后负荷、肺动脉压和血管阻力，提升血压。

多巴酚丁胺：适用于存在外周组织低灌注（低血压、肾功能受损）、对利尿剂和血管扩张剂无效时，多巴酚丁胺可用于增加心输出量，其对血流动力学的作用与剂量成正比，并与磷酸二酯酶抑制剂有协同作用，排泄快，使用方便。有效剂量为 2~20mg/kg·min。但静脉多巴酚丁胺可增加房性和室性心律失常的概率，且与剂量相关。

当多巴胺和多巴酚丁胺无效且维持血压困难时，可用去甲基肾上腺素：成人量 0.1~1.0mg/kg·min，调节滴速达到理想血压水平（收缩压 80~90mmHg），维持量 2~4mg/min；儿童 0.02~0.1mg/kg·min，但需监测血流动力学。

4.维护重要脏器功能

（1）抗心力衰竭：可适当扩充血容量和使用正性肌力药物。补充血容量的液体分为两种类型，即晶体液（如生理盐水、林格氏液、低分子右旋糖苷等）和胶体液（如血浆、全血和白蛋白等），并掌握用药原则。

磷酸二酯酶抑制剂（PDEIs）：III 型 PDEIs 包括米力农和依诺西蒙等剂型，可阻止 cAMP 降解为 AMP，对严重心力衰竭患者，具有明显正性肌力和扩张外周血管作用，增加心搏量和心输出量。

强心药物：出现急性左心力衰竭时，若其他药物不能有效控制心率，可使用洋地黄以缓解心力衰竭症状。

（2）维持呼吸功能：发生呼吸困难时，应经鼻导管给予持续性吸氧，呼吸浅表时可适当应用呼吸兴奋剂，保证呼吸畅通。剧烈咳嗽，痰液黏稠患者给予适量止咳祛痰剂。

（3）抗 DIC：给予肝素抗凝，5~10mg/kg·h，4~6h 维持，一般维持 APTT 为正常。同时补充新鲜血浆、血小板悬液、纤维蛋白原制剂等。

5.肾上腺皮质激素应用

毒血症状重者或出现低血压休克者可用肾上腺皮质激素，如氢化考的松 3~5mg/kg·d，或甲基泼尼松龙 1~2mg/kg·d，病情稳定后尽早减量或停用，一般不超过 5~7 天。

6.解热、止痛、镇静

对高热患者，采用温水或酒精擦浴、头部冷敷等物理降温方法；疼痛剧烈者给予适量的解热止痛剂。对烦躁不安或狂躁等神经系统中毒症状明显患者，可适当使用镇静安神药物。

四、预防性治疗

对鼠疫患者的直接接触者、被疫区跳蚤叮咬的人、接触了染疫动物分泌物及血液者，以及专业人员处置尸体、鼠疫实验室工作人员操作鼠疫菌时发生意外事故的，均应进行鼠疫预防性治疗。

药物可选用四环素、多西环素（强力霉素）、磺胺、环丙沙星等。必要时可肌肉注射链霉素进行预防性治疗（见表 3–1）。疗程均为 7 天。

表 3–1　鼠疫预防性治疗药物用药指导原则

药物		剂量	间隔(h)	途径	疗程（天）
四环素	成人	1~2g/d	6 或 12	口服	7
	儿童（9 岁）	25~50mg /1kg·d	6 或 12	口服	7
多西环素	成人	100~200mg/d	12 或 24	口服	7
	儿童（9 岁）	100~200mg/d	12 或 24	口服	7
TMP/SMZ 复方新诺明	成人	1.6 g/d	12	口服	7
	儿童（2 岁）	40 mg/kg·d	12	口服	7
环丙沙星	成人	400 mg/d	12	口服	7
	儿童（2 岁）	最大 1 g/d	12	口服	7

（何爱伟，席进孝）

第四章　甘肃人间鼠疫案例

随着人类对鼠疫认识和研究的不断深入，鼠疫防控体系不断完善。鼠疫作为一种古老传染病之一，呈现散在发生，鼠疫病例越来越少，鼠防专业人员参与人间鼠疫处置和临床医务人员救治鼠疫病例的机会也相对较少。为了加强卫生健康行政人员和鼠疫防控专业人员对鼠疫疫情的综合分析研判，科学、规范处置，提高各级医疗机构医务人员对疑似鼠疫的发现和报告意识，提高鼠疫患者诊断和治疗的水平，鼠疫防控人员选编了甘肃省一些典型的鼠疫疫情案例，记述了鼠疫疫情发生的时间、地点、过程、判定结果及处置情况，通过典型案例分析和处置经验交流，供从事鼠疫防控行政管理和防治专业人员及临床医务人员学习和借鉴，旨在提高突发鼠疫疫情应急处置能力，更好地指导今后突发鼠疫疫情应急处置工作，为健康甘肃建设建功立业，让老百姓享受更多医疗卫生服务带来的成果，增强人民的幸福感。

第一节　1962 年会宁肺鼠疫疫情

一、疫情概况

1962 年 7 月 26 日，会宁县刘寨公社东河大队黑窑洞生产队（现刘寨乡斜沟村黑窑洞组）农民郭全德家中养的一只猫突然死亡，当时他将猫皮剥下，第三日即 7 月 29 日自觉不适，30 日发高烧、头痛、咳嗽、咯血痰，于 8 月 1 日死亡。死后，按照当地风俗习惯，请两桌人，宰杀两只羊举行丧礼，其妻子、女儿、儿媳、儿子等人相继出现类似症状。妻子郭氏，8 月 3 日发病，8 月 8 日死亡。女儿郭秀英，17 岁，8 月 4 日发病，8 月 8 日死亡。儿媳冯金芳 42 岁，8 月 5 日发病，8 月 11 日死亡。儿子郭满成，42 岁，8 月 6 日发病，8 月 8 日死亡。居住在宁夏海原县大西沟村的郭全德女儿郭秀莲 8 月 3 日来黑窑洞奔丧，8 月 6 日发病，8 月 7 日返回。同队社员唐世明（男，24 岁）经常看望上述病人，8 月 5 日发病。郭全德亲家苏守忠（男，58 岁），在郭全德临死时穿衣、抬尸、装棺，其儿子苏正乾（32 岁）也接触频繁，参与丧事活动，分别于 8 月 4 日、8 月 6 日发病。同队另一郭全德女婿杜丙华和其妹妹杜兰芳（11 岁）、杜俊芳（19 岁），其母亲杜氏（45 岁），在郭家患病后，一直看护和帮忙，分别于 8 月 5 日、6 日、7 日发病。其妹妹杜兰芳 5 日发病，8 日死亡。其母杜氏 8 月 7 日发病，8 月 10 日死亡。

郭全德儿子郭满成和儿媳冯金芳患病期间，主要是郭满成的儿子、儿媳、女儿看护，女婿李俊林和其父亲李氏也常来探望。结果女儿郭兰英（18岁），8月7日发病，8月11日死亡。女婿李俊林和其父亲李氏均于8月7日发病，李俊林存活，其父亲8月11日死亡。儿媳胡兰芬（20岁），8月9日发病，当日死亡。儿子郭孝详，8月8日发病，也是郭家发病7人中唯一的存活者。寨科社员陈春德（男、69岁），也是郭家亲属，多次探望病人，8月9日发病，病后自己带了几罐水，几个馒头，搬到山坡上的一个窑洞中，堵上洞口，直到防疫队进村挖开洞门，多次动员后才搬出窑洞，经过治疗，8月2日痊愈。

在郭德全、郭满成、冯金芳患病期间，甜水井中医邵齐（男、47岁），多次诊疗病人，并和郭满成同炕睡觉，8月7日发病，8月11日死亡。邵齐患病期间，与他密切接触的妻子刘玉英、女儿邵采录（8岁）、邵采琴（15个月）均于8月11日发病。邵齐在庙儿坪居住的儿子邵培烈（32岁）、儿媳王举英（31岁）来家看护，分别于8月13日、14日发病。冯金芳患病期间，其父亲甜水井社员冯义德（58岁），多次来郭家探视，8月12日发病。从7月29日首发病例郭全德发病到8月14日最后一例病人发病的16天时间内，共发病26例，死亡11例，疫情先后波及刘寨、新源两个乡，黑窑洞、甜水井、寨科、庙儿坪四个组（郭德全在宁夏女儿郭秀莲8月6日发病，8月7日返回宁夏海原县大西沟村腰巴组，传给丈夫和两个儿子，一家四口死亡，未计算在内）。郭德全家10口人，发病7人，死亡6人，只有郭满成的两个儿子和1个女儿在8月4日逃到外地亲戚家未发病，直到疫情控制后返回家中，其妻子冯金芳及村民胡兰芬死后无人埋葬，由防疫队组织人员埋葬。

二、处理过程

黑窑洞第一例患者发病后，经当地中药治疗无效，于8月1日死亡，从8月3日到8月6日出现类型症状患者10例。8月7日，刘寨公社向会宁县电话报告，会宁县立即派出2名医生于当日夜12时左右赶到黑窑洞。8月9日定西地区接到会宁县疫情报告后派出4名医生进入疫区，9日下午甘肃省卫生厅接到定西地区“疑似鼠疫”的电话报告后，立即派出4人工作组于11日下午到达疫区，按照处理鼠疫疫区的原则，一面抢救患者，一面进行疫区处理。同时，省、地、县卫生部门陆续增派防疫人员，运送急需药品、防护装备（参加疫情处置的省、地、县、乡卫生和行政人员共78人），进入疫区的省、地、县的医务人员在刘寨公社党委书记夏玉麟的主持下，全面讨论和研究当前的情况和处理办法，初步判断为疑似鼠疫。当时甜水井和寨科两地都出现病人，黑窑洞居民大部分逃离，麦熟无人收，尸体无人埋。第二天，采取紧急措施，停止刘寨集市贸易，断绝病村周围交通，将医务人员分两组，分别进驻黑窑洞和甜水井，进行抢救治疗和隔离现有病人，开展病户消毒及疫区处理工作，下午3时将上述情况上报省医学科学研究所转报省委地方病领导小组办公室和甘肃省卫生厅。8月14日，省、地、县卫生部门和专业机构负责人率领一批医务人员赶到刘寨，并在刘寨成立了会宁县县长赫生瑞为总指挥，省卫生厅防疫科科长陈万通为副总指挥（后由省医学科学研究所董正山同志替代）的“会宁县防疫指挥部”，统一领导防疫工作。8月18日省卫生厅副厅长齐蕴辉及中央“北办”主任王维尚率领中央流研所王淑纯等医生赶到刘寨协助指导处理疫区疫情工作。

当时采取的紧急措施:一是将刘寨乡、新源乡的疫区村划定警戒区，限制物资外运和人口进出，并于各交通要道及刘寨设立消毒站，对必须出入疫区的人员或交通工具彻底消毒。将四个疫区村划为大隔离圈，组织群众在村口设置岗哨，禁止出入或相互串门；彻底进行毒饵灭鼠灭蚤，同时对尸体和坟墓用来苏儿溶液彻底喷洒消毒 2~3 次。将病户划为小隔离圈，在小隔离圈，防疫人员在严密的防护条件下进出，严禁他人进出，居民的日常生活用品由专人运送，互不接触。对房屋、窑洞、畜圈和厕所等地反复进行来苏儿喷雾消毒和灭蚤灭鼠。二是在各村对患者集中隔离治疗，临床症状消失后 10~17 天，细菌学检查连续 3~5 次为阴性后才能解除隔离。三是在警戒区和邻近地区、刘寨公社至河畔的公路沿线 5km 内的村庄居民普遍进行鼠疫活菌苗接种，接种 7964 人份，疫区内的人群接种率达 90%以上。四是对所有与患者有过接触关系的人进行追踪并检诊观察 9 天，发现不适者给予预防性服药，对所有外逃者均于 8 月 20 日前寻找回村（仅郭德全的三个孙子逃到宁夏西吉县，由该县检诊隔离），共检诊观察 203 人（黑窑洞直接接触者 2 人，间接接触者 39 人；甜水井直接接触者 26 人，间接接触者 52 人；寨科直接接触者 2 人，间接接触者 10 人；庙儿坪直接接触者 11 人，间接接触者 37 人），无一人发病。五是在疫区大力开展宣传活动，认真落实“三报三不一禁”制度。通过综合措施落实，各疫村（大隔离圈）先后于 8 月 30 日（寨科）、9 月 2 日（黑窑洞）、9 月 4 日（甜水井）、9 月 6 日（庙儿坪）解除封锁隔离，警戒区也于 9 月 6 日宣布解除。刘寨集市、学校、公粮缴纳 9 月 15 日恢复正常。

第二节　1977 年玉门鼠疫疫情

一、疫情概况

（一）基本情况

1977 年 9 月 20 日，玉门市石油管理局 510 井工人牛某、郭某、高某三人利用假日，携带干粮、铁锹，从工地出发进妖魔山狩猎，约行 2h 左右遇野兔，郭某以石头和木棍各猎一只，并见数只旱獭入洞，三人以水灌、铁锹挖未捕获，随后继续前进，至妖魔山东侧柳沟沟岔下西侧草地上见一自毙兔，随手捡拾，背回工地，由周某和牛某妻子陈某剥皮、洗、泡，当晚切、炒一只，陈某等 6 人共食，21 日又由陈某切炒两只（其中一只自毙兔），邀请同井工人，除 20 日晚 6 人外，新邀 9 人，共 15 人共进晚餐，陈某有孕四月，吃得最多。23 日陈某即出现颜面潮红，情绪兴奋，曾由女工曾某陪同到市内邮局给北京通县家中父亲寄钱，中午在袁某家吃了午饭。24 日晚在井场看了一场电影，22：00 左右突然发热。25 日高热持续不退，并感觉左侧腋窝疼痛、腹痛、腹泻、恶心，去保健站就诊，以感冒治疗，注射百尔定一支。26 日症状加重，10：00 左右乘便车，由牛某、袁某陪同到玉门市石油管理局医院门诊就诊，以上感和急性白血病收治入院，当日 17：05 死亡。

【临床表现与治疗】患者入院由门诊医生尹文超以“上感”“急性白血病”诊断，26 日 12：00 收住内科血液病房。当时患者神志清楚，颜面发青，精神倦怠，仍能自诉病情，主诉感冒已四五日，心慌，胸闷，呕吐，腹泻。体查：体温36.8℃，血压80mmHg/不清，白细胞178 000/mm^3，血涂片见大量杆菌。入院后由尹风梧医生主管治疗，13：10时，因病情严重，即请内科主任张维鸿诊治。在追问病史中，了解到有剥食兔子史，并发现眼膜充血，左腋下淋巴结红肿剧痛，未见破溃，肢体躯干出现出血点和瘀斑，体温39.6℃，呼吸急促，无咳嗽、无痰，呼吸音粗，肺底有少许啰音，有腹痛、呕吐、里急后重现象，此时怀疑鼠疫，以“鼠疫待排”诊断。因患者自述有青霉素、链霉素过敏史，故用磺胺、庆大霉素、四环素、卡拉霉素、氯霉素联合治疗。

（二）疫情报告

26日下午局医院分别向地、市地办室报告，23：00地区派2名专业人员赶赴现场，会同先到达的市防疫站同志，以及闻讯赶来的局党委副书记李芳兰等共同商定，立即采取确诊病人，划定小隔离圈，对接触者检诊，局医院停止门诊，追踪密切接触者和安排转移尸体，设立强毒室进行尸体解剖并取材检验等技术措施。27日晨以疑似鼠疫向省地办室报告。同日上午地区又派卫生局长赵宪章、地区防疫站副主任田广和另一批专业人员前来增援。28日上午，市、局党委负责人一起听取汇报，并正式决定：成立疫区处理领导小组，下设办公室负责具体工作。划定局医院和510井（包括506井）为两个隔离圈；宣传群众，立即开展以灭鼠灭蚤为中心的爱国卫生运动，同时转移尸体，下午开始解剖，23：00时接种培养。29日13：00接种小白鼠开始死亡，陈某尸体严格消毒后，在局医院负责同志指导下由510井队焚烧深埋。10月1日18：00，省委地办室派201所盖玉桀同志率领专业队伍到达。同日20：16强毒室报告经过鼠疫四步检验，结果全部阳性，至此，确诊为鼠疫，决定成立疫区处理指挥部，代替原疫区处理领导小组开展工作。

（三）疫情确诊

经过询问牛某、袁某、张某（司机）、周某（同车人）及医生尹文超、尹风梧、张维鸿，化验员李玉军、张爱民及同时就诊病人张玉兰、安桂英、胡秀英等人，均否定陈某有咳嗽、咳痰、咯血的表现，尸体解剖见肺组织呈灰褐色，无明显出血性肺炎改变，但肺组织细菌检验，小白鼠接种第6天死亡，分离到鼠疫菌。最终依据临床症状，细菌学检验，确诊为腺鼠疫左腋下淋巴结炎继发鼠疫败血症。

（四）密切接触者调查

共查清44名密切接触者。其中，510井工地聚餐死兔肉者14人；送病人同车3人；直接参与诊治的局医院医护人员10人；用给陈某采血后的同一个刺血针连续采血的门诊病人14人。由于化验室病人登记本上仅有姓名、性别、成幼，没有单位和地址，这些人散布在市区内，给集中隔离和检诊带来困难。通过公安大力排查，清查市区户口，逐一核对，在群众协助下，两天内基本查到下落，陆续集中到局医院隔离观察。郭某于23日请假回靖远探亲，30日发病，经过反向血凝试验阳性，确诊为鼠疫。郭某在路途接触人群中，已有2人感染，造成靖远等地为输入性疫区，并污染沿途很多地方。野兔皮被猪吞食，仅剩数小块干燥碎皮，10月4日送检未获得阳性结果。

（五）动物疫源地调查

祁连山区所栖息的野兔为灰尾兔，可自然感染鼠疫，能在旱獭鼠疫流行时参与流行。郭某等所捡的死兔所在地周围栖息着旱獭，并和已经证实为旱獭鼠疫疫源地的鱼儿红、白石头沟、平达坂地区邻近。动物源应考虑为旱獭，但由于目前气节已过寒露，进山观察旱獭入蛰，疫源检索困难。

二、疫情处理

（一）玉门疫情处置

1.成立疫区现场指挥部

9 月 28 日成立了疫区现场指挥部，由郭学端（市委副书记、革委会副主任）任总指挥，李芳兰（管理局党委书记、革委会副主任）、席纪元（市委常委、革委会副主任）、盖玉桀（201 所革委会副主任）、田广（酒泉地区卫生防疫站革委会副主任）、金北城（北京医疗队二中队支部书记）、张先启（管理局医院革委会副主任）等同志任副总指挥，设立办公室，组织省、地、市、局和北京医疗队 92 名行政、公安、防疫、医疗人员，分秘书、业务、治保、后勤 4 个组，具体负责疫区处理。

2.疫区封锁

将 510 井（包括 506 井）和局医院划定为小隔离圈，总人口 840 人，面积 0.2km^2，由 510 井蹲点的局生产技术处副处长张学文同志负责资料搜集，宣传教育，维护正常生产生活。将市区和青草弯沟划定为大隔离圈，总人口 56 669 人，面积 20km^2。由老君庙、地面处等单位负责开展灭鼠灭蚤为中心的爱国卫生运动。将赤金、旱峡、玉门东站等地划定为警戒圈，总人口 22 295 人，面积 22.50km^2。由交通局、公安局和武装部配合民兵，控制人员流动。在大隔离圈和警戒圈各道设立九个检疫消毒站实行交通检疫和消毒，直接参加消毒人员 102 人。

3.疫情监测

充分发动群众，报告自死或病死动物，疫情处理期间，共收到报告死亡动物 12 起，13 头（只、匹），经过检验查明死于其他原因。

4.疫情解除

大、小隔离圈内共 10 645 户，57 509 人，全部动员，打扫卫生 49 150 人，打扫室内卫生 17 000 间，打扫环境卫生 1 658 880m^2，清除垃圾 26.642t，消毒面积 5 308 440m^2，灭鼠投药 6348 洞，处理鼠尸 1103 只，用 666 粉灭蚤 4 次。10 日开始疫区内普遍接种一次鼠疫活菌苗，小隔离圈接种 793 人，接种 100%。大隔离圈和警戒圈应接种 67 120 人，实际接种 57 107 人，接种率达 85%。9 月 28 日至 10 月 12 日未出现新病人。疫区鼠类和其他动物检验均为阴性。10 月 10 日呈报省、地委请示解除疫区封锁。

（二）靖远疫情处理

1.疫区领导

在县委和防疫领导小组领导下，公社成立防疫领导小组，由吕得民、梁友军、李克孝、寇宗德、高国民、王林、王理等 7 同志组成，下设办公室、防疫组、检验组、后勤组，负责整个疫区的封锁、警戒、隔离、治疗、消毒、检疫、物资供应、疫情信息报告。

2.基本情况

郭某是兴隆公社川口大队园子生产队人，男，21 岁，在玉门市探矿队工作。9 月 30 日回乡探亲。在玉门疫区捕猎过死兔子并和陈某有密切接触史，出现发烧，表浅淋巴结肿大疼痛等临床表现。

3.采取措施

(1) 对郭某隔离、观察和治疗，并采样做细菌学和血清学检测。

(2) 对郭某接触人员追查、隔离，每日检诊，给予预防性服药，如发现体温 37℃以上做细菌学检查。

(3) 对全队所有人员进行检诊，给予预防性服药。

(4) 将郭某家划定为小隔离圈，医务人员进行观察治疗，其他人员不能进出，对房屋和院落进行消毒灭蚤。将园子生产队划定为大隔离圈，人员不能进出，有组织地进行生产生活。将川口大队其他生产队和公社所有单位学校划定为警戒圈，由民兵负责封锁，开展灭鼠灭蚤，封锁期间不能出入，车辆出外要消毒。

(5) 开始鼠疫健康教育，疫区进行一次鼠疫活菌苗接种。

第三节 1986 年民乐鼠疫疫情

一、疫情概况

(一) 基本情况

1986 年 8 月上旬，患者杨某某，汉族，男，22 岁，民乐县顺化乡上天乐村农民，随其父等一行 6 人去肃南县白泉掌淘金，8 月 8 日患者与另一人上山捕獭，中午由患者将 1 只旱獭追至洞内挖出，当即剖去内脏后携往住地，由患者剥皮、切割、水煮后晚上 6 人共食用。11 日晨杨某感到右腋下疼痛，触及有一个蚕豆大小的肿块。下午 1：00 左右出现头疼头晕、发冷发热，12 日病情进一步加重，频繁呕吐，步态蹒跚，遂于下午乘手扶拖拉机返回。途中曾就诊于肃南县医药门市部，当时测得体温 39.7℃。以感冒给予柴胡 4ml 肌注，口服土霉素 0.5g，之后经张掖市到达民乐县。13 日晨由县中医院以“感染性休克”收住入院。

【临床表现与治疗】入院时体温 38.7℃，脉搏 104 次/分，呼吸 28 次/分，血压 70/40mmHg。入院后给予低分子右旋糖酐 500ml，5%葡萄糖生理盐水 1500ml 加入四环素 1g、地塞米松 10mg、维生素 3g 静脉点滴，肌注链霉素 0.5g，2 次/日，口服增效联磺片 2 片，2 次/日。血压当日即回升至 120~110/80~70mmHg，呕吐停止，头痛减轻。14 日上午发现右腋下淋巴结肿大约 4cm×4.5cm，因怀疑腺鼠疫而报告县防疫站，经防疫人员检查后，即抽取腺肿穿刺液和静脉血进行检验，患者按照疑似鼠疫隔离治疗，链霉素改为每日 2g；静脉滴注四环素不变，地塞米松用 3 次后停药。经过上述治疗一周后患者体温恢复正常，腺肿缩小至 2cm×2cm，继续治疗 5 日后停用四环素，减少链霉素用量至每日 1g，增效联磺片每日 4 片，观察一周后停药，最后腺肿仅剩一小硬结。

【实验室检测】患者细菌学检验：由于检验材料取自抗菌素治疗 24h 以后，两次腺肿抽出液及血液均未分离出鼠疫菌；18 日从患者家中追溯到当时剥食过的獭皮一张，细菌学检验阴性。患者血清学检验：被动血凝检验结果，14 日阴性，17 日 1:160（++），20 日 1:640（+++）。密切接触者血清学检验：一行 6 人除 2 人外，患者与另外 3 人均做了预防接种，其他人血凝检验均为阴性。

（二）疫情报告和诊断

14 日上午县中医院因怀疑腺鼠疫而报告县防疫站，县防疫站派出专业人员现场核实疫情后，立即逐级上报疫情。省、地接到疫情报告后，立即派出工作组赶赴现场核实疫情。

专家组依据流行病学史，临床表现，血凝滴度持续上升，最后确诊为腺鼠疫。

二、疫情处理

14 日省、地接到疫情报告后，立即派出工作组赶赴现场，甘肃省卫生厅厅长和省地病办主任亲临现场指导，省、地专业人员落实防疫措施，全面进行疫情处置。由当地政府及专业人员共同组成防疫指挥部，分工协作，全面进行疫情控制。主要措施：划定大小隔离圈及警戒圈，积极救治患者，追索并隔离密切接触者，隔离圈内进行消毒、灭蚤、灭鼠，危险人群进行预防接种。9 日内无新发病人，由指挥部提出，经省、地政府批准后，解除疫区封锁。

第四节　1988 年民乐鼠疫疫情

一、疫情概况

（一）基本情况

1988 年 8 月上旬，巴某某，汉族，男，21 岁，民乐洪水乡上柴村农民，与同村另外 5 人外出搞副业，8 月 15 日到达肃北县石包城小黑沟，27 日开始捕獭，10 天内共捕 74 只，其中煮食 20 只，剥皮后残物弃于现场（獭皮带回民乐后售予皮毛商贩）。9 月 4 日被当地牧民发现后没收獭具并强制出境，遂予 6 日凌晨 3：00 步行回家。9：00 自诉头疼、乏力，即服“去痛片”2 片。行走 2h 后在路旁休息 5h，下午 4：00 拦乘一辆卡车，巴某某坐驾驶室内。7 日凌晨 1：00 到达嘉峪关汽车站，露宿在候车室门外，6：00 在附近饭馆就餐一次，7：00 乘去武威的班车，中午 12：00 到达张掖。巴某某自觉极度疲乏，但拒绝就医。下午 1：00 又乘去民乐的班车，途中出现呼吸困难，经同行者及司机劝说，在六坝乡卫生院就诊。

【临床表现和体征】入院后，给氧数分钟心跳停止，下午 2：40 死亡。当日尸体运回，于次日土葬。葬前县防疫站接到群众报告后派人检查了尸体，发现尸体僵硬，面部青紫，鼻腔流血，胸部有大片瘀斑，淋巴结不大，当时未能取材。11 日开棺解剖，采集淋巴、肝、脾、肺、心及胸骨进行检验（由于尸体开始腐败，病理变化无法观察，仅看到心脏处于收缩期，心室内无积血）。

【实验室检测】14 日从肝脾中分离出鼠疫菌，反向血凝试验阳性，滴度为 1:6400。

（二）疫情报告和诊断

死者埋葬前，民乐县卫生防疫站接到群众报告疫情，派出专业人员现场核实疫情，初步怀疑疑似鼠疫疫情，逐级向上级报告了疫情。10日省、地接到疫情报告后，立即派出专家组赶赴现场进行疫情核实和诊断。

10日专家组依据流行病学，临床表现和体征，实验室检测结果，确诊为败血型鼠疫。

（三）密切接触者调查和处置

经流行病学调查，患者密接接触者6人，除1人外，其余5人当年未行预防接种。对6名密切接触者进行了隔离留观和预防性服药。每天测量2次体温。

二、疫情处置

10日省、地接到疫情报告后，立即派出工作组赶赴现场，甘肃省卫生厅厅长和省地病办主任亲临现场指导，省、地专业人员落实防疫措施，全面进行疫情处置。由当地政府及专业人员共同组成防疫指挥部，分工协作，全面进行疫情控制。主要措施：划定大小隔离圈及警戒圈，对尸体进行无害化处理，追索并隔离密切接触者，对所有接触者进行登记、隔离和预防性服药，隔离圈内进行消毒、灭蚤、灭鼠，危险人群进行预防接种。9日内无新发病人，由指挥部提出，经省、地政府批准后，解除疫区封锁。

第五节 1998年肃南鼠疫疫情

一、疫情概况

（一）基本情况

才某某，藏族，牧民，青海省化隆县人，给肃南县西水乡二夹皮村牧民放羊，单独居住在西水南岔一间牧羊房。1998年8月27日下午才某某在臭圈梁抓到一只旱獭，剥皮清洗后带回房子与同村其他4人一起煮食。8月30日感觉头疼不适，31日病情加重，头疼，四肢疼痛，腹痛，恶心呕吐，偶有咳嗽，无咯血痰。下午5：00，同村牧民将其领到邻居家要安乃近、感冒通等药物口服，晚上9：00到邻居帐篷住宿，同住的还有其他4人。晚上才某某喊叫肚子疼，恶心，上吐下泻5~6次。9月1日早晨起来后，病情恶化，10：00左右死亡。

【尸体取材与查验】9月2日上午西水鼠疫监测点负责人听附近村民说西水才某某剥食旱獭突然死亡，立即用电话报告地区防疫站。鼠防人员及时赶到现场，先进行尸体取材。尸体未见皮下出血瘀斑，未能触及各部位淋巴结肿大，取心血（未凝）5ml做反向血凝，结果阳性。晚上11：00以疑似鼠疫报告有关部门和单位。9月3日上午取肱骨、心血、静脉血检验，尸体消毒后焚烧处理。

【实验室检测】细菌培养：死者的心血、静脉血和骨髓均培养分离出鼠疫菌，小白鼠鼠蹊部接种0.3ml，15h死亡，肝、脾、淋巴结肿大充血，培养分离出鼠疫菌。29名接触者血液培养均为阴性。血清学检验：死者9月2日心血反向血凝试验阳性，滴度1∶160，9月3日，血液反向血凝试验阳性，滴度1∶51 200。29名接触者间接血凝试验阳性10人，滴度1:20~1:640。

（二）密切接触者调查

才某某在患病期间直接接触10人，间接接触62人，共计72人，分布在肃南县和张掖市共6个乡镇。

（三）动物检验

死者牧羊犬间接血凝试验阳性，滴度1:640，反向血凝试验阳性，滴度1:160。

死者喂食旱獭皮、内脏的牧羊犬，9月7日处死后取材未能分离出鼠疫菌。疫情处理期间捡回一只自毙旱獭，分离出鼠疫菌。

二、疫情处置

9月2日，疫情发生后，成立了以地区行署副专员任总指挥，包括2个县、市政府、有关部门参加的紧急疫情处置指挥部及省、地专业人员参加的专家小组，负责疫情组织和技术指导。甘肃省卫生厅和省地病办领导深入疫区现场指导疫情处理工作。

采取的主要措施：对接触者立即进行追踪调查，专人负责，就地隔离观察，进行预防性服药，对附近村庄进行检诊。对尸体进行消毒处理后火化焚烧深埋。对大小隔离圈进行3次灭獭灭蚤及消毒处理。由公安协助，进行交通检疫和疫区封锁。对接触者所在村落开展环境卫生治理工作。对臭圈梁疫区进行灭獭灭蚤处理。依据中国《人间鼠疫疫区处理标准及原则》，疫区处理各项工作全部验收达标后，于9月12日解除疫区封锁。

第六节　2000年阿克塞鼠疫疫情

一、疫情概况

（一）基本情况

王某某，男，39岁，民乐县友爱村农民，于9月2日与其他7人来阿克塞猎捕旱獭，26~28日共剥食旱獭10只。27日晚，王某某发病，自述胸闷气短、食欲不振、乏力，自服“穿心连”“安乃近”等药物。28日下午病情加重，不能平卧，呼吸困难，而后出现咳嗽、咳痰、咯血、呕吐。29日14：00左右死亡。16：00有1人回民乐家中报信，另6人将尸体放在拖拉机内的沙土之上，在检疫卡被截获。

【取材和尸体查验】尸体检查结果显示：尸体背部有明显瘀斑，呈淡紫色。头颈部呈黑紫色，其余部位未见出血情况，全身淋巴结未肿大。

【实验室检测】 9月30日9：00，穿刺液反向血凝试验阳性，滴度1∶160，未能检出鼠疫菌。再次对尸体穿刺涂片染色观察，镜检阴性。同时，穿刺液反向血凝复判阳性，滴度1:1280。10月1日对尸体进行解剖观察，取心、肺、肝、脾、骨髓、心血进行检测，未能分离到鼠疫菌。

（二）疫情报告和确诊

2000年9月29日19：00，阿克塞县鼠疫检疫卡对来自当金山鼠疫疫源地一辆四轮拖拉机进行例行检查时，该车冲卡，在县公安局的协助下截留。经检查车上载有民乐县农民6人及其行李、捕獭工具等物品，并发现尸体一具，引起检疫人员的高度警惕，立即向县政府进行汇报，主管县长赶赴现场，决定将拖拉机和随行人员转送鼠疫监测点进行隔离和留观。根据初步调查，认定为疑似鼠疫疫情，阿克塞卫生防疫站于9月29日晚立即向酒泉市卫生局报告疫情，酒泉市卫生局接到疫情报告后立即上报甘肃省卫生厅。省、市根据流行病学、临床表现及实验室检验结果，确定死者为肺鼠疫。疫情确诊后，甘肃省卫生厅向省政府书面汇报疫情。

（三）密接接触者调查和处置

通过流行病学调查，死者密切接触者6名，其中5名陪同，1名赶往张掖报信。在对5名密切接触者就地进行隔离留观、预防投药，并通知张掖市卫生防疫站对回家报信的密切接触者进行跟踪并就地隔离处理。

二、疫情处理

疫情逐级上报后，省、地专家于规定时间内赶赴现场共同参与疫情处理，在县政府的统一领导下，开展了全面的疫情处理工作。在省、地、县三级有关人员监督下，对尸体进行消毒、焚烧、深埋。对6名接触者进行了9天的医学观察和预防性服药。对所有可能污染场所和区域全部进行消毒处理，对密切接触者随身携带衣物和用品进行彻底消毒。9天内无新发病例，由疫情处理指挥部报请上级政府部门批准，宣布疫情解除。

第七节　2004年肃州鼠疫疫情

一、疫情概况

（一）基本情况

许某某，男，汉族，37岁，甘肃省陇南地区成县水泉乡青崖村农民。2004年到张掖市肃南县马苏湖马跺沟钼矿厂打工。4月27日下午在驻地附近的山坡上用钢丝套捕到1只旱獭，剥皮后于28日和29日分2次与其他10余人煮食。4月30日患者自觉不适。5月1日感到发冷，周身关节酸困，乏力。

5 月 2 日中午左腋下淋巴结肿大，蚕豆大小，此后，迅速增大，疼痛剧烈。5 月 4 日病情加重，中午乘车到酒泉市肃州区金佛寺镇卫生院就诊。

【临床表现和体征】入院时，患者表现精神差、颜面潮红、烦躁不安、自觉头疼头晕、寒战、全身酸痛、乏力、轻微咳嗽，痰中带血丝。体格检查：患者左腋下淋巴结肿大 2cm × 3cm，质硬，不活动，触痛明显。体温 38.7℃，血压 95/50mmHg，脉搏 100 次 / 分，呼吸 26 次 / 分，白细胞计数 30.5×10^9/L，胸部 X 光片显示：双肺纹理增重，中上叶有小范围密度较低的片状阴影。

【实验室检测】5 月 4 日鼠疫间接血凝试验阴性，5 月 6 日间接血凝试验阳性，滴度 1:40（6 管），5 月 8 日间接血凝试验阳性，滴度 1:160（6 管），6 月 6 日痰液及淋巴结穿刺液检菌和反向血凝试验均为阴性。5 月 19 日，血清间接血凝阳性，滴度 1:5120（6 管），26 日治愈出院。

（二）疫情报告与确诊

患者在金佛寺镇卫生院就诊时，首诊医生马上怀疑到有可能是鼠疫患者，立即采取了初步隔离和防护消毒措施，并在 1h 内向肃州区疾病预防控制中心报告疫情，市区疾病预防控制中心接到报告后，立即组织专业人员赶赴现场，核实疫情，诊查患者，取材检验和开展流行病学调查。5 月 6 日，专家组综合患者临床表现、流行病学调查线索及实验室检验结果，最后判定患者为腺鼠疫，可能继发肺部感染。

（三）密切接触者

通过流行病学调查，对密切接触者逐一调查登记后采取就地隔离观察，预防性服药等措施。通过鼠疫抗体检测，确定 23 名密切接触者中，1 人为本次疫情的第二代感染者（5 月 6 日、13 日、17 日 3 次检验结果分别为阴性、1:20、1:160）。

二、疫情处理

疫情发生以后，肃州区政府成立了疫情现场处置临时指挥部，在当地政府部门的统一领导下，全面开展疫情处置工作。主要采取措施：大小隔离圈划定，流行病学调查，疫区封锁、消毒、杀虫、灭鼠，交通检疫，治疗病人等。

第八节　2007 年 9 月肃北鼠疫疫情

一、疫情概况

（一）基本情况

白某某，男，汉族，农民，现年 36 岁，青海省大通县城关镇龙渠六村人。2007 年 9 月 18 日到肃北县石英矿打工。19 日到距离县城 18km 的石堡城小康沟姜拉蒙古包盖羊棚。20 日同伴在小康沟的山上捕获一只旱獭，白某某自己动手剥皮清洗后，中午与一起打工10人中的7人一起煮食。下午6:00洗头后自觉不适。21日下午3:00后恶心、呕吐、腹泻、浑身酸痛、疲乏无力、右腋淋巴结肿大约豌豆大小，有痛感，自以为感冒，口服阿莫西林、感冒通、VC银翘片等药物。22日又吃了同伙剥洗烹饪的野兔肉。24日中午，右腋淋巴结肿大，直径约4cm×4cm左右。25日，发烧，体温41℃并出现咳嗽、胸痛等症状，病情加重，在两名同伴的陪同下乘一辆吉普车于19:30到肃北县医院紫亭社区门诊就诊。

【症状与体征】26日入院，患者发烧、头晕、恶心、寒战、全身酸痛、乏力，伴轻微咳嗽、胸痛、精神差、烦躁不安。体查：颜面稍微潮红，右侧腋下淋巴结肿大5cm×6cm，质硬，活动度比较差，剧烈疼痛，皮肤无明显破损，右臂上举和外展活动受限，右手中、食、无名指指端背侧有新旧微创口，左手大拇指侧缘有长1cm创口，已结痂。右锁骨上颈部和右腹股沟触痛明显。体温38.6℃，血压110/70mmHg，脉搏84次/分，呼吸22次/分，白细胞计数1.21×10^9/L，中性粒细胞占88%。听诊：两肺呼吸音粗，未闻及干湿啰音。胸部X片：双肺纹理增粗增重，两肺无密度较低的片状阴影。

【实验室检验】9月26日晚，省鼠防专业人员连夜对25日肃北县疾病预防控制中心鼠防人员采集患者淋巴结穿刺液做细菌培养，涂片，鼠疫噬菌体裂解试验进行核实并重复试验。同时，对25日、26日采集患者淋巴穿刺液进行反向血凝试验，静脉血做间接血凝试验。27日15:40从25日患者淋巴结穿刺液中分离到鼠疫菌。25日、26日淋巴穿刺液反向血凝试验阳性，滴度1:800。25日、26日、28日分别采静脉血做细菌培养和间接血凝试验，结果阴性。27日采痰液做反向血凝试验和胶体金试验，结果阴性。28日、29日、30日连续观察27日痰液细菌培养，未发现可疑菌落。10月2日血清IHA试验阳性，滴度1:160。

【治疗情况】9月26日21:30县医院给予首次口服磺胺4片，然后减半。26日13:00静脉点滴丁胺卡那霉素0.6g的治疗和能量支持。18:30链霉素皮试（–）后给予链霉素特效治疗、对症治疗和营养支持。首次链霉素用量4g/d，6h肌肉注射1g。27日病情加重，增加链霉素用量6g/d，4h肌肉注射1g，辅以菌必治、环丙沙星、高乌加素、地塞米松、SMZ等药物治疗。28~29日链霉素减量4g/d，6h肌肉注射1g。30日链霉素减至2g/d，12h肌肉注射1g。10月1日链霉素减至1g/d。患者不明原因出现发烧，体温39.2℃，全身酸痛，右腋淋巴结疼痛。2日又增加链霉素用量2g/d，体温恢复正常，症状减轻。专家讨论后，3日链霉素剂量增加为3g/d。10月4日疫情解除时病情明显好转，右腋淋巴结缩小2cm×2cm，且变软，触痛不明显。8~9日链霉素剂量减为2g/d。10~12日链霉素剂量减为1g/d，患者临床症状消失，肿大淋巴结完全吸收。13日停药。

（二）疫情报告及诊断

9月25日19：30左右紫亭社区门诊首诊医生丁淑红接诊后，给予患者静脉点滴菌必治、清开灵、地塞米松，肌注柴胡和安痛定的治疗。因难以确定患者病情，电话通知县医院，副院长赵成庆前来会诊，怀疑是鼠疫病人，立即呼叫120救护车转入县医院传染病隔离病房，同时于21:20报告肃北县疾病预防控制中心。县疾控中心接到报告后，21:46左右派鼠防专业人员赶往现场对病人检查取材和开展流行病学调查。同时逐级上报政府、卫生行政和疾控部门。26日上午酒泉市疾控中心专业人员出发。中午甘肃省卫生厅地方病办公室主任王新华和省疾控中心副主任格鹏飞带领鼠防专业人员乘飞机于下午

16:00 赶到现场对患者全面检查、流行病学核实后，立即开展实验室检验。27 日下午 15:40 根据流行病学史，临床症状，实验室检验结果，依据《鼠疫诊断标准》（GB15991–1995）确诊为腺鼠疫。由肃北县疾控中心在网上直报。

（三）密切接触者调查

酒泉市疾控中心人员 26 日到达现场后，协同肃北县疾控中心，在公安人员等协助下立即开展流行病学调查。27 日凌晨 6:00 查清了患者在发病期间的密切接触者共 31 名（见表 4–1），就地进行隔离医学观察。

9 月 26 日、29 日，10 月 2 日分别采集 31 名密切接触者静脉血进行血清学检验，结果：丁 20 血清 IHA 试验阳性，滴度分别为 1:20、1:40（国家 CDC）、1:40，可能与 9 年前接种免疫鼠疫活菌疫苗有关，胶体金试验阴性；其他人员血清 IHA 试验和胶体金试验均为阴性。10 月 4 日解除隔离留观后，对丁 20、赵 13、刘 17 继续随防三天，采静脉血做 IHA 试验，结果：丁淑芬血清 IHA 试验阳性，滴度 1:20（县 CDC）；其他 2 人血清鼠疫抗体检测阴性。

（四）动物检验

9 月 29 日对 27 日搜索患者剥食旱獭和野兔残骸进行细菌检验，结果为野兔残骸细菌培养阴性；旱獭残骸细菌培养阳性、鼠疫噬菌体裂解试验阳性，从患者剥食旱獭残骸中分离的细菌为鼠疫菌。同时取患者食用旱獭残骸趾骨骨髓用盐水浸泡，然后取上清液做 RIHA 试验阳性，滴度 1:800。说明患者是因剥食病獭而感染

二、疫情处理

疫情发生后，卫生部、省市县政府高度重视。副部长高强、王陇德，副省长咸辉对疫情控制做了重要批示。酒泉市副市长赛力克，省卫生厅副厅长王晓明亲临现场指挥部署疫情控制工作。省、市卫生行政领导、专家赶到疫情现场后，立即成立省、市、县三级疫情处理指挥部，下设专家组、检验组、流行病学调查组、消杀灭组、检诊检疫组、后勤保障组、疫情信息组、救治组。启动了《肃北县鼠疫控制应急预案》，严格按照《中华人民共和国传染病防治法》《人间鼠疫疫区处理标准及原则》（GB15978–1995）开展疫情控制工作。采取的主要措施：

表 4–1　密切接触者调查表

姓名	性别	年龄	民族	籍贯	职业	接触方式	留观地点
李 01	男	35	汉	青海民和	农民	同食宿	小康沟转农饲站
严 02	男	30	藏	青海民和	农民	同食宿	小康沟转农饲站
严 03	男	43	藏	青海民和	农民	同食宿	小康沟转农饲站
严 04	男	37	藏	青海民和	农民	同食宿	小康沟转农饲站
赵 05	男	40	汉	青海民和	农民	同食宿	小康沟转农饲站

续表 4–1

姓名	性别	年龄	民族	籍贯	职业	接触方式	留观地点
马 06	男	45	汉	青海民和	农民	同食宿	小康沟转农饲站
李 07	男	28	土	青海民和	农民	同食宿	小康沟转农饲站
白 08	女	36	汉	青海民和	农民	同食宿	小康沟转农饲站
张 09	男	36	汉	青海民和	农民	同食宿	党城村
王 10	男	36	汉	青海民和	农民	同食宿	县医院
傲 11	男	26	蒙	肃北宝龙公司	司机	同车	家
满 12	男	25	蒙	肃北宝龙公司	司机	同车	家
赵 13	男	34	汉	肃北县县医院	副	就诊	县医院
刘 14	女	36	汉	肃北县县医院	护士	就诊	县医院
格 15	女	36	蒙	肃北县县医院	护士	就诊	县医院
丁 16	女	37	汉	社区二门诊	医生	就诊	家
刘 17	女	37	汉	社区二门诊	护士	就诊	家
红 18	男	55	汉	肃北县县医院	医生	就诊	家
祁 19	男	40	汉	肃北县县医院	医生	就诊	家（丁 16 丈夫）
丁 20	女	39	汉	肃北县县医院	医生	门诊	家（丁 16 姐姐）
丁 21	女	37	汉	肃北县城	教师	门诊	家（丁 16 妹妹）
王 22	女	7	汉	肃北县城	学生	门诊	家（丁 20 女儿）
许 23	男	9	汉	肃北县城	学生	门诊	家（丁 21 儿子）
范 24	男	40	汉	肃北县城	教师	取药	家
陈 25	女	35	汉	肃北县加油站	工人	取药	家
张 26	女	36	汉	肃北县城	理发员	取药	家
刘 27	男	36	汉	肃北县城	司机	建羊棚	家
徐 28	男	25	汉	肃北县城	司机	建羊棚	家
徐 29	男	51	汉	肃北县城	司机	建羊棚	家
额 30	男	31	蒙	肃北石包城	牧民	建羊棚	家
蒙 31	男	不详	蒙	肃北县城	居民	取药	家
合计	31 人						

（1）隔离救治患者，确保治愈病人，对病人分泌物、排泄物进行消毒处理。

（2）以县医院传染病房为中心周围 20m 范围划为小隔离圈，由武警严守，严禁无关人员入内，隔离人员外出。做好医务人员的防护和污染区的消毒，确保不发生医务人员感染。病人治疗达到腺鼠疫治愈标准出院后，对病房进行终末消毒，对病人用品和污染物严格消毒、焚烧、深埋处理。

（3）开展流行病学调查，追踪密切接触者，确保不漏 1 人，就地隔离进行医学观察，由专人负责每天检诊2次，预防性投药（磺胺或四环素）6天，并做好生活保障。

(4) 对县医院社区门诊，石包城乡小康沟疫区进行临时封锁，对疫区进行灭獭灭蚤，对社区门诊，病人用品和污染物，使用车辆，民工居住帐篷及周围进行彻底消毒。

(5) 在进出县城的3个路口（敦煌方向、石堡城方向、盐池湾方向）设立临时检疫卡进行交通检疫。

(6) 做好县城居民生产生活安排，通过媒体开展鼠防知识的宣传教育，消除人们的恐惧心理，维护社会秩序稳定。

由于首诊医师和县医院社区门诊及时发现和报告疫情，各级政府领导高度重视，卫生部门应急反应迅速，各部门密切配合，措施到位，有效地控制了疫情。依据《人间鼠疫疫区处理标准及原则》(GB15978-1995)，10月4日解除了疫情封锁（患者尚未痊愈，继续隔离治疗）。

三、讨论与建议

肃北县疫区历来动物间疫情比较活跃，虽然38年没有发生人间鼠疫疫情。但近年来伴随铬、镁、金等矿产资源开发，畜牧业发展,哈什哈尔国际狩猎场开辟，以党河峡谷和透明梦柯冰川为龙头的梯级电站建设、生态旅游业兴起,进入疫区从事各种打工、狩猎和旅游人员急剧增加，与染疫动物接触频繁，发生人间疫情的概率增高，一旦发生鼠疫，借助现代发达交通工具易造成疫情远距离扩散，有波及人口密集地区的可能性。这次疫情的发生已给我们敲响了警钟,切不可麻痹大意。

(1) 加强政府对鼠防工作的领导，切实把鼠防工作作为保护人民生命财产安全、促进当地经济发展、构建和谐社会的重要卫生保障工作来抓，形成政府领导、部门密切配合、群防群控的长效机制。

(2) 加强医务人员鼠防知识培训，提高医务人员疫情报告意识和鼠疫患者诊疗水平。加强疫区群众特别是进入疫区从事各种副业、狩猎和旅游人员鼠防知识的宣传教育与健康促进，消除宣传盲区，提高鼠疫危害性的认识，增强人群自我保护和疫情报告意识。

(3) 积极争取中央经费和地方财政支持，加强鼠防队伍建设和实验室基本器材配置及应急物资储备，提高专业人员素质，实验室检测和突发鼠疫疫情处理能力。

(4) 扩大监测面积，提高监测水平，科学分析监测数据，为预测预报提供准确信息。

(5) 实验室可靠的检测结果是应急指挥部正确决策，有效控制鼠疫的科学依据，实验室检测结果能否按时报告直接关系到疫情控制的成败，目前由于国家没有统一标准诊断试剂，导致鼠疫监测和鼠疫诊断实验结果难以准确判定，给鼠疫预测预报，应急疫情处置带来困难，建议卫生部组织相关部门尽快研究鼠疫快速诊断技术和解决血清学诊断试剂问题。

第九节 2007年11月肃北鼠疫疫情

一、疫情概况

（一）基本情况

阿某某，维吾尔族，男，34岁，新疆维吾尔自治区哈密市人，为肃北县石包城乡公岔村白石头沟胡某某雇佣的放牧民工。于发病前15天左右曾用石头砸死旱獭喂食其牧羊犬，后发现其牧羊犬精神状态较差，为照顾而与牧羊犬有密切接触史。11月7日曾帮邻居屠宰一只病羊，将左手中指划伤。9日上山放羊时发烧、口渴难忍，食雪解渴。10日病情加重，卧床不起。11日下午雇主胡某某发现死者病情严重，打电话给邻居卫某某，晚19:00用其摩托车载着患者去乡卫生院就医。到达乡上后在雇主胡某某家中休息10mim，然后送往石包城乡卫生院就诊。

【临床症状与治疗】入院时患者高烧，体温40℃，意识模糊，呼吸困难，咳嗽，脸色发青，左侧腋下淋巴结肿大约5cm×5cm，触痛明显，且活动性较差，左手中指处有刀伤。卫生院给予静脉滴注林可霉素，肌注安痛定、柴胡。待肃北县疾控中心鼠防专业人员12日凌晨3:40赶到现场,经过核查怀疑患者为疑似鼠疫患者，故建议卫生院给予链霉素治疗。12日凌晨5:00患者病情恶化，因呼吸衰竭死亡。

【实验室检验】12日凌晨5:00实验人员对采集的患者淋巴穿刺液、淋巴组织、静脉血采用ELISA试验、胶体金试验和试管凝集法进行实验室检验；对采集的患者淋巴穿刺液、静脉血和死后淋巴组织和心血做细菌学三步检验。15日17:00报告了实验结果：淋巴组织液RIHA试验结果阳性，滴度1:1600。ELIA试验阳性，滴度1:16。胶体金试验阴性。从淋巴穿刺液中分离出鼠疫菌，噬菌体裂解试验阳性。

【尸体查验处理】12日晚23:00左右，由省、市、县专业人员组成的工作组进入现场对尸体查验，发现死者鼻孔有出血，左手中指有划伤，左腋下淋巴结肿大，皮下无出血现象，尸体未完全僵化。采集尸体心血和淋巴组织后对尸体进行了初步处理，用5%来苏儿棉球堵塞了死者嘴、耳、鼻、肛门等通道，并用5%来苏儿浸泡床单包裹了尸体。

（二）疫情报告与诊断

死者入院后，石包城卫生院因患者来自疫区，高烧，体温40℃、腋下、腹股沟淋巴结肿大，怀疑为鼠疫患者。于11月11日晚23:30上报肃北县疾控中心。肃北县疾控中心立即派鼠防专业人员于12日凌晨3:40赶到现场，进行流行病学调查并对患者取材。因怀疑患者死亡原因是感染鼠疫，县卫生局和疾控中心随即按程序上报。12日凌晨省、市卫生行政和疾控部门接到疫情报告后，有关领导和专业人员立即赶赴现场。12日23:30省、市、县专业人员对急死病人进行尸体查验、取材并开展实验室检测。15日17:00综合流行病学、临床症状、实验室检验结果，依据《中华人民共和国国家标准鼠疫诊断标准》(GB15991-1995)，判定此起疫情为腺鼠疫继发肺鼠疫，由肃北县疾控中心进行网络直报。

（三）密切接触者调查

13 日疫情处理流调组在石包城乡政府的支持、配合下，积极开展流行病学调查，患者从发病到死亡期间，共接触 18 人，其中密切接触者 11 人（3 名医护人员），间接接触者 7 人。13 日 17 份（3 岁孩子未采到血）接触者的静脉血液 IHA 试验结果阴性。16 日 18 份接触者静脉血液 IHA 和 ELISA 试验结果：哈某某、奥某某 ELISA 试验阳性，滴度分别是 1:32，1:8。哈某某、秀某某 IHA 试验阳性，滴度 1:40。18 日采集白石头沟接触者静脉血 6 份，19 日采集接触者静脉血 11 份做血清学检验，结果：哈某某 IHA 试验阳性，滴度 1:20，秀某某 IHA 试验阳性，滴度 1:40。26 日秀某某 IHA 试验阳性，滴度 1:40。同日用咽拭子采集哈某某、赵某某、奥某某、春某某的咽部分泌物做细菌培养，结果阴性。所有接触者就地分别隔离留观和预防性服药。密切接触者中哈某某、秀某某 IHA 试验 2 次阳性，无疫苗接种史，确定为隐性感染者。

（四）动物检验

14 日对采集的屠宰绵羊残骨标本和死者床下发现的一张羊皮残骨标本做 RIHA 试验，结果阴性。做细菌检验，连续观察三天，未见鼠疫菌落。16 日采集胡某某的牧羊犬动脉血，17 日 IHA 试验结果阳性，滴度 1:1 280，说明牧羊犬近期因食獭而感染鼠疫。18 日采集疫区白石头沟牧羊犬动脉血标本 9 份，20 日 IHA 试验结果 5 份阳性，最高滴度 1:1280，最低滴度 1:160。21 日对白石头沟牧民羊群进行抽检，共采集羊血 14 份，IHA 结果均为阴性。

二、疫情处理

疫情发生后，卫生部、甘肃省委省政府、酒泉市委市政府高度重视，省、市卫生行政部门领导和专业人员第一时间赶赴现场指导疫情处理工作，并立即成立省、市、县现场疫情处理指挥协调小组，下设 7 个工作小组：分别为检验、流调、医疗救治、交通检疫、消杀灭、后勤保障、信息组。启动了肃北县鼠疫控制应急预案，采取的应对措施主要有：

（1）立即对出入各城乡的 4 个交通路口的过往人员和车辆执行检疫，防止疫情扩散。

（2）马上对死者的尸体进行查验、取材和消毒处理。

（3）连夜查清所有接触者，做到一人不漏，将所有接触者就地隔离留观，并预防性服药，每天早晚测量体温，一旦有发烧等症状出现，立即报告现场疫情处理指挥协调小组。

（4）将死者居住的帐篷和邻居帐篷，以及石包城乡卫生院分别划为小隔离圈，将患者经过的区域划为大隔离圈。对大小隔离圈内进行灭鼠、灭蚤和消毒处理。

（5）制定了尸体处理方案，成立了尸体处理小组，对死者尸体严格按照《人间鼠疫疫区处理标准及原则》（GB 15978—1995）的要求进行了处理。

（6）对死者的衣物、被褥等生活用品及污染物品，按程序消毒、焚烧、深埋。

（7）及时收集、整理、上报疫情信息。

（8）做好疫情处理期间工作人员、隔离人员的生活保障。

（9）全面协调调运疫情处理所需应急物资，保证疫情处理工作顺利开展。

(10) 开展疫区群众的鼠防知识的宣传教育工作，保障了疫区群众的正常生产生活，维护了社会稳定。

三、讨论与建议

通过综合分析，最终确定此次疫情为原发性肺鼠疫疫情。这也是甘肃省首次由牧羊犬感染鼠疫引发人间原发肺鼠疫疫情。由于疫情报告及时，各级政府高度重视，卫生部门反应迅速，配合密切，控制措施到位，这次疫情得到及时有效控制，仅有2名密切接触者隐形感染，无二代病例发生，确保了当地人民群众身体健康，维护了社会稳定和经济发展。但同时暴露出甘肃省鼠防方面存在的一些薄弱环节。如进入疫区外来人员管理和鼠防健康教育存在盲区，临床医护人员个人防护意识淡薄，现场流行病学调查缺乏技巧，疫情监测与疫情预报预警存在距离，疫情应急处理物资储备不足等问题。

近年来，伴随西部大开发，大型工程项目实施，旅游业的发展，交通便利，进入疫区从事各种打工、狩猎和旅游人员急剧增加，与染疫动物接触频繁，发生人间疫情的概率增高，一旦发生鼠疫，借助现代发达交通工具易造成疫情远距离扩散，有波及人口密集地区的可能性。因此鼠防工作是甘肃省卫生工作的重中之重。

(1) 强化政府对鼠防工作的领导，切实把鼠防工作作为保护人民生命财产安全、促进当地经济发展、构建和谐社会的重要卫生保障工作来抓，形成政府领导、部门密切配合、群防群控的长效机制。

(2) 加强医务人员鼠疫知识培训，提高医务人员鼠疫报告知识和鼠疫患者诊疗水平。加强疫区群众特别是进入疫区从事各种副业、狩猎和旅游人员鼠防知识的宣传教育与健康促进，消除宣传盲区，提高鼠疫危害性的认识，增强人群自我保护和疫情报告意识。

(3) 积极争取中央经费支持,加大地方财政投入,加强鼠防队伍建设和实验室基本器材配置及应急物资储备,提高专业人员素质，实验室检测和突发鼠疫疫情处理能力。

(4) 扩大监测面积,提高监测水平,科学分析监测数据,为预测预报提供准确信息。

(5) 加强疫区牧羊犬监测,开展牧羊犬感染鼠疫对人类威胁风险评估,探讨其应对机制。

第十节　2010年阿克塞鼠疫疫情

一、疫情概况

(一) 基本情况

王某某，男，汉族，41岁，张掖市民乐县南丰乡韦庄村人，系敦当（敦煌至当金山）公路四标段（当金山-长草沟103路段）工程的五环公司民工。经调查，其陪同人员及工友证实，发病前患者有习惯性剥食旱獭史，工友回忆较清楚的一次是5月28日剥食过旱獭，6月7日剥食一只自毙旱獭。6月

10 日下午自觉身体不适，自服感冒药“感叹号”，6 月 11 病情加重，在施工点帐篷内休息一天，6 月 12 日 9：30 在 3 名工友的陪同下到阿克塞县医院就诊。

【患者入院症状与体征】入院时体温 39.3℃，意识模糊，左侧腋下淋巴结肿大，大小为 9cm×10cm，触痛明显，呈强迫体位，因病情急剧恶化，于 13：35 抢救无效死亡。尸体查验可见：左手虎口处有一小伤口，结痂，表面平整，色泽暗紫，全身有针尖大小的出血点，左颈部和左上臂呈紫黑色，左腋下淋巴结肿大。

【患者治疗情况】患者入院后，肌注柴胡、安痛定各 1 支，静脉滴注头孢曲松钠 3.0g、清开灵 40ml/次。12：45 做链霉素皮试，未用，病人出现烦躁不安，呼吸急促，给予流量吸氧，加注地塞米松 20mg，下午 13：35 经抢救无效死亡。

【实验室检验】对 6 月 12 日 11:00 采集病人静脉血液 5ml、淋巴结穿刺液、咽拭子，14:00 采集患者尸体胸腔穿刺液，进行镜检、细菌培养、鼠疫噬菌体试验、RIHA、金标、ELISA、IHA 试验。

【细菌学检验】

1.镜检结果

（1）淋巴穿刺液涂片镜检阳性，可见革兰氏染色阴性，两端钝圆、两极浓染的椭圆形和卵圆形小杆菌。

（2）咽拭子、胸腔穿刺液未见可疑菌体。

2.细菌培养

12 日 12：00 对采集淋巴穿刺液、咽拭子、胸腔穿刺液进行细菌培养，13 日 21:00 对血液进行培养。结果：淋巴穿刺液和胸腔穿刺液及血液培养阳性，可见圆形菌落，中心隆起，有光泽，有粗糙粒，有花边，黄褐色。噬菌体裂解试验阳性，在培养皿上生长的菌落符合鼠疫菌菌落特征，沿噬体液体流过的地方无菌落生长，呈现一条空白带。咽拭子培养阴性，未见可疑菌落。

【血清学检验】

（1）鼠疫反向间接血凝试验（RIHA）

12 日 16：00 阿克塞县对淋巴穿刺液和血液进行反向血凝试验（试管法），结果阳性，淋巴穿刺液滴度 1:3200，血液滴度 1:25 600。

13 日 15:00 省、市、县对淋巴穿刺液、咽拭子、胸腔穿刺液进行反向血凝试验（微量法），淋巴穿刺液结果阳性，滴度 1:1280；咽拭子、胸腔穿刺液结果阴性。14 日 9:00 对血液进行反向血凝试验（微量法），血液结果阳性，滴度 1:40 000。

（2）金标（抗原）试验

血液、淋巴穿刺液结果阳性，咽拭子、胸腔穿刺液阴性。

（3）ELISA（抗原）试验

13 日 15：00 省、市、县对淋巴穿刺液、咽拭子、胸腔穿刺液进行反向血凝试验（微量法），淋巴穿刺液结果阳性，滴度 1:640；咽拭子、胸腔穿刺液结果阴性。14 日 9:00 对血液进行 ELISA试验，血液结果阳性，滴度 1:10 240。

（4）IHA、ELISA（抗体）试验

12日16：00对采集病人血清进行间接血凝试验（试管法IHA），结果阴性（县CDC），13日15:00（省CDC）IHA（微量法）、ELISA检验，结果阴性。

（二）疫情报告与诊断

患者于6月12日上午9:30到阿克塞县人民医院就诊，怀疑疑似鼠疫患者，9：35报告阿克塞县疾控中心，县疾控中心派4名鼠防专业人员立即到县医院对病人进行流行病学调查和采集咽拭子、左侧腋下肿大淋巴结穿刺液和血液样品，并对病人和密切接触者进行了隔离观察。通过淋巴穿刺液涂片镜检结果，初步怀疑患者为疑似鼠疫患者，立即报告县政府、卫生局，同时逐级上报上级卫生行政部门和疾控部门。

省疾病预防控制中心当天15:30接到通知后，立即组织人员赶赴阿克塞县，13日14:00到达后，立即开展现场疫情核实工作，根据流行病学调查、患者临床症状和体征、实验室检验结果初步定为疑似腺鼠疫，由阿克塞县疾控中心网上直报。14日下午通过进一步流行病学调查和实验室检验，确诊为腺鼠疫继发败血型鼠疫，由阿克塞县疾控中心进行网上订正报告。

（三）密切接触者调查

12日疫情处理流调组积极开展流行病学调查，共发现王某某从患病到死亡期间共有接触者115人，其中县医院期间患者有10名密切接触者，其中陪同工友3名，公安人员2名，医务人员4名，清洁人员1名；工地有40名密切接触者（2名工友于6月4日返回民乐县老家）；12日9：00至12：00在县医院就诊和体检人员65人，其中就诊39人，体检26人。并对115名接触者进行隔离、居家（工地）医学观察。

13日对县医院和工地50名密切接触者采集血清进行IHA、ELISA检验，结果均为阴性。6月20日对50名密切接触者采血进行IHA检验，结果均为阴性。

（四）动物检验

13日对流行病学调查人员从工地搜获3份陈旧的旱獭残趾骨髓进行细菌培养未见可疑菌落。14日对3份旱獭骨髓悬液进行反向血凝实验（微量法）、金标试验，结果阴性。

但是，截至6月12日阿克塞鼠疫监测点，从当金山鼠疫疫区发现的自毙旱獭体分离鼠疫菌4株。

二、疫情处置

（一）应急反应

此次疫情发生后，甘肃省委、省政府、卫生部门领导高度重视，均作了重要批示和指示。酒泉市副市长赛力克、省卫生厅副厅长王晓明亲临一线，指挥部署疫情控制工作。卫生部派出领导和专家对疫情处置进行现场指导。

省、市卫生行政领导、专家赶到疫情现场后，立即成立省、市、县三级疫情处理指挥部。下设专家组、检验组、流行病学调查组、消杀灭组、救治组、检诊检疫组、后勤保障组、疫情报告组。启动了《阿克赛县鼠疫控制应急预案》，严格按照《中华人民共和国传染病防治法》《人间疫区处理标准与原则》的要求开展疫情处理。

（二）主要控制措施

(1) 对死者的尸体进行查验、取材和消毒处理。

(2) 对死者尸体严格按照《人间鼠疫疫区处理标准及原则》（GB 15978—1995）的要求进行处理。

(3) 尽快查清所有接触者，做到一人不漏，将所有接触者就地隔离留观，并预防性服药，每天早晚测量体温，一旦有发烧等症状出现，立即报告现场疫情处理指挥协调小组。

(4) 疫情发生前3天，为了有效防止疫情扩散，对阿克塞县城及疫情发生地进行了封锁，疫情和病型确诊后，随着所有接触者的隔离措施全面落实，将县城的封锁改为检疫。此次疫情中共设立6个交通路卡对出入县城和经过疫情发生地的过往人员和车辆进行检疫。

(5) 将死者居住的帐篷和工地以及就诊的阿克塞县人民医院传染病房分别划为小隔离圈，将患者经过的区域划为大隔离圈。对大小隔离圈内进行灭鼠、灭蚤和消毒处理。

(6) 对死者的衣物、被褥等生活用品及污染物品，按程序消毒、焚烧、深埋。

(7) 做好信息的收集、整理、上报工作。

(8) 做好疫情处理期间工作人员、隔离人员的生活保障。

(9) 做好疫情处理所需应急物资的供应，保证疫情处理工作顺利开展。

(10) 做好疫区群众的鼠防知识宣传教育工作，安排好疫区群众的生产生活，维护社会稳定。

（三）疫区封锁解除

疫区处理按《人间鼠疫疫区处理标准及原则》的要求，制订了尸体处理方案，成立了尸体处理小组，用5%来苏儿棉球堵塞了死者嘴、耳、鼻、肛门等通道，用5%来苏儿浸泡床单包裹了尸体，将尸体及死者污染物品进行消毒、焚烧、深埋处理；对死者污染区域、污染物进行了终末消毒；对敦当公路四标段和三标段周围鼠疫疫区进行了保护性灭獭和灭蚤处理；对115名接触者就地隔离进行医学观察9天。连续9天内无继发病人。6月21日疫区处理指挥部提出解除疫区封锁请求并以书面材料上报酒泉市政府，酒泉市政府经请示省人民政府同意批复，宣布解除封锁，并上报国家卫生部备案。

三、存在的问题和工作建议

甘肃的鼠疫流行历史久远，早在1754年夏河县拉卜楞寺院的经文就首次明确记载了鼠疫流行情况，近些年，动物间鼠疫持续流行，人间疫情时有发生，防控形势十分严峻。

目前西祁连山–阿尔金山鼠疫自然疫源地动物间鼠疫持续流行，每年都检出鼠疫菌。新疫点逼近城镇和人口密集地区，如肃北县小康沟疫点距离县城18km；肃南县老虎沟疫点距县城只有2.5km；阿克塞县当金山疫点距县城约10km；玉门市油沟疫点距市区仅2km。由于甘肃省的这些疫源地都是重要的旅游地和正在开发利用的地区，特别是河西旱獭疫源地沿兰新线和国道312线、215线分布。随着大型建设项目的实施，人口流动频繁，发生人间鼠疫的机会增加。一旦发生人间疫情，鼠疫病人极易在城镇医院就诊，也可能乘坐汽车、火车、飞机长途旅行，造成疫情扩散，甚至有可能造成异地传播和蔓延。近几年尽管加大了打击力度，但由于暴利驱使，猎捕外运旱獭事件屡有发生。因此甘肃鼠疫形势严重，防控任务重。另外甘肃是经济欠发达省份，地方财政困难，做好甘肃鼠疫防治工作存在诸多困难。

一是应急储备不足、队伍不稳定。在甘肃省近几年疫情处理中暴露了不少问题，特别是应急物资储备严重不足。尽管各地不同程度加大了应急物资储备。但是就全省整体而言应急物资储备依然不足。鼠防是一项艰苦的工作，受待遇等多方面的影响，鼠防队伍不够稳定，出现人才青黄不接现象。

二是一些地区鼠疫疫源性尚不明确。目前甘肃省有相当一部分旱獭和黄鼠及沙鼠分布地区，仍需进一步开展鼠疫疫源地调查，了解鼠疫的流行规律、宿主、媒介及病原体的生物特性，查清这些不明地区鼠疫自然疫源性。

三是部分县鼠疫监测点简陋，存在生物安全隐患。2000年开始，省地办室多方筹措资金，有计划分批对全省监测点实验室进行重建或改造。但是按照《病原微生物实验室生物安全条例》要求，如武威、肃南、肃北、天祝、玉门等市、县（市）鼠疫监测点简陋，存在生物安全隐患。特别是疫区山丹县、碌曲县还没有监测实验室，影响了监测工作的开展。

四是省级鼠疫实验室建设资金短缺，影响全省鼠防技术指导和人才培养。省疾病预防控制中心是全省鼠防业务培训和技术指导的唯一省级机构，在过去全省鼠疫科研培训、监测防治和应急疫情处理中发挥了重要作用，因经费短缺，省级鼠疫BSL-3实验室至今没有建成。影响全省鼠防技术指导、人才培养及科研。

五是鼠疫监测新技术的应用滞后。目前国家已经颁布了新的鼠疫实验室诊断方法，如PCR、ELISA、金标，微量血凝试验，甘肃省已经举办了新方法的培训，但是受经济条件的影响，PCR等新技术推广应用滞后，导致疫情判定历时较长，从而延长应急反应周期，增加人力物力消耗。

六是医疗机构鼠防意识淡薄，宣传工作存在盲区。提高医疗机构医务人员对鼠疫的警惕心和诊疗水平，做到“早发现、早报告、早隔离、早治疗”是控制鼠疫的关键措施。近年来，通过中转项目实施，加强各级医务人员培训，取得了显著成效，但是国家去年对鼠疫临床诊断标准进行了修订，因此亟待开展新一轮医疗机构医务人员培训工作。从甘肃省近年人间疫情发生情况来看，感染者均为外来务工人员，说明鼠防“三报”“三不”为主的健康教育工作还存在盲区。因此采用多种形式，进一步加大宣传教育力度，加强进入疫区外来人员管理也是当务之急。

七是鼠疫疫区内工程建设项目未开展卫生学评价。近年来随着中国经济的快速发展，西部建设项目的进一步落实，在鼠疫疫区开展了公路、铁路、水电站等建设项目。此类建设项目的开展导致进入疫区的人员大量增加，再加上进入疫区的外来务工人员鼠疫防控常识淡漠，甚至空白。虽然，当地疾控部门在施工现场针对性地开展了鼠防常识培训，也签订了一些禁止务工人员猎捕剥食旱獭的责任书，但由于此项任务涉及部门多、人员来源复杂，经费短缺，鼠疫防控人员紧缺，疾控部门做的这些工作还远不能杜绝上述事件的发生。因此，要做好鼠疫疫区内施工现场的鼠疫防控工作，就要在政府部门的统一领导下，首先开展卫生学评价工作，而后制订出具体防控措施，并在政府部门的督导下落实，才能有效制止施工期间人间鼠疫的发生，确保疫区项目建设顺利开展。

第十一节　2014年7月玉门鼠疫疫情

一、疫情概况

(一) 基本情况

王某某，男，38岁，玉门市赤金镇西湖村5组村民，在赤金镇青西山拉柳沟牧场放牧。7月11日发现自家牧羊犬叼着一只旱獭，遂夺下装入编织袋背回住地，其二哥王某将旱獭肢解成5块喂给5只牧羊犬。13日16：00患者出现发烧症状，14日14：00开四轮车回家，15日9：00患者由其妻子包某某陪同，赴赤金镇西湖村卫生所就诊，因病情较重，村医王某强建议转赤金镇卫生院就诊。10：00患者到赤金镇卫生院就诊，由门诊医生贾某某接诊，患者呼吸急促，体温38℃，血压80/60mmHg，初步诊断为上呼吸道感染，给予肌注安痛定，静脉滴注克林霉素和双黄连。治疗后，病情继续恶化，由其妻哥包某开车送往玉门市人民医院市区分院就诊。

【症状与体征】患者主诉发热、咳嗽、头晕伴恶心、呕吐2天。15日16：00查体：患者面色萎黄，全身皮肤黏膜干燥、弹性差，无黄染、皮疹及出血点，全身浅表淋巴结未触及明显肿大。听诊各瓣膜未闻及病理性杂音，左肺呼吸音低，右肺闻及少量湿性啰音。血压100/65 mmHg。心率148次/分，白细胞计数$8.9 \times 10^9/L$，中性粒细胞占65.0%。X线检查双肺病变。7月16日00:10患者病情加重，呼吸急促，咳红泡沫样痰，神智清，精神差，四肢冰凉。体温39.5℃，心率150次/分，呼吸33次/分，血压77/43mmHg。听诊双肺闻及大量湿性啰音，心音低钝，各瓣膜未闻及病理性杂音。5:57抢救无效死亡。

【治疗情况】以“心悸待查”收住医院，门诊给予胺碘酮、低分子右旋糖酐、聚明胶肽等药物治疗。入院后考虑重症肺炎，遂给予头孢哌酮钠、舒巴坦钠抗炎，痰热清抗病毒，纠正电解质紊乱，补液等治疗措施。考虑肺水肿，遂给予多巴胺升压、西地兰强心、呋塞米利尿，链霉素、庆大霉素抗感染，柴胡、复方氨林巴比妥、对乙酰氨基酚片、地塞米松退烧等治疗措施。治疗后，患者症状未明显缓解。5:00患者出现呼吸、心跳骤停，立即给予球囊辅助呼吸，胸外心脏按压，电除颤等抢救措施。5：57宣告临床死亡。

【实验室检验】省级鼠防人员16日18：00到达现场对玉门市疾控中心15日10:30采集病人静脉血液、痰液、咽拭子培养、涂片、血凝试验，结果进行核实并重复试验。17日4：00血清微量血凝试验阴性；痰液、咽拭子PCR试验阳性（特异条带249BbP、456bP）；咽拭子微量反向血凝试验阳性，滴度1:6400，痰液微量反向血凝试验阳性，滴度1:12 800。

(二) 疫情报告与诊断

患者15日16：00到玉门市人民医院市区分院就诊，怀疑疑似鼠疫患者，21：00报告玉门市疾控中心，市疾控中心立即派6名鼠防专业人员赴市人民医院市区分院对患者进行流行病学调查，并采集咽拭子、痰液和血液样品。通过痰液和血液涂片镜检，结合流行病学、临床表现，初步怀疑患者为疑似鼠疫患者，立即报告县卫生局和地方政府，同时逐级上报上级卫生行政部门和疾控部门。

省、市卫生计生委和疾病预防控制中心16日4:30接到报告后，立即组织鼠防专业人员赶赴现场，经疫情核实，初步判定为疑似鼠疫，由玉门市疾控中心网络直报。17日4:00依据流行病学史、临床症状及特征，实验室检验结果，确诊为原发性肺鼠疫，由玉门市疾控中心进行网上订正报告。

（三） 密切接触者调查

16~17日通过流行病学调查发现王某某从患病到死亡期间共有密切接触者151人。其中，一起放牧人员3人；陪同患者看病家属2人；村卫生室就诊接触医护人员1人；镇卫生院接触医护人员6人；市区医院接触医务人员11人；探视患者人员6人，同病区住院和门诊病人65人，其他方式接触人员41人。采取集中和居家隔离的方式进行医学观察。17~18日采集密切接触者血清151份。血清学检测：贾某某，酶联免疫试验（ELISA）阳性，滴度1:64，微量正向血凝试验（IHA）阳性，滴度1:16；桂某某，ELISA阳性，滴度1:40，IHA阴性；武某某，ELISA阳性，滴度1:40，IHA阴性；周某某，ELISA阳性，滴度1:20，IHA阴性；余某某，ELISA阳性，滴度1:40，IHA阴性；王某， ELISA阳性，滴度1:40，IHA阴性；冯某某， ELISA阳性，滴度1:40，IHA阴性。其余密切接触者ELISA和IHA试验均为阴性。19日对贾某某等7名密切接触者血清进行胶体金试验，结果均为阳性。22日采集隔离重点人群（家属陪护人员、接诊和辅助检查医务人员、一同放牧人员、同病房患者、同门诊输液患者）血清37份，血清学检测结果：贾某某，ELISA阳性，滴度1:40，IHA阳性，滴度1:64；桂某某，ELISA阳性，滴度1:40，IHA阳性，滴度1:16；武某某，ELISA阳性，滴度1:40，IHA阳性，滴度1:16。周某某、余某某、王某、冯某某等4人无变化，其余人员均为阴性。

（四）动物检验

15日和19日分别派出专业人员赴疫点搜寻牧羊犬叼食的旱獭残骸，未能找到。19日采集死者家养6只牧羊犬（5只吃了旱獭）血清进行了实验室检测，结果ELISA、IHA试验均为阳性。ELISA抗体滴度1:80~1:160，IHA抗体滴度1:16~1:128。

二、疫情应急处置

（一）应急反应

此次疫情发生后，国家卫生计生委、甘肃省委、省政府领导高度重视，均做了重要批示和指示。国家卫生计生委应急办副主任王文杰，酒泉市副市长王敏，甘肃省卫生计生委副主任王晓明，甘肃省卫生计生委党组成员、省预防科学院院长、省疾控中心主任王新华亲临一线，指挥部署疫情处置工作。

国家、省、市卫生行政领导、专家赶到疫情现场后，立即成立酒泉市玉门“715”鼠疫疫情现场防控指挥部，由酒泉市政府副市长王敏担任总指挥。下设技术专家组、流行病学调查组、封锁隔离组、检诊检疫组、消杀灭组、医疗救治组、检验检测组、后勤保障组、信息组、综合协调组。启动了《酒泉市鼠疫控制应急预案》三级应急反应，严格按照《中华人民共和国传染病防治法》《国内交通卫生检疫条例》有关要求开展疫情处理。

(二) 采取的主要控制措施

(1) 疫情确诊后，17 日制订了尸体处理方案，成立了尸体处理小组，用 5%来苏儿棉球堵塞了死者嘴、耳、鼻、肛门等通道，用 5%来苏儿浸泡床单包裹了尸体，将死者尸体及其衣物、被褥等生活用品及污染物品，运往无人居住、远离水源的地方焚烧、深埋处理。

(2) 尽快查清密切接触者，做到一人不漏，将所有接触者就地隔离留观，预防性服药，每天早晚测量体温，一旦有发烧等症状出现，立即报告现场疫情防控指挥部。

(3) 将死者放牧点，玉门市赤金镇西湖村 5 组和 2 组、赤金镇卫生院、玉门市人民医院市区分院分别划为小隔离圈，以小隔离圈为中心，1.5km 范围划为大隔离圈。对小隔离圈内进行定期和终末消毒。

(4) 对死者放牧点 6 只牧羊犬进行处死、采样和无害化处理。

(5) 采用投放氯化苦堵洞法，对放牧点周围 1.5km 范围进行保护性灭獭灭蚤处理。

(6) 在出入玉门市 23 个交通路口设检疫卡，对过往人员和车辆进行检疫，限制疫区内人员和车辆外出，防止疫情扩散。

(7) 在疫区主要交通要道设置警示牌、警示标语，通过广播、电视、网络等媒体，及时发布疫情处理信息，宣传鼠疫防治知识，消除群众恐慌心理。

(8) 做好疫情处理所需应急物资的供应，做好疫情处理期间工作人员、隔离人员的生活保障，做好当地群众和玉门油田公司工人正常生产生活保障。

(9) 做好疫情信息的收集、整理、上报工作。

由于各级政府高度重视，部门密切配合，措施得力，有效控制了此次疫情。23 日指挥部技术专家组对疫情处置情况进行评估。24 日疫情现场防控指挥部提出疫区封锁解除请求，上报酒泉市人民政府宣布解除封锁，并上报省人民政府、国家卫计委备案。

三、存在的问题和建议

(一) 存在问题

1.基层鼠疫监测新技术的应用滞后

目前国家已经颁布了新的鼠疫实验室诊断方法，如 PCR、ELISA、金标等，但是受经济条件的影响，甘肃省基层鼠疫监测点新技术推广应用滞后，导致疫情判定历时较长。

2.医疗机构鼠防意识淡薄，宣传工作存在盲区

此次疫情中，死者辗转村、镇、县医院就诊，首诊医生未能及时发现和报告，说明医疗机构医务人员鼠防知识培训还不够，首诊医生责任制落实不到位。死者为本地居民，长期在疫区放牧，依然接触染疫动物，说明鼠疫防治“三报”“三不”知识宣传工作存在盲区。

3.中国人间鼠疫处置缺乏具体操作标准

目前，中国《人间鼠疫疫区处理标准及原则》（GB 15978–1995）废止，地方《鼠疫控制应急预案》流于形式，人间鼠疫处置缺乏具体操作标准，使得疫情处理缺乏规范。

4.监测资料分析利用不够

此次疫情发生地，近 2 年监测表明：动物间鼠疫非常活跃，由于监测资料分析利用不够，未能将检测信息反馈相关部门或反馈未能引起相关部门重视，相应鼠疫控制措施未能跟进和落实是导致此次疫情发生的关键。

（二）下一步工作建议

（1）加大鼠疫防控投入，加快基层鼠疫监测点鼠疫快速检测相关设备仪器的配备，进一步提高基层鼠疫实验室快速检测的能力。

（2）扩大监测面，提高监测质量，充分利用监测数据，开展动物间鼠疫风险评估，切实落实遏制动物鼠疫流行相关措施。

（3）加强各级医疗机构医务人员鼠防知识培训，切实落实首诊医生责任制度；加强各级疾控机构鼠防人员业务培训和知识更新，提高鼠疫疫情现场流行病学调查技巧，规范疫情处置技术，同时加强疾控机构其他疾控人员应急能力的培训和演练，以便应对重大突发疫情；加大鼠疫防治“三报”和“三不”知识的宣传力度，在覆盖当地居民的同时，加大外来务工人员健康教育与管理。

（4）建议国家卫生计生委鼠防专家组研究制订人间鼠疫处理标准，规范疫情处置；加快鼠疫防控新技术研究与应用，提高鼠疫疫情处置水平；省、市、县结合当地实际进一步细化市鼠疫应急控制预案，使得预案具有可操作性。有效应对新形势下鼠疫防控严峻形势，确保人民群众身体健康，维护社会稳定，促进经济持续发展。

第十二节　2014 年 10 月 2 日肃北鼠疫疫情

一、疫情概况

（一）基本情况

马某某，男，45 岁，汉族，东北人，是肃北县鱼儿红金沟村红窑子大阪雇佣放牧长达 10 年之久牧民。2014 年 9 月 29 日自觉不适，在帐篷卧床休息。10 月 1 日 14：40 邻居乌某某发现患者躺在帐篷地上，遂打电话给雇主刘某某，刘某某赶到后，开车将马某某送往玉门市第一人民医院市区分院就诊。

【症状与体征】入院时精神差，语言不清，陪同人员诉说患者发热 2 天，呼吸急促 2h 查体：颜面发绀，体温 38.5℃，脉搏 158 次/分，呼吸 60 次/分，测血压 40/20mmHg，前胸和腹部有出血点，背部发青，淋巴结无明显肿大。听诊双肺有湿性啰音。心电图窦性心动过速，140 次/分，异常心电图。X 线胸片示胸腔积液，双肺纹理增重，考虑肺水肿。血象白细胞 5.8×10^{10}/L，红细胞 5.62×10^{12}/L。

【治疗情况】门诊给予多巴胺升压，纳洛酮纠正呼吸衰竭，抗感染，吸氧和心电监护等对症抢救。19：00 心跳停止，抢救无效于 19：35 宣告临床死亡。

【实验室检验】 10 月 3 日 3:. 00 对 10 月 1 日 22：40 采集的痰液、淋巴组织液、血液进行血清学检测。7：55 结果显示：血液微量法反向血凝试验阳性，滴度 1:1024（第一管 1:8），其余阴性。淋巴组织液酶联免疫吸附试验抗原检测阳性，滴度 1:160，血液酶联免疫吸附试验抗原检测阳性，滴度 1:2560。痰液、淋巴组织、血液 PCR 试验阳性。10:30 患者血清微量法正向血凝试验阴性。3 日 8:30 对 1 日 22：40 采集的痰液、淋巴组织液、血液样品细菌培养进行观察，结果：血液细菌培养可见典型鼠疫菌菌落，可见鼠疫菌噬菌体裂解斑，涂片镜检可见革兰氏染色阴性，两极浓染短小杆菌。

【尸体查验】 死者手指粗糙，指端裂纹多，右手食指左侧缘有 1cm 长新伤口，全身皮肤发青，腹部皮肤有出血点，背部发紫。

（二）疫情报告

2014 年 10 月 1 日 16：40 玉门市第一人民医院市区分院接诊一名高热患者，怀疑是疑似鼠疫患者，于 20：00 报告玉门市疾控中心，玉门市疾控中心立即派出 5 名鼠防专业人员赶赴现场进行流行病学调查，同时采集患者血液、痰液和淋巴组织液样品。10 月 2 日 11：50 通过实验室初步检验结果，结合临床体征，考虑患者来自鼠疫疫区，初步判定为疑似鼠疫疫情，12：00 进行了鼠疫网络直报。通过省、市级专家复核确诊为鼠疫疫情，10 月 3 日 9：00 进行了鼠疫网络订正。

（三）疫情确诊

甘肃省、市、县鼠疫专家进行反复讨论，确定此次疫情为一起败血性鼠疫继发肺鼠疫。支持理由：①患者入院处于休克状态，无法证实剥食旱獭等染疫动物情况，但流行病学调查患者马某某在肃北县鱼儿红疫区放牧长达 10 年之久。②患者入院发热、呼吸困难、心率快、血压低，肺部体征明显（听诊双肺湿性啰音，胸片示胸腔积液、肺纹理增重，肺水肿）。尸体查验死者手指粗糙，指端裂纹多，右手食指左侧缘有 1cm 长新伤口，全身皮肤发青，腹部皮肤有出血点，背部发紫。③采集样品实验室检测：血液微量法反向血凝试验阳性，滴度 1:1024，痰液、淋巴组织和血液 PCR 试验阳性，血液细菌培养阳性。

（四）密切接触者调查

【密切接触者】 患者从发病到死亡，共有密切接触者 41 人。其中，牧场地红窑子达坂密切接触者 8 人，医院就诊接触者 33 人（陪护人员 5 人、医护人员 10 人、住院患者 1 人、门诊就诊患者及陪同人员 17 人）。

【实验室检测】 10 月 2 日 19：30 第一次采集密切接触者 41 份血样，微量法血凝试验结果：铁某某血凝试验阳性，滴度 1:16，其余均为阴性。10 月 7 日 14：40 第二次采集密切接触者 41 份血样，微量法血凝试验结果：铁某某血凝试验阳性，滴度 1:16，无变化，其余均为阴性。

（五）疫情溯源

疫情防控人员对患者尸体分离鼠疫菌（编号：R–002），采用现代分子生物学技术鼠疫菌基因组 23 对差异区段（DFR）进行了基因分型，检索包含 900 余株鼠疫菌自然分离株的 DFR 分型数据库，“10.02” 人间疫情鼠疫菌 DFR 基因型为 8 型，是该鼠疫疫源地区的鼠疫菌主基因型。

二、疫情应急响应与控制

（一）疫情应急响应

此次疫情发生后，国家卫生计生委、甘肃省委、省政府领导高度重视，均做出了批示和指示。国家卫生计生委应急办副主任王文杰、中国疾病预防控制中心鼠布基地书记丛显斌等6名专家赴现场指导疫情防控工作。

省、市卫生行政领导、专家赶到疫情现场后，立即成立酒泉市肃北县“10.02”鼠疫疫情现场防控总指挥部，由酒泉市政府副市长王敏担任总指挥，省卫生计生委副主任王晓明、党组成员王新华担任副总指挥。下设技术专家组、流行病学调查组、封锁隔离组、检诊检疫组、消杀灭组、医疗救治组、检验检测组、后勤保障组、信息组、综合协调组。同时，要求肃北县和玉门市各自成立指挥部及工作组，配合总指挥部工作。启动了《酒泉市鼠疫控制应急预案》三级应急反应，严格按照《中华人民共和国传染病防治法》《国内交通卫生检疫条例》有关要求开展疫情处理。

（二）采取的主要措施

⑴ 及时开展流行病学调查，并做好留观人员检诊和预防性服药。第一时间追踪死者密切接触者，做到一人不漏，10月2日22：00密切接触者全部查清，共有41人。全部进行预防性口服磺胺、土霉素等药物。而且每天测量体温2次。

⑵ 科学划定大小隔离圈，做好疫区消杀灭工作。将患者污染环境老市区医院、鱼儿红乡金沟村（有6户牧民）红窑子大阪划定为小隔离圈，将金沟村划定为大隔离圈。对小隔离圈进行消杀灭处理。

⑶ 合理设置检疫卡，做好进出疫区人员管理。在进出金沟村主要干道，鱼儿红办事处、石油河资管站、天生桥资管站设置检疫卡。严格限制疫区居民和从事副业活动人员出入疫区。并对进入疫区人员进行登记管理和健康教育。

⑷ 对尸体及污染物品进行无害化处理。10月3日疫情确诊后，10月4日及时对尸体进行了消毒、焚烧和深埋处理。10月6日对死者驻地和帐篷进行了全面消毒处理。对污染物品进行了消毒、焚烧处理。

⑸ 加强宣传和健康教育工作。省卫生计生委及时向周边7省（区）卫生厅局（卫生计生委）及驻甘部队、出入境检验检疫、民航、铁路等相关单位通报有关情况，并在省卫生计生委网站向社会公布了疫情。酒泉市、肃北县、玉门市等电视台报道疫情处置进展，宣传鼠疫防控知识，消除群众恐慌。在鱼儿红、昌马和清泉等地全面开展以“三报三不”为核心的鼠疫防治知识，提高居民和疫区从事副业人员的防范意识。

⑹ 进一步开展死者流行病学调查。通过走访牧民，了解死者发病前活动情况。现场探查疫区旱獭分布。公安部门对死者身份进一步核实，全面了解和掌握疫情线索。

⑺ 积极组织疫区居民、厂矿企业和单位正常生产生活，保障疫情处理人员工作和生活物资和用品。

⑻ 开展心理疏导，稳定隔离人员和疫情处理人员情绪。

(9) 专家组每天进行疫情风险评估，为指挥部署疫情处理提供技术支持。

(10) 强化实验室管理，加强检验力量，为疫情处置提供实验室支持。同时加强信息管理，及时将疫情处理进展情况上报各级政府，让政府领导及时掌握疫情动态。

(11) 启动玉门市市区临时医院，开展疫情处置救治和正常患者接诊服务。

(三) 疫情封锁隔离解除

10月9日疫情处理总指挥部专家组对酒泉市肃北10.02鼠疫疫情处理进行全面评估，此次疫情发生后，酒泉市政府立即启动《酒泉市鼠疫控制预案》三级响应，成立10个工作组，同时肃北和玉门成立指挥部和工作组，严格按照《中华人民共和国传染病防治法》和《鼠疫防控手册》（2008年人民出版社出版）开展疫情处置工作。市区医院对患者进行积极对症治疗，患者病情迅速恶化，抢救无效于10月1日19：30死亡；在最短时间查清了密切接触者，并对41名密切接触者进行了集中和居家隔离医学观察，每日测量体温2次，按时投服磺胺和土霉素等预防性药物，服药3~5天。10月2日采集了第一份血样，7~8日采集第二份血样，微量IHA试验结果：密切接触者铁某某阳性，滴度1:16，两次检测无变化，其余均为阴性。9天留观期间密切接触者未发现异常。10月4日及时对尸体及污染物品进行了消毒、焚烧和深埋处理。10月6日对死者驻地和帐篷进行了全面消毒处理，对污染物品进行了消毒、焚烧处理。10月9日对小隔离圈进行消毒处理。专家组一致认为，各项应急处理措施得力有效，疫情处置达到人间鼠疫处理标准，以书面形式报请指挥部，指挥部报请甘肃省政府同意于10月9日宣布解除疫情封锁隔离。

三、疫情分析与建议

肃北县是甘肃省1965年判定的鼠疫疫源县，疫源地面积占全县面积的50.43%。多年监测显示：该地区是甘肃省祁连山-阿尔金山喜马拉雅旱獭鼠疫自然疫源地动物间鼠疫流行活跃地区，几乎每年都能检出鼠疫菌，动物间鼠疫的猛烈流行是造成人间鼠疫发生的主要原因。这次疫情时继玉门715鼠疫疫情后2个多月发生，疫情发生时间也是旱獭入蛰、活动减少的时期，溯源难以实现，加之死者生前独住，与周围牧民很少来往和交流，流行病学调查信息量非常少，入院后患者处于休克状态，未能证实患者发病前有直接接触染疫动物的情况，但患者长期在疫区放牧，结合患者临床症状和体征及实验室检验结果综合考虑，此次疫情为败血型鼠疫继发肺鼠疫,也通过现代分子生物学技术DFR法对分离自患者尸体鼠疫菌进行基因分型，此次人间疫情鼠疫菌基因型为8型，与当地疫源地的鼠疫菌主基因型一致，为疫情流行病学调查、疫情应急处置提供了科学依据。本次疫情发生后，由于各级政府反应快速，措施得力，有效控制和扑灭了疫情，但也暴露了诸多问题，如检疫卡执法不力、医疗机构鼠疫发现意识不强、健康教育存在盲区、监测工作不能及时预测预警等等，值得反思。为了切实做好今后鼠疫防控工作，建议做好以下工作：

(一) 切实加强政府领导

鼠疫是一种自然疫源性疾病，只要存在鼠疫自然疫源地，发生鼠疫是必然的，也是不可避免的。鼠疫防控又是一项社会工程，因此，各级政府应充分认识鼠防的重要性，加强对鼠疫防控工作领导，加大财政投入，落实以监测为主的综合防控措施，减少鼠疫的发生，一旦发生，做到早发现、早报告、早诊断、早治疗、早控制，防止疫情扩散蔓延。

（二）扩大监测，提高监测质量

疫情发生地金沟村红窑子大阪未能开展监测。因此，加强动物间鼠疫监测覆盖面，提高监测质量，科学利用监测数据开展疫情预警预报，一旦发现疫点，及时采取保护性灭獭灭蚤，遏制动物间鼠疫流行。

（三）加大健康教育力度，强化医务人员培训

患者入院后4h才考虑疑似鼠疫，说明疫区医疗机构鼠疫发现和报告意识不强。死者在牧区放牧长达10年之久，不论是牧主、牧民，还是公安机构不能明确死者身份，外来人员管理存在漏洞，健康教育存在盲区。因此，进一步加强医务人员鼠疫防治知识培训，提高鼠疫诊疗水平，强化首诊医生鼠疫发现和报告意识，采取多种方式加强健康教育深度和广度，特别要加强疫区项目建设人员和外来务工人员动态化管理，及时跟进鼠疫防治健康教育，提高群众防病意识。

（四）加强交通检疫综合执法，严厉打击非法挖捕贩运旱獭事件

甘肃省在进出疫区交通要道设立检疫卡开展检疫工作是鼠疫防控的主要措施之一，在人间鼠疫防控和打击旱獭外运方面发挥了重要作用，但由于检疫卡配置人员是卫生人员，执法缺乏效力。特别在旱獭入蛰时期，挖捕和贩运旱獭事件逐渐增多，发生鼠疫的风险非常高，因此，多部门配合，实行综合执法，严厉打击非法猎捕贩运旱獭及其制品事件非常必要。

（五）加强联防联控，及时沟通信息

多年来，甘肃省建立了多种形式的联防联控工作，如西部八省、甘宁两省五县市，三省七州，河西五地等，通过这些联防联控，互通信息，互相学习，互相促进，实现了区域间综合防控水平的提高。甘肃省鼠疫疫源面积大，基层鼠防人员相对较少，现有监测力量显然不能顾及，因此，加强与毗邻县市信息及时沟通，强化联防联控工作，是做好鼠疫防控工作的有效形式。

第十三节　2014年10月14日肃北鼠疫疫情

一、疫情概况

（一）基本情况

王某某，男，50岁，汉族，平凉人（具体地址不详），9月10日牧主赵某某雇佣在党城湾镇马场村三个洼秋季牧场放牧，9月26日10：00牧民金某某上山赶马时发现患者手拎1只野兔，10月9日10：00患者自觉感冒，服用复方大青叶片、扑感敏、感冒通、去疼片等感冒药。10月14日17：00左右于某某、王某二人去死者家买羊，发现死者呼吸困难，病情较重，电话告知雇主同意后，20：30用皮卡车将患者送达县医院就诊。

【症状与体征】入院后患者昏迷，测体温 40.7℃，心率 144 次/分，呼吸 37 次/分，血压 106/60mmHg，查体不合作，全身皮肤未见出血点，全身淋巴结未触及肿大，口唇干燥发绀，腹部未触及异常。听诊双肺闻及大量湿性罗音。21：20 患者突然出现叹气样呼吸，血压持续下降，出现室颤，9：48 患者自主呼吸停止，死亡心电图，宣告临床死亡。

【治疗情况】入院后立即给予吸氧，心率、血压、氧饱和度监测，甘露醇降颅压，林格氏液补液，给予西地兰强心，速尿利尿，克林霉素抗感染等对症治疗。20：50 患者症状无缓解，给予胺碘酮快速静滴。21：20 患者突然出现叹气样呼吸，给予洛贝林、尼可刹米等药物治疗。心电监护示室颤，血压持续下降，给予肾上腺素、利多卡因等药物救治，胸外心脏按压等抢救措施。9：48 患者抢救无效死亡。

【尸体查验】嘴唇发绀，脸色发青，全身无淋巴结肿大，皮肤未发现出血点，右手拇指侧缘有 0.2mm 陈旧伤口。

【实验室检测】16 日 2：00，14 日 20：40 采集血液样本，22：30 采集痰样本进行检测，结果为血和痰样本 PCR 检测阳性，血样微量反向血凝试验阳性，滴度 1:5120，ELISA 试验阳性，滴度 1:800，痰样微量反向血凝试验和 ELISA 试验阴性。16 日 16：00 血液分离到典型鼠疫杆菌。

【疫情确诊】结合流行病学、临床表现和实验室检验结果，根据《鼠疫诊断标准》（ws279—2008）诊断该患者为鼠疫病例，确定此次疫情为肺鼠疫。

（二）疫情报告

2014 年 10 月 14 日 20：30 时肃北县医院接诊 1 名党城湾镇马场村三个洼发热、呼吸困难患者，怀疑是鼠疫患者，21：00 报告肃北县疾病预防控制中心。县疾控中心接到报告立即派出鼠防专业人员赶赴县医院开展流行病学调查，并采集血液和痰液样本。15 日 1：00 实验室镜检发现血液涂片可见革兰氏阴性短小杆菌，考虑患者来自疫区，具有发热、咳嗽、呼吸困难等临床表现，高度怀疑鼠疫，逐级上报卫生行政和疾控部门。15 日 20：00 进行了鼠疫疫情网络直报。通过省级专家复核确诊为肺鼠疫疫情，16 日 18:00 进行了网上订正。

（三）密切接触者调查

【密切接触者】患者自感感冒到医院死亡期间有密切接触者 22 人。其中 9 日 10：00 赵某（赵某某儿子）送水卸水桶时，患者出门放羊招呼说感冒了，20：00 从苏某某家取感冒药进帐篷放在桌上后离开；12 日 13：00 左右放牧人员杨某某找羊进入患者帐篷，吃肉聊天约 25mim 后离开；9 日 18：00 时去患者帐篷附近给家人打电话，与患者距离 2m 对话，患者说自己洗头刮胡子感冒了；12 日 16：00 放牧人员布某某饮羊时碰面，患者告诉感冒了，随后给患者送感冒药，和布某某同住的还有婆婆才某某，10 日 10：00 给患者送过馒头；12 日 10：00 苏某某饮羊路过，进帐篷送过感冒药；12 日 13：00 时卓某某、严某某、王某去死者家吃饭，严某某和王某 18：00 离开，卓某某住下照顾死者。14 日 17：00 于某某、王某去患者家买羊，发现患者病重，用皮卡车将患者送到县医院就诊；17：00 向某某到过患者家，戴口罩，说话 10min 左右离开；18：00 左右西某某去过患者家，患者已经送走；20：30 雇主赵某某和于某某到医院看望患者；20：30 至 21：48 参与治疗和抢救患者医务人员有院长赵成庆，门诊护士宁生瑜、何希，门诊主任石锦学，门诊医生王文强，收费员董红梅，药剂师任雅莉，医院司机杜华、俞天永。

【实验室检测】16日第一次采集密切接触者血样22份，微量正向血凝试验均为阴性。22日第二次采集密切接触者血样22份，微量正向血凝试验均为阴性。

（四）动物实验室检测

10月16~17日现场查看20hm²面积内有50个獭洞，由于旱獭入蛰，未能捕到旱獭。17日18：00采集患者家养牧羊犬血样3份，18日1：00检测结果：3份血样微量正向血凝试验阳性，其中1只滴度1:1280，2只滴度均为1:80。

二、疫情应急响应与防控措施

（一）应急响应

疫情发生后，国务院副总理刘延东，省政府省长刘伟平、副省长咸辉做出重要批示，要求各级政府和部门高度重视，依法采取有力措施，有效控制和扑灭疫情。第一时间，肃北县启动了《肃北县鼠疫控制预案》四级响应，立即成立了肃北县10·14鼠疫疫情现场防控指挥部，成立了技术专家、综合信息、流行病学调查、封锁隔离、检诊检疫、医疗救治、检验检测、消杀、后勤保障、综合协调等10个工作组开展疫情控制工作。15日1：00国家、省、市接到疫情报告后，派出工作组赶赴现场协助肃北开展疫情处理工作。酒泉市政府副市长王敏，国家卫生计生委应急办副主任王文杰，省卫生计生委党组成员、省疾控中心主任王新华，国家卫生计生委应急办预警处处长仲崇利、中国疾控中心鼠疫布病基地丛显斌、中国疾控中心应急办主任李群、省疾控中心副主任格鹏飞、省卫生计生委应急办副主任王之虎等领导亲临一线指导疫情处理。国家和省派出鼠防专业人员参与疫情处置。16日疫情确诊为肺鼠疫后，立即启动了《酒泉市鼠疫控制预案》三级响应，成立了酒泉市肃北县“10·14”鼠疫疫情现场防控指挥部，成立了技术专家、综合信息、流行病学调查、封锁隔离、检诊检疫、医疗救治、检验检测、消杀、后勤保障、综合协调、疫情报告等11个工作组开展疫情控制工作。酒泉市政府副市长王敏、副秘书长魏炜赶赴疫情现场指导疫情处置。

（二）主要控制措施

（1）患者入院后，医院积极给予对症治疗，因患者病情恶化迅速，抢救无效死亡。

（2）第一时间将患者密切接触者查清，密切接触者22人，间接接触者12人，对密切接触者采取居家和集中隔离医学观察，每天测量体温2次，投服磺胺嘧啶和四环素等预防性药物。第一时间和间隔7天采集血样本进行抗体检测。

（3）将患者放牧点三个洼和肃北县医院急救中心划定为小隔离圈实施封锁，禁止人员出入，并定期开展消毒工作；将县城城区划定为大隔离圈，在密切接触者未查清的情况下采取应急封锁，限制人员外出。在大隔离圈进出口设交通检疫卡5个，开展交通检疫。

（4）疫情确诊后，16日14：00时对死者尸体用5%来苏儿棉球堵塞肛门等通道，用5%来苏儿棉布进行包裹，外套塑料布，运往远离水源和居民点焚烧、深埋处理。

（5）17日对患者家3只牧羊犬抽血检测并处死后进行焚烧、深埋处理。

(6) 16 日省卫生计生委网站公布疫情后，酒泉、肃北官方网站相继公布了疫情信息，报道疫情处理情况，同时通过媒体宣传鼠疫防控知识，消除群众恐慌，维护社会稳定。

(7) 全力保障疫情处理应急物资和疫情处理人员生活，保障市场供应，维护正常生产生活秩序。

(8) 启动了人间鼠疫应急监测，各类医疗机构实施零报告制度，主动搜索发热、淋巴结肿大患者。同时流调组做好报告病例个案调查工作。

(9) 每天召开 2 次例会，通报工作开展情况，开展疫情风险评估，部署下一步工作计划。

(10) 抽调周边县市临床医务人员，加强医疗救治工作。

(11) 加强疫情信息资料收集、整理和上报。

(12) 采用磷化铝对疫情发生地马场村疫区进行灭獭灭蚤。

(三) 封锁隔离解除

10 月 23 日疫情处理指挥部专家组对酒泉市肃北 10·14 鼠疫疫情处理进行全面评估，此次疫情发生后，酒泉市政府立即启动《酒泉市鼠疫控制预案》三级响应，成立 11 个工作组，严格按照《中华人民共和国传染病防治法》和《鼠疫防控手册》（2008 年人民出版社出版）开展疫情处置工作。县医院对患者进行积极对症治疗，患者病情迅速恶化，抢救无效于 10 月 14 日 21：48 死亡；在最短时间查清了密切接触者，并对 22 名密切接触者进行了集中和居家隔离医学观察，每日测量体温 2 次，按时投服磺胺和土霉素等预防性药物，服药 5~7 天；10 月 16 日采集了第一份血样，21~22 日采集第二份血样，微量 IHA 试验均为阴性。9 天留观期间密切接触者未发现异常。10 月 16 日及时对尸体和污染物品及 3 只牧羊犬进行了消毒、焚烧和深埋处理。10 月 17 日对死者驻地和帐篷进行了全面消毒处理，对污染物品进行了消毒、焚烧处理。10 月 22 日对小隔离圈进行消毒处理。专家组一致认为，各项应急处理措施得力有效，疫情处置达到人间鼠疫处理标准，以书面形式报请指挥部，指挥部报请甘肃省政府同意，于 10 月 24 日 5：00 宣布解除疫情封锁隔离。

三、疫情分析与工作建议

肃北县是一个以蒙古族为主体的少数民族自治县，也是甘肃省唯一的边境县。全县总面积 6.93 万 km^2，境内矿产资源丰富，野生动物分布广、数量多。县城距国道 215 线 70km，距敦煌 116km。1965 年判定肃北县为鼠疫疫源县，2005 年核定鼠疫疫源面积为 35 118km^2，分布在 3 个乡镇 28 个村。自 1982 年至今监测分离鼠疫菌 332 株。1982 ~1983 年在马场村和浩布拉出现动物间鼠疫爆发流行，检菌 63 株，1983 年检出 58 株。2007 年 50 天内发生 2 起人间鼠疫疫情，发病 2 人，死亡 1 人。2014 年 10 月 2 日鱼儿红发生 1 起肺鼠疫，发病 1 人，死亡 1 人。这次疫情是继肃北 10·02 鼠疫疫情后仅 12 天发生，主要是牧羊犬吞食染疫动物发病，人接触发病牧羊犬引发了人间疫情。虽然疫情发生后，各级政府反应快速，措施得力，有效控制和扑灭了疫情，但连续发生也暴露了我们防控工作存在措施不到位，责任不实等问题。因此要落实以监测为主的综合防控措施，减少鼠疫的发生。一旦发生。做到早发现、早报告、早诊断、早治疗、早控制，防止疫情扩散蔓延。

（一）加强组织领导，进一步明确部门职责分工

甘肃省是国家鼠疫防控的重点地区，鼠防工作是甘肃省重要的公共卫生工作之一。各级人民政府要充分认识鼠疫的危害性和鼠疫防控形势的严峻性，坚决克服麻痹思想和侥幸心理，按照属地管理、政府领导、部门配合、社会参与、科学防控的原则，切实加强对鼠疫防控工作的组织领导，建立健全领导责任制，落实各项防控措施，认真做好疫情应急处置工作，全力保障人民群众健康安全和社会稳定。

（二）加强疫区外来人员登记管理，扩大健康教育知识面

近年来，甘肃省疫区雇佣放牧人员逐渐增多，登记管理比较混乱，个别外来放牧人员在疫区放牧长达10多年，也不清楚身份，说明疫区外来人员管理缺位，如果健康教育不到位，接触染疫动物感染鼠疫的可能性很大。此外，甘肃省疫区牧羊犬叼食旱獭后感染鼠疫，然后与牧民亲密接触而感染人间鼠疫的例子不乏存在，此次疫情发生是牧羊犬吃了染疫动物旱獭或兔子后感染鼠疫，12日患者与感染鼠疫牧羊犬接触，通过呼吸道感染而引起。因此，切实做好疫区雇工人员登记管理，大力开展鼠防“三报三不”知识宣传教育，做到人人皆知迫在眉睫。

（三）加强病死动物搜索，扩大监测面，及时落实保护性灭獭灭蚤

由于肃北县疫源面积大，鼠防专业人员少，每年监测不可能覆盖所有疫源地。因此，在加强动物间鼠疫监测覆盖面基础上，建立自毙旱獭报告奖励机制，广泛动员牧区群众，主动报告自毙动物，扩大疫源地动物间疫情检索范围，及时开展保护性灭蚤灭獭，防止人间疫情的发生，保障人民生命安全与健康。

（四）加强交通检疫，严厉打击非法挖捕贩运旱獭事件

在疫区出入要道设置检疫卡是甘肃省河西地区鼠疫自然疫源地防控鼠疫的主要举措之一。由于经济条件限制，检疫卡建设还不规范，人员配备不到位，职责落实不够，造成检疫卡形同虚设。另外，旱獭是一种野味动物，受食客的青睐，非法挖捕和贩运旱獭事件屡屡发生，鼠疫发生和流行概率增高并有借助现代交通工具远距离传播的风险。因此，进一步规范检疫卡建设，配置联合执法队伍，切实加强交通检疫工作，应严厉打击非法贩运猎捕旱獭及制品力度。

（五）规范医疗机构发热门诊建设，提高医务人员发现鼠疫的意识和诊断鼠疫的水平

从患者密切接触者来看，此次疫情医务人员占据成分比较大，主要与医院发热预检分诊和发热门诊设置不规范，不能常态化工作有关，因此，规范医疗机构预检分诊和发热门诊建设，落实首诊医生责任制，明确患者转诊和隔离流程，加强个人防护，规范医院消毒，对于控制疫情中防止医务人员感染是行之有效的办法。

（六）加强鼠疫专业人员培训，提高鼠疫实验室快速检测水平

中国已于2008年将金标、ELISA和PCR检测技术纳入鼠疫诊断标准，由于甘肃省是经济不发达省份之一，受经济条件限制，鼠疫快速检测在实际应用中受到限制，造成疫情应急周期延长。因此，加大各级财政投入，为基层鼠疫监测点配备快速检测设备，加强检验人员新技术培训，提高基层鼠疫检测点实验室检测能力非常必要。

第十四节 2017年12月肃北鼠疫疫情

一、疫情概况

(一) 疫情发生地基本情况

盐池湾乡总面积1.9万km^2，平均海拔达3800m，全乡均系鼠疫自然疫源地，近年来动物鼠疫一直在该区域流行。盐池湾乡南宁郭勒村距离肃北县城约160km，地域广阔，全村共有牧户64户，目前在该村放牧牧户仅12户，其余牧户已将羊群全部出售，现只经营牛群、马群。仅有的这12户牧民居住非常分散，每户人家相距较远，保守目测距离在3~5km以上，且户与户之间来往甚少。

(二) 疫情概况

1.基本情况

巴某某，男，45岁，蒙古族，新疆昭苏县胡松图哈尔逊蒙古族乡人，是肃北县盐池湾一组牧主巴某雇工。2017年12月10日上午，在背柴火时不小心摔倒，突然感觉右侧肩胛部位疼痛，以为摔伤，没太在意。10日下午17：00左右，出现发热、头痛、头晕，右侧胳膊疼痛等症状。随后服用常备药品去痛片和肺宁颗粒。2017年12月11日上午11：30左右，电话联系牧主巴某，自述发烧，右侧身体疼痛，需要到县城医院看病。牧主接到电话后，与其妻雪某某开着皮卡车从县城赶往盐池湾乡一村自已冬季牧场羊房子接雇工看病。随后打电话给同村牧民朋友大某某，说明雇工病情，去找患者，将其送往春季牧场位置与他汇合。同时，给盐池湾乡五组好友道某某打电话，让其去找雇工。12月11日下午14：00左右，大某某在冬季牧场找到放牧的雇工，用自己的猎豹车将雇工往县城方向送。15：00，两车在牧主春季牧场羊房子（距离冬季牧场羊房子20km）处相遇。相遇后，患者乘坐牧主皮卡前往肃北县城看病，在路过盐池湾乡二村时，患者口渴，牧主停车，和雇工到牧民图某某家喝水，停留约20mim，再一路未停，于晚上19：00到达县医院门诊就诊。

2.就诊情况

11日傍晚19：00，患者入院，值班医生丁淑红接诊病人后，感觉患者病情较重，向本院赵成庆医生求助。随后，医生赵成庆赶到，对患者做了初步检查：发烧、右侧腋下淋巴结肿大，如玻璃球一样大，体温39℃，询问患者来自盐池湾牧区，怀疑患者感染鼠疫，于19:30报告肃北县疾控中心。20：30给予抗感染、抗病毒和降温等治疗。12日凌晨5:30，测体温37.7℃，脉搏60次/分。7:20，测体温36.5℃，脉搏65次/分。8:30，测体温36.5℃，脉搏60次/分。并给予链霉素抗感染治疗。11:00，患者病情加重，血压下降，测体温35.2℃，脉搏54次/分，量血压64/37mmHg。给予多巴胺升压，随后患者出现休克，经电击复苏等抢救无效，于14:48死亡。15：00，省、市鼠防专家和敦煌医院呼吸系统专家对尸体进行了查验，死者全身发绀，有出血点，右腋下淋巴结红肿，鸡蛋大小，右手拇指、食指、中指背部侧缘有4~5个0.1mm×0.2mm至0.3mm×0.8mm大小不等新伤口。

3.治疗情况

12月11日晚20：30对患者给予：左氧氟沙星0.3g，清开灵30ml，克林霉素0.9g+病毒唑0.4g+250ml生理盐水静脉滴注；柴胡、安痛定各1支肌注治疗。12月12日早7:20，肌注链霉素0.25g；8:20，肌注链霉素0.75g；10:30，肌注链霉素2g。11:00，甲强龙+5%葡萄糖100ml静脉滴注。并给多巴胺40mg升压。随后患者出现休克，采取电击复苏等抢救无效死亡。

4.实验室检验

11日19：30，县疾控中心接到报告后，派出4名鼠防专业人员于19:50赶到县医院对患者做初步诊查，并采集血样2份，每份5ml、淋巴穿刺液1份、咽拭子1份，20：30送鼠疫监测点实验室进行检测。12日0：00经血液、淋巴液涂片镜检呈阳性，可见革兰氏染色阴性，两端钝圆，两极浓染短小杆菌。2：00，采用北京京豪制药公司生产的胶体金鼠疫抗原检测试剂条对患者血液、血清、淋巴穿刺液进行快检，结果阳性。2：20，采用兰州生物所生产酶联免疫鼠疫F_1抗原检测试剂盒对患者血液、血清、淋巴穿刺液进行检测，结果呈阳性。14：30，省、市鼠防检验人员对患者血液、血清、淋巴液、咽拭子采用北京庄笛浩禾公司生产的胶体金鼠疫抗原检测试剂条进行快检，结果淋巴液与血浆呈阳性。14：40，采用普通PCR和荧光定量PCR对患者血液、血清、淋巴液、咽拭子进行检验，结果血清、血浆、淋巴液PCR阳性，咽拭子PCR阴性。15：00，采用兰州生物所生产酶联免疫鼠疫F_1抗原检测试剂盒对患者血浆、咽拭子、淋巴液、血清进行检验，血浆、血清、淋巴穿刺液酶阳性，滴度分别为1:32、1:128、1:128。咽拭子酶免阴性。同时采用兰州生物所研制的反向血凝鼠疫F_1抗原检测试剂盒对患者血浆、咽拭子、淋巴液、血清进行检验，血清、淋巴穿刺反向血凝试验阳性，滴度分别为1:32、1:128。全血溶血，咽拭子反向血凝试验阴性。13日7：00从患者淋巴液、血液分离到鼠疫菌，噬菌体裂解试验阳性。

（三）疫情报告和诊断

县疾控中心根据患者流行病学、临床表现和实验室初步结果，判定为疑似腺鼠疫，12日4：00报告县卫计局，同时上报市疾控中心，市疾控中心6：00上报省疾控中心。14：30，省、市鼠防检验人员对样本进行复检，对疫情进行现场核实。17：00，由县疾控中心网络报告疑似腺鼠疫。23：00网络订正为腺鼠疫继发败血型鼠疫。

（四）密切接触调查和处置

患者从发病到死亡共接触12人，其中医护人员4人。

【接触史】巴某，男，45岁，蒙古族，盐池湾乡一村牧民，是患者牧主。12月11日上午11:30左右接到患者电话，从春季牧场用皮卡车将患者接送至县人民医院就诊。期间与患者同乘一车。雪某某，女，43岁，蒙古族，牧主之妻，盐池湾乡一村牧民，与患者在春季牧场羊房子相遇，互换乘坐车辆，顶替患者到冬季牧场放牧，并在11日17：00至次日10：00，住患者生前住羊房子，期间将患者用品全部清理。大某某，男，53岁，蒙古族，盐池湾乡一村牧民，牧主好友，11日接到牧主电话，14：00左右，开着自己的猎豹车，在牧主冬季牧场放牧的患者，将其拉到牧主春季牧场羊房子，随后转移至牧主皮卡车，随后将牧主妻子送冬季牧场离开，并反映9日见过患者，一切正常，患者平时有剥食野兔的习惯。敦某某，男，49岁，蒙古族，盐池湾乡一村牧民，11日下午14：00左右，接牧主巴某电话，得知其雇工患病，让他帮忙把羊赶到羊圈，之后找到了患者及羊群，与其相距 2~3 米的距离，询问病情，患者自述：身体不舒服，发烧，身体疼得不行，随后看着患者被大某某猎豹车接走，将羊群赶至牧主冬季牧场羊房羊圈后离去。乌某某，48 岁，蒙古族，盐池湾乡一村牧民，牧民敦某某之妻，与患者无直接接触。图某某，女，50 岁，蒙古族，盐池湾乡二村牧民，11 日 16：00 左右，牧主巴某开车路过她家，喝了一碗茶，停留约 20mim，并给患者杯子里装满水带走。根某某，52 岁，蒙古族，盐池湾乡二村牧民，图某某之夫，11 日牧主路过他家时，外出放牧。道某某，男，48 岁，蒙古族，盐池湾乡五村牧民，11 日下午 14：00 左右接到牧主电话，自驾摩托车赶到牧主冬季牧场铁栏门口，遇到大某某闲聊 30min，随后大某某开猎豹车接患者返回时，在牧主冬季牧场铁栏门口再次相遇，相互打招呼后离开。丁某某，女，47 岁，肃北县医院医师。赵某某，45 岁，肃北县医院医师。魏某某，女，23 岁，肃北县医院护士。格某某，女，49 岁，肃北县医院护士，参与患者诊疗和抢救。

【隔离留观】牧主和 4 名医护人员采取县医院传染病区隔离留观，其余接触人员均采取居家留观。

【实验室检验】12 日对采集的 12 名接触人员血液进行胶体金和间接血凝鼠疫抗体检测均为阴性。17 日对采集 12 名接触人员血液胶体金和间接血凝鼠疫抗体检测，道某某微量间接血凝试验阳性，滴度 1:32，进一步做酶免抗体检测阳性，滴度 1:128，其余人员均为阴性。19 日对道某某采集静脉血和咽拭子进一步检测，间接血凝试验阳性，滴度为 1:32，咽拭子 PCR 为阴性，其余 11 名接触人员血液间接血凝试验均为阴性。

（五）疫情溯源

12 日对患者居住羊房子捡到的兔子残骨和皮毛进行胶体金、PCR 鼠疫抗原检测阴性。13 日对患者居住羊房子发现的羊骨头和羊肚子进行胶体金、PCR 鼠疫抗原检测阴性。14 日对其牧羊犬采血进行鼠疫抗体检测阴性。15 日在患者羊房子周围捕打草原鼠兔 8 只，采集心血检测鼠疫抗体均为阴性。17 日采集道某某家牧羊犬 3 只进行鼠疫抗体检测，间接血凝试验均为阳性，滴度分别为 1:32、1:128、1:128。

二、疫情应急处置

12 日疫情发生后，县政府立即启动《肃北县鼠疫控制应急预案》四级响应，成立 11 个工作组开展疫情控制工作。疫情确诊以后，13 日酒泉市启动了《酒泉市鼠疫控制应急预案》三级响应，成立鼠疫应急指挥部，下设技术专家组、综合协调组、流行病学调查组、检验检测组、检诊检疫组、封锁隔离组、医疗救治组、消杀灭组、后勤保障组、宣传教育组等 10 个工作组开展疫情控制工作。由于各级领导重视，采取措施得力，及时有效扑灭了疫情。主要采取的措施有：

（一）积极救治患者

对患者进行采样隔离和临床救治。

（二）开展流行病学调查。

对患者发病到死亡期间接触人员进行流行病学追踪，保证密切接触者全部追踪到位，对患者密切接触者采取隔离和居家观察。采取多种形式开展流行病学溯源工作，为今后鼠疫防控提供科学依据。

（三）及时处理尸体，开展消杀灭。

对患者就诊县医院门诊、乘坐车辆、居住地等进行消毒，对患者居住地和密切接触者道某某居住地进行灭蚤，患者死亡后，对尸体进行消毒、填塞、包裹，用负压车运往无人地进行焚烧、深埋、无害化处理，对其污染病房进行彻底消毒，对污染物品进行了消毒、焚烧、深埋处理。

（四）划定隔离圈，开展检诊检疫。

根据患者发病后活动情况，划定肃北县医院门诊和传染病区，患者在盐池湾一组放牧居住地及其相邻牧户居住地为隔离圈，严禁隔离区人员外出。对隔离区内居民和医护人员开展检诊检疫，对12名密切接触人员每天早晚进行体温测量，投服磺胺嘧啶和土霉素，防止二代病例发生。

（五）定期召开例会，及时上报疫情控制信息。

指挥部每天定期召开例会，各工作组将工作开展情况进行汇报，提出存在问题，专家组就各组提出技术问题进行指导，其他问题由指挥部解决。及时汇总疫情信息，按照程序上报上级有关部门。

（六）大力开展健康教育。

疫情公布后，应急指挥部及时向疫区广大群众公布疫情形势、控制情况。同时，大力开展鼠防知识宣传教育，提高群众警觉意识和主动防控意识。

（七）开展交通检疫。

在肃北-阿克塞、肃北-敦煌、党城湾-石包城、党城湾-盐池湾等公路上设置临时交通检疫卡站，对进出肃北的车辆、人员、物资进行检疫检查。

（八）扑灭疫情，解除封锁。

对密切接触者医学观察9天，无继发鼠疫病例或疑似病例。对县医院隔离病房、污染场所和污染物进行了终末消毒，经过市卫生监督人员验收后达到疫情处理标准，指挥部提出疫区封锁解除申请，酒泉市政府报请省政府同意，由酒泉市政府宣布解除疫区封锁。

（何爱伟，席进孝，王鼎盛，徐大琴，郭丽民）

第五章　人间鼠疫处理技术

鼠疫是一种烈急性传染病，鼠疫的发生关键在于传，一旦发生人间鼠疫流行，严重威胁人民群众健康和生命安全，容易造成社会恐慌，构成突发性公共卫生事件，威胁社会公共卫生安全，影响经济发展。因此，鼠疫发生后，各级政府和有关部门迅速反应，严格分析和判定疫情，准确掌握疫情态势，采取有效控制措施，依法规范处置疫情，及时扑灭疫情，显得尤为重要。

第一节　鼠疫疫情分级

根据鼠疫发生地点、病型、例数、流行范围和趋势及对社会危害程度，将人间鼠疫疫情划分为特别重大（Ⅰ级）、重大（Ⅱ级）、较大（Ⅲ级）和一般（Ⅳ级）四级。

一、特别重大鼠疫疫情（Ⅰ级）

有下列情形之一的为特别重大鼠疫疫情（Ⅰ级）：

(1) 肺鼠疫在大中城市发生，疫情有扩散趋势。

(2) 肺鼠疫疫情波及甘肃省在内的 2 个以上的省份，并有进一步扩散趋势。

(3) 发生鼠疫菌强毒株丢失事件。

二、重大鼠疫疫情（Ⅱ级）

有下列情形之一的为重大鼠疫疫情（Ⅱ级）：

(1) 在 1 个县、市、区行政区域内，1 个平均潜伏期内（6 天，下同）发生 5 例以上肺鼠疫或败血症鼠疫病例。

(2) 相关联的肺鼠疫疫情波及 2 个以上县、市、区行政区域，并有进一步扩散趋势。

(3) 在 1 个市、州行政区域内发生腺鼠疫流行，1 个平均潜伏期内多点连续发生 20 例以上，或流行范围波及 2 个以上市、州。

三、较大鼠疫疫情（Ⅲ级）

有下列情形之一的为较大鼠疫疫情（Ⅲ）：

（1）在1个县、市、区行政区域内，1个平均潜伏期内发生肺鼠疫或败血症鼠疫病例1~4例。

（2）在1个县、市、区行政区域内发生腺鼠疫流行，1个平均潜伏期内连续发病10~19例，或流行范围波及2个以上县、市、区行政区域。

四、一般鼠疫疫情（Ⅳ级）

腺鼠疫在1个县、市、区行政区域内发生，1个平均潜伏期内病例数1~9例。

第二节　鼠疫疫情确认

一、预警分级

（1）特别重大鼠疫疫情（Ⅰ级）、重大鼠疫疫情（Ⅱ级）为Ⅰ级预警。

（2）较大鼠疫疫情（Ⅲ级）为Ⅱ级预警。

（3）一般鼠疫疫情（Ⅳ级）为Ⅲ级预警。

（4）动物间鼠疫疫情达到下列强度时为Ⅳ级预警：黄鼠疫源地流行范围≥200km²，旱獭疫源地流行范围≥1000km²；或局部地区出现动物鼠疫暴发流行，且波及县级以上城市；或动物鼠疫发生在交通便利、人口稠密地区，对人群构成严重威胁。

二、预警信息发布

（1）Ⅰ级为国家卫生健康委员会。

（2）Ⅱ级为省级卫生健康行政部门。

（3）Ⅲ级为市、州级卫生健康行政部门。

（4）Ⅳ级为县级卫生健康行政部门。

三、疫情确认

（1）特别重大鼠疫疫情（Ⅰ级）由国家卫生健康委员会予以确认。

⑵ 重大鼠疫疫情 （Ⅱ级）由省卫生健康委员会予以确认，或报国家卫生健康委员会予以确认。

⑶ 较大鼠疫疫情（Ⅲ级）由市、州卫生健康委员会予以确认，或报省卫生健康委员会予以确认。

⑷ 一般鼠疫疫情（Ⅳ级）由县、市区卫生健康委员会予以确认，或报市、州卫生健康委员会予以确认。

第三节　鼠疫疫情应急反应

一、特别重大鼠疫(Ⅰ级)的应急反应

(1)特别重大鼠疫疫情应急处理工作由国务院统一领导。国家卫生健康委接到特别重大疫情报告后，应立即组织专家调查确认，并对疫情进行综合评估，必要时，向国务院提出成立国家鼠疫应急指挥部的建议，国务院根据卫生健康委建议和鼠疫疫情处理的需要，决定是否成立国家鼠疫应急指挥部，指挥部成立后立即分工，按职责开展工作。

(2)协助和指导疫区防控工作，负责分析疫情发展趋势，提出应急处理建议报告国务院，并及时向国务院有关部门、军队相应机关通报。

(3)国务院有关部门设立临时性鼠疫处理机构，负责部门与地方政府之间的协调，开展职责范围内的应急处理工作。

(4) 疫区省、自治区、直辖市人民政府按照国务院或国务院有关部门的统一部署，结合本地实际，负责协调市（州）、县（市、区）人民政府开展鼠疫疫情的应急处理工作。

二、重大鼠疫（Ⅱ级）的应急反应

(1)重大鼠疫应急处理工作由省人民政府组织领导。根据省级卫生健康部门的建议和疫情处理的需要，省级人民政府决定成立地方鼠疫应急指挥部，迅速掌握疫情动态，确定应急工作内容，提出控制措施并组织实施；及时将疫情变化和工作进展情况报告国务院及国务院有关部门，同时向有关省（自治区、直辖市）及军队、武警等相应机关通报。

(2) 省级卫生健康部门迅速了解疫情发生的时间、地点、传染源和病例情况，确定疫情严重程度，分析疫情发展趋势，及时提出应急工作建议，负责向当地人民政府报告和通报政府有关部门，同时报国务院卫生健康委。

(3)国家卫生健康委承担协调和指导疫情处置工作，及时派遣专家，组织分析疫情趋势，提出应急处理工作建议报国务院，并抄送国务院有关部门。

(4)国务院根据疫情和疫区省级人民政府的请求，确定对疫区进行紧急支援的任务和时限。

三、较大鼠疫疫情（Ⅲ级）的应急反应

（1）较大鼠疫疫情应急处理工作由疫情发生地的市州人民政府组织领导。根据市州卫生健康行政部门的建议和疫情处理的需要，成立鼠疫应急指挥部，掌握和分析疫情动态，确定应急处理工作任务并组织实施，及时将疫情变化和工作进展情况报告省人民政府。

（2）市州卫生健康行政部门迅速了解疫情发生的时间、地点、传染源、发病情况，确定疫情严重程度，分析疫情发展趋势和提出应急工作建议，及时向当地人民政府报告，同时报省级卫生健康行政部门。

（3）省级卫生健康行政部门负责协调和指导疫情处置工作，派遣专家协助开展防治工作，提出应急处置的建议。省级人民政府根据市州级人民政府的请求，确定对疫区进行紧急支援的任务和时限。

（4）国家卫生健康委根据省级卫生健康行政部门请求，给予必要的技术和物资支持。

四、一般鼠疫（Ⅳ级）的应急反应

（1）一般鼠疫疫情应急处理工作由县级人民政府组织领导。根据县（市、区）卫生健康行政部门的建议和疫情处理的需要，县级人民政府成立鼠疫应急指挥部，组织有关部门密切配合，采取紧急处理措施，救治鼠疫病人，控制传染源，切断传播途径，做好疫区内生产、生活安排，保证疫情控制工作顺利进行。

（2）县级卫生健康行政部门和医疗卫生机构，要及时了解疫情动态，确定疫情危害程度，提出控制建议，及时向当地人民政府报告并通报当地驻军机关，同时上报市州级卫生健康行政部门。遇到紧急情况，可以同时报告省级卫生健康行政部门，直至国务院卫生健康行政部门。

（3）市级卫生健康行政部门负责协调和指导疫区控制工作，协助分析疫情趋势，提出应急工作的建议。市州级人民政府根据疫情和县级人民政府请求，确定对疫区进行紧急支援的任务和时限。

（4）省级卫生健康部门根据市州级卫生健康行政部门请求，给予必要的技术和物资支持。

五、毗邻地区的应急反应

与鼠疫相邻的地区，应根据疫情特点、发生区域和发展趋势，主动分析本地区受波及的可能性和程度，加强与鼠疫发生地区的密切联系和信息交流，做好本地区应急处理所需人员结构与物资储备，加强鼠疫监测和报告，开展鼠防宣传教育，根据上级人民政府相关部门的决定，开展联防联控和技术、物资支援。

第四节　鼠疫疫情应急处置

一、应急要求

(1) 各级疾控机构或鼠防专业机构接到疫情报告后，2h 内派出流行病调查和消杀人员快速进入现场开展疫情核实。

(2) 鼠防专业人员进入现场，通过与患者耐心沟通，打消患者恐惧心理，让患者积极配合，了解患者发病时间、地点、发病前各种活动，患者自觉症状，入院前后治疗过程，用药情况，临床体征变化，接触人员情况，必要时进行简单的体格检查，依据流行病学资料和临床表现做出初步诊断。如果患者处于昏迷状态，尽可能通过家属、陪同人员或街坊邻居详细了解患者近期活动，患病情况。

(3) 结合流行病学调查线索和临床症状及接触人员等情况做出快速风险评估报告。

(4) 一旦怀疑是鼠疫患者立即报告当地卫生健康行政部门和上级疾病预防控制中心。

(5) 高度怀疑鼠疫患者，医疗机构医护人员或疾控机构流调人员应立即采集咽拭子、静脉血、淋巴穿刺液等检测样品，立即送专业实验室检测，就地开展患者救治，如果患者救治不具备条件，立即转运患者到具备医疗救治隔离病院进行救治。

(6) 高度怀疑鼠疫疫情，县级卫生健康行政部门立即报告当地人民政府和上级卫生健康部门，县级人民政府根据疫情态势快速启动《鼠疫控制应急预案》，制订相应措施，按照部门职能分工积极开展疫情处置工作。

二、现场处置

(一) 疫情发现

各级医疗卫生机构落实首诊医生责任制，规范预检分诊、发热门诊和隔离病院建设和工作流程，一旦发现患者发热、淋巴肿大、咳嗽胸痛等症状，第一时间上报疫情。同时，疫情期间，实行 24h 值班，积极开展鼠疫监测，启动鼠疫零报告制度。

(二) 疫情核实

疾控机构和鼠防专业机构一旦接到报告，法定时间赶赴现场核实疫情信息，开展流行病学调查、采样、隔离、消毒等工作，根据疫情发展态势做出风险评估。弄清楚传染源、感染途径、造成传播的风险因素，提出科学的控制措施。

(三) 患者隔离救治

医疗机构医务人员发现疑似鼠疫患者或鼠疫患者，第一时间给疑似鼠疫患者佩戴一次性外科口罩或 N95 口罩，将患者转送到隔离病房单独隔离治疗，没有条件的医疗机构将患者隔离到相对独立的病房或发热门诊，采样后，立即进行救治。对患者污染环境或场所进行消毒。医务人员严格个人防护，细心照顾患者。

（四）实验室检测

专业人员及时将采集样本送到最近鼠疫专业实验室进行血清学和病原学及核酸检测。

（五）接触者隔离与预防性治疗

第一时间，流行病学调查，对鼠疫患者接触人员进行排查，查清接触人员基本情况，接触时间、接触方式等信息，做到一人不漏，对鼠疫患者的直接接触者、被疫区跳蚤叮咬的人、接触了染疫动物分泌物及血液者采取集中留验观察，并对他们进行鼠疫预防性治疗。

（六）应急响应级别确定及相应措施建议

本级专家评估，确定相应级别、制订措施。

（七）预警措施与应急监测

达到动物鼠疫Ⅳ级、Ⅲ级、Ⅱ级、Ⅰ级预警时，要开展人间鼠疫应急监测、群众鼠防知识宣传等，采取措施降低人群聚集地区及其周边等重点地区主要宿主动物密度及其媒介数量。

（八）控制区域划定与管理。

大小隔离圈划分与管理：原则上，必须以病例住所或所在病房为中心，对其周围可能被污染的区域，如一处庭院、一栋房子、一顶帐篷，或病例所在居室，划定小隔离圈。一般情况下，不予划分大隔离圈。如出现多点暴发疫情或出现二代病例，由突发事件卫生应急专家咨询委员会研究提出建议。大隔离圈划分范围以病例住所为中心，其所在的村（屯）、街道的一部分或全部；牧区则以病例住所为中心，其附近人员往来比较频繁地区，一般1~2km区域。原则上，不对大隔离圈内外环境进行消毒。

【交通检疫】根据《国内交通卫生检疫条例实施细则》，对进出疫区和运行中的交通工具及其乘运人员和物资进行检疫查验，具体措施为，对发现的可疑病人或疫源动物制品进行管理，并对相关车辆实施消毒。交通卫生检疫过程中，不对未发现可疑病人或疫源动物制品的车辆和人员等采取限制措施。

【疫区封锁】由于某种原因，人间鼠疫流行发展至较大规模，直接接触者较多，无法查明，出现疫情进一步扩大蔓延趋势时，由省级卫生健康行政部门组织突发事件卫生应急专家咨询委员会提出建议，报请省、自治区、直辖市人民政府决定疫区封锁范围，由鼠疫应急指挥部组织实施。疫区封锁范围禁止所有人员、车辆和可能污染货物外出，同时，根据疫情情况，限制或停工、停业、停课，停止集市、集会以及其他人群聚集活动等控制措施。

（九）尸体处置

原则上，鼠疫尸体经严格消毒包裹处理，应运至火葬场火葬，其中，在医疗机构内死亡的鼠疫病人，由医疗机构报当地公安部门后，在疾病预防控制机构（鼠疫防控专业机构）指导下，经严格消毒包裹处理，装入专用密封尸袋进行运送；在医疗机构以外死亡的鼠疫病人，由当地卫生健康行政部门会同公安、民政等有关部门组织实施。不具备火葬条件的，由当地卫生健康行政部门会同公安、民政等有关部门，在疾病预防控制机构（鼠疫防控专业机构）的协助下，经严格消毒包裹处理，予以焚烧或深埋。尸体处置期间，当地公安、民政等有关部门告知家属，严禁举行各种形式的葬礼活动。

（十）信息发布和风险沟通

根据《法定传染病疫情和突发公共卫生事件信息发布方案》（卫办发〔2006〕79 号）规定，本着“及时、公开、透明”的原则，充分利用电视、广播、报纸、网络等多种形式，开展辖区范围内鼠疫疫情信息发布工作；协调有关专家，利用公共媒体平台，开展公众答疑解惑工作，争取公众对疫情控制措施的理解和支持，稳定公众情绪，避免社会恐慌。同时，鼠疫疫情发生地卫生健康行政部门要及时向毗邻地区通报疫情和采取的控制措施。

（十一）宣传教育

疫情发生地卫生健康部门要及时组织开展以“三报、三不”为主的鼠防知识宣传教育，提高公众鼠防意识和自我保护能力。

（十二）疫情的终止与评估

各级人民政府和卫生健康部门根据《国家鼠疫应急控制预案》有关要求，做好疫情终止和评估工作。

三、特殊条件下的应急处置

上面介绍的是一般环境下鼠疫发生和流行的应急处理原则和措施。但是，在一些特殊条件下，如运行的交通工具或人群密集的公共场合，必须采取特殊的组织措施，尽可能减少疫情的扩散，降低疫情造成的损失。

（一）铁路列车

1.列车临机处置

发现鼠疫患者或受命追踪的人员发病时，由列车长负责，立即采取以下措施。

(1)发现病人后，立即通过车载通信工具或手机报告列车调度室，并通过调度室继续上报，并通报有关部门。

(2)锁闭通过门，停止旅客在各车厢之间流动。

(3)立即关闭病人所在车厢空调或通风系统。列车员应根据车厢情况和病人所处位置，适当开窗通风。尽可能不使空气由病人处流向其他旅客的方向。

(4)通过询问，尽快确定病人在发病后到达过的范围，并及时做出后续报告。

(5)第一时间，列车服务人员和病人所在车厢旅客佩戴口罩或灵活应用可取条件，加强个人防护。

2.铁路部门的应急反应

铁路调度部门接到疫情报告以后，应立即反应。

(1)立即上报铁路局及列车所在位置的省级人民政府，请求成立应急指挥部，同时将情况通报有关地方的卫生健康行政部门。

(2)指令列车前进至适合地点临时停车。停车地点应为最近的、不影响全系统运行的地点，并符合以下条件：救援队伍能够迅速到达现场；接近隔离大量人员的场所；尽可能避开人口稠密或政治敏感地区。

(3)根据列车后续报告，决定应当隔离的人员数。原则上病人所在车厢和发病后到达过的车厢中或到过病人所在车厢的旅客均应隔离观察，并将隔离观察人员数通报当地卫生健康行政部门。

(4)其后的反应由已经成立的应急指挥部指挥，铁路调度部门应根据指挥部的指令做出进一步反应。

3.列车在调度部门命令下的反应

(1)维持秩序，向旅客做出适当解释，稳定旅客情绪，不要让旅客来回走动或在临时停靠期间离开车厢。

(2)为避免列车在继续运行和临时停车等待期间，有更多的旅客受到感染，需要对旅客位置进行调整，尽可能在已经接触过病人的旅客，与还没有接触过的病人的旅客之间产生一定的距离。条件允许时，这种调整应从未接触过病人的旅客开始，动员与病人相邻车厢的旅客分散到其他车厢，使该车厢完全腾空。再将病人所在车厢的旅客，除病人和有发病迹象的旅客外，有组织地转移至已腾空的车厢中。列车员或病人到达过多数车厢的情况下，也应尽可能努力使病人与未发病的旅客间隔三排座位的距离。

(3)在没有接触过病人的各车厢中，登记所有旅客姓名、身份证号码、旅行目的地和联系方式。交接时将这部分人的资料转交目的地的卫生健康行政部门组织有关卫生人员进行随访观察。

4.病人与接触者交接

救援队伍到达后，按照以下顺序交接。

(1)首先将病人接下列车，送往隔离治疗地点。

(2)组织已确定需要隔离观察的接触者离开列车，送往隔离观察点。

(3)对已经腾空的、病人与接触者所在的车厢实施消毒并封闭。

(4)允许列车恢复运行，按照调度部门的安排继续前往目的站或返回。未与病人接触的旅客可继续旅行，交由目的地卫生健康行政部门组织有关卫生人员随访观察；已消毒的车厢到达目的站后进行清理再恢复运行。

(二) 航空班机

1.机长应急处置

(1)由机长负责，立即将发生的情况通过航空管制台报告，并上报目的机场所在人民政府。

(2)向旅客做出适当解释，防止慌乱。

(3)由于航空班机的特殊条件，一般不可能通过调整旅客座位来降低感染风险。但机长可以根据所需要的继续飞行时间，手工操作降下飞机携带的氧气罩，要求旅客通过面罩吸氧减少感染机会。这种措施可维持30min，但必须注意，氧气面罩没有逆向止流阀，因此不要让病人使用面罩呼吸。

2.航空管制部门反应

(1)任何一个航空管制台收到报告后，都必须立即转报航空管制系统、目的机场，以及目的机场所在地人民政府，请求成立应急指挥部。

(2)目的机场塔台允许航班按照正常计划在目的机场降落，但指令飞机滑行到机场中相对孤立、不影响其他航班正常起降的地点待命。

(3)根据已经成立的应急指挥部指令，执行进一步的反应措施。

3.病人与接触者的交接

(1)首先将病人接下飞机，送往隔离治疗地点。

(2)全体旅客及机组人员均需要接收隔离观察，病人离开后，组织其他人员前往隔离观察点。

(3)由消毒专业机构对飞机进行消毒后恢复运行。

(何爱伟，席进孝，王平贵)

第六章 甘肃鼠疫自然疫源地的发现与研究

众所周知，鼠疫菌在地球上存在、循环于特定生态系统（Ecosysem）的野生或家栖类啮齿动物、昆虫媒介之中，这种有鼠疫菌循环其中的生态系统称为鼠疫自然疫源地（Natural focus）（以下简称“疫源地”）。人的感染和流行归根结底是来自疫源地的野生或家栖类啮齿动物、昆虫媒介。因此发现疫源地并对其动物流行病学规律进行系统研究，不仅对揭示鼠疫菌在自然界的保存机理，认识疫源地的本质有很大的裨益，更重要的是为制订预防控制鼠疫的措施提供科学依据。

甘肃省鼠疫防治工作始于1959年，通过几代人的辛勤努力奋斗，鼠防专业人员对甘肃省鼠疫自然疫源地分布及景观特征、啮齿类与蚤蜱区系、主要宿主动物和媒介昆虫生态、鼠疫菌主要生物学性状及动物流行病学特点等进行了广泛调查研究，基本掌握了甘肃省鼠疫疫源地基本情况和动物鼠疫流行规律及影响因素，并实施分类管理，系统监测和综合治理，在有效遏制动物鼠疫流行强度、防止人间鼠疫发生和流行实践中发挥了重要的指导作用。

第一节 甘南高原草甸草原喜马拉雅旱獭鼠疫疫源地

一、发现

1959年在夏河县洒易昴、王府、油江塘自7只自毙旱獭体内分离出7株鼠疫菌，在福地从2只自毙旱獭和2匹斧形盖蚤体内分离出3株鼠疫菌。1961年6月又在碌曲县双岔公社的尕地沟从1只自毙旱獭残骸骨髓中分离出1株鼠疫菌。从而用细菌学证实了甘南高原存在喜马拉雅旱獭疫源地。

二、自然概况

甘南地处青藏高原东北边缘，东连秦陇，西接雪域，南邻天府，北与甘肃省临夏回族自治州接壤。位于东经100° 46′ ~104° 44′，北纬33° 06′ ~36° 10′，东西长360.7km，南北宽270.9km，总面积45万km^2。辖7县1市99个乡镇（街道办），合作市及碌曲、玛曲、夏河、卓尼四县为牧区，迭部县以林业为主，临潭县农牧兼营，舟曲县以农业为主。2022年5月，甘南州人民政府公告，全州有藏、汉、回、蒙、土、撒拉、保安、东乡等24个民族，总人口75.22万人，其中藏族42.72万人，占总人口的56.79%。

甘南州是青藏高原、黄土高原及其陇南山地的过渡带，境内大部分地区海拔超过3000m，地势西高东低，地貌为侵蚀构造的高原山地景观，本区大部分地区山谷较宽，地面起伏不大，山地景观有高山裸岩、草甸、灌丛、高山针、阔叶混交林及高山针叶林景观，其他广大地段主要是高山草甸和草原，农田面积不大，是甘肃的主要牧场。气候高寒阴湿，年平均气温只有4℃。高原天气多变，经常风雨骤至，昼夜温差大，日照强烈。主要景点有：拉卜楞寺、则岔、尕海风景区、郎木寺、桑科草原、贡唐宝塔、达宗湖等。植被分布与祁连山地一样，垂直变化非常明显，地理景观以亚高山针叶林、高山常绿灌丛、高山草甸草原为主。植被以禾本科的早熟禾、针毛草、披碱草，莎草科嵩草属的高山嵩草、矮生嵩草，菊科与豆科植物等为主。

三、宿主

该疫源地动物地理区划属古北界青藏区的青海藏南亚区，代表动物有羚羊、岩羊、鼠兔、旱獭、鼯鼠、高原兔、仓鼠、田鼠等。根据多年的调查，截至目前，已发现啮齿动物共34种，隶属于2目10科（亚科）20属。其具体名录如下：

兔形目：

兔科：

兔属：灰尾兔（lepus oiostolus Hodgson）、高原兔（lepus oiostolus）。

鼠兔科：

鼠兔属：西藏鼠兔（Ochtona thibetana）、间颅鼠兔（Ochtona cansus）、狭颅鼠兔（Ochtona phomasi）、达乌尔鼠兔（Ochtona daurica）、红耳鼠兔（Ochtona erythrotis）、黑唇鼠兔（Ochtona curzoniae）。

啮齿目：

松鼠科：

花鼠属：花鼠（Eutamias sibiricus）。

黄腹花松属：黄腹花松鼠（Tamiops swinhoei）。

旱獭属：喜马拉雅旱獭（Marmota himalayana）。

鼯鼠属：棕鼯鼠四川亚种（Petaurista petaurista rubicundus）。

仓鼠科：

仓鼠科仓鼠亚科

大仓鼠属：大仓鼠（Cricetulus triton）。

仓鼠属：黑线仓鼠（Cricetulus barabensis）、藏仓鼠（Cricetulus kamensis）、长尾仓鼠(Cricetulus longicaudatus)。

甘肃仓鼠属：甘肃仓鼠（Cansumys canus）。

仓鼠科鼢鼠亚科

凸颅鼢鼠属：秦岭鼢鼠（Eospalax rufescens）、罗氏鼢鼠（Myospalax rothschild）、斯氏鼢鼠（Myospalax smithi）。

仓鼠科田鼠亚科

田鼠属：根田鼠（Microtus oeconomus）。

高山䶄属：斯氏高山䶄甘肃亚种（Alticola stoliczkanus nanschanicus）、劳氏高山䶄（Alticola roylei）。

绒䶄属：苛岚绒䶄指名亚种（Caryomys eva eva）。

竹鼠科：

小鼠属：小家鼠（Mus musculus）

竹鼠属：中华竹鼠四川亚种（Rhizomys sinensis vestitus）。

鼠科：

姬鼠属：朝鲜姬鼠青海亚种（Apodemus peninsulae qinghaiensis）、高山姬鼠（Apodemus chevrieri）、黑线姬鼠（Apodemus agrarius）。

白腹鼠属：针毛鼠指名亚种（Nivivente fulvescens fulvescens）、社鼠（Niviventer confucianus）。

大鼠属：褐家鼠甘肃亚种（Rattus norvegicus socer）

跳鼠科：

五趾跳鼠属：五趾跳鼠（Allactaga sibirica）。

林跳鼠科：

蹶鼠属：蹶鼠指名亚种（Sicista concolor concolor）。

该疫源地啮齿类的优势种喜马拉雅旱獭（Marmota himalayana），其分布广泛，数量稳定。

四、媒介

该疫源地内现已调查发现媒介共71种，隶属于4总科6科22属，其中旱獭体外寄生蚤多以谢氏山蚤、斧形盖蚤为主，详见表6-1。

表6-1 甘南高原蚤类组成

总科名称	科名称	属名称	序号	种名
蚤总科	蚤科	蚤属	1	人蚤 Pulex irritans
		栉首蚤属	2	犬栉首蚤 Ctenocephalides canis
蠕形蚤总科	蠕形蚤科	鬃蚤属	3	近鬃蚤 Chaetopsylla appropinquans
			4	同鬃蚤 Chaetopsylla homoea
		蠕形蚤属	5	花蠕形蚤 Vermipsylla alakurt
多毛蚤总科	栉眼蚤科	新北蚤属	6	短指新北蚤 Nearctopsylla brevidigita
			7	鼢鼠新北蚤 Nearctopsylla myospalaca
		新蚤属	8	阿巴盖新蚤 Neopsylla abagaitui
			9	红羊新蚤 Neopsylla hongyangensis
			10	二齿新蚤 Neopsylla bidentatiformis
			11	无规新蚤 Neopsylla anoma
			12	长鬃新蚤 Neopsylla longisetosa
			13	副规新蚤 Neopsylla paranoma
			14	类新蚤 Neopsylla compar

续表 6–1

总科名称	科名称	属名称	序号	种名
			15	鞍新蚤 Neopsylla sellaris
		继新蚤属	16	窄指继新蚤 Genoneopsylla angustidigita
		纤蚤属	17	五侧纤蚤邻近亚种 Rhadinopsylla dahurica vicina
			18	近缘纤蚤 Rhadinopsylla accola
			19	腹窦纤蚤深广亚种 Rhadinopsylla li ventricosa
			20	两列纤蚤 Rhadinopsylla ioffi
		狭蚤属	21	高山狭臀蚤 Stenischia montanis
			22	多刺狭蚤 Stenoponia polyspina
			23	独狭蚤 Stenoponia singularis
			24	喜马狭蚤 Stenoponia himalayana
	多毛蚤科	多毛蚤属	25	多刺多毛蚤 Hystrichopsylla multidentata
角叶蚤总科	细蚤科	细蚤属	26	缓慢细蚤 Leptopsylla segnis
		双蚤属	27	细钩双蚤 Amphipsylla tenuihama
			28	丛鬃双蚤甘肃亚种 Amphipsylla vinogradovi gansuensis
			29	方指双蚤 Amphipsylla quadratedigita
			30	似方双蚤指名亚种 Amphipsylla quadratoides quadratoides
			31	长鬃双蚤 Amphipsylla longispina
		青海蚤属	32	宽指青海蚤 Chinghaipsylla ampliodigita
		茸足蚤属	33	结实茸足蚤 Geusibia torosa
			34	半圆茸足蚤 Geusibia hemisphaera
		额蚤属	35	圆指额蚤 Frontopsylla wagneri
			36	窄板额蚤青海亚种 Frontopsylla nakagawai qinghaiensis
			37	棕形额蚤指名亚种 Frontopsylla spadix spadix
			38	前额蚤阿拉套亚种 Frontopsylla frontalis alatau
			39	前额蚤灰獭亚种 Frontopsylla frontalis baibacina
			40	前额蚤贝湖亚种 Frontopsylla frontalis baikal
			41	奇额蚤 Frntopsylla (Profontia)ambigua fedina
			42	毛额蚤 Frontopsylla tomentosa
			43	角额蚤 Frontopsylla cornuta
			44	毛额蚤 Frontopsylla tomentosa
	角叶蚤科	倍蚤属	45	鼠兔倍蚤 Amphalius runatus
			46	卷带倍蚤指名亚种 Amphalius spirataenius spirataenius
		盖蚤属	47	昌都盖蚤 Callopsylla changduensis
			48	脆弱盖蚤 Callopsylla fraglis
			49	斧形盖蚤 Callopsylla dolabris
			50	双盖蚤 Callopsylla gemina

续表 6-1

总科名称	科名称	属名称	序号	种名
			51	端圆盖蚤 Callopsylla kozlovi
			52	里海盖蚤 Callopsylla caspius
			53	细钩盖蚤 Callopsylla sparsilis
			54	方缘盖蚤 Callopsylla waterstoni
			55	鼯鼠盖蚤 Callopsylla petaurista
			56	叉形盖蚤 Callopsylla forfica
		角叶蚤属	57	曲扎角叶蚤 Ceratophyllus chutsaensis
			58	梯指角叶蚤 Ceratophyllus dimi
			59	禽角叶蚤欧亚亚种 Ceratophyllus gallinae tribulis
			60	斜尖角叶蚤海岛亚种 C.vagabundus insularis
			61	粗毛角叶蚤 Ceratophyllus garei
			62	中华角叶蚤 Ceratophyllus sinicus
			63	宽圆角叶蚤天山亚种 Ceratophyllus eneifdei tjanschani
			64	南山角叶蚤 Ceratophyllus nanshanensis
			65	甲端角叶蚤 Ceratophyllus sclerapicalis
		巨槽蚤属	66	中华巨槽蚤 Megabothris sinensis
		单蚤属	67	不等单蚤 Monopsyllus anisus
			68	花鼠单蚤 Monopsyllus indages
		山蚤属	69	谢氏山蚤 Oropsylla silantiewi
		副角蚤属	70	屈褶副角蚤 Paraceras crispus
			71	獾副角蚤扇形亚种 Paraceras melis flabellum

五、病原

从该疫源地分离的菌株为强毒菌株，对小鼠、豚鼠的LD50为1–562个菌，生态型是青藏型。其生化特征为能分解甘油、麦芽糖和阿胶糖，脱氮阳性，产生微量硫化氢，迟缓分解乳糖，不分解鼠李糖、密二糖、尿素，不液化明胶，不形成靛基质。

六、动物流行病学

该疫源地20世纪50年代末60年代初动物间鼠疫流行猛烈，并多次波及人间。60年代后期逐渐减弱。1959~1970年从人体、旱獭、斧形盖蚤分离鼠疫菌31株。见图6–1。

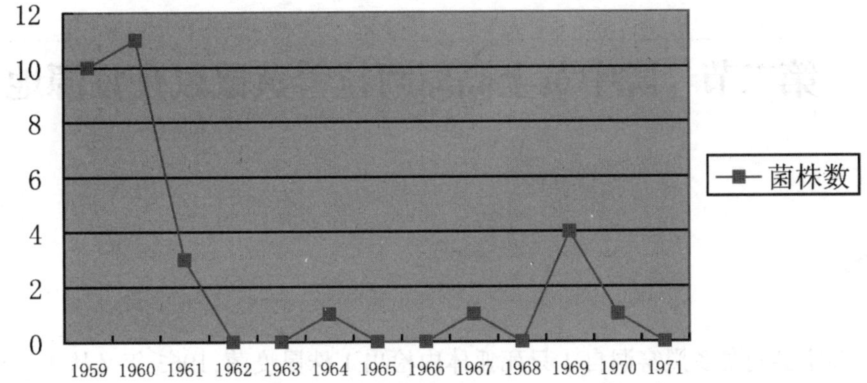

图 6–1　甘南旱獭鼠疫疫源地检菌情况

自 1970 年检出最后 1 株菌后至 2019 年再未检出菌来。但 1991 年检出 2 份 IHA 阳性血清，1998~2000 年分别检出 5 份、2 份、1 份阳性血清，最高滴度 1∶160。1999 年该疫源地的九甲、甘加、桑科出现大批旱獭死亡，检出 RIHA 阳性材料 8 份(5 份 1∶100，3 份 1∶200)。动物病流行季节与旱獭地面活动有关，主要在 4~9 月份，无明显年际变化，总的流行趋势表现为猛烈流行 – 静息 – 复燃的流行状态。

七、人间鼠疫流行

人间疫情主要发生流行于 20 世纪 50~60 年代末，病例主要分布在夏河县，其中 1950~1969 年，该疫源地内共发生 17 起人间鼠疫疫情，发病 43 人，死亡 36 人。1970~2019 年，仅 2007 年夏河县麻当乡切龙行政村加让道自然村发生疑似人间鼠疫疫情，其余年份均无人间疫情发生。

八、疫源地研究现状

甘南高原境内旱獭分布范围逐步扩大。前期采用 3S 技术建立宿主动物潜在分布预测模型，并对甘肃甘南高原鼠疫自然疫源地进行实地探查，与以往调查绘制的鼠疫自然疫源地分布图对比分析认为：甘南高原还有大面积旱獭分布区域，存在潜在旱獭鼠疫自然疫源地分布，如甘南的玛曲、临潭、迭部等县，这与 2002 年甘肃省玛曲县及其周边地区鼠疫自然疫源性调查结果一致。

通过多年的旱獭密度监测，2005~2018 年夏河县旱獭平均密度为 0.11 只 /hm^2，较 1950~1980 年的 0.29 只 /hm^2、1981~2004 年的 0.20 只 /hm^2(1142/55873)，分别减少了近三分之一、近二分之一；但仍处于鼠疫控制标准 GB 15992—1995(0.1 只 /hm^2)以上，碌曲县则处于标准以下。2005~2018 年甘南高原旱獭疫源地鼠体蚤总蚤指数为 2.92，较 1950~1980 年蚤指数 7.19(3429/477)减少了三分之一；洞干蚤总平均染蚤率为 8.74%，总蚤指数为 1.29，较 1950~1980 年总平均染蚤率 4.26%(49/1149)减少了近二分之一，总蚤指数 2.22 则增加了 1.72 倍。但 2007 年夏河县发现 1 例疑似鼠疫病人，ELISA 法检测抗体滴度为 1∶64；2002 年碌曲县检出 2 份阳性血清，以上监测资料表明该疫源地鼠疫流行处于稳定控制状态，但有重新活跃迹象，需要密切关注。

第二节 陇中黄土高原阿拉善黄鼠鼠疫疫源地

一、发现

1962年在会宁县刘寨乡黑窑洞自1只死狐体内检出1株鼠疫菌，1963年又从1只自毙阿拉善黄鼠、2只活体阿拉善黄鼠、3匹方形黄鼠蚤蒙古亚种和1匹阿巴盖新蚤分离出7株鼠疫菌。从而证实了该地区存在阿拉善黄鼠鼠疫自然疫源地。1977年又在平川区的种田、复兴自黄鼠体及阿巴盖新蚤分离出鼠疫菌，使疫源地范围扩大到2个县(区)。

二、自然概况

陇中黄土高原(甘肃黄土高原)地处黄土高原西部、甘肃省中东部，地跨7个地州市48个县(市、区)，面积约11.3 万 km² 以上。以南北向的六盘山(陇山)为界，以东为陇东黄土高原沟壑区。以西为陇西黄土丘陵沟壑区，也是黄鼠的主要分布区，其中会宁县、平川区2县共判定鼠疫疫源面积约6836.9km²，介于东经104° 29~106° 07′，北纬35° 24~36° 40′。海拔一般在1200~2500m，最高的崆峒山主峰为2850m，除个别地区，河流属黄河水系。气温：陇中黄土高原丘陵区的北部(兰州－会宁－平凉－庆阳一线以北)属温带半干旱区，年均气温6℃~9℃，年均降雨量200~500mm；南部属温带半湿润区，年均气温6℃~10℃，年均降雨量500~600mm。全区降水量由南向北迅速减少，且降水变率大。全区多年平均降水为500mm。植被覆盖存在着明显的地带性规律：陇西黄土高原北部为荒漠草原区；陇西黄土高原南部和陇东黄土高原北部为温带草原区；陇东黄土高原南部为森林草原区。植物以禾本科、蒿属和杂草为主。主要农作物有小麦、豌豆、胡麻、扁豆、洋芋、荞麦等。

三、宿主

动物区系属古北界东北亚界华北区黄土高原亚区。截至目前，已调查发现啮齿动物27种，隶属于2目10科(亚科)21属，详见表6-2。该疫源地染疫动物有阿拉善黄鼠、沙狐、猫。阿拉善黄鼠(S pelmophilus alaschanicus)是主要宿主，也是该地啮齿动物的优势种。阿拉善黄鼠最适生境是在海拔1500~2700m的低山丘陵干草原景观内栖息于荒坡、地梗、路旁和坟地等。它为穴居冬眠动物，一般于每年10月入蛰，次年3月上、中旬出蛰。3月下旬至4月上旬进入交尾期，孕期1个月，6月中旬幼鼠分居，7月数量达高峰。每年繁殖1次，每胎2~7只，平均寿命5~6年。

表 6-2　甘肃阿拉善黄鼠疫源地啮齿动物名录

目别	科别	属别	种　名(亚种名)
兔形目	兔科	兔属	中亚兔内蒙亚种甘肃亚种 Ochotona daurica annectens
	鼠兔科	鼠兔属	达乌尔鼠兔 Ochotona daurica
啮齿目	松鼠科	岩松鼠属	岩松鼠指名亚种 Sciurotamias davidianus davidianus
		黄腹花松鼠属	黄腹花松鼠 Tamiops swinhoei
		花鼠属	花鼠 Eutamias sibiricus
		黄鼠属	阿拉善黄鼠 Spermophilus alaschancus
	鼯鼠科	小飞鼠属	小飞鼠 Pteromys volans
		鼯鼠属	灰鼯鼠 Petaurista xanthotis
		复齿鼯鼠属	复齿鼯鼠指名亚种 Trogopterus xauthipes xauthipes
	仓鼠科	大仓鼠属	大仓鼠指名亚种 Tscherskia triton triton
		仓鼠属	黑线仓鼠 Cricetulus barabensis
			长尾仓鼠指名亚种 Cricetulus longicaudatus longicaudatus
			灰仓鼠伏龙之亚种 Cricetulus migratorius caestus
	仓鼠科鼢鼠亚科	凸颅鼢鼠属	中华鼢鼠 Myospalax fontanieri
	仓鼠科田鼠亚科	绒鼮属	洮州绒鼮鼠指名亚种 Caryomys eva eva
	仓鼠科沙鼠亚科	沙鼠属	子午沙鼠蒙古亚种 Meriones meridianus psammophilus
			长爪沙鼠指名亚种 Meriones unguiculatus unguiculatus
	鼠　科	小鼠属	小家鼠 Mus musculus
		姬鼠属	朝鲜姬鼠华北亚种 Apodemus peninsulae sowerbyi
			黑线姬鼠华北亚种 Apodemus agrarius pallidior
		白腹鼠属	针毛鼠指名亚种 Nivivente fulvescens fulvescens
			社鼠山东亚种 Nivivente confucianus sacer
		大鼠属	黄胸鼠指名亚种 Rattus tanezumi tanezumi
			褐家鼠 Rattus norvegicus
	跳鼠科	五趾跳鼠属	五趾跳鼠 Allactaga sibirica
		三趾跳鼠属	三趾跳鼠邵氏亚种 Dipus sagitta sowerbyi
		三趾心颅跳鼠属	三趾心颅跳鼠指名亚种 Sicista concolor concolor

四、媒介

从各种动物(主要是啮齿动物)体表及巢内共发现蚤类53种,隶属2目4总科7科24属。主要宿主动物阿拉善黄鼠体外主要媒介是方形黄鼠蚤蒙古亚种(Citellophilus tesquorum mongolicus),占黄鼠体外寄生蚤的84.86%。方形黄鼠蚤指数在黄鼠出蛰3月和入蛰前9月、10月形成季节高峰,6月还有个小高峰。其后峰是前峰的继续,对疫源地的保存和动物流行病研究有重要的意义。

其次为阿巴盖新蚤(Neopsylla abagitui),占10.96%(会宁,1999)。其他如光亮额蚤指名亚种、角尖眼蚤指名亚种、似升额蚤指名亚种则为常见蚤种。具体组成详见表6-3。

表6-3 甘肃阿拉善黄鼠疫源地蚤类名录组成

总蚤科	科别	属别	种别	宿主或采自	分布	
					会宁	平川
蚤总科	蚤科	蚤属	人蚤 Pulex irritans	人 家犬 家猫	+	+
		栉首蚤属	猫栉首蚤指名亚种 Ctenocephalides felis felis	猫	+	
		客蚤属	同型客蚤指名亚种 Xenopsylla conformis conformis	子午沙土鼠 大仓鼠 五趾跳鼠	+	+
蠕形蚤总科	蠕形蚤科	鬃蚤属	同鬃蚤 Chaetopsylla homoea	艾鼬 沙狐	+	
			近鬃蚤 Chaetopsylla appropinquans	艾鼬 狐	+	
多毛蚤总科	切唇蚤科	切唇蚤属	叶状切唇蚤突高亚种 Acaoptopsyllas lamellifer ardua	子午沙土鼠	+	
	栉眼蚤科	狭蚤属	多棘狭蚤 Stenoponia polyspina	中华鼢鼠	+	
		新蚤属	阿巴盖新蚤 Neopsylla abagaitui	黄鼠 灰仓鼠 五趾跳鼠 洞干 达乌尔鼠兔	+	+
			二齿新蚤 Neopsylla bidentiformis	黄鼠 子午沙土鼠 五趾跳鼠	+	+
			红羊新蚤 Neopsylla hongyangensis	黄鼠 花鼠	+	+
			无规新蚤 Neopsylla anoma	达乌尔鼠兔 中华鼢鼠	+	
			副规新蚤 Neopsylla paranoma	中华鼢鼠	+	
			盔状新蚤 Neopsylla galea	中华鼢鼠 子午沙土鼠	+	+
			异种新蚤 Neopsylla aliena	黄鼠 中华鼢鼠 洞干	+	
			类新蚤 Neopsylla compar	灰仓鼠 子午沙土鼠	+	+
		新北蚤属	短指新北蚤 Nearctopsylla(Neochinopsylla)brevidigita	中华鼢鼠 黄鼠	+	+
		纤蚤属	腹窦纤蚤短浅亚种 Rhadinopsylla (Ralipsylla)li murium	达乌尔鼠兔 灰仓鼠	+	+
			弱纤蚤 Rhadinopsylla(Actenophthalmus)tenella	黄鼠	+	
			两列纤蚤 Rhadinopsylla(Actenophthalmus)ioffi	中华鼢鼠		+

续表 6-3

总蚤科	科别	属别	种别	宿主或采自	分布	
					会宁	平川
			吻短纤蚤 Rhadinopsylla(Actenophthalmus)dives	达乌尔鼠兔 黑线仓鼠	+	
角叶蚤总科	蝠蚤科	蝠蚤属	印度蝠蚤 Ischnopsyllus(Hexactenopsylla)indicus	北棕蝠	+	
	细蚤科	双蚤属	尖指双蚤 Amphipsylla casis	黄鼠 中华鼢鼠	+	
			丛鬃双蚤指名亚种 Amphipsylla vinogradovi vinogradovi	达乌尔鼠兔 黄鼠	+	
			丛鬃双蚤甘肃亚种 Amphipsylla vinogradovi gansuensis	灰仓鼠	+	+
			青海双蚤 Amphipsylla qinghaiensis	长尾仓鼠 黑线仓鼠		
			细钩双蚤 Amphipsylla tenuihama	长尾仓鼠 灰仓鼠	+	+
		小栉蚤属	三角小栉蚤 Minyctenopsyllus triangularus	中华鼢鼠 黄鼠	+	
		栉蚤属	丛鬃栉叶蚤 Ctenophyllus(Ctenophyllus)hirticrus	达乌尔鼠兔	+	
		中蚤属	迟钝中蚤指名亚种 Mesopsylla hebes hebes	五趾跳鼠		+
		额蚤属	无棘鬃额蚤 Frontopsylla(Frontopsylla)aspiniformis	黄鼠 鼠、洞干 褐背地鸦	+	+
			升额蚤指名亚种 Frontopsylla(Frontopsylla) elata elata	黄鼠	+	
			似升额蚤指名亚种 Frontopsylla (Frontopsylla) elatoides elatoides	黄鼠	+	+
			圆指额蚤 Frontopsylla(Frontopsylla)wagneri	黄鼠	+	
			光亮额蚤 Frontopsylla(Frontopsylla)luculenta	黄鼠 子午沙鼠 达乌尔鼠兔 洞干	+	+
			升额蚤波蒂斯亚种 Frontopsylla(Frontopsylla) elata botis	黄鼠 子午沙鼠 达乌尔鼠兔	+	
			棕形额蚤指名亚种 Frontopslla (Frontopslla)spadix spadix	达乌尔鼠兔	+	
			前额蚤灰獭亚种 Frontopsylla(Orfrontia)frontalis baibacina	麻雀 洞干	+	+
		细蚤属	缓慢细蚤 Leptopsylla(Leptopsylla)segnis	小家鼠	+	
		眼蚤属	角尖眼蚤指名亚种 Ophthalmopsylla (Ophthalmopsylla)praefecta praefecta	五趾跳鼠 阿拉善黄鼠	+	+
			角尖眼蚤深窦亚种 Ophthalmopsylla (Ophthalmopsylla)praefeeat pernix	五趾跳鼠	+	
			前凹眼蚤 Ophthalmopsylla(Cystipsylla)jettmari	五趾跳鼠	+	
		茸足蚤属	结实茸足蚤 Geusibia torosa	达乌尔鼠兔	+	
	角叶蚤科	倍蚤属	鼠兔倍蚤 Amphalius runatus	达乌尔鼠兔 黄鼠	+	
			哗倍蚤指名亚种 Amphalius clarus clarus	达乌尔鼠兔		+
		角叶蚤属	曲扎角叶蚤 Ceratophyllus chutsaensis	褐背地鸦	+	
			梯指角叶蚤 Ceratophyllus dimi	云雀 洞干	+	

续表 6-3

总蚤科	科别	属别	种别	宿主或采自	分布	
					会宁	平川
			粗毛角叶蚤 Ceratophyllus garei	麻雀巢	+	
			禽角叶蚤欧亚亚种 Ceratophyllus gallinae tribulis	麻雀巢 洞干	+	
		单蚤属	花鼠单蚤 Monopsyllus indages	花鼠	+	
		黄鼠蚤属	方形黄鼠蚤蒙古亚种 Citellophilus tesquorum mongolicus	黄鼠 子午沙鼠 五趾跳鼠 达乌尔鼠兔	+	+
		病蚤属	端秃病蚤 Nosopsyllus(Gerbillophilus)apicoprominus	子午沙土鼠	+	
			秃病蚤田鼠亚种 Nosopsyllus (Gerbillophilus) laeviceps ellobii	子午沙土鼠		+
		副角蚤属	獾副角蚤扇形亚种 Paraceras melis flabellum	獾	+	

五、病原

分离的鼠疫菌株生态型为甘宁黄鼠型，分解甘油、麦芽糖、阿胶糖，脱氮阴性。不分解鼠李糖和密二糖。28℃条件下生长必需苯丙氨酸、甲硫氨酸、胱氨酸。半依赖甘氨酸，对亮氨酸表现为半依赖或依赖。

六、动物流行病学

该疫源地在1962~1977年共检出鼠疫菌16株，在此后的30年间，每年检菌均为阴性。但平川于1982年、1984年分别检出6份和16份阳性血清，阳性率为0.49%和1.29%；会宁于1997年发现1份阳性血清，阳性率为0.18%。血清学结果表明仍有局部鼠疫流行的可疑迹象。综合多年来的调查结果，可以认为该疫源地动物鼠疫呈间歇性流行。

第三节　河西祁连山－阿尔金山喜马拉雅旱獭疫源地

一、发现

1960年阿克塞县白沟自1只自毙旱獭体内分离出鼠疫菌1株，证实鼠疫疫源地的存在后，相继于1961年、1963年、1969年、2003年分别判定肃南县、山丹县、天祝县、肃北县、玉门市为疫源县(市)。

二、自然概况

祁连山－阿尔金山山地是中国内地通往新疆的要道。东起乌鞘岭，西至古玉门关，南北介于南山(祁连山和阿尔金山)和北山(马鬃山、合黎山和龙首山)间,沿古丝绸之路的河西走廊南侧绵延约 1000km,宽数千米至近百千米,为西北 - 东南走向的狭长平地,形如走廊,称甘肃走廊。因位于黄河以西,又称河西走廊。在构造上属祁连山褶皱系及阿尔金山断块,山脉大体呈现西北 - 东南走向,多由一些平行的山岭和山间盆地组成,地势高峻,海拔一般在 3000 ~ 4500m,4000m 以上山地终年积雪,发育现代冰川。景观类型从山顶向下依次为冰川、裸岩、高山草甸草原、山前草原、荒漠、半荒漠等。该地属高寒半干旱气候,年均温 5.8℃ ~ 9.3℃,但绝对最高温可达 42.8℃,绝对最低温为 -29.3℃,二者较差超过 72.1℃。昼夜温差平均 15℃左右,一天可有四季。年降水量 100 ~ 500mm,无霜期小于 140 天,植被良好,是主要的天然牧场。景观以高山草原和高山荒漠为主。祁连山又以玉门南山为界,划分为东、西祁连山地亚区,东、西两段的主要不同是东段有较大面积的云杉林景观,在高山地带,云杉林、高山灌丛和高山草原相互交错,随海拔升高而垂直景观明显。西段的特点是缺乏森林,地势相对较低,多为 3000m 以下的山地且较为开阔,多以高山荒漠及半荒漠景观为主。

三、宿主

祁连山地区在动物区划上归属于青藏区羌塘高原和青海藏南亚区，动物主要由高原型区系组成,截至目前,已调查发现啮齿动物共 50 种,隶属于 2 目 8 科 30 属 50 种,见表 6-4。染疫动物有喜马拉雅旱獭、灰仓鼠、小家鼠、家猫、赤狐、艾鼬、牧犬、灰尾兔等。

喜马拉雅旱獭(Marmota himalayana)是该疫源地的主要宿主动物,分布广,数量多,种群结构稳定 ,自然带菌率高(阿克塞监测点统计为 0.67%)。旱獭一般分布在海拔 2500 ~ 4200m 的范围,呈带状或岛状分布,其中以山麓平原、丘陵缓坡、阶地以及丘陵阳坡密度最高,为其最适生境。其活动受季节影响很大,是典型的冬眠动物,居住洞穴复杂,能形成稳定的小气候,一般在 3 月中旬开始出蛰,10 月中下旬开始入蛰,至 11 月全部进入冬眠,地面活动时间约 7 个月。甘肃省应用标志流放、放射性同位素标记对其活动性、迁移性进行了研究,个体最远活动范围可离居住洞 3000m(肃南皇城,1974)、栖息地相对稳定。喜马拉雅旱獭每年繁殖 1 次,通常是在出生后第 3 年开始繁殖,4 月中旬交尾,6 月中旬地面出现幼獭,胚胎子宫斑为 2 ~ 9 个,平均 5 个,一般寿命约 8 年。

表 6-4　河西祁连山 - 阿尔金山旱獭疫源地啮齿动物名录

目别	科别	属别	种　名(亚种名)
兔形目	兔科	兔属	中亚兔内蒙亚种 Lepua tibtanus tolai
			高原兔 柴达木亚种 Lepua oiostotus przewalskil
	兔科	鼠兔科属	达乌尔鼠兔甘肃亚种 Ochotona daurica annectens
			狭颅鼠兔 Ochotona　thomasi
			间颅鼠兔 Ochotona　cansus
			西藏鼠兔 Ochotona　thibetana
			大耳鼠兔指名亚种 Ochcotona　macrotis　macrotis
			红耳鼠兔 Ochotona　erythrotis

续表 6-4

目别	科别	属别	种　名(亚种名)
			高山鼠兔 Ochotona alpina
啮齿目	松鼠科	花鼠属	花鼠太白亚种 Eutamias sibiricus albogularis
		旱獭属	喜马拉雅旱獭 Marmota himalayana
		黄鼠属	阿拉善黄鼠 Spermophilus alaschancus
	鼯鼠科	鼯鼠属	灰鼯鼠 Petaurista xanthotis
		复齿鼯鼠属	复齿鼯鼠指名亚种 Trogopterus xauthipes xauthipes
	仓鼠科(仓鼠亚科)	仓鼠属	黑线仓鼠萨拉其亚种 Cricetulus barabensis obscurus
			长尾仓鼠指名亚种 Cricetulus longicaudatus longicaudatus
			灰仓鼠伏龙之亚种 Cricetulus migratorius caestus
			藏仓鼠 Cricetulus kamensis
		短尾仓鼠属	短尾仓鼠 Ccricetulus eversmanni
		毛足鼠属	小毛足鼠指名亚种 Phodopus roborovskii roborovskii
	仓鼠科(鼢鼠亚科)	凸颅鼢鼠属	秦岭鼢鼠 Eospalax rufescens
		田鼠属	根田鼠甘肃亚种 Microtus oeconomus flaviventris
			普通田鼠 Microtus arvalis
			阿尔泰亚种 Microtus arvalis obscurus
	仓鼠科(田鼠亚科)	亚洲松田鼠属	高原松田鼠 Neodon irene
			甘肃亚种 Neodon irene oniscus
		沟牙田鼠属	沟牙田鼠 Proedromys bedfordi
		黄兔尾鼠属	黄兔尾鼠普氏亚种 Eollobius luteus przewalskii
		麝鼠属	麝鼠 Ondatra zibethica
		鼹形田鼠属	鼹形田鼠哈密亚种 Ellobius tancrei tancrei albicatus
	仓鼠科(沙鼠亚科)	大沙鼠属	大沙鼠蒙古亚种 Rhombomys opmus nigrescens
		沙鼠属	柽柳沙鼠甘肃亚种 Meriones tamariscinus satschouensis
			子午沙鼠 Meriones meridianus
			长爪沙鼠 Meriones unguiculatus
		短耳沙鼠属	短耳沙鼠 Brachiones przewalskii
	鼠　科	小鼠属	小家鼠 Mus musculus
		姬鼠属	朝鲜姬鼠青海亚种 Apodemus peninsulae qinghaiensis
			黑线姬鼠华北亚种 Apodemus agrarius pallidior
		大鼠属	褐家鼠 Rattus norvegicus

续表 6-4

目别	科别	属别	种　名(亚种名)
	跳鼠科	五趾跳鼠属	巨泡五趾跳鼠 Allactaga bullata
			五趾跳鼠 Allactaga sibirica
		三趾跳鼠属	三趾跳鼠 Dipus sagitta
			邵氏亚种 Dipus sagitta sowerbyi
		五趾心颅跳鼠属	五趾心颅跳鼠 Cardiocranius paradoxus
		三趾心颅跳鼠属	三趾心颅跳鼠 Salpingotus kozlovi
			肥尾心颅跳鼠 Salpingotus crassicauda
		羽尾跳鼠属	蒙古羽尾跳鼠 Stylodipus andrewsi
		长耳跳鼠属	长耳跳鼠 Euchoreutes naso
			宁夏亚种 Euchoreutes naso alaschanicus
	林跳鼠科	蹶鼠属	蹶鼠指名亚种 Sicista concolor concolor

四、媒介

从该疫源地内各种动物(主要是啮齿动物)体表及巢内共发现寄生蚤类 107 种,隶属于 4 总科 6 科 32 属,见表 6-5。染疫节肢动物有斧形盖蚤、谢氏山蚤、腹窦纤蚤深广亚种、旱獭体虱、草原硬蜱。斧形盖蚤(Ccallopsylla dolabris)、谢氏山蚤(Oropsylla silantiewi)是喜马拉雅旱獭疫源地的主要媒介,也是旱獭主要体外寄生蚤。其数量变化随季节不同形成两个高峰,5 月份出现的高峰由斧形盖蚤促成,9 月份出现的高峰则主要由谢氏山蚤所致。谢氏山蚤和斧形盖蚤种群数量的地区分布有明显差异,在高寒草甸草原地带以斧形盖蚤为主,在较干旱的高山草原带则以谢氏山蚤占优。在甘肃地理分布上表现为由东向西斧形盖蚤逐渐减少,而谢氏山蚤逐渐增多,由此形成数量上的互补和媒介作用的替代关系。

表 6-5　河西祁连山 – 阿尔金山旱獭疫源地啮齿动物名录

总科别	科别	蚤属	种名
蚤总科	蚤科	蚤属	人蚤　Pulex irritans
		栉首蚤属	犬栉首蚤 Ctenocephalides canis
			猫栉首蚤指名亚种 Ctenocephalides felis
		角头蚤属	铁氏角头蚤 Ctenocephalides orientis
			长吻角头蚤 Echidnophaga oschanini
		武蚤属	冰武蚤宽指亚种 Hoplopsyllus glacilis profugus
		客蚤属	印鼠客蚤 Xenopsylla cheopis
			同型客蚤指名亚种 Xenopsylla conformis conformis
			族鬃客蚤 Xenops skrjabine
蠕形蚤总科	蠕形蚤科	鬃蚤属	近鬃蚤 Chaetopsylla appropinquans

续表 6–5

总科别	科别	蚤属	种名
			同鬃蚤 Chaetopsylla homoea
			圆头鬃蚤 Chaetopsylla globiceps
			杭州鬃蚤 Chaetopsylla hangchowensis
		长喙蚤属	狍长喙蚤 Dorcadia dorcadia
			羊长喙蚤 Dorcadia ioffi
		蠕形蚤属	花蠕形蚤 Vermipsylla alakurt
			祁连蠕形蚤 Vermipsylla qilianensis
多毛蚤总科	栉眼蚤科	新北蚤属	短指新北蚤 Nearctopsylla brevidigita
			鼢鼠新北蚤 Nearctopsylla myospalaca
		新蚤属	阿巴盖新蚤 Neopsylla abagaitui
			红羊新蚤 Neopsylla hongyangensis
			二齿新蚤 Neopsylla bidentatiformis
			宽新蚤 Neopsylla mana
			无规新蚤 Neopsylla anoma
			副规新蚤 Neopsylla paranoma
			类新蚤 Neopsylla compar
			盔状新蚤 Neopsylla galea
			异种新蚤 Neopsylla aliena
			鞍新蚤 Neopsylla sellaris
			棒形新蚤 Neopsylla clavelia
			近代新蚤东方亚种 Neopsylla pleskei orientalis
		纤蚤属	吻短纤蚤 Rhadinopsylla dives
			五侧纤蚤指明亚种 Rhadinopsylla dahurica dahurica
			五侧纤蚤邻近亚种 Rhadinopsylla dahurica vicina
			五侧纤蚤倾斜亚种 Rhadinopsylla dahurica declinica
			近缘纤蚤 Rhadinopsylla accola
			腹窦纤蚤深广亚种 Rhadinopsylla li ventricosa
			扁鬃纤蚤 Rhadinopsylla flattispina
		狭蚤属	多刺狭蚤 Stenoponia polyspina
			独狭蚤 Stenoponia singularis
	切唇蚤科	切唇蚤属	叶壮切唇蚤突高亚种 Coptopsylla lamellifer ardua
角叶蚤总科	细蚤科	细蚤属	缓慢细蚤 Leptopsylla segnis

续表 6–5

总科别	科别	蚤属	种名
			矮小细蚤 Leptopsylla nana
			距细蚤 Leptopsylla lauta
		中蚤属	迟钝中蚤指名亚种 Mesopsylla hebes hebes
		双蚤属	丛鬃双蚤甘肃亚种 Amphipsylla vinogradovi gansuensis
			镜铁山双蚤 Amphipsylla jingtieshanensis
			原双蚤田野亚种 Amphipsylla primaris mitis
			方指双蚤 Amphipsylla quadratedigita
			似方双蚤指名亚种 Amphipsylla quadratoides quadratoides
			长鬃双蚤 Amphipsylla longispina
			尖指双蚤 Amphipsylla casis
			短须双蚤 Amphipsylla anceps
			矩凹双蚤 Amphipsylla schelkovnikovi
			青海双蚤 Amphipsylla qinghaiensis
			矩形双蚤 Amphipsylla orthogonia
		小栉蚤属	三角小栉蚤 Minyctenopsyllus triangularus
		栉叶蚤属	丛鬃栉叶蚤 Ctenophyllus hirticrus
		茸足蚤属	无突茸足蚤指名亚种 Geusibia apromina apromina
		额蚤属	无棘鬃额蚤 Frontopsylla aspiniformis
			升额蚤波蒂斯亚种 Frontopsylla elata botis
			圆指额蚤 Frontopsylla wagneri
			光亮额蚤 Frontopsylla luculenta
			异额蚤 Frontopsylla hetera
			前额蚤灰獭亚种 Frontopsylla frontalis baibacina
		眼蚤属	角尖眼蚤指名亚种 Ophthalmopsylla praefecta praefecta
			角尖眼蚤深窦亚种 Ophthalmopsylla praefeta pernix
			短跗鬃眼蚤 Ophthalmopsylla kukuschkini
			伏河眼蚤巴里坤亚种 Ophthalmopsylla volgensis balikunensis
			前凹眼蚤 Ophthalmopsylla jettmari
			长突眼蚤 Ophthalmopsylla kiritschenkoi
		怪蚤属	曲鬃怪蚤 Paradoxopsyllus curvispinus
			长指怪蚤 Paradoxopsyllus integer
			纳伦怪蚤 Paradoxopsyllus naryni

续表 6–5

总科别	科别	蚤属	种名
			直狭怪蚤 Paradoxopsyllus stenotus
			介中怪蚤 paradoxopsyllus intermedius
角叶蚤总科	角叶蚤科	倍蚤属	哗倍蚤指名亚种 Amphalius clarus clarus
			鼠兔倍蚤 Amphalius runatus
			卷带倍蚤指名亚种 Amphalius spirataenius spirataenius
		缩栉蚤属	菱形缩栉蚤 Brevictenidia mikulini
		盖蚤属	斧形盖蚤 Callopsylla dolabris
			扇形盖蚤 Callopsylla kaznakovi
			端圆盖蚤 Callopsylla kozlovi
			里海盖蚤 Callopsylla caspius
			长鬃盖蚤 Callopsylla longispina
		角叶蚤属	短突角叶蚤 Ceratophyllus olsufjevi
			曲扎角叶蚤 Ceratophyllus chutsaensis
			梯指角叶蚤 Ceratophyllus dimi
			禽角叶蚤欧亚亚种 Ceratophyllus gallinae tribulis
			斜尖角叶蚤海岛亚种 C.vagabundus insularis
			粗毛角叶蚤 Ceratophyllus garei
			中华角叶蚤 Ceratophyllus sinicus
			燕角叶蚤端凸亚种 Ceratophyllus farreni chaoi
		黄鼠蚤属	方形黄鼠蚤蒙古亚种 Citellophilus tesquorum mongolicus
			方形黄鼠蚤松江亚种 Citellophilus tesquorum sungaris
		巨槽蚤属	扇形巨槽蚤 Megabothris rhipisoides
		单蚤属	花鼠单蚤 Monopsyllus indages
			冯氏单蚤 Monopsyllus fengi
			新月单蚤 Monopsyllus scaloni
			李氏单蚤 Monopsyllus liae
		病蚤属	秃病蚤田鼠亚种 Nosopsyllus laeviceps ellobii
			秃病蚤蒙冀亚种 Nosopsyllus laeviceps kuzenkovi
			秃病蚤指名亚种 Nosopsyllus laeviceps laeviceps
			裂病蚤 Nosopsyllus fidus
		山蚤属	谢氏山蚤 Oropsylla silantiewi
		副角蚤属	屈褶副角蚤 Paraceras crispus
			獾副角蚤扇形亚种 Paraceras melis flabellum

五、病原

该疫源地鼠疫菌生态型有两种：即祁连型和阿尔金山型。祁连型分解甘油、阿胶糖，脱氮阳性。不分解鼠李糖、麦芽糖、密二糖。而分离自阿尔金山山脉西段北麓，东经 92° 14′，北纬 38° 50′ ~39° 52′ 的阿克塞县和平、团结乡一带的阿尔金山型生化性状稳定，有独立分布区域和不同景观类型(高寒山区干草原)，自呈独立的生化型。分解甘油、麦芽糖、密二糖、阿胶糖，脱氮阳性。不分解鼠李糖。

六、动物流行病学

位于祁连山－阿尔金山地区的肃南、肃北、阿克塞和玉门，自 1960 年首次在阿克塞县检出鼠疫菌后，至 2020 年共检 2034 株，除 1979 ~ 1981 年 3 年未检出鼠疫菌外，其余年份均检出鼠疫菌，鼠疫动物病已持续流行 60 余年之久，局部地区出现暴发流行。并且大约 10 年左右出现一次高峰。该地区动物鼠疫流行强度大、范围广，季节流行呈单峰型。旱獭动物鼠疫多次波及人间，主要感染途径为直接接触染疫动物感染。这也是甘肃省重点防范的疫源地。

祁连山东段的天祝县 1963 年从一只旱獭体内分离出鼠疫菌，在此后的 50 年间既未检出鼠疫菌，也没有发现具有流行病学意义的抗体滴度，但于 2013 年在天祝县境内一牧羊犬血清检出鼠疫 F_1 抗体阳性，针对该情况尚待鼠疫防控人员后续对该地区重点关注和研究。另外，山丹县于 1963 年从灰仓鼠和小家鼠体内分别分离出鼠疫菌而判为鼠疫自然疫源地以来，经过连续多年的监测，在啮齿动物体内既未检出鼠疫菌，也没有发现鼠疫阳性血清，也就是说山丹县从判定疫源地后截至目前，一直再未发现鼠疫动物病流行的证据。

(席进孝，王鼎盛，徐大琴，王平贵，汪杰，席金恩)

第七章　甘肃鼠疫病原学研究

第一节　鼠疫菌发现与分类

一、鼠疫菌的发现

香港鼠疫属于第三次鼠疫大流行的疫情。1894 年 5 月，中国香港鼠疫大流行，流行十分猛烈，人口死亡惨重，感染者与日俱增，导致 2000 人以上丧生，成为香港开埠甚至有记录至今最多人死亡的瘟疫，香港三分之一的人口逃离香港。通过香港的国际贸易通道，在 10 年中就传到 77 个港口所在的 60 多个国家。香港爆发鼠疫后，香港政府在 5 月底即向各国求援，要求派出相关专家到港协助。6 月 12 日，日本学者罗伯特·科赫的学生北里柴三郎率装备优良、训练有素的代表团到达香港，在肯尼迪·汤(Kennedy Town)医院开始工作。6 月 14 日，北里解剖了一位鼠疫患者尸体，并在腹股沟淋巴结、血液、肺、肝和脾脏中找到了杆菌，他看到苯胺染色时杆菌两端着色，就配制了肉汤培养基并接种小鼠和别的动物，这些动物死亡，在脏器中有同样的感染。北里在香港报告了他在病死尸体及病人材料中的发现。7 月 7 日 又报告了他分离出来的微生物是鼠疫的特异性病原体。

与此同时，法国当局非常害怕鼠疫通过香港 - 北部湾之间的通道传到印度支那，派巴斯德的学生法籍瑞士人亚历山大·耶尔森(1863 ~ 1943)去香港研究该病的性质、传播条件、防治方法。1894 年 6 月 15 日耶尔森到达香港，他唯一的装备是一架显微镜和一个高压消毒锅。经英国政府允许，他在阿莱斯纪念医院旁边的空地上建立了实验室，在此，他解剖尸体，从淋巴结及脏器中分离到鼠疫菌，并对鼠疫菌做了较准确的描述：鼠疫菌为两端钝圆，两极浓染革兰氏阴性小杆菌，接种到琼脂培养基上，产生一种透明、白色、有花边的菌落；在肉汤中培养液透明，在试管壁或管底有块状菌落沉淀。此后，耶尔森做了关于鼠疫流行病学、临床特征、病理学、细菌学、感染实验及免疫学观察。并将其获得的结果刊登于 7 月 30 日出版的巴斯德研究所年报纪要中。同年 9 月又将此菌命名为鼠疫杆菌。

1901 年，北里氏将他发现的细菌命名为鼠疫巴斯德菌。1903 年，当将北里和耶尔森两人分离的菌株进行比较研究时，发现两位学者所分离的是同一种细菌，即鼠疫菌。

关于鼠疫菌究竟是谁发现的，一直备受争论。1973 年，中国著名学者伍连德曾对此问题做如下确切结论：“鼠疫菌的首先描述归于北里，而最初比较详细又准确说明的是耶尔森。”

二、鼠疫菌的分类

鼠疫菌在细菌学分类上的位置，自从该菌发现以来变化比较大。鼠疫菌最初称为鼠疫菌（Bacterium Pestis），1900 年后改称为鼠疫杆菌（Baeiccus pestis），1919 年佰杰(Berger)细菌鉴定表中，把鼠疫菌划归在巴斯德（Pasteurella）菌属并命名为鼠疫巴氏菌（Pasteurella pestis），1970 年国际生物命名委员会决定将鼠疫菌（Yersinia Pestis）列为真菌目(Order Eubacteriales)，肠杆菌科，耶尔森菌属，鼠疫耶尔森氏菌。

1974 年修订的《佰杰细菌鉴定手册》第八版将鼠疫菌、假结核菌和小肠结肠炎菌等十余种细菌归于肠杆菌科、耶尔森氏菌属。该菌属列入的致病病菌还有假结核耶尔森菌（Yerseinia pseudotubercolosisi）和小肠结肠炎耶尔森菌（Yersinia entercolita）。条件致病或非致病性的耶尔森菌有：弗氏耶尔森菌（Y.ferderiksenii）、中间耶尔森菌（Y.intermedia）、克氏耶尔森菌（Y.kristensenii）、伯氏耶尔森菌（Y.bercovieri）、莫氏耶尔森菌（Y.aretii）、罗氏耶尔森菌（Y.rohdei）、阿氏耶尔森菌（Y.aldovae）、鲁氏耶尔森菌（Y.ruckeri）。

1980 年 Bercovier 等利用 DNA 杂交及 G+C（鸟嘌呤 + 胞嘧啶）含量两个分子水平的方法，对假结核菌、鼠疫菌、小肠结肠炎菌进行仔细研究，结果显示鼠疫菌和假结核菌无论是 DNA 杂交试验或 G+C 含量都看不出种间水平的差异。因此 Bercovier 等认为两者应属于同一种的两个亚种。由于假结核菌命名在先，因此鼠疫菌应属于假结核菌的一个亚种。学名应为假结核菌鼠疫亚种，而假结核菌的学名应为假结核菌指名亚种。这两个新的命名得到分类细菌学国际委员会认可。但 Bercovier 等也考虑到虽然从自然分类角度，上述新命名是正确的，但从医学角度来看，两者对人的致病率、传播方式、临床症状等都有很大差异，因此主张沿用鼠疫菌的分类学名：鼠疫菌（Y.pertis）。

1983 年 Williams 也提出警告：如对鼠疫菌和假结核菌使用新的命名，则应避免任何形式的编号，更不能漏掉亚种名称，以免造成培养物的使用、运送、转让过程中的不测事件的发生。鼠疫防控人员也认为鼠疫菌的学名，从学术角度沿用统一的鼠疫菌（Y.pertis）为稳妥。

2002 年中国卫生部疾病控制司出版的《鼠疫防治手册》将鼠疫菌的微生物分类归属为：细菌域，绿菌门，原生菌纲，肠杆菌目，肠杆菌科，耶尔森氏菌属，鼠疫耶尔森氏菌。目前国内外学者习惯称鼠疫菌（Y.pertis）。

第二节　鼠疫菌生物学特性

一、形态与染色

典型的鼠疫菌为两端钝圆、两极浓染的短小杆菌。菌体长 1 ~ 2μm，宽 0.5 ~ 0.7μm，有荚膜，无鞭毛，无芽孢。易被普通苯胺染料着色，革兰氏染色阴性，用魏申氏（Wayson）或吕弗勒氏（Loeffer）碱性美兰染色，两极浓染明显，菌体中间不着色，似“别针”样。鼠疫菌被两极浓染的原因，一般解释是由于原浆分布不均，菌体两端原浆较浓厚，以致细胞中遗留空泡不易着色。也有认为是由于鼠疫菌具有坚固的荚膜，内含水分将菌体本质压缩至两端，或者说两端有易着色的小颗粒，故而呈现两极浓染。鼠疫菌虽有其典型形态和染色特征，但变形杆菌、大肠杆菌、假结核菌、结肠炎菌、鼠伤寒沙门氏菌等也有类似形态。所以镜检形态仅仅是其特征之一。死于鼠疫的新鲜动物内脏涂片，一般分散存在，偶尔成双或呈短链状排列，可见吞噬细胞内外典型的菌体。鼠疫患者血液、淋巴、脏器涂片，菌体膨大成球形。3%NaCl琼脂培养基培养鼠疫菌涂片，菌体成明显多形性，有球形、杆形、哑铃型等。

二、培养特性与营养需求

鼠疫菌为需氧或兼性厌氧细菌，通常在赫氏培养基上能很好发育。鼠疫菌最适生长温度28℃～30℃，在0℃～45℃也能生长。人工培养基最适pH为6.9～7.1，pH为5.8～8.0时也能生长。最适合氧化还原电位(Eh)在100～150mV，但大量接种时，在20～350mV亦能生长。

鼠疫菌在普通琼脂培养基上28℃培养16h左右形成初级菌落。鼠疫菌的初级菌落具有较明显的特征。在显微镜低倍镜下观察，可见薄片状玻璃样菌落，有的形容为锤子敲击后的金属表面图像(反光现象)。鼠疫菌经过24～48h培养后，可以形成直径0.1～0.2mm、圆形、中心突起、透明、淡灰色的菌落。光学显微镜下可见菌落中心呈黄褐色，有粗糙颗粒，呈小丘状突起，边缘有宽窄不等、薄而透明的锯齿状花边。

普通琼脂培养基上37℃培养时，则菌落湿润、黏稠。孵育4～5天后菌落增大，直径达4mm，不透明，中心成灰黄色，边缘半透明而带灰白色，较久的菌落用肉眼观察，中心较紧密，色亦较暗，不透明，边缘较薄而透明。显微镜下可清楚看到薄而透明不整齐的花边分布在菌落凸出部位的周围，菌落中心有粗糙或呈小丘起伏状，呈黄色或黄褐色。

在优质的基础培养基中加入能刺激鼠疫菌生长的刺激剂又可以抑制其他细菌生长的物质的培养基，称为选择敏感培养基，如龙胆紫溶血培养基、龙胆紫血液琼脂培养基和龙胆紫亚硫酸钠培养基等。鼠疫菌在0.025%亚硫酸钠+1%溶血琼脂培养基上，培养2～6h，其压印标本可见分裂增殖的菌链，如“绳头状”“蚯蚓状”，随着培养时间延长，增长的菌链盘绕成“绳结状”“斗笠状”等，逐步形成小菌落，14～16h，显微镜观察，菌落还未形成隆起的暗色中心，呈发亮的平板状，即所谓的玻璃状。这种形态是鼠疫菌初期发育特有的，在鼠疫菌诊断中有一定的鉴别意义。

鼠疫菌在血平板上花边很小或无花边。鼠疫菌在肉汤中发育良好，肉汤表面形成白色环状薄膜及絮状沉淀，肉汤仍然透明。培养4～5天后有丝状物下垂于透明肉汤内，似钟乳样落入管底部呈絮状沉淀。鼠疫菌在半固体穿刺培养时，鼠疫菌沿穿刺线和琼脂表面生长。表面形成菌苔，深部沿穿刺线成冰花样。在37℃琼脂斜面上培养时，在培养基表面形成灰白色菌苔，较黏稠，不易用生理盐水制成均匀的菌悬液。鼠疫菌不液化明胶，在该培养基上生长良好，表面形成薄膜，沿穿刺线发育，呈现许多小的羽毛球凸起，如松树枝状。在3%NaCl琼脂培养基上生长缓慢，细菌成退行性变。

鼠疫菌不能从简单的无机盐合成复杂的原生质，是典型的异养菌，必须供给多种有机物，其中最基本的是氨基酸、糖类、金属离子和维生素。氨基酸和糖类是鼠疫菌生长的氮源和碳源。金属离子主要有铁(Fe^{3+})、钙(Ca^{2+})、镁(Mg^{2+})、锶(Sr^{2+})、磷(P^{2+})等等，其中铁(Fe^{3+})、钙(Ca^{2+})更为重要。血红素、辅酶、硫胺素和烟酰胺主要为刺激生长作用。各国学者和甘肃省鼠防人员对鼠疫菌的营养需求做了大量研究，大家认为：鼠疫菌对营养需求由于培养温度不同而有差异。在28℃培养时必需的氨基酸是苯丙氨酸、甲硫氨酸和胱氨酸，缬氨酸、异亮氨酸和甘氨酸可作为生长刺激剂。在37℃培养时，培养基中必须含有丙氨酸、亮氨酸、丝氨酸、苏氨酸等等。另外，培养基的 pH 值对鼠疫菌也有很大影响。鼠疫菌的营养需求与宿主种类、地理分布有关，自然疫源地宿主不同，鼠疫菌的营养需求不同。即使同一宿主在不同的地理区域，鼠疫菌的营养需求也有差异。但宿主和地理区域相同的鼠疫菌株，在营养需求上也有差异。因此，鼠疫菌的营养需求与宿主、地理分布存在比较复杂关系。

三、生化特性

鼠疫菌具有很弱的水解性，它没有分解蛋白质为生长时必需的氨基酸和蛋白胨的能力。鼠疫菌不液化明胶，不形成靛基质，甲基红反应阳性 V-P 反应阴性，大部分不分解尿素，大部分鼠疫菌能还原硝酸盐，能形成少量硫化氢。硝酸盐还原、氨的形成和能否发酵甘油等指征曾作为鼠疫菌分型的重要依据。鼠疫菌能分解很多碳水化合物（糖、醇、甙类），构成细菌的有形成分和能源，只产酸不产气。在这些糖醇类中，以阿胶糖、麦芽糖、密二糖、甘油在鼠疫菌的鉴定、鉴别和分型上才有重要意义。

四、抗原构造和毒力决定因子

（一）抗原构造

鼠疫菌的抗原结构复杂，至少 18 种。目前公认的鼠疫菌特异性抗原，有荚膜抗原（FI）、鼠疫菌素、鼠毒素 3 种.目前研究证明，鼠疫菌感染过程中刺激机体，产生保护性抗体的抗原是鼠疫菌 FI 抗原和 V/W 抗原。另有外膜蛋白（Yops）成分也参与机体对鼠疫菌的免疫应答。还有能诱导机体产生相应抗体的其他抗原成分，如 PH6 抗原、鼠毒素（MT）、脂多糖（LPS）、纤维溶酶原激活蛋白（Pla）、血浆凝固酶等。

【FI 抗原】 由 65×10^6 质粒编码，构成鼠疫菌的荚膜结构，是一种糖蛋白，分子量为 20 000～50 000，存在于鼠疫菌荚膜封套中，以抵抗嗜中性和单核细胞的吞噬。鼠疫菌在 37℃生长时产生 F1 抗原，在 28℃生长时产生较少，在蚤体内增殖的鼠疫菌，即在周围温度环境下，通常不形成荚膜。F1 抗原是鼠疫菌特异性抗原，人和宿主动物感染鼠疫后可产生高滴度的 F1 抗体，一般 5~7 天产生抗体，15 天达到高峰，维持一定时间后抗体滴度下降，抗体维持的时间短则数月，长则数年。

【V/W 抗原】 由 45×10^6 质粒编码，V 抗原为可溶性抗原，存在于鼠疫菌细胞质中，V 抗原分子量为 9000 的蛋白质，而 W 抗原，位于菌体表面，和 V 抗原总是同时出现，分子量是 145 000 的脂蛋白。检查鼠疫菌的 V/W 抗原的方法，是在含草酸镁的乏钙培养基上培养。毒菌株具有 V/W 抗原，在 37℃不生长，无毒株则能生长。实验证明：V/W 抗原具有抗吞噬、形成局部肉芽肿以及促进赋予鼠疫菌在细胞内生长繁殖等作用，与细菌侵袭力有关，也是重要的毒力成分。V 抗原可相对抑制 IFN-y 和 TNF 的产生，从而抑制免疫作用。

【鼠疫菌素 I（PstI）】 由 6×10^6 质粒编码，是一种单聚体蛋白质，分子量 65 000，分布在鼠疫菌的细胞浆中，鼠疫菌素 I 含有 17 种氨基酸，不有半胱氨酸。对热不稳定，保存于 -20℃才能维持其活性。具有 N－乙酰氨基葡萄糖苷酶活性。除苏联个别的鼠疫自然疫源地鼠疫菌不产生鼠疫菌素 I，世界绝大多数鼠疫自然疫源地分离的野生型鼠疫菌都能产生鼠疫菌素 I。目前为至，中国分离出的 8767 株野生型鼠疫菌中，仅仅发现两株不产生鼠疫菌素 I 的野生型鼠疫菌。

【PH6 抗原和抗原 4】 是哺乳动物体内（35℃～37℃），局部酸化的微环境中（pH6.0），如巨噬细胞溶酶体或脓肿中，由细菌染色体DNA编码的一种表面蛋白(菌毛结构)。PH6抗原结构基因Psa位于DNA的0.5kb区，PsaB、PsaE和ORF4是合成PH6抗原的必要的附属区，调节PH6抗原的合成。对热不稳定，56℃，30min丧失活性。PH6抗原是鼠疫菌一种主要的毒力因子，具有介导黏附和抑制吞噬等作用。抗原4是一种蛋白质，对家兔有很高的抗原性。抗原4与形成平滑型菌株有关，并确定能形成稳定的菌悬液。没有抗原4的菌株为粗糙型。

【外膜蛋白 Yop】鼠疫菌具有多种外膜蛋白，共同构成外膜抗原，目前已知的Yop基因均由65×10^6质粒携带，通常在37℃宿主体内选择性合成Yop，这些蛋白能够促进细菌在宿主体内扩散，抵抗吞噬作用，并且具有细胞毒性等作用。YopE是耶尔森菌毒力所必需的一个决定体，YopE突变的菌株经口及腹腔途径感染时对小鼠是无毒力的，而静脉接种时则有毒力。YopE对体外培养的HeLa细胞，小鼠腹腔巨噬细胞均可引起细胞毒反应，并影响病原体抗吞噬作用的能力。YopH也是一种必需的毒力决定体，它使细菌能够抵抗吞噬细胞的吞噬作用，同时YopH具有酪氨酸磷酸酶的活性，可以引起宿主蛋白的去磷酸化，进而干扰宿主生理功能的调节过程。YopM与人血小板糖蛋白(G P I b a)具有同源性，具有抑制血小板凝集，使细菌在宿主体内扩散的作用。

(二) 毒力因子

鼠疫菌具有在细胞外传播，在细胞浆和组织液间增殖和能在宿主细胞质和吞噬细胞中生长的特殊机制。Brobaker(1979)给毒力决定体下的定义是:调节适应宿主微小环境相应反应的细菌细胞结构和酶系统。Burrows(1958、1962、1963)在研究鼠疫菌的毒力和抗原结构与鼠疫菌所表现的某些特征之间的关系时，提出鼠疫菌毒力多源性的理论。这个概念的实质在于鼠疫菌的毒力和其某些性状有关系，毒力是鼠疫菌某些性状的综合表现。产生荚膜抗原(Fra1+)、毒力抗原(VW+)的存在以及是否依赖外源性Ca^{2+}，在氯化血红素培养基上形成色素的能力(Pgm+)，有无产生鼠疫菌素I(PstI)的能力等等。均认为是与毒力有关的性状，并把这些性状称为毒力因子。鼠疫菌具有FI、V/W、Pgm、PstI四个重要毒力因子被普遍认可。国内外学者研究发现，鼠疫菌在体内的侵袭和毒力与6MD、45MD、65MD的3种质粒及染色体编码的IrP2基因、PH6抗原有关。其中6MD质粒上依次排列着3个分立的基因，即鼠疫菌素耐受(Pim)、鼠疫菌素(Pst)和凝固酶及胞素原浆活化因子(Pla)。45MD质粒编码Lcr反应的一系列调节基因，介导了在37℃，Ca^{2+}离子缺乏培养基上鼠疫菌分裂繁殖停止，而选择性合成Yops基因编码的10种外膜蛋白和V抗原。65MD质粒编码了FI抗原及鼠毒素。野生型的鼠疫菌Pgm表型的丢失，伴随染色体高频率删除的发生，大约在染色体上丢失了100kb的片段。至少编码8种多肽，Pgm表型与蚤体内鼠疫菌的存活及其菌栓的形成有关。其中染色体编码的IrP2基因与3种致病性耶尔森菌的毒力有关。PH6抗原是有染色体上4232bp的区域编码的，有4个ORF组成。PH6抗原的表达与鼠疫菌在巨噬细胞内的存活繁殖有关。因此，在研究鼠疫菌毒力方面，毒力决定因子是一个很重要的指标，但在这方面还有很多问题尚不清楚，有待进一步研究。

五、物理特性

鼠疫菌的存活时间与环境湿度、温度等因素密切相关。鼠疫菌在干燥条件下容易死亡，将鼠疫菌涂在玻片上，28℃~30℃时经4天死亡，在痰中经1个月死亡，在亚麻布上血迹中于室温下经4天死亡，30℃以上时仅生存6天。鼠疫菌在污染的衣物上可存活数星期。于皮毛上在14℃~28℃下可存活17~18天。紫外线和日光对鼠疫菌有强烈的杀灭作用，日光直射下 2h 可以杀灭。

鼠疫菌在低温环境下不易死亡。-30℃仍可以存活，在冰冻的尸体中可存活 5~12 个月。

鼠疫菌对高温相当敏感。在 160℃干热条件下耐受 1min，145℃，5min，100℃，1min，液体中煮沸数秒即可死亡。

鼠疫菌对化学消毒剂敏感。通常 5%来苏尔 3~5min 杀死，0.5%石炭酸 10~15min，5%石炭酸需要 3min，1%升汞需要数分钟，25%醋酸需要 20min。对鼠疫菌消毒效果较好的消毒剂还有漂白粉、新洁尔灭、二氧化氯、过氧乙酸、甲醛及环氧乙烷等。

一般认为磺胺类药物对鼠疫菌只有抑制作用，而无杀灭作用。对鼠疫菌有杀菌和抑菌作用的抗生素有：链霉素、四环素、卡那霉素、庆大霉素、氯霉素、环丙沙星等。实验证明：大蒜、葱、中药浸液等对鼠疫菌有一定杀菌、抑菌作用。

有些细菌，如葡萄球菌、大肠杆菌、变形杆菌等对鼠疫菌有一定拮抗作用，在变形菌、大肠杆菌和其他腐败菌繁殖的材料中很快死亡。

第三节 鼠疫菌生物分型和生态分型

在生物学中，种是最基本的分类单位。不同菌株间存在系统差异，可以建立种下分类单位，如亚种、变种等。由于建立这种种下分类单位没有公认标准，目前习惯把细菌的种下分类单位称为型。细菌的型别特征，可以帮助我们追溯感染来源，理解其在自然界的存在条件，追寻其与其他种类生物之间的关系，判断其致病力或免疫特征。甚至追踪其进化过程中的亲缘关系。因此，和其他细菌一样，鼠疫菌的分型一直是鼠疫细菌学研究的重要方面。

一、生物型

1951 年 Devignat 根据鼠疫耶尔森菌酵解甘油和生成亚硝酸盐的能力不同将鼠疫菌分成古典、中世纪和东方 3 个生物变种。甘油降解和脱氮阳性的鼠疫菌称为古典变种（Antiqua），甘油降解和脱氮阴性的鼠疫菌称为中世纪变种（Mediaevalis），甘油不降解而脱氮阳性的鼠疫菌称为东方变种（Orientalis）。

后来研究发现，来自内蒙古布氏田鼠的 91001 株及其他田鼠来源的菌株不酵解阿拉伯糖，上述三种生物变种全部酵解阿拉伯糖，因此，将原来属于中世纪变种菌株的田鼠菌株划分为一个新的生物型——

表 7-1 鼠疫耶尔森菌生物型

生物型	甘油	脱氮	阿拉伯糖
古典型	+	+	+
中世纪型	+	−	+
东方型	−	+	+
田鼠型	+	−	−

田鼠型(Microtus)。至此,根据对甘油、硝酸盐和阿拉伯糖的代谢能力,鼠疫菌分成4个生物型(见表7-1)。

方喜业等在研究中国鼠疫疫源地时,依据鼠疫菌的脱氮作用,对甘油、鼠李糖、阿胶糖、麦芽糖、密二糖的酵解能力等指标将中国鼠疫菌分为10个生物型(见表7-2)。

表7-2 中国鼠疫菌的生物型与生化特征

生物型	生化特征						菌株数
	脱氮	鼠李糖	甘油	阿胶糖	麦芽糖	密二糖	
ⅡB	+	+	−	+	+	−	679
ⅡD	+	+	−	+−	−	−	59
ⅥB	−	+	−	+	+	−	10
ⅡA	+	+	−	+	+	+	11
ⅤA	−	+	+	+	+	+	3
ⅠB	+	+	+	+	+	−	3
ⅠA	+	+	+	+	+	+	2
ⅠD	+	+	+	+	−	−	1
ⅢB	+	−	+	+	+	−	1
ⅥA	−	+	−	+	+	+	1
合计							770

注:+阳性;−阴性;+(−)大部分菌株阳性;−(+)大部分菌株阴性;+−一些菌株阳性,一些菌株阴性。

二、生态型

中国有12种类型的鼠疫疫源地。在不同的地理景观内,鼠疫的宿主和媒介各有不同,鼠疫菌的致病力和生物学特性也明显不同。

中国纪树立等对11个省分离的418株鼠疫菌进行糖醇(鼠李糖、甘油、密二糖等)酵解、脱氮、营养型、聚丙烯酰胺凝胶蛋白电泳分析,Pgm+到Pgm−的突变率、内毒素含量、FI抗原含量、PstI产生及对PstI敏感性的差异以及在离体人血清中生长速率等项指标的试验研究后,将中国鼠疫菌分成5个群(A、B、C、D、E群),17个生态群。1997年和2005年分别发现了青藏高原青海田鼠和准格尔盆地大沙鼠鼠疫疫源地,由于分离鼠疫菌某些生物学形状存在一定差异,可以形成相应生态型,从而使得目前中国鼠疫菌生态型增加到21个生态型(见表7-3)。21个生态型各有特定的地理位置,分离鼠疫菌对人的侵袭力、致病力各有不同。喜马拉雅旱獭分离鼠疫菌对人的侵袭力和致病性最强,青海田鼠和布氏田鼠分离鼠疫菌对人侵袭力和致病性最弱。

生态型的划分揭示了鼠疫菌、主要宿主及地理环境的关系,初步阐明了鼠疫菌种下分类的生态学和流行病学意义,对鼠疫防控策略制订具有重要指导意义。

表 7-3　中国鼠疫菌生态型特点

生态型	糖酵解			营养型	Pgm+突变 Pgm-(%)	蛋白电泳型	内毒素含量（ng）
	阿胶糖	密二糖	麦芽糖				
（A 群：甘油+ 鼠李糖- 脱氮+ Pstl 产生 Pstl 不敏感）							
祁连山型	+	–	62.5%–	Phe–	>85	II	>7.2
青藏高原型	+	–	+	Phe–	>85	II	>7.2
冈底斯山型	–	–	–	Phe–	>85	II	>7.2
帕米尔高原型	+	不稳定	+	Phe+	>85	II	<7.2
松辽平原 A 型	+	0	+	Phe+	>30	III	<7.2
松辽平原 B 型	+	0	+	Phe+	>20	VIII II	<7.2
滇西纵谷型	+	–	–	Phe–	>75	III	<7.2
准格尔盆地 C 型	+	+	+				
（B 群：甘油+ 鼠李糖- 脱氮- Pstl 产生 Pstl 不敏感）							
昆仑山 A 型	+	–	+	Ile– Glu–	100	II	<7.2
黄土高原 A 型	56.64%	–	+	Leu– Phe–	<50	IV	<7.2
黄土高原 B 型	+	–	+	Phe+	>80	III	<7.2
鄂尔多斯	+	⊕	–	Trp–	>75	II	<7.2
准格尔盆地 A 型	+	85.7%	+				
（C 群：甘油+ 鼠李糖+ 脱氮+ Pstl 产生 Pstl 不敏感）							
北天山东段型	+	+	+	Trp– Thr–	<30	V	<7.2
北天山西段 A 型	+	+	–	Phe+	0	IV	<7.2
北天山西段 B 型	+	+	+	Trp–	0	IV	<7.2
准格尔盆地 B 型	75%–	+	+				
（D 群：甘油+ 鼠李糖+ 脱氮- Pstl 产生 Pstl 敏感或不敏感）							
锡林郭勒高原型	–	+	+	Arg–Leu–	0	I	<7.2（Pstl 敏感）
川西北高原型	–	+	+	Arg–Leu–			
昆仑山 B 型	+	+	+	Ile–Glu–		II	<7.2（Pstl 不敏感）
（E 群：甘油- 鼠李糖- 脱氮+ Pstl 产生 Pstl 不敏感）							
滇闽居民区型	+	–	+	Glu– Phe–	100	VI	<7.2

注："+"表示酵解或敏感，角码"+"表示不依赖。"–"表示不酵解或不敏感，角码"–"表示依赖。"⊕"表示迟缓酵解（72h 以上）

三、甘肃鼠疫菌生化分型

20世纪90年代，甘肃省段永明等学者根据甘肃省历年分离于不同年代、不同地区，不同宿主、不同媒介的827株（包括从人体分离的）鼠疫菌进行了生化特征的实验观察，初步分析了甘肃鼠疫菌的分型、分布及其流行病学特征，他们依据鼠疫菌对甘油、鼠李糖、麦芽糖、蜜二糖、阿胶糖及脱氮等6项指征的差异，将甘肃鼠疫菌分有甘宁黄鼠型、阿尔金型、祁连型和青藏型（见表7–4），所有菌株对松三糖、木胶糖、乳糖、蔗糖及水杨素等糖醇酵解无差异，对麦芽糖和糊精的酵解能力基本一致。其中甘宁黄鼠型相当于国际上的生物分型“中世纪型”，阿尔金型、祁连型和青藏型相当于“古典生物型”。阿尔金型分解密二糖，脱氮阳性，来自阿克塞团结和安南坝一带，分布于东经92° 14′ ~94° 14′ ，北纬38° 50~39° 52′ ，属于高寒山区干旱草原。该型菌生化性状稳定，有独立的分布区域，自成独立型。同时，对人间鼠疫菌株的毒力进行了测定，青藏型菌株毒力LD50<5~631个菌，祁连型菌株毒力LD50为16~100个菌。而甘宁黄鼠型菌株毒力LD50<5~2818个菌。

不同生化特性的鼠疫菌株，都有一块各自相对独立的分布区（见表7–5，见图7–1），而且菌株在分布区内占有一定数量，界线清楚，且有规律性。青藏型菌株是甘肃省鼠间鼠疫流行的主要菌株，分布范围极广，几乎遍布整个喜马拉雅旱獭鼠疫自然疫源地，数量最多。而祁连、阿尔金2型分布范围局限，数量亦少。甘宁阿拉善黄鼠型菌株仅见于会宁、平川区两地。河西地区喜马拉雅旱獭鼠疫自然疫源地自西向东划分阿尔金型、青藏型和祁连型鼠疫疫源地，各疫源地都有特定的鼠疫菌分布，两个菌型交错地带出现菌株移行重叠。如阿尔金型主要集中分布于阿克塞的安南坝，菌型占绝对优势，达100%。与安南坝相邻的团结一带则与青藏型菌株重叠。在肃南西水带出现青藏型与祁连型菌株重叠，祁连型占优势。肃南祁青、镜铁山以及肃北、阿克塞、夏河所检出的全部鼠疫菌中均未获得一株祁连型菌株。足以说明，各个不同生化特性菌型的独立性和地域分布具有明显界线。

从几个主要疫区内鼠间鼠疫流行趋势分析，青藏型菌在动物间流行比较猛烈，常呈急性暴发，强度大，波及范围广，例如肃北石包城于1972年旱獭间鼠疫暴发流行，约4万hm^2面积内仅从染疫旱獭体内检菌128株，其后数年虽有发生，但多为散发，数量较少。至1983年又在毗邻的别盖、好不拉发生较大流行，从自毙旱獭检出鼠疫菌62株。然而祁连型在动物间流行不像青藏型那样猛烈，但流行频度高。据肃南1982~1988年检菌资料统计，7年中动物间鼠疫从未间断，每年均从宿主检出该型鼠疫菌。阿尔金型在动物间的流行特点不同于以上2型，年际流行周期短，间歇期较长，但无明显规律。

表7–4　甘肃省鼠疫菌生化分型

分离年代	主要宿主	菌株数	生化特征						生化型
			甘油	鼠李糖	麦芽糖	密二糖	阿胶糖	脱氮	
1963~1988	喜马拉雅旱獭	671	+	–	+	–	+	+	青藏型
1965~1988	喜马拉雅旱獭	115	+	–	–	–	+	+	祁连型
1964~1988	喜马拉雅旱獭	26	+	–	+	+	+	+	阿尔金山型
1962~1977	阿拉善黄鼠	15	+	–	+	–	+	–	甘宁黄属型

注：+是酵解或阳性，–是不酵解或阴性。

表 7–5　甘肃鼠疫菌生化型地理分布

菌　型	地　　点	主要宿主	主要媒介	植被类型
阿尔金型	阿克塞:安南坝、团结、当金山口	喜马拉雅旱獭	长须山蚤、斧形盖蚤	高山干旱草原
青藏型	夏河:甘加、九甲 肃南:大河、康乐、大岔、祁青、寺大隆、镜铁山 肃北:石包城、别盖、鱼儿红、先锋、哈什哈尔 阿克塞:团结 山丹:军马三厂	喜马拉雅旱獭	斧形盖蚤、长须山蚤	高寒草甸 高山草原
祁连型	肃南:西水、大河、康乐、大岔、皇城、札科	喜马拉雅旱獭	斧形盖蚤、长须山蚤	高山草原
阿拉善黄鼠型	会宁:刘寨、甜水井 平川区:复兴、种田	阿拉善黄鼠	方形黄鼠蚤蒙古亚种	干旱荒漠草原 半干旱草原

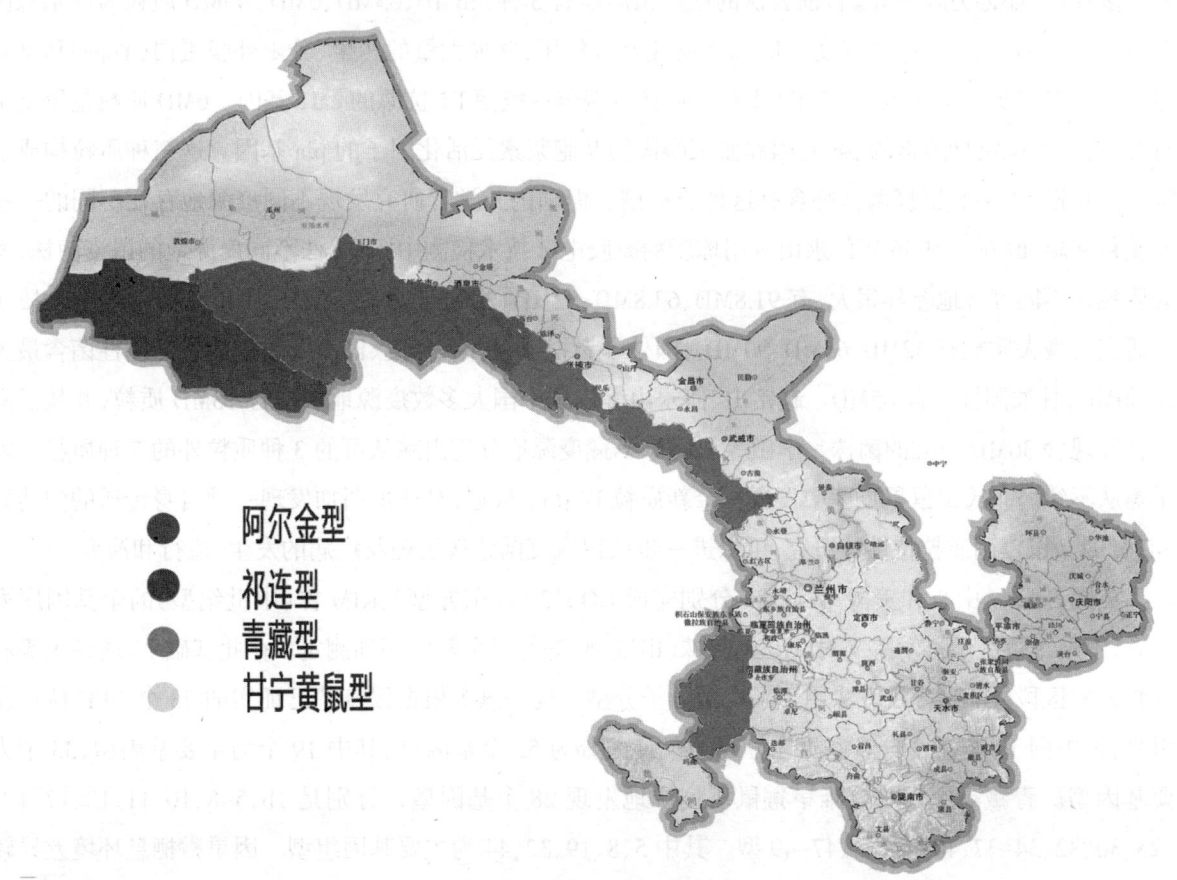

图 7–1　甘肃鼠疫菌生化型分布示意图

第四节　分子生物学特性

一、鼠疫菌分子生物学特性

自从人类认识鼠疫后，随着防治手段的发展，治疗药物链霉素问世等，鼠疫在世界范围内得到有效控制。随着生物医药技术发展，特别是限制性核酸内切酶的发现和应用，核酸提取技术和电泳分析技术的出现，鼠疫分子生物学研究不断深入，国内外学者利用插入灭活、克隆表达和核酸探针等分子生物学技术，基本查清了控制鼠疫菌毒力决定因子的基因分子结构、基因的定位以及控制方式和相互关系等。近年来，鼠疫菌的染色体DNA序列也已全部测出，这对鼠疫菌基因分型、微进化以及基因工程菌苗的研究提供了极大的可能。

20世纪80年代初发现鼠疫菌携带质粒以来，到目前为至共发现30多种质粒。这些质粒决定着鼠疫菌的许多性状，如毒力因子等。目前公认的鼠疫菌质粒有3种：45MD、65MD、6MD。45MD质粒为耶尔森氏菌属三种致病菌共有，它参与温度与低Ca^{2+}反应调节作用，并最大量的产生、分泌外膜蛋白（Yops）和具有吞噬作用的V抗原。在鼠疫菌65MD质粒上存在着编码鼠疫菌F1抗原的caf1基因。6MD质粒是鼠疫菌独有的，有产生鼠疫杆菌素的pst基因和血浆凝固酶及胞浆素元活化因子的pla基因。这三种质粒构成了鼠疫菌质粒谱，大多数鼠疫菌株都含有这种质粒谱。但国内外学者研究发现不同疫源地存在不同的一些变异质粒和附加质粒。1986年何永山等用琼脂糖凝胶电泳技术检测中国92株不同疫源地的鼠疫菌株，发现大质粒在不同疫源地差异很大，有91.8MD、63.8MD、52MD。2004年李敏等对中国10块疫源地的大质粒进行研究发现大质粒有52MD、65MD、90MD。国外学者报道：越南、印度、巴西及非洲的甘油阴性菌含最大质粒60MD，甘油阳性菌含65MD。赵铭山、何永山等发现中国大多数疫源地菌株含13MD质粒，并从云南瑞丽县发现含36MD质粒的菌株。李敏等从青海旱獭疫源地分离出除认可的3种质粒外的7种质粒。宋亚军等从不致病布氏田鼠鼠疫菌中发现一个新质粒PCRY。最近，马达加斯加发现一种自身传递的耐药质粒pIP1202。鼠疫菌质粒特性的研究，可以进一步认识鼠疫菌致病机理及疾病的发生、流行和演变。

继英国Sanger中心和美国Wiscosin分别完成CO092株（东方型）、KIM株（中世纪型）的全基因序列测定后，中国军事医学科学院又对91001菌株（田鼠型）进行了全基因序列测定。在此基础上，周冬生等和Li等将差异区段（DFR）分析方法用于鼠疫菌分子分型。杨晓燕等根据鼠疫菌已证实的23个DFR位点设计引物，将中国11类鼠疫自然疫源地分离的鼠疫菌分为52个基因型，其中19个为主要基因型，33个为次要基因型。青藏高原喜马拉雅旱獭鼠疫疫源地发现28个基因型，分别是1b、5~8、10、11、13、17~19、21~25、30、32、34~37、40~42、44、47~49型。其中5、8、19、32、44为主要基因组型。因旱獭栖息环境差异较大，鼠疫菌基因型也较复杂。天山山地灰旱獭－长尾黄鼠鼠疫疫源地发现13个基因型，为1a、1b、2~5、14、16、17、19、31、39和42型，其中16、31为主要基因型。帕米尔高原长尾旱獭鼠疫疫源地发现2个基因型，为4、16型，其中4为主要基因型。甘宁黄土高原阿拉善黄鼠鼠疫疫源地发现9个基因型，为1b、7、9、11、13、17、26、28、30型，其中13和26为主要基因型。内蒙古高原长爪沙鼠鼠疫疫源地发现15个基因型，为

1b、7、10~12、17、19、20、26~28、33、38、50、51 型，其中 11、20 和 50 为主要基因型。锡林郭勒高原布氏田鼠鼠疫疫源地发现 7 个基因型，为 11、14、17、19、21、50 和 51 型，其中 14 为主要基因型。松辽平原达乌尔黄鼠鼠疫疫源地发现 10 个基因型，为 1b、7~11、17、19、20 和 50 型，其中 19 和 10 为主要基因型。滇西山地齐氏姬鼠 – 大绒鼠鼠疫疫源地鼠疫菌发现 7 和 17 型，其中 7 为主要基因型。滇西山地闽广沿海居民区黄胸鼠鼠疫疫源地发现 9 个基因型，分别是 1b、5、7~9、19、45、46 和 52 型，其中 9 为主要基因型。青海田鼠鼠疫疫源地发现 3 个基因型，为 14、16 和 43 型，其中 14 是主要基因型。准格尔盆地大沙鼠鼠疫疫源地分离鼠疫菌基因型为 15 型。

近年来，细菌遗传多态性与微进化研究技术日趋成熟，主要包括 MLAV、CRISPR 分析，SNPS 分析，DNA 芯片比较基因组杂交、基因组测序等，显著促进了人们对鼠疫菌比较和进化基因组学的认识，提高了鼠疫分子流行病学溯源水平和突发疫情应急处置能力。这对进一步研究鼠疫菌遗传多态性和微进化、探索鼠疫致病和传播机理、研究鼠疫疫苗、解释鼠疫菌在自然界保存机制提供了分子证据。

二、甘肃鼠疫菌 DFR 分型

DFR（Different region，差异区段）指在同一物种里，某些菌株基因组中存在而在另一些菌株中缺失的基因片段。DFR 的缺失和获得反映了鼠疫菌在自然界适应性演化的遗传基础，而多个 DFR 位点状态组成的 DFR 谱，可以反映鼠疫菌的遗传多样性特征，并用于分型和微进化分析。2012 年，甘肃省利用鼠疫菌中鉴定出 23 个 DFR 位点（见表 7–6），对分离自甘肃省 202 株鼠疫菌进行了基因分型。

表 7–6　23 个 DFRs 引物序列

DFR	包含基因	扩增靶基因	序列（5 '–3 '）	产物
01	91001–pMT044~047	91001–pMT046	F: AGAGAGTTTCATCTATCAGACCATG R: ATACCAGTGGATCGTCTTTGATTTC	核苷二磷酸还原酶及功能未知蛋白
02	91001–pMT086~094	91001–pMT090	F: CATCCGTTCTACATCATCCATAGC R: CCAGATCTCATCCAGGTACTTATG	C 类 cu3 尿钠排泄蛋白及功能未知蛋白
03	CO92–YPMT1.03~1.12	CO92–YPMT1.06	F: AGCACAAGCAGATGGTCAATAATG R: TGTGCCTTCAGTTGGGTAATTTG	原噬菌体
04	91001–YP0966~YP0986	91001–YP0976	F: GTGGAGTACCTCTTATCTGGATG R: CAAATATTTCACCGCGTTTAACC	RNA 螺旋酶，多重药物运输系统，二元调控系统核转录调控因子
05	CO92–YPO0621~0636	CO92–YPO0624	F: TAATATACCTCTCGCAGAAAGCAG R: GCCAATAGCAATACACCATTCTG	调控因子，功能未知蛋白核氨基转移酶
06	CO92–YPO0738~0739	CO92–YPO0739	F: GAAAATCATCGAGCGCTACTGG R: GGAATGTGGCTTCTGCCTTG	鞭毛蛋白
07	CO92–YPO0740~0754	CO92–YPO0743	F: TGTGTCACCAATGGCACTTAAAC R: GGCTATCTATCTGCACCTGACTC	鞭毛蛋白和膜蛋白

续表 7-6

DFR	包含基因	扩增靶基因	序列（5 '-3 '）	产物
08	CO92-YPO0988~0989	CO92-YPO0988	F: ACCGTTTACGCCTCAATATGTTG R: GATAGAATAATACCAGCGGTTGAAC	膜蛋白
09	CO92-YPO0998~1007	CO92-YPO1002	F: TATGTGCCGTCATCTATCAAGTC R: TTTAACTAAATCATCCACCTCACAG	膜蛋白，自转运蛋白，富含 Leu 蛋白，药物排泄蛋白
10	CO92-YPO1165~1172	CO92-YPO1168	F: GTTACCGTTCAGTTTTGTGATTTTC R: TCTGTTCTTTGCTGTAGTCCATC	脱氢酶，调控蛋白和黄嘌呤核苷利用蛋白
11	CO92-YPO1986~1987	CO92-YPO1987	F: CTGGAAAATGCCCTACCG R: TCGGTCGGCTTTATCCC	分泌蛋白
12	CO92-YPO2096~2135	CO92-YPO2110	F: TTGAAGTTGATGGCAAGAAAACC R: CATTGATTGGATATGAGCGGAAG	原噬菌体
13	CO92-YPO2271~2281	CO92-YPO2277	F: GTTCTCCAGTTGTAGGTG R: ATTCGTCACAGTGCGTTC	原噬菌体
14	CO92-YPO2286~2287	CO92-YPO2286	F: CCGATCTTAATCAGGCTCTTCAG R: CTTGCGAGGTAATTTGGTTCTTG	转运系统运输酶
15	CO92-YPO2135	CO92-YPO2135	F: GATTTTGATGGTTCTTTCACATTTG R: CTTCTACTGACAGGATCAATTCG	分泌蛋白
16	CO92-YPO2375~2376	CO92-YPO2375	F: CTCATCTGCATACCGACTATCTG R: GGTCATGGTCAGAGAAAGTGATG	Aldo/keto 还原酶
17	CO92-YPO2380	CO92-YPO2380	F: ATGGCAATGTTATCAGCATGGAG R: GTATAAATACCCGCTTCCCTTACG	杀虫毒素
18	CO92-YPO2469	CO92-YPO2469	F: AAGTGGAATGGCTATTGC R: GACTGGCGAACAATGTC	保守的功能未知蛋白
19	CO92-YPO2487~2489	CO92-YPO2489	F: GTTTGATATTAAGTGGGC R: AATAAGTTTGCCAGTTTC	膜蛋白及功能未知蛋白
20	CO92-YPO3046~3047	CO92-YPO3047	F: GAGACATTCCTGCCTGAGTTATTG R: GATAGCCTCATCGGTAAGTTGATC	硫酸酯酶
21	CO92-YPO3674	CO92-YPO3674	F: ACGATGCACTGTATCAGCTTATC R: AGATAACTTTCGCTGTCACTGATG	杀虫毒素
22	CO92-YPO4012~4045	CO92-YPO4017	F: TGATGAATAACCTCGATCCTGACG R: TTGTTGGCATTCGATGTTCAGAG	二元调控系统，膜蛋白，氨基酸利用蛋白，离子转运系统，调控蛋白

续表 7-6

DFR	包含基因	扩增靶基因	序列（5 '-3 '）	产物
23	383bp 片段		F: GTTACAGGAACCTCAGCG R: TCCGCAGCAGCAAATTCAC	
pMT1		YPMT1.44	F: AACACTATCTCATTCCGCAGTAAAG R: AGTGGATGATGAAGTAGACCGAG	

参照 Li 等研究的 DFR 分型标准，将甘肃省分离的 202 株鼠疫菌分为 8 个基因型（见表 7-7，图 7-2、图 7-3），6 个基因型为 1b、5、7、8、13、26 型在 Li 等研究的基因分型中，另外 2 个型不包括其中，我们暂将其定为一个基因型新 1(GS1)和基因型新 2(GS2)。GS1 型与 8 型近缘，与 8 型相比，有缺失了 DFR18，该区段编码一个保守未知功能的蛋白质，说明该基因对鼠疫菌的环境适应不是必需的。GS1 鼠疫菌在甘肃省鼠疫源地内数量多，占分析菌株数量的 28.4%，仅次于 8 型菌株，不但分布地理位置相对独立，而且是该区域的主基因型，可命名为 1 个新基因型鼠疫菌 - GS1。GS2 鼠疫在甘肃省鼠疫疫源地内数量较少，分布地点分散，数量较少，占分析菌株数量的 5.0%。另外还发现了 1 株缺失 pMT1 质粒的鼠疫菌株，位于肃南县境内。

表 7-7　23 个 DFR 和 pMT1 在甘肃鼠疫菌的分布表

鼠疫疫源地	菌株数	基因型（Genomovar）							
		1b	5	7	8	13	26	GS1	GS2
阿尔金山山地	45	42	1	0	2	0	0	0	0
大雪山	60	7	0	0	46	0	0	2	5
祁连山北麓东段	80	1	0	0	19	0	0	55	5
甘南高原	6	0	0	6	0	0	0	0	0
黄土高原	10	0	0	0	0	2	8	0	0
合计	201	50	1	6	67	2	8	57	10

注：“–”代表该 DFR 不存在，“+”代表该 DFR 存在。

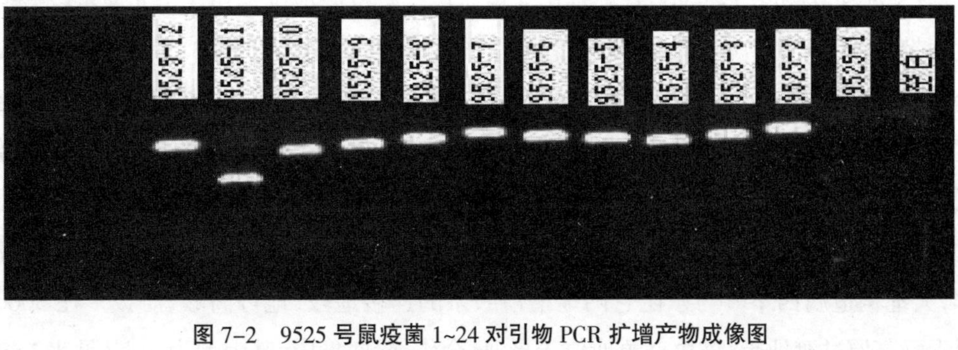

图 7-2　9525 号鼠疫菌 1~24 对引物 PCR 扩增产物成像图

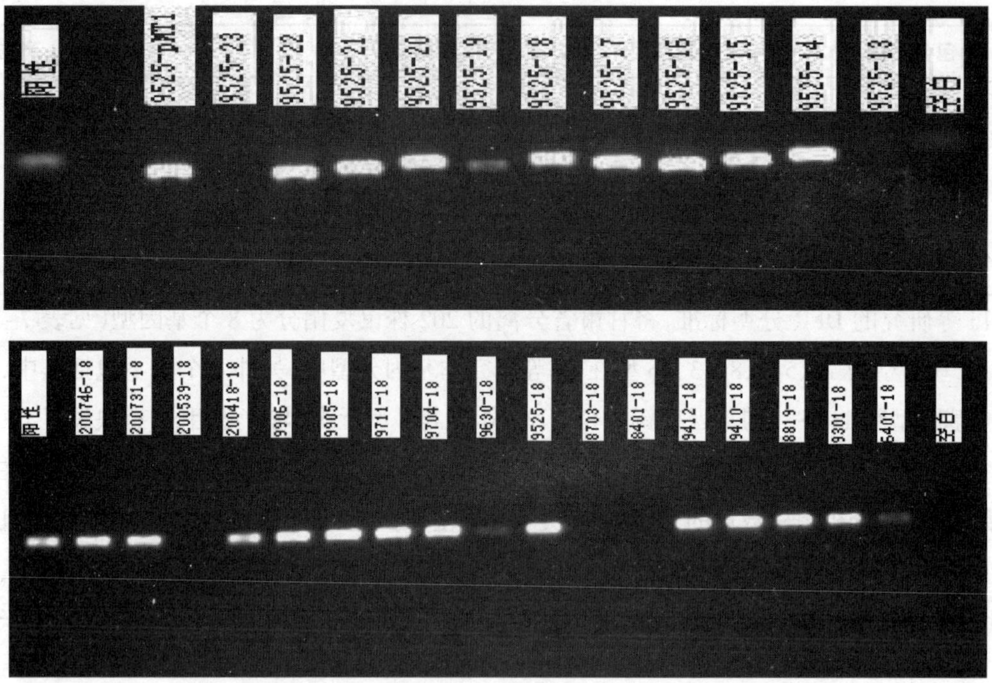

图 7-3　甘肃省 17 株鼠疫菌第 18 对引物 PCR 扩增产物成像图

注：1.菌号释义，9525 表示 1995 年甘肃分离到的第 25 号鼠疫菌。

2.图片中的标注为："菌号-引物号"，即"9525-1"表示 9525 号鼠疫菌的第 1 对 DFR 引物扩增产物电泳凝胶成像图。

3.图 7-2 为 9525 号鼠疫菌 1~24 对 DFR 引物扩增产物电泳凝胶成像图，该菌株基因分型为 1b 型。

4.图 7-3 为甘肃省 17 株鼠疫菌第 18 对 DFR 引物扩增产物电泳凝胶成像图。

地理分布：8 个基因型在甘肃省鼠疫疫源地分布具有相对独立的区域，每个区域均有其主基因型鼠疫菌分布。阿尔金山山地旱獭疫源地位于甘、青、新三地交界处，是河西走廊西陲，以阿尔金山、党河南山西坡为界，处于阿克塞县行政区域境内。其鼠疫菌的主基因型为 1b 型，占 93.3%(42/45)，次基因型为 5 型和 8 型，分别占 2.2%(1/45)和 4.4%(2/45)。大雪山旱獭疫源地位于祁连山山脉西段大雪山地带，行政管辖归属肃北县和玉门市。其鼠疫菌的主基因型为 8 型，占 76.7%(46/60)，次基因型为 1b、GS1 和 GS2 型，分别占 11.7%(7/60)、3.3%(2/60)和 8.3%(5/60)。祁连山北麓东段旱獭疫源地位于祁连山北麓东段，是青藏区和蒙新区的过渡地带，行政管辖归属肃南、山丹县境内。其鼠疫菌的主基因型为 GS1 型，占 68.8%(55/80)，次基因型为 1b、8 和 GS2 型，分别占 1.2%(1/80)、23.8%(19/80)和 6.2%(5/80)。陇中黄土高原阿拉善黄鼠鼠疫疫源地以黄土高原陇山(六盘山 - 关山)为界，分为陇东、陇西两部分，黄鼠疫源地分布在西部低山丘陵干旱草原景观内，海拔一般在 1200~2500m，相对高度 500~1000m，该块疫源地处会宁县和平川区境内，主基因型为 26 型，占 80%(8/10)，次基因型为 13 型，占 20%(2/10)。甘南高原喜马拉雅旱獭鼠疫疫源地位于甘肃的西南部，大地构造属西秦岭与东昆仑两地槽褶皱系的连接地段，地势高峻，海拔多在 3000m 以上，是黄土高原向青藏高原过渡地带，该块疫源地位于夏河、合作、碌曲境内，基因型为 7 型(见表 7-8)。

表 7–8　鼠疫菌基因组型在甘肃疫源地的分布

基因型	菌株数	DFR																							
		1	2	3	4	5	6	7	8	9	10	11	12	13	14	15	16	17	18	19	20	21	22	23	
1b	50	–	+	+	+	+	+	+	+	+	+	+	+	–	+	+	+	+	+	+	+	+	+	–	+
5	1	–	–	+	+	+	+	+	+	+	+	+	+	–	+	+	+	+	+	+	+	+	+	–	+
7	6	–	–	+	–	+	+	+	+	+	+	+	+	–	+	+	+	+	+	+	+	+	+	–	+
8	67	–	–	–	–	+	+	+	+	+	+	+	+	–	+	+	+	+	+	+	+	+	+	–	+
13	2	–	–	–	–	+	–	–	–	+	+	+	+	–	+	–	–	–	+	+	+	+	+	–	+
26	8	–	+	+	+	+	–	–	–	+	+	+	+	–	+	–	–	–	–	+	+	+	+	–	+
GS1	57	–	–	–	–	+	+	+	+	+	+	+	+	–	+	+	+	+	–	+	+	+	+	–	+
GS2	10	–	–	–	+	+	+	+	+	+	+	+	+	–	+	+	+	+	+	+	+	+	+	–	+
pMT1缺失	1	–	–	–	–	+	+	+	+	+	+	+	+	–	+	+	+	+	+	+	+	+	+	–	–

鼠疫防控人员依据鼠疫耶尔森菌基因组进化特征，以及在中国传播和演化图例，分析甘肃省三大块疫源地的鼠疫菌，均由不同路径传入，陇中黄土高原阿拉善黄鼠鼠疫疫源地与内蒙古长爪沙鼠及甘宁黄土高原阿拉善黄鼠鼠疫自然疫源地的地理位置都比较接近，鼠疫菌主基因型与内蒙古长爪沙鼠及甘宁黄土高原阿拉善黄鼠鼠疫自然疫源地内鼠疫菌主基因型分别相差 1、2 个位点，可能是由上述疫源地传入。甘南高原喜马拉雅旱獭鼠疫疫源地与青海、甘肃、西藏高原喜马拉雅旱獭鼠疫疫源地地域相连，且鼠疫菌主要基因组型一致，推测该块疫源地是由青甘藏高原喜马拉雅旱獭鼠疫疫源地传入，且未演化。阿尔金山–祁连山山脉喜马拉雅旱獭鼠疫疫源地内的鼠疫菌主基因型其中之一的 1b 型在青甘藏高原喜马拉雅旱獭鼠疫疫源地内为次基因型，由于鼠疫菌在该疫源地内流行时间较长，推测传入后发生了演化。首先传入的是阿尔金山疫源地，由西北向东南传入大雪山疫源地，再传入祁连山北麓东段疫源地（见图 7–4 甘肃鼠疫菌主基因型分布、演化、传播图）。

行政地区分布：8 个基因型在甘肃省各鼠疫疫源县分布见表 7–9。夏河只有 7 基因型分布。会宁县、平川区有 13、26 基因型分布。阿克塞县鼠疫菌的主基因型为 1b 型，次基因型为 5、8 型。肃北县鼠疫菌的主基因型为 8 型，次基因型为 1b、GS1、GS2 型。玉门市鼠疫菌的主基因型为 5 型，次基因型为 GS2。肃南县鼠疫菌的主基因型为 GS 型，次基因型为 1b、8 、GS2 型。山丹县只有 GS1 型鼠疫菌分布。阿克塞、肃北、肃南 3 个县鼠疫菌的基因型在两县接壤的地区交错分布，主次基因型鼠疫菌出现交替，阿克塞县主基因型 1b 型是肃北县次基因型，次基因型 8 型成为肃北县主基因型；肃北县主基因型 8 型是肃南县次基因型，次基因型 GS1 型成为肃南县主基因型，由西北向东南依此演化。

表 7–9　基因分型在各疫源县中的分布

疫源县	菌株数量	基因型（Genomovar）							
		1b	5	7	8	13	26	GS1	GS2
阿克塞	45	42	1	0	2	0	0	0	0
肃北	54	7	0	0	41	0	0	2	4
玉门	6	0	0	0	5	0	0	0	1

续表 7-9

疫源县	菌株数量	基因型（Genomovar）							
		1b	5	7	8	13	26	GS1	GS2
肃南	79	1	0	0	18	0	0	55	5
山丹	1	0	0	0	0	0	0	1	0
夏河	6	0	0	6	0	0	0	0	0
会宁	8	0	0	0	0	1	7	0	0
平川	2	0	0	0	0	1	1	0	0
合计	201	50	1	6	66	2	8	58	10

年代分布：8 个基因型鼠疫菌在不同年代、不同地区流行趋势差别较大，1b、8 和 GS1 基因型鼠疫菌在阿尔金山 – 祁连山高山鼠疫疫源地内一直持续猛烈流行，GS2 型鼠疫菌自 20 世纪 90 年代开始流行，5 型鼠疫菌 2000 年后开始流行。7 型鼠疫菌在甘南高原鼠疫疫源地内 20 世纪 60 年代猛烈流行后再未分离到，7、13 和 26 型鼠疫菌在 20 世纪 60~70 年代猛烈流行后再未分离到（表 7–10）。

表 7–10 甘肃省不同基因组型鼠疫菌流行年代分布表

年代	菌株数	基因组型							
		1b	5	7	8	13	26	GS1	GS2
1960~1970	18	1	0	6	2	1	7	1	0
1971~1980	7	0	0	0	0	4	1	1	0
1981~1990	27	5	0	0	0	8	0	13	1
1991~2000	54	15	0	0	0	16	0	16	7
2001~2010	95	29	1	1	0	36	0	27	2

鼠疫防控人员以 10 年为间隔，将甘肃省鼠疫菌按照分离年代分成 6 个组，可以看到各基因组型的菌株在不同年代流行趋势差别较大：1b、8 和 GS1 型鼠疫菌自 20 世纪 60 年代起至今，在阿尔金山 – 祁连山高山鼠疫疫源地内持续存在；GS2 型鼠疫菌自 20 世纪 80 年代出现，此后 30 年间陆续在多个地点被分离到；5 型鼠疫菌仅在 2003 年分离到 1 株；7 型鼠疫菌于 20 世纪 60 年代在甘南高原鼠疫疫源地内流行过后就再未分离到；13 和 26 型鼠疫菌仅在 20 世纪 60~70 年代少量出现于黄土高原鼠疫疫源地内，80 年代后也再未分离到。

【生态区分布】鼠疫是一种自然疫源性疾病，而其病原菌作为一种生物，它的生存和演化也必然受到自然环境的选择和主导。因此，采用生态区对鼠疫菌基因型的分布研究要比行政区域分布研究更科学，便于分析鼠疫的流行规律。甘肃省鼠疫疫源地分布在 5 个生态区（亚区），各生态区（亚区）自然景观明显不同，各自宿主生态位也不同，决定了生态区（亚区）间生态系统差异较大，也就决定了不同基因组型鼠疫菌的存在（见表 7–11）。柴达木盆地荒漠生态区疫源地位于甘、青、新三地交界处，是河西走廊西陲，以阿尔金山、党河南山西坡为界，处于阿克塞县行政区域境内。其鼠疫菌的主基因型为 1b 型，占 90.2%（46/51），次

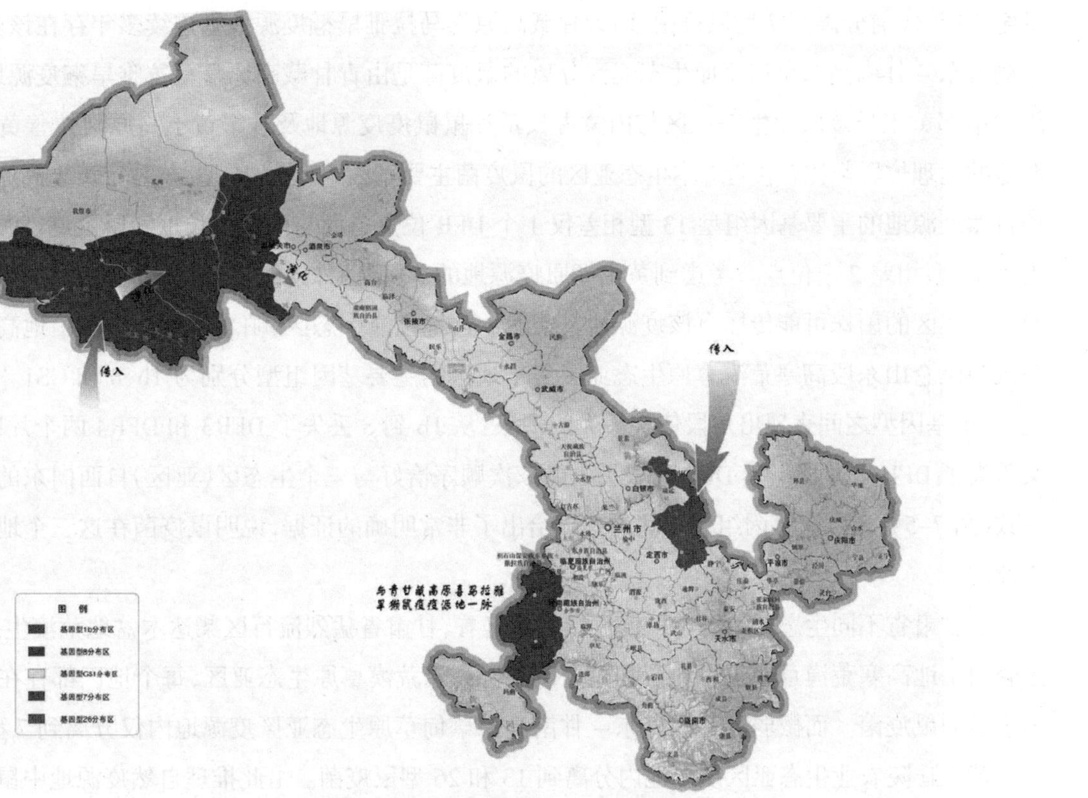

图 7-4　甘肃鼠疫菌主基因型分布、演化、传播图

基因型为 5 型和 8 型，分别占 2.0%(1/51)和 7.8%(4/51)。帕米尔 - 昆仑山山地高寒荒漠草原生态亚区疫源地位于祁连山山脉西段的大雪山地带，行政管辖归属肃北县、玉门市、肃南县境内。其鼠疫菌的主基因型为 8 型，占 80.7%(46/57)，次基因型为 1b、GS1 和 GS2 型，分别占 5.3%(3/57)、5.3%(3/57) 和 8.7%(5/57)。昆仑山东段高寒荒漠草原生态亚区疫源地位于祁连山北麓东段，是青藏区和蒙新区的过渡地带，行政管辖归属肃南、山丹县境内。其鼠疫菌的主基因型为 GS1 型，占 71.4%(55/77)，次基因型为 1b、8 和 GS2 型，分别占 1.3%(1/77)、20.8%(16/77)和 6.5%(5/77)。海东 - 甘南高寒草甸草原生态亚区位于甘肃的西南部，大地构造属西秦岭与东昆仑两地槽褶皱系的连接地段，地势高峻，海拔多在 3000m 以上，是黄土高原向青藏高原过渡地带，该块疫源地位于夏河、碌曲境内，基因型为 7 型。陇中中部黄土丘陵农业生态亚区以陇山(六盘山 - 关山)为界，分为陇东、陇西两部分，黄鼠疫源地分布在西部低山丘陵干草原景观内，海拔一般在 1200~2500m，相对高度 500~1000m，该块疫源地位于会宁县和平川区境内，主基因型为 26 型，次基因型为 13 型。值得一提的是阿尔金山 - 祁连山北麓草原内 3 个生态区(亚区)鼠疫疫源地基因型分布，在两个生态区(亚区)接壤的地区交错分布，主次基因型鼠疫菌交替出现，柴达木盆地荒漠生态区主基因型 1b 型是帕米尔 - 昆仑山山地高寒荒漠草原生态亚区次基因型，次基因型 8 型成为帕米尔 - 昆仑山山地高寒荒漠草原生态亚区主基因型；帕米尔 - 昆仑山山地高寒荒漠草原生态亚区主基因型 8 型是昆仑山东段高寒荒漠草原生态亚区次基因型，次基因型 GS1 型成为昆仑山东段高寒荒漠草原生态亚区主基因型。

依据鼠疫菌基因组简约进化的特征，鼠疫防控人员考察了甘肃省各生态区(亚区)基因组型与已发表的甘肃周边地区基因组型分布之间的关系。海东 - 甘南高寒草甸草原生态亚区与青甘藏高原喜马拉雅旱獭疫源地实际连接为一体，且鼠疫菌主要基因组型一致。由于海东 - 甘南高寒草甸草原生态亚区仅在 20

世纪70年代前分离到7型鼠疫菌,而青甘藏高原喜马拉雅旱獭疫源地则连续多年存在该基因组型,因此推测海东-甘南高寒草甸草原生态亚区分离的鼠疫菌是由青甘藏高原喜马拉雅旱獭疫源地偶然传入的。陇中中部黄土丘陵农业生态亚区与内蒙古长爪沙鼠鼠疫疫源地及甘宁黄土高原阿拉善黄鼠鼠疫自然疫源地的地理位置都比较接近。本生态亚区的鼠疫菌主要基因组型为26型,与甘宁黄土高原阿拉善黄鼠鼠疫自然疫源地的主要基因组型13型相差仅1个DFR位点，而与内蒙古长爪沙鼠鼠疫疫源地的主要基因组型11型相差2个位点。考虑到黄土高原疫源地的13型菌株连续多年持续流行,陇中中部黄土丘陵农业生态亚区的菌株可能传播自该疫源地。柴达木盆地荒漠生态区、帕米尔-昆仑山山地高寒荒漠草原生态区与昆仑山东段高寒荒漠草原生态亚区三个地区的主要基因组型分别为1b、8和GS1。非常有意思的是,三个基因型之间表现出片段依次丢失的现象:从1b到8丢失了DFR3和DFR4两个片段;从8到GS1又丢失了DFR18片段。其DFR片段丢失的依次顺序恰好与三个生态区(亚区)自西向东的地理排布顺序一致(图7-5)。因此,基因组型之间的差异给出了非常明确的证据,说明鼠疫菌在这三个地区是从西往东传播的。

从甘肃省不同生态区(亚区)鼠疫流行现状来看,甘肃省猛烈流行区柴达木盆地荒漠生态区、帕米尔-昆仑山山地高寒荒漠草原生态亚区和昆仑山东段高寒荒漠草原生态亚区,每个地区都存在3~4种不同基因组型的鼠疫菌。而微弱流行区海东-甘南高寒草甸草原生态亚区疫源地内仅分离到7型鼠疫菌,陇中中部黄土丘陵农业生态亚区疫源地内分离到13和26型鼠疫菌。由此推理自然疫源地中鼠疫的流行趋势与鼠疫菌株的种群多样性有关:鼠疫菌在动物间广泛流行时,其种群数目得以扩大,从而造成更多基因组变异的机会,也就为新基因型的产生创造了条件。因此,多种基因型鼠疫菌的存在是该疫源地动物间鼠疫流行活跃的客观表现。从另一个角度看,如果在某疫源地观察到多种基因型共存或不断演化出新基因型,则提示动物间鼠疫在该区域内发生持续流行,人间疫情发生的可能性也相应提高,应做好充分的应对准备。

表7-11　鼠疫菌基因组型在5个生态区(亚区)的分布

生态区（亚区）	菌株数	基因型（Genomovar）							
		1b	5	7	8	13	26	GS1	GS2
柴达木盆地荒漠生态区	51	46	1	0	4	0	0	0	0
帕米尔-昆仑山山地高寒荒漠草原生态亚区	57	3	0	0	46	0	0	3	5
昆仑山东段高寒荒漠草原生态亚区	77	1	0	0	16	0	0	55	5
海东-甘南高寒草甸草原生态亚区	6	0	0	6	0	0	0	0	0
陇中中部黄土丘陵农业生态亚区	10	0	0	0	0	2	8	0	0
合计	201	50	1	6	66	2	8	58	10

8个基因型中,GS1型与已知的8型相比,仅缺失了DFR18,说明两者之间可能存在密切联系。GS1型菌株在甘肃省鼠疫疫源地内数量较多,占分析菌株数量的28.4%,仅次于8型菌株(33%),地理分布相对独立,是昆仑山东段高寒荒漠草原生态亚区的主基因组型。GS2型鼠疫菌在甘肃省鼠疫疫源地内数量较少,占分析菌株数量的5%,分布地点相对分散。此外,还在昆仑山东段高寒荒漠草原生态亚区发现了1株鼠疫菌,因pMT1质粒缺失,无法纳入现有基于DFR的分型体系。

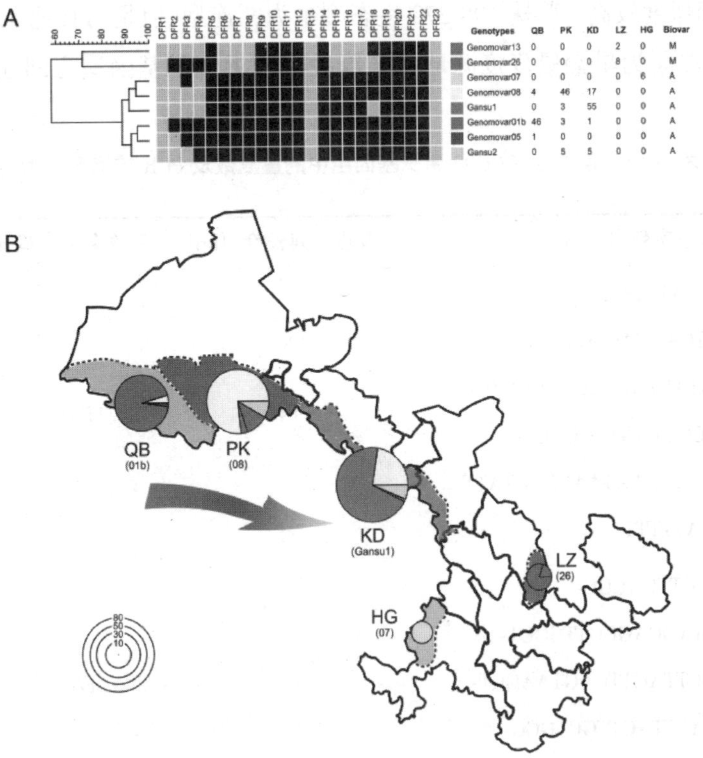

图 7-5　甘肃省鼠疫菌分离株的基因组型及其地理分布情况示意图

A.基于 DFR 谱对各基因组型进行聚类分析的结果。标尺给出了不同基因组型之间的相似性系数。图中使用字母代码表示各生态区。QB：柴达木盆地荒漠生态区；PK：帕米尔-昆仑山山地高寒荒漠草原生态区；KD：昆仑山东段高寒荒漠草原生态亚区；LZ：陇中中部黄土丘陵农业生态亚区；HG：海东-甘南高寒草甸草原生态亚区。图中的数字表示对应生态区中某基因组型菌株的数目。

B.各基因组型菌株的地理分布。图中虚线勾勒出了各生态区（亚区）的位置，扇形图的大小代表该生态区分离株的数目，与左下角同心圆的大小和数字相对应。扇形图的颜色代表基因组型，与图 A 中各基因组型的颜色相对应。生态区代码下面的括号中给出了该区的主要基因组型名称。

三、甘肃鼠疫菌 MLAV 分型

可变数目串联重复序列（variable number of tandem repeat，VNTR）是广泛存在真核和原核生物基因组中以一段相同或相似的核苷酸为重复单位（也称为核心序列），而且它们在不同的个体间重复次数不同，进而造成生物多态性。可变数目串联重复序列是连续方式存在的重复序列，在不同菌株中同一位点的重复数可能会发生变化。VNTR 在细菌基因组中分布极为丰富，因此，可以同时利用多个位点的变异信息，即为 MLVA（Multiplocus VNTR，MLVA）方法，进行分型和进化分析。MLVA 在病原菌诊断中发挥着强大作用，应用较广泛的有现场流行病学、耐药性研究，对病原菌的复发或再燃有重要指引作用。

（一）选用 15 个位点的 MLVA 分型

利用中国疾控中心所选出的 15 对 MLVA 位点（见表 7-12）设计引物，对甘肃省 1962~2009 年分离的 202 株鼠疫菌进行 MLVA 分型。通过 BioNumerics5.0 软件，对数据进行聚类分析，绘制聚类图。聚类结果显示：甘肃省 202 株鼠疫菌分成两群，菌株 198 272 单独成为一个群，而其他 201 株菌聚在一起成为另一群。9 株黄鼠型、18 株阿尔金型、47 株祁连型和 127 株青藏型鼠疫菌均聚集在一起成为一群，表明这些菌株基因相似度高，而且菌株的聚集性也没有呈现地点聚集性和年代聚集性等特征。不同生态型鼠疫菌聚在一群,表明基因型之间相似度较高。菌株 198 272 生态型也为祁连型,但是与其他 47 株祁连型鼠疫菌相比独立成为一个群，虽然同为旱獭鼠疫疫源地且亲缘关系较近但是基因型之间还是存在较大差异（表 7–13)。

表 7–12 各位点在 CO92 菌株基因组中的重复数及 PCR 扩增产物大小

位点	核心序列（5′–3′）	核心序列长度（bp）	引物名称	理论产物长度（bp）	重复数
MLV1	ACACAATAGGCTATTTTACTTGC-CATTTTGGGCTTGAGCAGTGCGCG-GCGCCGTCACGTACTGGGTGTACGCTC-CGTTGCCTGTGCGCTGGTCGCACC-CAAACTGTCTGCGACAATAACGCCTATTGGATAAGTTGGATTTTT	143	MLV1F/R	1367	4.9
MLV2	ATACCCTTTGTCCTTGACGC-CGCAGCGTTGTTAGCAGCGTTCGCT-CACCCGAATCACTTACTTGAGTAAGCT-CATCGGGATTCACTTACTTGCTGCC-TAGCTGCAACGGCAATGACTTTGGGT	123	MLV2F/R	877	3
MLV3	CTCGCGCCCTATCCTGCAAAG-CAAAAACCCGCC-GAAGCGGGATTTTGTGGAATGAGTG-GCGTTGACCGGTAAGCCGCTTTCTTT-TATAAAAAGTGTCGTGGACAGTCATTCCC	113	MLV3F/R	1200	4.7
MLV4	TGCCCGATAATTTGACACACCTCAACT-TAGCCAATAATCAATTGACT-GAGCTCTCCAGCCATTTTCCAC	69	MLV4F/R	760	3.6
MLV5	TAGTGGTTAATAAGTAAA	18	MLV5F/R	251	3.5
MLV6	TTGTTGAAATTGAAT	15	MLV6F/R	240	4.2
MLV7	TATCCCGCTGATACTTTA	18	MLV7F/R	224	2.5
MLV8	AAAATGATTG	10	MLV8F/R	362	2.5
MLV9	GTTCATGCTATCCAC	15	MLV9F/R	376	5
MLV11	AAAGACTATAGCCCTGAT	18	MLV11F/R	449	3
MLV12	TCCAACAGCTATTAATGCAAT	21	MLV12F/R	334	2
MLV14	GTTATTTTCTGATGACGTAGT	21	MLV14F/R	444	2.7
M52	GTTGTAAAACCAGAT	15	M52F/R	202	4
M59	TTACTGATATGGGCTAG	17	M59F/R	296	8
M61	TTTCAAGCTGAATGTGTG	18	M61F/R	356	5

表 7-13　MLAV 分型结果

位点重复数															菌株号	生态型	生物型	宿主	分离地点	年代
MLV A1	MLV A2	MLV A3	MLV A4	MLV A5	MLV A6	MLV A7	MLV A8	MLV A9	MLV A11	MLV A12	MLV A14	M52	M59	M61						
4	3	5	4	3	3	3	4	5	3	2	3	3	0	4	001	甘宁黄鼠型	中	人尸体	会宁县刘寨黑窑洞	1962
4	3	5	4	3	3	3	4	5	3	2	3	3	0	4	002	甘宁黄鼠型	中	人尸体	会宁县刘寨黑窑洞	1962
4	3	5	4	3	3	3	4	5	3	2	3	3	0	4	003	甘宁黄鼠型	中	狐骨髓	会宁县刘寨黑窑洞	1962
4	3	5	4	3	3	3	4	5	3	2	3	3	0	4	004	甘宁黄鼠型	中	人尸体	会宁县刘寨甜水井	1962
4	3	5	4	3	3	3	4	5	3	2	3	3	0	4	005	青藏型	古	人痰	兰州军区后勤部山丹军马场三场	1963
4	3	5	4	3	3	3	4	5	3	2	3	3	0	4	006	甘宁黄鼠型	中	自毙小家鼠	会宁县刘寨黑窑洞	1963
4	3	5	4	3	3	3	4	5	3	2	3	3	0	4	007	甘宁黄鼠型	中	嗜松江黄鼠蚤（亚种）	会宁县刘寨甜水井	1963
4	3	5	4	3	3	3	4	5	3	2	3	3	0	4	008	甘宁黄鼠型	中	黄鼠内脏	会宁县刘寨甜水井	1963
4	3	5	4	3	3	3	4	5	3	2	3	3	0	4	009	阿尔金型	古	自毙黄鼠骨髓	阿克塞县当金山公路西南 6 公里处	1964
4	3	5	4	3	3	3	4	5	3	2	3	3	0	4	010	青藏型	古	自毙旱獭(喜马拉亚种）	夏河县甘加马福地沟交界处	1964
4	3	5	4	3	3	3	4	5	3	2	3	3	0	4	011	青藏型	古	自毙旱獭	夏河县甘加乡贡子滩	1967
4	3	5	4	3	3	3	4	5	3	2	3	3	0	4	012	青藏型	古	自毙旱獭	夏河县甘加草原尼玛龙沟哇子地	1969
4	3	5	4	3	3	3	4	5	3	2	3	3	0	4	013	青藏型	古	自毙旱獭	夏河县甘加草原尼玛龙沟哇子地	1969
4	3	5	4	3	3	3	4	5	3	2	3	3	0	4	014	青藏型	古	自毙旱獭	夏河县甘加公社卫东大队五队	1969
4	3	5	4	3	3	3	4	5	3	2	3	3	0	4	015	青藏型	古	人淋巴腺	夏河县甘加草原尼玛龙地区马木龙沟	1969
4	3	5	4	3	3	3	4	5	3	2	3	3	0	4	016	青藏型	古	自毙旱獭	肃南县祁青公社珠龙关队八泉塘	1970
4	3	5	4	3	3	3	4	5	3	2	3	3	0	4	017	青藏型	古	自毙旱獭	肃南县祁青公社珠龙关队大龙昆	1970
4	3	5	4	3	3	3	4	5	3	2	3	3	0	4	018	青藏型	古	自毙家猫	夏河县甘加公社八军大队哈五合地区	1970
4	3	5	4	3	3	3	4	5	3	2	3	3	0	4	019	青藏型	古	自毙旱獭	肃北县石包城小井牛头沟	1973
4	3	5	4	3	3	3	4	5	3	2	3	3	0	4	020	青藏型	古	自毙旱獭	肃南县大岔牧场白泉红沟	1973
4	3	5	4	3	3	3	4	5	3	2	3	3	0	4	021	青藏型	古	自毙旱獭	肃北县鱼儿红严大板	1975
4	3	5	4	3	3	3	4	5	3	2	3	3	0	4	022	青藏型	古	狐狸	嘉峪关镜铁山黑大板阳坡东老鼠洞	1976
4	3	5	4	3	3	3	4	5	3	2	3	3	0	4	023	甘宁黄鼠型	中	自毙旱獭	靖远县复兴公社李沟大队东山梁生产大块地埂	1977

续表 7-13

位点重复数															菌株号	生态型	生物型	宿主	分离地点	年代
MLV A1	MLV A2	MLV A3	MLV A4	MLV A5	MLV A6	MLV A7	MLV A8	MLV A9	MLV A11	MLV A12	MLV A14	M52	M59	M61						
4	3	5	4	3	3	3	4	5	3	2	3	3	0	4	024	甘宁黄鼠型	中	自毙黄鼠	靖远县复兴公社李沟大队东山梁生产大块地埂	1977
4	3	5	4	3	3	3	4	5	3	2	3	3	0	4	025	青藏型	古	活体黄鼠	玉门矿务局勘探处青草湾 510#32363 钻井队	1977
4	3	5	4	3	3	3	4	5	3	2	3	3	0	4	026	祁连型	古	患者尸体	肃南县马蹄区西水公社正南沟生产对红山湾子	1982
4	3	5	4	3	3	3	4	5	3	2	3	3	0	4	027	青藏型	古	斧形盖蚤	肃北县别盖公社好布拉滴水	1982
4	3	5	4	3	3	3	4	5	3	2	3	3	0	4	028	祁连型	古	谢氏山蚤	肃南县西水公社八一生产队头东沟	1982
4	3	5	4	3	3	3	4	5	3	2	3	3	0	4	029	祁连型	古	自毙旱獭	肃南县正南沟生产队鸡心热哈	1982
4	3	5	4	3	3	3	4	5	3	2	3	3	0	4	030	祁连型	古	自毙旱獭	肃南县正南沟生产队鸡心热哈	1982
4	3	5	4	3	3	3	4	5	3	2	3	3	0	4	031	祁连型	古	斧形盖蚤	肃南县大河区雪泉公社老虎沟生产队马莲沟	1983
4	3	5	4	3	3	3	4	5	3	2	3	3	0	4	032	祁连型	古	斧形盖蚤	肃南县西水正南沟队西岔台	1983
4	3	5	4	3	3	3	4	5	3	2	3	3	0	4	033	祁连型	古	自毙旱獭	肃南县康乐区红石窝乡红石窝村康河沟	1984
4	3	5	4	3	3	3	4	5	3	2	3	3	0	4	034	祁连型	古	自毙旱獭	肃南县康乐区红石窝乡红石窝村康河沟	1984
4	3	5	4	3	3	3	4	5	3	2	3	3	0	4	035	祁连型	古	O.S	肃南县皇城区北滩乡北极村大石头沟	1984
4	3	5	4	3	3	3	4	5	3	2	3	3	0	4	036	祁连型	古	旱獭	肃南县皇城区北滩乡北极村大石头沟	1984
4	3	5	4	3	3	3	4	5	3	2	3	3	0	4	037	祁连型	古	c.d(洞干)	肃南县西水乡正南沟村牛粪台子	1984
4	3	5	4	3	3	3	4	5	3	2	3	3	0	4	038	祁连型	古	自毙旱獭	肃南县	1984
4	3	5	4	3	3	3	4	5	3	2	3	3	0	4	039	青藏型	古	自毙旱獭	肃南县鹿场青丫湖槽	1984
4	3	5	4	3	3	3	4	5	3	2	3	3	0	4	040	青藏型	古	草原硬蜱	肃南县鹿场独杆子渠	1984
4	3	5	4	3	3	3	4	5	3	2	3	3	0	4	041	青藏型	古	自毙旱獭	肃北县白塔沟	1985
4	3	5	4	3	3	3	4	5	3	2	3	3	0	4	042	青藏型	古	自毙旱獭	肃南县大河区韭菜沟	1987
4	3	5	4	3	3	3	4	5	3	2	3	3	0	4	043	青藏型	古	旱獭	肃南县马蹄区西水乡楼庄子村大台	1987
4	3	5	4	3	3	3	4	5	3	2	3	3	0	4	044	祁连型	古	斧形盖蚤	肃南县马蹄区西水乡楼庄子村大台	1987
4	3	5	4	3	3	3	4	5	3	2	3	3	0	4	045	青藏型	古	蜱	肃南县大河区韭菜沟乡西岭村小红沟	1988
4	3	5	4	3	3	3	4	5	3	2	3	3	0	4	046	青藏型	古	旱獭体虱	阿克塞县团结乡大巴村黑石头沟	1988

续表 7-13

位点重复数															菌株号	生态型	生物型	宿主	分离地点	年代
MLVA1	MLVA2	MLVA3	MLVA4	MLVA5	MLVA6	MLVA7	MLVA8	MLVA9	MLVA11	MLVA12	MLVA14	M52	M59	M61						
4	3	5	4	3	3	3	4	5	3	2	3	3	0	4	047	阿尔金型	古	自毙旱獭	阿克塞县团结乡大巴图村	1989
4	3	5	4	3	3	3	4	5	3	2	3	3	0	4	048	阿尔金型	古	自毙旱獭	阿克塞县团结乡大巴图村	1989
4	3	5	4	3	3	3	4	5	3	2	3	3	0	4	049	青藏型	古	自毙旱獭	阿克塞县团结乡大巴图村	1989
4	3	5	4	3	3	3	4	5	3	2	3	3	0	4	050	青藏型	古	自毙旱獭	阿克塞县团结乡大巴图村	1989
4	3	5	4	3	3	3	4	5	3	2	3	3	0	4	051	青藏型	古	自毙旱獭	肃北县别盖乡红柿峡村芦草沟	1989
4	3	5	4	3	3	3	4	5	3	2	3	3	0	4	052	祁连型	古	蜱	肃南县大河区雪泉乡老虎沟米马合天桥湾	1989
4	3	5	4	3	3	3	4	5	3	2	3	3	0	4	053	祁连型	古	斧形盖蚤	肃南县大河区雪泉乡老虎沟米马合天桥湾	1989
4	3	5	4	3	3	3	4	5	3	2	3	3	0	4	054	青藏型	古	自毙旱獭	肃北县	1992
4	3	5	4	3	3	3	4	5	3	2	3	3	0	4	055	青藏型	古	自毙旱獭	肃南县鹿场独杆子棵	1992
4	3	5	4	3	3	3	4	5	3	2	3	3	0	4	056	青藏型	古	活旱獭	阿克塞县团结乡大巴图村红崖子沟	1993
4	3	5	4	3	3	3	4	5	3	2	3	3	0	4	057	青藏型	古	自毙旱獭	阿克塞县	1993
4	3	5	4	3	3	3	4	5	3	2	3	3	0	4	058	青藏型	古	谢氏山蚤	玉门市石油沟	1993
4	3	5	4	3	3	3	4	5	3	2	3	3	0	4	059	青藏型	古	活旱獭	肃北县马场五道沟	1994
4	3	5	4	3	3	3	4	5	3	2	3	3	0	4	060	阿尔金型	古	虱	阿克塞县团结乡大巴图村青崖子沟	1994
4	3	5	4	3	3	3	4	5	3	2	3	3	0	4	061	青藏型	古	虱	阿克塞县团结乡大巴图村蛇沟	1994
4	3	5	4	3	3	3	4	5	3	2	3	3	0	4	062	青藏型	古	旱獭	阿克塞县团结乡小额博图蛇沟	1994
4	3	5	4	3	3	3	4	5	3	2	3	3	0	4	063	祁连型	古	旱獭	肃南县马蹄区西水乡西流水三岔	1995
4	3	5	4	3	3	3	4	5	3	2	3	3	0	4	064	祁连型	古	谢氏山蚤	肃南县马蹄区西水乡二奕皮村	1995
4	3	5	4	3	3	3	4	5	3	2	3	3	0	4	065	青藏型	古	旱獭体虱	阿克塞县民主乡加尔乌宗村黄沟	1995
4	3	5	4	3	3	3	4	5	3	2	3	3	0	4	066	青藏型	古	斧形盖蚤	阿克塞县民主乡加尔乌宗村黄沟	1995
4	3	5	4	3	3	3	4	5	3	2	3	3	0	4	067	青藏型	古	自毙旱獭	阿克塞县民主乡加尔乌宗村黄沟	1995
4	3	5	4	3	3	3	4	5	3	2	3	3	0	4	068	阿尔金型	古	草原硬蜱	阿克塞县民主乡加尔乌宗村三个泉子	1995
4	3	5	4	3	3	3	4	5	3	2	3	3	0	4	069	青藏型	古	斧形盖蚤	阿克塞县	1995

续表 7-13

位点重复数															菌株号	生态型	生物型	宿主	分离地点	年代
MLV A1	MLV A2	MLV A3	MLV A4	MLV A5	MLV A6	MLV A7	MLV A8	MLV A9	MLV A11	MLV A12	MLV A14	M52	M59	M61						
4	3	5	4	3	3	3	4	5	3	2	3	3	0	4	070	青藏型	古	自毙旱獭	阿克塞县	1995
4	3	5	4	3	3	3	4	5	3	2	3	3	0	4	071	祁连型	古	自毙旱獭	肃南县大河雪泉乡松木滩村科勃沟	1995
4	3	5	4	3	3	3	4	5	3	2	3	3	0	4	072	祁连型	古	自毙旱獭	肃南县大河雪泉乡松木滩村科勃沟	1995
4	3	5	4	3	3	3	4	5	3	2	3	3	0	4	073	祁连型	古	自毙旱獭	肃南县大河雪泉乡松木滩村中段阳坡	1995
4	3	5	4	3	3	3	4	5	3	2	3	3	0	4	074	祁连型	古	谢氏山蚤	肃南县	1995
4	3	5	4	3	3	3	4	5	3	2	3	3	0	4	075	祁连型	古	自毙旱獭	肃南县大河雪泉乡老虎沟村老虎沟脑	1996
4	3	5	4	3	3	3	4	5	3	2	3	3	0	4	076	祁连型	古	斧形盖蚤	肃南县大河雪泉乡老虎沟村老虎沟中段	1996
4	3	5	4	3	3	3	4	5	3	2	3	3	0	4	077	祁连型	古	斧形盖蚤	肃南县康乐区杨哥乡杨哥村扎科口	1996
4	3	5	4	3	3	3	4	5	3	2	3	3	0	4	078	祁连型	古	谢氏山蚤	肃南县康乐区杨哥乡杨哥村扎科口	1996
4	3	5	4	3	3	3	4	5	3	2	3	3	0	4	079	祁连型	古	谢氏山蚤	肃南县康乐区杨哥乡杨哥村扎科口	1996
4	3	5	4	3	3	3	4	5	3	2	3	3	0	4	080	祁连型	古	自毙旱獭	肃南县马蹄区西水乡二夹皮村独山子	1996
4	3	5	4	3	3	3	4	5	3	2	3	3	0	4	081	祁连型	古	自毙旱獭	肃南县马蹄区西水乡二夹皮村独山子	1996
4	3	5	4	3	3	3	4	5	3	2	3	3	0	4	082	青藏型	古	腹窦纤蚤深广亚种	肃南县	1996
4	3	5	4	3	3	3	4	5	3	2	3	3	0	4	083	青藏型	古	腹窦纤蚤深广亚种	肃北县鱼儿红乡金沟村豹子沟	1996
4	3	5	4	3	3	3	4	5	3	2	3	3	0	4	084	青藏型	古	腹窦纤蚤深广亚种	肃北县鱼儿红乡金沟村豹子沟	1996
4	3	5	4	3	3	3	4	5	3	2	3	3	0	4	085	青藏型	古	活旱獭	肃北县鱼儿红村灰条沟	1996
4	3	5	4	3	3	3	4	5	3	2	3	3	0	4	086	青藏型	古	自毙旱獭	阿克塞县民主乡加尔乌乡宗村	1996
4	3	5	4	3	3	3	4	5	3	2	3	3	0	4	087	青藏型	古	自毙旱獭	肃南县酒钢西沟矿东狼柴沟中段阳面山坡	1997
4	3	5	4	3	3	3	4	5	3	2	3	3	0	4	088	青藏型	古	自毙旱獭	肃北县别盖乡好布拉半截沟	1997
4	3	5	4	3	3	3	4	5	3	2	3	3	0	4	089	青藏型	古	活旱獭	阿克塞县民主乡加尔乌宗村青草沟脑袋	1997
4	3	5	4	3	3	3	4	5	3	2	3	3	0	4	090	青藏型	古	自毙旱獭	阿克塞县	1997
4	3	5	4	3	3	3	4	5	3	2	3	3	0	4	091	青藏型	古	自毙旱獭	肃北县鱼儿红黑侠	1997
4	3	5	4	3	3	3	4	5	3	2	3	3	0	4	092	青藏型	古	斧形盖蚤	肃北县鱼儿红黑侠	1997

续表 7-13

位点重复数															菌株号	生态型	生物型	宿主	分离地点	年代
MLVA1	MLVA2	MLVA3	MLVA4	MLVA5	MLVA6	MLVA7	MLVA8	MLVA9	MLVA11	MLVA12	MLVA14	M52	M59	M61						
4	3	5	4	3	3	3	4	5	3	2	3	3	0	4	093	青藏型	古典型	蜱	肃北县别盖乡马场榆树沟	1998
4	3	5	4	3	3	3	4	5	3	2	3	3	0	4	094	青藏型	古	自旱獭	肃北县别盖乡马场榆树沟	1998
4	3	5	4	3	3	3	4	5	3	2	3	3	0	4	095	青藏型	古	谢氏山蚤	肃北县别盖乡马场榆树沟	1998
4	3	5	4	3	3	3	4	5	3	2	3	3	0	4	096	青藏型	古	自旱獭	肃北县别盖乡马场三道沟	1998
4	3	5	4	3	3	3	4	5	3	2	3	3	0	4	097	青藏型	古	人	肃南县西水乡三夹皮村西流水南岔	1998
4	3	5	4	3	3	3	4	5	3	2	3	3	0	4	098	祁连型	古	自旱獭	肃南县西水乡三夹皮村臭圈梁	1998
4	3	5	4	3	3	3	4	5	3	2	3	3	0	4	099	祁连型	古	自旱獭	肃南县西水乡三夹皮村臭圈梁	1998
4	3	5	4	3	3	3	4	5	3	2	3	3	0	4	100	青藏型	古	活旱獭	阿克塞县民主乡大鄂博图沟	1999
4	3	5	4	3	3	3	4	5	3	2	3	3	0	4	101	阿尔金型	古	斧形盖蚤	阿克塞县民主乡大鄂博图沟	1999
4	3	5	4	3	3	3	4	5	3	2	3	3	0	4	102	青藏型	古	谢氏山蚤	阿克塞县民主乡大鄂博图沟	1999
4	3	5	4	3	3	3	4	5	3	2	3	3	0	4	103	阿尔金型	古	自旱獭	肃北县鱼儿红乡健泉子沟	1999
4	3	5	4	3	3	3	4	5	3	2	3	3	0	4	104	青藏型	古	自旱獭	肃北县	1999
4	3	5	4	3	3	3	4	5	3	2	3	3	0	4	105	青藏型	古	自旱獭	肃南县西水乡正南沟村场村沟下坡	1999
4	3	5	4	3	3	3	4	5	3	2	3	3	0	4	106	祁连型	古	自旱獭	肃南县	1999
4	3	5	4	3	3	3	4	5	3	2	3	3	0	4	107	阿尔金型	古	自旱獭	肃南县西水乡二夹皮村马圈湾	2000
4	3	5	4	3	3	3	4	5	3	2	3	3	0	4	108	阿尔金型	古	斧形盖蚤	肃南县西水乡二夹皮村滩头下大湾	2000
4	3	5	4	3	3	3	4	5	3	2	3	3	0	4	109	阿尔金型	古	谢氏山蚤	肃南县西水乡二夹皮村滩头下大湾	2000
4	3	5	4	3	3	3	4	5	3	2	3	3	0	4	110	祁连型	古	谢氏山蚤	肃北县正南沟黄草沟	2000
4	3	5	4	3	3	3	4	5	3	2	3	3	0	4	111	青藏型	古	自旱獭	肃北县别盖乡好布拉半截沟	2000
4	3	5	4	3	3	3	4	5	3	2	3	3	0	4	112	青藏型	古	自旱獭	肃南县别盖乡马场村北沟	2000
4	3	5	4	3	3	3	4	5	3	2	3	3	0	4	113	青藏型	古	自旱獭	阿克塞县民主乡红崖子沟	2000
4	3	5	4	3	3	3	4	5	3	2	3	3	0	4	114	青藏型	古	自旱獭	肃北酒泉农垦鱼儿红牧场通沟	2000
4	3	5	4	3	3	3	4	5	3	2	3	3	0	4	115	青藏型	古	斧形盖蚤	肃北酒泉农垦鱼儿红牧场通沟	2000

续表 7-13

位点重复数															菌株号	生态型	生物型	宿主	分离地点	年代
MLVA1	MLVA2	MLVA3	MLVA4	MLVA5	MLVA6	MLVA7	MLVA8	MLVA9	MLVA11	MLVA12	MLVA14	M52	M59	M61						
4	3	5	4	3	3	3	4	5	3	2	3	3	0	4	116	青藏型	古	斧形盖蚤	阿克塞县和平乡登盖克林	2001
4	3	5	4	3	3	3	4	5	3	2	3	3	0	4	117	青藏型	古	虱	肃南县大岔牧场长杆头	2001
4	3	5	4	3	3	3	4	5	3	2	3	3	0	4	118	青藏型	古	斧形盖蚤	肃南县大河区雪泉乡松木滩村双岔子	2001
4	3	5	4	3	3	3	4	5	3	2	3	3	0	4	119	青藏型	古	自毙旱獭	肃南县大岔牧场长竿头	2001
4	3	5	4	3	3	3	4	5	3	2	3	3	0	4	120	青藏型	古	自毙旱獭	肃北鱼儿红牧场刀岗沟	2001
4	3	5	4	3	3	3	4	5	3	2	3	3	0	4	121	青藏型	古	谢氏山蚤	肃北鱼儿红牧场刀岗沟	2001
4	3	5	4	3	3	3	4	5	3	2	3	3	0	4	122	青藏型	古	谢氏山蚤	肃北鱼儿红牧场刀岗沟	2001
4	3	5	4	3	3	3	4	5	3	2	3	3	0	4	123	阿尔金型	古	自毙旱獭	肃北鱼儿红牧场刀岗沟	2001
4	3	5	4	3	3	3	4	5	3	2	3	3	0	4	124	青藏型	古	自毙旱獭	阿克塞县民主乡中风斯沟	2002
4	3	5	4	3	3	3	4	5	3	2	3	3	0	4	125	青藏型	古	自毙旱獭	阿克塞县民主乡中风斯沟	2002
4	3	5	4	3	3	3	4	5	3	2	3	3	0	4	126	青藏型	古	活旱獭	阿克塞县和平乡青石沟	2002
4	3	5	4	3	3	3	4	5	3	2	3	3	0	4	127	青藏型	古	自毙旱獭	肃北县别盖乡好布拉	2002
4	3	5	4	3	3	3	4	5	3	2	3	3	0	4	128	青藏型	古	蜱	肃北县别盖乡马场小马场	2002
4	3	5	4	3	3	3	4	5	3	2	3	3	0	4	129	青藏型	古	活旱獭	肃北县别盖乡马场小马场	2002
4	3	5	4	3	3	3	4	5	3	2	3	3	0	4	130	青藏型	古	斧形盖蚤	肃北县鱼儿红牧场道沟	2002
4	3	5	4	3	3	3	4	5	3	2	3	3	0	4	131	青藏型	古	蜱	玉门市石油沟	2002
4	3	5	4	3	3	3	4	5	3	2	3	3	0	4	132	青藏型	古	腹窦纤蚤深广亚种	玉门市石油沟	2002
4	3	5	4	3	3	3	4	5	3	2	3	3	0	4	133	青藏型	古	自毙旱獭	肃北县别盖乡马场村小康沟	2003
4	3	5	4	3	3	3	4	5	3	2	3	3	0	4	134	青藏型	古	谢氏山蚤	肃北县别盖乡好布拉村好布拉沟	2003
4	3	5	4	3	3	3	4	5	3	2	3	3	0	4	135	青藏型	古	虱	阿克塞县大巴图沟	2003
4	3	5	4	3	3	3	4	5	3	2	3	3	0	4	136	青藏型	古	自毙旱獭	阿克塞县和平乡清水沟	2003
4	3	5	4	3	3	3	4	5	3	2	3	3	0	4	137	青藏型	古	斧形盖蚤	玉门鱼儿红牧场刀岗沟	2003
4	3	5	4	3	3	3	4	5	3	2	3	3	0	4	138	青藏型	古	自毙旱獭	玉门鱼儿红牧场刀岗沟	2003

续表 7–13

位点重复数															菌株号	生态型	生物型	宿主	分离地点	年代
MLV A1	MLV A2	MLV A3	MLV A4	MLV A5	MLV A6	MLV A7	MLV A8	MLV A9	MLV A11	MLV A12	MLV A14	M52	M59	M61						
4	3	5	4	3	3	3	4	5	3	2	3	3	0	4	139	青藏型	古	斧形盖蚤	玉门鱼儿红牧场刀岗沟	2003
4	3	5	4	3	3	3	4	5	3	2	3	3	0	4	140	祁连型	古	蜱	肃南县大河区雪泉乡松木滩村俄博湾	2004
4	3	5	4	3	3	3	4	5	3	2	3	3	0	4	141	祁连型	古	虱	肃南县大河区雪泉乡大村小白泉	2004
4	3	5	4	3	3	3	4	5	3	2	3	3	0	4	142	祁连型	古	活旱獭	肃南县西水乡正南沟村深沟	2004
4	3	5	4	3	3	3	4	5	3	2	3	3	0	4	143	祁连型	古	人体	肃南县西水乡正南沟村深沟	2004
4	3	5	4	3	3	3	4	5	3	2	3	3	0	4	144	祁连型	古	人尸体	肃南县西水乡正南沟村深沟	2004
4	3	5	4	3	3	3	4	5	3	2	3	3	0	4	145	祁连型	古	活旱獭	肃南县西水乡正南沟村深沟	2004
4	3	5	4	3	3	3	4	5	3	2	3	3	0	4	146	祁连型	古	谢氏山蚤	肃南县西水乡正南沟村深沟	2004
4	3	5	4	3	3	3	4	5	3	2	3	3	0	4	147	青藏型	古	草原硬蜱	肃北县别盖乡马场村小康沟	2004
4	3	5	4	3	3	3	4	5	3	2	3	3	0	4	148	青藏型	古	活旱獭	肃北县别盖乡马场村小康沟	2004
4	3	5	4	3	3	3	4	5	3	2	3	3	0	4	149	青藏型	古	自毙旱獭	肃北县别盖乡马场村小康沟	2004
4	3	5	4	3	3	3	4	5	3	2	3	3	0	4	150	青藏型	古	草原硬蜱	肃北县别盖乡马场村小马场	2004
4	3	5	4	3	3	3	4	5	3	2	3	3	0	4	151	青藏型	古	自毙旱獭	玉门市石油沟小水洼	2004
4	3	5	4	3	3	3	4	5	3	2	3	3	0	4	152	阿尔金型	古	谢氏山蚤	阿克塞县民主乡县城西坡	2005
4	3	5	4	3	3	3	4	5	3	2	3	3	0	4	153	阿尔金型	古	自毙旱獭	阿克塞县民主乡当金山	2005
4	3	5	4	3	3	3	4	5	3	2	3	3	0	4	154	青藏型	古	斧形盖蚤	阿克塞县民主乡当金山	2005
4	3	5	4	3	3	3	4	5	3	2	3	3	0	4	155	阿尔金型	古	自毙旱獭	阿克塞县民主乡当金山	2005
4	3	5	4	3	3	3	4	5	3	2	3	3	0	4	156	阿尔金型	古	自毙旱獭	阿克塞县民主乡当金山	2005
4	3	5	4	3	3	3	4	5	3	2	3	3	0	4	157	青藏型	古	自毙旱獭	阿克塞县民主乡登盖克沟	2005
4	3	5	4	3	3	3	4	5	3	2	3	3	0	4	158	祁连型	古	灰尾兔	肃南县马蹄乡正南沟长方台子	2005
4	3	5	4	3	3	3	4	5	3	2	3	3	0	4	159	祁连型	古	灰尾兔	肃南县马蹄乡南泥沟	2005
4	3	5	4	3	3	3	4	5	3	2	3	3	0	4	160	祁连型	古	自毙旱獭	肃南县马蹄乡红山子沟	2005
4	3	5	4	3	3	3	4	5	3	2	3	3	0	4	161	祁连型	古	自毙旱獭	肃南县马蹄乡红山子沟	2005

续表 7-13

位点重复数															菌株号	生态型	生物型	宿主	分离地点	年代
MLVA1	MLVA2	MLVA3	MLVA4	MLVA5	MLVA6	MLVA7	MLVA8	MLVA9	MLVA11	MLVA12	MLVA14	M52	M59	M61						
4	3	5	4	3	3	3	4	5	3	2	3	3	0	4	162	祁连型	古	谢氏山蚤	肃南县马蹄乡正南沟二夹皮干沟	2005
4	3	5	4	3	3	3	4	5	3	2	3	3	0	4	163	祁连型	古	自毙旱獭	肃南县马蹄乡正南沟二夹皮干沟	2005
4	3	5	4	3	3	3	4	5	3	2	3	3	0	4	164	祁连型	古	自毙旱獭	肃南县马蹄乡正南沟二夹皮干沟	2005
4	3	5	4	3	3	3	4	5	3	2	3	3	0	4	165	青藏型	古	活旱獭	肃北县别盖乡马场村小康沟	2005
4	3	5	4	3	3	3	4	5	3	2	3	3	0	4	166	青藏型	古	自毙旱獭	肃北县别盖乡马场村小康沟	2005
4	3	5	4	3	3	3	4	5	3	2	3	3	0	4	167	阿尔金型	古	自毙旱獭	玉门市鱼儿红牧场大东沟	2005
4	3	5	4	3	3	3	4	5	3	2	3	3	0	4	168	阿尔金型	古	斧形盖蚤	玉门市鱼儿红牧场斜沟	2005
4	3	5	4	3	3	3	4	5	3	2	3	3	0	4	169	青藏型	古	自毙旱獭	肃南县鹿场全滩沟台子	2006
4	3	5	4	3	3	3	4	5	3	2	3	3	0	4	170	祁连型	古	斧形盖蚤	肃南县马蹄乡夹皮村道后沟	2006
4	3	5	4	3	3	3	4	5	3	2	3	3	0	4	171	阿尔金型	古	谢氏山蚤	阿克塞县民主乡当金山	2006
4	3	5	4	3	3	3	4	5	3	2	3	3	0	4	172	青藏型	古	蜱	阿克塞县民主乡当金山	2006
4	3	5	4	3	3	3	4	5	3	2	3	3	0	4	173	青藏型	古	谢氏山蚤	阿克塞县当金山西风斯沟	2006
4	3	5	4	3	3	3	4	5	3	2	3	3	0	4	174	青藏型	古	自毙旱獭	肃北县党城湾马场村小康沟	2007
4	3	5	4	3	3	3	4	5	3	2	3	3	0	4	175	青藏型	古	自毙旱獭	肃北县石包城乡公岔村白石头沟	2007
4	3	5	4	3	3	3	4	5	3	2	3	3	0	4	176	青藏型	古	自毙旱獭	肃北县党城湾好布拉三个泉	2007
4	3	5	4	3	3	3	4	5	3	2	3	3	0	4	177	青藏型	古	谢氏山蚤	肃北县党城湾好布拉三个泉	2007
4	3	5	4	3	3	3	4	5	3	2	3	3	0	4	178	青藏型	古	自毙旱獭	肃北县党城湾好布拉三个泉	2007
4	3	5	4	3	3	3	4	5	3	2	3	3	0	4	179	青藏型	古	自毙旱獭	肃北县党城湾马场村五道沟	2007
4	3	5	4	3	3	3	4	5	3	2	3	3	0	4	180	青藏型	古	腹窦纤蚤深广亚种	肃北县党城湾马场村小康沟	2007
4	3	5	4	3	3	3	4	5	3	2	3	3	0	4	181	青藏型	古	自毙旱獭	肃南县马蹄乡正南沟村	2007
4	3	5	4	3	3	3	4	5	3	2	3	3	0	4	182	青藏型	古	旱獭残骨	肃南县马蹄乡正南沟村	2007
4	3	5	4	3	3	3	4	5	3	2	3	3	0	4	183	青藏型	古	活旱獭	肃南县马蹄乡正南沟村	2007
4	3	5	4	3	3	3	4	5	3	2	3	3	0	4	184	青藏型	古	自毙旱獭	肃南县马蹄乡正南沟村	2007

续表 7-13

位点重复数															菌株号	生态型	生物型	宿主	分离地点	年代
MLV A1	MLV A2	MLV A3	MLV A4	MLV A5	MLV A6	MLV A7	MLV A8	MLV A9	MLV A11	MLV A12	MLV A14	M52	M59	M61						
4	3	5	4	3	3	3	4	5	3	2	3	3	0	4	185	青藏型	古	自毙旱獭	肃南县大河乡松木滩村双岔子	2007
4	3	5	4	3	3	3	4	5	3	2	3	3	0	4	186	青藏型	古	谢氏山蚤	肃南县大河乡松木滩村双岔子	2007
4	3	5	4	3	3	3	4	5	3	2	3	3	0	4	187	青藏型	古	斧形盖蚤	肃南县大河乡松木滩村羊毛沟	2007
4	3	5	4	3	3	3	4	5	3	2	3	3	0	4	188	青藏型	古	活旱獭	肃南县大河乡松木滩村红石嘴清沟门	2007
4	3	5	4	3	3	3	4	5	3	2	3	3	0	4	189	青藏型	古	自毙旱獭	肃南县祁丰乡祁林村科斯湾	2007
4	3	5	4	3	3	3	4	5	3	2	3	3	0	4	190	青藏型	古	自毙旱獭	肃北县鱼儿红牧场通沟	2007
4	3	5	4	3	3	3	4	5	3	2	3	3	0	4	191	青藏型	古	自毙旱獭	肃北县鱼儿红牧场刀刃岗	2007
4	3	5	4	3	3	3	4	5	3	2	3	3	0	4	192	青藏型	古	自毙旱獭	阿克塞县三个泉子	2007
4	3	5	4	3	3	3	4	5	3	2	3	3	0	4	193	青藏型	古	自毙旱獭	阿克塞县小鄂博图	2007
4	3	5	4	3	3	3	4	5	3	2	3	3	0	4	194	青藏型	古	活体旱獭	阿克塞县红中风斯沟	2007
4	3	5	4	3	3	3	4	5	3	2	3	3	0	4	195	青藏型	古	活体旱獭	阿克塞县红半个洼	2007
4	3	5	4	3	3	3	4	5	3	2	3	3	0	4	196	青藏型	古	虱	阿克塞县红崖子沟	2007
4	3	5	4	3	3	3	4	5	3	2	3	3	0	4	197	青藏型	古	谢氏山蚤	阿克塞县大鄂博图	2007
4	3	5	4	3	3	3	4	5	3	2	3	3	0	4	198	青藏型	古	自毙旱獭	阿克塞县加尔马麦塔沟	2007
4	3	5	4	3	3	3	4	5	3	2	3	3	0	4	199	青藏型	古	自毙旱獭	阿克塞县小巴图沟	2007
4	3	5	4	3	3	3	4	5	3	2	3	3	0	4	200	青藏型	古	自毙旱獭	阿克塞县小鄂博图	2007
4	3	5	4	3	3	3	4	5	3	2	3	3	0	4	201	青藏型	古	自毙旱獭	酒钢二矿	2009
0	0	0	0	0	0	0	0	0	0	2	0	0	0	0	202	祁连型	古	自毙旱獭	肃南县西水公社楼庄生产队东川沟	1982

注：生物型“古”代表古典型，“中”代表中世纪型

本研究所选的15个位点多态性和代表性较差，未能将古典型和中世纪型鼠疫菌区别出来，未能将生化型不同的鼠疫菌区分开，鼠疫菌株的聚集性也没有呈现地点聚集性和年代聚集性等特征。因此，若想进一步对甘肃省内菌株进行研究，可以尝试结合菌株背景和参考文献选取合适位点设计引物进行分型。

（二）选用14+12对VNTR位点的MLAV分型

选取甘肃省1962~2014年203株鼠疫菌，其中甘宁黄鼠型菌株9株、青藏型菌株129株、祁连型菌株47株、阿尔金型菌株18株。采用14+12对VNTR位点，设计引物（见表7–14）进行MLAV分型。

表7–14 14+12对MLVA引物序列信息

Primer 名称	F引物5′端标记荧光探针	序列（5′–3′）	目标长度（bp）
M58–F	HEX	GCGATAACCCACATTATCACAATAACCAACAC	395
M58–R		GCTGATGGAACCGGTATGCTGAATTTGC	
MS56–F	FAM	AACCGACTGACTCACTTTATATTGG	220
MS56–R		TTCTTTTCCATTACTCAGCCTGTT	
MS38–F	HEX	GTGAGGTATAGCTAAACGGTGATGT	251
MS38–R		CGCCGTAGATTATTTGTCACTTTAT	
M21–F	FAM	GATTTATGAATGGCTACAACGTCGTCGCA	379
M21–R		GTAGTGATACAGGCAAATCCAAGAGCGCA	
M15–F	FAM	GTCACCTCTCTCAGGCGGGAATCATCTCTC	203
M15–R		GCATAACGTCTTCAGTGCGTTGTGGC	
M61–F	HEX	GCGCCACAATTAGGGCAACTGC	357
M61–R		GCCGCTTTAATGGTTTGTGAAATGAC	
MS09–F	FAM	CGTTACCCTTGTTGCCAATAGT	682
MS09–R		ACGCAGAACATGCTTACCTTTTAT	
N2486–F	HEX	TGACTGATTCTGCTCCTGA	346
N2486–R		GACCAAATTAAAGTATAACCCA	
MS73–F	FAM	AATACCCTGTGGGTGATAATGAAC	225
MS73–R		ATCGATTTAGGTACCACCAATTCA	
MS41–F	HEX	GAAGAAAGCCAGCTAATCTGATG	218
MS41–R		TAATGAATAGCAACGACAACCAATA	
N3779–F	HEX	ATGCCACTGCGTTCTAT	328
N3779–R		ATCGGGATTCATTCGTT	
N2896–F	FAM	CAAAATGAAACAGACGCTC	281
N2896–R		TGCCGCAACTAAAGACAC	
N0865–F	FAM	TGCTGTAGCCCAGTCATTC	294
N0865–R		GTCAAACCTGCCTTATTCG	

续表 7-14

Primer 名称	F 引物 5′端标记荧光探针	序列(5′-3′)	目标长度(bp)
N2976-F	HEX	ATGTGGCGTGAGTGTCG	225
N2976-R		GCTGCGTTTCCTGTTCG	
N1606-F	HEX	ACGAGAAGATAACCAAAGC	221
N1606-R		TACATCAAAATAGCACCCA	
N2117-F	FAM	CGTGTTCTATGGTGGTT	353
N2117-R		ATTTGGTGCTTTGGA	
N2577-F	FAM	TGACTTACCACTACGGACAA	219
N2577-R		AAGAGGCTGAAACGAACA	
N3773-F	HEX	CCAATCTATGACCCCAGCAC	265
N3773-R		CCAGATACCGCATCACCAAG	
M34-F	HEX	GAATCGCGGGTTGACGCTGTTGAGC	255
M34-R		GCTGAACAGCCCCATAAAACCGGAGC	
M33-F	FAM	AGCAACCTGTGCCGCCTCGATATAAG	357
M33-R		GAGACGGGCGAAATTGAAGCACAGTTAT	
M22-F	FAM	GCGTGATACCAAAGGCTGGCTCACC	235
M22-R		GGCACTTTGGGTACGGAACGTCATCAC	
M43-F	HEX	GAGTGCGCGACGGTATGGTGC	269
M43-R		GCCGCGCATTTATTGATGGTGTC	
M25-F	FAM	GTTTAGCTGTAAATAGATTTAGAAGCCTCGTCTTTTGAC	335
M25-R		GATATAAATGAGTTGATTCAGGTGTTCATATTTAACGAAAC	
M23-F	HEX	GTTAAAACTTAATTAACCAACTTAAGAGTCGCCATATC	169
M23-R		GTTATCAGATTTCGCTTGAAGTAGGTTTAACGATGAC	
M28-F	FAM	GTTTGGCGGTTGGGCGTACCTTGGTA	212
M28-R		AGCGCCCGTAGACGCTTTCGAAATAGC	
M29-F	HEX	GAGCGGCGGGTTCTCATGCTGAT	233
M29-R		GTTTAAGCAGTAGATCTAAAGCGTTATGAATATTGGTGTTA	

采用 BioNumerics5.0 软件，采用效用均等的分类资料分析方法对各对引物的重复数进行聚类分析。为加强 MLVA 分型方法中 14 个低变异度指标在鼠疫种群中的区分能力，减弱高变异度的 12 个指标对聚类关系的影响，将第一级分型 14 个指标的权重设为 2，用于种内溯源分析的 12 个指标权重设为 1。203 株甘肃省鼠疫菌基因组中 VNTR 重复结果见表 7-15，26 个 VNTR 均表现出不同于 CO92 的重复次数。引物 M34 重复种数最多，为 17 种，最少重复种数为 2 种，说明 26 对引物的分辨能力高，能将甘肃省鼠疫菌株分为不同的基因型。

表 7-15　鼠疫菌株 26 个 VNTR 位点重复种数和重复数

引物名称	核心序列（bp）	CO92 重复数	菌株重复种数	菌株重复数
M58	17	8	3	6、7、8
MS56	16	7	3	7、8、10
MS38	16	8	3	5、6、7
M21	7	5	3	4、5、6
M61	18	5	3	3、4、6
M15	5	5	2	5、6
N2486	17	3	2	3、4
MS09	18	33	5	23、33、34、35、56
MS41	17	7	3	5、6、7
MS73	18	6	3	4、5、6
N3779	17	4	2	3、4
N2896	16	3	3	3、4、5
N2976	18	3	2	3、4
N0865	18	2	2	4、5
N1606	9	4	3	4、5、6
N3773	9	5	5	3、4、5、6、7
N2577	7	7	7	7、8、9、10、11、12、13
M34	9	3	17	3、4、5、6、7、8、9、10、12、13、14、15、16、18、19、20、24
M33	9	22	5	19、20、21、22、23
M43	12	5	4	3、4、5、8
M22	7	13	9	13、14、15、16、18、19、20、21、22
M23	7	7	8	6、7、8、9、10、11、12、13
M25	7	22	7	14、15、16、17、18、19、21
M29	8	8	5	4、5、6、7、13
M28	8	7	6	6、7、8、11、15、16
N2117	9	3	11	3、4、5、6、7、8、9、10、11、12、13

26 对 VNTR 位点将 203 株鼠疫菌分成 1~127 型，基因分型比较复杂。陇中黄鼠鼠疫疫源地 MLVA 基因型有 11 型、84 型、121~127 型；甘南旱獭鼠疫疫源地 MLVA 基因型有 28 型、39~43 型；阿尔金山旱獭鼠疫疫源地 MLVA 基因型有 89~115 型；大雪山旱獭鼠疫疫源地有 44~66 型、69~88 型、116~119 型，祁连山北麓旱獭鼠疫疫源地 MLVA 基因型有 1~38 型。

采用 14+12 个位点能将生化型不同的鼠疫菌区分开，鼠疫菌株的聚集性呈现明显的地点聚集性特征。根据分离地点，203 株鼠疫菌被分为 10 个群，群内的菌株依据分离地点继续细化为很多分支。阿拉善黄鼠鼠疫疫源地分离的菌株成为 1 个群，阿尔金山旱獭鼠疫分离的菌株集中在阿克塞县红柳湾镇当金山群，在祁连山西端与阿尔金山接壤地区分离的菌株聚集在阿克塞县红柳湾镇加尔乌宗村群，与加尔乌宗村毗邻的肃北县党城湾镇马场菌株聚集为 1 群，该群与加尔乌宗村群两者合并为一大群后，与阿克塞县当金山群再聚集在一起。肃北县菌株除党城湾镇马场群外，其他菌株分别聚集为党城湾镇和鱼儿红两个大群。玉门市菌株聚集在肃北县鱼儿红群。甘南旱獭鼠疫疫源地菌株单独成为一群，此地菌株 VNTR 位点重复数与肃南菌株类似，两地菌株形成一分支。肃南县菌株分为 3 个群，分别为肃南县马蹄乡群、大河乡群和康乐乡群。

甘肃省鼠疫菌株生态型有甘宁黄鼠型（也称黄土高原型）、阿尔金山型、祁连山型和青藏高原型。根据地理环境不同，不同生态型的鼠疫菌株，都有一块各自相对独立的分布区，而且菌株在分布区内占有一定数量，界线清楚，且有规律性。甘肃省鼠疫菌 MLVA 基因分型与生态型能够很好地吻合，并且基因分型能够继续细分，精确到每个菌株的分离地点。会宁县和平川区黄鼠鼠疫疫源地为甘宁黄土高原阿拉善黄鼠疫源地的西南部分，景观为低山丘陵干草原，菌株为甘宁黄鼠型，菌株独自成为一群。甘南高原疫源地的夏河县和祁连山北麓东段区的肃南县均为旱獭疫源地，景观均为森林高山草甸草原。夏河县菌株为青藏型，肃南县菌株为祁连型。夏河县大部分菌株聚集成为一群后，与肃南县菌株聚集在一起，肃南县菌株根据分离地点继续分为 3 个群，每群间菌株没有明显的地理屏障，菌株 VNTR 位点重复数有细微差别，每个群内菌株继续细分，表明 MLVA 分型方法非常精准，可用于观察菌株的细微遗传进化。阿尔金山疫源地的阿克塞县和大雪山疫源地的肃北县为旱獭疫源地，景观类型为高山草原。阿克塞县菌株主要为阿尔金型，肃北县菌株主要为青藏型。阿克塞县菌株分成 2 个群，阿尔金山的菌株聚集为当金山群，而祁连山西端与阿尔金山接壤地区分离的菌株聚集成为加尔乌宗村群。加尔乌宗村群与肃北县党城湾镇马场群的菌株聚集成为大群，两地地理上相邻，没有明显的地理屏障，菌株之间交流频繁，适应相应的地理环境成为优势菌株。肃北县菌株除马场群外，还存在党城湾镇群和鱼儿红群。党城湾镇群和鱼儿红群菌株 VNTR 位点不同，党城湾镇和鱼儿红之间存在大雪山地理屏障，使两地菌株成为两个群。玉门市鼠疫疫源地与鱼儿红属于同块疫源地，两地菌株聚集在一起成为一群（见表 7-16）。

表 7-16 203 株甘肃省鼠疫菌 VNTR 位点重复数聚类表

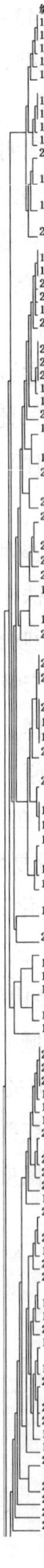

编号	地点	生态型	基因型	
198405	肃南县皇城区	祁连型	4	
198401、198404	肃南县康乐乡	祁连型	4	
198494	肃南县大河乡	青藏型	6	
198406	肃南县皇城区	祁连型	5	
198492	肃南县	祁连型	7	
199603、199604	肃南县康乐乡	祁连型	8	
199601、199602	肃南县大河乡	祁连型	8	
199605	肃南县康乐乡			肃南县康乐乡
199610	肃北县鱼儿红	青藏型	10	
200718	肃南县大河乡	青藏型	3	
198703	肃南县马蹄乡	青藏型	2	
198704	肃南县马蹄乡	祁连型	1	
201404	肃北县党城湾镇马场村	青藏型		
196204	会宁县刘寨	甘宁黄鼠型	11	
198288、198329	肃南县马蹄乡	祁连型	11	
200011、200409、200541	肃南县马蹄乡	祁连型	15	
200548、198284、199501、199606	肃南县马蹄乡	祁连型	15	
198202	肃南县马蹄乡	祁连型	12	
200716	肃南县马蹄乡	青藏型	16	
200407、200544、200543	肃南县马蹄乡	祁连型	14	
200551、200549、200545	肃南县马蹄乡	祁连型	14	
200715	肃南县马蹄乡	青藏型	14	
198287	肃南县马蹄乡	祁连型	13	
198413	肃南县马蹄乡	祁连型	17	
200406、200405	肃南县马蹄乡	祁连型	18	
199607	肃南县马蹄乡	祁连型	19	
199502	肃南县马蹄乡	祁连型	19	肃南县马蹄乡
200410	肃南县马蹄乡	祁连型	20	
200605	肃南县马蹄乡	祁连型	21	
200114	肃南县马蹄乡	青藏型	22	
200112	肃南县马蹄乡	青藏型	23	
200712	肃南县马蹄乡	青藏型	24	
200711	肃南县马蹄乡	青藏型	25	
199913、199809	肃南县马蹄乡	祁连型	26	
199810	肃南县马蹄乡	祁连型	27	
201405	肃北县党城湾镇马场村	青藏型		
200401、200402	肃南县大河乡	祁连型	30	
200721	肃南县祁丰乡	祁连型	30	
200113	肃南县大河乡	青藏型	29	
198304	肃南县大河乡	祁连型	29	
198541	肃北县白塔沟	青藏型	29	
200719	肃南县大河乡	青藏型	31	
200717、200720	肃南县大河乡	青藏型	34	肃南县大河乡
196303	山丹县军马场	青藏型	35	
197368	肃南县大河乡	青藏型	35	
199554	肃南县大河乡	祁连型	36	
199553	肃南县大河乡	祁连型	37	
199552	肃南县大河乡	祁连型	38	
196701	夏河县甘加草原	青藏型	28	
201406	肃北县石包城乡	青藏型		
196902	夏河县甘加草原	青藏型	39	
196402	夏河县甘加草原	青藏型	40	
196901、196903	夏河县甘加草原	青藏型	41	夏河县
197016	夏河县甘加草原	青藏型	42	
196904	夏河县甘加草原	青藏型	43	
200116、200117	肃北县鱼儿红	青藏型	46	
200118	肃北县鱼儿红	阿尔金型	46	
200439	玉门市石油沟	青藏型	46	
199725	肃北县鱼儿红	青藏型	47	
199701	肃南县祁丰乡	青藏型	48	
199613	肃北县鱼儿红	青藏型	49	
200021	肃北县鱼儿红	青藏型	50	
200724	肃北县鱼儿红	青藏型	51	
200578	肃北县鱼儿红	阿尔金型	52	
200115	肃北县鱼儿红	青藏型	53	
199724	肃北县鱼儿红	青藏型	67	
201407	玉门市赤金镇	青藏型		
201410	肃北县鱼儿红	青藏型		
199910	肃北县鱼儿红	青藏型	60	
200725	肃北县鱼儿红	青藏型	66	
200006、200009、200008	肃南县马蹄乡	阿尔金型	62	肃北县鱼儿红
198493	肃南县大河乡	青藏型	63	
199210	肃南县大河乡	青藏型	64	
200311、200312	肃北县鱼儿红	青藏型	65	
198701	肃南县大河乡	青藏型	54	
199609	肃北县鱼儿红	青藏型	55	
200222、200223	玉门市石油沟	青藏型	56	
200221、200023	肃北县鱼儿红	青藏型	57	
200310	肃北县鱼儿红	青藏型	58	
197014	肃南县祁丰乡	青藏型	59	
199358	玉门市石油沟	青藏型	61	
200901	肃南县祁丰乡	青藏型	45	
201408	肃北县鱼儿红	青藏型		
200601	肃南县大河乡	青藏型	68	
201409	肃北县鱼儿红	青藏型		
200579	肃北县鱼儿红	阿尔金型	44	

续表 7-16

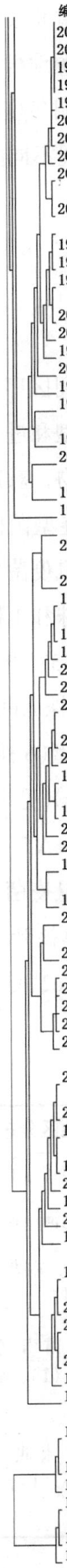

编号	地点	生态型	基因型	
200419、200421、200708	肃北县党城湾镇	青藏型	69	
200701、200704、200709	肃北县党城湾镇	青藏型	69	
197606、197015	肃南县祁丰乡	青藏型	69	
197502	肃北县鱼儿红	青藏型	69	
199407	肃北县党城湾镇	青藏型	70	
200555	肃北县党城湾镇	青藏型	71	
200554	肃北县党城湾镇	青藏型	72	
200417	肃北县党城湾镇	青藏型	73	
200705	肃北县党城湾镇	青藏型	74	
200703	肃北县党城湾镇	青藏型	75	
198210	肃北县党城湾镇	青藏型	76	
199807	肃北县党城湾镇	青藏型	77	肃北县党城湾镇
199806、199808	肃北县党城湾镇	青藏型	78	
200013、200301	肃北县党城湾镇	青藏型	79	
200702	肃北县石包城乡	青藏型	80	
197367	肃北县石包城乡	青藏型	81	
200012	肃北县党城湾镇	青藏型	82	
198908	肃北县党城湾镇	青藏型	83	
197706	平川区	甘宁黄鼠型	84	
197708	玉门市青草湾	青藏型	85	
200217	肃北县党城湾镇	青藏型	86	
199804	肃北县党城湾镇	青藏型	87	
198805	肃南县大河乡	青藏型	88	
200633	阿克塞县红柳湾镇当金山	青藏型	101	
201401	阿克塞县红柳湾镇当金山	青藏型		
198901、198902	阿克塞县红柳湾镇当金山	阿尔金型	96	
198904	阿克塞县红柳湾镇当金山	青藏型	96	
198819	阿克塞县红柳湾镇当金山	青藏型	97	
200014、199411、199412、199301	阿克塞县红柳湾镇当金山	青藏型	98	
201402	阿克塞县红柳湾镇当金山	青藏型		
200770、199904	阿克塞县红柳湾镇当金山	青藏型	90	
200749、200753	阿克塞县红柳湾镇当金山	青藏型	89	
200504	阿克塞县红柳湾镇当金山	青藏型	91	
198903	阿克塞县红柳湾镇当金山	青藏型	93	阿克塞县红柳湾镇当金山
199410	阿克塞县红柳湾镇当金山	阿尔金型	92	
200533、200503、200501、200517、200632	阿克塞县红柳湾镇当金山	阿尔金型	94	
200308、200307	阿克塞县红柳湾镇当金山	青藏型	95	
199906	阿克塞县红柳湾镇当金山	阿尔金型	99	
199905	阿克塞县红柳湾镇当金山	青藏型	100	
200539	阿克塞县红柳湾镇当金山	青藏型	107	
201403	阿克塞县红柳湾镇当金山	青藏型		
200646、200746	阿克塞县红柳湾镇当金山	青藏型	102	
200210	阿克塞县红柳湾镇当金山	青藏型	103	
200212	阿克塞县红柳湾镇当金山	青藏型	104	
200211	阿克塞县红柳湾镇当金山	青藏型	105	
200730	阿克塞县红柳湾镇当金山	青藏型	106	
200731	阿克塞县半个洼	青藏型	108	
200752	阿克塞县加尔马麦塔沟	青藏型	109	
199525、199524	阿克塞县加尔乌宗村	青藏型	110	
199527、199630	阿克塞县加尔乌宗村	青藏型	111	阿克塞县红柳湾镇加尔乌宗村
200726	阿克塞县三个泉子	青藏型	113	
199531	阿克塞县加尔乌宗村	阿尔金型	112	
200727	阿克塞县小鄂博图	青藏型	114	
199711	阿克塞县加尔乌宗村	青藏型	115	
199704、200219、200218	肃北县党城湾镇马场	青藏型	116	
200108	阿克塞县红柳湾镇	青藏型	117	
200302、199208	肃北县党城湾镇马场	青藏型	118	肃北县党城湾镇马场
200418	肃北县党城湾镇马场	青藏型	119	
196401	阿克塞县红柳湾镇当金山	阿尔金型	120	
196206	会宁县刘寨	甘宁黄鼠型	121	
198272	肃南县马蹄乡	祁连型	123	
196203	会宁县刘寨	甘宁黄鼠型	122	
197705	平川区复兴乡	甘宁黄鼠型	124	会宁县、平川区
196310、196305	会宁县刘寨	甘宁黄鼠型	125	
196205	会宁县刘寨	甘宁黄鼠型	126	
196304	会宁县刘寨	甘宁黄鼠型	127	

鼠疫防控人员发现阿拉善黄鼠疫源地群内有1株肃南县的菌株；肃南县康乐乡群内菌株含有肃北县菌株，肃南县马蹄乡群含有会宁县和肃北县菌株；肃北县鱼儿红群内含有肃南县菌株，肃北县党城湾镇群内含有平川区和肃南县菌株。MLVA分型能将甘肃省各疫源地鼠疫菌区分开来，每个疫源地根据菌株分离地点又可以分为不同群，群内菌株可继续分为不同的支。不同群内菌株的交叉存在，表明各疫源地鼠疫菌基因组之间存在交流，使得VNTR位点重复数不断变化，菌株在持续进化。疫源地出现不同类型的鼠疫菌，使得菌株溯源受到影响，尤其是在人间鼠疫疫情追踪溯源时要予以重视。

四、甘肃鼠疫菌CRISPR分型

CRISPR是一类由一段同向重复序列（direct repeat sequences，DR）和将其分隔开的间区序列（spacers）构成特殊结构的重复序列，广泛分布于原核生物基因组中。CRISPR位点可作为细菌分型和进化分析的理性分子靶标。鼠疫菌基因组中存在3个CRISPR位点，我们3个CRISPR位点设计引物，对选取甘肃省1962~2014年分离的203株鼠疫菌，其中甘宁黄鼠型菌株9株、青藏型菌株129株、祁连型菌株47株、阿尔金型菌株18株进行CRISPR方法分型，应用BioNumerics软件进行聚类分析。203株鼠疫菌分成4个大群，分别为Cb2群、Ca7和Ca7′群、Ca35′群、CaΔ5′群。Cb2群只有甘宁黄鼠菌株6株和1株祁连型菌株。Ca7和Ca7′只有一个位点的差别，聚类分析时成为一个大群。Ca7和Ca7′群、Ca35′群和CaΔ5′群的菌株数量多，生态型复杂。Ca7′群菌株均为青藏型，而Ca7群含有青藏型菌株（40株）、阿尔金型（12株）、祁连型菌株（1株）和甘宁黄鼠型（1株）。Ca35′群含有青藏型菌株（58株）、阿尔金型（6株）和甘宁黄鼠型（1株）。CaΔ5′群含有祁连型菌株（45株）、青藏型菌株（25株）和甘宁黄鼠型（1株）（见表7-17）。

甘肃省203株鼠疫菌中共有16种间区序列，排列成5种基因簇（Cb2、Ca7、Ca7′、CaΔ5′、Ca35′）。其中YPa位点有9种，分别是a1、a1′、a2、a3、a4、a5、a6、a7、a35，新的间区序列a1′与鼠疫菌CRISPR位点中已知的a1有极高的同源相似性，a1′与a1在5′→3′方向的第27位存在1个单核苷酸碱基变异（a1′为T，a1为C）；YPb位点有4种，分别是b1、b2、b3、b4；YP3位点有3种，分别是c1、c2、c3。各间区序列信息详见表7-18。

表7-17　203株甘肃省鼠疫菌的CRISPR基因分型和地区分布

CRISPR簇	基因型	菌株数	YPa	YPb	YPc	地区分布
Cb2	1	7	a1-a2-a3	b1-b2	c1-c2-c3	会宁（5）、平川（1）、肃南（1）
Ca7′	22′	6	a1′-a2-a3-a4-a5-a6-a7	b1-b2-b3-b4	c1-c2-c3	夏河（6）
Ca7	22	54	a1-a2-a3-a4-a5-a6-a7	b1-b2-b3-b4	c1-c2-c3	阿克塞（46）、肃北（6）、肃南（1）、会宁（1）
Ca35′	26′	65	a1′-a2-a3-a4-a5-a6-a7-a35	b1-b2-b3-b4	c1-c2-c3	肃北（46）、肃南（10）、玉门（6）、阿克塞（1）、嘉峪关（1）、平川（1）
CaΔ5′	24′	71	a1′-a2-a3-a4-a6-a7	b1-b2-b3-b4	c1-c2-c3	肃南（61）、肃北（6）、会宁（1）、嘉峪关（1）、山丹（1）、夏河（1）

注：括号内数字为该地区相应CRISPR类群的菌株数。

表 7-18　203 鼠疫菌 CRISPR 间区序列聚类图

菌株号	地点	生态型	基因簇
199725、200021、200116、200013	肃北蒙古族自治县	青藏型	
200118	肃北蒙古族自治县	阿尔金型	
200115	肃北蒙古族自治县	青藏型	
200311、200310	玉门市	青藏型	
200301	肃北蒙古族自治县	青藏型	
200312	玉门市	青藏型	
200006	肃南裕固族自治县	阿尔金型	
200117、200221、200217	肃北蒙古族自治县	青藏型	
200009	肃南裕固族自治县	阿尔金型	
200012	肃北蒙古族自治县	青藏型	
200222	玉门市	青藏型	
200008	肃南裕固族自治县	阿尔金型	
200439	玉门市	青藏型	
200419、200421、200417	肃北蒙古族自治县	青藏型	
200579、200578	玉门市	阿尔金型	
200555、200554、200708、200701	肃北蒙古族自治县	青藏型	
197706	平川区	甘宁黄鼠型	
200702、200705、197015、200704、200709、200724、200725、200703	肃北蒙古族自治县	青藏型	26′ 型、Ca35′
197708	玉门市	青藏型	
200901	嘉峪关市	青藏型	
197367	肃北蒙古族自治县	青藏型	
201407	玉门市	青藏型	
201408、201409、201410、197502	肃北蒙古族自治县	青藏型	
197014、198701	肃南裕固族自治县	青藏型	
198908	肃北蒙古族自治县	青藏型	
198493、198805	肃南裕固族自治县	青藏型	
198210、199804、199613、199806、199808	肃北蒙古族自治县	青藏型	
199701	肃南裕固族自治县	青藏型	
199407、199807、199609	肃北蒙古族自治县	青藏型	
199210	肃南裕固族自治县	青藏型	
199910	肃北蒙古族自治县	青藏型	
199358	玉门市	青藏型	
199524	阿克塞哈萨克族自治县	青藏型	
200223	玉门市	青藏型	
200023	肃北蒙古族自治县	青藏型	
196901、196903	夏河县	青藏型	22′ 型、Ca7′
200218	肃北蒙古族自治县	青藏型	
200210	阿克塞哈萨克族自治县	青藏型	22型、Ca7
200302、200219	肃北蒙古族自治县	青藏型	
200212、200211	阿克塞哈萨克族自治县	青藏型	
196902	夏河县	青藏型	22′ 型、Ca7′
200108、200014、200308、200307	阿克塞哈萨克族自治县	青藏型	22型、Ca7
196402	夏河县	青藏型	22′ 型、Ca7′
200418	肃北蒙古族自治县	青藏型	
200504	阿克塞哈萨克族自治县	青藏型	
200533、200503、200501、200517	阿克塞哈萨克族自治县	阿尔金型	22型、Ca7
200646	阿克塞哈萨克族自治县	青藏型	
200632	阿克塞哈萨克族自治县	阿尔金型	
200633、200539、200749、200753、200726、20052、200770、201401	阿克塞哈萨克族自治县	青藏型	
200727、200731、200730、200746、201402、201403、197016、198903、198819			
196206	会宁县	甘宁黄鼠型	
198901、198902	阿克塞哈萨克族自治县	阿尔金型	
198904	阿克塞哈萨克族自治县	青藏型	
196401	阿克塞哈萨克族自治县	阿尔金型	
196904	夏河县	青藏型	22′ 型、Ca7′
199527、199301、199411、199630	阿克塞哈萨克族自治县	青藏型	
199906	阿克塞哈萨克族自治县	阿尔金型	
199704	肃北蒙古族自治县	青藏型	
199410	阿克塞哈萨克族自治县	阿尔金型	
199412	阿克塞哈萨克族自治县	青藏型	22型、Ca7
199208	肃北蒙古族自治县	青藏型	
199904、199531	阿克塞哈萨克族自治县	阿尔金型	
199905、199711	阿克塞哈萨克族自治县	青藏型	
199502	肃南裕固族自治县	祁连型	
199525	阿克塞哈萨克族自治县	青藏型	
200011	肃南裕固族自治县	祁连型	
196701	夏河县	青藏型	
200113、200114、200112	肃南裕固族自治县	青藏型	
200406、200401、200405、200409、200410、200407	肃南裕固族自治县	祁连型	
196303	山丹县	青藏型	
200402、200544	肃南裕固族自治县	祁连型	
196204	会宁县	甘宁黄鼠型	
200541、200543、200551、200549	肃南裕固族自治县	祁连型	
197606	嘉峪关市	青藏型	
200601	肃南裕固族自治县	青藏型	
200545、200548、200605	肃南裕固族自治县	祁连型	
200712、200711、200718、200715、200717	肃南裕固族自治县	青藏型	
200719、200721、200716、200720			24′ 型、CaΔ5′
201404、201405、201406	肃北蒙古族自治县	青藏型	
197368	肃南裕固族自治县	青藏型	
198287、198405、198304、198704	肃南裕固族自治县	祁连型	
198288、198911、198910			
198703	肃南裕固族自治县	青藏型	
198413	肃南裕固族自治县	祁连型	
198494	肃南裕固族自治县	青藏型	
198284、198329、198492、198406、198401	肃南裕固族自治县	祁连型	
198541	肃北蒙古族自治县	青藏型	
198202、198404、199603、199810、199604、199553、199607、199601	肃南裕固族自治县	祁连型	
199501、199605、199554、199602、199913、199606、199809			
199724、199610	肃北蒙古族自治县	青藏型	
199552	肃南裕固族自治县	祁连型	
196304	会宁县	甘宁黄鼠型	
197705	平川区	甘宁黄鼠型	1型、Cb2
198272	肃南裕固族自治县	祁连型	
196310、196305、196205、196203	会宁县	甘宁黄鼠型	

203株鼠疫菌被分成5个基因簇,其中Cb2为阿拉善黄鼠疫源地的主要基因簇(66.7%,6/9),集中在会宁县、平川区;Ca7′为甘南高原疫源地的主要基因簇(85.7%,6/7),主要分布在夏河县;Ca7为阿尔金山疫源地的主要基因簇(97.9%,46/47),集中在阿克塞县;Ca35′为大雪山疫源地的主要基因簇(79.3%,46/58),主要分布在肃北县、玉门市;CaΔ5′为祁连山北麓东段区疫源地的主要基因簇(81.3%,61/75),主要分布在肃南县。

甘肃省分离的鼠疫菌按生态型划分有甘宁黄鼠型、阿尔金型、祁连型和青藏型。不同生化特性的鼠疫菌株,都有一块各自相对独立的分布区,界线清楚,且有规律性。甘宁黄鼠型鼠疫菌分布在阿拉善黄鼠疫源地。阿尔金型鼠疫菌主要分布在阿尔金山山地疫源地,青藏型鼠疫菌分布在大雪山和甘南高原疫源地,祁连型鼠疫菌分布在祁连山北麓东段区。203株鼠疫菌的CRISPR间区序列聚类分析显示,阿拉善黄鼠疫源地的6株甘宁黄鼠型鼠疫菌和1株祁连型鼠疫菌聚在一起成为Cb2群,Ca7和Ca7′只有一个位点的差别,聚类分析时成为一个大群。Ca7′群菌株均为青藏型,而Ca7中青藏型菌株最多,Ca35′中青藏型菌株数量最多,CaΔ5′群中祁连型菌株最多,CRISPR类群与菌株的生态型吻合较好。

以前的研究表明:Ca7是青藏高原和东祁连山鼠疫疫源地的主要种群,阿尔金山－祁连山和甘南高原鼠疫疫源地均为青藏高原鼠疫源地的一部分,本次研究证实甘南高原疫源地主要类群也是Ca7′,阿尔金山－祁连山疫源地主要存在Ca7、Ca35′、CaΔ5′三种类群，此块疫源地西部与东昆仑山旱獭疫源地发现的Ca7类群相一致,提示该地区的鼠疫菌可能是由东昆仑山旱獭疫源地传入。根据CRISPR位点spacer的随机丢失和极性化添加的规律,以及鼠疫菌CRISPR可能的进化模式,推测甘肃省鼠疫菌可能由相同的祖先菌进化而来。Ca7类群菌株最为古老，可能的进化过程为：在Ca7间区序列组合的基础上，首先在YPa位点的间区序列a1发生单碱基变异形成a1′，然后在YPa位点上极性插入a35，形成Ca35′。Ca35′类群菌株适应环境变化,随机丢失间区序列a5、a35,形成a1-a2-a3-a4-a6-a7间区序列组合,形成CaΔ5′类群;在Ca7间区序列组合的基础上,Ca7′、Ca35′、CaΔ5′成为阿尔金山－祁连山疫源地的优势CRISPR类群。Cb2类群菌株可能的形成过程:Ca7类群菌株在YPa位点上随机丢失a4-a5-a6-a7,形成Cb4类群,Cb4类群菌株为进一步适应环境变化，使得其YPb位点的间区序列b4在核酸序列的3′末端增加了1个鸟嘌呤,从而形成Cb4′类群。Cb4′类群在YPb位点丢失间区序列b3-b4形成Cb2类群,由此Cb2类群适应当地的生态环境成为阿拉善黄鼠疫源地主要CRISPR类群。

此外,CRISPR基因类群的分布特征与报道的DFR基因分型特征相一致。通过与其他疫源地菌株CRISPR基因类群相比较,阿尔金山－祁连山旱獭疫源地发现阿拉善黄鼠疫源地的种群Cb2,阿拉善黄鼠疫源地发现阿尔金山－祁连山疫源地的种群Ca7、CaΔ5′、Ca35′菌株，不同类群菌株的出现表明鼠疫菌可能经历了跨疫源地的远距离传播。鼠疫菌的远距离传播,促进了各疫源地菌株之间基因交流的频率,增加了疫源地鼠疫菌株基因组的多样性,给疫源地内鼠疫菌株基因分型和溯源分析带来困难,提示以后在人间疫情与鼠间疫情的溯源分析上要更加重视。

甘肃省动物间疫情持续活跃,近几年人间鼠疫发生频率高。从近年的鼠疫分子流行病特征来看,肃北县、阿克塞县等人间疫情以CaΔ5′、Ca35′、Ca7为主,人间疫情病例发病迅速,发现及时,一般都是在当地得到疫情快速、有效处置,未造成疫情扩散到其他省、市,但是不排除鼠疫远距离传播的风险。阿尔金山－祁连山疫源地紧靠交通干线,更容易导致鼠疫远距离传播,需要加强对该地区鼠疫远距离传播的防控和鼠疫菌基因变异分析。

总之，CRISPR 能够区分甘肃省不同疫源地来源的菌株，不同生态型的菌株存在较好的聚集性，能够较好地阐明疫源地之间的联系，演示了甘肃省鼠疫菌株可能进化路线，可为鼠疫监测和菌株溯源分析提供依据。2014 年甘肃省酒泉地区连续发生三次人间鼠疫疫情，由于患者都是牧民，平常与人接触非常少，发现后，患者处于昏迷状态，发病前的信息基本不能掌握，给流行病学溯源工作带来严重困难。疫情发生后，鼠疫防控人员采用鼠疫分子流行病学新技术即 DFR、CRISPR 和 MLVA 等分型方法对动物和人体分离的 10 株菌进行基因分型，确定了三次人间鼠疫疫情菌株来源于该疫源地，鼠疫菌人株与感染地鼠疫菌动物株基因型相同，证实了人间鼠疫发生和流行是当地动物间鼠疫猛烈流行引发，暴露了甘肃省鼠疫防控的不足和薄弱环节，给鼠疫防控人员进一步完善和加强鼠疫综合防控措施给予理论支持。同时，分子流行病学新技术在三次疫情应急处置中应用，为疫情应急处置和了解疫情病原菌分子流行特点提供了科学依据，大大提高了甘肃省鼠疫突发疫情应急处置的能力和水平，在保障人民群众健康和生命安全，促进经济社会发展中发挥了重大作用。

（徐大琴，席进孝，郭丽民，吴斌）

第八章　甘肃啮齿动物研究

第一节　甘肃啮齿动物区系研究历史

甘肃啮齿动物区系研究始于20世纪50年代末至60年代初。最早文献记载Allen（1940）、Ellrllei man等（1951）曾先后对甘肃部分地区啮齿动物区系做过调查。1964年，张荣组等首次完成了青海、甘肃兽类调查报告，其中涉及不少啮齿动物。从20世纪60年代到21世纪初，许多学者先后报道了长爪沙鼠、子午沙鼠、达乌尔鼠兔和喜马拉雅旱獭等代表性鼠类的地理分布及河西走廊、黄土高原、陇东、陇南、甘南、额济纳旗和马鬃山等代表性区域的鼠类区系组成。1982年，王香亭、郑涛、王定国等完成了“甘肃哺乳动物区系”研究。1990年郑涛等确认，甘肃啮齿动物区系由2目、9科、41属、80种、60亚种组成，1991年王香亭等在《甘肃脊椎动物志》中收录了2目、10科、40属、78种、54亚种啮齿动物。1992年谭邦杰在《哺乳动物分类名录》中记录甘肃啮齿动物74种、69亚种。1995年黄文几等在《中国啮齿类》中记载甘肃啮齿动物有66种、54亚种。2003年王应祥在《中国哺乳动物地理分布物种和亚种大全》中记载甘肃啮齿动物有78种、59个亚种。虽然甘肃啮齿动物种类组成方面已有许多研究，但涉及的相关数据和种类名录仍比较混乱。为此，2008年，花立民、黄倩、曹惠等人在前人工作的基础上，通过广泛查阅文献资料，核对甘肃省各级相关单位的鼠类标本，并结合实地调查，对甘肃啮齿类动物区系组成做了进一步研究。研究认为甘肃啮齿类动物区系组成为90种31个亚种，隶属于43属、9科、12亚科、2亚目和2目。

甘肃啮齿动物区系研究虽然经历了近半个世纪，积累了大量基础资料，但由于地形复杂和环境变迁，啮齿动物区系也在不断变化，因此区系研究应与时俱进。在已经确认的90种啮齿动物中，还需要对鼠类、灰鼠兔和黄毛鼠等做进一步研究。由于缺乏充分依据，亚种的确认仅是一个初步成果，还有广阔的研究空间。

第二节　甘肃省动物地理区划研究历史

一、甘肃动物地理区划研究历史

在查明分布在甘肃省的动物区系、优势种、常见种的基础上。1980年，张荣广、李锡章等根据甘肃省地形地貌、气候等自然条件，将甘肃省动物地理区域划分为北山山地区，河西走廊干草原、半荒漠及荒漠区，青藏高原山地区，黄土高原区，陇南山地区。1985 年，王定国、师彦龙等在“甘肃哺乳动物区系”研究的基础上，结合多年来在全省鼠疫自然疫源地调查过程中对甘肃啮齿动物的种群组成和分布特点，将甘肃啮齿动物区系划分为五个区和相应的八个亚区，具体简述如下：

一、河西走廊区

纵贯武威、张掖、酒泉三个市，该区东起乌鞘岭，西止酒泉的边境星星峡，北至马鬃山、龙首山、合黎山与蒙古高原分界，南以祁连山麓地带为界。

(1) 走廊东部亚区乌鞘岭以西到酒泉以东地区。

(2) 走廊西部亚区为酒泉以西的广大地区。

该区地貌是绿洲、戈壁与沙漠断续分布。海拔 1000~1500m。气候属于温带干旱气候。植被主要有：红莎、白刺、盐爪爪、沙蒿、胡杨。主要啮齿动物：三趾跳鼠、五趾跳鼠、草原兔、达乌利鼠兔、子午沙土鼠、大沙鼠。

二、祁连山地区

东起永登县的连城峡，西到阿克塞县境内，南抵青海省边境，北壤河西走廊，本区指甘肃省境内的祁连山北麓地带。祁连山地区的东、西段略有不同，以玉门南山为界，划分为东、西祁连山地亚区。

(1) 东部祁连山地亚区，本亚区包括玉门南山以西至阿克塞县境内。

(2) 西部祁连山地亚区，本亚区包括玉门南山以东至永登县的连城峡。

该区地貌特征是山顶山谷多有积冰。海拔 3000~3500m。气候属于高寒半干旱气候。植被主要有：长芒针茅、冷蒿、冰草、甘肃棘豆、黑穗苔、针叶林。主要啮齿动物：喜马拉雅旱獭、藏鼠兔、斯氏高山鼠、中华鼢鼠、阿拉善黄鼠、黄耳斑鼯鼠。

三、中部、东部黄土高原区

本区位于乌鞘岭以东，陇南山地以北（渭水以北），甘青高原东北，长城遗址以南的广大黄土高原区。

(1) 中部、东部丘陵亚区

本亚区包括永登、景泰、皋兰、兰州市区、榆中、康乐以北地区、定西、陇西、通渭、会宁、环县、天水以及渭河以北地区。

(2) 六盘山、关山森林草原亚区。六盘山、关山（即称陇山）山地区域。

(3) 陇东黄土高原亚区。本亚区包括六盘山以东的黄土高原。平凉，庆阳，泾川地区的各县。

(4) 子午岭森林草原亚区。本亚区包括子午岭一带南北走向的山系区域。

该区地貌特征是黄土丘陵、塬。海拔 1500~2000m。气候属于半干旱半湿润气候。植被主要有：羽茅、草针、毛草、冷蒿、冰草、芨芨草。主要啮齿动物有：阿拉善黄鼠、大仓鼠、五趾跳鼠、子午沙土鼠、黑线姬鼠。

四、陇南山地区

本区位于甘肃省的东南部。渭河以南是秦岭山地的西延部分，向西南伸展到岷县，沿岷江到河口，向东与天水的麦积山相接，即麦积山以南的整个地区。

该区地貌特征是常绿阔叶与落叶阔叶混交林。海拔2000~3500m。气候属于亚热带湿润气候。植被主要有：酸刺、黄白草、无花果、马桑和狼牙草为主的次生灌丛，还有柑橘、枇杷、棕榈和油桐等树木。主要啮齿动物有：复齿鼯鼠、黄胸鼠、中华竹鼠、白腹巨鼠、社鼠、大林姬鼠。

五、甘南高原草原区

本区位于甘肃中部的西南侧，主要包括临夏和甘南两地区。属于青藏大高原的东北边缘部分。

该区地貌特征是地势坦荡、切割轻微。海拔在2000~3500m。气候属于高寒湿润气候。主要植被有：长芒针茅、冷蒿、冰草、甘肃棘豆、黑穗苔、针叶林。主要啮齿动物：喜马拉雅旱獭、藏鼠兔、斯氏高山鼠、中华鼢鼠、阿拉善黄鼠、黄耳斑鼯鼠。

1990年郑涛、张迎梅根据多年的调查研究，对甘肃啮齿动物的种类，分布及动物地理区划进行了较系统地总结，正式提出甘肃啮齿动物区系及地理区划方案，后面将详细介绍。

第三节　甘肃省啮齿动物种类组成

本文根据以往公开发表的文献资料为基础，并参考有关资料（王香亭等，甘肃脊椎动物志，1982；中国科学院青海甘肃综合考察队，青海甘肃兽类调查报告1964；郑涛，甘肃啮齿动物1982；郑涛，张迎梅等，甘肃省啮齿动物区系及地理区划的研究，1990）对甘肃啮齿动物的种类、分布重新进行整理、订正、总结。目前动物的分类和学名的使用上存在一定的混乱，主要是由于动物分类学的发展，特别是分子生物学技术的应用，对部分啮齿动物的分类提出了新的见解。当然，对于部分啮齿动物的分类，依然还有争议，有待鼠疫防控人员进一步研究。为此，本文以近五十多年来的调查资料为基础，结合公开发表文献，对已知甘肃境内的啮齿动物依据郑智民等编写《啮齿动物学》（上海交通大学出版社，2008）的分类系统进行分类、修订和总结。结果目前甘肃啮齿动物区系组成中共有2目，10科，47属87种（8亚种）。其中2目分别为兔形目和啮齿目，兔形目包括兔科1属3种（1亚种），鼠兔科1属9种（1亚种）共12种（2亚种）；啮齿目包括松鼠科6属7种（1亚种），鼯鼠科4属8种（1亚种），仓鼠亚科5属8种（1亚种），鼢鼠亚科1属4种，田鼠亚科10属13种，沙鼠亚科3属5种，竹鼠科1属1种，鼠科6属14种（2亚种），跳鼠科6属9种（1亚种），林跳鼠科2属2种，豪猪科1属1种共75种（6亚种）。表8–1。

表 8-1　甘肃省啮齿动物名录及地理分布

目次	科别	属别	种　名(亚种名)	省内分布						界型	
				陇东高原	中部黄土高原	河西走廊	祁连山地	甘南草原	陇南山地	古北界	东洋界
兔形目	兔科	兔属	中亚兔 Lepua tibtanus							+	
			内蒙古亚种 Lepua tibtanus tolai		+	+ +					
			甘肃亚种 Lepua tibtanus centrasiticus	+ +				+ +			
			高原兔 Lepua oiostotus							+	
			柴达木亚种 Lepua oiostotus przewalskil			+ +	+++				
	鼠兔科	鼠兔属	达呼尔鼠兔 Ochotona daurica								
			甘肃亚种 Ochotona daurica annectens	+ +	+++		+++	+ +			
			山西亚种 Ochotona daurica bedfordi	+ +							
			黑唇鼠兔 Ochotona curzoniae					+ +	+ +	+	
			狭颅鼠兔 Ochotona thomasi				+ +	+ +		+	
			间颅鼠兔 Ochotona cansus				+ +	+ +		+	
			西藏鼠兔 Ochotona thibetana			+ +	+ +	+ +	+ +	+	
			大耳鼠兔 Ochcotona macrotis							+	
			指名亚种 Ochcotona macrotis macrotis				+				
			红耳鼠兔 Ochotona erythrotis				+	+	+	+	
			高山鼠兔 Ochotona alpina				+			+	
啮齿目	松鼠科	岩松鼠属	岩松鼠 Sciurotamias davidianus							G	
			指名亚种 Sciurotamias davidianus davidianus	+ +	+						
			四川亚种 Sciurotamias davidianus consobrianus						+ +		
		长吻松鼠属	长吻松鼠 Dremomys pernyi								+
			指名亚种 Dremomys pernyi pernyi								
		黄腹花松属	黄腹花松鼠 Tamiops swinhoei							G	
			河北亚种 Tamiops swinhoei vestitus	+ +	+ +			+ +			
		花鼠属	花鼠 Eutamias sibiricus							+	
			太白亚种 Eutamias sibiricus albogularis	+	+ +	+ +		+ +			
		旱獭属	喜马拉雅旱獭 Marmota himalayana		+	+ +	+++	+++	+ +	+	
		黄鼠属	阿拉善黄鼠 Spermophilus alaschancus	+ +	+++	+++	+ +			+	
	鼯鼠科	小飞鼠属	小飞鼠 Pteromys volans							+	
			山西亚种 Pteromys volans buechneri		+						
		鼯鼠属	灰鼯鼠 Petaurista xanthotis		+	+	+		+	G	
			小鼯鼠 Petaurista elegans						+		+
			红白鼯鼠 Petaurista alborufus						+		+
			棕鼯鼠 Petaurista petaurista								
			四川亚种 Petaurista petaurista rubicundus					+	+		

续表 8-1

目次	科别	属别	种 名(亚种名)	省内分布						界型	
				陇东高原	中部黄土高原	河西走廊	祁连山地	甘南草原	陇南山地	古北界	东洋界
啮齿目	鼯鼠科	沟牙鼯鼠属	沟牙鼯鼠 Aeretes melanopterus							G	
			河北亚种 Aeretes melanopterus melanopterus	+							
			四川亚种 Aeretes melanopterus szechuaensis						+		
		复齿鼯鼠属	复齿鼯鼠 Trogopterus xauthipes								+
			指名亚种 Trogopterus xauthipes xauthipes		+		+				
	仓鼠科(仓鼠亚科)	大仓鼠属	大仓鼠 Tscherskia triton							+	
			指名亚种 Tscherskia triton triton	++	++			++			
		仓鼠属	黑线仓鼠 Cricetulus barabensis							+	
			萨拉其亚种 Cricetulus barabensis obscurus	++	++	++	++	++	+		
			长尾仓鼠 Cricetulus longicaudatus							+	
			指名亚种 Cricetulus longicaudatus longicaudatus	+	+	++	+	++	+		
			灰仓鼠 Cricetulus migratorius							+	
			伏龙之亚种 Cricetulus migratorius caestus	++	++	+			+		
			藏仓鼠 Cricetulus kamensis			+		+		+	
		短尾仓鼠属	短尾仓鼠 Ccricetulus eversmanni			+				+	
		毛足鼠属	小毛足鼠 Phodopus roborovskii								
			指名亚种 Phodopus roborovskii roborovskii			+	+				
			榆林亚种 Phodopus roborovskii bedfordla	+							
		甘肃仓鼠属	甘肃仓鼠 Cansumys canus					+		+	
	仓鼠科鼢鼠亚科	凸颅鼢鼠属	中华鼢鼠 Myospalax fontanieri	+++	+++					+	
			秦岭鼢鼠 Eospalax rufescens			++	+++	+++		+	
			罗氏鼢鼠 Myospalax rothschild					++		+	
			斯氏鼢鼠 Myospalax smithi					+		+	
	仓鼠科田鼠亚科	林䶄属	棕背䶄 Myodes rufocanus							+	
			山西亚种 Myodes rufocanus shanseius							+	
		田鼠属	根田鼠 Microtus oeconomus							+	
			甘肃亚种 Microtus oeconomus flaviventris			++	++	++			
			普通田鼠 Microtus arvalis							+	
			阿尔泰亚种 Microtus arvalis obscurus			+		+			
			东方田鼠 Microtus fortis							G	
			指名亚种 Microtus fortis fortis								

续表 8-1

目次	科别	属别	种　名(亚种名)	省内分布						界型	
				陇东高原	中部黄土高原	河西走廊	祁连山地	甘南草原	陇南山地	古北界	东洋界
啮齿目	田鼠亚科	亚洲松田鼠属	高原松田鼠 Neodon irene							G	
			甘肃亚种 Neodon irene oniscus				++				
		沟牙田鼠属	沟牙田鼠 Proedromys bedfordi				+			+	
		黄兔尾鼠属	黄兔尾鼠 Eollobius luteus							+	
			普氏亚种 Eollobius luteus przewalskii			+					
		高山䶄属	斯氏高山䶄 Alticola stoliczkanus							+	
			甘肃亚种 Alticola stoliczkanus nanschanicus					++			
			劳氏高山鼠平 Alticola roylei							+	
			北疆亚种 Alticola roylei leucurus					++			
	田鼠亚科	绒鼠属	黑腹绒鼠 Eothenomys melanogaster							+	
			指名亚种 Eothenomys melangaster melanogaster						+		
		绒䶄属	苛岚绒䶄 Caryomys inez						+	+	
			洮州绒䶄 Caryomys eva								+
			指名亚种 Caryomys eva eva	+	+ +			+ +	+ +		
		麝鼠属	麝鼠 Ondatra zibethica			+ +					
		鼹形田鼠属	鼹形田鼠 Ellobius tancrei tancrei							+	
			哈密亚种 Ellobius tancrei tancrei albicatus			+ +					
	仓鼠科沙鼠亚科	大沙鼠属	大沙鼠 Rhombomys opmus						+		
			蒙古亚种 Rhombomys opmus nigrescens			+ +					
		沙鼠属	柽柳沙鼠 Meriones tamariscinus							+	
			甘肃亚种 Meriones tamariscinus satschouensis			+ +	+ +				
			子午沙鼠 Meriones meridianus							+	
			蒙古亚种 Meriones meridianus psammophilus	+++	+++	+++	+++				
			长爪沙鼠 Meriones unguiculatus							+	
			指名亚种 Meriones unguiculatus unguiculatus	+++	+++	+++	+++				
		短耳沙鼠属	短耳沙鼠 Brachiones przewalskii							+	
			指名亚种 Brachiones przewalskii przewalskii			+					
	竹鼠科	竹鼠属	中华竹鼠 Rhizomys sinensis								+
			四川亚种 Rhizomys sinensis vestitus	+					+ +		
	鼠科	小鼠属	小家鼠 Mus musculus	+++	+++	+++	+++	+++	+++	G	

续表 8-1

目次	科别	属别	种　名(亚种名)	省内分布						界型	
				陇东高原	中部黄土高原	河西走廊	祁连山地	甘南草原	陇南山地	古北界	东洋界
啮齿目	鼠科	姬鼠属	中华姬鼠 Apodemus draco							G	
			指名亚种 Apodemus dracoo draco	+ +					+ +		
			四川亚种 Apodemus draco orestes						+ +		
			朝鲜姬鼠 Apodemus peninsulae							G	
			青海亚种 Apodemus peninsulae qinghaiensis				+ +	+ +	+++		
			华北亚种 Apodemus peninsulae sowerbyi	+++	+ +						
			高山姬鼠 Apodemus chevrieri					+ +	+ +		+
			黑线姬鼠 Apodemus agrarius							+	
			华北亚种 Apodemus agrarius pallidior	+ +	+ +		+ +	+ +	+ +		
		巢鼠属	巢鼠 Micromys minutus								
			阿萨姆亚种 Micromys minutus erythrotis						+	G	
		白腹鼠属	针毛鼠 Niviventer fulvescens								
			指名亚种 Nivivente fulvescens fulvescens	+	+ +			+ +	+++		+
			社鼠 Niviventer confucianus								+
			山东亚种 Nivivente confucianus sacer	+++	+ +			+++	+++		
			台湾白腹鼠 Nivivente coninga						+ +		+
		小泡巨鼠属	小泡巨鼠 Leopoldamys edwardsi								+
			四川亚种 Nivivente edwardsi gigas						+		
		大鼠属	大足鼠 Rattus nitidus								+
			指名亚种 Rattus nitidus nitidus					+			
			黄胸鼠 Rattus tanezumi								+
			指名亚种 Rattus tanezumi tanezumi		+						
			褐家鼠 Rattus norvegicus							G	
			甘肃亚种 Rattus norvegicus socer	+++	+++	+++	+	+++	+++		
	跳鼠科	五趾跳鼠属	巨泡五趾跳鼠 Allactaga bullata							+	
			指名亚种 Allactaga bullata bullata			+					
			五趾跳鼠 Allactaga sibirica							+	
			甘肃亚种 Allactaga sibirica annulata	+ +	+ +			+			
			指名亚种 Allactaga sibirica sibirica			+++					
啮齿目		三趾跳鼠属	三趾跳鼠 Dipus sagitta							+	
			邵氏亚种 Dipus sagitta sowerbyi		+ +	+					
		五趾心颅跳鼠属	五趾心颅跳鼠 Cardiocranius paradoxus			+				+	

续表 8-1

目次	科别	属别	种　名(亚种名)	省内分布：陇东高原	中部黄土高原	河西走廊	祁连山地	甘南草原	陇南山地	界型：古北界	东洋界
		三趾心颅跳鼠属	三趾心颅跳鼠 Salpingotus kozlovi		+	+				+	
			肥尾心颅跳鼠 Salpingotus crassicauda			+				+	
		羽尾跳鼠属	蒙古羽尾跳鼠 Stylodipus andrewsi			++				+	
		长耳跳鼠属	长耳跳鼠 Euchoreutes naso							+	
			宁夏亚种 Euchoreutes naso alaschanicus			++	+				
	林跳鼠科	林跳鼠属	林跳鼠 Eozapus setchuanus								+
			指名亚种 Eozapus setchuanus setchuanus						++		
		蹶鼠属	蹶鼠 Sicista concolor							+	
			指名亚种 Sicista concolor concolor		+	+	+	+			
	豪猪科	豪猪属	豪猪 Hystrix hodgson								+
			华南亚种 Hystrix hodgson subcristata						+++		

*　注+++ 代表多；　++代表中等；　+代表少。

第四节　甘肃鼠疫主要宿主动物控制

现代医学认知的 1145 种人类传染性疾病中有 62%来源于动物。据世界卫生组织统计，啮齿动物中的鼠类能感染 200 余种病原体，就目前所知至少能传播 35 种人类的疾病，主要有鼠疫、流行性出血热、钩端螺旋体病、恙虫病、森林脑炎、蜱传回归热、地方性斑疹伤寒、野兔热、鼠咬热、沙门氏菌病、拉沙热、狂犬病、破伤风、口蹄疫、Q 热、血吸虫病、利什曼原虫病、弓形体病等。鼠类动物还是一些自然疫源性疾病的贮存宿主。自然疫源性疾病的扩散依赖于传染源和易感者的接触，其流行强度与接触的频度密切相关。因此降低鼠密度使鼠与鼠、鼠与人的直接或间接接触机会减少，可以削弱动物源性疾病的流行程度，当鼠密度低至使传染病流行中断时的密度，即为流行终止阈值。据不完全统计，有史以来死于鼠传疾病的总人数，大大超过直接死于各次战争的人数的总和，由此可见，鼠类所传播的疾病中，危害最大的是鼠疫。

国内外已有大量实践证明，在鼠疫自然疫源地内鼠密度与鼠疫动物病的流行强度密切相关，大面积降低鼠密度，较短时间内能够削弱、控制鼠疫动物病的流行，进而降低疫情由动物传人的风险。因此，灭鼠是防制鼠疫的重要措施之一，对控制鼠疫流行有明显作用。

虽然人类与老鼠的斗争历史长达数千年，但只是在近半个世纪以来，才对灭鼠技术进行了广泛的研究，并且取得了很大的进展。目前，已经可以说，在任何地方需要降低鼠密度时，只要认真工作，从技术上说，完全能够迅速达到目的。总的看来，降低鼠密度的措施可分为“灭”和“防”两大方面。前者包括毒饵灭鼠、毒气灭鼠、器械灭鼠和生物灭鼠等方面,后者则包括环境控制和使用捕鼠器械等。这些方法都各有长处和不足,往往需要互相配合,扬长避短,才能使灭效好而持久。

目前灭鼠主要分应急性灭鼠和预防性灭鼠两类,其中应急性灭鼠是发生人间和动物间疫情时,为了控制疫情而开展的灭鼠活动。预防性灭鼠是未发生动物或人间鼠疫之前,根据某些自然现象或监测指标,提示有可能发生动物间鼠疫,可能波及人间,危及人民群众健康时,开展的干预性灭鼠措施。在不同类型的鼠疫自然疫源地内,不同的条件下,灭鼠的要求不同,所采用的方法也有差异,应该根据当地的具体情况而定。

1.人间鼠疫疫区应急灭鼠

人间鼠疫疫区的灭鼠,必须在灭蚤基础上或与灭蚤同时进行。以患者住宅及其污染的场所为中心,划定大、小隔离圈。在小隔离圈 1km 范围内,由里向外,彻底、反复灭鼠,大隔离圈 5km 内结合消毒、杀虫、环境卫生的清理等开展预防性灭鼠。野鼠(旱獭)可采用熏蒸剂杀灭,家鼠可采用毒饵杀灭。灭鼠药采用高效灭鼠剂(如溴敌隆、磷化锌等),务求高效、速效,可较少考虑对非标靶动物的安全性,严禁使用器械捕鼠。

2.动物间鼠疫疫区应急灭鼠

对发生在居民点内的动物间鼠疫,应按与人间鼠疫疫区相同的灭鼠方法尽快进行。居民区周围的动物间鼠疫,应以疫点为中心,由里向外,尽量使用熏蒸剂(氯化苦、磷化铝等)或急性灭鼠剂,同时对家鼠进行彻底灭杀。整个灭鼠范围应视宿主种类、地形、季节、动物鼠疫流行强度和扩散程度等而定,条件允许的情况下,尽可能地扩大灭鼠范围。当发现动物间鼠疫疫区位于远离居民点的野外时,则可根据对人群危害性的大小和具体情况,进行综合评估,最后确定灭鼠的范围及采取的方法。

3.鼠疫自然疫源地预防性灭鼠

预防性灭鼠,是在未发生动物或人间鼠疫之前,根据某些自然现象或监测指标,提示有可能发生动物间鼠疫时的干预性灭鼠措施。鼠疫自然疫源地内的居民区、军事重地、主要交通干线、旅游区及其毗邻地区内开展的大型建设项目施工前后要进行灭鼠,并实施评估。对位于疫源地内的人口聚居区,如能开展大规模灭鼠活动,有效降低周围环境的鼠密度,无疑可降低动物间鼠疫发生的频度。但是,更主动的办法是在疫源地内大面积灭鼠并在鼠密度大幅度下降后的综合防制及长效机制的建立。在疫源地内的干预性灭鼠,所采取的方法可随宿主而异。由于任务是长期的、繁重的和艰巨的,应综合考虑社会–经济–鼠疫防制。

一、旱獭疫源地灭獭相关研究

(一) 化学灭獭相关研究

化学灭鼠具有投放简单、见效快、灭效好等优点,是目前国内外鼠害综合防治的主要方法。过去使用的急性灭鼠剂,如磷化锌、氟乙酰胺、氟乙酸钠、甘氟、灭鼠优、鼠立死等均为急性灭鼠剂,其特点是毒力强,作用快,但都具有二次中毒现象,也杀死一些有益的天敌,破坏了生物链,连续使用,出现效果明显下降的情况,且对环境造成污染。同时,也发生人畜中毒事件。为了找到一种更加较经济、工效高、灭效好的化学灭鼠药,多年来甘肃省在旱獭疫源地内做了大量探索性的尝试研究,其中 1979 年 6 月 10 日至 9 月 10 日。原甘肃省 201 所鼠疫专业人员开展了影响磷化钙灭獭药效的主要因素的相关研究,选甘南玛曲县欧拉、阿万仓公社为研究地点，灭獭药采用含磷化钙(16.81%~17.06%)，制成不同浓度的三种剂型。为了进一步验证剂型、剂量、道洞土壤含水量等因素，对磷化钙灭獭效果的影响，选用 B- 40g，C-40g，混合-40g，B-50g，分别在三种不同的生境划定一定面积进行了实验。通过研究发现：

(1)磷化钙熏杀旱獭。各剂型在洞道土壤平均含水量 15g 以上而相差不大的情况下，按磷化钙有效含量计算对效果有所影响，(粉状较好、颗粒次之、碎块较差)但影响不大。湿度在 15%以下，各剂型对效果的影响有显著差异。根据磷化钙极易水解、毒性强的性质，在土壤含水量较高的疫区进行灭獭拔源不要分型过细，避免在操作过程中，因水解而降低有效含量，影响灭效，防止中毒。

(2)磷化钙熏杀旱獭效果较理想。每洞投药 40g 及 50g，各剂型灭獭率分别在 70%和 90%以上，混合型 40g 和 50g，其灭效和 1977 年在肃北鱼儿红平大板疫区实验的结果是一致的。样地内投药，每次开洞口投药 40g，各剂型可取得 90%以上的效果，在实际应用中，多采用样地内投药方法即多洞口投药，因此在大面积灭獭拔源实践中宜采用小剂量。

(3)从实验的全过程来看，洞道土壤含水量是影响磷化钙灭獭效果的主要因素，如果含水量在 25%以下，各剂型的效果均随着湿度的增大而升高。湿度在 25%以上，对各剂型效果没有影响。研究认为，洞道土壤含水量达 10%以上的地区均可使用磷化钙灭獭拔源。甘肃省旱獭主要分布在河西祁连山系和甘南青藏高原区，海拔 2700~4500m 的高山草原、高山森林草原、高山草甸草原等地带。这些地带气候寒冷，雨雪较多，土壤湿度较大，适于使用磷化钙灭獭拔源。特别是在早春洞口冰雪较多和夏末秋初雨水多的季节效果较佳，该药和氯化苦使用所需条件基本相反，在灭獭拔源中，可交替使用，充分发挥人力和药效。

(4)磷化钙的投药位置不宜过深。用长柄投药勺均匀撒在洞口内 50cm 处为宜。堵洞必须严密牢固。

(5)应用磷化钙灭獭拔源所需费用与目前单纯使用氯化苦的方法比较，降低 5~6 倍。还可在洞口钩取一定数量的旱獭进行综合利用。

通过多年的试验和反复实践证明：在甘肃省旱獭鼠疫疫源地采用熏蒸剂氯化苦、磷化铝进行灭獭，符合甘肃省实际，且效果比较理想。

(二) 生物学灭鼠及其探索

利用生物之间的捕食、寄生、不孕、毒杀等相互制约关系，开展生物学灭鼠，也是控制鼠类数量增长，减少鼠害的有效途径之一。它们对人和禽畜安全，不污染环境，因此，受到国内外学者的重视和关注。有的国际组织提倡用生物防治来取代化学防治。

鼠类的天敌种类非常多，其中猛禽类、小型猫科动物和鼬科动物是最重要的天敌，如狼、赤狐、艾鼬、秃鹫、雕、獾等等。在生态系统中，对鼠类有一定的控制作用。在各种灭鼠方法中，天敌可能是利用最早的一种。人类早就观察到有些食肉的禽、兽可以消灭老鼠的现象。例如，在《齐物篇》中，就有“鸱嗜鼠”之句。猫之所以成为被人类驯化的几种动物之一，可能也是因为它能捕捉鼠类。

天敌的范围较广，凡在自然状态下可以吃鼠的动物都可包括在内，但是，起作用较大的是那些主要以鼠为食物的小型食肉动物，如鼬、鹰、某些种类的蛇等。猫原来是食肉动物，但经长期驯化之后有了变化，而且由于它和人类之间的特殊关系，在灭鼠中所起的作用和其他天敌有所不同。

甘肃省在旱獭疫源地内灭旱獭及其他鼠类利用鼠的天敌〈猫、鹰等〉捕食鼠类，降低鼠类群体数量，也进行过一些大胆尝试。如 2010~2011 年，甘肃省甘南高原喜马拉雅旱獭疫源地内的碌曲县、玛曲县、夏河县分别连续2年从内蒙古引进狐狸,投放到辖区的草原上,试图通过增加旱獭和老鼠的天敌,来减少鼠类和旱獭的数量,从而达到控制鼠害,结果引进的狐狸不适应甘南高原环境而出现大量死亡,灭鼠(獭)效果不理想。

另外有人还曾据此提出种种设想,企图通过给天敌提供有利的生存和活动条件,增加其数量,降低鼠密度。例如甘肃省河西地区喜马拉雅旱獭疫源地山丹县曾采用此法,在全县草原上埋设十字形木杆和土锥供鹰栖息,试图为鹰提供栖息场所达到灭鼠(獭),通过连续3年的观察,旱獭数量有所下降,但灭鼠(獭)效果不明显。这些措施,刚采取时很可能见效,但能否长期维持,关键在于食物是否丰富。如果鼠密度下降或捕食困难,天敌必将离去。

由此看来,生物灭鼠一定程度上具有控制鼠害的作用,受各种因素影响较大,因此单纯使用生物灭鼠不能达到有效控制动物间鼠疫的目的,短期内还不可能取代化学防治。另外,是否通过天敌,是否会造成鼠疫远距离传播,仍需要进一步研究。

二、黄鼠疫源地灭鼠研究

20世纪60~70年代,在甘肃省黄鼠疫源地及具有鼠疫疫源性地区,为了灭鼠拔源、有效降低鼠疫主要宿主动物阿拉善黄鼠(以下简称黄鼠)数量,遏制动物间鼠疫流行,在化学灭鼠、物理灭鼠、生态学灭鼠、中药灭鼠等方面进行了大量探索和研究,也取得了一定成果,通过实际推广应用,取得了显著成效。

(一) 化学灭鼠药——氯敌鼠灭阿拉善黄鼠的实验观察

寻找适于杀灭黄鼠的高效、经济、对人、畜安全、使用简便的新型杀鼠剂,甘肃省鼠防专业人员在黄鼠疫源地内进行了大量相关实验观察。为此,1990~1991年,原甘肃省地方病防治研究所选择会宁县刘寨疫源地,对氯敌鼠(Chlorophacinone)进行了药物急性毒力、适口性、毒杀作用及现场与敌鼠钠做灭鼠效果对比观察等预备试验和实验观察。

研究结果表明:氯敌鼠毒饵杀灭黄鼠具有高效、安全、经济、使用简便等优点,可以实际应用于黄鼠鼠疫疫源地内杀灭主要宿主动物。其在现场的灭鼠效果可达91.73%~92.37%(校正灭鼠率)。显著高于敌鼠钠盐的效果。由于该制剂对人的毒力很小,志愿者一次口服20mg,没有任何症状。口服2500mg/kg毒饵450g,不需任何治疗,并有特效解毒剂维生素K_1。除狗、兔敏感外,其他动物不敏感。因此,使用氯敌鼠毒饵灭鼠对人、畜安全,使用氯敌鼠毒饵成本低,配饵很方便,油溶液能够浸入谷物内部,它和水果、蔬菜也能很好混合,适于毒杀野外的鼠类。得到肯定效果后,于1992年春季,使用氯鼠酮毒饵杀灭疫源地内黄鼠,纳入灭鼠防制计划。

通过多年药物和食饵选择和现场试验研究认为:甘肃省在黄鼠疫源地内采用敌鼠钠盐(Diphacine-Na)、氯敌鼠(Chlorophacinone)和溴敌隆(Bromadiolone)等抗凝血灭鼠剂,用小麦、玉米等食饵搅拌投放,均能达到灭鼠效果。

(二) 中药灭鼠相关研究——中药马钱子夏季野外灭鼠试验观察

为了继承祖国医学遗产,发挥其在除害灭病中的作用,根据有关文献的报告和群众在实践中积累的杀虫除害经验。利用中药马钱子对中枢神经亲和力强、解离难的特点,用大剂量马钱子使其被杀动物呈现强直性惊厥，最后呼吸麻痹而死亡。1978 年 5 月原甘肃省 601 鼠防站用 3%马钱子分别以黄萝卜、小麦为诱饵，并以 2%的 1081 紫花苜蓿，小麦、黄萝卜三种不同毒饵做了对比试验观察。通过研究发现：夏季虽然植被茂盛，鼠类食物丰富，但只要采用鼠类喜食的食物做诱饵，不但可以取得较满意的杀灭效果，而且与氧化苦、烟雾炮等强制性的黑杀剂相比都不逊色，并具有简便经济的优点。且夏季不但可用黄鼠喜食的诱饵做毒杀剂，对于黄鼠有显著效果，而且只要诱饵选择适当，对鸣声鼠同样有效。加之中药马钱子具有成本低、操作简便、可作为灭鼠的毒杀剂，在今后灭鼠中可提倡使用。但是由于有效成分含量低，而不适口的杂质却常常有许多种，因此，直接用野生植物配制的毒饵，大多适口性差，影响灭鼠效果，还需进一步研究提高。

另外用中草药配制成的灭鼠毒饵也可能毒害家禽、家畜，甚至毒死人。因此，必须严加管理，妥善保管。千万不要乱丢乱放。配制毒饵时，要戴口罩、手套，事后要用肥皂和水洗手，决不允许边工作、边抽烟、打手机或吃东西。否则，易发生中毒事故。

三、灭鼠效果考核

(一) 方法

以灭鼠前后鼠密度下降幅度表示灭鼠效果。为准确反映灭鼠措施效果，要设对照组，具体考核方法如下：

1.查洞法

适用于黄鼠、旱獭、长爪沙鼠、田鼠等鼠洞明显的鼠种。

(1)设对照区：投药前普遍堵洞一次，24h 后被掘开的洞计为有效洞(A)，并投药，生效后第二次堵洞，24h 后再查掘开洞数(B)。对照区除不投药外，一切与投药区一致，计算公式，符号分别以 A' 和 B' 表示。

对照区掘开率 $C'(\%)=1-[(A'-B')/A']\times 100\%$。

投药区的校正灭洞率 $C(\%)=[(A\times C'-B)/(A\times C')]\times 100\%$。

如用 2%溴代毒鼠磷玉米油沾毒饵消灭达乌尔黄鼠，对照区的掘开洞数(A')为 103，投药后掘开洞数(B')为 55，对照区自然掘开率 $C'(\%)=1-[(103-55)/103]\times 100\%=53.4\%=0.534$。投药区投药前掘开洞(即投药洞 A)147，投药后掘开洞 (B)15，校正灭洞率 C $(\%)=[(103\times 0.534-13)/(103\times 0.534)]\times 100\%=$ 80.89%。

(2)不设对照区：如鼠洞很容易鉴别，又是用熏蒸剂，可不设对照区。投药前不堵洞，不计数。只在投药后调查一次，调查时分别计数未被掘开洞数(E)和已被掘开的洞数(F)，其灭洞率 $C(\%)=[E/(E+F)]\times$ 100%。如磷化铝，3 片/洞，灭旱獭，3 天灭期，盗开洞 85 个，未盗开和盗开后有死旱獭洞共 184 个，灭洞率 $C(\%)=[184/(184+85)]\times 100\%=68.4\%$。

2.食饵法

适于家栖鼠或鼠种单一的地区。利用灭鼠前后投饵量的粒数、堆数或重量(克数)的变化确定灭效。居民区每间房放食饵 1~2 堆，每堆 5~10g，至少调查 30~50 户，计算灭效应在 300 堆以上。傍晚布放，早晨收起。以重量减少或触动食饵堆数为单位计算消耗量和灭鼠率(C)。

计算公式：$C(\%)=[(A-B)/A]\times 100\%$

A：灭鼠前毒饵消耗率。

B：灭鼠后毒饵消耗率。

如：用2%磷化锌红薯块毒饵灭家鼠，投药897户，调查50户（10 g/块，户）。灭鼠前投饵500g，消耗330g，消耗率66%，灭鼠后投放500g，消耗90g，消耗率18%，灭鼠率 $C(\%)=[(66-18)/66]\times 100\%=72.73\%$。

3.鼠夹法

用投毒前后鼠夹捕鼠的变化计算灭鼠效果。布夹数：室内15m²（一室）布一夹，野外用五米夹线法，布夹总数在100~300夹次。以100夹捕到鼠计灭效。需设对照区。

（1）对照区与投药区同时调查密度：设对照区投药前捕鼠率为A，投药后捕鼠率为B。投药区投药前捕鼠率为C，投药后下夹为D，捕鼠数为E，投药区的校正灭鼠率为$F(\%)$。

$$F(\%)=\{[D(C-A+B)-E]/[D(C-A+B)]\}\times 100\%$$

A、B、C用小数表示捕鼠率

如：某地用0.05%杀鼠灵蜡块毒饵灭鼠，投药区和对照区在投药前各布夹300把，对照区捕鼠12只（$A=0.04$），投药区捕鼠12只（$C=0.07$），投蜡块毒饵15天后，对照区布夹300把，捕鼠11只（$B=3.7\%=0.037$），投药区布夹237把，捕鼠4只，校正灭鼠率：

$$F(\%)=\{[237(0.07-0.04+0.037)-4]/[237(0.07-0.04+0.037)]\}\times 100\%=74.81\%$$

（2）对照区在投药前不调查密度：灭鼠只划出对照区，投药后，对照区和投药区同时布夹捕鼠。设对照区捕获率为G（小数表示），投药区布夹为H，捕鼠数为I，投药区校正灭鼠率为$J(\%)$。

$$J(\%)=[(HG-I)/HG]\times 100\%$$

如：0.005%溴特隆大米毒饵灭家鼠，投药区和对照区各布夹200把，对照区捕鼠37只（$G=0.185$），投毒区捕鼠7只（I）其校正灭鼠率$J(\%)$。

$$J(\%)=[(200\times 0.185-7)/200\times 0.185]\times 100\%=81.08\%。$$

4.粉迹法

适用于室内。在鼠洞、鼠道、屋角均匀撒布厚0.1mm，面积20cm × 20cm的滑石粉，还可分成4格、9格和16格。投药前后，用格（块）上有鼠足迹的数量变化表示灭鼠效果。公式：

$$C(\%)=[(A-B)/A]\times 100\%$$

（A、B分别为灭鼠前、后有鼠迹的百分率）

如：用9格法测定0.02%杀鼠灵灭鼠效果，投药前布粉块162块、鼠踏格210个，踏格率14.4%，投药后布粉162块，鼠踏格8个，踏格率0.55%

$$C(\%)=[(14.4-0.55)/14.4]\times 100\%=96.18\%$$

（二）注意事项

（1）灭鼠效果考核选定的投药区和对照区，一定要有可比性，即指在地理景观、鼠种数量、调查方法，时间、地点、鼠夹数量，诱饵种类，粉块（格）标准等因素，必须保持一致。

（2）大面积灭鼠后效果考核，调查区必须有代表性，多以一定面积上鼠密度大小计之。小范围灭鼠或试验要设 100m 的保护带。要求在调查区内不遗漏每个预定消灭的鼠(或洞),而且有效鼠洞(夹)数,食饵堆(粒)数,粉块(格)数,数量要在 100~300 个。不一定受面积制约。

(3)食饵法和粉迹法要注意鉴别有无其他动物、昆虫干扰,尽量减少误差。

四、鼠药中毒急救措施

1.磷化锌、磷化铝等无机磷中毒

【症状】轻度:头疼头晕、咽干口渴、胸闷咳嗽、恶心呕吐、腹痛腹胀、乏力。中度:除上述症状外,抽搐,呼吸困难,心电图 ST 段下移,T 波低平,传导阻滞。重度:昏迷、惊厥、肺水肿、呼吸衰竭等。

【急救】立即催吐、洗胃。口服 1%硫酸铜,5~15min 灌服 15m1,至少 3 次。或 0.1%高锰酸钾溶液一茶匙,直至呕吐为止。禁用吐酒石催吐。0.1%~0.5%硫酸铜或 0.04%高锰酸钾,0.3%双氧水洗胃至无蒜味为止。口服 5 ~ 30g 硫酸钠导泻或以 0.1%高锰酸钾灌肠。禁用油类泻剂,不用硫酸镁。忌食油脂或油多食物。呼吸困难吸氧气,胸闷给氨茶碱,禁用吗啡,其他对症治疗同临床一致。

2.敌鼠钠盐等抗凝血灭鼠剂中毒

【症状】 急型(变态反应型):头昏心慌,恶心、低烧(38℃以下)。次日全身性猩红热样皮疹、口鼻血性分泌物,血尿、腹痛,意识丧失。亚急型:服后 4~6 天出现头痛头晕、面色苍白、口唇紫绀,呕吐、腹泻、咯血、便血、皮下大片瘀血,体温 38℃~39℃, 脉速(100 次/分)。肝区压痛,呼吸音减弱。

【化验检查】 红细胞、白细胞、血小板、血色素明显减少,出血、凝血、凝血酶原时间明显延长。

【急救】 立即常规催吐、洗胃,导泻,排出毒物。马上应用维生素 K_1,剂量 5~10mg/kg 肌肉注射或加到 5%~10%葡萄糖内静脉点滴。静脉注射速度要慢,否则有反应。剂量可据病情适当增减,出血严重,应输入新鲜血液或冰冻血浆。其他止血药效果不佳。

3.氯化苦中毒

【症状】 头痛、恶心、咳嗽、喉痛、胸闷、呼吸困难。眼睛灼痛、畏光流泪、眼睑痉挛。皮肤炎症:红斑、水疱。

【急救】迅速将患者卧位或半卧位抬离现场。更换污染衣裤,解开衣领、裤带,注意保温、安静。用温肥皂水清洗污染皮肤,用 3%小苏打水或生理盐水洗眼、漱口,然后眼内滴入氢化可的松及抗生素眼药水。给予营养支持,维持水、电解质平衡,纠正水、电解质及酸碱平衡紊乱。严重者,静脉注射 25%~50%葡萄糖溶液 20~40ml 或 10%氯化钙溶液 10m1。禁用人工呼吸和洋地黄制剂。另外积极防止肺水肿、呼吸衰竭、心律失常等。

(王鼎盛，汪杰，王世明)

第九章　甘肃蚤类研究

第一节　甘肃蚤类分布

一、　甘肃蚤类组成及地理分布

甘肃蚤类1949年前几乎无人研究，见于文献记载的，仅有1911年英国远征队穿过陕甘时考察和采集，未留下资料，事后Jordan和Rothschild在1911年报道过两个新种。甘肃蚤类系统、广泛地研究开始于1949年后，尤其是1958年组建了鼠疫防疫专业队伍后，在全省范围内开展了大规模鼠疫查源和防治工作。

通过核查标本和查阅资料，甘肃经过50年的蚤类调查研究，现已知境内蚤类有174种（亚种），其中模式产地在甘肃的有19种（亚种），隶属于4总科8科44属。其中蚤总科（Pulicodae）5属9种，蠕形蚤总科（Vermipsyllide）1科3属9种，多毛蚤总科（Hystrichopsyllidae）1科11属45种，角叶蚤总科（Ceratophyllide）3科25属111种。具体见表9-1。

表9-1　甘肃蚤类组成及其地理分布

序号	种名	地理分布					
		HX	LD	ZB	QL	GN	LN
1	人蚤 Pulex irritans	+	+	+	+	+	+
2	犬栉首蚤 Ctenocephalides canis	+	+	+	+	+	+
3	猫栉首蚤指名亚种 Ctenocephalides felis			+	+		+
4	铁氏角头蚤 Ctenocephalides orientis	+	+				
5	长吻角头蚤 Echidnophaga oschanini	+	+				
6	冰武蚤宽指亚种 Hoplopsyllus glacilis profugus	+			+		
7	印鼠客蚤 Xenopsylla cheopis	+	+	+			
8	同型客蚤指名亚种 Xenopsylla conformis conformis	+	+	+			
9	族鬃客蚤 Xenops skrjabine	+					
10	近鬃蚤 Chaetopsylla appropinquans	+	+	+	+	+	+

续表 9–1

序号	种名	地理分布					
		HX	LD	ZB	QL	GN	LN
11	同鬃蚤 Chaetopsylla homoea	+		+	+	+	
12	圆头鬃蚤 Chaetopsylla globiceps	+					
13	杭州鬃蚤 Chaetopsylla hangchowensis				+		
14	文县鬃蚤 Chaetopsylla wenxianensis						+
15	狍长喙蚤 Dorcadia dorcadia		+	+	+		
16	羊长喙蚤 Dorcadia ioffi			+	+		
17	花蠕形蚤 Vermipsylla alakurt	+	+	+	+	+	+
18	祁连蠕形蚤 Vermipsylla qilianensis				+		
19	朝鲜叉蚤指名亚种 Doratopsylla coreana coreana						+
20	甘肃栉眼蚤 Ctenophthalmus gansuensis						+
21	纯栉眼蚤指名亚种 Ctenophthalmus pisticus pisticus		+	+			
22	方叶栉眼蚤 Ctenophthalmus quadratus						+
23	短指新北蚤 Nearctopsylla brevidigita				+	+	
24	鼢鼠新北蚤 Nearctopsylla myospalaca				+	+	
25	刺短新北蚤 Nearctopsylla beklemischevi						+
26	阿巴盖新蚤 Neopsylla abagaitui	+	+	+	+	+	+
27	红羊新蚤 Neopsylla hongyangensis	+	+	+	+	+	
28	二齿新蚤 Neopsylla bidentatiformis	+	+	+	+	+	+
29	宽新蚤 Neopsylla mana				+		
30	特新蚤指名亚种 Neopsylla specialis specialis						+
31	无规新蚤 Neopsylla anoma	+	+	+	+	+	
32	长鬃新蚤 Neopsylla longisetosa					+	
33	副规新蚤 Neopsylla paranoma				+	+	
34	类新蚤 Neopsylla compar			+	+	+	
35	盔状新蚤 Neopsylla galea	+		+			
36	异种新蚤 Neopsylla aliena		+		+		
37	鞍新蚤 Neopsylla sellaris				+	+	
38	棒形新蚤 Neopsylla clavelia				+		+
39	近代新蚤东方亚种 Neopsylla pleskei orientalis	+					
40	绒毛新蚤 Neopsylla villa						+

续表 9-1

序 号	种 名	地理分布					
		HX	LD	ZB	QL	GN	LN
41	窄指继新蚤 Genoneopsylla angustidigita					+	
42	偏远古蚤 Palaeopsylla remota						+
43	长指古蚤 Palaeopsylla longidigita						+
44	吻短纤蚤 Rhadinopsylla dives	+					
45	弱纤蚤 Rhadinopsylla tenella		+	+			
46	五侧纤蚤指明亚种 Rhadinopsylla dahurica dahurica				+		
47	五侧纤蚤邻近亚种 Rhadinopsylla dahurica vicina				+	+	
48	五侧纤蚤倾斜亚种 Rhadinopsylla dahurica declinica				+		
49	近缘纤蚤 Rhadinopsylla accola				+	+	
50	腹窦纤蚤深广亚种 Rhadinopsylla li ventricosa				+	+	
51	腹窦纤蚤浅短亚种 Rhadinopsylla li murium			+			
52	两列纤蚤 Rhadinopsylla ioffi			+		+	
53	扁鬃纤蚤 Rhadinopsylla flattispina				+		
54	奇异狭臀蚤 Stenischia mirabilis			+			+
55	高山狭臀蚤 Stenischia montanis					+	
56	多刺狭蚤 Stenoponia polyspina				+	+	
57	独狭蚤 Stenoponia singularis				+	+	
58	西迪米狭蚤 Stenoponia sidimi						+
59	喜马狭蚤 Stenoponia himalayana					+	
60	狭板多毛蚤 Hystrichopsylla stenosterna						+
61	多刺多毛蚤 Hystrichopsylla multidentata					+	+
62	田鼠多毛蚤 Hystrichopsylla microti						+
63	叶壮切唇蚤突高亚种 Coptopsylla lamellifer ardua	+	+				
64	下延蝠蚤 Ischnopsyllus infratentus			+			
65	山西蝠蚤 Ischnopsyllus shanxiensis		+	+			
66	长鬃蝠蚤 Ischnopsyllus comans			+			+
67	印度蝠蚤 Ischnopsyllus indicus		+	+			
68	缓慢细蚤 Leptopsylla segnis	+		+		+	+
69	矮小细蚤 Leptopsylla nana				+		
70	距细蚤 Leptopsylla lauta	+					

续表 9-1

序号	种名	地理分布					
		HX	LD	ZB	QL	GN	LN
71	栉头细蚤 Leptopsylla pectiniceps						+
72	迟钝中蚤指名亚种 Mesopsylla hebes hebes	+					
73	细钩双蚤 Amphipsylla tenuihama		+	+		+	+
74	丛鬃双蚤甘肃亚种 Amphipsylla vinogradovi gansuensis	+	+	+	+	+	
75	镜铁山双蚤 Amphipsylla jingtieshanensis	+			+		
76	原双蚤指名亚种 Amphipsylla primaris primaris			+			
77	原双蚤田野亚种 Amphipsylla primaris mitis				+		
78	方指双蚤 Amphipsylla quadratedigita				+	+	
79	似方双蚤指名亚种 Amphipsylla quadratoides quadratoides				+	+	
80	长鬃双蚤 Amphipsylla longispina	+				+	
81	尖指双蚤 Amphipsylla casis			+	+		
82	短须双蚤 Amphipsylla anceps	+					
83	矩凹双蚤 Amphipsylla schelkovnikovi	+					
84	青海双蚤 Amphipsylla qinghaiensis				+		
85	矩形双蚤 Amphipsylla orthogonia	+					
86	具钩靴片蚤 Calceopsylla aduncata		+	+			
87	三角小栉蚤 Minyctenopsyllus triangularus			+	+		
88	宽指青海蚤 Chinghaipsylla ampliodigita					+	
89	丛鬃栉叶蚤 Ctenophyllus hirticrus				+		
90	永登栉叶蚤 Ctenophyllus yongdengi			+			
91	结实茸足蚤 Geusibia torosa					+	
92	无突茸足蚤指名亚种 Geusibia apromina apromina				+		
93	半圆茸足蚤 Geusibia hemisphaera					+	
94	无棘鬃额蚤 Frontopsylla aspiniformis	+	+				
95	似升额蚤介中亚种 Frontopsylla elatoides intermedia		+	+			
96	似升额蚤指名亚种 Frontopsylla elatoides elatoides			+			
97	升额蚤波蒂斯亚种 Frontopsylla elata botis	+	+	+			
98	圆指额蚤 Frontopsylla wagneri	+	+	+	+	+	+
99	光亮额蚤 Frontopsylla luculenta	+	+				
100	窄板额蚤青海亚种 Frontopsylla nakagawai qinghaiensis					+	

续表 9–1

序号	种名	地理分布					
		HX	LD	ZB	QL	GN	LN
101	异额蚤 Frontopsylla hetera	+			+		
102	棕形额蚤指名亚种 Frontopsylla spadix spadix			+		+	
103	巨凹额蚤 Frontopsylla megasinus			+			+
104	前额蚤阿拉套亚种 Frontopsylla frontalis alatau					+	
105	前额蚤灰獭亚种 Frontopsylla frontalis baibacina				+	+	
106	前额蚤贝湖亚种 Frontopsylla frontalis baikal					+	
107	奇额蚤 Frntopsylla (Profontia)ambigua fedina					+	
108	毛额蚤 Frontopsylla tomentosa					+	
109	角额蚤 Frontopsylla cornuta					+	
110	毛额蚤 Frontopsylla tomentosa					+	
111	角尖眼蚤指名亚种 Ophthalmopsylla praefecta praefecta	+	+	+			
112	角尖眼蚤深窦亚种 Ophthalmopsylla praefeta pernix	+	+				+
113	短跗鬃眼蚤 Ophthalmopsylla kukuschkini	+					
114	伏河眼蚤指名亚种 Ophthalmopsylla volgensis volgensis						
115	伏河眼蚤巴里坤亚种 Ophthalmopsylla volgensis balikunensis	+					
116	前凹眼蚤 Ophthalmopsylla jettmari	+					
117	长突眼蚤 Ophthalmopsylla kiritschenkoi	+					
118	曲鬃怪蚤 Paradoxopsyllus curvispinus	+					
119	无额突怪蚤 Paradoxopsyllus teretifrons						
120	绒鼠怪蚤 Paradoxopsyllus custodis						+
121	长指怪蚤 Paradoxopsyllus integer	+					
122	纳伦怪蚤 Paradoxopsyllus naryni	+					
123	直狭怪蚤 Paradoxopsyllus stenotus	+		+			
124	介中怪蚤 paradoxopsyllus intermedius				+		
125	喜山二刺蚤中华亚种 Peromyscopsylla himalaica sinica						+
126	哗倍蚤指名亚种 Amphalius clarus clarus			+	+		
127	鼠兔倍蚤 Amphalius runatus		+	+	+	+	
128	卷带倍蚤指名亚种 Amphalius spirataenius spirataenius				+	+	
129	菱形缩栉蚤 Brevictenidia mikulini	+					
130	昌都盖蚤 Callopsylla changduensis					+	

续表 9-1

序 号	种 名	地理分布					
		HX	LD	ZB	QL	GN	LN
131	脆弱盖蚤 Callopsylla fraglis					+	
132	斧形盖蚤 Callopsylla dolabris				+	+	
133	扇形盖蚤 Callopsylla kaznakovi				+		
134	双盖蚤 Callopsylla gemina					+	
135	端圆盖蚤 Callopsylla kozlovi				+	+	
136	里海盖蚤 Callopsylla caspius				+	+	
137	细钩盖蚤 Callopsylla sparsilis					+	
138	长鬃盖蚤 Callopsylla longispina				+		
139	方缘盖蚤 Callopsylla waterstoni					+	
140	鼯鼠盖蚤 Callopsylla petaurista					+	
141	叉形盖蚤 Callopsylla forfica					+	
142	短突角叶蚤 Ceratophyllus olsufjevi				+		
143	曲扎角叶蚤 Ceratophyllus chutsaensis				+	+	
144	梯指角叶蚤 Ceratophyllus dimi	+		+	+	+	
145	禽角叶蚤欧亚亚种 Ceratophyllus gallinae tribulis	+		+		+	
146	斜尖角叶蚤海岛亚种 C.vagabundus insularis			+	+	+	+
147	粗毛角叶蚤 Ceratophyllus garei	+	+	+	+	+	+
148	中华角叶蚤 Ceratophyllus sinicus				+	+	
149	燕角叶蚤端凸亚种 Ceratophyllus farreni chaoi				+		
150	宽圆角叶蚤天山亚种 Ceratophyllus eneifdei tjanschani					+	
151	南山角叶蚤 Ceratophyllus nanshanensis					+	
152	甲端角叶蚤 Ceratophyllus sclerapicalis					+	
153	方形黄鼠蚤蒙古亚种 Citellophilus tesquorum mongolicus	+	+	+			+
154	方形黄鼠蚤松江亚种 Citellophilus tesquorum sungaris	+		+			
155	鼯鼠大锥蚤 Macrostylophora aerestesites						+
156	微突大锥蚤 Macrostylophora microcopa						+
157	甘肃大锥蚤 Macrostylophora gansuensis						+
158	细钩大锥蚤 Macrostylophora angustihamulus						+
159	刷状瘴蚤塞特亚种 Malaraeus penicilliger syrt						+
160	中华巨槽蚤 Megabothris sinensis					+	

续表 9-1

序 号	种 名	地理分布					
		HX	LD	ZB	QL	GN	LN
161	扇形巨槽蚤 Megabothris rhipisoides				+		
162	不等单蚤 Monopsyllus anisus			+		+	+
163	花鼠单蚤 Monopsyllus indages	+	+	+		+	+
164	冯氏单蚤 Monopsyllus fengi	+			+		
165	新月单蚤 Monopsyllus scaloni	+					
166	李氏单蚤 Monopsyllus liae	+					
167	秃病蚤田鼠亚种 Nosopsyllus laeviceps ellobii	+	+	+			
168	秃病蚤蒙冀亚种 Nosopsyllus laeviceps kuzenkovi	+					
169	秃病蚤指名亚种 Nosopsyllus laeviceps laeviceps	+	+	+			
170	裂病蚤 Nosopsyllus fidus	+					
171	端突病蚤 Nosopsyllus apicoprominus			+			
172	谢氏山蚤 Oropsylla silantiewi	+			+	+	
173	屈褶副角蚤 Paraceras crispus			+	+	+	+
174	獾副角蚤扇形亚种 Paraceras melis flabellum			+	+	+	+

注：HX——河西走廊　　LD——陇东黄土高原　　ZB——中部黄土高原

QL——祁连山地　　GN——甘南高原　　LN——陇南山地

二、甘肃鼠疫疫源地主要宿主动物体外寄生蚤主要蚤种介绍

（一）喜马拉雅旱獭主要体外寄生蚤种的鉴别特征与生物学特点

1.人蚤 Pulexirritans（Linnaeus，1758）

【鉴别特征】(图 9-1)眼大,几乎与触角棒节等大,色深暗而圆。下颚内叶宽短,锯齿发达,从基部一直分布到末端。头胸无栉。雄性抱器第 1 突起半环形,边缘密生细鬃,覆盖于呈钳形并列的第 2 和第 3 突起之上(图 9-2)。雌性受精囊头部近圆形,尾部较头部细长。

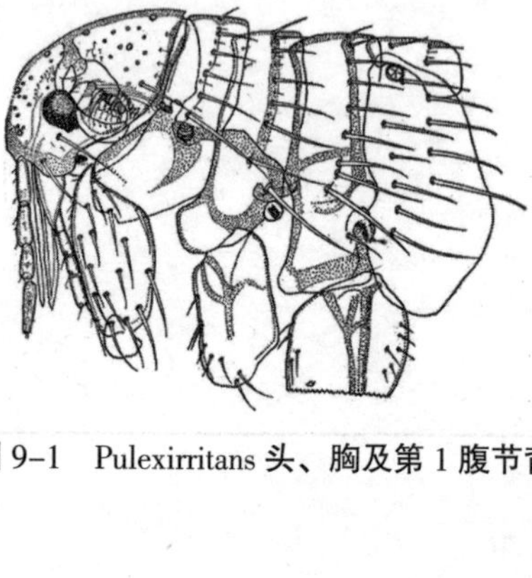

图 9-1　Pulexirritans 头、胸及第 1 腹节背板

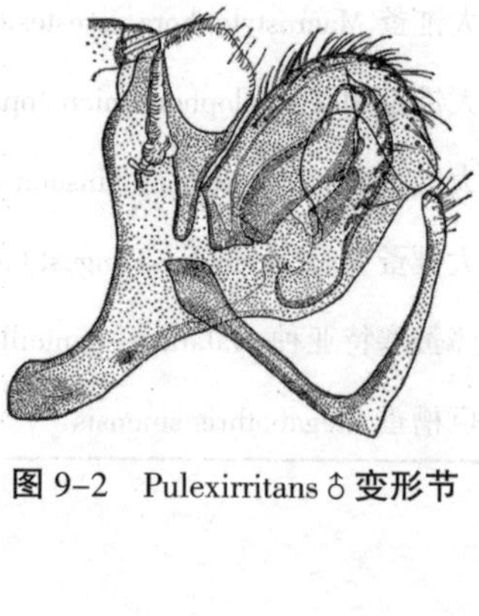

图 9-2　Pulexirritans ♂ 变形节

【生物学特点】人蚤属世界广布种，甘肃省各地可见。人蚤是广宿主型蚤类，可在15目、77属、130种和亚种动物体发现，兽类122种，鸟类8种。其主要宿主是人、犬、猫、猪、狐、狼、旱獭等。人蚤与人类关系密切，主要孳生于人的住房和动物栖息场所，特别是卫生条件差的地方；还可出现于人类交通工具和有人类活动的草地、沙滩、帐篷等处。狗、猪、猫等家畜的寄生蚤主要是人蚤，并在家栖鼠类如黄胸鼠、褐家鼠和小家鼠体随时可见。甘肃省人蚤还是旱獭体外和窝巢中的重要寄生蚤之一。

【人蚤与鼠疫的关系】人蚤可以感染和传播鼠疫。1972年新疆和田地区发生一次小规模的腺鼠疫流行，居室游离蚤几乎全为人蚤，因此这个地区腺鼠疫流行，人蚤无疑发挥了重要的媒介作用。广东的黄胸鼠鼠疫自然疫源地、甘肃和青海喜马拉雅旱獭鼠疫自然疫源地都曾从人蚤体分离到鼠疫菌，证明其可自然染疫。

2.斧形盖蚤 Callopsylladolabris　(Jordan et Rothschild，1911)

【鉴别特征】(图9-3、9-4)雄性抱器可动，突，略呈三角形，背缘平直，后缘无后上突和后下突，有明显的前上角。阴茎钩突长而尖，末段向下弯。雌性第7腹板后突，大致呈截形，受精囊头部显然长宽于尾部。

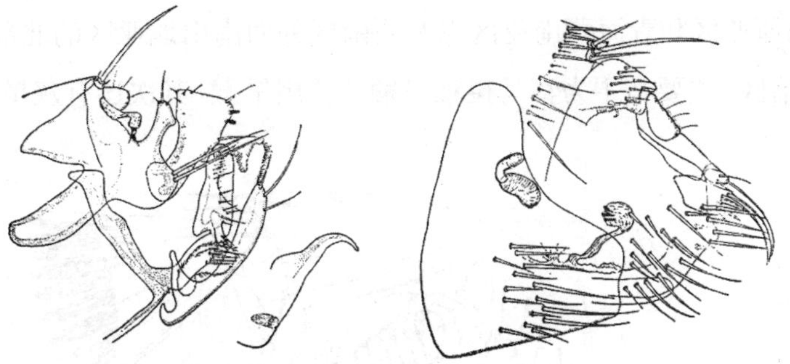

图9-3、9-4　Callopsylladolabris♂♀变形节

【生物学特点】分布在中国甘肃、青海、新疆、四川和西藏等省(区)。主要宿主是喜马拉雅旱獭、灰旱獭；次要宿主为长尾黄鼠、达乌尔黄鼠、阿拉善黄鼠、偶然宿主有香鼬、艾鼬、野兔、长尾仓鼠、藏仓鼠、灰仓鼠、鼢鼠、獾和狐狸等。

【与鼠疫的关系】在旱獭鼠疫流行期间，该蚤染菌率在青海高达38.6%~86.6%，洞干游离蚤的染菌率达75%；在甘肃体蚤染菌率为70%，洞蚤染菌率为3.6%。因此，无论从数量上和染菌率上看，该蚤在甘肃、青海染菌率都居首位，是传播鼠疫的主要媒介之一。

3.谢氏山蚤 Oropsyllasilantieui　(Wagnear，1898)

【鉴别特征】(图9-5、9-6)前胸栉刺长度小于前胸背板长度，下唇须第5节一整节超出前足基节之外。雄性可动突前缘无突出的前角。

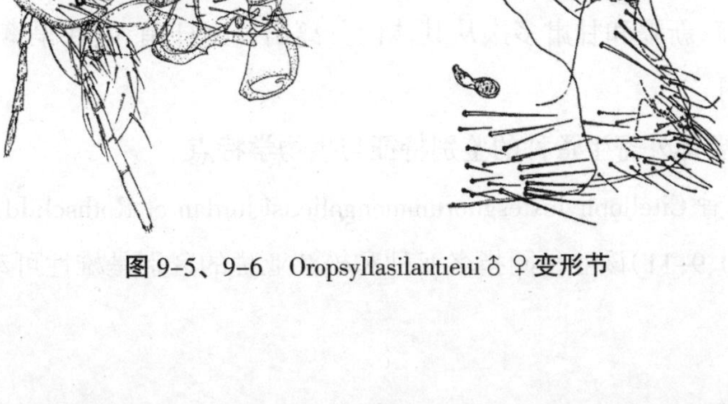

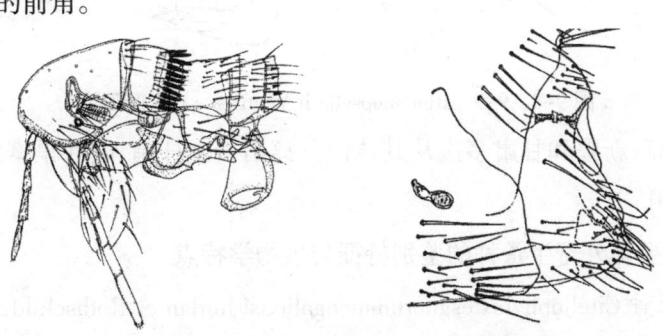

图9-5、9-6　Oropsyllasilantieui♂♀变形节

【生物学特点】谢氏山蚤在中国分布于黑龙江、内蒙古、甘肃、新疆、青海、四川和西藏等省(区)。主要宿主为旱獭,次要宿主是长尾黄鼠、阿拉善黄鼠。另外,在艾鼬、长尾仓鼠、狐狸、犬、獾、灰仓鼠、鼠兔、五趾跳鼠、子午沙鼠等动物也偶有发现。

该蚤季节消长曲线呈双峰型,即3~4月出现第1高峰,5月开始下降,6月份最低,7月份开始复升,8~9月出现第2个高峰,其平均指数在4左右。

【与鼠疫的关系】谢氏山蚤是青藏高原喜马拉雅旱獭鼠疫自然疫源地的主要媒介蚤种之一,其数量的季节消长,带菌率的季节高峰均与旱獭鼠疫流行曲线一致。

4.腹窦纤蚤深广亚种 Rhadinopsylla li Ventricosa (Ioff et Tiflov, 1946)

【鉴别特征】(图9-7、9-8、9-9)在圆头纤蚤亚属中同窄臂纤蚤的区别是下唇须分节较少(不多于6节),雄性第9腹板后臂近端部明显膨大。同腹窦纤蚤内其他亚种的主要区别是雌性第7腹板后缘有1深的内凹。

【生物学特点】腹窦纤蚤深广亚种在中国西部分布较广,包括蒙新区的西部荒漠亚区和天山山地亚区,青藏区的羌塘高原亚区和青海藏南亚区以及西南区的西南山地亚区的北部,计有新疆、青海、甘肃、四川和西藏诸省和自治区。主要宿主为喜马拉雅旱獭及长尾旱獭。其次还有灰旱獭、藏仓鼠、根田鼠、达乌尔鼠兔、艾鼬等。

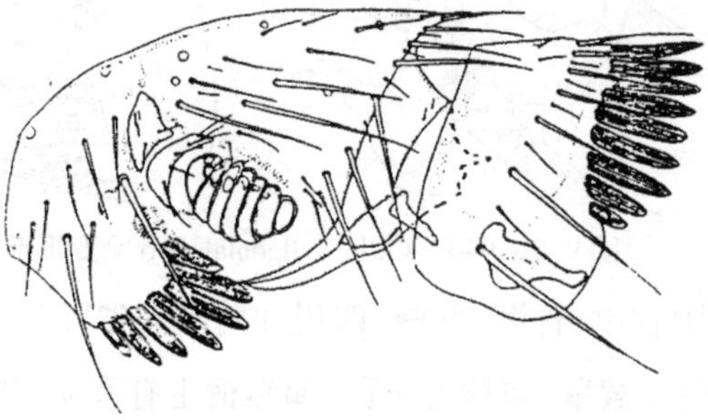

图9-7 Rhadinopsylla li Ventricosa 头、胸部形态

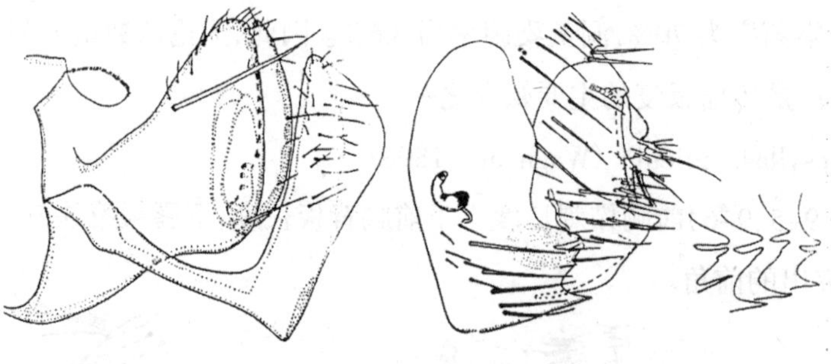

图9-8、9-9 Rhadinopsylla li Ventricosa ♂♀变形节

【与鼠疫的关系】青海、新疆和甘肃多次从其体内分离出鼠疫杆菌,它在旱獭间鼠疫菌的传播和保存上可能具有较重要的作用。

(二) 阿拉善黄鼠主要体外寄生蚤种的鉴别特征与生物学特点

1.方形黄鼠蚤蒙古亚种 Citellophylustesguorummongolicus(Jordan et Rothschild,1911)

【鉴别特征】(图9-10、9-11)该亚种同指名亚种和松江亚种的区别是雄性可动突窄,其端缘向前延伸差。下唇须较长,伸达转节之下。雌性与指名亚种几乎无区别。

【生物学特点】主要分布于中国的内蒙古、河北、山西、陕西、宁夏、甘肃、青海等省和自治区。主要宿主为阿拉善黄鼠,其次有达乌尔黄鼠和赤颊黄鼠。偶尔见于长爪沙鼠、子午沙鼠、黄兔尾鼠、小家鼠、五趾跳鼠、灰仓鼠、黑线仓鼠、布氏田鼠、鼢鼠、达乌尔鼠等。

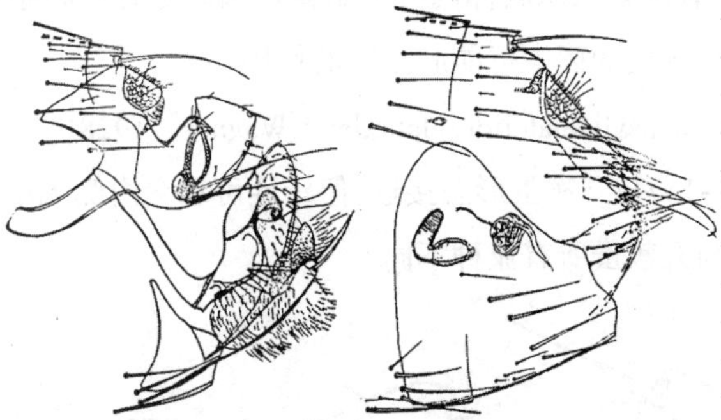

图 9-10、9-11 Citellophylustesguorummongolicus ♂♀变形节

【与鼠疫的关系】为甘宁黄土高原阿拉善黄鼠鼠疫自然疫源地的主要传播媒介。在检出的疫蚤中本蚤占 58.3%,在内蒙古的达乌尔黄鼠疫源地,长爪沙鼠疫源地和布氏田鼠疫源地多次发现该亚种蚤自然染疫。

2.阿巴盖新蚤 Neopsyllaabagaitui (Ioff, 1946)

【鉴别特征】(图 9-12)雄性可动突腹缘处有 1 带蒂的草莓状物和枝状膜质物而不同于本属内已知各种。雌性后足胫节外侧仅 1 列鬃在二齿新蚤种团中近似荆刺新蚤,但本种第 8 背板气门扩大不明显以及第 7 腹板后缘背叶不呈规整的钝圆形,可与荆刺新蚤相区别(图 9-13、9-14)。

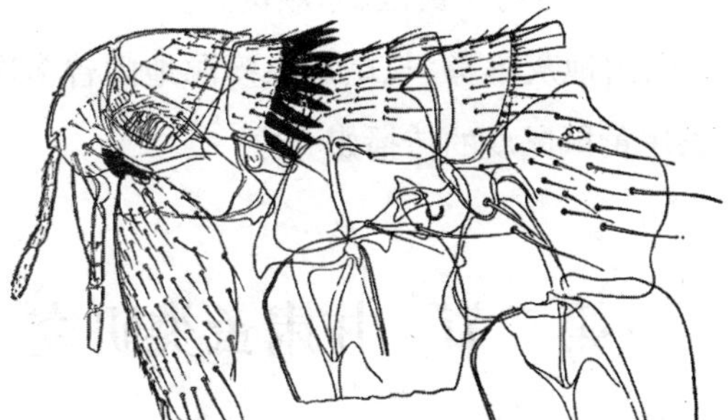

图 9-12 Neopsyllaabagaitui 头、胸部形态

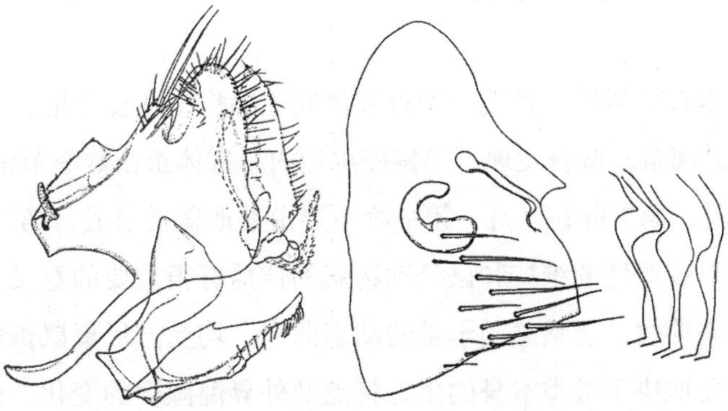

图 9-13、9-14 Neopsyllaabagaitui ♂♀变形节

【生物学特点】该蚤在中国分布甚广，基本上伴随着二齿新蚤，计有河北、山西、内蒙古、黑龙江、吉林、辽宁、陕西、宁夏、甘肃、青海和四川分布。在国外分布于苏联的外贝加尔以及克拉斯诺亚尔斯克附近和图瓦自治省以及蒙古人民共和国。为广宿主蚤种，尤其是黄鼠体和巢穴中常见，宿主还有草原鼢鼠、长爪沙鼠、达乌尔鼠兔、黄兔尾鼠。

【与鼠疫的关系】国内及甘肃省均从其体内分离出鼠疫菌。尽管广布于中国北方，但仍是黄鼠巢穴主要寄生蚤之一，在黄鼠鼠疫疫源地的菌中可能起一定的作用。

3.似升额蚤指名亚种 Frontopsyllaelatoiideselatoides（Wagner，1928）

【鉴别特征】（图 9–15、9–16）与升额蚤形态接近，但雄性可动突内侧无小刺丛区，后缘显长于前缘。阴茎钩突略呈短锚形，这 3 点与升额蚤所有亚种不同。

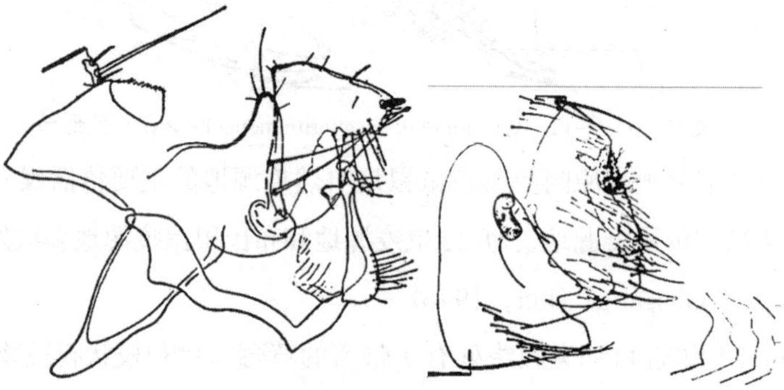

图 9–15、9–16　Frontopsyllaelatoiideselatoides♂♀变形节

【生物学特点】分布于内蒙古、甘肃和新疆。甘肃省采自环县、天祝、会宁、陇西和兰州，寄主为阿拉善黄鼠、长尾黄鼠。次要寄主有灰旱獭、达乌尔黄鼠、赤颊黄鼠。

【与鼠疫的关系】在新疆天山山地灰旱獭、长尾黄鼠疫源地内曾多次分离出鼠疫菌，阳性数占长尾黄鼠疫蚤组成的 9.5%。该蚤是长尾黄鼠鼠疫的传播媒介之一。

第二节　甘肃蚤类研究

一、种群数量的季节消长调查

甘肃鼠疫疫源地基本查清楚后，蚤类的调查和研究主要集中在疫源地，重点采集主要、次要宿主体蚤、洞干蚤、巢蚤及游离蚤。调查发现，旱獭疫源地内旱獭体蚤指数季节消长曲线中出现两个高峰，第一峰出现在 5 月或 6 月，第二峰在 9 月，第一峰主要由斧形盖蚤形成，第二峰主要由谢氏山蚤形成，这两种蚤峰型的互补，对疫源性的维持和鼠疫动物病的传播有很重要的意义。黄鼠蚤的季节消长曲线呈鞍形，无论总体蚤动态曲线，还是总洞干蚤的动态曲线，均受方形黄鼠蚤蒙古亚种所左右。数量动态曲线变动的原因，主要取决于蚤类本身的生态特点及外界温湿度的变化。通过 1964 年和 1992 年两次对兰州市蚤类组成调查，发现间隔 28 年后黄鼠体蚤和洞干蚤，主要蚤种的季节消长基本一致。

二、 蚤类对甘肃鼠疫疫源地的作用

1959年甘肃省夏河县发生鼠疫流行，首次从死于鼠疫尸体的病人体内和当地动物喜马拉雅旱獭及其体蚤斧形盖蚤中分离出鼠疫菌，确定夏河县存在鼠疫自然疫源地。此后相继利用蚤类研究结果及其他材料判定甘肃存在两种类型鼠疫自然疫源地，一类是青藏高原喜马拉雅旱獭鼠疫自然疫源地，另一类是甘宁黄土高原阿拉善黄鼠鼠疫自然疫源地。两种类型鼠疫自然疫源地现已发现5种蚤可自然感染并传播鼠疫，另外还有草原硬蜱（Ixocles crenulatus），旱獭体虱（Neoheomatopinus palearctus）。其中旱獭疫源地已证实有3种蚤能自然感染鼠疫菌，这些染疫蚤均采自旱獭体表及其洞穴，它们是谢氏山蚤（Oropsylla silantiewi）、斧形盖蚤（Callopsylla dolabris）、腹窦纤蚤深广亚种（Rhadinopsylla li ventricosa）。黄鼠疫源地内染疫蚤有2种可自然感染鼠疫菌，它们是方形黄鼠蚤蒙古亚种（Citellophilus tesquorum mongolicus）和阿巴盖新蚤（Neopsylla abagaitui）。染疫蚤的媒介作用及媒介效能与宿主有很大的关系。现已证实喜马拉雅旱獭寄生蚤斧形盖蚤、谢氏山蚤和阿拉善黄鼠寄生蚤方形黄鼠蚤蒙古亚种为甘肃鼠疫自然疫源地主要媒介蚤种。蚤类不仅具有媒介作用，而且对保存鼠疫菌（即保存鼠疫自然疫源性）也起一定作用。50多年来，从甘肃两类疫源地5种蚤体检出鼠疫菌400余株。研究发现，鼠疫菌在蚤体内毒力不减弱，反映出鼠疫菌在蚤体内繁殖和发育的适应性和蚤传播鼠疫的良好媒介作用，对动物间鼠疫持续流行起到了不可替代的作用。

三、蚤类与宿主的关系

蚤类宿主遍及哺乳动物的单孔目、有袋目、食虫目、翼手目、鳞甲目、兔形目、啮齿目、灵长目、管齿目、长鼻目、奇蹄目。鸟类占的比例很少，啮齿目寄生的蚤类最多。甘肃50多年来在蚤类与宿主的关系研究方面做了大量的工作，甘肃蚤类的宿主选择性也存在多宿主型、寡宿主型和单宿主型。研究发现：旱獭体蚤指数和染蚤率变动与旱獭鼠疫流行的动态有关，其数量变动，可以作为预测鼠间鼠疫流行趋势的依据之一。通过喜马拉雅旱獭体外寄生蚤离尸时间观察发现：旱獭主要寄生蚤斧形盖蚤具有寄主死后较快离尸的趋势，提示鼠疫防控人员在鼠疫监测中应及时发现死旱獭并及时进行灭蚤处理，是控制鼠疫动物病流行蔓延的有力措施。应用32P标记喜马拉雅旱獭，其寄生蚤14天后可随宿主扩散到约470 m远的地方。另外，从标记旱獭间跳蚤的扩散与交换，借以探讨鼠疫动物病流行过程中的一些机制。从蚤在旱獭间具有频繁更换寄主的现象，以及通过寄主的形式向外扩散的速度，尤其是从旱獭洞内获得被标记的鸟类寄生蚤，说明鸟类的飞行向较远距离快速扩散的可能性。这些研究结果对于鼠疫防治策略的制订具有重要参考价值。

四、新种（亚种）的发现

现已研究发现19个新种（亚种），隶属15个属，这些新种的发现，对研究甘肃省及中国蚤类的区系和组成提供了宝贵的资料。其中鬃蚤属有文县鬃蚤 Chaetopsylla （Chaetopsylla） wenxianensis，多毛蚤属有多刺多毛蚤 Hystrichopsylla （Hystroceras） multidentata，新蚤属有绒毛新蚤 Neopsylla villa，新北蚤属有鼢鼠新北蚤 Nearctopsylla （Neochinopsylla） myospalaca，纤蚤属有扁鬃纤蚤 Rhadinopsylla （Micropsylloides） flattispina，栉眼蚤属有甘肃栉眼蚤 Ctenophthalmus （Sinoctenophthalmus） gansuensi，蝠蚤属有下延蝠蚤 Ischnopsyllus （Hexactenopsylla） infratentus，小栉蚤属有三角小栉蚤 Minyctnopsyllus triangularrus，额蚤属有无棘鬃额蚤 Frontopsylla （Frontopsylla） aspiniformis 和似升额蚤介中亚种 Frontopsylla （Frontopsylla） elatoides intermedia，双蚤属有镜铁山双蚤 Amphipsylla jingtieshanensis，丛鬃双蚤甘肃亚种 Amphipsylla vinogradovi gansuensis 和细钩双蚤 Amphipsylla tenuihama，缩栉蚤属有菱形缩栉蚤 Brevictenidia mikulini，大锥蚤属有甘肃大锥蚤 Macrostylophora gansuensis 和细钩大锥蚤 Macrostylophora angustinamulus，盖蚤属有长鬃盖蚤 Callopsylla （Callopsylla） longispina，单蚤属有李氏单蚤 Monopsyllus liae，栉叶蚤属有永登栉叶蚤 Ctenophyllus （Ctenophyllus） yongdengi。

第三节　蚤类防治

甘肃省蚤类的防治工作一开始就和灭鼠防病结合在一起，50多年来取得了很大的成绩。蚤类的防治主要采用化学防治，尤其是在发生人间鼠疫疫情或动物鼠疫间疫情时，采用大面积化学杀虫剂杀灭。20世纪50年代初主要是应用有机氯类杀虫剂如DTT、六六六，随着杀虫剂的更新换代，此后应用有机磷和氨基甲酸酯类杀虫剂，如以敌敌畏、马拉硫磷等为代表的有机磷和氨基甲酸酯类杀虫剂被用于跳蚤防治，然而敌敌畏有易挥发、口服毒性高，在室内用于防蚤不安全等缺点，现在逐步淘汰。目前，应用拟除虫菊酯类杀虫剂，如溴氰菊酯等。甘肃对跳蚤的防治药剂、防治效果及药物对蚤类的毒力等方面研究不多。

一、有机磷杀虫剂

(一) 敌敌畏

敌敌畏又名DDVP，学名O.O–二甲基–C–2.2–二氯乙烯基磷酸酯，有机磷杀虫剂的一种，分子式$C_4H_7\ O_4P\ C_{l2}$，结构式：

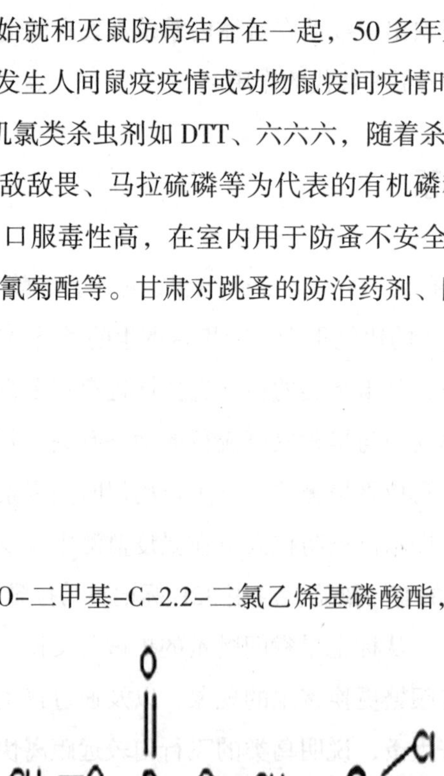

敌敌畏纯品无色至琥珀色，液体，有芳香味。相对密度 1.42。沸点 74℃（133.32Pa）。折光率 1.4523。在室温下水中溶解度为 10g/L。在煤油中溶解 2~3g/kg。能与大多数有机溶剂和气溶胶剂混溶，对热稳定，但能水解。在碱性溶液中水解更快。对铁和软钢有腐蚀性。对不锈钢、铝、镍没有腐蚀性。80%敌敌畏乳油为浅黄色到黄棕色透明液体。50%敌敌畏为淡黄色油状液体。闪点 75℃（加柴油），黏度 1.86×10^{-3}Pas。敌敌畏水解后生成磷酸二甲酯和二氯乙醛。

敌敌畏为广谱性杀虫、杀螨剂。具有触杀、胃毒和熏蒸作用。一般采用喷洒的方式进行灭蚤，剂量为 0.1%的浓度每平方米喷洒 100ml。

中毒表现：敌敌畏可经口服、皮肤吸收或呼吸道吸入引起中毒，主症有头晕、头痛、恶心呕吐、腹痛、腹泻、流口水，瞳孔缩小、看东西模糊，大量出汗、呼吸困难。严重者，全身紧束感、胸部压缩感，肌肉跳动，动作不自主。发音不清，瞳孔缩小如针尖大或不等大，抽搐、昏迷、大小便失禁，脉搏和呼吸都减慢，最后均停止。

【处理原则】皮肤污染者尽快用肥皂水反复彻底清洗，特别要清洗头发、指甲。口服中毒者需迅速催吐、洗胃。因敌敌畏对胃黏膜有强烈刺激作用，洗胃时要小心、轻柔，防止消化道黏膜出血或胃穿孔。治疗以阿托品类药为主，并尽快达到阿托品化，口服中毒、生产性中毒患者用药量要大。为防止病情反复，阿托品停用不宜太早、太快，在治疗中密切观察病情，特别是意识状态、脉搏、呼吸、血压、瞳孔、出汗、肺部情况，注意心脏监护。

【抢救办法】服敌敌畏后应立即彻底洗胃，神志清楚者口服清水或 2%小苏达水 400~500ml，接着用筷子刺激咽喉部，使其呕吐，反复多次，直至洗出来的液体无敌敌畏味为止。呼吸困难者吸氧，大量出汗者喝淡盐水，肌肉抽搐可肌肉注射安定 l0mg。及时清理口鼻分泌物，保持呼吸道通畅。阿托品，轻者 0.5~1mg/次皮下注射，隔 30min 钟至 2h，1 次；中度者皮下注射 1~2mg/次，隔 15~60min，1 次；重度者即刻静脉注射 2~5mg，以后每次 1~2mg，隔 15~30min，1 次，病情好转可逐渐减量和延长用药间隔。氯磷定与阿托品合用，药效有协同作用，可减少阿托品用量。

（二）敌百虫

敌百虫学名 O,O–二甲基–2,2,2–三氯–1–羟基乙基膦酸酯，分子式:$C_4H_8\ O_4P\ C_{l3}$ 。

敌百虫纯品为白色结晶，有醛类气味，熔点 83℃~84℃，沸点 100℃（13.3Pa），比重 1.73，易溶于水、氯仿，不溶于汽油。

敌百虫以胃毒作用为主，兼有触杀作用。灭蚤可以根据不同对象选择不同剂型和浓度，杀灭地面和墙缝的蚤类，使用粉剂，每平方米可喷撒含有效物质为 1g 的毒粉 20g。使用水溶液，先用 40℃~50℃的温水稀释成 15%~30%的原液，然后再配置成所需要的浓度。一般可喷洒 50~100ml 药液，其中需要含有效物质 0.5~2.0g,可在每平方米的面积上使用 0.25~0.5g 有效物质。

（三）其他

如害虫敌、双硫磷、倍硫磷、杀螟松、二嗪农等有机磷杀虫剂对杀灭蚤类具有良好的作用。

二、有机氯杀虫剂

【六六六】

六六六的化学名为1.2.3.4.5.6–六氯环乙烷或称六氯化苯，分子式为$C_6H_6Cl_6$。

六六六粗制品中，含有8种同分异构体。如α、β、γ、δ、ε、η 、θ和ξ等种，其中有效成分为γ种异构体。α异构体为单斜棱晶；熔点159℃~160℃，沸点288℃；易溶于氯仿、苯等；随水蒸气挥发；具有持久的辛辣气味；蒸气压0.06mmHg（40℃）；沸腾时分解为1，2，4–三氯苯（分子中脱除三分子氯化氢）。β异构体为晶体；熔点314℃~315℃，密度1.89 g/cm³（19℃），熔融后升华；微溶于氯仿和苯；不随水蒸气挥发；蒸气压0.17mmHg（40℃）；与氢氧化钾醇溶液作用生成1，3，5–三氯苯。γ异构体为针状晶体；熔点112℃~113℃，沸点323.4℃，溶于丙酮 、苯和乙醚 ，易溶于氯仿和乙醇 ；具有霉烂气味和挥发性。

六六六属有机氯广谱杀虫剂，有触杀、熏蒸和胃毒作用。生物活性取决于液体的含量。六六六是胆碱酯酶抑制剂，作用于神经膜上，使昆虫动作失调、痉挛、麻痹至死亡，其对昆虫呼吸酶亦有一定作用。一般有粉剂、溶液、可湿性粉剂、油剂和烟剂，粉剂含有小物质0.1%~0.5%，多用于各种物体表面、鼠洞内及家畜体外的灭蚤。溶液含有效物质10%~20%的六六六。

【中毒表现】六六六可通过胃肠道、呼吸道和皮肤吸收而进入机体造成中毒。神经系统主要表现为头痛、头晕、多汗、无力、震颤、上下肢呈癫痫状抽搐、站立不稳、运动失调、意识迟钝、甚至昏迷、并可因呼吸中枢抑制而发生呼吸衰竭。消化系统会产生流涎、恶心、呕吐、上腹不适疼痛及腹泻等症状。呼吸及循环系统可以造成咽、喉、鼻黏膜因吸入农药而充血，喉部有异物感，吐出泡沫痰、带血丝、呼吸困难、肺部有水肿，脸色苍白，血压下降，体温上升，心律不齐，心动过速甚至心室颤动。对皮肤、眼部有刺激症状，有皮肤潮红、产生丘疹、水疱、皮炎，甚至糜烂有渗出、发生过敏性皮炎；眼部有流泪，眼睑痉挛和剧烈疼痛。六六六的一般毒性作用为神经及实质脏器毒物，大剂量可造成中枢神经及某些实质脏器，特别是肝脏与肾脏的严重损害。

【中毒急救措施】皮肤接触：应用肥皂水清洗，在患处涂敷氢化可的松软膏。眼睛接触：用2%盐酸普鲁卡因点滴。吸入：呼吸困难者，要给氧气，注射苯甲酸钠咖啡因、尼可刹米、山梗茶碱等。有抽搐者，可肌注副醛，成人用量每次3~5ml，儿童0.1mg/kg体重，要用10%葡萄糖输液，以加速毒物排泄。

三、拟除虫菊酯类杀虫剂

拟除虫菊酯类杀虫剂是一类能防治多种害虫的广谱杀虫剂，其杀虫毒力比老一代杀虫剂如有机氯、有机磷、氨基甲酸酯类提高10~100倍。杀虫机理是扰乱昆虫神经的正常生理，使之由兴奋、痉挛到麻痹而死亡。因其用量小、使用浓度低，故对人畜较安全，对环境的污染很小。常用拟除虫菊酯类杀虫剂有溴氰菊酯、胺菊酯、苄呋菊酯、二氯苯聚酯、氯氰菊酯、奋斗呐、灭害灵等。

溴氰菊酯是拟除虫菊酯类杀虫剂中毒力最高的一种。它的作用是触杀和胃毒。化学名为（1R）–顺式-2，2-二甲基-3-（2，2-二溴乙烯基）环丙烷羧酸-（S）-a-氰基-3-苯氧基苄酯，分子式 $C_{22}H_{19}Br_2NO_3$。溴氰菊酯是白色斜方针状晶体，熔点98℃，沸点300℃。常温下几乎不溶于水，易溶于丙酮、苯、二甲苯等多种有机溶剂。在阳光、酸、中性溶液中稳定，遇碱迅速分解。本药剂型有2.5%乳油和2.5%可湿性粉剂。灭蚤一般采用喷雾法、滞留法。

【中毒表现】皮肤接触可引起刺激症状，出现红色丘疹。急性中毒时，以神经系统和消化系统症状为主。轻者有头痛、头晕、恶心、呕吐、食欲不振、乏力，重者还可出现肌束震颤和抽搐。

【中毒急救措施】皮肤接触:用肥皂水及清水彻底冲洗，可用2%维生素E油剂涂擦。眼睛接触：拉开眼睑，用流动清水冲洗，一般冲洗15min。吸入：迅速让中毒者脱离现场，转移至空气新鲜处，尽快就医，雾化吸入可用乙酰半胱氨酸。口服：催吐、洗胃、导泄、保温处理。洗胃可用清水或2%~5%碳酸氢钠。以对症、支持治疗为主，可给予肝泰乐、维生素 B_6、能量合剂。控制抽搐:静脉注射葛根素250~300mg，2~4h可重复一次，24h总量不超过20mg/kg。严重用阿托品，但用量不宜超过10mg。

（王鼎盛，王世明，汪杰，徐大琴）

第十章　甘肃动物鼠疫监测

第一节　鼠疫监测的定义、目的及任务

一、鼠疫监测的定义

疾病监测是指长期、连续、系统地收集疾病的动态分布及其影响因素的资料，经过分析将信息上报和反馈，传达给有关部门和个人，以便采取干预措施并评价其效果。系统的疾病监测工作20世纪开始于美国疾病控制中心，20世纪70年代后期西方国家疾病监测的概念传入中国，1980年建立了疾病监测点和疾病监测系统，并开展了以传染病为主的疾病监测工作，中国对鼠疫的全面监测也正是在这个时期开展起来的。

鼠疫是自然疫源性疾病，人类鼠疫的流行与动物鼠疫密切相关，人间鼠疫的流行高峰一般出现在动物鼠疫流行高峰之后。因此，鼠疫监测包括人间和动物间监测两个方面，即除了系统收集人间鼠疫的各种信息外，还应十分重视动物间鼠疫流行的各种因素和动态，包括病原、宿主、媒介、气象学和环境生态学，以及感染动物及人的传播途径和传播范围所涉及的复杂机理等。

二、鼠疫监测的目的和意义

鼠疫监测的目的在于对已知的鼠疫疫源地持续保存鼠疫传染能力的因素和来源做出准确而细致地说明，以便及时准确地对人间或动物间鼠疫的发生、发展趋势做出短期和长期的预测预报，有效地控制鼠疫的发生，保护人群免于鼠疫的侵害。即通过系统监测，及时发现人、动物间鼠疫疫情，掌握疫情动态，做好预测预报，评价预防控制效果，为制订防控对策，落实各项防控措施提供科学依据。

三、监测形式

中国鼠疫监测形式根据所需目的不同而分为三种形式，分别为固定监测、流动监测、面区监测。其中国家级和省级监测点以固定监测为主，其他监测工作以流动监测形式为主。

（一）固定监测

主要是系统地监测动物鼠疫流行动态，观察宿主、媒介的种群数量和生态，研究鼠疫传播规律。一般情况下，固定监测点每年或3~5年进行一次轮换，但为了掌握鼠疫流行规律，积累连续性鼠疫监测资料，各省（区）根据本地区实际情况，可在少数地区设立长期鼠疫监测点。

（二）流动监测

主要根据人间鼠疫疫情、动物鼠疫疫点的分布、主要宿主的空间分布、数量水平、地理景观特点等，在所辖区内划分监测区，有计划地分期分片地轮换监测，并以掌握宿主数量和血清学监测为主。

（三）面区监测

为了及时发现动物间疫情，在一定范围内开展鼠疫主要宿主动物病原学及血清学监测。

四、监测范围和要求

（一）监测范围

(1) 已知疫源地及其毗邻地区。

(2) 历史上有人间鼠疫发生和流行的地区。

(3) 鼠疫主要宿主动物分布区。

(4) 与邻国鼠疫疫源地毗邻地区。

(5) 其他可能有鼠疫自然疫源性存在的地区。

(6) 大型开发建设项目需要进行卫生学评价的地区。

（二）监测要求

(1) 除国家设立的鼠疫重点监测点外，各省、自治区、直辖市根据本地区疫源地类型、疫情动态、工作重点、技术力量和设备条件等，选择具有代表性的县设立固定监测点，进行全面系统地监测。其他监测范围可列为流动监测区。流动监测区要尽可能地广泛收集可检材料，有计划地对辖区内有可能发生鼠疫的范围都应监测到，并结合开展主要宿主、媒介数量动态等一些项目调查。当流动监测区检出鼠疫菌和血清学阳性材料时，可参照固定监测点的要求，在一段时间内进行系统监测。

(2) 固定监测点面积：根据疫源地类型和其他相关因素而定。流动监测点应有计划地以流动方式在整个监测范围内进行。固定或流动监测应选择人口密集、交通要道、工矿和军事用地附近的活动性疫源地区、疫源地指征明显的可疑地区以及疫源地性质和范围不清楚的地区。

(3) 监测时间：固定监测点和有条件的流动监测区，监测时间应为疫源动物在地面活动的整个期间。如缺少条件，流动监测区可在鼠疫流行高峰季节进行监测。

(4) 县级鼠疫防治机构承担本县的监测任务，监测范围应覆盖全县应监测的地区。地级和省级鼠疫防治机构参与和指导下属单位的监测工作，重点查清可疑疫源地区，全面掌握监测进展情况。

(5) 在固定监测点和其他有条件的地区，可以结合实际需要增加监测内容，结合监测开展有关课题研究。

(6) 监测中发现人间或动物鼠疫时，应及时进行疫区处理。如有研究任务，可请示省级卫生行政主管部门批准，在落实好预防人间鼠疫措施的前提下，动物鼠疫疫区可暂不处理，但要密切监测，防止蔓延。

第二节　鼠疫监测系统的组成及职责

世界卫生组织鼠疫专家委员会认为，当前世界鼠疫仍然存在着造成流行的极大的潜在危险，因此建议各国必须建立长期监测控制鼠疫的组织，有鼠疫疫源地的国家，应有政府或最高行政机构出面垂直领导，建立四级监测网络，［中央、省（市、区）、市（州、盟）、县（区、市、旗）和现场监测］，加强人员培训，增添设备和交通工具。

一、国家监测管理组织

(1) 由国家级疾病预防控制机构提出全国鼠疫监测计划、方案并组织实施。
(2) 负责各省（市、区）监测资料和疫情资料的汇总、分析、上报及反馈等。
(3) 组织实施鼠疫监测新技术、新方法的推广和应用。
(4) 承担全国鼠疫防治和监测相关工作的技术指导以及国家级鼠疫监测点的技术管理工作。
(5) 承担全国鼠疫监测、防治等专业技术的师资培训。
(6) 为拟定鼠疫监测、防治工作的法律、法规、标准、技术规范以及防治规划提供科学依据。
(7) 组织协调全国有关鼠疫的科学研究计划。
(8) 考核经费使用情况及调配重要装备和设备。

二、省级监测组织

(1) 提出本省（市、区）鼠疫监测计划、方案并组织实施。
(2) 负责本省（市、区）监测资料和疫情资料的汇总、分析、上报及反馈等。
(3) 负责全省的鼠疫监测工作的管理、业务指导、技术培训和咨询。
(4) 承担本省（市、区）鼠疫菌株的复判与鉴定。
(5) 负责本省血清学检验的质量控制以及阳性血清的确认。
(6) 负责全省重大鼠疫疫情的预测预警及疫情处理。

三、市（州、盟）级监测组织

(1) 负责本市（州、盟）鼠疫监测工作和业务指导，制订本地区鼠疫监测计划，落实监测任务。
(2) 协助、指导县（区、市、旗）鼠疫监测工作。

(3) 负责收集本地区鼠疫监测资料，进行分析整理，总结并通报有关部门。

(4) 负责对下级鼠疫监测人员的技术培训与业务指导。

(5) 负责对辖区内人、鼠间鼠疫疫情处理。

(6) 承担本地区范围内鼠疫疫源地调查任务。

四、县级监测组织

(1) 负责本县（区、旗）旗鼠疫监测工作。

(2) 建立村、乡、县级鼠疫疫情报告网，负责疑似鼠疫患者的报告。

(3) 做好本地区人、鼠间鼠疫疫情处理。

(4) 负责本县范围内鼠疫疫源地调查。

(5) 负责本县内非法猎捕，偷运旱獭事件处置。

(6) 负责宣传“三报”和“三不”制度。

(7) 协助森林公安对本县（区、旗）内猎捕旱獭人员的管理和卫生监督。

第三节　人间鼠疫监测

一、工作目标

以人间鼠疫的早发现、早报告、早隔离、早治疗和及时控制为主要工作目标。

二、工作内容

(一) 建立健全鼠疫监测网络

建立国家、省、市、县四级鼠疫监测网络，中国疾病预防控制中心鼠疫布氏菌病预防控制基地是全国鼠疫监测中心，省级疾控机构（包括疾病预防控制机构和鼠防专业机构）为本省鼠疫监测中心，市、县级疾控机构为鼠疫监测站，同时要在乡（镇）卫生院、村卫生所及各级医疗机构、诊所设鼠疫监测员，适时对人间鼠疫进行监控。在鼠疫好发季节，各级疾控机构均应设疫情电话，并应指定专人负责疫情报告。

(二) 实行首诊医生责任制

各级各类医疗机构及诊所的首诊医生，要对病人做出初步诊断，如为疑似鼠疫病人，就地隔离，按照程序及时报告，并根据不同病型采取标本送检。在动物鼠疫流行猛烈，对人群威胁较大时，应组织医疗卫生人员对动物鼠疫流行区人群进行巡回检诊，必要时设立交通卫生检疫站。

(三) 严格执行疫情报告制度

疾病预防控制机构和医疗机构及其执行职务的人员在发现鼠疫病人、疑似鼠疫病人后，应严格按照《中华人民共和国传染病防治法》和《突发公共卫生事件与传染病疫情监测信息报告管理办法》规定的时限，通过疾病监测信息报告管理系统进行报告，并以最快的方式向本级卫生健康行政部门和上级疾控机构报告疫情信息。疾控机构在接到报告后应按规定采取隔离病人、核实诊断、疫区处理等措施。

鼠疫的诊断标准按照《中华人民共和国卫生行业标准鼠疫诊断标准》(WS279—2008) 执行，省级疾控机构负责对病例诊断进行确认，并责成原报告单位对疑似鼠疫的诊断进行订正 (确诊或排除)。

在鼠疫好发季节，监测单位对所辖范围内居民应注意发现可疑病例，做到早发现、早隔离、早治疗，按规定及时上报，防止疫情的蔓延和流行。所有人间疫情信息，如流行病学、临床、实验室检测以及动物流行病学及其他环境信息，都应系统收集整理，按照有关规定通过鼠疫防治管理信息系统及时上报。

(四) 开展鼠疫防治知识宣传教育

在鼠疫流行季节，鼠疫疫源地区及其毗邻地区的各级卫生健康行政部门，应在辖区内定期组织开展以“三报三不”为主要内容的鼠疫防治知识的宣传教育，以提高疫区及其毗邻地区群众防病保健意识。

(五) 定期进行人员培训

各级卫生健康行政部门要定期对辖区内各级各类医疗卫生单位的人员进行培训，尤其对接诊医生进行培训，以鼠疫诊断、治疗、疫情报告、医院现场及感染控制等鼠疫防治知识为主要培训内容。

(六) 强化对疫源动物的管理

各级卫生健康行政部门应宣传国家关于鼠疫疫源动物管理的法律法规，协同铁路、交通、民航、公安、市场管理、动物检疫等部门，严禁非法猎捕、运输、销售疫源动物和未经动物检疫处理的动物皮张。

第四节 动物鼠疫监测

为了使监测工作更加科学化、规范化，国家有关部门制订了详细而可行的监测方案并数次进行了修订，各地应按照监测方案的要求，保质保量地完成各项监测指标。现就 2005 年 8 月 30 日发布制订的《全国鼠疫监测工作方案》中有关黄鼠和旱獭疫源地的监测内容介绍如下。

一、黄鼠疫源地监测内容及指标

(一) 监测时间及范围

监测时间 4~9 月，固定监测点监测范围为 10 000hm^2，收集材料可外扩 10km；流动监测点 2500hm^2

为监测区，收集材料可外扩 5km。

（二）绘制地理生境图

以地貌、植被、黄鼠数量三项指标划分生境，绘制 1:10 000 比例尺生境分布图。

（三）宿主动物监测

（1）黄鼠数量固定监测点。每年 4 月和 7 月各监测一次，流动监测点每点监测一次。按监测区内各生境面积 0.5%比例分层抽样，以单公顷一日弓形夹法监测黄鼠数量。

（2）黄鼠生态。固定监测点进行黄鼠鼠龄、性别和繁殖调查，每个监测点观察黄鼠 200 只以上，根据臼齿磨损程度鉴别黄鼠鼠龄，并观察其性别。4~5 月每月观察雌黄鼠 50 只以上，观察胎数及子宫斑数。

（3）野外夜行鼠数量。固定监测点，每旬选择 2 种主要生境，按 5m 夹线法，每月布夹不少于 600 夹次。流动监测点，每点选择 2~3 种主要生境，按 5m 夹线法，每点布夹不少于 300 夹次。

（四）媒介监测

（1）体外寄生蚤。固定监测点，每旬检活体黄鼠 20~30 只，全年检活体黄鼠 200~300 只；流动监测点，各点至少检活体黄鼠 20 只，蚤种进行分类鉴定，计算蚤指数和染蚤率。

（2）洞干蚤。固定监测点每旬探黄鼠洞干 20~30 个，全年探洞 200~300 个；流动监测点不少于 30 个，蚤种进行分类鉴定，计算蚤指数和染蚤率。

（3）巢蚤。根据需要由各省（市、区）自定。

（4）其他体外寄生蚤。对捕获的小型鼠及其他动物进行检蚤，分类鉴定，计算蚤指数和染蚤率。

（5）室内游离蚤。在无动物鼠疫流行指征时，各省（市、区）可根据本地区实际情况决定是否开展此项工作。在有动物鼠疫流行指征时，每个监测点在居民区每月布放粘蚤纸 150 张，每室 5 张，晚放晨取检蚤，蚤种分类鉴定，计算地面游离蚤指数。

（五）病原学及血清学监测

（1）病原学。固定监测点，检验黄鼠 200~500 只；流动监测点，每点检验黄鼠 100 只以上；对采集的蚤、蜱全部分类，除少量留做标本外，均做细菌学检验，按同一寄主、同一蚤种、同一地点分组（10~20 只/组）进行鼠疫细菌分离培养和动物试验。面区监测，以检验病死鼠为主。

（2）血清学。用鼠疫间接血凝方法。固定监测点，检验黄鼠血清 300~600 份；流动监测点，每点检验黄鼠血清 100 份以上；面区监测，以乡镇为单位，检验一定数量的黄鼠血清。

二、旱獭疫源地监测内容及指标

（一）监测时间及范围

监测时间 4~9 月，固定监测点，监测范围 20 000~40 000hm²，收集材料外扩 20km；流动监测点 10 000~20 000hm²，收集材料外扩 10km。

（二）绘制地理生境图

以地貌、植被、旱獭数量三项指标划分生境，绘制 1:10 000 比例尺生境分布图。

（三）宿主动物监测

⑴ 旱獭数量。固定监测点每年5月和7月各监测一次，用路线法调查旱獭数量，步行、骑马、汽车直线或曲线，视野宽度一般以每侧50m为宜，路线长度步行1h，3km，骑马1h，5km，汽车则按里程表计算，最后算出1hm^{2}内旱獭密度。固定监测点每次调查不少于5条路线，每条路线距离不少于5 km，调查面积不少于250hm^2；流动监测点每点不少于2条路线，调查面积不少于100hm^2。

⑵ 野外夜行鼠数量。固定监测点，每月选择2~3种主要生境，以白面油饼为诱饵，用5m夹线法，每月布夹不少于600夹次。流动监测点，每点选择2种主要生境，按5m夹线法，每点布夹不少于200夹次。

（四）媒介监测

⑴ 旱獭体蚤。固定监测点，每月检獭不少于20只，全年检獭不少于100只；流动监测点，各点检獭不少于10只。蚤种进行分类鉴定，计算蚤指数和染蚤率。

⑵ 旱獭洞干蚤。固定监测点每月探洞不少于50个，全年探洞不少于200个；流动监测点，每点探洞30个。蚤种进行分类鉴定，计算蚤指数和染蚤率。

⑶ 其他动物体蚤。对捕获的小型鼠及其他动物进行检蚤，分类鉴定，计算蚤指数和染蚤率。

（五）病原学及血清学监测

⑴ 病原学。固定监测点，检验旱獭数量不少于100只。流动监测点，每点检验旱獭不少于20只。对所收集到的动物体外寄生物，除少量留做标本外，均做细菌学检验，按同一寄主、同一蚤种、同一地点分组（10~20只/组）进行鼠疫细菌分离培养和动物试验。面区监测，以检验病死獭为主。

⑵ 血清学。用鼠疫间接血凝方法。固定监测点，检验旱獭血清100~200份，犬血清50~100份。流动监测点，每点至少检验旱獭血清20份，犬血清30~50份。面区监测，在重点地区检验一定数量的犬血清，必要时开展一定数量的藏系绵羊血清学监测。对腐败的动物材料，应做反向血凝试验。

第五节　甘肃旱獭鼠疫监测概况

根据甘肃省鼠疫疫源地的分布和范围，全省共设鼠疫固定监测点14个，其中国家级监测点3个（分别为阿克塞、张掖西水、夏河301站鼠疫监测点），省级监测点11个，采取以固定与流动相结合的方式开展动物间疫情监测。在8个市（州）、23县（市、区）内开展人间鼠疫主动监测工作。

根据甘肃省鼠疫自然疫源地的分布特点、流行现状及全国鼠疫监测方案的要求，全省共设固定监测点14个，11个疫源县除合作市、山丹县无鼠疫专业实验室外，其他9个疫源县均有鼠疫专业实验室，承担本县范围的鼠疫监测。为了进一步做好全省鼠疫防治工作，2005年原省卫生厅下发了《关于印发全省鼠疫疫源地面积分布及监测区域的通知》（[2005] 217号）。调整划分，由张掖市疾控中心在肃南西水设立固定监测点，承担肃南县马蹄乡、皇城乡鼠疫监测任务，肃面县疾控中心承担康乐乡、祁斗乡、大河乡的鼠疫监测任务。武威市疾控中心在天祝辖区疫源地内旦马设立监测点，嘉峪关市在本辖区内虽无疫源地存在，但由于处在疫源地包围之中，油矿、铁矿与疫源地紧密相连，甚至有些就在疫源地内，因而也设立了固定监测点，承担镜铁山、西沟矿区周围地区鼠疫监测任务。

全省固定监测点均设在疫情活跃并对人类威胁较大的地区，各点都建立了较为完善的实验室，由动物学、昆虫学、细菌学和流行病学等方面的专业人员 5~8 人组成工作队，按照鼠疫监测方案要求，每年 4~10 月份全面开展鼠疫监测工作。

为了扩大疫源检索范围，各监测点在开展固定监测的基础上，同时开展形式多样的流动监测。如张掖市疾病预防控制中心每年在肃南县、山丹县境内动物疫点之外区域疫区捕获一定数量的宿主动物进行血清检验，各县通过宣传教育，发动群众报死鼠（獭）等，甘南州疾病预防控制中心每年选择不同地区调查宿主密度，收集可检材料，及时掌握各疫区疫情动态。另外河西地区每年对人间鼠疫的监测还通过在交通要道设立的检疫卡，对过往行人、车辆进行检诊检疫，以便及时发现非法猎捕、贩运旱獭者及可疑病人。

一、动物鼠疫监测

（一）宿主动物监测

1.喜马拉雅旱獭生态学

喜马拉雅旱獭是青藏高原喜马拉雅旱獭鼠疫自然疫源地的主要宿主动物，分布广，数量多，种群结构稳定。一般分布在海拔 2500~4200m 的范围，呈带状或岛状分布，其中以山麓平原、丘陵缓坡、阶地以及丘陵阳坡密度最高，为其最适生境。其活动受季节影响很大，是典型的冬眠动物，居住洞穴复杂，能形成稳定的小气候，一般在 3 月中旬开始出蛰，10 月中下旬开始入蛰，至 11 月全部进入冬眠，地面活动时间约 7 个月。甘肃省应用放射性同位素标记对其活动性、迁移性进行了研究，个体最远活动范围可离居住洞 3000m（肃南皇城，1974）。喜马拉雅旱獭每年繁殖 1 次，通常是在出生后第 3 年开始繁殖，4 月中旬交尾，6 月中旬地面出现幼獭，胚胎子宫斑为 2~9 个，平均 5 个，一般寿命约 8 年。

2.宿主动物数量监测（见表 10–1）

1980~2018 年，甘肃省喜马拉雅旱獭疫源地内旱獭数量在 0.05~2.74 只/hm² 范围变动，总平均密度 0.65 只/hm²。旱獭平均密度最高为 2.74 只/hm²（1982 年），最低为 0.05 只/hm²（2015 年）。其中有 8 个年份（1982 年、1983 年、1984 年、1985 年、1986 年、2001 年、2002 年、2005 年）旱獭数量在 1.0 只/hm² 以上，其余年份旱獭数量均在 1.0 只/hm² 以下。旱獭数量总体变化呈螺旋下降趋势。其中经历了以下 4 个明显变化阶段，第一阶段（1980~1990 年）旱獭数量相对较高水平；第二阶段（1991~2000 年）旱獭数量维持在一相对较低水平；第三阶段（2001~2005 年）旱獭数量反弹回升至 1.0 只/hm² 左右水平；第四阶段（2006~2018 年）旱獭数量逐年下降，维持在 0.05~0.29 只/hm² 的一个窄幅震荡范围内。尤其近几年这一趋势更加明显，其旱獭数量均在 0.5 只/hm² 以下。

表 10-1 1980~2018 年甘肃省喜马拉雅旱獭疫源地内旱獭数量

年份	监测地区	调查面积(hm²)	见鼠数	密度(只/hm²)
1980	夏河	–	–	0.23
1980	天祝	260	56	0.04
1980	肃南	400	18	0.04
1980	张掖西水	800	96	0.12
1980	嘉峪关	–	–	2.92
1980	肃北	–	–	1.68
1980	阿克塞	–	–	0.69
小计		–	–	0.94
1981	夏河	192	44	0.23
1981	天祝	120	71	0.59
1981	肃南	–	–	0.19
1981	嘉峪关	500	1500	3
1981	肃北	433	26	0.06
1981	阿克塞	–	–	0.58
小计		–	–	0.78
1982	夏河	104.4	135	1.28
1982	天祝	–	–	0.23
1982	张掖西水	400	31	2.78
1982	肃南	–	–	5.5
1982	嘉峪关	–	–	4.23
1982	肃北	–	–	4.56
1982	阿克塞	–	–	0.63
小计		–	–	2.74
1983	夏河	181	50	0.28
1983	天祝	80	10	0.12
1983	肃南	–	–	0.5
1983	嘉峪关	500	1500	3
1983	肃北	–	–	5.14
1983	阿克塞	32	567	1.75
小计		–	–	1.8
1984	夏河	100	20	0.2

续表 10-1

年份	监测地区	调查面积（hm^2）	见鼠数	密度（只/hm^2）
1984	天祝	162	23	0.14
1984	张掖西水	500	36	0.072
1984	肃南	21	12	0.57
1984	嘉峪关	–	–	5.2
1984	肃北镇	47	217	4.53
1984	阿克塞	208	227	1.11
小计		–	–	1.69
1985	夏河	–	–	0.73
1985	天祝	800	8	0.01
1985	肃南	100	13	0.13
1985	张掖西水	400	28	0.07
1985	嘉峪关	–	–	5.12
1985	肃北	–	–	1.07
1985	阿克塞	–	–	0.72
小计		–	–	1.12
1986	夏河	–	–	0.2
1986	天祝	800	16	0.02
1986	肃南	100	20	0.2
1986	张掖西水	400	180	0.45
1986	嘉峪关	400	2172	5.43
1986	肃北	–	–	1.19
1986	阿克塞	1350	659	0.48
小计		–	–	1.14
1987	天祝	400	12	0.03
1987	张掖西水	400	42	0.105
1987	嘉峪关	5700	19950	3.5
1987	肃北	–	–	0.86
1987	阿克塞	1270	498	0.39
小计		–	–	0.98
1988	夏河	–	–	0.13
1988	天祝	–	–	0.01

续表 10-1

年份	监测地区	调查面积(hm^2)	见鼠数	密度(只/hm^2)
1988	肃南	20	6	0.3
1988	张掖西水	400	48	0.12
1988	嘉峪关	–	–	2.8
1988	肃北	–	–	0.56
1988	阿克塞	1430	444	0.31
小计		–	–	0.6
1989	夏河	–	–	0.24
1989	天祝	88	2	0.02
1989	肃南	44	11	0.25
1989	张掖西水	300	37	0.12
1989	肃北	–	–	0.4
1989	阿克塞	1439	400	0.28
小计		–	–	0.22
1990	夏河	818	23	0.11
1990	天祝	70	4	0.06
1990	张掖西水	300	35	0.12
1990	肃南	44	14	0.31
1990	嘉峪关	–	–	1.6
1990	肃北	–	–	0.45
1990	阿克塞	982	240	0.25
小计		–	–	0.41
1991	夏河	–	–	0.13
1991	天祝	–	–	0.06
1991	肃南	–	–	0.47
1991	嘉峪关	–	–	3.05
1991	肃北	–	–	0.15
1991	阿克塞	–	–	0.36
小计		–	–	0.7
1992	夏河	–	–	0.47
1992	天祝	–	–	0.63
1992	肃南	–	–	0.41

续表 10–1

年份	监测地区	调查面积(hm^2)	见鼠数	密度(只/hm^2)
1992	嘉峪关	–	–	2.1
1992	肃北	–	–	0.016
1992	阿克塞	–	–	0.27
小计		–	–	0.65
1993	夏河	–	–	0.52
1993	天祝	–	–	0.69
1993	肃南	–	–	0.54
1993	嘉峪关	–	–	1.5
1993	肃北	–	–	0.09
1993	阿克塞	–	–	0.28
小计		–	–	0.6
1994	夏河	–	–	0.54
1994	天祝	–	–	0.49
1994	肃南	–	–	0.45
1994	肃北	–	–	0.1
1994	阿克塞	–	–	0.36
小计		–	–	0.39
1995	夏河	–	–	0.95
1995	天祝	–	–	0.45
1995	肃南	–	–	0.48
1995	肃北	–	–	0.08
1995	阿克塞	–	–	0.08
小计		–	–	0.41
1996	夏河	–	–	1.05
1996	天祝	–	–	0.87
1996	肃南	–	–	0.28
1996	肃北	–	–	0.5
1996	阿克塞	–	–	0.36
小计		–	–	0.61
1997	夏河	–	–	1
1997	天祝	–	–	0.99

续表 10–1

年份	监测地区	调查面积(hm^2)	见鼠数	密度(只/hm^2)
1997	肃南	–	–	0.35
1997	嘉峪关	–	–	1.4
1997	肃北	–	–	0.19
1997	阿克塞	–	–	0.05
小计		–	–	0.66
1998	夏河	–	–	0.63
1998	天祝	–	–	0.4
1998	肃南	–	–	0.35
1998	嘉峪关	–	–	1.38
1998	肃北	–	–	0.15
1998	阿克塞	–	–	0.26
小计		–	–	0.53
1999	夏河	–	–	0.2
1999	天祝	–	–	1.69
1999	肃南	–	–	0.03
1999	嘉峪关	–	–	1
1999	肃北	–	–	0.05
1999	阿克塞	–	–	0.22
小计		–	–	0.53
2000	夏河	–	–	0.51
2000	天祝	–	–	0.43
2000	肃南	–	–	0.35
2000	肃北	–	–	0.08
2000	阿克塞	–	–	0.26
小计		–	–	0.33
2001	夏河	–	–	0.53
2001	天祝	7000	9800	1.4
2001	武威旦玛	24	46	1.92
2001	肃南	100	31	0.31
2001	张掖西水	200	17	0.08
2001	嘉峪关	385	154	0.4

续表 10-1

年份	监测地区	调查面积(hm²)	见鼠数	密度(只/hm²)
2001	肃北	690	56	0.08
2001	阿克塞	455.5	29	0.06
2001	玉门	1000	20	0.02
小计		9494.5	10000	1.05
2002	夏河	125	87	0.65
2002	天祝	7000	10500	1.5
2002	武威旦玛	81	42	0.52
2002	肃南	100	31	0.31
2002	张掖西水	200	19	0.09
2002	嘉峪关	308	154	0.5
2002	肃北	795	112	0.14
2002	阿克塞	495	120	0.24
2002	玉门	650	26	0.04
小计		9466	10938	1.16
2003	夏河	–	–	0.5
2003	天祝	7000	10200	1.46
2003	武威旦玛	62	32	0.52
2003	肃南	100	37	0.37
2003	张掖西水	200	21	0.11
2003	嘉峪关	24	1	0.04
2003	肃北	30000	5700	0.19
2003	阿克塞	520	120	0.23
2003	玉门	380	23	0.05
小计		38286	16134	0.42
2004	夏河	631.5	131	0.57
2004	碌曲	0	0	0.2
2004	天祝	7000	8400	1.2
2004	武威旦玛	81	41	0.51
2004	肃南	100	33	0.33
2004	张掖西水	200	22	0.11
2004	嘉峪关	30	1	0.04

续表 10-1

年份	监测地区	调查面积(hm²)	见鼠数	密度(只/hm²)
2004	肃北	875	88	0.1
2004	阿克塞	514	92	0.18
2004	玉门	400	36	0.03
小计		9831.5	8844	0.9
2005	夏河	439	81	0.18
2005	碌曲	458	93	0.2
2005	天祝	7000	9800	1.4
2005	武威旦玛	20	46	2.3
2005	肃南	100	36	0.36
2005	张掖西水	100	15	0.15
2005	山丹	320	69	0.21
2005	嘉峪关	29	1	0.04
2005	肃北	1500	1000	0.67
2005	阿克塞	542	108	0.2
2005	玉门	120	11	0.09
小计		10628	11260	1.06
2006	夏河	1776	359	0.2
2006	碌曲	1650	522	0.31
2006	天祝	380	300	0.79
2006	武威旦玛	82	112	1.37
2006	肃南	100	47	0.47
2006	张掖西水	300	19	0.06
2006	山丹	240	57	0.23
2006	嘉峪关	100	1	0.01
2006	肃北	1325	146	0.11
2006	阿克塞	670	262	0.39
2006	玉门	420	28	0.06
小计		7043	1853	0.26
2007	夏河	2205	354	0.16
2007	碌曲	380	203	0.53
2007	天祝	320	287	0.9

续表 10-1

年份	监测地区	调查面积(hm^2)	见鼠数	密度(只/hm^2)
2007	武威旦玛	66	60	0.91
2007	肃南	100	47	0.47
2007	张掖西水	300	19	0.06
2007	山丹	320	56	0.18
2007	嘉峪关	100	1	0.01
2007	肃北	750	415	0.55
2007	阿克塞	700	173	0.25
2007	玉门	420	28	0.06
小计		5661	1643	0.29
2008	夏河	2750	361	0.13
2008	碌曲	710	234	0.33
2008	天祝	400	371	0.91
2008	武威旦玛	390	265	0.68
2008	肃南	100	43	0.43
2008	张掖西水	600	59	0.09
2008	山丹	40	14	0.35
2008	嘉峪关	250	3	0.01
2008	肃北	2800	1540	0.55
2008	阿克塞	300	53	0.18
2008	玉门	650	78	0.12
小计		8990	3021	0.34
2009	夏河	3160	257	0.08
2009	碌曲	365	211	0.33
2009	天祝	400	371	0.93
2009	武威旦玛	390	265	0.68
2009	肃南	100	44	0.44
2009	张掖西水	1000	112	0.11
2009	山丹	300	63	0.21
2009	嘉峪关	100	1	0.01
2009	肃北	480	166	0.35
2009	阿克塞	650	115	0.18

续表 10-1

年份	监测地区	调查面积(hm²)	见鼠数	密度(只/hm²)
2009	玉门	220	27	0.12
小计		7165	1632	0.23
2010	夏河	2710	304	0.11
2010	碌曲	3864.5	120	0.54
2010	天祝	400	403	1.01
2010	武威旦玛	500	359	0.72
2010	肃南	100	39	0.39
2010	张掖西水	1200	97	0.08
2010	山丹	100	42	0.21
2010	嘉峪关	200	9	0.05
2010	肃北	410	178	0.43
2010	阿克塞	660	91	0.14
2010	玉门	670	33	0.05
小计		10814.5	1675	0.15
2011	夏河	2460	241	0.1
2011	碌曲	561	215	0.38
2011	天祝	400	422	1.06
2011	武威旦玛	500	329	0.66
2011	肃南	300	87	0.29
2011	张掖西水	800	83	0.1
2011	山丹	200	36	0.18
2011	嘉峪关	115	2	0.02
2011	肃北	510	138	0.27
2011	阿克塞	680	136	0.2
2011	玉门	750	38	0.05
小计		7276	1727	0.24
2012	夏河	3490	256	0.07
2012	碌曲	3000	157	0.05
2012	天祝	400	269	0.67
2012	武威旦玛	500	306	0.61
2012	肃南	300	87	0.29

续表 10-1

年份	监测地区	调查面积(hm²)	见鼠数	密度(只/hm²)
2012	张掖西水	1200	164	0.14
2012	山丹	200	44	0.22
2012	嘉峪关	1500	3	0.002
2012	肃北	520	139	0.27
2012	阿克塞	1020	251	0.25
2012	玉门	600	37	0.06
小计		12730	1713	0.13
2013	夏河	4360	393	0.09
2013	碌曲	4300	187	0.04
2013	天祝	400	186	0.47
2013	武威旦玛	500	278	0.56
2013	肃南	300	97	0.32
2013	张掖西水	1200	179	0.15
2013	山丹	200	49	0.24
2013	嘉峪关	1530	5	0.003
2013	肃北	300	56	0.19
2013	阿克塞	640	294	0.46
2013	玉门	850	63	0.07
小计		14580	1787	0.12
2014	夏河	3480	244	0.07
2014	碌曲	4320	185	0.04
2014	天祝	400	208	0.52
2014	武威旦玛	500	222	0.44
2014	肃南	300	77	0.27
2014	张掖西水	800	152	0.19
2014	山丹	200	43	0.22
2014	嘉峪关	1500	3	0.002
2014	肃北	140	74	0.53
2014	阿克塞	610	234	0.38
2014	玉门	600	44	0.073
小计		12850	1486	0.12

续表 10–1

年份	监测地区	调查面积（hm^2）	见鼠数	密度（只/hm^2）
2015	阿克塞	584	223	0.38
2015	肃北	320	147	0.46
2015	玉门	500	38	0.08
2015	嘉峪关	400	18	0.04
2015	张掖西水	1000	204	0.2
2015	肃南	300	126	0.42
2015	山丹	200	49	0.24
2015	武威旦玛	600	60	0.1
2015	天祝	400	194	0.48
2015	夏河	4569.2	375	0.08
2015	碌曲	27200	208	0.08
小计		36073.2	1642	0.05
2016	阿克塞	310	48	0.15
2016	肃北	160	43	0.27
2016	玉门	500	47	0.09
2016	嘉峪关	400	15	0.04
2016	张掖西水	1300	242	0.19
2016	肃南	300	51	0.17
2016	山丹	800	146	0.18
2016	武威旦玛	600	76	0.13
2016	天祝	400	197	0.49
2016	夏河	5860	578	0.1
2016	碌曲	4600	987	0.21
小计		15230	2430	0.16
2017	阿克塞	650	104	0.16
2017	肃北	305	56	0.18
2017	玉门	1000	89	0.09
2017	嘉峪关	400	8	0.02
2017	张掖西水	1200	247	0.21
2017	肃南	700	96	0.14
2017	山丹	1000	159	0.16

续表 10-1

年份	监测地区	调查面积(hm²)	见鼠数	密度(只/hm²)
2017	武威旦玛	750	160	0.21
2017	天祝	440	184	0.42
2017	合作	925	570	0.62
2017	夏河	4080	501	0.12
2017	碌曲	1720	258	0.15
小计		13170	2432	0.18
2018	阿克塞	1000	158	0.16
2018	肃北	300	50	0.17
2018	玉门	500	3	0.01
2018	嘉峪关	400	12	0.03
2018	张掖西水	900	214	0.24
2018	肃南	600	107	0.18
2018	山丹	500	21	0.04
2018	武威旦玛	750	251	0.33
2018	天祝	400	210	0.53
2018	合作	1280	732	0.57
2018	夏河	2960	315	0.11
2018	碌曲	3050	539	0.18
小计		12640	2612	0.21

※ 数据遗失，无法获取。

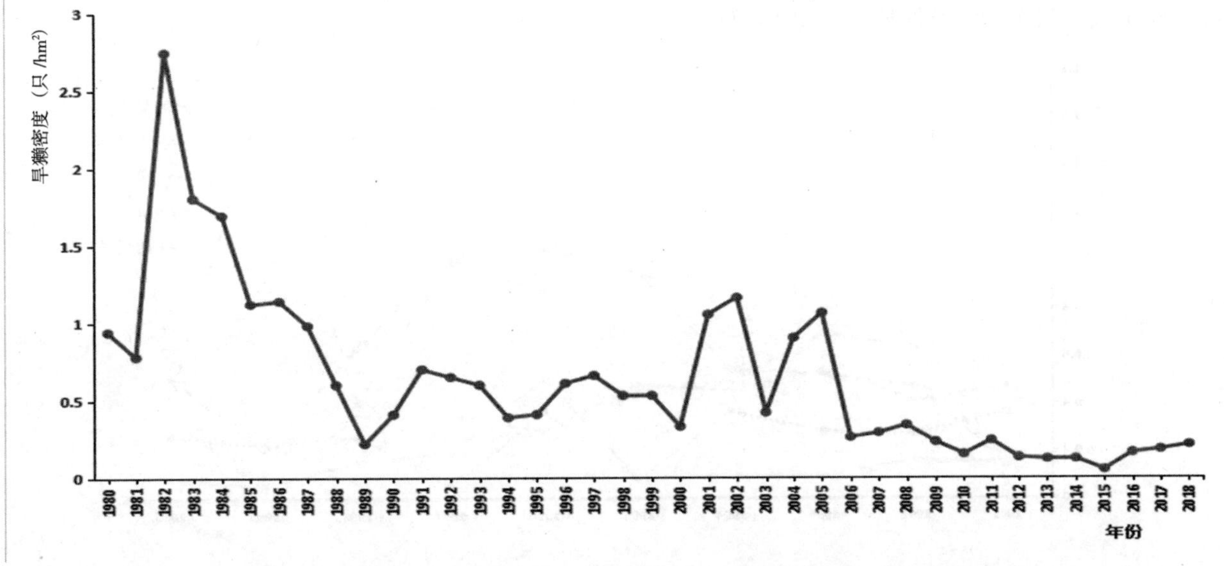

图 10-1 1980~2018 年间甘肃省喜马拉雅旱獭疫源地内旱獭密度年际变化

其中1980~1990年，旱獭数量在0.41~2.74只/hm²范围变动，平均密度1.13只/hm²。1982年旱獭密度最高为2.74只/hm²，1990年旱獭密度最低为0.41只/hm²。在此期间，旱獭数量呈现一相对较高水平，数量年度变化呈现“单峰”状，总体趋势逐渐下降。在此期间，祁连山-阿尔金山山地地区（肃北、肃南、阿克塞、玉门、山丹、天祝）旱獭数量明显高于甘南高原夏河县，然而作为同一块祁连山-阿尔金山山地疫源地旱獭数量也各不相同，祁连山西段-阿尔金山地区（肃北、肃南祁丰乡、阿克塞）旱獭数量高于祁连山东段地区（天祝）（见图10-2）。

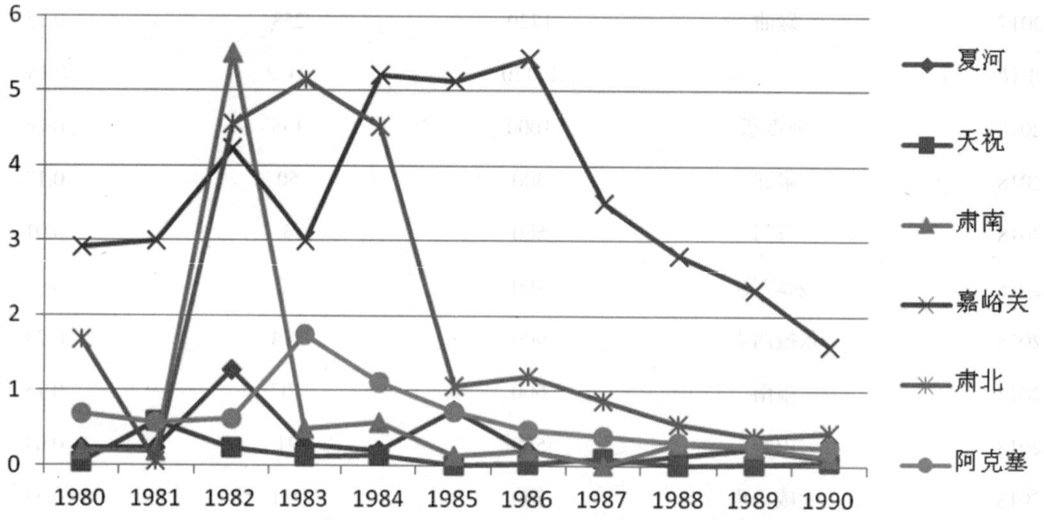

图10-2　1980~1990年甘肃喜马拉雅旱獭鼠疫疫源地旱獭数量变化情况

1991~2000年，旱獭数量总体变化不大，基本维持在0.23~0.61只/hm²范围变动，年际变化呈不规则锯齿状排列，平均密度0.41只/hm²。在此期间，1997年旱獭密度最高为0.67只/hm²，1994年旱獭密度最低为0.23只/hm²。甘南高原地区夏河县，旱獭密度呈上升趋势，其中以1996年、1997年最高，达到1只/ hm²以上。祁连山-阿尔金东段的天祝县旱獭密度1999年达1.69只/hm²，为祁连山-阿尔金山山地旱獭疫源地密度最高的地区。相比较而言，祁连山-阿尔金山中西段疫源地旱獭密度比较稳定，年际变化不大，仅个别年份偏低。（图10-3）。

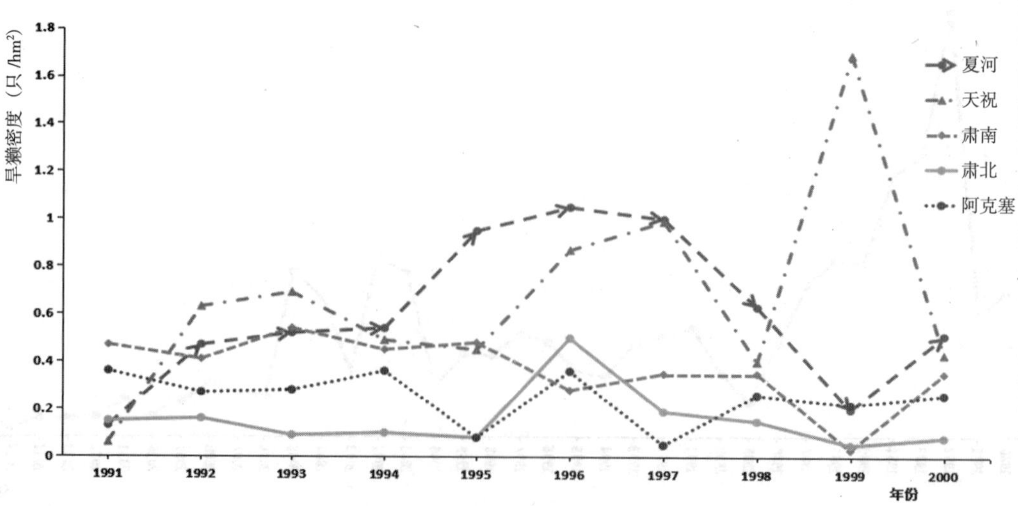

图10-3　1991~2010年甘肃喜马拉雅旱獭鼠疫疫源地旱獭数量变化情况

2001~2010 年旱獭疫源内各疫源县主要宿主动物数量动态见图 10–4。此期间各县旱獭数量年际变化相对不大，其中祁连山–阿尔金山西段疫源地及甘南高原旱獭密度较低，其密度均在 1.0 只/ hm^2 以下，祁连山–阿尔金山东段的天祝县旱獭密度最高，平均密度超过 1 只/hm^2，最高年份高达 1.50 只/ hm^2（图 10–4）。

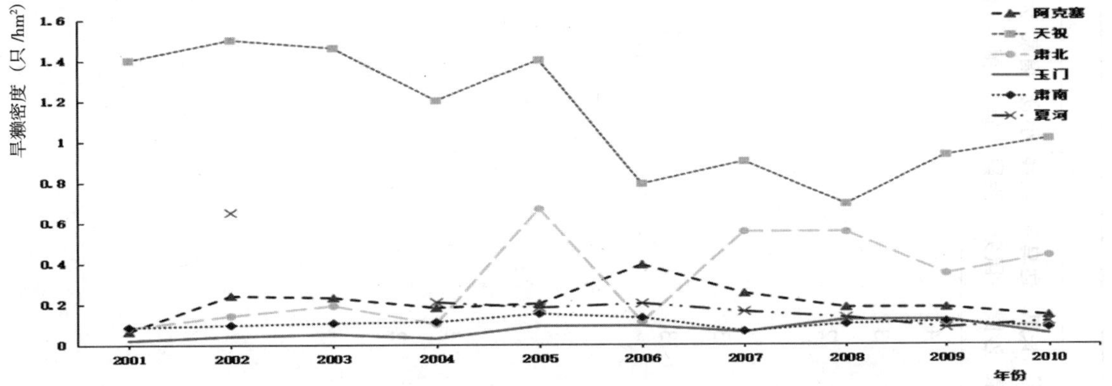

图 10–4 2001~2010 年甘肃喜马拉雅旱獭鼠疫疫源地旱獭数量变化情况

2011~2018 年，旱獭疫源地内各疫源县主要宿主动物数量动态见图 10–5。其中 2011~2015 年天祝县、阿克塞、肃北县旱獭密度相对较高，2015 年后该地区经过连续几年的保护性灭獭后，旱獭数量有所下降。该时间段甘南高原夏河县和碌曲县旱獭数量相对稳定，旱獭数量变化不大（图 10–5）。

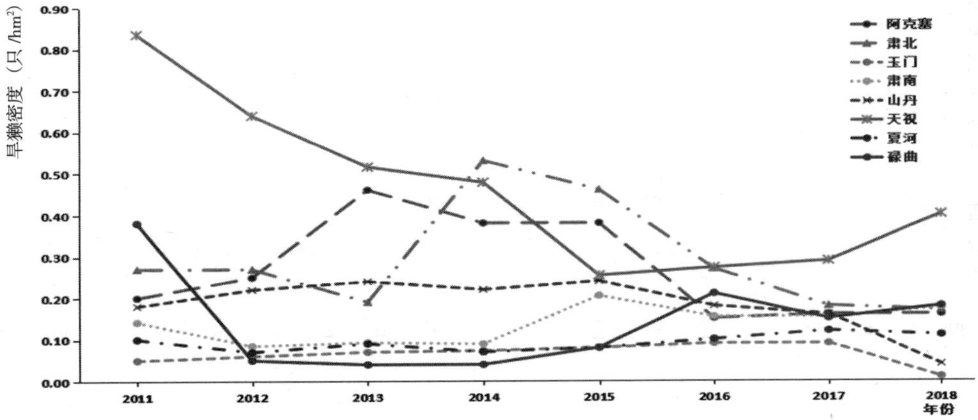

图 10–5 2011~2018 年甘肃喜马拉雅旱獭鼠疫疫源地旱獭数量变化情况

3.小型鼠数量调查（表 10–2）

1965~2018 年，甘肃省喜马拉雅旱獭疫源地内共布放鼠夹（笼）数 350 318，捕获数量 10 885 只，平均捕获率为 3.11%。捕获鼠种 21 种，分别为长尾仓鼠 1812 只，占捕获总鼠比例的 16.65%， 小家鼠 1863 只，所占比例 17.12%；灰仓鼠 2101 只，所占比例 19.30%；藏鼠兔，338 只，所占比例 3.11%；子午沙鼠 607 只，所占比例 5.58%；五趾跳鼠 698 只，所占比例 6.41%；背纹仓鼠 63 只，所占比例 0.58%；三趾跳鼠 992 只，所占比例 9.11%；根田鼠 60 只，所占比例 0.02%；长耳跳鼠 730 只，所占比例 6.71%；藏仓鼠 100 只，所占比例 0.92%；小毛足鼠 164 只，所占比例 1.51%；短尾仓鼠 150 只，所占比例 1.38%；长爪沙鼠 289 只，所占比例 2.66%；达乌尔鼠兔 166 只，所占比例 1.53%；黑线姬鼠 46 只，所占比例 0.29%；小仓鼠 32 只，所占比例 0.29%；褐家鼠 162 只，所占比例 1.49；大沙鼠 29 只，所占比例 0.27%；社鼠 68 只，所占比例 0.62%；高原鼠兔 52 只，所占比例 0.48%。

表10-2 1965~2018年甘肃省喜马拉雅旱獭鼠疫疫源地小型鼠数量调查

年份	监测单位	布夹(笼)数	捕获数	捕获率(%)	鼠分类																				
					长尾仓鼠	小家鼠	灰仓鼠	藏鼠兔	子午沙鼠	五趾跳鼠	背纹仓鼠	三趾跳鼠	根田鼠	长耳跳鼠	藏仓鼠	小毛足鼠	短尾仓鼠	长爪沙鼠	达乌尔鼠兔	黑线姬鼠	小仓鼠	褐家鼠	大沙鼠	社鼠	高原鼠兔
1965	张掖西水	1200	34	2.83	22	1		2										4							
1966	张掖西水	1200	46	3.83	32	1		8										3							
1967	张掖西水	1200	40	3.33	28	2		5										2							
1968	张掖西水	1600	53	3.31	38			3		2															
1970	张掖西水	1600	83	5.19	51			13										3							
1971	张掖西水	1600	72	4.50	48			4		2								3							
1972	张掖西水	1400	70	5.00	47	37		10																	
1973	张掖西水	1400	55	3.93	38	16		7																	
1974	张掖西水	1200	44	3.67	28	9		4																	
1975	张掖西水	1200	38	3.17	21	5		4		2								2							
1976	张掖西水	1600	44	2.75	32	20		6										2							
1977	张掖西水	1600	42	2.63	28	18		6																	
1978	张掖西水	1200	38	3.17	24	6		6																	
1979	张掖西水	1000	29	2.90	16			7																	
1980	张掖西水	1200	44	3.67	32	1		4																	
1981	张掖西水	0	0		0	112		0																	
1982	张掖西水	1000	26	2.60	13	8		5																	
1983	张掖西水	1000	31	3.10	17	6		8																	
1984	张掖西水	1000	38	3.80	19	11		6										2							

注:1982年以前其他监测点未系统开展监测。

续表 10-2

年份	监测单位	布夹(笼)数	捕鼠数	捕获率(%)	鼠分类																				
					长尾仓鼠	小家鼠	灰仓鼠	藏鼠兔	子午沙鼠	五趾跳鼠	背纹仓鼠	三趾跳鼠	根田鼠	长耳跳鼠	藏仓鼠	小毛足鼠	短尾仓鼠	长爪沙鼠	达乌尔鼠兔	黑线姬鼠	小仓鼠	褐家鼠	大沙鼠	社鼠	高原鼠兔
1984	阿克塞	2574	68	1.74	16	14	20			1		3		1	6	7									
1985	阿克塞	2574	201	7.81	51	3	68					5		37	3	34									
1985	张掖西水	1000	36	3.60	22	8		4		2															
1986	张掖西水	800	32	4.00	26	4												2							
1986	阿克塞	1400	36	2.57	6					25		1			4										
1987	张掖西水	900	27	3.00	18	4		5																	
1988	张掖西水	700	25	3.57	15	6		4																	
1988	阿克塞	1200	23	1.92	2	2	15					3			1										
1989	张掖西水	700	23	3.29	17	3		3																	
1990	张掖西水	500	36	7.20	19	10		7																	
1990	阿克塞	1200	21	1.75		1	8		1			2				9									
1990	武威旦玛	800	6	0.75		2				2	2														
1991	肃南西水	1500	60	4.00	38	18		4																	
1991	武威旦玛	300	5	1.67		1					4														
1991	阿克塞	1850	53	2.86		1	20		1			31													
1992	张掖西水	900	50	5.56	25	15		10																	
1992	阿克塞	1750	24	1.37			11					9				2	2								
1993	张掖西水	1000	35	3.50	18	11		6																	
1993	武威旦玛	400	7	1.75		3	4												8						
1993	阿克塞	825	12	1.45			2					6				4									
1994	张掖西水	300	12	4.00	10	2																			
1994	阿克塞	715	124	17.34		24	15		9			1				17			5						
1995	张掖西水	600	18	3.00	15	3																			
1995	武威旦玛	400	8	2.00			6					2													
1995	阿克塞	500	19	3.80			7		2			7				3									

续表 10-2

年份	监测单位	布夹（笼）数	捕鼠数	捕获率（%）	鼠分类																				
					长尾仓鼠	小家鼠	灰仓鼠	藏鼠兔	子午沙鼠	五趾跳鼠	背纹仓鼠	三趾跳鼠	根田鼠	长耳跳鼠	藏仓鼠	小毛足鼠	短尾仓鼠	长爪沙鼠	达乌尔鼠兔	黑线姬鼠	小仓鼠	褐家鼠	大沙鼠	社鼠	高原鼠兔
1996	张掖西水	600	10	1.67	7	2		1																	
1996	武威旦玛	400	9	2.25	7							2													
1996	阿克塞	400	12	3.00		1	9		2																
1996	玉门市	150	48	32.00		17	24					7													
1997	张掖西水	500	10	2.00	8	2																			
1997	武威旦玛	400	5	1.25			3						2												
1997	阿克塞	500	32	6.40		11	13			5						3									
1997	玉门市	150	11	7.33		8	2					1													
1997	嘉峪关	200	23	11.50																					
1998	张掖西水	500	20	4.00	11	6		3																	
1998	武威旦玛	500	25	5.00	6		6																		
1998	阿克塞	1950	31	1.59		2	28					1													
1998	玉门市	150	20	3.33		1	11		2			6													
1998	嘉峪关	600	29	4.83																					
1999	张掖西水	300	17	5.67	9	6		2																	
1999	阿克塞	2200	27	1.23		5	14			2		6													
1999	玉门市	150	22	14.67		12	7					3													
1999	嘉峪关	500	26	5.20																					
1999	武威旦玛	500	34	6.80	7		11						6						8						
2000	张掖西水	500	22	4.40	11	9		2																	
2000	阿克塞	1500	14	0.93		7	5					2													
2000	玉门市	150	30	20.00									6						5						
2000	武威旦玛	400	27	6.75	7		9																		
2001	张掖西水	1300	42	3.23	28	6		8																	
2001	阿克塞	1500	37	2.47		22	10		2	3															

续表 10–2

年份	监测单位	布夹（笼）数	捕鼠数	捕获率（%）	鼠分类																				
					长尾仓鼠	小家鼠	灰仓鼠	藏鼠兔	子午沙鼠	五趾跳鼠	背纹仓鼠	三趾跳鼠	根田鼠	长耳跳鼠	藏仓鼠	小毛足鼠	短尾仓鼠	长爪沙鼠	达乌尔鼠兔	黑线姬鼠	小仓鼠	褐家鼠	大沙鼠	社鼠	高原鼠兔
2001	玉门市	150	96	64.00																					
2001	嘉峪关	500	48	9.60	8	8	8			3		1						18	2						
2001	武威旦玛	400	16	4.00																					
2002	张掖西水	1200	18	1.50	12	3		3																	
2002	阿克塞	1500	14	0.93	7		5					2													
2002	玉门市	150	43	28.67																					
2002	武威旦玛	400	16	4.00																					
2002	嘉峪关	500	51	10.20	7	6	14			2		2						13	7						
2003	张掖西水	1300	104	8.00	68	22		14										20	6						
2003	嘉峪关	500	57	11.40	8	7	13			2		1						18	8						
2003	玉门市	150	28	18.67		8	9			6		3		2											
2003	阿克塞	1500	19	1.27		5	8					1		3		2									
2003	武威旦玛	300	9	3.00																					
2004	张掖西水	1300	22	1.69	18	2		2																	
2004	阿克塞	1500	61	4.07		10	30					21													
2004	玉门市	300	29	9.67																					
2004	武威旦玛	300	9	3.00																					
2004	嘉峪关	200	24	12.00		4	6					1						3	10						
2004	夏河	100	5	5.00																1	4				
2005	张掖西水	1200	31	2.58	29	1		1																	
2005	阿克塞	1500	26	1.73		7	16					3													
2005	玉门市	500	77	15.40		33	17		2	8		11		1								5			
2005	武威旦玛	1500	17	1.13																					
2005	嘉峪关	200	24	12.00	2	3	5					1						5	8						
2005	夏河	700	18	2.57																11	5				

续表 10-2

年份	监测单位	布夹(笼)数	捕鼠数	捕获率(%)	鼠分类																				
					长尾仓鼠	小家鼠	灰仓鼠	藏鼠兔	子午沙鼠	五趾跳鼠	背纹仓鼠	三趾跳鼠	根田鼠	长耳跳鼠	藏仓鼠	小毛足鼠	短尾仓鼠	长爪沙鼠	达乌尔鼠兔	黑线姬鼠	小仓鼠	褐家鼠	大沙鼠	社鼠	高原鼠兔
2005	天祝	1500	36	2.40		9	14		6			5										2			
2006	肃北	300	41	13.67		11	12					18													
2006	张掖西水	2600	61	2.35	53	3		5																	
2006	阿克塞	300	380	126.67		30	27		26	24		90		180	3										
2006	玉门市	1500	19	1.27		7	4			1		6										1			
2006	武威旦玛	1500	20	1.33		8							9					1	1			1			
2006	嘉峪关	500	84	16.80	2	20	28			1		2						31							
2006	夏河	2400	51	2.13				8							23					4		15		1	
2006	天祝	1500	59	3.93		14	13		8	10		7										7			
2006	碌曲	1300	63	4.85		20		10							23							10			
2006	肃南	1500	67	4.47		36	31																		
2007	肃北	1500	32	2.13			15					17													
2007	张掖西水	2700	58	2.15	47	2		9																	
2007	阿克塞	3000	187	6.23		2	3		15	1		62		97	6								2		
2007	玉门市	1500	48	3.20		4	2		11	14		13		2								2			
2007	武威旦玛	1500	22	1.47		7	6			1			8												
2007	嘉峪关	500	69	13.80	25	12	28			1		3													
2007	夏河	300	18	6.00		2		6							3					1		5		1	
2007	天祝	1500	57	3.80		14	12		9	10		7										5			
2007	碌曲	1300	14	1.08		2		6							2							4			
2007	肃南	1500	66	4.40	16	19	31																		
2008	肃北	1500	71	4.73		20	30					21													
2008	张掖西水	2700	50	1.85	37			5		5								3							
2008	阿克塞	3000	178	5.93	1				5			47		119		6									
2008	玉门市	1500	49	3.27		12			27			5		5											

续表 10–2

年份	监测单位	布夹（笼）数	捕鼠数	捕获率（%）	鼠分类																				
					长尾仓鼠	小家鼠	灰仓鼠	藏鼠兔	子午沙鼠	五趾跳鼠	背纹仓鼠	三趾跳鼠	根田鼠	长耳跳鼠	藏仓鼠	小毛足鼠	短尾仓鼠	长爪沙鼠	达乌尔鼠兔	黑线姬鼠	小仓鼠	褐家鼠	大沙鼠	社鼠	高原鼠兔
2008	武威旦玛	1500	26	1.73		14	10											2							
2008	嘉峪关	500	67	13.40	9	15	40			2		1													
2008	夏河	3200	13	0.41		2		1							1					1		2		6	
2008	天祝	1500	56	3.73		17	11		6	8		6										8			
2008	碌曲	1500	10	0.67		2		1							1					1		2		3	
2008	肃南	1500	67	4.47	11	15	37			4															
2009	肃南	1500	98	6.53	32	28	34			4															
2009	肃北	1500	48	3.20					1			10		4			10						23		
2009	张掖西水	2500	53	2.12	34	1		5		13															
2009	阿克塞	3000	170	5.67	4				30			78		54									4		
2009	玉门市	1500	40	2.67		20	2		1	10		6		1											
2009	武威旦玛	1500	14	0.93		3	3						8												
2009	嘉峪关	500	46	9.20	3	7	9		11	3		2						8	3						
2009	夏河	3000	5	0.17		4		1																	
2009	天祝	1500	48	3.20		18	12		2	1		8										7			
2009	碌曲	900	2	0.22		1		1																	
2010	肃南	1500	54	3.60	8	22	24																		
2010	肃北	1500	32	2.13		13	11					7													
2010	张掖西水	2600	64	2.46	50	2		12																	
2010	阿克塞	300	55	08.33		1	1		8		11			34											
2010	玉门市	1500	35	2.33		9	3		5	3		15													
2010	武威旦玛	1500	12	0.80		6							5g								1				
2010	嘉峪关	50	46	92.00	4	7	14		6	4	4							7							
2010	夏河	3400	3	0.09				3																	
2010	天祝	1500	54	3.60		22	14		2	2		3										14			

续表 10-2

年份	监测单位	布夹(笼)数	捕鼠数	捕获率(%)	鼠分类																				
					长尾仓鼠	小家鼠	灰仓鼠	藏鼠兔	子午沙鼠	五趾跳鼠	背纹仓鼠	三趾跳鼠	根田鼠	长耳跳鼠	藏仓鼠	小毛足鼠	短尾仓鼠	长爪沙鼠	达乌尔鼠兔	黑线姬鼠	小仓鼠	褐家鼠	大沙鼠	社鼠	高原鼠兔
2010	碌曲	1200	7	0.58				3							4										
2011	肃南	1500	53	3.53	9	16	28																		
2011	肃北	1500	61	4.07	1	10	23		2	3		18				4									
2011	张掖西水	2800	72	2.57	53	1		19																	
2011	阿克塞	300	83	27.67		1	7		20		13			35			5								
2011	玉门市	1500	37	2.47		6	6		12	5		6		2											
2011	武威旦玛	1500	5	0.33		3							2												
2011	嘉峪关	500	44	8.80	3	1	16			3		7						3	9						
2011	夏河	3000	1	0.03		1																			
2011	天祝	1500	59	3.93		22	9		5	5		6										12			
2011	碌曲	1200	1	0.08		1																			
2012	肃南	1500	35	2.33	8	8	19																		
2012	肃北	1500	80	5.33	4	3	19		24			26					4								
2012	张掖西水	2600	50	1.92	35	10		5																	
2012	阿克塞	300	61	20.33			2		18		9			32											
2012	玉门市	1700	36	2.12		6	3		14	4		6		3											
2012	武威旦玛	1500	8	0.53		6							2												
2012	嘉峪关	4100	290	7.07	3	28	127		1	47		19						34	31						
2012	夏河	3000	3	0.10																		3			
2012	天祝	1500	44	2.93		17	8		5	4		3										7			
2012	碌曲	2200	2	0.09																		2			
2012	肃南	1500	44	2.93	7	12	25																		
2012	肃北	1500		0.00	8	3	18		50	3		43				3									
2013	张掖西水	2600	74	2.85	44	14		16																	
2013	阿克塞	3000	70	2.33			6		16	1		2		33			12								

续表 10-2

年份	监测单位	布夹（笼）数	捕鼠数	捕获率（%）	鼠分类																					
					长尾仓鼠	小家鼠	灰仓鼠	藏鼠兔	子午沙鼠	五趾跳鼠	背纹仓鼠	三趾跳鼠	根田鼠	长耳跳鼠	藏仓鼠	小毛足鼠	短尾仓鼠	长爪沙鼠	达乌尔鼠兔	黑线姬鼠	小仓鼠	褐家鼠	大沙鼠	社鼠	高原鼠兔
2013	玉门市	1700	40	2.35		8	5		12	8		5													
2013	武威旦玛	1500	7	0.47		7								2											
2013	嘉峪关	4000	301	7.53	25	31	134			57		14						13	27						
2013	夏河	3000	1	0.03																		1			
2013	天祝	1500	373	24.87		15	9		2	1		2										8			
2013	碌曲	1300	9	0.69		3		1														5			
2014	张掖西水	2400	51	2.13		16	29	6																	
2014	阿克塞	3000	61	2.03			4		31			1		22				3							
2014	玉门市	1500	19	1.27						9		10													
2014	武威旦玛	1800	20	1.11		20																			
2014	嘉峪关	400	283	70.75	1	47	113			57		18						32	15						
2014	肃南	1200	22	1.83	3	9	10																		
2014	肃北	1200	73	6.08			4		8	34		23													
2014	天祝	1500	43	2.87		18	8		2	5		1										9			
2014	夏河	3000		0.00																					
2014	碌曲	1200	15	1.25		4	1	2					1									7			
2015	阿克塞	3000	61	2.03			4					1		22				3			22			3	
2015	玉门市	1500	19	1.27					9	9		10													
2015	肃北	600	28	4.67			2		10	3		12			1		1								
2015	嘉峪关	4000	227	5.68	1	37	84		43	43		16						35	11					35	
2015	张掖西水	2400	51	2.13		16	29	6																	
2015	肃南	1200	22	1.83	3	9	10																		
2015	山丹	1600	27	1.69		5		11			10	1													
2015	武威旦玛	1800	20	1.11		20																			
2015	天祝	1500	43	2.87		18	8		5	5		1										9			

续表 10-2

年份	监测单位	布夹(笼)数	捕鼠数	捕获率(%)	鼠分类																				
					长尾仓鼠	小家鼠	灰仓鼠	藏鼠兔	子午沙鼠	五趾跳鼠	背纹仓鼠	三趾跳鼠	根田鼠	长耳跳鼠	藏仓鼠	小毛足鼠	短尾仓鼠	长爪沙鼠	达乌尔鼠兔	黑线姬鼠	小仓鼠	褐家鼠	大沙鼠	社鼠	高原鼠兔
2015	夏河	3000	0	0.20		6																			
2015	碌曲	1200	16	1.33			1																		
2015	合作市	1800	1	0.06																					
2016	阿克塞	3000	59	1.97		2	4		35			1		17											
2016	玉门市	900	18	2.00						7		11													
2016	肃北	600	16	2.67			3		5						8										
2016	嘉峪关	3600	240	6.67	6	43	88			47		12				18	26								
2016	张掖西水	2600	38	1.46	25	7																			1
2016	肃南	1500	19	1.27	4	6	8																		1
2016	山丹	2000	33	1.65	7	12				3										7					4
2016	武威旦玛	1500	15	1.00		14							1												
2016	天祝	12600	42	0.33		14	10		1			7	1											10	
2016	夏河	3000	0	0.00																					
2016	碌曲	1200	25	2.08		5	3	1					3											2	11
2016	合作市	1500	2	0.13																				1	1
2017	阿克塞县	3000	58	1.93	3	3	10		30					15											
2017	玉门市	3300	15	0.45						3		12													
2017	肃北	1500	28	1.87			5		11	10		1			1										
2017	嘉峪关	4000	333	8.33	43	43	68			64		67				52	39								
2017	张掖西水	2600	42	1.62	9	9																			7
2017	肃南	1500	27	1.80	8	8	15																		
2017	山丹	2200	34	1.55	8	8				5								1							4
2017	武威旦玛	1800	5	0.28	5	5																			
2017	天祝	1500	39	2.60	9	9	12		6	3		4												5	
2017	夏河	3000	3	0.10				3																	

续表 10-2

年份	监测单位	布夹（笼）数	捕鼠数	捕获率（%）	鼠分类																				
					长尾仓鼠	小家鼠	灰仓鼠	藏鼠兔	子午沙鼠	五趾跳鼠	背纹仓鼠	三趾跳鼠	根田鼠	长耳跳鼠	藏仓鼠	小毛足鼠	短尾仓鼠	长爪沙鼠	达乌尔鼠兔	黑线姬鼠	小仓鼠	褐家鼠	大沙鼠	社鼠	高原鼠兔
2017	碌曲	1200	37	3.08	7	5	5																		5
2017	合作市	1500	2	0.13														1						1	
2018	阿克塞	3000	50	1.67		3	4		31											12					
2018	玉门市	3000	10	0.33						5		5													
2018	肃北	1500	33	2.20					2	15	7	9													
2018	嘉峪关	3900	234	6.00		22	131			32		22						12	15						
2018	张掖西水	2400	48	2.00	29	10					3				6										
2018	肃南	1500	29	1.93	4	19	6																		
2018	山丹	2500	41	1.64	9	13		4		8										7					
2018	武威旦玛	1800	22	1.22		21																1			
2018	天祝	1500	45	3.00		16	13		4	1		6										5			
2018	夏河	3000	6	0.20			5								1										
2018	碌曲	1200	31	2.58		1		1					6		3							2			18
2018	合作市	1500	2	0.13																1		1			
	合计	350318	10885	3.11	1812	1863	2101	338	607	698	63	992	60	730	100	164	150	289	166	46	32	162	29	68	52

4.动物种群结构调查（表10–3）

本文根据以前的历史调查资料为基础，并参考有关资料（王香亭等，甘肃脊椎动物志，1982；中国科学院青海甘肃综合考察队，1964；郑涛，甘肃省啮齿动物区系及地理区划的研究，1990,）对甘肃啮齿动物的种类、分布重新进行整理、订正、总结。目前，动物分类和学名使用上存在一定的混乱，主要是由于动物分类学的发展，特别是分子生物学技术的应用，对部分啮齿动物的分类提出了新的见解。当然，对于部分啮齿动物的分类，依然还有争议，有待鼠疫防控人员进一步研究。为此，本文以五十多年来的调查资料为基础，结合公开发表文献，对已知甘肃旱獭鼠疫疫源地境内的啮齿动物进行整理汇总，依据郑智民等《啮齿动物学》（上海交通大学出版社,2008）的分类系统进行分类、修订。结果，目前甘肃旱獭鼠疫疫源地啮齿动物区系组成中共有2目10科27属40种。其中2目分别为兔形目和啮齿目。兔形目包括兔科和鼠兔科，其中兔科1属2种（1亚种），鼠兔科1属7种（1亚种）；啮齿目包括松鼠科3属3种，鼢鼠科1属1种，仓鼠亚科5属7种（1亚种），鼢鼠亚科1属1种；田鼠亚科4属4种；沙鼠亚科3属5种；鼠科3属4种；跳鼠科5属5种。

该疫源地内喜马拉雅旱獭为优势种，其次还包括长尾仓鼠、灰仓鼠、子午沙鼠、根田鼠、阿拉善黄鼠、达乌尔鼠兔、灰尾兔、西藏鼠兔、背纹仓鼠、短尾仓鼠、褐家鼠、大沙鼠、小毛足鼠、长爪沙鼠、草兔、灰尾兔、藏鼠兔、间颅鼠兔、狭颅鼠兔、大耳鼠兔、达乌尔鼠兔、黑唇鼠兔、花鼠、黄耳斑鼯鼠、蹶鼠、林跳鼠、五趾跳鼠、三趾跳鼠、藏仓鼠、黑线仓鼠、长爪沙鼠、黄兔尾鼠、斯氏高山䶄松田鼠、根田鼠、高原鼢鼠、甘肃鼢鼠、大林姬鼠、小林姬鼠、小家鼠、褐家鼠、中华林姬鼠等。其中旱獭疫源地染疫动物有喜马拉雅旱獭、赤狐、艾鼬、小家鼠、灰仓鼠、灰尾兔、牧犬等，具体见表10–3。

表10–3 甘肃省喜马拉雅旱獭鼠疫疫源地啮齿动物种群结构

目次	科别	属别	种 名（亚种名）	省内分布							
				夏河	碌曲	天祝	山丹	肃南	肃北	阿克塞	玉门
兔形目	兔科	兔属	中亚兔 Lepua tibtanus								
			甘肃亚种 Lepua tibtanus centrasiticus			+	+	+	+	+	+
			高原兔 Lepua oiostotus								
			柴达木亚种 Lepua oiostotus przewalskil	+	+	+	+	+			
	鼠兔科	属兔属	达乌尔鼠兔 Ochotona daurica								
			甘肃亚种 Ochotona daurica annectens	+	+	+	+	+	+	+	+
			黑唇鼠兔 Ochotona curzoniae	+	+		+	+			
			狭颅鼠兔 Ochotona thomasi	+	+	+	+	+			
			间颅鼠兔 Ochotona cansus	+	+	+	+	+			
			西藏鼠兔 Ochotona thibetana	+	+	+	+	+	+	+	+
			大耳鼠兔 Ochcotona macrotis								
			指名亚种 Ochcotona macrotis macrotis	+	+		+	+			
			红耳鼠兔 Ochotona erythrotis	+		+		+	+	+	+

续表 10-3

目次	科别	属别	种 名(亚种名)	省内分布							
				夏河	碌曲	天祝	山丹	肃南	肃北	阿克塞	玉门
啮齿目	松鼠科	花鼠属	花鼠 Eutamias sibiricus								
			太白亚种 Eutamias sibiricus albogularis	+	+	+	+	+			
		旱獭属	喜马拉雅旱獭 Marmota himalayana	+	+	+	+	+	+	+	+
		黄鼠属	阿拉善黄鼠 Spermophilus alaschancus			+	+	+			
	鼯鼠科	鼯鼠属	灰鼯鼠 Petaurista xanthotis						+	+	
	仓鼠科	大仓鼠属	大仓鼠 Tscherskia triton								
			指名亚种 Tscherskia triton triton	+							
		仓鼠属	黑线仓鼠 Cricetulus barabensis								
			萨拉其亚种 Cricetulus barabensis obscurus	+	+	+	+	+	+	+	+
			长尾仓鼠 Cricetulus longicaudatus								
			指名亚种 Cricetulus longicaudatus longicaudatus	+	+	+	+	+	+	+	+
			灰仓鼠 Cricetulus migratorius								
			伏龙之亚种 Cricetulus migratorius caestus	+	+	+	+	+	+	+	+
			藏仓鼠 Cricetulus kamensis					+	+	+	+
		短尾仓鼠属	短尾仓鼠 Ccricetulus eversmanni			+	+				
		毛足鼠属	小毛足鼠 Phodopus roborovskii								
			指名亚种 Phodopus roborovskii roborovskii						+	+	+
		甘肃仓鼠属	甘肃仓鼠 Cansumys canus	+							
	鼢鼠亚科	凸颅鼢鼠属	中华鼢鼠 Myospalax fontanieri	+	+	+	+	+	+	+	+
			秦岭鼢鼠 Eospalax rufescens			+	+	+			
	田鼠亚科	田鼠属	根田鼠 Microtus oeconomus								
			甘肃亚种 Microtus oeconomus flaviventris	+	+	+	+	+			
		亚洲松田鼠属	高原松田鼠 Neodon irene								
			甘肃亚种 Neodon irene oniscus			+	+	+			
		黄兔尾鼠属	黄兔尾鼠 Eollobius luteus								
			普氏亚种 Eollobius luteus przewalskii					+			
		高山䶄属	斯氏高山䶄Alticola stoliczkanus								
			甘肃亚种 Alticola stoliczkanusnanschanicus								
	沙鼠亚科	大沙鼠属	大沙鼠 Rhombomys opmus								
			蒙古亚种 Rhombomys opmus nigrescens				+	+	+		
		沙鼠属	柽柳沙鼠 Meriones tamariscinus								
			甘肃亚种 Meriones tamariscinus satschouensis						+	+	+

续表 10-3

目次	科别	属别	种　名(亚种名)	省内分布							
				夏河	碌曲	天祝	山丹	肃南	肃北	阿克塞	玉门
			子午沙鼠 *Meriones meridianus*								
			蒙古亚种 *Meriones meridianus psammophilus*					+	+		
			长爪沙鼠 *Meriones unguiculatus*								
			指名亚种 *Meriones unguiculatus unguiculatus*			+	+	+			
	鼠科	短耳沙鼠属	短耳沙鼠 *Brachiones przewalskii*						+		
		小鼠属	小家鼠 *Mus musculus*								
		姬鼠属	中华姬鼠 *Apodemus draco*				+	+			
			朝鲜姬鼠 *Apodemus peninsulae*								
		大鼠属	褐家鼠 *Rattus norvegicus*								
			甘肃亚种 *Rattus norvegicus socer*	+	+	+	+	+	+	+	+
	跳鼠科	五趾跳鼠属	五趾跳鼠 *Allactaga sibirica*								
			甘肃亚种 *Allactaga sibirica annulata*			+	+	+	+	+	+
		三趾跳鼠属	三趾跳鼠 *Dipus sagitta*						+	+	+
		五趾心颅跳鼠属	五趾心颅跳鼠 *Cardiocranius paradoxus*					+	+	+	+
		三趾心颅跳鼠属	肥尾心颅跳鼠 *Salpingotus crassicauda*					+			
		长耳跳鼠属	长耳跳鼠 *Euchoreutes naso*					+			

*注：+代表该地区有该种动物。

（二）媒介监测

1.蚤数量调查

（1）鼠体蚤监测（表 10–4，图 10–6）

1983~2018 年，甘肃省喜马拉雅旱獭鼠疫疫源地内共梳检 44 209 匹旱獭，有蚤獭 20 099 匹，平均染蚤率为 45.46%，年际平均染蚤率在 30.31%~67.82%。其中 1983 年染蚤类最高，为 67.82%，1987 年最低，为 30.31%，旱獭染蚤率年际变化见图 10–6。

检获旱獭寄生蚤 128 406 匹，总平均蚤指数为 2.90，蚤指数年际变化在 1.23~5.64。其中 1996 年蚤指数最高，为 5.64，2016 年最低，为 1.23。旱獭蚤指数年际变化呈锯齿状排列，总体变化趋势呈缓慢下降态势。见图 10–7。

表 10-4 1983~2018 年甘肃省喜马拉雅旱獭鼠疫疫源地旱獭体蚤染蚤率及蚤指数

年代	监测点	检鼠数	染蚤鼠数	染蚤率(%)	获蚤数	蚤指数
1983	阿克塞	567	292	51.49	1015	1.79
	肃北	119	33	27.75	306	2.57
	张掖西水	234	159	67.94	1933	8.26
	武威旦玛	119	92	77.31	643	5.40
	天祝	141	96	68.09	420	2.98
	夏河			25.52		0.42
小计		1180	672	53.02	4316	3.57
1984	阿克塞	227	153	67.40	976	4.29
	嘉峪关	231	215	92.95	2637	12.26
	肃北	121	38	31.40	318	2.63
	张掖西水	169	130	76.92	1250	7.39
	夏河			7.59		0.12
小计		748	536	55.27	5181	5.34
1985	阿克塞	490	184	37.55	1372	2.80
	肃北	111	46	41.44	244	2.20
	嘉峪关	301	282	93.68	2847	9.46
	张掖西水	238	136	57.14	1031	4.33
	天祝	183	100	54.64	805	4.39
	夏河	309	145	46.93	9	0.03
小计		1632	893	54.72	6308	3.87
1986	阿克塞	702	344	49.00	1516	2.16
	肃北	121	93	76.85	923	7.62
	张掖西水	206	120	58.25	1170	5.67
	肃南	271	158	58.30	1047	3.70
	天祝	118	92	78.26	779	6.60
	夏河			2.00		0.38
小计		1418	807	53.78	5435	4.36
1987	阿克塞	750	363	48.40	1373	1.83
	肃北	68	46	67.64	326	4.79
	张掖西水	269	146	54.27	799	2.97
	天祝	100	54	54.00	400	4

续表 10–4

年代	监测点	检鼠数	染蚤鼠数	染蚤率(%)	获蚤数	蚤指数
	夏河	203	36	17.73	57	0.28
小计		1390	645	46.40	2955	2.13
1988	阿克塞	661	360	54.46	3556	5.38
	肃北	106	30	28.38	244	2.30
	嘉峪关	308	281	91.23	2142	7.62
	张掖西水	255	168	65.88	1551	6.08
	肃南	82	38	46.34	303	3.69
	天祝	156	121	77.56	1248	8.00
	武威旦玛	197	131	66.50	546	2.77
	夏河	220	36	16.36	73	0.33
小计		1985	1165	58.67	9663	4.87
1989	阿克塞	389	174	44.73	976	2.51
	肃北	98	27	27.55	264	2.69
	张掖西水	181	136	75.13	1396	7.71
	肃南			72.93	211	6.93
	天祝	107	84	78.57	844	7.89
	武威旦玛	201	112	55.72	656	3.26
	夏河	304	67	22.14	58	0.19
小计		1280		59.095		4.46
1990	阿克塞	240	143	59.58	720	3.00
	肃北	200	87	43.49	506	2.53
	嘉峪关	322	305	94.72	1984	6.55
	张掖西水	280	122	43.57	593	2.11
	肃南	103	50	48.54	950	9.23
	天祝	42	33	78.57	260	6.19
	武威旦玛	60	31	51.67	124	2.07
	夏河			19.72		0.19
小计		1247	771	54.89	5137	3.99
	阿克塞	298	165	55.37	1411	4.73
	肃北	172	73	42.44	442	2.57
	嘉峪关	318	207	65.02	1617	6.42

续表 10–4

年代	监测点	检鼠数	染蚤鼠数	染蚤率(%)	获蚤数	蚤指数
1991	张掖西水	345	232	67.24	1841	5.33
	肃南	166	106	63.80	1208	7.28
	天祝	49	32	65.31	259	5.29
	武威旦玛	49	32	65.31	259	5.29
	夏河	331	142	42.90	310	0.94
小计		1901	1148	61.53	8746	5.07
	阿克塞	252	146	57.94	1161	4.61
	肃北			19.81		2.40
	嘉峪关	302	54	17.88	475	8.79
1992	张掖西水	150	85	56.66	1113	7.42
	肃南	249	119	47.49	1890	7.59
	天祝	39	31	79.49	165	4.25
	夏河	480	95	19.79	434	0.90
小计		1472	530	36.00	5238	5.14
	阿克塞	220	133	60.45	913	4.15
	肃北			20.01		1.01
	嘉峪关	154	52	33.77	257	4.94
1993	张掖西水	256	145	56.64	2013	7.86
	肃南	94	40	42.53	317	3.37
	天祝	119	92	77.32	639	5.37
	夏河	298	76	25.50	137	0.46
小计		1141	538	45.18	4276	3.88
	阿克塞	434	111	25.58	310	0.71
	肃北			25.52		1.70
1994	张掖西水	121	64	52.89	376	3.11
	肃南	13	5	38.46	47	3.61
	天祝	178	146	82.02	1174	6.59
	夏河	48	10	20.83	26	0.54
小计		794	336	40.89	1933	3.38
1995	阿克塞	383	153	39.95	321	0.84
	肃北			23.41		1.74

续表 10-4

年代	监测点	检鼠数	染蚤鼠数	染蚤率(%)	获蚤数	蚤指数
	嘉峪关	103	93	90.29	1007	9.8
	张掖西水	134	85	63.43	1103	8.23
	肃南	22	9	40.90	60	2.7
	天祝	40	35	87.50	218	5.45
	夏河	310	102	32.90	214	0.69
小计		992	477	54.05	2923	4.21
1996	阿克塞	231	73	31.60	134	0.58
	肃北			44.31		2.37
	玉门	62	34	54.38	158	2.77
	张掖西水	138	85	61.59	830	6.01
	肃南	30		0	348	11.6
	天祝	44	40	90.91	247	5.61
	武威旦玛	105	88	83.81	1102	10.5
	夏河			57.11		5.70
小计		610	320	52.96	2819	5.64
1997	阿克塞	202	88	38.12	114	0.56
	肃北			45.00		0.26
	玉门	73	19	20.54	312	4.39
	嘉峪关	157	17	10.83	301	17.7
	张掖西水	119	80	67.22	513	4.31
	肃南	27	5	18.51	107	3.9
	天祝	119	78	65.55	292	2.45
	武威旦玛	119	93	78.15	1086	9.1
	夏河	448	107	23.88	226	0.5
小计		1264	487	40.87	2951	4.8
1998	阿克塞	201	49	24.38	59	0.29
	肃北			24.32		1.1
	玉门	88	38	43.18	209	2.38
	嘉峪关	154	104	67.53	639	6.14
	张掖西水	87	80	91.95	215	2.47
	肃南	36	16	44.44	148	4.1

续表 10-4

年代	监测点	检鼠数	染蚤鼠数	染蚤率(%)	获蚤数	蚤指数
	天祝	88	59	67.05	781	8.88
	武威旦玛	88	59	67.05	781	8.88
小计		742	405	54.58	2832	3.82
	阿克塞	213	111	52.11	562	2.64
	肃北			23.81		1.19
	玉门	67	25	37.62	134	2.00
	张掖西水	54	38	70.37	214	3.96
1999	肃南	22	9	40.90	81	3.68
	天祝	108	75	69.44	953	8.82
	武威旦玛	108	75	69.44	1153	10.67
	夏河			41.41		0.60
小计		572	333	50.64	3097	5.41
2000	阿克塞	206	40	19.42	74	0.36
	肃北	131	13	9.92	79	0.60
	玉门	102	34	33.41	83	0.81
	张掖西水	261	118	45.21	320	1.22
	肃南	23	7	30.4	76	3.30
	天祝	110	93	84.55	471	4.28
	武威旦玛	106	76	71.70	1102	10.39
	夏河	300	83	27.67	171	0.57
小计		1239	464	40.28	2376	2.74
2001	阿克塞	200	49	24.50	97	0.48
	肃北	153	12	7.84	137	0.89
	玉门	55	13	24.32	61	0.37
	嘉峪关	154	67	43.50	402	2.61
	张掖西水	73	33	45.20	155	2.12
	肃南	23	9	39.13	163	7.08
	天祝	98	64	65.31	1788	18.24
	夏河	337	78	23.14	114	0.34
小计		1093	325	29.73	2917	4.44
2002	阿克塞	200	58	29.00	178	0.89

续表 10–4

年代	监测点	检鼠数	染蚤鼠数	染蚤率(%)	获蚤数	蚤指数
	肃北	156	10	6.41	165	1.06
	玉门	51	32	62.74	32	1.75
	嘉峪关	154	82	53.24	603	7.35
	张掖西水	84	37	44.04	224	2.66
	肃南	22	9	40.90	147	6.68
	天祝	49	33	67.34	683	13.98
	武威旦玛	103	90	87.38	1007	9.78
	夏河			16.89		0.93
小计		819	351	45.32	3039	5.01
	阿克塞	201	50	24.88	187	0.93
	肃北	99	8	8.08	56	0.57
	玉门	55	18	32.73	71	2.15
	嘉峪关	154	93	60.38	642	4.17
2003	张掖西水	42	28	66.66	122	2.90
	肃南	33	15	45.45	196	5.94
	天祝	121	85	70.25	1413	11.68
	武威旦玛	71	70	98.59	786	11.07
	夏河			16.89		0.93
小计		776	367	49.72	3473	4.78
	阿克塞	300	58	19.33	156	0.52
	肃北	128	14	10.93	120	0.94
	玉门	37	16	43.24	76	2.05
2004	嘉峪关	151	86	56.96	474	3.14
	张掖西水	94	56	59.57	376	4.00
	肃南	42	16	38.09	161	3.83
	武威旦玛	105	88	83.80	1102	10.49
	夏河		76.85		3.75	
小计		857	334	48.59	2465	3.88
	阿克塞	298	47	15.77	474	1.59
	肃北	80	12	15.00	72	0.90
	玉门	55	17	30.90	145	2.64

续表 10-4

年代	监测点	检鼠数	染蚤鼠数	染蚤率(%)	获蚤数	蚤指数
2005	嘉峪关	151	86	56.95	474	3.14
	张掖西水	186	135	72.58	724	3.89
	肃南	223	34	15.24	208	0.93
	天祝	67	51	76.12	456	6.81
	武威旦玛	101	53	52.48	328	3.25
小计		1161	435	41.86	2881	3.18
2006	阿克塞	199	67	33.67	268	1.35
	肃北	101	8	7.92	38	0.38
	玉门	83	41	49.39	163	1.96
	嘉峪关	161	135	83.85	370	2.74
	张掖西水	178	96	53.93	431	2.42
	肃南	170	40	23.52	266	1.56
	天祝	125	96	76.80	570	4.56
	武威旦玛	106	65	61.32	261	2.46
	夏河	182	30	6.00	77	0.42
	碌曲	150	39	7.69	127	2.53
小计		1455	617	41.41	2571	2.05
2007	阿克塞	201	89	44.27	656	3.26
	肃北	126	37	29.37	205	1.63
	玉门	84	38	45.24	362	4.31
	嘉峪关	153	115	75.16	257	2.23
	张掖西水	176	93	52.84	465	2.64
	肃南	88	34	38.64	171	1.94
	天祝	148	104	70.27	428	2.89
	武威旦玛	75	47	62.67	113	1.51
	夏河	201	79	39.30	177	0.58
	碌曲	150	24	16.00	16	0.03
小计		1402	660	47.83	2850	2.03
	阿克塞	155	56	36.13	331	2.13
	肃北	157	21	13.38	45	0.29
	玉门	137	48	35.04	213	1.55

续表 10-4

年代	监测点	检鼠数	染蚤鼠数	染蚤率(%)	获蚤数	蚤指数
2008	嘉峪关	168	107	63.69	306	2.85
	张掖西水	173	112	64.73	706	4.08
	肃南	134	50	37.31	273	2.03
	天祝	137	82	59.85	350	2.55
	武威旦玛	94	60	63.82	225	2.39
	夏河	200	43	21.50	460	2.30
	碌曲	150	50	41.67	23	0.04
小计		1505	629	43.67	2932	2.02
2009	阿克塞	194	53	27.32	418	2.15
	肃北	79	14	17.72	305	3.86
	玉门	89	58	65.16	290	3.26
	嘉峪关	152	91	59.86	280	3.07
	张掖西水	173	109	63.00	663	3.83
	肃南	163	58	35.58	315	1.93
	天祝	139	122	87.77	304	2.19
	武威旦玛	100	69	69.00	392	3.92
	夏河	182	62	34.07	92	0.51
	碌曲	150	51	34.00	8	0.01
小计		1421	687	50.21	3067	2.47
2010	阿克塞	200	26	13.00	352	1.76
	肃北	138	14	10.14	124	0.90
	玉门	76	59	77.63	334	4.39
	嘉峪关	168	129	76.78	388	2.31
	张掖西水	168	112	66.66	837	4.98
	肃南	106	32	30.18	148	1.40
	天祝	151	109	72.19	303	2.01
	武威旦玛	89	62	69.66	321	3.61
	夏河	205	38	18.53	45	0.22
	碌曲	149	66	44.29	17	0.03
小计		1450	647	48.97	2869	2.23
2011	阿克塞	214	25	11.63	160	0.74

续表 10-4

年代	监测点	检鼠数	染蚤鼠数	染蚤率(%)	获蚤数	蚤指数
	肃北	20	18	90.00	279	13.95
	玉门	128	87	67.96	618	4.83
	嘉峪关	162	95	58.64	188	1.98
	张掖西水	179	121	67.59	883	4.93
	肃南	123	33	26.83	181	1.47
	天祝	146	122	83.56	372	2.55
	武威旦玛	101	71	70.29	225	2.23
	夏河	161	37	22.98	47	0.29
	碌曲	150	85	70.83	16	1.44
小计		1384	694	57.02	2969	3.66
2012	阿克塞	200	44	21.57	314	1.54
	肃北	36	7	19.44	33	0.92
	玉门	103	37	35.92	181	1.71
	嘉峪关	192	45	23.43	145	3.22
	张掖西水	176	127	72.16	760	4.31
	肃南	117	37	31.62	168	1.44
	天祝	132	70	53.03	180	1.36
	武威旦玛	101	70	69.31	238	2.36
	夏河	160	32	20.00	38	0.24
	碌曲	150	80	53.33	35	1.03
小计		1367	549	39.98	2092	1.81
2013	阿克塞	149	38	24.68	141	0.92
	肃北	113	8	7.08	156	1.38
	玉门	136	57	38.2	96	3.23
	嘉峪关	224	70	31.25	240	3.43
	张掖西水	161	108	67.08	542	3.36
	肃南	124	41	33.06	192	1.55
	天祝	110	55	50.00	174	1.58
	武威旦玛	112	66	58.93	221	1.97
	夏河	163	18	11.04	21	0.13
	碌曲	151	71	47.02	153	1.01

续表 10–4

年代	监测点	检鼠数	染蚤鼠数	染蚤率(%)	获蚤数	蚤指数
小计		1443	532	36.83	1936	1.85
	阿克塞	134	41	30.60	247	1.84
	肃北	112	10	8.93	173	1.54
	玉门	131	38	29.00	211	1.61
	嘉峪关	211	69	32.70	201	2.91
	张掖西水	169	115	68.04	469	2.78
2014	肃南	150	44	29.33	249	1.66
	天祝	120	50	41.67	159	1.33
	武威旦玛	103	77	74.76	213	2.07
	夏河	164	28	17.07	35	0.21
	碌曲	151	91	60.26	159	1.05
	小计	1445	563	40.06	2116	1.46
	天祝	141	81	57.45	218	1.55
	肃南	134	46	34.33	246	1.84
	肃北	135	19	14.07	64	0.47
	阿克塞	147	48	32.65	187	1.27
	玉门	113	36	31.85	270	2.38
	嘉峪关	124	35	28.23	272	7.77
2015	张掖西水	172	88	51.16	483	2.81
	山丹	50	34	68.00	139	2.78
	武威旦玛	108	88	81.48	298	2.76
	夏河	157	21	13.38	25	0.12
	碌曲	352	109	30.97	147	0.42
	小计	1633	605	37.05	2349	1.44
	天祝	150	81	54.00	217	1.45
	肃南	129	40	31.01	178	1.38
	肃北	146	21	14.38	84	0.58
	阿克塞	145	44	30.34	273	1.88
	玉门	84	19	22.62	78	0.93
	嘉峪关	101	18	17.82	75	0.74
	张掖西水	177	106	59.89	465	2.63

续表 10-4

年代	监测点	检鼠数	染蚤鼠数	染蚤率(100%)	获蚤数	蚤指数
	山丹	50	28	56.00	120	2.40
	武威旦玛	130	75	57.69	174	1.34
	夏河	152	27	17.76	33	0.22
	碌曲	152	42	27.63	45	0.29
小计		1416	501	35.38	1742	1.23
2017	天祝	121	75	61.98	191	1.58
	肃南	137	46	33.58	230	1.69
	肃北	128	7	5.47	131	1.02
	阿克塞	147	41	27.89	122	0.83
	玉门	102	15	14.71	89	0.87
	嘉峪关	100	26	26.00	192	1.92
	张掖西水	166	93	56.02	483	2.91
	山丹	49	32	65.31	123	2.51
	武威旦玛	122	94	77.05	443	3.63
	夏河	152	13	8.55	17	0.11
	碌曲	157	32	20.38	38	0.24
	小计	1381	474	34.32	2059	1.49
2018	天祝	120	77	64.17	185	1.54
	肃南	142	49	34.51	265	1.87
	肃北	6	6	100	92	15.33
	阿克塞	154	47	30.52	169	1.09
	玉门	112	23	20.54	69	0.62
	嘉峪关	113	27	23.89	197	1.74
	张掖西水	168	94	55.95	410	2.44
	山丹	50	39	78.00	142	2.84
	武威旦玛	121	107	88.43	837	6.92
	夏河	155	22	14.19	39	0.25
	碌曲	154	30	19.48	30	0.19
	小计	1295	521	40.23	2435	1.88
	合计	44209	20099	45.46	128406	2.90

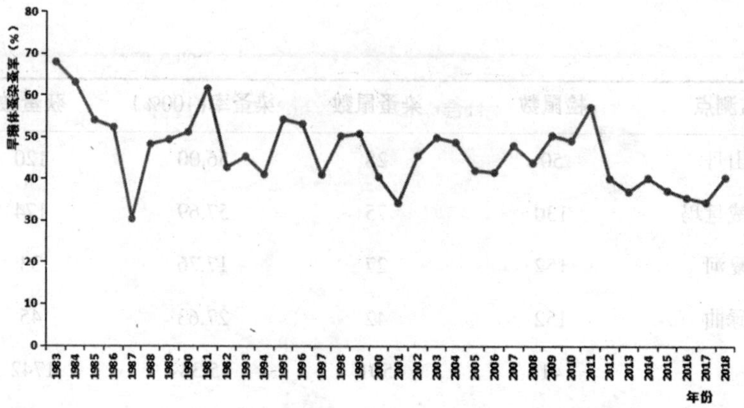

图 10-6　1983~2018 年甘肃喜马拉雅旱獭鼠疫疫源地旱獭染蚤率年际变化

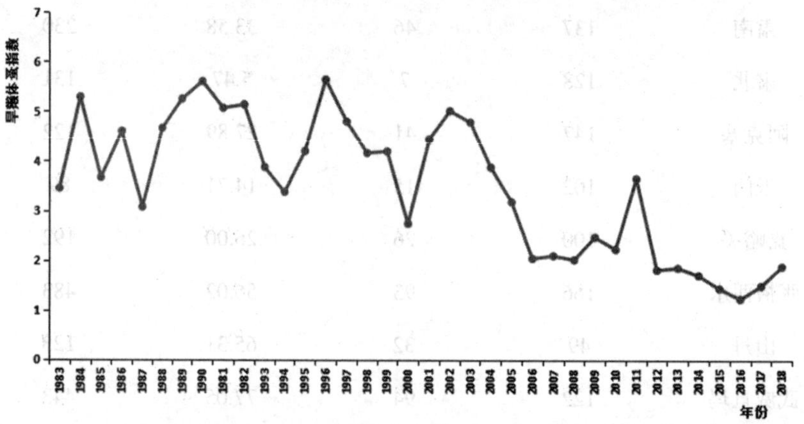

图 10-7　1983~2018 年甘肃喜马拉雅旱獭鼠疫疫源地旱獭体蚤指数数量年际变化

(2) 洞干蚤监测（表 10-5，图 10-7、10-8）

1983~2018 年，甘肃省喜马拉雅旱獭鼠疫疫源地内共探旱獭洞 162 248 个，有蚤洞 10 679 个，平均染蚤率为 6.58%，总染蚤率在 1.73%~17.60%。其中 1983 年染蚤类最高，为 17.60%，1986 年最低，为 1.73%。旱獭洞干蚤染蚤率年际变化见图 10-8。

探旱獭洞共检获各种蚤 30 928 匹，平均蚤指数为 0.19，蚤指数在 0.07~0.83。其中 1989 年蚤指数最高，为 0.83，1986 年最低，为 0.07。旱獭洞干蚤指数年际变化见图 10-9。

表 10-5　1983~2018 年甘肃省喜马拉雅旱獭鼠疫疫源地旱獭洞干蚤调查

年代	监测点	探洞数	染蚤洞数	染蚤率(%)	获蚤数	蚤指数
	阿克塞	758	1	0.13	2	0
1983	张掖西水	1200	93	7.75	452	0.37
	夏河	2202	638	28.97	925	0.42
小计		4160	732	17.6	1379	0.33
	阿克塞	850	0	0	0	0
1984	嘉峪关	201	58	28.8	67	0.33
	张掖西水	1100	38	3.45	125	0.11
	夏河	2164	183	8.45	279	0.13

续表 10–5

年代	监测点	探洞数	染蚤洞数	染蚤率(%)	获蚤数	蚤指数
小计		4315	279	6.47	471	0.11
	阿克塞	1150	0	0	0	0
	嘉峪关	250	74	29.6	98	0.39
1985	张掖西水	1018	21	2.06	90	0.08
	肃南	1330	42	3.15	524	
	夏河	1400	123	8.79	87	0.06
小计		5148	260	5.05	799	0.16
	阿克塞	1143	11	0.96	72	0.06
1986	嘉峪关	75			108	1.44
	张掖西水	600	9	1.50	87	0.19
	甘加乡	2750	59	2.15	71	0.03
小计		4568	79	1.73	338	0.07
1987	阿克塞	771	23	2.98	153	0.19
	嘉峪关	750			78	0.10
	张掖西水	800	19	2.38	136	0.34
	肃南	1000	67	6.70	434	0.43
	天祝	500	98	19.60	103	0.21
	夏河	1200	89	7.42	112	0.09
小计		5021	296	5.89	1016	0.20
1988	阿克塞	900	0	0	0	0
	嘉峪关	200	54	27.00	47	0.24
	张掖西水	900	38	4.20	316	0.28
	肃南	500			216	0.43
	武威旦玛	825	21	2.55	25	0.03
	天祝	500	103	20.60	113	0.23
	夏河	220	44	20.00	556	2.53
小计		4045	260	6.43	1273	0.31
1989	阿克塞	1000	0	0	0	0
	张掖西水	900	37	4.11	334	0.37
	天祝	500	76	15.20	86	17.20
	甘加乡	304			556	1.83

续表 10–5

年代	监测点	探洞数	染蚤洞数	染蚤率(%)	获蚤数	蚤指数
小计		2704	113	6.43	2249	0.83
1990	阿克塞	2300	76	3.30	172	0.07
	嘉峪关	250	48	19.2	64	0.26
	张掖西水	800	7	0.87	89	0.11
	肃南	600			272	0.45
	武威旦玛	700	6	0.85	10	0.01
	天祝	500	2	0.40	4	0.01
	夏河	1300	125	9.62	177	0.14
小计		6450	264	4.09	788	0.12
1991	阿克塞	2000	107	5.35	387	0.19
	嘉峪关	72	61	84.7	362	5.16
	张掖西水	900	22	2.44	123	0.13
	肃南	500	35	7.00	260	0.52
	武威旦玛	500	2	0.40	4	0.01
	天祝	500	83	16.60	94	0.19
	夏河	1000	133	13.30	175	0.18
小计		5472	443	8.09	1405	0.26
1992	阿克塞	1100	12	1.09	16	0.02
	嘉峪关	13			58	4.46
	张掖西水	900	8	0.89	55	0.06
	肃南	1000	160	16.00	820	0.82
	天祝	500	97	19.40	105	0.21
	夏河	1200	246	21.18	389	0.32
小计		4713	523	11.71	1443	0.31
1993	阿克塞	855	28	3.27	58	0.07
	嘉峪关	4			12	3.00
	张掖西水	800	35	4.38	231	0.75
	肃南	1000	38	3.80	70	0.07
	武威旦玛	100	2	2.00	4	0.04
	天祝	100	4	4.00	10	0.10
	夏河	950	105	11.05	118	0.12

续表 10–5

年代	监测点	探洞数	染蚤洞数	染蚤率(%)	获蚤数	蚤指数
小计		3809	212	4.75	503	0.13
1994	阿克塞	855	28	3.27	76	0.09
	张掖西水	800	10	1.25	141	0.05
	肃南	100	29	2.90	54	0.05
	天祝	350	14	4.00	17	0.05
	夏河	300	7	2.33	20	0.07
小计		2405	88	3.66	308	0.13
1995	阿克塞	700	20	2.86	160	0.23
	张掖西水	850	5	0.58	35	0.04
	肃南	1000	23	2.30	32	0.03
	武威旦玛	350	14	4.00	17	0.05
	天祝	1000	123	12.30	146	0.15
	夏河	1000	240	24.00	626	0.63
小计		4900	425	8.67	1016	0.21
1996	阿克塞	390	19	4.87	49	0.13
	玉门	250	5	5.00	16	3.20
	张掖西水	800	12	1.50	152	0.04
	肃南	1000	60	6.00	18	0.02
	武威旦玛	350	7	2.00	7	0.02
	天祝	500	76	15.20	83	0.17
	夏河	1000	123	12.30	146	0.15
小计		4290	302	7.04	471	0.11
1977	阿克塞	580	9	1.55	9	0.02
	玉门	240	8	3.33	11	0.05
	嘉峪关	234	23	9.83	108	4.69
	张掖西水	900	15	1.66	52	0.04
	肃南	1000	46	4.60	254	0.25
	武威旦玛	350	10	2.86	15	0.04
	天祝	500	74	14.80	79	0.16
	夏河	1100	87	7.90	150	0.14
小计		4904	272	5.55	678	0.14

续表 10-5

年代	监测点	探洞数	染蚤洞数	染蚤率(%)	获蚤数	蚤指数
1998	阿克塞	1500	9	0.60	15	0.01
	嘉峪关					
	张掖西水	690	5	0.72	174	0.02
	肃南	1000	29	2.90	142	0.14
	武威旦玛	550	16	2.90	22	0.04
	天祝	550	37	6.73	22	0.04
	夏河	900	119	13.22	145	0.16
小计		5190	215	4.14	520	0.10
1999	阿克塞	1500	14	0.93	359	0.24
	嘉峪关	156			586	3.76
	张掖西水	500	5	1.00	15	0.01
	肃南	1000	31	3.10	147	0.15
	武威旦玛	600	38	6.30	56	0.09
	天祝	600	69	13.80	56	0.09
	夏河	500	17	3.40	61	0.12
小计		4856	174	4.76	1280	0.26
2000	阿克塞	210	1	0.48	2	0.01
	张掖西水	353	13	3.68	74	0.14
	肃南	1000	10	1.00	44	0.04
	武威旦玛	300	9	3.00	12	0.04
	天祝	500	75	15.00	82	0.16
	夏河	1100	118	10.26	132	0.12
小计		3463	226	6.53	346	0.10
2001	阿克塞	250	2	0.80	31	0.12
	玉门	300	4	1.30	7	0.02
	嘉峪关	146	58	39.73	312	5.37
	张掖西水	500	25	5.00	93	0.18
	肃南	1000	28	2.80	69	0.07
	天祝	500	57	12.00	76	0.15
小计		2696	174	6.45	588	0.22
	阿克塞	210	1	0.48	2	0.01

续表 10-5

年代	监测点	探洞数	染蚤洞数	染蚤率(%)	获蚤数	蚤指数
2002	玉门	310	4	2.00	13	0.05
	嘉峪关	70	29	41.13	391	5.59
	张掖西水	200	14	7.00	106	0.39
	肃南	1000	24	2.40	479	0.08
	武威旦玛	400	14	3.50	18	0.05
	天祝	500	68	11.25	90	0.15
小计		2690	154	5.72	1099	0.41
2003	阿克塞	210	2	0.95	2	0.01
	玉门	300	17	5.67	15	0.09
	嘉峪关	66	28	42.4	118	1.79
	张掖西水	300	11	3.67	20	0.07
	肃南	1000	26	2.60	89	0.09
	武威旦玛	400	14	3.50	18	0.05
	天祝	500	81	16.20	81	0.16
小计		2776	179	6.45	343	0.12
2004	阿克塞	250	1	0.40	1	0.00
	玉门	300	15	5.00	615	2.05
	嘉峪关	52	28	53.00	46	2.14
	张掖西水	520	18	3.50	77	0.08
	肃南	500	46	9.20	53	0.11
	武威旦玛	300	12	4.00	12	0.04
	天祝	500	76	15.20	77	0.15
	夏河	500	112	22.40	167	0.33
小计		2922	308	10.54	1048	0.36
2005	阿克塞	250	1	0.40	1	0.00
	玉门	300	13	4.30	31	0.1
	嘉峪关	52	28	53.00	46	0.88
	张掖西水	575	19	3.30	144	0.10
	山丹	196	8	4.09	22	0.11
	肃南	500	25	5.00	99	0.20
	武威旦玛	512	8	1.60	8	0.02

续表 10–5

年代	监测点	探洞数	染蚤洞数	染蚤率(%)	获蚤数	蚤指数
	天祝	500	80	16.00	134	0.27
	夏河	600	125	20.83	177	0.29
	碌曲	600	25	4.17	61	0.1
小计		4085	332	8.13	709	0.17
	阿克塞	250	6	2.40	6	0.02
	肃北	500	1	0.20	1	0
	玉门	500	16	3.20	18	0.04
	嘉峪关	500	112	22.40	439	0.88
	张掖西水	550	36	6.50	179	0.17
2006	山丹	200	10	5.00	26	0.13
	肃南	500	30	6.00	111	0.22
	武威旦玛	513	12	2.30	13	0.03
	天祝	400	48	12.00	72	0.18
	夏河	500	90	18.00	122	0.24
	碌曲	650	50	7.69	127	0.19
小计		5063	411	8.12	1114	0.22
	阿克塞	250	3	1.20	3	0.01
	肃北	500	2	0.40	0	0
	玉门	500	17	3.40	24	0.05
	嘉峪关	500	90	18.00	209	0.42
	张掖西水	500	29	5.80	272	0.27
2007	山丹	183	10	5.31	27	0.15
	肃南	500	28	5.60	180	0.36
	武威旦玛	540	21	3.90	25	0.05
	天祝	500	47	9.40	57	0.09
	夏河	500	110	22.00	123	0.25
	碌曲	600	11	1.83	16	0
小计		5073	368	7.25	936	0.18
	阿克塞	250	0	0	0	0
	肃北	500	2	0.40	2	0
2008	玉门	500	14	2.80	25	0.03

续表 10-5

年代	监测点	探洞数	染蚤洞数	染蚤率(%)	获蚤数	蚤指数
	嘉峪关	500	61	12.2	220	0.44
	张掖西水	550	29	5.27	133	0.24
	山丹			22.00		1.49
	肃南	500	12	4.20	36	0.07
	武威旦玛	480	23	4.79	26	0.05
	天祝	500	43	8.60	56	0.09
	夏河			21.50		0.24
	碌曲	600	9	1.50	23	0.04
小计		4380	193	7.45	521	0.12
	阿克塞	250	4	1.60	7	0.03
	肃北	500	0	0	0	0
	玉门	500	14	2.80	21	0.04
	嘉峪关	500	70	14.00	239	0.48
	张掖西水	550	43	7.80	263	0.19
2009	山丹			8.33		0.14
	肃南	500	16	3.20	41	0.08
	武威旦玛	497	16	3.20	25	0.05
	天祝	500	56	11.20	113	0.23
	夏河	600	111	18.50	117	0.19
	碌曲	600	7	1.17	8	0.01
小计		4997	337	6.55	834	0.13
	阿克塞	300	2	0.67	2	0.01
	肃北	500	0	0	0	0
	玉门	500	18	3.60	25	0.05
	嘉峪关	512	62	12.10	241	0.47
	张掖西水	500	45	9.00	255	0.51
2010	山丹			7.00		0.07
	肃南	500	26	5.20	102	0.20
	武威旦玛	500	18	3.60	33	0.07
	天祝	500	41	8.20	76	0.15
	夏河	650	125	19.23	137	0.21

续表 10–5

年代	监测点	探洞数	染蚤洞数	染蚤率(%)	获蚤数	蚤指数
	碌曲	600	10	1.67	17	0.03
小计		5062	347	6.85	888	0.18
	阿克塞	500	13	2.60	23	0.05
	肃北	500	5	1.00	5	0.01
	玉门	500	19	3.80	26	0.05
	嘉峪关	500	38	7.60	106	0.21
	张掖西水	600	55	9.10	328	0.55
2011	山丹	300	24	8.00	40	0.13
	肃南	500	19	3.80	66	0.13
	武威旦玛	500	22	4.40	34	0.07
	天祝	500	44	8.80	85	0.17
	夏河	600	81	13.50	106	0.18
	碌曲	609	9	1.48	16	0.03
小计		5609	29	5.87	835	0.15
2012	阿克塞	00	7	1.40	10	0.02
	肃北	500	0	0	0	0
	玉门	280	11	3.90	16	0.06
	嘉峪关	500	65	13.00	230	0.46
	张掖西水	550	32	5.81	153	0.28
	山丹	300	26	8.67	42	0.14
	肃南	500	17	3.40	52	0.10
	武威旦玛	500	15	3.00	19	0.04
	天祝	500	44	8.80	77	0.15
	夏河	600	67	11.17	75	0.12
	碌曲	600	25	4.17	35	0.06
小计		5330	309	5.80	709	0.13
	阿克塞	500	6	1.20	10	0.02
	肃北	500	0	0	0	0
	玉门	280	11	3.90	21	0.05
	嘉峪关	500	73	14.60	356	0.71
	张掖西水	600	60	10.00	293	0.49

续表 10-5

年代	监测点	探洞数	染蚤洞数	染蚤率(%)	获蚤数	蚤指数
2013	山丹	300	43	14.33	101	0.34
	肃南	500	13	2.60	39	0.08
	武威旦玛	501	17	3.40	22	0.04
	天祝	500	31	6.20	41	0.08
	夏河	600	59	9.83	72	0.12
	碌曲	600	71	47.02	153	1.01
小计		5381	384	7.14	1108	0.21
	阿克塞	250	2	0.80	2	0.01
	肃北	400	3	0.75	3	0.01
	玉门	250	7	2.80	7	0.03
	嘉峪关	500	103	20.6	459	0.92
	张掖西水	600	60	10.00	293	0.49
2014	山丹	300	41	13.60	83	0.27
	肃南	500	14	2.80	48	0.09
	武威旦玛	499	25	5.00	35	0.07
	天祝	500	36	7.20	61	0.12
	夏河	600	49	8.17	58	0.1
	碌曲	601	16	2.66	17	0.03
小计		5000	356	7.12	1066	0.21
	天祝	500	36	7.20	75	0.15
	肃南	500	14	2.80	48	0.09
	肃北	100	0	0	0	0
	阿克塞	250	2	0.80	2	0.01
2015	玉门	251	17	6.77	19	0.08
	嘉峪关	500	62	12.4	378	0.76
	张掖西水	550	44	8.00	199	0.36
	山丹	300	31	10.33	86	0.29
	武威旦玛	545	55	10.09	89	0.16
	夏河	600	35	5.38	43	0.07
	碌曲	·601	32	5.32	32	0.05
	小计	4697	328	6.98	971	0.21

续表 10-5

年代	监测点	探洞数	染蚤洞数	染蚤率(%)	获蚤数	蚤指数
2016	天祝	500	71	14.20	114	0.23
	肃南	500	9	1.80	44	0.09
	肃北	300	0	0	0	0
	阿克塞	250	1	0.40	2	0.01
	玉门	150	17	11.33	34	0.23
	嘉峪关	500	47	9.40	176	0.35
	张掖西水	600	43	7.17	150	7.17
	山丹	350	24	10.33	48	0.14
	武威旦玛	600	39	6.2	62	0.10
	夏河	600	25	4.17	32	0.05
	碌曲	600	58	9.67	61	0.10
	小计	4950	334	6.75	723	0.15
2017	天祝	1500	52	3.47	68	0.05
	肃南	500	8	1.60	45	0.09
	肃北	500	1	0.20	1	0.002
	阿克塞	250	4	1.60	6	0.02
	玉门	440	34	7.73	134	0.3
	嘉峪关	500	58	11.60	331	0.66
	张掖西水	600	42	7.00	167	0.28
	山丹	300	49	16.33	122	0.41
	武威旦玛	600	8	1.33	8	0.01
	夏河	600	17	2.83	24	0.04
	碌曲	600	87	13.67	91	0.15
	小计	6390	360	5.63	997	0.16
2018	天祝	1500	88	5.87	112	0.07
	肃南	500	12	2.40	70	0.14
	肃北	350	0	0	0	0
	阿克塞	250	4	1.60	9	0.04
	玉门	250	10	4.00	21	0.08
	嘉峪关	500	62	12.4	283	0.57
	张掖西水	600	46	7.67	174	0.29

续表 10-5

年代	监测点	探洞数	染蚤洞数	染蚤率(%)	获蚤数	蚤指数
	山丹	300	35	11.67	91	0.3
	武威旦玛	600	11	1.83	18	0.03
	夏河	600	27	4.5	37	0.06
	碌曲	600	62	10.33	64	0.11
	小计	6050	357	5.90	879	0.15
合计		162248	10679	6.58	30928	0.19

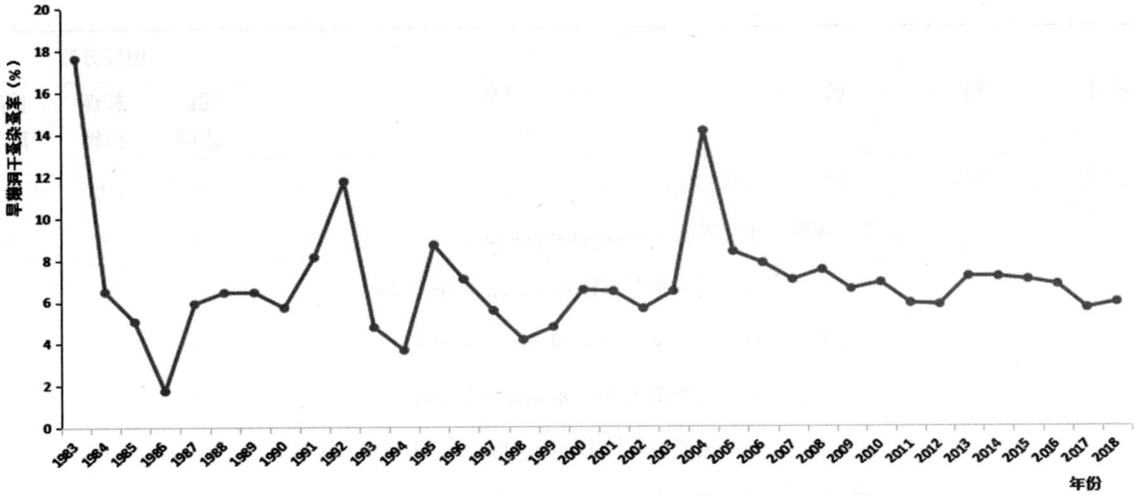

图 10-8　1983~2018 年甘肃喜马拉雅旱獭鼠疫疫源地旱獭洞干蚤染蚤率年际变化情况

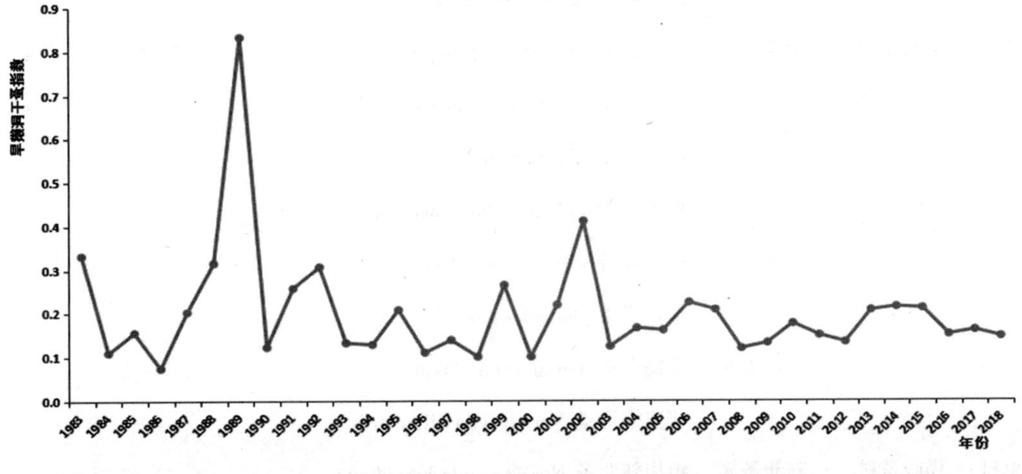

图 10-9　1983~2018 年甘肃喜马拉雅旱獭鼠疫疫源地旱獭洞干蚤指数年际变化情况

(3) 巢穴蚤监测（无调查）

2.蚤类区系组成

蚤类组成和地理分布（表 10-6）：

有关甘肃蚤类组成 1949 年前几乎无人研究，见于文献记载的，仅有 1911 年英国远征队穿过陕甘时考察和采集，未留下资料，事后 Jordan 和 Rothschild 在 1911 年报道过的两个新种。甘肃蚤类系统、广泛地研究开始于 1949 年后，尤其是 1958 年组建了鼠疫防疫专业队伍后，在全省范围内开展了大规模鼠疫查源和防治工作，在此基础上积累了大量的蚤类学术资料。

经过 50 多年蚤类调查研究，结合核查标本和查阅文献资料。目前发现甘肃旱獭疫源地内蚤类组成隶属于 4 总科 7 科 36 属 138 种。其中蚤科（Pulicodae）5 属 9 种；切唇蚤科（Coptopsyllidae）1 属 1 种；蠕形蚤科（Vermipsyllide）3 属 8 种；栉眼蚤科 6 属 28 种，多毛蚤科（Hystrichopsyllidae）1 属 1 种；蝠蚤科（Ischnopsyllidae）1 属 4 种，细蚤科（Leptopsyllidae）10 属 47 种，角叶蚤科（Ceratophyllide）10 属 42 种，见表 10-6。

表 10-6　甘肃旱獭鼠疫疫源地内蚤类组成及其地理分布

总科	科	属	种名	地理分布		
				河西走廊	祁连山地	甘南高原
蚤总科	蚤科	蚤属	人蚤 Pulex irritans	+	+	+
		栉首蚤属	犬栉首蚤 Ctenocephalides canis	+	+	+
			猫栉首蚤指名亚种 Ctenocephalides felis		+	
		角头蚤属	铁氏角头蚤 Ctenocephalides orientis	+		
			长吻角头蚤 Echidnophaga oschanini	+		
		武蚤属	冰武蚤宽指亚种 Hoplopsyllus glacilis profugus	+	+	
		客蚤属	印鼠客蚤 Xenopsylla cheopis	+		
			同型客蚤指名亚种 Xenopsylla conformis conformis	+		
			族鬃客蚤 Xenops skrjabine	+		
蠕形蚤总科	蠕形蚤科	鬃蚤属	近鬃蚤 Chaetopsylla appropinquans	+	+	+
			同鬃蚤 Chaetopsylla homoea	+	+	+
			圆头鬃蚤 Chaetopsylla globiceps	+		
			杭州鬃蚤 Chaetopsylla hangchowensis		+	
		长喙蚤属	狍长喙蚤 Dorcadia dorcadia		+	
			羊长喙蚤 Dorcadia ioffi		+	
		蠕形蚤属	花蠕形蚤 Vermipsylla alakurt	+	+	+
			祁连蠕形蚤 Vermipsylla qilianensis		+	
多毛蚤总科	栉眼蚤科	新北蚤属	短指新北蚤 Nearctopsylla brevidigita		+	+
			鼢鼠新北蚤 Nearctopsylla myospalaca		+	+
		新蚤属	阿巴盖新蚤 Neopsylla abagaitui	+	+	+
			红羊新蚤 Neopsylla hongyangensis	+	+	+
			二齿新蚤 Neopsylla bidentatiformis	+	+	+

续表 10-6

总科	科	属	种名	地理分布		
				河西走廊	祁连山地	甘南高原
角叶蚤总科			宽新蚤 Neopsylla mana		+	
			无规新蚤 Neopsylla anoma	+	+	+
			长鬃新蚤 Neopsylla longisetosa			+
			副规新蚤 Neopsylla paranoma		+	+
			类新蚤 Neopsylla compar		+	+
			盔状新蚤 Neopsylla galea	+		
			异种新蚤 Neopsylla aliena		+	
			鞍新蚤 Neopsylla sellaris		+	+
			棒形新蚤 Neopsylla clavelia		+	
			近代新蚤东方亚种 Neopsylla pleskei orientalis	+		
		继新蚤属	窄指继新蚤 Genoneopsylla angustidigita			+
		纤蚤属	吻短纤蚤 Rhadinopsylla dives	+		
			五侧纤蚤指明亚种 Rhadinopsylla dahurica dahurica		+	
			五侧纤蚤邻近亚种 Rhadinopsylla dahurica vicina		+	+
			五侧纤蚤倾斜亚种 Rhadinopsylla dahurica declinica		+	
			近缘纤蚤 Rhadinopsylla accola		+	+
			腹窦纤蚤深广亚种 Rhadinopsylla li ventricosa		+	+
			两列纤蚤 Rhadinopsylla ioffi			+
			扁鬃纤蚤 Rhadinopsylla flattispina		+	
		狭臀蚤属	高山狭臀蚤 Stenischia montanis			+
		狭蚤属	多刺狭蚤 Stenoponia polyspina		+	+
			独狭蚤 Stenoponia singularis		+	+
			喜马狭蚤 Stenoponia himalayana			+
	多毛蚤科	多毛蚤属	多刺多毛蚤 Hystrichopsylla multidentata			+
	切唇蚤科	切唇蚤属	叶壮切唇蚤突高亚种 Coptopsylla lamellifer ardua	+		
			缓慢细蚤 Leptopsylla segnis	+		+
	细蚤科	细蚤属	矮小细蚤 Leptopsylla nana		+	
			距细蚤 Leptopsylla lauta	+		
		中蚤属	迟钝中蚤指名亚种 Mesopsylla hebes hebes	+		
		双蚤属	细钩双蚤 Amphipsylla tenuihama			+

续表 10-6

总科	科	属	种名	地理分布		
				河西走廊	祁连山地	甘南高原
			从鬃双蚤甘肃亚种 Amphipsylla vinogradovi gansuensis	+	+	+
			镜铁山双蚤 Amphipsylla jingtieshanensis	+	+	
			原双蚤田野亚种 Amphipsylla primaris mitis		+	
			方指双蚤 Amphipsylla quadratedigita		+	+
			似方双蚤指名亚种 Amphipsylla quadratoides quadratoides		+	+
			长鬃双蚤 Amphipsylla longispina	+		+
			尖指双蚤 Amphipsylla casis		+	
			短须双蚤 Amphipsylla anceps	+		
			矩凹双蚤 Amphipsylla schelkovnikovi	+		
			青海双蚤 Amphipsylla qinghaiensis		+	
			矩形双蚤 Amphipsylla orthogonia	+		
		小栉蚤属	三角小栉蚤 Minyctenopsyllus triangularus		+	
		青海蚤属	宽指青海蚤 Chinghaipsylla ampliodigita			+
		栉叶蚤属	从鬃栉叶蚤 Ctenophyllus hirticrus		+	
		茸足蚤属	结实茸足蚤 Geusibia torosa			+
角叶蚤总科			无突茸足蚤指名亚种 Geusibia apromina apromina		+	
			半圆茸足蚤 Geusibia hemisphaera			+
		额蚤属	无棘鬃额蚤 Frontopsylla aspiniformis	+		
			升额蚤波蒂斯亚种 Frontopsylla elata botis	+		
			圆指额蚤 Frontopsylla wagneri	+	+	+
			光亮额蚤 Frontopsylla luculenta	+		
			窄板额蚤青海亚种 Frontopsylla nakagawai qinghaiensis			+
			异额蚤 Frontopsylla hetera	+	+	
			棕形额蚤指名亚种 Frontopsylla spadix spadix			+
			前额蚤阿拉套亚种 Frontopsylla frontalis alatau			+
			前额蚤灰獭亚种 Frontopsylla frontalis baibacina		+	+
			前额蚤贝湖亚种 Frontopsylla frontalis baikal			+
			奇额蚤 Frntopsylla (Profontia)ambigua fedina			+
			毛额蚤 Frontopsylla tomentosa			+
			角额蚤 Frontopsylla cornuta			+

续表 10-6

总科	科	属	种名	地理分布 河西走廊	 祁连山地	 甘南高原
			毛额蚤 Frontopsylla tomentosa			+
		眼蚤属	角尖眼蚤指名亚种 Ophthalmopsylla praefecta praefecta	+		
			角尖眼蚤深窦亚种 Ophthalmopsylla praefeta pernix	+		
			短跗鬃眼蚤 Ophthalmopsylla kukuschkini	+		
			伏河眼蚤巴里坤亚种 Ophthalmopsylla volgensis balikunensis	+		
			前凹眼蚤 Ophthalmopsylla jettmari	+		
			长突眼蚤 Ophthalmopsylla kiritschenkoi	+		
		怪蚤属	曲鬃怪蚤 Paradoxopsyllus curvispinus	+		
			长指怪蚤 Paradoxopsyllus integer	+		
			纳伦怪蚤 Paradoxopsyllus naryni	+		
			直狭怪蚤 Paradoxopsyllus stenotus	+		
			介中怪蚤 paradoxopsyllus intermedius		+	
	角叶蚤科	倍蚤属	哗倍蚤指名亚种 Amphalius clarus clarus		+	
			鼠兔倍蚤 Amphalius runatus		+	+
			卷带倍蚤指名亚种 Amphalius spirataenius spirataenius		+	+
角叶蚤总科		缩栉蚤属	菱形缩栉蚤 Brevictenidia mikulini	+		
		盖蚤属	昌都盖蚤 Callopsylla changduensis			+
			脆弱盖蚤 Callopsylla fraglis			+
			斧形盖蚤 Callopsylla dolabris		+	+
			扇形盖蚤 Callopsylla kaznakovi		+	
			双盖蚤 Callopsylla gemina			+
			端圆盖蚤 Callopsylla kozlovi		+	+
			里海盖蚤 Callopsylla caspius		+	+
			细钩盖蚤 Callopsylla sparsilis			+
			长鬃盖蚤 Callopsylla longispina		+	
			方缘盖蚤 Callopsylla waterstoni			+
			鼯鼠盖蚤 Callopsylla petaurista			+
			叉形盖蚤 Callopsylla forfica			+
		角叶蚤属	短突角叶蚤 Ceratophyllus olsufjevi		+	
			曲扎角叶蚤 Ceratophyllus chutsaensis		+	+

续表 10–6

总科	科	属	种名	地理分布		
				河西走廊	祁连山地	甘南高原
			梯指角叶蚤 Ceratophyllus dimi	+	+	+
			禽角叶蚤欧亚亚种 Ceratophyllus gallinae tribulis	+		+
			斜尖角叶蚤海岛亚种 C.vagabundus insularis		+	+
			粗毛角叶蚤 Ceratophyllus garei	+	+	+
			中华角叶蚤 Ceratophyllus sinicus		+	+
			燕角叶蚤端凸亚种 Ceratophyllus farreni chaoi		+	
			宽圆角叶蚤天山亚种 Ceratophyllus eneifdei tjanschani			+
			南山角叶蚤 Ceratophyllus nanshanensis			+
			甲端角叶蚤 Ceratophyllus sclerapicalis			+
		黄鼠蚤属	方形黄鼠蚤蒙古亚种 Citellophilus tesquorum mongolicus	+		
			方形黄鼠蚤松江亚种 Citellophilus tesquorum sungaris	+		
		巨槽蚤属	中华巨槽蚤 Megabothris sinensis			+
角叶蚤总科	角叶蚤科		扇形巨槽蚤 Megabothris rhipisoides		+	
		单蚤属	不等单蚤 Monopsyllus anisus			+
			花鼠单蚤 Monopsyllus indages	+		+
			冯氏单蚤 Monopsyllus fengi	+	+	
			新月单蚤 Monopsyllus scaloni	+		
			李氏单蚤 Monopsyllus liae	+		
		病蚤属	秃病蚤田鼠亚种 Nosopsyllus laeviceps ellobii	+		
			秃病蚤蒙冀亚种 Nosopsyllus laeviceps kuzenkovi	+		
			秃病蚤指名亚种 Nosopsyllus laeviceps laeviceps	+		
			裂病蚤 Nosopsyllus fidus	+		
		山蚤属	谢氏山蚤 Oropsylla silantiewi	+	+	+
		副角蚤	屈褶副角蚤 Paraceras crispus		+	+
			獾副角蚤扇形亚种 Paraceras melis flabellum		+	+

（三）病原学监测（表 10–7）

1959~2018 年，甘肃省喜马拉雅旱獭鼠疫自然疫源地内，河西地区旱獭疫源地内除个别年份外，几乎多年连续从旱獭及其体外寄生蚤材料中均分离出一定数量的鼠疫菌。

截至 2018 年，全省旱獭疫源地内各监测点共检验动物及媒介材料 116 649 份，共分离鼠疫菌 2004 株。其中从旱獭体内分离 1340 株，占总分离菌株数的 66.87%（1340/2004）；灰尾兔 3 株，占菌株数的

0.15%（3/2004）；赤狐、艾鼬、小家鼠、灰仓鼠、牧犬各 1 株，各占 0.05%（1/2004）；谢氏山蚤分离 318 株，占 15.87%（318/2004）；斧形盖蚤 199 株，占菌株数的 9.93%（199/2004），腹窦纤蚤 26 株，占菌株数的 1.30%（26/2004）；草原硬蜱 52 株，占菌株数的 2.59%（52/2004）；旱獭体虱 59 株，占菌株数的 2.94%（59/2004）；另外，从土壤分离鼠疫菌 2 株，占菌株数的 0.10%（2/2004），见图 10–10。

检验动物材料 68 758 份，分离鼠疫菌 1348 株，检菌率 1.96% (1348/68758)；分别从旱獭体内分离 1340 株，占动物材料分离菌株数的 99.41%（1340/1348）；灰尾兔 3 株，占菌株数的 0.22%（3/1348）；赤狐、艾鼬、小家鼠、灰仓鼠、牧犬各 1 株，各占 0.07%（1/1348）。

检验媒介及其他材料 47 868 份，分离鼠疫菌 656 份，媒介检菌率 1.37%（656/47868）。分别从谢氏山蚤分离 318 株，占媒介材料分离菌株数的 48.48%（318/656）；斧形盖蚤 199 株，占菌株数的 30.34%（199/656）；腹窦纤蚤 26 株，占菌株数的 3.96%（26/656）；草原硬蜱 52 株，占菌株数的 7.93%（52/656）；旱獭体虱 59 株，占菌株数的 8.99%（59/656）；另外，从土壤分离鼠疫菌 2 株，占菌株数的 0.3%（2/656）。

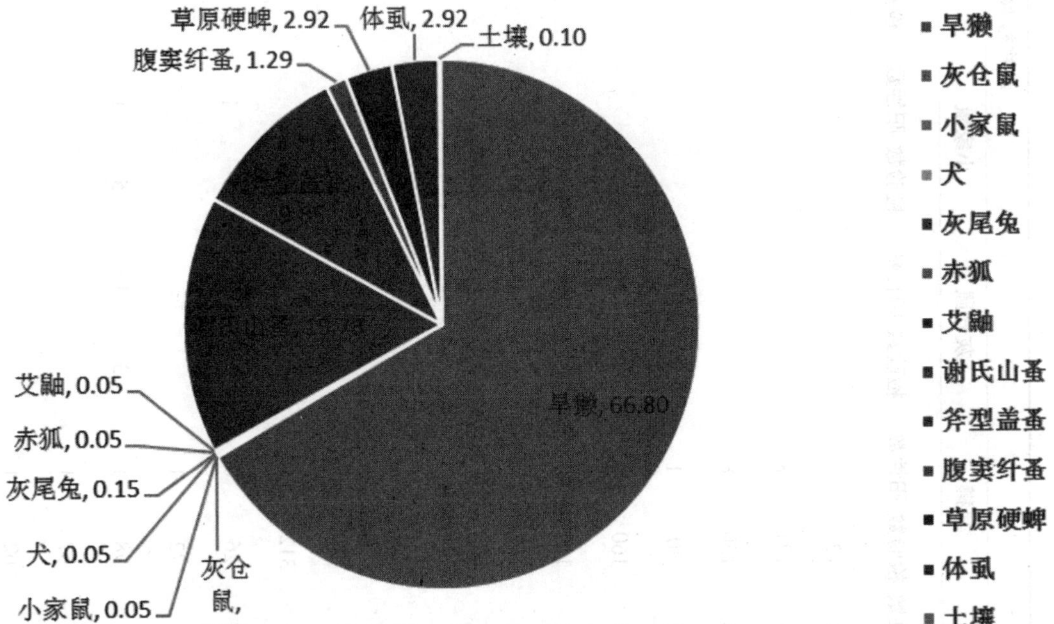

图 10–10　甘肃省 1959~2018 年旱獭疫源地菌株来源构成情况

表 10-7 甘肃省 1959~2018 年旱獭疫源地病原学监测结果

年代	监测点	动物检验																媒介昆虫及土壤	
		小计		旱獭		灰仓鼠		小家鼠		犬		灰尾兔		狐狸		艾鼬			
		检验数	阳性数	检验数	阳性数	检验数	阳性数	检验数	阳性数	检验数	阳性数	检验数	阳性数	检验数	阳性数	检验数	阳性数	检验数	阳性数
1959	夏河	121	8	121	8													3	1
小计		121	8	121	8													3	1
1960	夏河	130	8	130	8													4	1
	阿克塞	30	1	30	1														
小计		160	9	160	9													4	1
1961	阿克塞	159	6	159	6													3	2
	碌曲	126	1	126	1														
	肃南	201	4	201	4														
小计		486	11	486	11													3	2
1962	肃南	312	0	312	0													692	0
小计		312	0	312	0													692	0
1963	山丹	34	2	26	0	3	1	5	1										
	天祝	72	1	72	1														
小计		106	3	98	1	3	1	5	1										
1964	夏河	57	1	57	1														
	阿克塞	62	1	62	1														
小计		119	2	119	2														
1965	肃南	625	2	625	2													353	0

续表 10-7

年代	监测点	动物检验																媒介昆虫及土壤	
		小计		旱獭		灰仓鼠		小家鼠		犬		灰尾兔		狐狸		艾鼬		检验数	阳性数
		检验数	阳性数	检验数	阳性数	检验数	阳性数	检验数	阳性数	检验数	阳性数	检验数	阳性数	检验数	阳性数	检验数	阳性数		
小计		625	2	625	2													353	0
1966	阿克塞	79	1	79	1														
小计		79	1	79	1														
1967	肃南	16	4	16	4														
	夏河	32	1	32	1														
小计		48	5	48	5														
1969	肃北	121	1	121	1														
	夏河	156	3	156	3														
小计		277	4	277	4														
1970	肃南	201	1	201	1														
	夏河	103	1	103	1														
小计		304	2	304	2														
1971	肃北	179	1	179	1														
	肃南	145	1	145	1														
小计		324	2	324	2														
1972	肃北	433	132	433	132													269	84
	阿克塞	196	2	196	2														
	张掖西水	201	3	201	3														
	天祝	347	0	347	0													678	0
小计		1177	137	1177	137													947	84
1973	肃北	430	37	430	37													288	29
	肃南	217	2	217	2													947	0
	天祝	558	0	558	0													378	0
小计		1205	39	1205	39													1613	29
1974	肃北	676	14	676	14													356	7

续表 10-7

年代	监测点	动物检验																媒介昆虫及土壤	
		小计		旱獭		灰仓鼠		小家鼠		犬		灰尾兔		狐狸		艾鼬			
		检验数	阳性数	检验数	阳性数	检验数	阳性数	检验数	阳性数	检验数	阳性数	检验数	阳性数	检验数	阳性数	检验数	阳性数	检验数	阳性数
	张掖西水	363	0	363	0													276	0
	天祝	993	0	993	0													453	0
小计		2032	14	2032	14													1085	7
	肃北	751	5	750	4									1	1	0		1613	0
1975	张掖西水	348	1	348	1													286	0
	天祝	103	0	103	0													317	0
小计		1202	6	1201	5									1	1	0		2216	0
	阿克塞	203	3	203	3														
	肃北	171	1	171	1														
1976	张掖西水	480	0	480	0													365	0
	肃南	16	2	16	2														
小计		870	6	870	6													365	0
1978	肃北	78	2	78	2													2	2
小计		78	2	78	2													2	2
	阿克塞	97	2	97	2														
	肃北	81	18	81	19													96	45
1982	张掖西水	237	19	235	18											1	1	305	7
	嘉峪关	166	3	164	2													46	0
	天祝	153	0	153	0													287	0
	夏河	587	0	587	0														
小计		1321	42	1317	41											2	1	734	52
	阿克塞	654	15	654	15													56	2
1983	肃北	486	64	486	64													214	66
	张掖西水	234	6	234	6													431	4
	肃南	31	3	31	3													23	2

续表 10-7

年代	监测点	动物检验																媒介昆虫及土壤	
		小计		旱獭		灰仓鼠		小家鼠		犬		灰尾兔		狐狸		艾鼬			
		检验数	阳性数	检验数	阳性数	检验数	阳性数	检验数	阳性数	检验数	阳性数	检验数	阳性数	检验数	阳性数	检验数	阳性数	检验数	阳性数
	天祝	141	0	141	0													213	0
	夏河	407	0	407	0														
	小计	1953	88	1953	88													937	74
	阿克塞	234	0	234	0													36	0
	肃北	179	46	179	46													39	31
	嘉峪关	227	0	227	0														
1984	张掖西水	169	3	169	3													267	2
	肃南	44	11	44	11													54	1
	天祝	147	0	147	0													623	0
	夏河	267	0	267	0														
	小计	1267	60	1267	60													1282	34
	阿克塞	499	0	499	0													18	0
	肃北	184	18	182	18	2	0												9
	嘉峪关	294	0	294	0														
1985	张掖西水	238	6	238	6													223	3
	肃南	71	5	71	5													66	10
	天祝	183	0	183	0													189	0
	夏河	312	0	312	0														
	小计	1781	29	1779	29	2	0											496	22
	阿克塞	740	0	740	0													38	0
	肃北	104	3	104	3													6	0
	嘉峪关	298	0	298	0														
198	张掖西水	206	3	206	3													206	3
	肃南	75	0	75	0													110	0
	天祝	118	0	118	0													219	0

续表 10–7

年代	监测点	动物检验																媒介昆虫及土壤	
		小计		旱獭		灰仓鼠		小家鼠		犬		灰尾兔		狐狸		艾鼬			
		检验数	阳性数	检验数	阳性数	检验数	阳性数	检验数	阳性数	检验数	阳性数	检验数	阳性数	检验数	阳性数	检验数	阳性数	检验数	阳性数
	夏河	206	0	206	0														
	小计	1747	6	1747	6													579	3
1987	阿克塞	750	0	750	0													9	0
	肃北	96	7	96	7														0
	嘉峪关	304	0	304	0														
	张掖西水	269	7	269	7													298	8
	肃南	37	3	37	3													48	0
	天祝	100	0	100	0													215	0
	夏河	203	0	203	0														
	小计	1759	17	1759	17													570	8
1988	阿克塞	661	13	661	13													71	3
	肃北	889	5	889	5													22	0
	嘉峪关	284	0	284	0														
	张掖西水	255	3	255	3													312	4
	肃南	24	3	24	3													34	5
	天祝	100	0	100	0													185	0
	夏河	220	0	220	0														
	小计	2433	24	2433	24													624	12
1989	阿克塞	389	6	389	6													28	1
	肃北	217	2	217	2														
	张掖西水	181	0	181	0													384	0
	肃南	14	2	14	2													18	2
	天祝	107	0	107	0													146	0
	夏河	304	0	304	0														
	小计	1212	10	1212	10													576	3

续表 10-7

年代	监测点	动物检验																媒介昆虫及土壤	
		小计		旱獭		灰仓鼠		小家鼠		犬		灰尾兔		狐狸		艾鼬			
		检验数	阳性数	检验数	阳性数	检验数	阳性数	检验数	阳性数	检验数	阳性数	检验数	阳性数	检验数	阳性数	检验数	阳性数	检验数	阳性数
1990	阿克塞	256	5	256	5													68	2
	肃北	253	0	253	0													53	0
	嘉峪关	306	0	306	0														
	张掖西水	280	0	280	0													231	0
	肃南	103	1	103	1													45	0
	天祝	42	0	42	0													234	0
	武威旦玛	213	0	213	0													744	0
	夏河	373	0	373	0														
小计		1826	6	1826	6													1375	2
1991	阿克塞	317	11	317	11													96	17
	肃北	186	0	186	0													91	0
	嘉峪关	318	0	318	0														
	张掖西水	340	5	340	5													492	2
	肃南	166	4	166	4													166	1
	天祝	60	0	60	0													114	0
	武威旦玛	118	0	118	0													395	0
	夏河	336	0	336	0													325	0
小计		1841	20	1841	20													1679	20
1992	阿克塞	273	26	273	26													123	29
	肃北	158	3	71	3													12	1
	嘉峪关	219	0	219	0													475	0
	张掖西水	150	0	150	0													170	0
	肃南	247	8	247	8													103	0
	天祝	103	0	103	0													183	0
	武威旦玛	118	0	118	0													395	0

续表 10–7

年代	监测点	动物检验																媒介昆虫及土壤	
		小计		旱獭		灰仓鼠		小家鼠		犬		灰尾兔		狐狸		艾鼬			
		检验数	阳性数	检验数	阳性数	检验数	阳性数	检验数	阳性数	检验数	阳性数	检验数	阳性数	检验数	阳性数	检验数	阳性数	检验数	阳性数
	夏河	423	0	423	0													774	0
小计		1691	37	1604	37													2235	30
	阿克塞	228	11	228	11													100	20
	肃北	112	7	112	7													25	2
	玉门	57	1	57	1														0
	嘉峪关	82	0	82	0													257	0
1993	张掖西水	256	4	256	4													253	3
	肃南	94	10	94	10													30	0
	天祝	79	0	79	0													36	0
	武威旦玛	204	0	204	0													272	0
	夏河	301	0	301	0													180	0
小计		1413	33	1413	33													1153	25
	阿克塞	435	5	435	5													43	2
	肃北	141	2	141	2													38	1
	嘉峪关	30	0	30	0													54	0
	张掖西水	121	0	121	0													83	0
1994	肃南	13	4	13	4													21	0
	天祝	66	0	66	0													170	0
	武威旦玛	204	0	204	0													272	0
	夏河	74	0	74	0													62	0
小计		1084	11	1084	11													743	3
	阿克塞	462	42	462	42													41	6
	肃北	169	0	169	0													62	3
1995	嘉峪关	154	0	154	0													330	0
	张掖西水	134	2	134	2													110	0

续表 10-7

年代	监测点	动物检验																媒介昆虫及土壤	
		小计		旱獭		灰仓鼠		小家鼠		犬		灰尾兔		狐狸		艾鼬			
		检验数	阳性数	检验数	阳性数	检验数	阳性数	检验数	阳性数	检验数	阳性数	检验数	阳性数	检验数	阳性数	检验数	阳性数	检验数	阳性数
	肃南	22	2	22	2													10	0
	天祝	80	0	80	0													186	0
	武威旦玛	121	0	121	0													32	0
	夏河	338	0	338	0													343	0
小计		1480	46	1480	46													1114	9
1996	阿克塞	255	17	255	17													27	1
	肃北	169	2	169	2													62	4
	玉门	62	0	62	0													45	0
	嘉峪关	152	0	152	0													129	0
	张掖西水	138	1	138	1													163	2
	肃南	30	3	30	3													39	1
	天祝	44	0	44	0													178	0
	武威旦玛	214	0	214	0													1398	0
	夏河	560	0	560	0													151	0
小计		1624	23	1624	23													2192	8
1997	阿克塞	229	7	229	7													14	0
	肃北	150	3	150	3													25	0
	玉门	70	8	70	7					1	1							23	0
	嘉峪关	80	1	80	1													40	0
	张掖西水	119	0	119	0													163	0
	肃南	27	0	27	0													19	0
	武威旦玛	218	0	218	0													1393	0
	天祝	100	0	100	0													206	0
	夏河	448	0	448	0													209	0
小计		1441	19	1441	18					1	1							2092	8

续表 10-7

年代	监测点	动物检验																媒介昆虫及土壤	
		小计		旱獭		灰仓鼠		小家鼠		犬		灰尾兔		狐狸		艾鼬			
		检验数	阳性数	检验数	阳性数	检验数	阳性数	检验数	阳性数	检验数	阳性数	检验数	阳性数	检验数	阳性数	检验数	阳性数	检验数	阳性数
1998	阿克塞	210	0	210	0													17	0
	肃北	168	5	168	5													19	3
	玉门	88	1	88	1													38	0
	嘉峪关	68	0	68	0													42	0
	张掖西水	87	2	87	2													78	0
	肃南	46	0	46	0													7	0
	天祝	80	0	80	0													157	0
	武威旦玛	193	0	193	0													348	0
	夏河	375	0	375	0													112	0
小计		1315	8	1315	8													818	3
1999	阿克塞	223	2	223	2													50	4
	肃北	181	3	181	3													30	0
	玉门	67	3	67	3													62	0
	嘉峪关	93	0	93	0													37	0
	张掖西水	36	1	36	1													72	1
	肃南	22	0	22	0													14	0
	天祝	100	0	100	0													169	0
	武威旦玛	93	0	93	0													37	0
	夏河	370	0	370	0													270	0
小计		1185	9	1185	9													741	5
2000	阿克塞	216	5	216	5													17	2
	肃北	157	2	157	2													13	0
	玉门	102	3	102	3													36	0
	嘉峪关	58	0	58	0													53	0
	张掖西水	241	11	238	9							3	2					63	0

续表 10-7

年代	监测点	动物检验																媒介昆虫及土壤	
		小计		旱獭		灰仓鼠		小家鼠		犬		灰尾兔		狐狸		艾鼬		检验数	阳性数
		检验数	阳性数	检验数	阳性数	检验数	阳性数	检验数	阳性数	检验数	阳性数	检验数	阳性数	检验数	阳性数	检验数	阳性数		
	肃南	23	0	23	0													19	0
	天祝	110	0	110	0													248	0
	武威旦玛	225	0	225	0													372	0
	夏河	301	0	301	0													118	0
小计		1433	21	1430	19							3	2					939	2
2001	阿克塞	226	8	226	8													16	0
	肃北	173	3	173	3													17	3
	玉门	55	1	55	1													23	0
	嘉峪关	64	0	64	0													96	0
	张掖西水	74	0	74	0													88	0
	肃南	23	2	23	2													20	1
	天祝	98	0	98	0													456	0
	武威旦玛	199	0	199	0													369	0
	夏河	337	0	337	0													114	0
小计		1249	14	1249	14													1199	4
2002	阿克塞	231	15	231	15													16	1
	肃北	173	3	173	3													15	1
	玉门	53	2	53	2													31	1
	嘉峪关	43	0	43	0													111	0
	张掖西水	89	0	89	0													103	0
	肃南	22	0	22	0													19	0
	天祝	49	0	49	0													193	0
	武威旦玛	217	0	217	0													378	0
	夏河	291	0	291	0														
小计		1168	20	1168	20													866	3

续表 10-7

年代	监测点	动物检验																媒介昆虫及土壤	
		小计		旱獭		灰仓鼠		小家鼠		犬		灰尾兔		狐狸		艾鼬			
		检验数	阳性数	检验数	阳性数	检验数	阳性数	检验数	阳性数	检验数	阳性数	检验数	阳性数	检验数	阳性数	检验数	阳性数	检验数	阳性数
2003	阿克塞	215	4	215	4													19	2
	肃北	165	2	165	2													21	0
	玉门	134	4	143	4													10	3
	嘉峪关	68	0	68	0													32	0
	张掖西水	33	0	33	0													22	0
	肃南	29	0	29	0														
	天祝	214	0	214	0														
	武威旦玛	60	0	60	0													26	0
	夏河	94	0	94	0														
小计		1012	10	1021	10													130	5
2004	阿克塞	351	17	351	17													19	0
	肃北	59	7	59	7													11	2
	玉门	54	1	54	1													23	0
	嘉峪关	124	0	124	0													73	0
	张掖西水	94	5	94	5													116	5
	肃南	42	2	42	2													24	0
	天祝	345	0	345	0													407	0
	武威旦玛	217	0	217	0													372	0
	夏河	186	0	186	0														
	碌曲	54	0	54	0														
小计		1526	32	1526	32													1045	7
2005	阿克塞	366	36	366	36													36	3
	肃北	135	10	135	10													20	12
	玉门	55	3	55	3													45	4
	嘉峪关	41	0	41	0													93	0

续表 10–7

年代	监测点	动物检验																媒介昆虫及土壤	
		小计		旱獭		灰仓鼠		小家鼠		犬		灰尾兔		狐狸		艾鼬			
		检验数	阳性数	检验数	阳性数	检验数	阳性数	检验数	阳性数	检验数	阳性数	检验数	阳性数	检验数	阳性数	检验数	阳性数	检验数	阳性数
	张掖西水	187	5	187	5													289	7
	肃南	223	0	223	0													55	0
	山丹	82	0	61	0	11	0	9	0									0	0
	天祝	82	0	82	0													221	0
	武威旦玛	103	0	103	0													115	0
	夏河	486	0	486	0													160	0
	碌曲	276	0	276	0													150	0
	小计	2036	54	2015	54	11	0	9	0									1184	26
2006	阿克塞	267	33	267	33													32	4
	肃北	183	3	183	3													14	1
	玉门	126	1	126	1													47	0
	嘉峪关	161	0	161	0													103	0
	张掖西水	198	2	198	2													241	1
	肃南	168	3	168	3													38	0
	山丹	72	0	52	0	9	0	11	0									33	0
	天祝	125	0	125	0													383	0
	武威旦玛	110	0	110	0													81	0
	夏河	183	0	183	0													51	0
	碌曲	134	0	134	0													106	0
	小计	1727	42	1707	42	9	0	11	0									1129	6
2007	阿克塞	280	25	280	25													141	20
	肃北	191	5	191	5													53	2
	玉门	84	2	84	2													86	0
	嘉峪关	26	0	26	0													205	0
	张掖西水	176	6	176	6													198	2

续表 10-7

年代	监测点	动物检验																媒介昆虫及土壤	
		小计		旱獭		灰仓鼠		小家鼠		犬		灰尾兔		狐狸		艾鼬			
		检验数	阳性数	检验数	阳性数	检验数	阳性数	检验数	阳性数	检验数	阳性数	检验数	阳性数	检验数	阳性数	检验数	阳性数	检验数	阳性数
	肃南	165	5	165	5													54	1
	山丹	75	0	55	0	10	0	10	0									50	0
	天祝	174	0	174	0													254	0
	武威旦玛	135	0	135	0													116	0
	夏河	202	0	202	0													123	0
	碌曲	120	0	120	0													36	0
小计		1628	43	1608	43	10	0	10	0									1316	25
	阿克塞	443	23	443	23													97	18
	肃北	278	12	278	12													21	10
	玉门	197	1	197	1													90	0
	嘉峪关	168	0	168	0													207	0
	张掖西水	195	3	195	3													179	1
2008	肃南	258	1	258	1													72	0
	山丹	76	0	56	0	11	0	9	0									80	0
	天祝	137	0	137	0													191	0
	武威旦玛	145	0	145	0													148	0
	夏河	202	0	202	0													98	0
	碌曲	120	0	120	0													45	0
小计		2219	40	2199	40	11	0	9	0									1228	29
	阿克塞	255	26	255	26													98	9
	肃北	152	13	152	13													27	6
	玉门	138	0	138	0													140	0
2009	嘉峪关	50	1	50	1													161	0
	张掖西水	173	0	173	0													231	0
	肃南	184	0	184	0													87	0

续表 10-7

年代	监测点	动物检验																媒介昆虫及土壤	
		小计		旱獭		灰仓鼠		小家鼠		犬		灰尾兔		狐狸		艾鼬			
		检验数	阳性数	检验数	阳性数	检验数	阳性数	检验数	阳性数	检验数	阳性数	检验数	阳性数	检验数	阳性数	检验数	阳性数	检验数	阳性数
	山丹	83	0	63	0	6	0	14	0									43	0
	天祝	121	0	121	0													208	0
	武威旦玛	138	0	138	0													120	0
	夏河	180	0	180	0													176	0
	碌曲	118	0	118	0														
小计	1592	40	1572	40		6	0	14	0									1291	15
	阿克塞	230	15	230	15													59	5
	肃北	195	8	195	8													31	5
	玉门	80	1	80	1													151	0
	嘉峪关	59	0	59	0													168	1
	张掖西水	168	0	168	0													236	0
2010	肃南	153	0	153	0													71	0
	山丹	56	0	56	0													42	0
	天祝	151	0	151	0													197	0
	武威旦玛	99	0	99	0													125	0
	夏河	209	0	209	0													76	0
	碌曲	119	0	119	0														
小计	1519	24	1519	24														1156	11
	阿克塞	238	8	238	8													59	2
	肃北	218	7	218	7													42	11
	玉门	165	1	165	1													202	1
2011	嘉峪关	162	1	162	1													133	0
	张掖西水	179	0	179	0													254	0
	肃南	141	0	141	0													68	0
	山丹	53	0	53	0													47	0

续表 10-7

年代	监测点	动物检验																媒介昆虫及土壤	
		小计		旱獭		灰仓鼠		小家鼠		犬		灰尾兔		狐狸		艾鼬			
		检验数	阳性数	检验数	阳性数	检验数	阳性数	检验数	阳性数	检验数	阳性数	检验数	阳性数	检验数	阳性数	检验数	阳性数	检验数	阳性数
	天祝	318	0	318	0													226	0
	夏河	161	0	161	0													54	0
	碌曲	119	0	119	0														
小计		1754	17	1754	17													1085	14
2012	阿克塞	220	11	220	11													68	7
	肃北	224	4	224	4													11	0
	玉门	141	2	141	2													96	4
	嘉峪关	192	1	192	1													95	0
	张掖西水	176	4	176	4													235	3
	肃南	166	3	166	3													63	0
	山丹	53	0	53	0													77	0
	天祝	176	0	176	0													155	0
	夏河	162	0	162	0													49	0
	碌曲	149	0	149	0														
小计		1659	25	1659	25													849	14
2013	阿克塞	195	25	192	24							3	1					63	6
	肃北	135	5	135	5													15	4
	玉门	138	11	138	11													107	0
	嘉峪关	224	1	48	1	101	0	23	0	52	0							128	0
	张掖西水	161	0	161	0													278	0
	肃南	136	1	136	1													70	0
	山丹	57	0	57	0													113	0
	天祝	108	0	108	0													84	0
	武威旦玛	74	0	66	0	8	0											84	0
	夏河	163	0	162	0			1	0									33	0

续表 10-7

年代	监测点	动物检验																媒介昆虫及土壤	
		小计		旱獭		灰仓鼠		小家鼠		犬		灰尾兔		狐狸		艾鼬			
		检验数	阳性数	检验数	阳性数	检验数	阳性数	检验数	阳性数	检验数	阳性数	检验数	阳性数	检验数	阳性数	检验数	阳性数	检验数	阳性数
	碌曲	151	0	151	0														
小计		1542	43	1354	42	109	0	24	0	52	0	3	1					975	10
2014	阿克塞	201	21	194	21	7	0											78	0
	肃北	131	5	131	5													21	0
	玉门	133	13	131	13	2	0											73	2
	嘉峪关	213	0	57	0	101	0	45	0	10								124	0
	张掖西水	169	5	169	5													213	3
	肃南	161	2	161	2													78	0
	山丹	51	0	51	0													105	0
	天祝	117	0	117	0													102	0
	武威旦玛	124	0	111	0	8	0	3	0									157	0
	夏河	168	0	168	0													39	0
	碌曲	151	0	151	0													990	0
小计		1619	46	1441	46	118	0	48	0	10								1980	5
2015	天祝县	144	0	144	0													164	0
	武威旦玛	149	0	129	0													170	0
	肃北县	132	12	132	12													20	4
	阿克塞	222	22	212	22													85	2
	玉门市	115	4	113	4													91	2
	嘉峪关市	124	2	122	2													181	0
	张掖西水	172	1	171	1													207	1
	山丹	50	0	50	0													96	0
	肃南	173	0	173	0													80	0
	夏河	167	0	167	0													35	0
	碌曲	358	0	358	0													0	0

续表 10–7

年代	监测点	动物检验																媒介昆虫及土壤	
		小计		旱獭		灰仓鼠		小家鼠		犬		灰尾兔		狐狸		艾鼬			
		检验数	阳性数	检验数	阳性数	检验数	阳性数	检验数	阳性数	检验数	阳性数	检验数	阳性数	检验数	阳性数	检验数	阳性数	检验数	阳性数
	合作市	101	0	101	0													0	0
	小计	1907	41	1872	41													1129	9
	天祝	162	0	162	0													203	0
	武威旦玛	130	0	130	0													142	0
	肃北	152	7	152	7													27	2
	阿克塞	151	2	151	2													76	0
	玉门市	84	4	84	4													62	0
	嘉峪关	105	2	105	2													54	1
2016	张掖西水	177	2	177	2													210	4
	山丹	50	0	50	0													77	0
	肃南	142	1	142	1													62	1
	夏河	152	0	152	0													43	0
	碌曲	153	0	153	0													0	0
	合作市	104	0	104	0													0	0
	小计	1562	18	1562	18													956	8
	天祝	123	0	123	0													195	0
	武威旦玛	123	0	123	0													184	0
	肃北	137	13	137	13													14	10
	阿克塞	195	11	191	11													73	0
2017	玉门市	102	8	102	8													50	0
	嘉峪关	103	1	103	1													83	0
	张掖西水	166	2	166	2													217	1
	山丹	44	0	44	0													101	0
	肃南	139	2	139	2													73	0
	夏河	153	0	153	0													25	0

续表 10–7

年代	监测点	动物检验																媒介昆虫及土壤	
		小计		旱獭		灰仓鼠		小家鼠		犬		灰尾兔		狐狸		艾鼬			
		检验数	阳性数	检验数	阳性数	检验数	阳性数	检验数	阳性数	检验数	阳性数	检验数	阳性数	检验数	阳性数	检验数	阳性数	检验数	阳性数
	碌曲	106	0	104	0													0	0
	合作市	102	0	102	0													0	0
	小计	1493	37	1487	37													1015	11
2018	天祝	172	0	127	0	45	0											199	0
	武威 旦玛	124	0	105	0	19	0											253	0
	肃北	159	4	126	4	33	0											10	3
	阿克塞	248	27	243	27	5	0											102	0
	玉门市	129	5	129	5	0	0											55	0
	嘉峪关	113	2	111	2	2	0											79	0
	张掖 西水	168	2	168	2	0	0											217	2
	山丹	50	0	50	0	0	0											130	0
	肃南	153	2	153	2	0	0											90	0
	夏河	156	0	156	0	0	0											38	0
	碌曲	154	0	154	0	0	0											0	0
	合作市	102	0	102	0	0	0											0	0
	小计	1728	42	1624	42	104	0											1173	5
合计		68758	1348	68053	1340	383	1	130	1	63	1	6	3	1	1	2	1	47868	656

（四）血清学监测（表10–8、图10–11）

【血清学（IHA）方法检测结果】

1974~2018年甘肃省旱獭鼠疫疫源地血清学用鼠疫间接血凝（IHA）方法检测动物血清56 531份，结果F_1抗体阳性1796份，总阳性率为3.18%。其中检测旱獭血清52 217份，阳性1484份，旱獭血清阳性率2.84%；检测犬血清4341份，阳性315份，阳性率7.26%。犬血清抗体阳性率明显高于旱獭，旱獭与犬血清抗体阳性率二者差异有统计学意义（x^2=252.171，P<0.0001）。

经多年监测结果显示，每年甘肃省旱獭疫源地内均可发现一定数量的F_1抗体阳性血清。血清抗体阳性率年际变化大致呈中间高两边低的单峰型，即1987~1998年明显高于其他时间段。其中2008年阳性血清数量最高为97份（旱獭血清85份，犬血清12份），其次为1994年91份阳性血清（旱獭血清79份，犬血清6份），1981年阳性血清数量最低仅为1份（旱獭血清1份,）。具体详情见图10–11。

旱獭血清F_1抗体检测结果显示，其主要分布地区为祁连山北麓地带–阿尔金山地区中西段（肃南、肃北、阿克塞）；玉门分别于2013年、2014年检出1份阳性血清；嘉峪关、天祝、山丹未检出旱獭阳性血清。其中1994年旱獭血清阳性率最高为10.76%，1981年最低为0.11%。旱獭血清抗体阳性率年际变化总体虽为锯齿状排列，但明显呈中间高、两边低的单峰型。

犬血清F_1抗体检测结果显示：1974~2018年，甘肃省旱獭疫源地内2/3的年份在犬血清检出一定数量的F_1抗体阳性。阿克塞、肃北、玉门几乎每年都能检出犬阳性血清；肃南分别于2005年、2009年、2013年检出5份、1份、2份犬阳性血清；张掖西水分于2005年、2006年、2013年检出1份、2份、2份犬阳性血清。天祝于2013年检出1份犬阳性血清；嘉峪关、山丹未检出犬阳性血清。其中1997年犬血清阳性率最高为39.13%，其次1990年血清阳性率为34.29%。其血清抗体阳性率年际总体变化呈中间高两边低的单峰型。见图10–11。

表10–8　甘肃省1974~2018年旱獭鼠疫疫源地血清学监测结果

年代	监测点	IHA						RIHA	
		合计		旱獭血清		狗血清		旱獭	
		检测血清份数	阳性血清	血清份数	阳性份数	血清份数	阳性数	检测血清份数	阳性数
1974	肃北	140	10	140	10				
	张掖西水	334	4	318	4	16	0	39	1
	天祝	792	0	792	0				
	夏河	654	32	654	32				
小计		1920	46	1904	46	16	0	39	1
1975	肃北	633	0	633	0				
	张掖西水	326	7	306	5	20	2	50	1
	天祝	103	0	103	0				
	夏河	372	16	372	16				
小计		1434	23	1414	21	20	2	50	1
1976	武威旦玛	356	0	356	0				
	肃北	323	42	323	42				
	嘉峪关市		1		1				
	张掖西水	317	2	317	2			17	1
	天祝	97	0	97	0				

续表 10-8

年代	监测点	IHA						RIHA	
		合计		旱獭血清		狗血清		旱獭	
		检测血清份数	阳性血清	血清份数	阳性份数	血清份数	阳性数	检测血清份数	阳性数
小计		1093	45	1093	45			17	1
1977	肃南	320	9	320	9				
	张掖西水	346	0	321	0	25	0	25	0
	天祝	295	0	295	0				
小计		961	9	936	9	25	0	25	0
1978	张掖西水	336	0	336	0			24	0
	肃南	237	12	237	12				
小计		573	12	573	12			24	0
1979	张掖西水	398	0	398	0			33	0
	肃南	343	18	343	18				
	天祝	208	0	208	0				
小计		949	18	949	18			33	0
1980	张掖西水	406	5	406	5			37	0
	肃南	209	2	209	2				
	天祝	425	0	425	0				
小计		1040	7	1040	7			37	0
1981	肃北	122	0	122	0				
	肃南	207	1	207	1				
	天祝	264		264	0				
	武威旦玛	306	0	306	0				
小计		899	1	899	1	0	0	0	0
1982	阿克塞	185	0	185	0				
	肃北	157	0	157	0				
	张掖西水	259	15	236	12	23	3	34	19
	嘉峪关市	75	2	75	2				
	天祝	143	0	143	0				
	夏河	381	3	380	2	1	1	7	0
	武威旦玛	173	0	173	0				
小计		1031	20	1007	16	24	4	41	19

续表 10–8

年代	监测点	IHA						RIHA	
		合计		旱獭血清		狗血清		旱獭	
		检测血清份数	阳性血清	血清份数	阳性份数	血清份数	阳性数	检测血清份数	阳性数
	肃北	306	6	306	6				
	阿克塞	560	42	560	42	0	0		
1983	张掖西水	220	12	200	11	22	1	26	9
	天祝	121	0	121	0				
	夏河	257	0	257	0			55	0
小计		1466	60	1444	59	22	1	81	9
	阿克塞	228	0	228	0	0			
	肃北	224	7	224	7				
1984	张掖西水	172	3	155	2	17	1	19	2
	夏河	352	0	352	0			26	0
	武威旦玛	159	0	159	0				
	天祝	127	0	127	0				
	小计	1262	10	1245	9	17	1	45	2
1985	阿克塞	443	0	443	0				
	肃北	199	14	199	14				
	张掖西水	222	15	202	15	20	0	22	7
	肃南	244	2	224	2	20	0	75	22
	武威旦玛	211	0	211	0				
	天祝	164	0	164	0				
	夏河	674	0	674	0			7	0
小计		2157	31	2117	31	40	0	104	29
	阿克塞	314	0	314	0	0			
	肃北	129	3	129	3				
	张掖西水	210	13	190	9	20	4	24	3
1986	肃南	304	13	287	13	17			
	武威旦玛	110	0	110	0				
	天祝	120	0	100	0	20	0		
	夏河	54	0	54	0			5	0
小计		1251	29	1184	25	57	4	29	3

续表 10-8

年代	监测点	IHA						RIHA	
		合计		旱獭血清		狗血清		旱獭	
		检测血清份数	阳性血清	血清份数	阳性份数	血清份数	阳性数	检测血清份数	阳性数
1987	阿克塞	117	3	117	0	0	3		
	肃北	72	0	72	0				
	肃南	62	3	62	3				
	张掖西水	236	18	216	16	20	2	28	7
	天祝	100	0	100	0				
	夏河	421	0	421	0				
小计		1008	24	988	19	20	5	28	7
1988	阿克塞	191	4	191	4	0			
	肃北	311	38	291	36	20	2		
	肃南	68	0	68	0			16	10
	张掖西水	250	21	225	20	25	1	19	0
	天祝	97	0	97	0				
	夏河	279	0	279	0				
	武威旦玛	219	0	219	0				
小计		1415	63	1370	60	45	3	35	10
1989	阿克塞	229	12	229	12	0			
	肃北	183	16	183	16				
	张掖西水	215	13	180	9	35	4	20	0
	肃南	145	5	145	5			13	4
	武威旦玛	213	0	213	0				
	天祝	82	0	82	0				
	夏河	371	0	371	0				
小计		1438	46	1403	42	35	4	33	4
1990	阿克塞	137	26	137	26	0	0		
	肃北	237	17	217	17	20	12		
	肃南	68	3	68	3			11	4
	张掖西水	275	2	240	2	35	0	23	0
	武威旦玛	192	0	192	0				
	天祝	40	0	40	0				

续表 10-8

年代	监测点	IHA						RIHA	
		合计		旱獭血清		狗血清		旱獭	
		检测血清份数	阳性血清	血清份数	阳性份数	血清份数	阳性数	检测血清份数	阳性数
	夏河	433	0	433	0			5	0
小计		1382	60	1327	48	80	16	39	4
1991	阿克塞	218	23	218	23				
	肃北	261	25	261	25				
	肃南	81	3	72		9	3	39	13
	张掖西水	262	17	262	17			33	5
	武威旦玛	91	0	91	0				
	天祝	22	0	22	0				
	夏河	286	2	286	2			5	0
小计		1221	70	1212	67	9	3	77	18
1992	阿克塞	162	25	162	25				
	肃北	255	16	255	16				
	张掖西水	150	0	130	0	20	0	31	0
	肃南	259	2	199		60	2	39	11
	天祝	100	0	100	0				
	夏河	525	0	525	0			120	0
小计		1451	43	1371	41	80	2	190	11
1993	阿克塞	186	17	186	17				
	肃北	108	6	108	6				
	张掖西水	200	8	180	6	20	2	18	4
	肃南	130	18	70	10	60	8	20	11
	武威旦玛	158	0	158	0				
	天祝	174	0	174	0				
	夏河	147	0	147	0			3	0
小计		1103	49	1023	39	80	10	41	15
1994	阿克塞	399	48	399	48	0			
	肃北	137	23	137	23				
	张掖西水	67	8	67	8			18	0
	肃南	60	12			60	12	13	5

续表 10-8

年代	监测点	IHA						RIHA	
		合计		旱獭血清		狗血清		旱獭	
		检测血清份数	阳性血清	血清份数	阳性份数	血清份数	阳性数	检测血清份数	阳性数
	天祝	66	0	66	0				
	夏河	65	0	65	0				
小计		794	91	734	79	60	12	31	5
1995	阿克塞	346	21	346	21				
	肃北	158	49	158	49				
	张掖西水	103	8	103	8	0	0	23	2
	肃南	0	0	0	0	0	0	17	7
	天祝	37	0	37	0				
	夏河	295	0	295	0			3	0
小计		939	78	939	78	0	0	43	9
1996	阿克塞	170	5	170	5				
	肃北	145	25	145	25				
	玉门	33	0	33	0				
	嘉峪关市	8	0	8	0				
	张掖西水	125	4	105	3	20	1	25	1
	肃南	0	0	0	0	0	0	30	6
	天祝	44	0	44	0				
	武威旦玛	148	0	148	0				
	夏河	202	0	202	0			9	0
小计		875	34	855	33	20	1	64	7
1997	阿克塞	189	9	189	9				
	肃北	132	18	132	18				
	玉门	19	3	16	0	3	3		
	嘉峪关市	50	0	50	0				
	张掖西水	62	3	62	3			26	0
	肃南	20	6			20	6	23	8
	天祝	38	0	38	0				
	武威旦玛	191	0	191	0				
	夏河	419	0	419	0			1	0

续表 10-8

年代	监测点	IHA						RIHA	
		合计		旱獭血清		狗血清		旱獭	
		检测血清份数	阳性血清	血清份数	阳性份数	血清份数	阳性数	检测血清份数	阳性数
小计		1120	39	1097	30	23	9	50	8
1998	阿克塞	178	8	178	8				
	肃北	125	18	125	18				
	玉门	37	0	37	0				
	嘉峪关市	70	0	70	0				
	张掖西水	57	0	57	0			13	1
	肃南	0	0	0	0	0	0	46	9
	天祝	80	0	80	0				
	武威旦玛	190	0	190	0				
	夏河	204	5	204	5			4	0
小计		941	31	941	31	0	0	63	10
1999	阿克塞	168	16	168	16				
	肃北	126	15	126	15				
	玉门	29	0	29	0				
	嘉峪关市	70	0	70	0				
	张掖西水	33	0	33	0			18	1
	肃南	0	0	0	0	0	0	22	1
	天祝	100	0	100	0				
	武威旦玛	169	0	169	0				
	夏河	371	2	371	2			64	0
小计		1066	33	1066	33	0	0	104	2
2000	阿克塞	165	13	165	13				
	肃北	131	11	131	11				
	玉门	41	0	41	0				
	嘉峪关市	44	0	44	0				
	张掖西水	245	11	225	9	20	2	27	6
	肃南	0	0	0	0	0	0	23	4
	天祝	110	0	110	0			7	0
	武威旦玛	159	0	159	0				

续表 10-8

年代	监测点	IHA						RIHA	
		合计		旱獭血清		狗血清		旱獭	
		检测血清份数	阳性血清	血清份数	阳性份数	血清份数	阳性数	检测血清份数	阳性数
	夏河	210	1	210	1				2
小计		1105	36	1085	34	20	2	57	12
	阿克塞	185	7	185	7				
	肃北	147	0	147	0				
	玉门	28	0	28	0				
	嘉峪关市	65	0	61	0	4	0		
2001	张掖西水	27	0	27	0	0	0	32	0
	肃南	0	0	0	0	0	0	23	5
	天祝	98	0	98	0			7	0
	武威旦玛	147	0	147	0			6	0
	夏河	222	6	222	6				
小计		919	13	915	13	4	0	68	5
	阿克塞	182	4	182	4				
	肃北	152	11	152	11				
	玉门	23	0	23	0				
	嘉峪关市	25	0	25	0				
2002	张掖西水	27	3	27	3			17	0
	肃南	0	0	0	0	0	0	22	4
	天祝	49	0	49	0			23	0
	武威旦玛	137	0	137	0				
	夏河	183	0	183	0			4	0
小计		778	18	778	18	0	0	66	4
	阿克塞	183	7	183	7				
	肃北	139	11	139	11				
	玉门	15	0	15	0				
	嘉峪关市	18	0	16	0	2	0		
2003	张掖西水	54	3	54	3	0	0	17	0
	肃南	0	0	0	0	0	0	33	4
	天祝	121	0	121	0			36	0

续表 10–8

年代	监测点	IHA						RIHA	
		合计		旱獭血清		狗血清		旱獭	
		检测血清份数	阳性血清	血清份数	阳性份数	血清份数	阳性数	检测血清份数	阳性数
	武威旦玛	98	0	98	0				
	夏河	150	0	150	0			6	0
小计		778	21	776	21	2	0	92	4
	阿克塞	269	33	269	33				
	肃北	128	9	128	9				
	玉门	11	0	11	0				
	嘉峪关市	22	0	22	0				
	张掖西水	60	2	60	2			27	5
2004	肃南	0	0	0	0	0	0	42	5
	天祝	120	0	120	0			36	0
	武威旦玛	129	0	129	0				
	夏河	216	0	216	0			3	0
	碌曲	16	0	16	0				
小计		971	44	971	44	0	0	108	10
	阿克塞	224	21	224	21				
2005	肃北	80	10	80	10				
	玉门	73	0	52	0	21	0		
	嘉峪关市	22	0	22	0				
	张掖西水	169	20	137	19	32	1	30	5
	肃南	208	5	172	0	36	5	46	8
	山丹	61	0	61	0				
	天祝	82	0	60	0	22	0	15	0
	武威旦玛	132	0	132	0				
	夏河	727	0	727	0			6	0
	碌曲	327	0	327	0				
小计		2105	56	1994	50	111	6	97	13
	阿克塞	229	62	179	46	50	16		
	肃北	131	10	101	5	30	5		
	玉门	72	0	52	0	20	0		

续表 10-8

年代	监测点	IHA						RIHA	
		合计		旱獭血清		狗血清		旱獭	
		检测血清份数	阳性血清	血清份数	阳性份数	血清份数	阳性数	检测血清份数	阳性数
2006	嘉峪关市	55	0	33	0	22	0		
	张掖西水	194	6	141	4	53	2	25	2
	肃南	142	0	122	0	20	0	48	4
	山丹	72	0	52	0	20	0		
	天祝	125	0	101	0	24	0	6	0
	武威旦玛	115	0	115	0			4	0
	夏河	183	0	163	0	20	0	1	0
	碌曲	122	0	102	0	20	0		
小计		1440	78	1161	55	279	23	84	6
2007	阿克塞	223	14	173	6	50	8		
	肃北	151	18	121	13	30	5	14	0
	玉门	74	5	54	0	20	5		
	嘉峪关市	66	0	46	0	20	0		
	张掖西水	185	17	135	15	50	2	22	6
	肃南	141	0	121	0	20	0	44	7
	山丹	75	0	55	0	20	0		
	天祝	129	0	102	0	27	0	9	0
	武威旦玛	103	0	97	0	6	0		
	夏河	215	0	164	0	51	0	1	0
	碌曲	100	0	100	0				
小计		1462	54	1168	34	294	20	90	13
2008	阿克塞	188	69	138	62	50	7		
	肃北	137	21	107	18	30	3		
	玉门	126	2	105	0	21	2		
	嘉峪关市	58	0	38	0	20	0		
	张掖西水	262	4	212	4	50	0	22	3
	肃南	226	1	206	1	20	0	26	1
	山丹	76	0	56	0	20	0		

续表 10-8

年代	监测点	IHA						RIHA	
		合计		旱獭血清		狗血清		旱獭	
		检测血清份数	阳性血清	血清份数	阳性份数	血清份数	阳性数	检测血清份数	阳性数
	天祝	154	0	132	0	22	0	14	0
	武威旦玛	162	0	141	0	21	0		
	夏河	182	0	132	0	50	0	1	0
	碌曲	100	0	100	0				
小计		1671	97	1367	85	304	12	63	4
	阿克塞	242	42	192	28	50	14		
	肃北	65	10	45	7	20	3		
	玉门	75	2	54	0	21	2		
	嘉峪关市	44	0	31	0	13	0	2	2
	张掖西水	178	1	128	1	50	0	20	0
2009	肃南	191	1	160	0	31	1	24	0
	山丹	81	0	61	0	20	0		
	天祝	141	0	116	0	25	0	17	0
	武威旦玛	118	0	118	0				
	夏河	222	0	171	0	51	0		
	碌曲	116	0	116	0				
小计		1473	56	1192	36	281	20	63	2
	阿克塞	226	2	176	2	50	0		
	肃北	148	20	118	14	30	6		
	玉门	72	2	52	0	20	2		
	嘉峪关市	48	0	33	0	15	0	1	1
	张掖西水	174	2	123	2	51	0	16	0
2010	肃南	158	0	138	0	20	0	13	0
	山丹	76	0	56	0	20	0		
	天祝	154	0	128	0	26	0	21	0
	武威旦玛	80	0	80	0				
	夏河	250	0	199	0	51	0		
	碌曲	117	0	117	0				
小计		1503	26	1220	18	283	8	51	1

续表 10–8

年代	监测点	IHA						RIHA	
		合计		旱獭血清		狗血清		旱獭	
		检测血清份数	阳性血清	血清份数	阳性份数	血清份数	阳性数	检测血清份数	阳性数
2011	阿克塞	265	8	212	5	53	3		
	肃北	150	13	120	8	30	5		
	玉门	87	3	64	0	23	3		
	嘉峪关市	80	0	74	0	6	0	1	1
	张掖西水	185	1	133	1	52	0	20	0
	肃南	140	0	120	0	20	0	21	0
	山丹	73	0	53	0	20	0		
	天祝	150	0	124	0	26	0	22	0
	夏河	209	0	158	0	51	0		
	碌曲	119	0	119	0				
小计		1458	25	1177	14	281	11	64	1
2012	阿克塞	249	8	199	6	50	2		
	肃北	150	14	120	10	30	4		
	玉门	89	1	67	0	22	1		
	嘉峪关市	64	0	44	0	20	0	2	2
	张掖西水	184	2	134	2	50	0	18	4
	肃南	160	0	140	0	20	0	46	4
	山丹	73	0	53	0	20	0		
	天祝	124	0	98	0	26	0	33	0
	夏河	207	0	157	0	50	0	2	0
	碌曲	148	0	148	0				
小计		1448	25	1160	18	288	7	101	10
2013	阿克塞	158	33	128	25	30	8		
	肃北	141	38	105	19	36	19		
	玉门	85	3	65	1	20	2		
	嘉峪关市	63	0	43	0	20	0	3	3
	张掖西水	179	2	129	0	50	2	10	0
	肃南	133	2	103	0	30	2	23	1
	山丹	77	0	57	0	20	0		

续表 10-8

年代	监测点	IHA						RIHA	
		合计		旱獭血清		狗血清		旱獭	
		检测血清份数	阳性血清	血清份数	阳性份数	血清份数	阳性数	检测血清份数	阳性数
	天祝	113	1	92	0	21	1	18	0
	武威旦玛	63	0	63	0				
	夏河	213	0	162	0	51	0	1	0
	碌曲	151	0	151	0				
小计		1376	79	1098	45	278	34	55	4
2014	阿克塞	146	14	115	10	31	4	5	1
	肃北	122	12	92	7	30	5	1	1
	玉门	92	9	69	1	23	8	2	2
	嘉峪关市	69	0	49	0	20	0	117	1
	张掖西水	172	2	122	2	50	0	11	5
	肃南	151	0	131	0	20	0	29	2
	山丹	70	0	50	0	20	0		
	天祝	127	0	104	0	23	0	18	0
	武威旦玛	109	0	109	0			3	0
	夏河	214	0	164	0	50	0	4	0
	碌曲	151	0	151	0				
小计		1423	37	1156	20	267	17	190	12
2015	天祝	122	0	101	0	21	0	15	0
	武威	129	0	129	0	0	0	129	0
	阿克塞	170	15	140	12	30	3	0	0
	肃北	116	16	95	14	21	2	1	0
	玉门	82	2	64	0	18	2	5	0
	嘉峪关	138	0	118	0	20	0	4	2
	张掖西水	206	0	156	0	50	0	15	1
	山丹	70	0	50	0	20	0	0	0
	肃南	140	0	120	0	20	0	53	0
	夏河	207	0	157	0	50	0	10	0
	碌曲	10	0	10	0	0	0	348	0
	合作	100	0	100	0	0	0	3	0

续表 10-8

年代	监测点	IHA						RIHA	
		合计		旱獭血清		狗血清		旱獭	
		检测血清份数	阳性血清	血清份数	阳性份数	血清份数	阳性数	检测血清份数	阳性数
小计		1490	33	1240	26	250	7	583	3
	天祝	150	0	130	0	20	0	12	0
2016	武威	128	0	128	0	0	0	130	0
	阿克塞	156	3	126	3	30	0	0	0
	肃北	120	16	120	16	0	0	0	0
	玉门	77	2	68	0	9	2	0	0
	嘉峪关	113	1	93	1	20	0	5	2
	张掖西水	216	0	166	0	50	0	11	2
	山丹	70	0	50	0	20	0	0	0
	肃南	114	0	94	0	20	0	48	1
	夏河	202	0	152	0	50	0	0	0
	碌曲	0	0	0	0	0	0	153	0
	合作	101	0	101	0	0	0	3	0
小计		1447	22	1228	20	219	2	362	5
	天祝	142	0	121	0	21	0	2	0
	武威	121	0	121	0				
	阿克塞	167	6	136	3	31	3		
	肃北	130	33	100	8	30	25		
	玉门	95	8	69	0	26	8		
2017	嘉峪关	118	0	98	0	20	0	3	1
	张掖西水	205	0	155	0	50	0	11	2
	山丹	56	0	44	0	12	0		
	肃南	140	0	120	0	20	0	19	2
	夏河	203	0	152	0	51	0	1	0
	碌曲	53	0	53	0			157	0
	合作	102	0	102	0				
小计		1532	47	1271	11	261	36	193	5
	天 祝	134	0	113	0	21	0	5	0
	武 威	141	0	121	0	20	0	4	0
	阿克塞	155	19	105	7	50	12	0	0
	肃 北	136	36	106	14	30	22	0	0
	玉 门	130	3	100	0	30	3	0	0
	嘉峪关	124	0	104	0	20	0	7	3
2018	张掖西水	206	2	156	2	50	0	12	2
	山 丹	70	0	50	0	20	0	0	0
	肃 南	140	0	120	0	20	0	33	2

续表 10-8

年代	监测点	IHA						RIHA	
		合计		旱獭血清		狗血清		旱獭	
		检测血清份数	阳性血清	血清份数	阳性份数	血清份数	阳性数	检测血清份数	阳性数
	夏 河	204	0	154	0	50	0	2	0
	碌 曲	0	0	0	0	0	0	154	0
	合 作	0	0	0	0	0	0	102	0
小计		1440	60	1129	23	311	37	319	7
合计		56531	1796	52217	1484	4341	315	4029	296

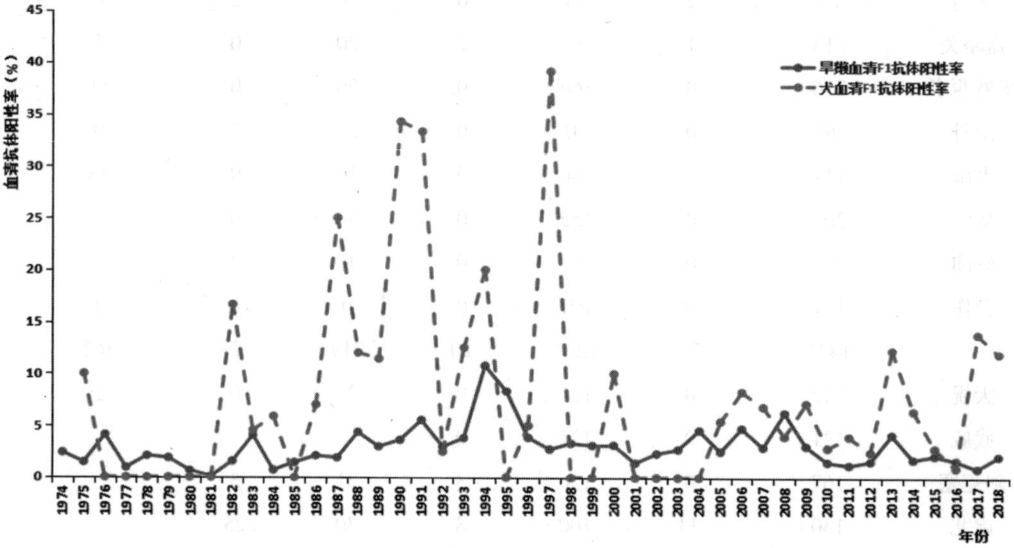

图 10-11　1974~2018 年甘肃省旱獭/犬血清 F_1 抗体阳性率年际变化

由表 10-9 可知，1974~2018 年，甘肃省旱獭血清 F_1 抗体平均阳性率与大血清 F_1 抗体阳性率相比，差异有统计学意义（x^2=253.603，P<0.05）。

表 10-9　1974~2018 年甘肃省旱獭与犬血清中 IHA 阳性率的比较

血清种类	阳性	阴性	x^2	P
旱獭	1484	50733		
狗	315	4026	253.603	0.000
总计	1799	54759		

不同年份旱獭与血清 F_1 抗体阳性率差异，由表 10-9、表 10-10 可知，只有 2018 年，甘肃省旱獭血清与犬血清中 IHA 检出阳性率差异存在统计学意义（x^2=253.603，P<0.05）。

表 10-10　不同年代旱獭与犬血清中 IHA 阳性率比较

年代	旱獭血清		犬血清		x^2	P
	检测数	阳性数	检测数	阳性数		
2016	1228	20	219	2	0.247	0.619
2018	1129	23	311	37	59.365	0.000

1974~2018 年甘肃省旱獭鼠疫疫源地血清学用反向鼠疫间接血凝（RIHA）方法检测动物血清 4029 份，结果 F_1 抗原阳性 296 份，总阳性率为 7.38%，不同年份 F_1 抗原阳性率变化详见图 10–12。

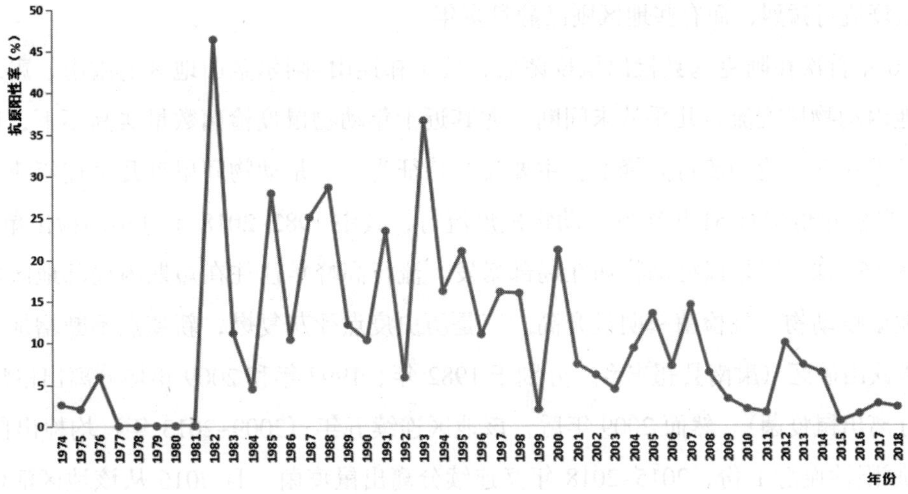

图 10–12　1974~2018 年甘肃省旱獭材料 F_1 抗原阳性率年际变化

二、动物鼠疫流行情况

(一) 动物疫点时空分布

自 1959 年在甘南夏河县从旱獭体内分离出鼠疫菌，从而首次证实甘肃省存在青藏高原喜马拉雅旱獭鼠疫自然疫源地。后续通过疫源调查，目前现已发现祁连山–阿尔金山山地和甘南高原两块独立的旱獭疫源地，分布在天祝、肃南、山丹、肃北、阿克塞、玉门、夏河、碌曲、合作市 9 个县（市），面积 73361.82km^2。

(二) 宿主与媒介

喜马拉雅旱獭是甘肃青藏高原鼠疫自然疫源地的主要宿主动物，其分布广，数量多，种群结构稳定，自然带菌率高。一般分布在海拔 2500~4200m 的范围，呈带状或岛状分布，其中以山麓平原、丘陵缓坡、阶地以及丘陵阳坡密度最高，为其最适生境。其活动受季节影响很大，是典型的冬眠动物，居住洞穴复杂，能形成稳定的小气候，一般在 3 月中旬开始出蛰，10 月中下旬开始入蛰，至 11 月全部进入冬眠，地面活动时间约 7 个月。甘肃省李璋等曾对旱獭疫源地内的喜马拉雅旱獭迁移特征进行了研究，个体最远活动范围可离居住洞 3000m（肃南皇城，1974），喜马拉雅旱獭每年繁殖 1 次，通常是在出生后第 3 年开始繁殖，4 月中旬交尾，6 月中旬地面出现幼獭，胚胎子宫斑为 2~9 个，平均 5 个，一般寿命约 8 年。

谢氏山蚤和斧形盖蚤是喜马拉雅旱獭疫源地的主要媒介，也是旱獭主要体外寄生蚤。其数量变化随季节不同形成两个高峰，5 月份出现的高峰由斧形盖蚤促成，9 月份出现的高峰则主要由谢氏山蚤所致。谢氏山蚤和斧形盖蚤种群数量的地区分布有明显差异，在高寒草甸草原地带以斧形盖蚤为主，在较干旱的高山草原带则以谢氏山蚤占优势。在甘肃地理分布上表现为由东向西斧形盖蚤逐渐减少，而谢氏山蚤逐渐增多，由此形成数量上的互补和媒介作用的替代关系。

（三）动物鼠疫流行特征

由于甘肃省旱獭疫源地面积较大，分布广泛而不连续，鼠疫在动物间的流行强度差别很大，一些地区动物鼠疫流行猛烈，而有些地区则已静息多年。

自1960年首次在阿克塞县检出鼠疫菌后，位于祁连山–阿尔金山地区的肃南、肃北、阿克塞和玉门市疫源地内动物鼠疫流行几乎从未间断。尤其近十年动物鼠疫检菌数量居高不下，鼠疫动物病持续发生，现正处在新一轮的流行高峰期。主要流行特征为：一是动物间鼠疫几乎连年流行（除个别年份外），55个自然年份中有51年次发生动物鼠疫流行，其中1982~2018年每年均检出鼠疫菌，最低为8株，最高达162株。二是鼠疫动物病在局部暴发。流行高峰年往往在短期内局部地区可发现大量病死旱獭及其他染疫动物，且检菌率明显升高。三是历史疫点死灰复燃，新疫点不断增加。如嘉峪关市鼠疫监测在镜铁山矿区（肃南县祁丰乡）分别于1982年、1997年和2009年均分离出鼠疫菌（1976年该地区首次分离出鼠疫菌）。然而2009年后，该地区连续五年（2009~2013年）均检出鼠疫菌，2014年检出F_1抗原阳性血清1份，2015~2018年又连续分离出鼠疫菌，且2016从该地区活体旱獭检出1株鼠疫菌。表明该地历史疫点已复燃，新疫点不断出现。现将甘肃省祁连山–阿尔金山地区旱獭疫源地具体流行特征介绍如下：

1.动物鼠疫发生时间分布

【周期性】1960~2018年，在持续流行的同时约10年出现一次周期性的高峰。从检菌数量变动情况来看，1972年、1983年、1995年、2005年、2014年检菌数最高。其中1961~1972年，祁连山–阿尔金山地区共检菌166株。1972年发生动物间鼠疫暴发流行，检菌224株，阳性率52.7%，而后流行强度逐年减弱。1979~1981年三年间未检出鼠疫菌，动物间鼠疫处于相对静息状态；从1982年又开始暴发流行，检菌阳性率为20.8%。持续流行至1985年后，动物间鼠疫流行趋于相对缓和5年，从1991年又出现反弹，即1991~1995年出现一个流行小高峰；1996~2003年，动物鼠疫流行趋于平缓。2004年幼鼠鼠疫流行强度又上升，2004~2018年，该地区动物鼠疫持续猛烈流行；每年检菌数量均在2位数以上，此期间，由于动物持续流行而波及发生人间鼠疫疫情。见图10–13，图10–14。

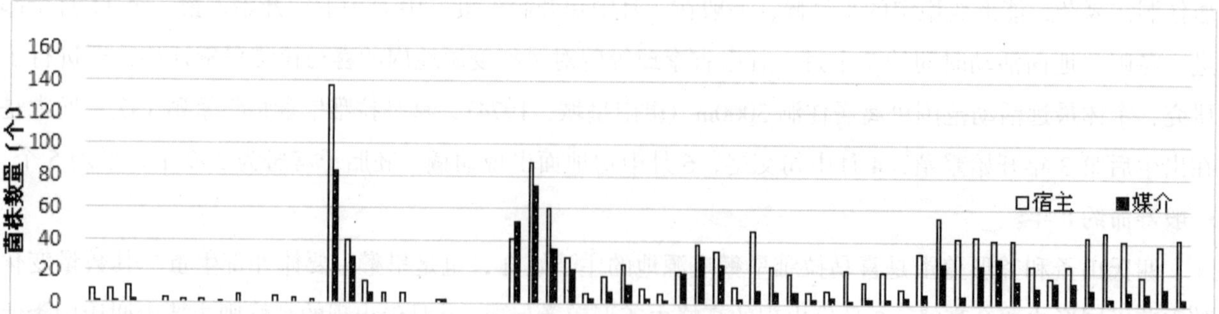

图10–13 1959~2018年甘肃省旱獭鼠疫疫源地内检菌数量年际变化

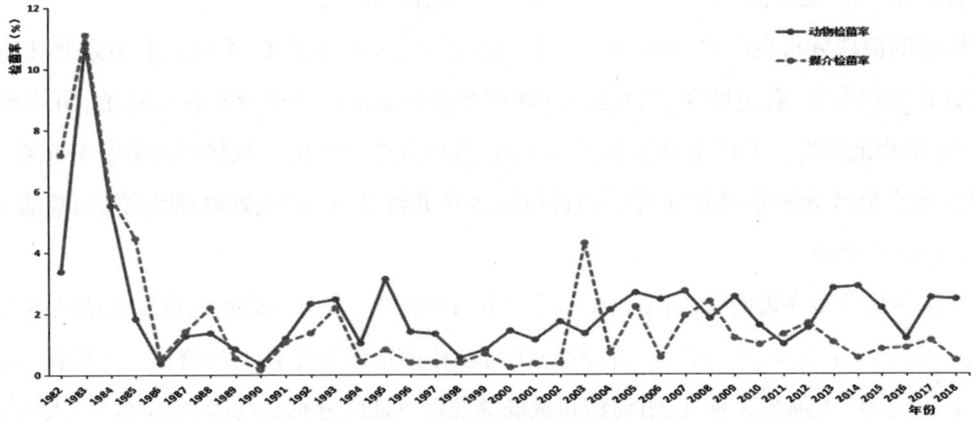

图 10–14 1982~2018 年甘肃省旱獭疫源地内检菌率年际变化

【季节性】1960~2018 年，据不完全统计，月检菌时间分布为 4 月份检菌 2 株，占菌株构成的 0.11%（2/1835）；5 月份检菌 98 株，占 5.34%（98/1835）；6 月份检菌 530 株，占 28.88%（530/1835）；7 月份检菌 622，占 33.90%（622/1835）；8 月份检菌 396 株，占 21.58%（396/1835）；9 月份检菌 180 株，占 9.81%（180/1835）；10 月份检菌 7 株，占 0.38%（7/1835）。7 月份检菌数量最多，其次为 6 月，再次为 8 月份，6 月、7 月、8 月三月为该地区动物鼠疫流行的高峰季节。检菌季节消长与贮存宿主喜马拉雅旱獭生态习性规律相一致，见图 10–15。

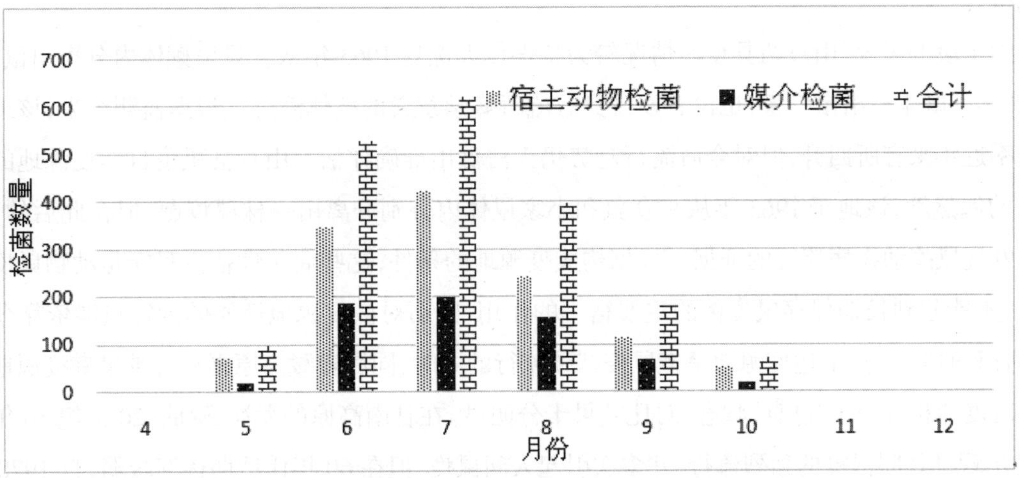

图 10–15 1960~2018 年旱獭鼠疫疫源地每月检菌数量分布情况

2.动物鼠疫发生地域及分布范围

1959~2018 年，甘肃省旱獭疫源地动物鼠疫流行范围多为 2~3 疫源县，严重时 4 个县（1961 年、1972 年、1993 年、2004 年、2015 年、2016 年、2017 年、2018 年）同时发生动物鼠疫疫情。一年当中动物鼠疫疫点数最少 1 个，最多高达 35 个。其中 6 个年份（1972 年、2009 年、2015 年、2015 年、2017 年、2018 年）疫点数在 30 个以上，有 10 个年份（1972 年、1982 年、1983 年、1984 年、2007 年、2008 年、2009 年、2013 年、2014 年、2016 年）疫点数为 20 个以上，有 19 个年份疫点数为 10 个以上。

甘肃旱獭疫源地检出的菌株主要分布在 4 市州 9 县（区），分别为张掖市、武威市、甘南州、酒泉 4 地。其中酒泉市具体分布范围为肃北、阿克塞、玉门 3 县，张掖市肃南县、山丹 2 县，武威市天祝县，甘南州的

夏河、碌曲、合作市3市、县。各市(州)检菌详细地区分布情况如下:

酒泉市检出的菌株分布在肃北、阿克塞、玉门3县(市)的8个乡镇17个村。其中肃北县动物鼠疫发生地区主要分布在别盖乡、石包城乡、鱼儿红乡;阿克塞县检菌地区主要分布在红柳镇、团结乡、和平乡、民主乡;玉门市动物鼠疫发生地区主要分布在赤金镇、清泉乡2个乡镇。从检菌的数量分布看,酒泉市动物间鼠疫流行重点地区分别是肃北别盖乡和石包城乡鱼儿红地区,阿克塞红柳湾镇、阿克旗乡、阿勒腾乡,玉门市清泉乡、赤金镇。

张掖市检出菌株分布在肃南、山丹2县的6个乡镇19个村。肃南县动物鼠疫发生地区主要分布在马蹄乡、康乐乡、大河乡、皇城乡、大马营乡、祁丰乡;山丹县检菌地区分布在大马营村。从检菌的数量看,多集中在马蹄乡、康乐乡、大河乡3乡,说明动物间鼠疫暴发重点地区分别是马蹄乡、康乐乡、大河乡3乡。

武威市检出菌株地区仅分布在抓喜秀龙乡金强河。

甘南州检出菌株主要分布在夏河县拉卜楞镇、桑科乡、甘加乡、达麦乡,碌曲县双岔乡。

甘肃祁连山-阿尔金山旱獭鼠疫在动物间的流行强度差别很大,一些地区动物鼠疫流行猛烈,而有些地区则已静息多年。

位于甘肃省西祁连山-阿尔金山旱獭疫源地内的阿克塞、肃北、肃南、玉门表现出流行强度大,涉及范围广的特点。从年际变化来看,自1959年至2018年该疫源地几乎每年都检出菌。20世纪70年代后,人间疫情均发生在该旱獭鼠疫疫源地内。综上所述,甘肃省西祁连山-阿尔金山旱獭鼠疫自然疫源地动物鼠疫在持续流行。

祁连山东段的天祝、山丹两县疫源情况较为特殊。天祝县1963年从一只旱獭体内分离出鼠疫菌,在此后的58年间既未检出鼠疫菌,也没有发现具有流行病学意义的抗体滴度。根据监测结果,该地旱獭密度和染蚤率近年来有所回升,但对今后流行趋势仍无法做出准确评估。山丹县鼠疫自然疫源地的确定也带有较大的偶然性,该地于1963年从灰仓鼠和小家鼠体内分别分离出一株鼠疫菌,但在此后的56年间一直没有发现鼠疫动物病流行的证据。根据构成疫源地的条件,这些偶然性宿主只能是动物鼠疫大流行时被波及,不能起到长期保存鼠疫菌的主要宿主的作用,因而对该疫源地性质的确定只能依靠今后更长时间的调查和研究。 在上述疫源地旱獭鼠疫持续流行的同时,同属青藏高原喜马拉雅旱獭疫源地的甘南高原旱獭鼠疫却相对处于“静息”状态,对比效果十分明显。在甘南高原的夏河、碌曲,20世纪50年代末至60年代曾出现动物间鼠疫的猛烈流行,并多次引起人间鼠疫,但在60年代后期逐渐减弱,自1970年检出最后一株菌后,至今已间歇40多年。夏河县继1991年检出2份IHA阳性血清后,1998~2000年连续分别检出5份、2份和1份阳性血清,1998年检出的5份阳性血清中, 有3份滴度为1:160,1999年5~6月份该县九甲、甘加、桑科等疫区发现大批自毙旱獭,虽未分离出鼠疫菌,但检出8份RIHA阳性材料(1:100为5份,1:200为3份)和2份IHA阳性血清(1:80和1:160)。虽然该地区旱獭鼠疫相对处于“静息”状态,但从地理位置来看,该块疫源地的甘南地区分别于青海黄南州、四川的阿坝地区、甘孜州部分旱獭疫源地区接壤毗邻。然而,青海黄南州、四川的阿坝地区动物鼠疫处于间断流行,该两州与甘南地区无任何天然屏障。加之2007年甘南夏河县麻当乡切龙行政村加让道自然村发生人间鼠疫疫情。2011年9月四川甘孜州理塘县发生一起腺鼠疫疫情。表明甘南地区突发性鼠疫疫情及输入性鼠疫疫情的发生风险始终存在,另外通过2002年在甘南地区进行鼠疫疫源地的调查,发现该地区旱獭分布范围逐步扩大,存在部分潜在鼠疫自然疫源地。另外该地区旱獭密度多年来均大于控制标准(≤0.1 只/hm²)。夏河县又是旅游胜地，近年来，部分景区经营者以观赏、逗玩、投喂旱獭为噱头而谋求利润，纵容游客进入景区后与旱獭亲密接触，投食、逗玩旱獭等高危行为随处可见，严重存在传播鼠疫风险。夏河县拉卜楞寺又是藏传佛教重要的寺院，拉卜楞寺及桑科草原所在地属于鼠疫自然疫源地，由于地处甘青川三省交界。目前，甘南地理位置特殊，草原交通四通八达，日益便利，加之夏河机场航空港的开通。一旦发生人间鼠疫，防控难度大，后果不堪设想。所以我们不能存在麻痹和侥幸心理，应扩大检索范围，选用敏感性好、特异性高的新实验室检测技术，及时掌握动物间疫情流行动态，提高鼠疫疫情预警能力。同时，做好突发人间疫情的应急准备。

表 10-11 1959~2018 年甘肃省旱獭鼠疫疫源地动物疫点年度分布

年代	县数	乡镇数	疫点数	菌株数	
				动物（只）	媒介（组）
1959	1	1	4	8	1
1960	2	4	7	8	1
1961	4	5	6	11	2
1963	2	2	2	3	0
1964	2	2	2	2	0
1965	1	1	1	2	0
1966	1	1	1	1	0
1967	2	3	5	5	0
1969	2	2	4	4	0
1970	2	2	3	3	0
1971	2	2	2	2	0
1972	4	5	35	139	84
1973	2	2	15	39	29
1974	2	2	9	14	7
1975	2	2	4	6	0
1976	3	4	5	6	0
1978	1	1	2	2	2
1982	3	4	22	41	52
1983	3	5	26	88	74
1984	2	4	20	60	34
1985	2	5	19	29	22
1986	2	2	4	6	3
1987	2	3	9	17	8
1988	3	4	16	24	12

续表 10–11

年代	县数	乡镇数	疫点数	菌株数	
				动物（只）	媒介（组）
1989	3	3	4	10	3
1990	2	2	3	6	2
1991	2	4	11	20	20
1992	3	4	14	37	30
1993	4	5	15	33	25
1994	3	3	7	11	3
1995	2	3	8	46	9
1996	3	4	6	23	8
1997	3	4	7	19	8
1998	2	3	7	7	3
1999	3	4	7	9	5
2000	3	3	10	21	2
2001	3	5	9	14	4
2002	3	5	8	20	3
2003	2	4	6	10	5
2004	4	5	8	32	7
2005	3	5	12	54	26
2006	3	5	9	42	6
2007	3	6	24	43	25
2008	3	4	25	40	29
2009	3	4	30	40	15
2010	2	3	13	24	11
2011	3	4	11	17	14
2012	3	5	17	25	14
2013	3	5	23	43	10
2014	3	5	25	46	5
2015	4	7	37	41	9
2016	4	7	21	18	8
2017	4	8	32	37	11
2018	4	4	43	42	5

3.染疫啮齿动物

本文根据以往公开发表的文献资料为基础，并参考有关资料（王香亭等，甘肃脊椎动物志，1982；中国科学院青海甘肃综合考察队,1964；郑涛，甘肃省啮齿动物区系及地理区划的研究，1990）对甘肃啮齿动物的种类、分布重新进行整理、订正、总结。目前动物的分类和学名在使用上存在一定的混乱，主要是由于动物分类学的发展，特别是分子生物学技术的应用，对部分啮齿动物的分类提出了新的见解。当然，对于部分啮齿动物的分类，依然还有争议，有待进一步研究。为此，本文以五十多年来的调查资料为基础，结合公开发表文献，对已知甘肃境内的啮齿动物根据《中国动物志》动物学名与分类系统框架、参考 Wilson et al（2005）和 Mamal species of the world:A Taxonomicand geographic, Reference （Third editiog）的新分类系统，并参照郑智民等《啮齿动物学》(上海交通大学出版社、2008）的分类系统对甘肃省 1959~2018 年捕获啮齿动物进行重新分类。目前甘肃啮齿动物区系组成中共有 2 目，10 科，47 属 87 种（8 亚种）。其中 2 目分别为兔形目和啮齿目，兔形目包括兔科 1 属 3 种（1 亚种），鼠兔科 1 属 9 种（1 亚种）共 12 种（2 亚种）；啮齿目包括松鼠科 6 属 7 种（1 亚种），鼯鼠科 4 属 8 种（1 亚种），仓鼠亚科 5 属 8 种（1 亚种），鼢鼠亚科 1 属 4 种，田鼠亚科 10 属 13 种，沙鼠亚科 3 属 5 种，竹鼠科 1 属 1 种，鼠科 6 属 14 种（2 亚种），跳鼠科 6 属 9 种（1 亚种），林跳鼠科 2 属 2 种，豪猪科 1 属 1 种共 75 种（6 亚种）。

现已证明甘肃省喜马拉雅旱獭鼠疫疫源地发现染疫动物 8 种，分别为喜马拉雅旱獭、灰尾兔、灰仓鼠、小家鼠、家猫、赤狐、犬、艾鼬。其中 1963 年，张掖山丹县在山丹军马三场小家鼠内检出 1 株菌；1970 年，张掖市肃南县祁青乡家猫体内检出 1 株菌；1975 年，肃北鱼儿红地区赤狐体内检出 1 株菌；1982 年，肃南县马蹄乡西水地区艾鼬体内检出 1 株菌；1997 年，玉门市鱼儿红地区从牧犬体内分离出 1 株鼠疫菌；2000 年，张掖地区西水监测点从 3 只自毙灰尾兔中检出 2 株鼠疫菌（表 10-12）。

喜马拉雅旱獭作为青藏高原喜马拉雅旱獭疫源地的保菌动物，检菌数量和检出率无疑是最高的，其他动物则几乎完全为偶然染疫，重复检菌概率极低，系动物鼠疫流行过程中被波及，而作为鼠类天敌的猫、狗、艾鼬、狐狸等则很可能是因为摄食染疫啮齿类及其死尸而发生感染。由于人类与有些动物的关系非常密切，因而接触猫、狗等引起人类鼠疫的例子已屡见不鲜，因此受到国内外的普遍重视，在今后鼠疫防治工作中应加强对该类动物的监测，积累更多的流行病学资料。

根据以往资料，青藏高原喜马拉雅旱獭疫源地内的动物鼠疫流行区，喜马拉雅旱獭自然带菌率为 2.02%，自毙獭检出率最高可达 67.74%,(肃北石包城，1972)。自然带菌率的高低可以反映出当时当地动物鼠疫的流行强度，根据近 10 年旱獭鼠疫持续流行的阿克塞监测结果，活体旱獭自然带菌率为 1.49%，自毙獭检菌率为 48.53%。

表 10-12 甘肃旱獭鼠疫自然疫源地内动物染疫情况

染疫动物	累计检菌数	检出地区	检出年代
喜马拉雅旱獭 M .himalayana	1350	夏河、碌曲、天祝 肃南、肃北、阿克塞	1959~2018
灰仓鼠 C.migratorius	2	山丹军马三场 1 株 肃北石包城 1 株	1963 1972

续表 10-12

染疫动物	累计检菌数	检出地区	检出年代
小家鼠 M.musculus	1	山丹军马三场1株	1963
家猫 F.catus	1	肃南祁青乡	1970
赤狐 V,vulpes	1	肃北鱼儿红乡	1975
艾鼬 M.eversmanni	1	肃南西水乡	1982
牧犬 C.familiaris	1	肃北鱼儿红乡	1997
灰尾兔 L.oiostolus	2	肃南西水乡	2000

4.染疫媒介

1959~2018年，甘肃省喜马拉雅旱獭鼠疫疫源地发现染疫媒介为谢氏山蚤、斧形盖蚤、腹窦纤蚤、草原硬蜱、体虱。从上述5种染疫媒介共分离鼠疫菌663株。其中从染疫的谢氏山蚤分离鼠疫菌318株，占染疫媒介的47.96%；斧形盖蚤体内分离199株，占染疫媒介的30.02%；从腹窦纤蚤体内分离26株，占染疫媒介的3.92%；从草原硬蜱体内分离59株，占染疫媒介的8.90%；体虱体内分离59株，占染疫媒介的8.90%。另外从旱獭巢蚤土壤分离2株。

5.血清学（IHA）阳性时空分布

（1）血凝阳性点年度分布

1974~2018年，甘肃省旱獭鼠疫疫源地共检出F1抗体阳性血清1797份，其中旱獭血清1484份，犬血清315份，艾鼬血清1份。2008年检出血清阳性数量最多为85份，1981年检出血清阳性最低为1份。

1974~2018年，血凝阳性点年度分布，甘肃旱獭鼠疫疫源地几乎每年均检测出一定数量的阳性血清，每年都有血凝阳性点被判定。其中2008年发现血凝阳性点数量最多为38个，1981年发现血凝阳性点数量最低为1个。从年际变化来看，4个年次（2008年、2013年、2017年、2018年）发现的动物疫点数大于30个；有12个年份疫点数介于20~30；29个年份疫点数在20个以下。表10–13。

同属青藏高原喜马拉雅旱獭疫源地的甘南高原检出F_1抗体阳性血清67份，其中旱獭阳性血清66份，艾鼬血清1份，判定血凝阳性点10个。该地区仅有7个年份检出阳性血清，分别为1974年（32份），1975年（16份），1982年（旱獭2份，艾鼬1份），1991年2份，1998~2000年连续分别检出5份、2份和1份阳性血清，1998年检出的5份阳性血清中，有3份滴度为1:160，1999年5~6月份该县九甲、甘加、桑科等疫区发现大批自毙旱獭，虽未分离出鼠疫菌，但检出8份RIHA阳性材料（1:100 5份，1:200 3份）和2份IHA阳性血清（1:80和1:160）。1999年之后，该地区再未检出任何阳性血清。

表 10–13　甘肃省旱獭鼠疫疫源地血凝阳性点年度分布

年代	县数	乡镇数	疫点数	合计	血凝阳性动物种类		
					旱獭	犬	艾鼬
1974	3	3	6	46	46	0	
1975	3	3	29	23	21	2	
1976	2	3	3	45	45	0	
1977	1	1	1	9	9	0	
1978	1	1	1	12	12	0	
1979	1	1	1	18	18	0	
1980	1	2	2	7	7	0	
1981	1	1	1	1	1	0	
1982	2	3	3	21	16	4	1
1983	3	3	23	60	59	1	
1984	2	2	8	10	9	1	
1985	3	4	27	31	31	0	
1986	2	3	10	29	25	4	
1987	1	1	1	21	19	5	
1988	3	3	26	63	60	3	
1989	3	3	20	46	42	4	
1990	3	4	11	60	48	12	
1991	2	3	9	70	67	3	
1992	2	2	6	43	41	2	
1993	2	2	5	49	39	10	
1994	2	2	12	91	79	12	
1995	3	3	22	78	78	0	
1996	1	1	2	34	33	1	
1997	3	5	9	39	30	9	
1998	3	3	11	31	31	0	
1999	3	3	13	33	33	0	
2000	4	5	9	36	34	2	
2001	3	3	7	13	13	0	
2002	3	3	4	18	18	0	
2003	3	3	5	21	21	0	

续表 10-13

年代	县数	乡镇数	疫点数	合计	血凝阳性动物种类		
					旱獭	犬	艾鼬
2004	3	3	12	44	44	0	
2005	3	5	20	56	50	6	
2006	3	5	29	78	55	23	
2007	3	5	19	54	34	20	
2008	3	6	38	97	85	12	
2009	3	6	23	56	36	20	
2010	3	4	11	26	18	8	
2011	3	4	10	25	14	11	
2012	3	4	11	25	18	7	
2013	4	6	36	79	45	34	
2014	4	5	26	37	20	17	
2015	3	5	29	33	26	7	
2016	3	5	17	22	20	2	
2017	3	6	32	47	11	36	
2018	4	6	43	60	23	37	
合计	4	6	38	1797	1484	315	1

（2）血凝阳性点地区分布

1974~2018 年，全省旱獭疫源地血凝阳性点分布于阿克塞县红柳湾镇、阿克旗乡、阿勒腾乡，肃北县石包城乡、党城湾镇、盐池湾乡，肃南县马蹄乡、康乐乡、大河乡、祁丰乡、白银蒙古族自治乡，玉门市清泉乡、昌马乡，天祝县抓喜秀龙乡、夏河县桑科乡等 5 县 15 个乡镇。

1974~2018 年，该疫源地共判定 119 个血凝阳性点。根据历年不同地区血凝阳性点频次统计显示：阿克塞县判定 40 个血凝阳性点；肃北县判 45 个（包括玉门市在石包城乡鱼儿红牧场监测发现的 10 个疫点）；玉门市判定清泉乡石油沟，昌马乡香毛山 3 个疫点；肃南县判定 34 个（包括嘉峪关肃南祁丰乡监测发现的 7 个疫点）。

阿克塞县判定的鼠疫 F_1 抗体阳性地区分布于红柳镇区域的加尔乌宗村、大坝图村、长草沟,阿克旗乡区域的安南坝村、东格列克村，民主乡三个泉子。

肃北县判定 25 个疫点（包括玉门市在石包城乡鱼儿红牧场监测发现的 10 个疫点），主要分布于党城湾镇的浩布勒格村、马场村，石包城乡鹰嘴山村、鱼儿红村。

肃南县判定的鼠疫 F_1 抗体阳性地区（包括嘉峪关肃南祁丰乡监测发现的 7 个疫点），主要分布于肃南县大河乡大岔村、松木滩村、金畅河村、西岭村、东岭村、红湾村、康乐乡杨哥村、上游村、红石窝村；祁丰乡祁林村、文殊村、祁文村、腰泉村、陶丰村；马蹄乡正南沟村、八一村、夹布寺村、楼庄子村；皇城镇马营村。

由于甘肃省旱獭疫源地面积较大，分布广泛而不连续，鼠疫在动物间的流行强度差别很大，所以祁连山-阿尔金山山地和甘南高原两块独立的旱獭疫源地内血凝阳性点时空分布各不相同。

河西祁连山中、西段疫源县肃南、肃北、阿克塞三县自 1960 年相继被确定为鼠疫自然疫源地至今，因 60 年代 20 世纪未开展鼠疫血清学监测，故无血凝阳性材料，其余各年代均有血凝阳性材料检出。

河西祁连山东段地区天祝、山丹两疫源县，情况较为特殊，1963~2018 年，从旱獭体内既未检出鼠疫菌，也没有发现具有流行病学意义的抗体滴度。但是于 2013 年从天祝县抓喜秀龙检测出一份犬血清抗体阳性。鉴于这一现象，值得进一步观察研究。

在上述疫源地旱獭鼠疫持续流行的同时，同属青藏高原喜马拉雅旱獭疫源地的夏河、碌曲，仅 8 个年份检测出血凝阳性，主要分布于夏河县的 3 个乡镇 4 个村。

河西祁连山中、西段疫源地内肃南县、肃北县、阿克塞县。已连续 41 年检出旱獭阳性血清。每年均有血凝阳性点被发现。尤其近 10 年，河西祁连山中、西段疫源地，每年均从旱獭和指示性动物犬血清检出一定数量的阳性，且发现的血凝阳性点数量均在两位数以上。

2013~2015 年，在喜马拉雅旱獭鼠疫自然疫源地阿克塞县、肃北县、肃南县、天祝县分别采集了 88 份、94 份、70 份、64 份牧羊犬血清，阳性率分别达到了 31.82%（28/88）、32.98%（31/94）、2.86%（2/70）、1.56%（1/64），其中 2015 年阿克塞、肃北牧羊犬血清血凝最高抗体滴度均达到 1:1280，提示本地区动物间鼠疫流行猛烈（按鼠疫自然疫源地及动物鼠疫流行判断标准 GB16883-1997）。肃南和天祝只有 2013 年检出有阳性血清，最高抗体滴度为 1:128，尚未达到判定动物间鼠疫猛烈流行标准。

牧羊犬是喜马拉雅旱獭鼠疫自然疫源地牧民必不可少的好助手，它在牧场主要负责警卫，如避免牛、羊、马等逃走或遗失、保护家畜免于熊或狼的侵袭，杜绝偷盗行为等，因其活动范围广，又有叼食啮齿动物尸体和搜寻嗅猎洞穴的习惯，染疫风险高，放牧人主要通过与其密切接触感染、发病，牧羊犬也是鼠疫的一种高抗动物，通过检测犬体内鼠疫 F_1 抗体，可以预测和预警鼠疫的发生、发展过程、流行强度和范围。2014 年调查来自阿克塞县、肃北县、肃南县、天祝县采集的牧羊犬血清，检测 F1 抗体阳性率分别达到 31.82%（28/88）、32.98%（31/94）、2.86%（2/70）、1.56%（1/64），其中阿克塞、肃北牧羊犬血清血凝最高抗体滴度均达到 1:1280，而肃南县、天祝县牧羊犬血清血凝最高抗体滴度均只达到 1:128。结果提示阿克塞县、肃北县两地动物间鼠疫流行猛烈。这与阿克塞县、肃北县鼠疫监测结果显示一致，即阿克塞县最近一次人间鼠疫发生在 2010 年，动物间疫情流行呈逐年上升趋势。

牧羊犬血清出现大量高滴度抗体，牧羊犬传播人间疫情的情况时有发生，2007 年肃北人间疫情就是染疫牧羊犬给人传播发生人间鼠疫。目前在疫区尚未找到较好的牧羊犬管理办法，这给全省鼠疫防控工作带来巨大隐患。

第六节　甘肃黄鼠鼠疫监测

一、甘肃阿拉善黄鼠疫源地概况

甘肃会宁县、平川区地处甘肃省中部，属甘宁黄土高原阿拉善黄鼠（以下简称“黄鼠”）鼠疫自然疫源地的一部分，为该疫源地的西部边缘区，疫源面积为6836.9km²。最早于1962年在会宁县刘寨乡黑窑洞自1只死狐体内检出1株鼠疫菌，1963年又从1只自毙黄鼠、2只活体黄鼠、3匹黄鼠蚤松江亚种和1匹阿巴盖新蚤分离出7株鼠疫菌，从而确定了黄鼠疫源地的存在。此后相继于1977年又在平川区的种田、复兴自黄鼠体及阿巴盖新蚤分离出鼠疫菌，使疫源地范围扩大到2个县（区）。该疫源主要分布在刘寨、新源、土高山、草滩、八里、平头川、河畔、汉岔、桃花山、种田、复兴等33个乡镇，受威胁人口约33.2万人。

（一）自然概况

甘肃会宁县、平川区在宁夏回族自治区西南部和甘肃省东部交界地区,东经105°10′~106°17′,北纬36°51′~36°34′，为甘宁黄土高原阿拉善黄鼠鼠疫自然疫源地的西南部分，黄土高原以陇山（六盘山---关山）为界，分为陇东、陇西两部分，甘肃黄鼠疫源地分布在西部低山丘陵干草原景观内，海拔一般在1500~2950m，属典型的黄土高原西部丘陵干草原景观。相对高度500~1000m，最高的崛吴山主峰2850m，经黄河及其支流的侵蚀，形成峡谷与盆地相间分布，河流均属黄河水系，主要有祖厉河、清水河等，水源以降水补给为主。气候属温带半干旱气候，年均温6℃~9℃，年降水量200~500mm，雨量多集中于7~9月，无霜期160~180天，年蒸发量1500~1700mm，为中部干旱地区。植被属温带草原区、黄土高原干草原地带，植物组成缺乏森林和灌丛，以禾本科、蒿属为主，主要植物有三芒草、芨芨草、狼针草、天竺苜蓿、二裂萎陵菜、骆驼蓬、阿尔泰紫苑等，主要动物有阿拉善黄鼠、达乌尔鼠兔、五趾跳鼠、沙狐等。

该疫源地主要宿主阿拉善黄鼠，其主要寄生蚤方形黄鼠蚤蒙古亚种为鼠疫的主要传播媒介，鼠疫菌生态型为黄土高原A型和黄土高原B型。按中国动物地理区划，该疫源地属古北界东北亚界华北区黄土高原亚区。

（二）主要宿主与媒介

阿拉善黄鼠是甘宁黄土高原鼠疫自然疫源地内的主要宿主动物，也是该地区啮齿动物的优势种。阿拉善黄鼠一般分布在海拔1800~2700m的低山丘陵干草原景观内，荒坡、地埂、坟地为其最适生境，种群数量稳定而分布广泛连续，为穴居冬眠动物，一般于每年10月上旬开始入蛰，次年3月上、中旬出蛰，蛰眠期4~5个月，3月下旬至4月上旬进入交尾期，孕期1月左右，6月中旬幼鼠分居，数量增多，7月份达高峰，每年繁殖1次，每胎2~7只，以4~5只最多，寿命5~6年，个别可达7年。其洞穴较旱獭简单，分为居住洞和非居住洞，前者洞道弯曲且多有分支，有利于保持洞内小气候的稳定。

方形黄鼠蚤蒙古亚种是该疫源地的主要媒介，也是黄鼠主要体外寄生蚤，占黄鼠体外寄生蚤的84.86%。其次为阿巴盖新蚤，占10.96%（会宁，1999）。其他如光亮额蚤指名亚种、角尖眼蚤指名亚种、圆指额蚤、似升额蚤指名亚种则为常见蚤种。

方形黄鼠蚤指数在黄鼠出蛰3月和入蛰前9月、10月形成季节高峰，6月还有个小高峰。其后峰是前峰的继续，对研究疫源地的保存和动物流行病有重要的意义。

（三）病原

分离的鼠疫菌株生态型为甘宁黄鼠型，分解甘油、麦芽糖、阿胶糖，脱氮阴性。不分解鼠李糖和密二糖。28℃条件下生长必需苯丙氨酸、甲硫氨酸、胱氨酸，半依赖甘氨酸，对亮氨酸表现为半依赖或依赖。

（四）动物流行病学

该疫源地在1962~1977年共检出鼠疫菌16株，在此后的42年间，每年鼠疫病原学监测结果均为阴性。但平川于1982年、1984年分别检出6份和16份阳性血清，阳性率为0.49%和1.29%；会宁于1997年发现1份阳性血清，阳性率为0.18%。血清学结果表明仍有局部鼠疫流行的可疑迹象。综合多年来的调查结果，可以认为该疫源地动物鼠疫呈间歇性流行。

二、动物鼠疫监测

（一）宿主动物监测

1. 阿拉善黄鼠生态学

阿拉善黄鼠是甘宁黄土高原鼠疫自然疫源地内的主要宿主动物，也是该地啮齿动物的优势种。一般分布在海拔1800~2700m的低山丘陵干草原景观内，荒坡、地埂、路旁和坟地密度最高，为其最适生境。种群数量稳定，分布广泛连续，为穴居冬眠动物，一般于每年10月上旬开始入蛰，次年3月上、中旬出蛰，蛰眠期4~5个月，3月下旬至4月上旬进入交尾期，孕期1月左右，6月中旬幼鼠分居，数量增多，7月份达高峰，每年繁殖1次，每胎2~7只，以4~5只最多，寿命5~6年，个别可达7年。其洞穴较旱獭简单，分为居住洞和非居住洞，前者洞道弯曲且多有分支，有利于保持洞内小气候的稳定。

2.阿拉善黄鼠数量调查（表10-14，图10-16）

1963~2018年，甘肃黄土高原阿拉善黄鼠鼠疫疫源地共调查12 482.9hm^2，捕黄鼠9709只，总黄鼠平均密度为0.78只/ hm^2。其中1963~1971年，黄鼠密度维持一个相对较高水平，鼠密度均在4只/ hm^{2}以上，1963年会宁爆发人间鼠疫时，黄鼠密度高达19.41只/ hm^2（1963年）。

1972~1976年，黄鼠密度维持一个相对较低水平，鼠密度均在1只/ hm^{2}以下。1977~1980年黄鼠密度上升到1只/hm^{2}以上，其中1977年平川黄鼠密度发生动物鼠疫，调查结果显示黄鼠密度高达11.75只/ hm^2。

1980~1989年黄鼠密度相对稳定，数量维持一个相对较低水平。1990~2006年,黄鼠密度出现反弹，数量呈现逐年上升趋势，其中有12个年份黄鼠密度维持在1只/ hm^{2}以上。

2007~2014 年，黄鼠密度又下降到 1 只/ hm^2 以下，数量维持一个相对较低水平，2015 年数量出现反弹。

2015~2018 年，黄鼠密度又出现缓慢上升趋势。见表 10–14。

表 10–14　1963~2018 年甘肃黄土高原阿拉善黄鼠鼠疫疫源地黄鼠密度调查情况

年份	调查县数	会宁			平川			合计		
		调查面积（hm^2）	捕获黄鼠数	密度（只/hm^2）	调查面积（hm^2）	捕鼠数（只）	密度（只/hm^2）	调查面积（hm^2）	捕鼠数（只）	密度（只/hm^2）
1963	1	3.4	66	19.41			0			19.41
1964	1	98.5	903	9.17			0			9.17
1965	1	104	825	7.93			0			7.93
1966	1	244	1575	6.45			0			6.45
1967	1	100	530	5.30			0			5.3
1971	1	560	25	4.48			0			4.48
1972	1	432	2	0.50			0			0.5
1973	1	860	197	0.23			0			0.23
1974	1	332	78	0.23			0			0.23
1975	1	400	36	0.09			0			0.09
1976	1	500	191	0.38			0			0.38
1977	2	205	26	0.13	163	1915	11.75	368	1941	5.28
1978	2	290	148	0.51	185	740	4	475	888	1.87
1979	2	308	237	0.77	175	490	2.8	483	727	1.51
1980	2	200	84	0.42	164	426	2.6	364	510	1.40
1981	2	200	60	0.3	169	194	1.15	369	254	0.69
1982	2	628	140	0.22	126	110	0.87	754	250	0.33
1983	2	300	30	0.10	176	55	0.33	476	85	0.18
1984	2	300	20	0.07	71	27	0.38	371	47	0.13
1985	2	60	14	0.23	275	66	0.24	335	80	0.24
1986	2	123	39	0.32	101	64	0.63	224	103	0.46
1987	2	119	80	0.67	177	39	0.22	296	119	0.40
1988	2	124	91	0.73	128	36	0.28	252	127	0.50
1989	2	124	72	0.58	200	68	0.34	324	140	0.43
1990	2	123	110	0.89	141	64	0.45	264	174	0.66
1991	2	124	114	0.92	180	70	0.39	304	184	0.61
1992	2	124	73	0.59	152	123	0.81	276	196	0.71

续表 10-14

年份	调查县数	会宁			平川			合计		
		调查面积（hm^2）	捕获黄鼠数	密度（只/hm^2）	调查面积（hm^2）	捕鼠数（只）	密度（只/hm^2）	调查面积（hm^2）	捕鼠数（只）	密度（只/hm^2）
1993	2	124	144	1.16	136	79	0.57	260	223	0.86
1994	2	60	75	1.25	190	99	0.52	250	174	0.69
1995	2	60	107	1.78	58	46	0.79	118	153	1.29
1996	2	60	113	1.88	138	120	0.87	198	233	1.18
1997	2	60	97	1.62	56	50	0.89	116	147	1.27
1998	2	60	138	2.23	54	51	0.94	114	189	1.65
1999	2	60	108	1.80	54	59	1.09	114	167	1.46
2000	2	60	124	2.07	54	64	1.19	114	188	1.65
2001	2	60	125	2.09	54	69	1.28	114	194	1.70
2002	2	60	124	2.02	54	78	1.44	114	202	1.77
2003	2	60	125	2.08	54	82	1.52	114	207	1.82
2004	2	60	94	1.57	54	83	1.54	114	177	1.55
2005	2	60	71	1.18	74	102	1.38	134	173	1.29
2006	2	60	57	0.95	92	140	1.52	152	197	1.30
2007	2	90	73	0.77	76	28	0.37	166	101	0.61
2008	2	60	17	0.28	54	32	0.59	114	49	0.43
2009	2	70	25	0.36	76	28	0.37	146	53	0.36
2010	2	90	26	0.29	80	22	0.28	170	48	0.28
2011	2	60	17	0.28	80	22	0.28	140	39	0.28
2012	2	60	14	0.23	80	23	0.29	140	37	0.26
2013	2	60	16	0.27	80	26	0.33	140	42	0.30
2014	2	60	18	0.30	80	28	0.35	140	46	0.33
2015	2	62	14	0.23	80	22	0.28	142	36	0.25
2016	2	60	19	0.32	81	21	0.26	141	40	0.28
2017	2	60	23	0.34	79	27	0.34	139	50	0.36
2018	2	84	23	0.27	79	31	0.39	163	54	0.33
合计		8705.9	7553	0.87	3777	2154	0.57	12482.9	9707	0.78

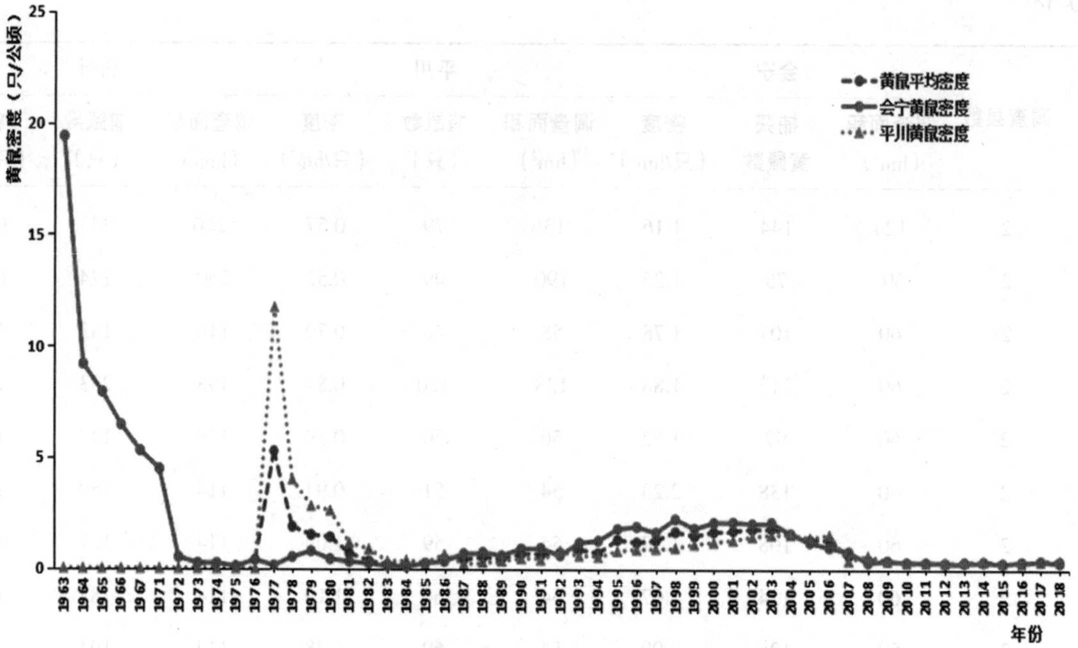

图 10-16　1963~2018 年甘肃阿拉善黄鼠密度年际变化

3.小型鼠数量调查（表 10-15）

1982~2018 年，甘肃黄土高原阿拉善黄鼠鼠疫疫源地采用 5m 夹线法，布放中号鼠夹 169 093 夹次，捕获鼠类 7 种共 2637 只，总捕获率为 1.56%。其中子午沙鼠 1264 只，占捕获鼠种类构成的 47.93%；灰仓鼠 904 只，占 34.28%；五趾跳鼠 231 只，占 8.76%；小家鼠 200 只，占 7.58%；长尾仓鼠 28 只，占 1.06%；褐家鼠 5 只，占 0.19%；大仓鼠 5 只，占 0.19%。见表 10-15。

表 10-15　甘肃阿拉善黄鼠疫源地小型鼠数量调查

年代	布夹数	捕鼠数	捕获率（%）	小型鼠						
				子午沙鼠	灰仓鼠	五趾跳鼠	小家鼠	大仓鼠	褐家鼠	长尾仓鼠
1982	5926	35	0.59	5	27	3	0			
1983	2945	42	1.43	9	21	12	0			
1984	4708	88	1.87	45	34	9	0			
1985	2401	35	1.46	32	2	1	0			
1986	2862	29	1.01	23	6	0	0			
1987	3785	33	0.87	13	14	6	0			
1988	4302	28	0.65	16	9	3	0			
1989	1000	17	1.70	12	4	1	0			
1990	2100	20	0.95	13	7	0	0			
1991	3000	55	1.83	44	2	9	0			
1992	3000	21	0.70	15	3	3	0			
1993	2500	28	1.12	23	5	0	0			
1994	2150	116	5.40	50	62	4	0			

续表 10-15

年代	布夹数	捕鼠数	捕获率（%）	小型鼠						
				子午沙鼠	灰仓鼠	五趾跳鼠	小家鼠	大仓鼠	褐家鼠	长尾仓鼠
1995	2650	96	3.62	51	37	6	2			
1996	3000	78	2.60	28	47	0	1	2		
1997	2250	33	1.47	10	22	1	0			
1998	2200	54	2.45	27	14	13	0			
1999	2000	84	4.20	33	42	9	0			
2000	2000	69	3.45	31	23	14	0	1		
2001	2000	47	2.35	20	16	11	0			
2002	2000	102	5.10	28	62	8	4			
2003	2000	81	4.05	46	26	9	0			
2004	3000	114	3.80	59	33	22	0			
2005	3000	126	4.20	85	9	7	0			25
2006	7900	141	1.78	90	30	8	9		4	
2007	8400	124	1.48	83	37	0	3		1	
2008	7200	46	0.64	13	28	5	0			
2009	6600	61	0.92	23	16	22	0			
2010	6900	65	0.94	13	35	14	3			
2011	9200	93	1.01	43	21	11	18			
2012	10800	89	0.82	18	35	9	27			
2013	9600	125	1.30	49	33	5	38			
2014	6600	91	1.38	38	17	2	32			2
2015	6450	136	2.11	58	31	3	44			
2016	7564	86	1.14	39	30	0	17			
2017	6400	63	0.98	31	28	1	1	2		
2018	8700	86	0.99	48	36	0	1			1
合计	169093	2637	1.56	1264	904	231	200	5	5	28

4.动物种群分布

根据以往公开发表文献资料，结合多年的现场调查结果，目前甘肃黄土高原阿拉善黄鼠鼠疫疫源地动物区系组成中共有 2 目，6 科，13 属 16 种（8 亚种）。具体种类组成如下：

1）兔科

(1) 兔属 Lepus

内蒙古亚种 Lepua tibtanus tolai

2）鼠兔科 Ochotonidae

(2) 鼠兔属 Ochotona

达乌尔鼠兔（青胎子）Ochotona daurica

3) 松鼠科 Seiuridae

(3) 黄鼠属 Citellus

阿拉善黄鼠 Spermophilus alaschancus

(4) 花鼠属 Eutamias

花鼠（五道眉）Eutamias sibiricus

4) 仓鼠科 Cricetidae

(5) 仓鼠属 Cricetulus

灰仓鼠 Cricetulus migratorius

黑线仓鼠 Cricetulus barabensis

长尾仓鼠 Cricetulus longicaudatus

(6) 大仓鼠属 Tscherskia

大仓鼠 Tscherskia triton

(7) 凸颅鼢鼠属 Eospalax

中华鼢鼠 Myospalax fontanieri

(8) 沙鼠属 Meriones

子午沙鼠 Meriones meridianus

长爪沙鼠 Meriones unguiculatus

5) 跳鼠科 Dipodidae

(9) 五趾跳鼠属 Allactaga

五趾跳鼠 Allactaga sibirica

(10) 三趾跳鼠属 Dipus

三趾跳鼠 Dipus sagitta

6) 鼠科 Muridae

(11) 小家鼠属 Mus

小家鼠 Mus musculus

(12) 大鼠属 Rattus

褐家鼠（大老鼠）Rattus norvegicus

(13) 白腹鼠属 Niviventer

社鼠 R.niventer

另外该疫源地还发现食虫类动物2种，甘肃鼹（翻掌）Scapanulus oweni；臭鼩鼠青 Soiex minutus。

食肉目动物9种，分别为艾鼬 Mustela eversmanni、黄鼬 Mustela sibica moupinensis、石貂 Martes foina intermedia、青鼬 Martes flavigula、虎鼬 Vormela pereguana negans、猪獾（沙獾）Arctonyx collaris leucolaemus、狗獾（獾）Meles meles leptorhynchus、狼 Canis lupus chanco、沙狐（野狐）Vulpes corsac；

(二) 媒介监测

1.蚤数量调查（见表 10–16、图 10–17）

1981~2018 年，甘肃黄土高原阿拉善黄鼠鼠疫疫源地黄鼠体外染蚤率在 29.24%~83.90%波动。鼠体蚤染蚤率最高为 83.90%（1996 年），最低为 29.24%（1984 年）。见图 10–17。

1981~2018 年，体蚤染蚤率年际变化总体变化来看，呈不规则锯齿状排列。其中染蚤率年际变化有二个明显阶段，第一变化阶段为 1981~1996 年，染蚤率是先降后升，即 1981~1984 年，由 65.99%逐年下降到 29.24%，1985~1996 年逐年上升，由 40.02%上升至 83.90%；第二阶段为 1997~2013 年，黄鼠体蚤染蚤率缓慢持续下降；2013~2018 年黄鼠体蚤染蚤率又呈现上升趋势。见图 10–17。

黄鼠洞干蚤染蚤率在 4.17%~42.59%，其中最高为 42.59%（2001 年），最低为 4.17%（1991 年）。染蚤率年际变化与其体蚤染蚤率大致相同（个别年份除外）。如在 2005~2013 年，黄鼠洞干蚤染蚤率与体蚤染蚤率变化出现背离现象，具体表现为 2001 年洞干蚤染蚤率呈持续下降趋势，2011 年出现拐点后呈逐渐上升趋势，2014 年后又与体蚤染蚤率变化趋势相一致。见图 10–17。

黄鼠巢穴蚤染蚤率在 4.92%~93.65%。其中巢穴蚤染蚤率最高为 93.6%（1994 年），最低为 4. 92%（1982 年），总体变化呈单峰型锯齿状排列。见图 10–17。

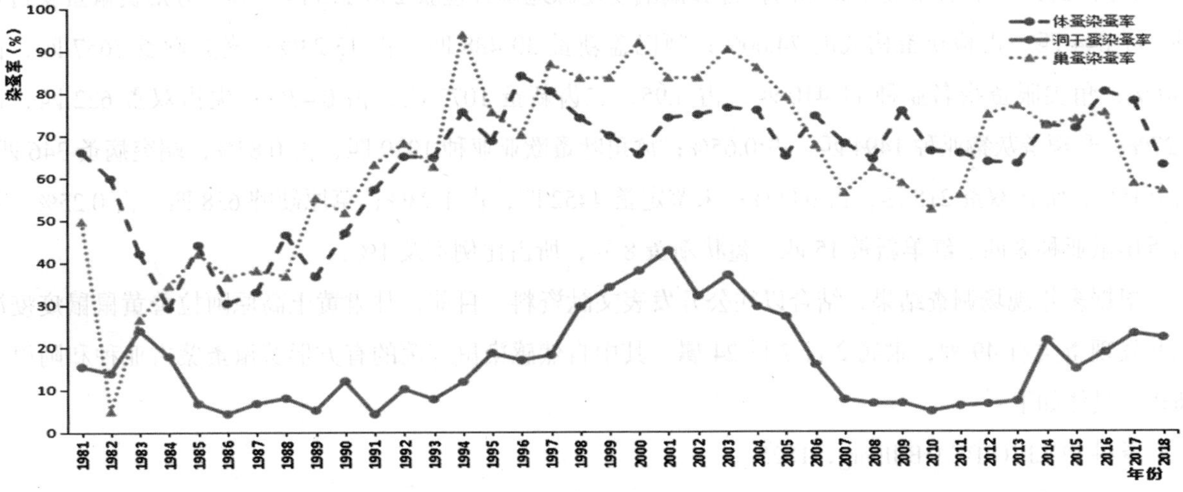

图 10–17　1981~2018 年甘肃阿拉善黄鼠体外寄生蚤、洞干蚤、巢蚤染蚤率年际变化

从多年监测结果显示，甘肃黄土高原阿拉善黄鼠鼠疫疫源地内体蚤、洞干蚤、巢蚤指数三者中，巢蚤指数明显高于体蚤指数和洞干蚤指数，洞干蚤指数最低。见图 10–18。

1981~2018 年，黄鼠体蚤指数在 0.89%~4.06%，平均蚤指数为 2.01。其中黄鼠体蚤指数最高为 4.06%（1981 年），最低为 0.89%（1984 年）。1981~1996 年，黄鼠体蚤指数变化为锯齿状排列，总体趋势呈上升趋势。1997~2013 年，黄鼠体蚤指数变化为锯齿状排列，总体趋势呈下降趋势。2014~2018 年，黄鼠体蚤指数变化为锯齿状排列，总体趋势呈缓慢上升趋势。见图 10–18。

黄鼠体洞干蚤指数在 0.09%~6.65%，平均蚤指数为 0.30。其中黄鼠体蚤指数最高为 6.65%（1981 年），最低为 0.09%（1982 年）。1981~1982 年，黄鼠体蚤指数急剧下降到最低。1983~2018 年，黄鼠体蚤指数变化为锯齿状排列，总体变化不大，见图10–18。

黄鼠体巢蚤指数在 0.33%~6.52%，平均蚤指数为 2.27。其中黄鼠巢蚤指数最高为 6.52%（1998

年)，最低为0.09%（1986年)。其总体变化与体蚤指数大致相同。其中1981~1982年，黄鼠体蚤指数急剧下降。1983~2018年，黄鼠体蚤指数变化为锯齿状排列，总体变化不大，见图10–18。

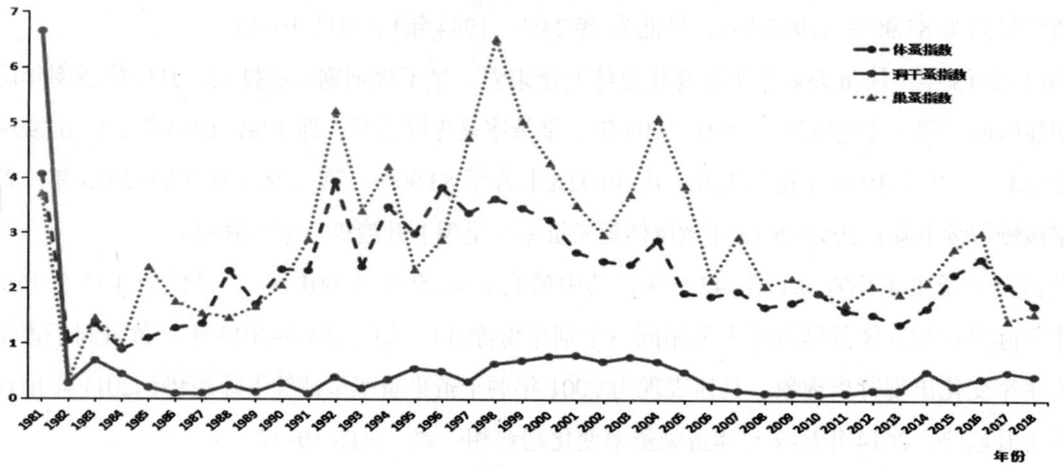

图10–18　1981~2018年甘肃阿拉善黄鼠体外寄生蚤、洞干蚤、巢蚤染蚤指数年际变化

2.蚤类种群结构调查（表10–17）

1977~2018年，甘肃黄土高原阿拉善黄鼠鼠疫疫源地调查检获230 193匹，其中方形黄鼠蚤蒙古亚种171 844匹，占检获蚤构成的74.60%；阿巴盖新蚤30 488匹，占13.24%；光亮额蚤5657匹，占2.46%；角尖眼蚤指名亚种11 410匹，占4.95；二齿新蚤1077匹，占0.47%；尖指双蚤622匹，占0.27%；升额蚤灰獭亚种1494匹，占0.65%；禽角叶蚤欧亚亚种1919匹，占0.83%；端突病蚤346匹，占0.15%；细钩双蚤215匹，占0.09%；未鉴定蚤4452匹，占1.93%；草原硬蜱638匹，占0.25%；秃病蚤田鼠亚种8匹、红羊新蚤15匹、盔状新蚤8匹，所占比例不及1%。

根据多年现场调查结果，结合以往公开发表文献资料。目前，甘肃黄土高原阿拉善黄鼠鼠疫疫源地共发现蚤类有49种，隶属2目7科24属。其中自然感染鼠疫菌的有方形黄鼠蚤蒙古亚种和阿巴盖新蚤。具体如下：

蚤科 PULICOIDEA Billberg，1825

　　蚤属 Pulex

　　　　人蚤　P.irritans

　　栉首蚤属　Ctenocephalides Stiles et Collins，1930

　　　　猫栉首蚤指名亚种 C.felis felis

　　客蚤属 Xenopsylla Glinkiewicz，1907

　　　　同形客蚤指名亚种 X.conformis conformis

蠕形蚤科 VERMIPSYLLIDAE Wagner，1889

　　鬃蚤属 Chaetopsylla Kobaut，1903

　　　　同鬃蚤 C.homoea

　　　　近鬃蚤 C.appropinquans

切唇蚤科 COPTOPSYLLIDAE Wagner,1936

切唇蚤属 Coptopsylla Jordan et Rothschild,1908

叶状切唇蚤突高亚种 C.lamellifer ardua

栉眼蚤科 CTENOPHTHALMIDAE Rothschild,1915

狭蚤属 Stenoponia Jordan et Rothschild,1911

多刺狭蚤 S.polyspina

新蚤属 Neopsylla Wagner,1903

无规新蚤 N.anoma

异种新蚤 N.aliena

副规新蚤 N.paranoma

阿巴盖新蚤 N.abagaitui

盔状新蚤 N. galea

二齿新蚤 N.bidentatiformis

红羊新蚤 N.hongyangensis

类新蚤 N.compar

新北蚤属 Nearctopsylla Rothschild,1915

短指新北蚤 N. brevidigita

纤蚤属 Rhadinopsylla Jordan et Rothschild,1912

腹窦纤蚤浅短亚种 R.li murium

弱纤蚤 R.tenella

吻短纤蚤 R.dives

两列纤蚤 R. (Actenophthalmus) ioffi

蝠蚤科 ISCHNOPSYLLIDAE Tiraboschi,1904

蝠蚤属 Ischnopsyllus Westwood,1833

印度蝠蚤 I.indicus

细蚤科 LEPTOPSYLLIDAE Baker,1905

细蚤属 Leptopsylla Jordan et Rothschild,1911

缓慢细蚤 L.segnis

小栉蚤属 Minyctenopsyllus Liu,Zhang et Wang,1979

三角小栉蚤 M.triangularus

栉叶蚤属 Ctenophyllus (s.str) Wagner,1927

丛鬃栉叶蚤 C.hirticrus

中蚤属 Mesopsylla Rothschild，1911

迟钝中蚤指名亚种 Mesopsylla hebes hebes

茸足蚤属 Geusibia Jordan，1932

结实茸足蚤 G.torosa

额蚤属 Frontopsylla Wagner et Ioff，1926

无棘鬃额蚤 F.aspiniformis

圆指额蚤指名亚种 F.wagneri wagneri

棕形额蚤指名亚种 F.spadix spadix

似升额蚤指名亚种 F.elatoides eiatoides

光亮额蚤 F.luculenta

升额蚤波蒂斯亚种 F.elata botis

前额蚤灰獭亚种 F.frontalis baibacina

眼蚤属 Ophthalmopsylla Wagner et Ioff，1926

角尖眼蚤指名亚种 O.praefecta praefecta

前凹眼蚤 O.jettmari

双蚤属 Amphipsylla Wagner，1909

尖指双蚤 A.casis

丛鬃双蚤甘肃亚种 A.vinogradovi gansuensis

细钩双蚤 A.tenuihama

角叶蚤科 CERATOPHYLLIDAE Dampf，1908

倍蚤属 Amphalius Jordan，1933

鼠兔倍蚤 A.runatus

哔倍蚤指名亚种 Amphalius clarus clarus

副角蚤属 Paraceras Wagner，1916

獾副角蚤扇形亚种 P.melis flabellum

黄鼠蚤属 Citellophilus Wagner，1934

方形黄鼠蚤蒙古亚种 C.tesquorum mongolicus

角叶蚤属 Ceratophyllus Curtis，1832

曲扎角叶蚤 C.chutsaensis

梯指角叶蚤 C.dimi

粗毛角叶蚤 C.garei

禽角叶蚤欧亚亚种 C.gallinae tribulis

病蚤属 Nosopsyllus Jordan，1923

端突病蚤 N.apicoprominus

秃病蚤田鼠亚种 N.laeviceps ellobii

单蚤属 Monopsyllus Kolenati，1857

花鼠单蚤 M.indages

表 10-16　甘肃黄土高原阿拉善黄鼠鼠疫疫源地媒介数量调查

年份	鼠体蚤					洞干蚤					巢穴蚤				
	检鼠数	染蚤鼠数	染蚤率	获蚤匹数	蚤指数	探洞数	染蚤洞数	染蚤率(%)	获蚤匹数	蚤指数	挖巢数	染蚤巢数	染蚤率(%)	获蚤匹数	蚤指数
1977	2077			3079	1.48	185			447	2.42	16			23	1.44
1978	4099			6298	1.54	2043			4697	2.30	77			101	1.31
1979	2095			5124	2.45	362			2569	7.10					
1980	1625			5019	3.09	697			1289	1.85	176			673	
1981	2155	1422	65.99	8754	4.06	117	18	15.38	778	6.65	151	75	49.67	560	3.71
1982	5002	2993	59.84	5231	1.05	16248	2248	13.84	4428	0.27	61	3	4.92	20	0.33
1983	5326	2240	42.06	7208	1.35	13069	3125	23.91	9081	0.69	562	149	26.51	818	1.46
1984	7460	2181	29.24	6604	0.89	10713	1904	17.77	4736	0.44	475	164	34.53	449	0.95
1985	6131	2699	44.02	6764	1.10	17024	1139	6.69	3463	0.20	162	68	41.98	386	2.38
1986	3735	1133	30.33	4763	1.28	20017	853	4.26	1769	0.09	326	119	36.5	573	1.76
1987	5372	1772	32.99	7283	1.36	20551	1376	6.7	1957	0.10	415	158	38.07	642	1.55
1988	3435	1594	46.4	7940	2.31	3352	266	7.94	815	0.24	354	130	36.72	521	1.47
1989	3312	1213	36.62	5654	1.71	1916	98	5.11	230	0.12	60	33	55	100	1.67
1990	3397	1590	46.81	7961	2.34	1100	131	11.91	310	0.28	62	32	51.61	128	2.06
1991	2835	1617	57.04	6581	2.32	2779	116	4.17	262	0.09	73	46	63.01	211	2.89
1992	2572	1669	64.89	10133	3.94	4429	446	10.07	1723	0.39	72	49	68.06	375	5.21
1993	2615	1691	64.67	6253	2.39	2160	166	7.69	404	0.19	80	50	62.5	273	3.41
1994	1383	1042	75.34	4808	3.48	2125	250	11.76	745	0.35	63	59	93.65	265	4.21
1995	1469	1007	68.55	4396	2.99	3201	592	18.49	1761	0.55	65	49	75.38	152	2.34
1996	1385	1162	83.9	5300	3.83	3011	507	16.84	1497	0.50	60	42	70	173	2.88
1997	1367	1097	80.25	4603	3.37	2846	513	18.03	896	0.31	60	52	86.67	284	4.73

续表 10–16

年份	鼠体蚤					洞干蚤					巢穴蚤				
	检鼠数	染蚤鼠数	染蚤率（%）	获蚤匹数	蚤指数	探洞数	染蚤洞数	染蚤率（%）	获蚤匹数	蚤指数	挖巢数	染蚤巢数	染蚤率（%）	获蚤匹数	蚤指数
1998	1568	1159	73.92	5689	3.63	1277	377	29.52	814	0.64	54	45	83.33	352	6.52
1999	1499	1046	69.78	5181	3.46	1093	372	34.03	766	0.70	72	60	83.33	362	5.03
2000	1405	917	65.27	4565	3.25	1064	403	37.88	827	0.78	60	55	91.67	257	4.28
2001	1435	1061	73.94	3817	2.66	1005	428	42.59	807	0.8	60	50	83.33	211	3.52
2002	1361	1016	74.65	3408	2.5	1007	322	31.98	694	0.69	60	50	83.33	179	2.98
2003	1439	1097	76.23	3516	2.44	1013	373	36.82	782	0.77	60	54	90.00	223	3.72
2004	2174	1645	75.67	6260	2.88	1521	447	29.39	1049	0.69	98	84	85.71	499	5.09
2005	2064	1339	64.87	3983	1.93	1550	419	27.03	777	0.50	94	74	78.72	364	3.87
2006	1656	1230	74.28	3102	1.87	1279	200	15.64	312	0.24	86	58	67.44	186	2.16
2007	1203	816	67.83	2352	1.96	1883	140	7.43	298	0.16	57	32	56.14	168	2.95
2008	1120	718	64.11	1884	1.68	1703	111	6.52	196	0.12	66	41	62.12	136	2.06
2009	1037	782	75.41	1823	1.76	1570	103	6.56	194	0.12	65	38	58.46	143	2.20
2010	1153	761	66.00	2222	1.93	1454	68	4.68	150	0.10	67	35	52.24	130	1.94
2011	997	653	65.50	1606	1.61	945	56	5.93	117	0.12	70	39	55.71	122	1.74
2012	774	491	63.44	1190	1.54	775	49	6.32	132	0.17	67	50	74.63	138	2.06
2013	841	530	63.02	1155	1.37	755	53	7.02	128	0.17	60	46	76.67	115	1.92
2014	830	598	72.05	1380	1.66	832	177	21.27	423	0.51	68	49	72.06	145	2.13
2015	558	398	71.33	1268	2.27	863	126	14.60	223	0.25	68	50	73.53	186	2.74
2016	563	450	79.93	1437	2.55	899	166	18.46	343	0.38	72	54	75.00	218	3.03
2017	467	363	77.73	960	2.06	660	151	22.88	333	0.50	36	21	58.33	52	1.44
2018	672	421	62.65	1152	1.71	720	158	21.94	313	0.43	30	17	56.67	47	1.57
合计	83767	45613	54.45	168186	2.01	148526	18447	12.42	44533	0.30	4471	2280	51.00	10163	2.27

表 10-17　甘肃黄土高原阿拉善黄鼠鼠疫疫源地蚤类种群结构

年份	合计	方形黄鼠蚤蒙古亚种	阿巴盖新蚤	光亮额蚤	角尖眼蚤指名亚种	二齿新蚤	尖指双蚤	升额蚤灰獭亚种	禽角叶蚤欧亚亚种	端突病蚤	秃病蚤田鼠亚种	细钩双蚤	红羊新蚤	盔状新蚤	未鉴定蚤	草原硬蜱
1977	3079	2362	350	190	118		9								50	0
1978	11096	9058	1017	236	289	397									86	13
1979	7693	6085	731	420	139	165									153	
1980	6981	5264	772	259	152	42									492	
1981	10124	7107	930	216	1375	171									293	32
1982	8305	5043	457	108	992	51	66	455	246						887	
1983	17078	9703	1679	803	1403	192	151	742	701			64			1640	
1984	7107	2836	428	28	2917	9	17	143	527						202	
1985	3428	2302	388	80	499	5	26	47	34						47	
1986	5136	4186	596	189	138		1	4							22	
1987	7453	6008	1074	207	114										12	38
1988	9302	7532	899	229	203		27	78	169						135	30
1989	6070	5029	610	187	93		49								16	86
1990	8466	7196	911	240	11		1	1		2					33	71
1991	7007	5703	960	84	185		0		5						10	60
1992	12309	10778	1143	107	27		0		162						3	89
1993	7050	5636	1022	108	148		7		3						6	120
1994	5858	4646	893	92	174		1		1						11	40
1995	6309	4683	1048	150	301		8	17	54	18					30	
1996	6975	5422	960	185	334		6			19					44	5
1997	5783	4909	604	171	63		4		14	4					14	
1998	7454	5673	1192	177	317		1			3					91	
1999	6309	5145	908	122	102		28			3					1	
2000	5617	3918	1170	117	193		119			4		90			6	
2001	4803	3468	963	109	161	24	30			28		20				
2002	4238	3021	973	92	123		13			13		3				
2003	4457	3120	1053	99	162		14					5			4	
2004	7756	5968	1518	114	130		4			14		1			7	
2005	5102	3399	1418		92		9			75		9			100	
2006	3600	2888	561	63	70		0			18						

续表 10-17

年份	合计	方形黄鼠蚤蒙古亚种	阿巴盖新蚤	光亮额蚤	角尖眼蚤指名亚种	二齿新蚤	尖指双蚤	升额蚤灰獭亚种	禽角叶蚤欧亚亚种	端突病蚤	秃病蚤田鼠亚种	细钩双蚤	红羊新蚤	盔状新蚤	未鉴定蚤	草原硬蜱
2007	2818	1917	639	141	44		0			56		2			19	
2008	2226	1730	408	46	42		0									
2009	2160	1744	300	54	53		0			9						
2010	2490	1879	451	104	21		0	2		28					5	
2011	1845	1395	315	54	44		0			20					17	
2012	1460	1022	378	17	32	2	0			4					5	
2013	1395	1026	299	16	32	3	0			2	1	1	3	1	11	
2014	857	567	224	5	56							4	1			
2015	600	479	46	9	21	4	8			5	3	5	4	3		13
2016	457	359	36	6	8	1	5			10	1	4	5	2		20
2017	981	819	82	11	12	3	11			9	2	7	2	2		21
2018	959	819	82	12	20	8	7	5	3	2	1					
合计	230193	171844	30488	5657	11410	1077	622	1494	1919	346	8	215	15	8	4452	638

（三）病原学监测（表 10-18）

1962~2018 年，甘肃黄土高原阿拉善黄鼠鼠疫疫源地病原学检验各种动物 207 376 份，分离鼠疫菌 11 株。其中检验黄鼠 112 627 只，分离鼠疫菌 5 株，鼠疫菌检出率为 0.004%；检验其他动物 2578 只，分离鼠疫菌 1 株，检菌率为 0.04%；检验媒介 92 742 组，分离鼠疫菌 5 株，检菌率为 0.005%。

检菌地区具体分布，1962 年会宁县刘寨乡从沙狐体内分离 1 株鼠疫菌。1963 年从黄鼠体内分离 3 株，从黄鼠体外寄生蚤-方形黄鼠蚤蒙古亚种体内分离 3 株、阿巴盖新蚤体内分离 1 株。1977 年平川种田、复兴 2 乡从黄鼠体内各分离到 1 株鼠疫菌，从复兴乡黄鼠洞干蚤阿巴盖新蚤体内分离 1 株。

表 10-18 甘肃黄土高原阿拉善黄鼠鼠疫疫源地病原学监测

年代	合计		动物检验				媒介检验			
			主要宿主		其他动物		检验数		阳性	
	检验数	阳性数	检验数	阳性数	检验数	阳性数	组数	只数	组数	只数
1962	124	1			124	1				
1963	1688	7	529	3	269	0	890		4	
1964	5294	0	2303	0			2991		0	
1965	6260	0	3373	0			2887		0	
1966	2863	0	2863	0						
1967	2971	0	2971	0						

续表 10-18

年代	合计		动物检验				媒介检验			
			主要宿主		其他动物		检验数		阳性	
	检验数	阳性数	检验数	阳性数	检验数	阳性数	组数	只数	组数	只数
1968	5183	0	5183	0						
1969	3313	0	3313	0						
1970	5745	0	5745	0						
1971	4383	0	4383	0						
1972	2585	0	2585	0						
1973	3728	0	2743	0	356	0	629		0	
1974	3493	0	2992	0	392	0	109		0	
1975	4201	0	4055	0			146		0	
1976	4200	0	4057	0			143		0	
1977	11381	3	7511	2			3870		1	
1978	8759	0	4154	0	80	0	4525		0	
1979	3959	0	0	0			3959		0	
1980	3271	0	1038	0			2233		0	
1981	4208	0	522	0			3686		0	
1982	5110	0	1789	0			3321		0	
1983	9571	0	4093	0			5478		0	
1984	7038	0	2504	0			4534		0	
1985	4173	0	1294	0			2879		0	
1986	3298	0	940	0			2358		0	
1987	7332	0	3820	0	22	0	3490		0	
1988	3498	0	1230	0			2268		0	
1989	4537	0	2962	0			1575		0	
1990	3827	0	1471	0			2356		0	
1991	4847	0	2721	0	71	0	2055		0	
1992	5171	0	2741	0	36	0	2394		0	
1993	4792	0	2526	0	102	0	2164		0	
1994	2788	0	1342	0	64	0	1382		0	
1995	3240	0	1278	0	91	0	1871		0	
1996	3266	0	1384	0			1882		0	

续表 10–18

年代	合计		动物检验				媒介检验			
			主要宿主		其他动物		检验数		阳性	
	检验数	阳性数	检验数	阳性数	检验数	阳性数	组数	只数	组数	只数
1997	3227	0	1369	0			1858		0	
1998	3340	0	1518	0	48	0	1774		0	
1999	3210	0	1409	0	90	0	1711		0	
2000	2285	0	752	0			1533		0	
2001	2026	0	755	0			1271		0	
2002	1851	0	761	0			1090		0	
2003	2037	0	754	0			1283		0	
2004	5107	0	756	0			4351		0	
2005	2613	0	762	0			1851		0	
2006	3043	0	1629	0	37	0	1377		0	
2007	2220	0	1125	0	118	0	977		0	
2008	1843	0	1120	0	29	0	694		0	
2009	2022	0	1092	0	51	0	879		0	
2010	2037	0	1053	0	95	0	889		0	
2011	1526	0	922	0	75	0	529		0	
2012	2064	0	725	0	75	0	1264		0	
2013	1585	0	773	0	70	0	742		0	
2014	1403	0	826	0	51	0	526		0	
2015	1041	0	558		44	0	439		0	
2016	1155	0	563	0	65	0	527		0	
2017	1042	0	468	0	43	0	531		0	
2018	602		522	0	80		571		0	
合计	207376	11	112627	5	2578	1	92742		5	

（四）血清学监测

1.血清学（表 10–19）

1974~2018 年，甘肃黄土高原阿拉善黄鼠鼠疫疫源地血清学（IHA）检验各种动物血清 80 957 份，结果鼠疫 F_1 抗体阳性 115 份，总动物血清抗体阳性率 0.14%。其中检测黄鼠血清 80 166 份，鼠疫 F_1 抗体阳性 115 份；犬血清 346 份，结果均为阴性。其他动物血清 445 份，结果均为阴性。

会宁县检验各种动物血清 53 677 份，结果鼠疫 F_1 抗体阳性 92 份，动物血清抗体阳性率 0.17%。其中检测黄鼠血清 51 886 份，阳性 92 份，血清抗体阳性率 0.18%。其他动物和犬血清结果均为阴性。阳性血清检出时间为 1974 年、1975 年、1977 年、1978 年、1979 年、1997 年，其阳性数量分别为 51 份、25 份、4 份、8 份、3 份、1 份，年份血清抗体阳性率分别为 1.64%（51/3118）、0.56%（25/4428）、0.13%（4/3110）、0.36%（8/2205）、0.06%（3/5009）、0.15%（1/687）。

平川区检验各种动物血清 27 280 份，结果鼠疫 F_1 抗体阳性 23 份，动物血清抗体阳性率 0.08%。阳性血清检出时间为 1980 年、1982 年、1984 年，其阳性数量分别为 1 份、6 份、16 份，年份血清抗体阳性率分别为 0.09%（1/1038）、0.49%（6/1221）、1.29%（16/1241）。

表 10–19 1974~2018 年甘肃阿拉善黄鼠鼠疫疫源地血清间接血凝监测

年代	合计		主要宿主		犬血清		其他动物	
	血清数	阳性数	血清数	阳性数	血清数	阳性数	血清数	阳性数
1974	3152	51	3118	51			34	
1975	4428	25	4428	25				
1976	4043	0	4043	0				
1977	3110	4	3110	4				
1978	2205	8	2205	8				
1979	5009	3	5009	3				
1980	2669	1	2669	1				
1981	2221	0	2221	0				
1982	2024	6	1873	6	44	0	107	0
1983	2481	0	2236	0	82	0	163	0
1984	1910	16	1702	16	67	0	141	0
1985	2370	0	2370	0				
1986	2685	0	2654	0	31	0		
1987	3355	0	3355	0				
1988	2669	0	2637	0	32	0		
1989	2296	0	2266	0	30	0		
1990	2451	0	2451	0				
1991	2303	0	2303	0				

续表 10-19

年代	合计		主要宿主		犬血清		其他动物	
	血清数	阳性数	血清数	阳性数	血清数	阳性数	血清数	阳性数
1992	2366	0	2366	0				
1993	2020	0	2020	0				
1994	1197	0	1197	0				
1995	1142	0	1142	0				
1996	1149	0	1149	0				
1997	1198	1	1198	1				
1998	1230	0	1230	0				
1999	1233	0	1233	0				
2000	1206	0	1206	0				
2001	1178	0	1178	0				
2002	1150	0	1150	0				
2003	1230	0	1230	0				
2004	1850	0	1850	0				
2005	1294	0	1264	0	30	0		
2006	1393	0	1363	0	30	0		
2007	1034	0	1034	0				
2008	953	0	953	0				
2009	948	0	948	0				
2010	976	0	976	0				
2011	814	0	814	0				
2012	660	0	660	0				
2013	683	0	683	0				
2014	758	0	758	0				
2015	511	0	511	0				
2016	508	0	508	0				
2017	397	0	397	0				
2018	498	0	498	0				
合计	80957	115	80166	115	346	0	445	0

三、动物鼠疫流行情况

（一）动物疫点时空分布

1.动物鼠疫疫点（表 10–20）

1962~2018 年，甘肃黄鼠疫源地 2 个县（区）发生动物鼠疫流行，判定疫点数 5 个，动物鼠疫流行年数为 3，流行年次数 3。其中会宁县 1962~2018 年有 2 年次动物鼠疫流行，动物检菌最早年代是 1962 年，最后检菌年代是 1963 年。1962 年 8 月人间鼠疫流行期间，防疫人员在仙麻沟处理病人尸体时发现一只已经干枯的沙狐尸体（距黑窑洞约 1.5km），根据尸体外表观察，自毙时间约有两月余，皮肤干硬，腹背毛已脱落不堪并全身有许多裂纹，右侧腹部到第二胸骨有一长口，内脏均无。将两腿骨骼切断，用生理盐水冲洗数次，进行动物接种和培养，获得鼠疫菌一株，8 月 25 日判定为鼠疫疫狐，判定疫点 1 处。1963 年 6~7 月，先后在刘寨乡斜沟村黑窑洞后岘和甜水井村老李岔沟采集的阿拉善黄鼠（2 只活体，1 只自毙）及寄生蚤体内分离出 7 株鼠疫菌，判定疫点 2 处，两疫点间距离约 3km，疫点总面积约 300hm^2。自 1977 年从平川区（原为靖远县行政区域）种田、复兴 2 乡阿拉善黄鼠、阿巴盖新蚤中分离出鼠疫菌，从而判定平川区为阿拉善黄鼠鼠疫自然疫源地，判定疫点 2 处。

该疫源地于 1977 年最后一次发现鼠疫流行，在此后的 30 年间，每年检菌均为阴性，但血清学结果表明仍有局部鼠疫流行的可疑迹象（平川于 1982 年、1984 年分别检出 6 份和 16 份阳性血清，阳性率为 0.49%和 1.29%；会宁于 1997 年发现 1 份阳性血清，阳性率为 0.18%）。

表 10–20　1962~2018 年甘肃黄土高原阿拉善黄鼠鼠疫疫源地动物鼠疫

年代	县	乡	村	疫点名称	分离菌株数量	发现(判定)时间
1962	会宁县	刘寨乡	斜沟村	黑窑洞仙麻沟	1	8.25
1963	会宁县	刘寨乡	甜水井	甜水井老李岔沟	1	7.04
1963	会宁县	刘寨乡	斜沟村	黑窑洞后岘	1	7.9
1963	会宁县	刘寨乡	甜水井	甜水井老李岔沟	1	7.15
1977	平川区	复兴乡	李沟	李沟东山梁	1	6.00
1977	平川区	种田乡	五星	五星石碑子沟	1	7.00
合计					6	

该疫源地菌株分为黄土高原 A 型和黄土高原 B 型两个生态型。其生化特征为酵解甘油麦芽糖，不酵解鼠李糖和密二糖，脱氮均为阴性。A 型菌株不酵解阿胶糖，B 型菌株能酵解阿胶糖。

2.染疫动物（表 10–21）

1962~2018 年，甘肃黄土高原阿拉善黄鼠鼠疫疫源地内染疫动物种类为阿拉善黄鼠和沙狐。其中从染疫黄鼠体内分离鼠疫菌 5 株，占染疫动物的 83.33%；染疫沙狐体内分离鼠疫菌 1 株，占染疫动物的 16.67%。

表 10-21　1962~2018 年甘肃黄土高原阿拉善黄鼠鼠疫疫源地染疫动物情况

年代	县	乡	村	疫点名称	染疫动物名称	分离菌株数量	发现(判定)时间
1962	会宁县	刘寨乡	斜沟村	黑窑洞仙麻沟	狐狸	1	8.25
1963	会宁县	刘寨乡	甜水井	甜水井老李岔沟	活体黄鼠	1	7.4
1963	会宁县	刘寨乡	斜沟村	黑窑洞后岘	自毙黄鼠	1	7.9
1963	会宁县	刘寨乡	甜水井	甜水井老李岔沟	自毙黄鼠	1	7.15
1977	平川区	复兴乡	李沟	李沟东山梁	自毙黄鼠	1	7.12
1977	平川区	种田乡	五星	五星石碑子沟	活体黄鼠	1	6.23
合计					2	6	

3.染疫媒介（表 10-22）

1962~2018 年，甘肃黄土高原阿拉善黄鼠鼠疫疫源地染疫媒介分离鼠疫菌 5 株，染疫媒介种类 2 种，分别从方形黄鼠蚤蒙古亚种体内分离鼠疫菌 3 株，占染疫媒介的 60%，从阿巴盖新蚤体内分离 2 株，占染疫媒介的 40%。见表 10-22。

表 10-22　1962~2018 年甘肃黄土高原阿拉善黄鼠鼠疫疫源地染疫媒介

年代	县	乡	村	疫点名称	染疫媒介名称	寄主名称	分离菌株数量	发现(判定)时间
1963	会宁县	刘寨乡	斜沟村	黑窑洞仙麻沟	方形黄鼠蚤蒙古亚种	黄鼠	1	6.24
1963	会宁县	刘寨乡	甜水井	甜水井老李岔沟	方形黄鼠蚤蒙古亚种	黄鼠	1	7.4
1963	会宁县	刘寨乡	斜沟村	黑窑洞后岘	阿巴盖新蚤	黄鼠	1	7.8
1963	会宁县	刘寨乡	甜水井	甜水井老李岔沟	方形黄鼠蚤蒙古亚种	黄鼠	1	7.9
1977	平川区	复兴乡	李沟村	东山梁	阿巴盖新蚤	黄鼠	1	6.10
合计							5	

（二）　血凝阳性点时空分布

1.血凝阳性点年度分布（表 10-23）

1962~2018 年，甘肃黄土高原阿拉善黄鼠鼠疫疫源地 9 个年份血清学检测 F_1 抗体阳性 115 份，判定疫点数 11 个。血凝阳性点年度分布为，具体年份分别为 1973 年、1975 年、1977 年、1978 年、1979 年、1980 年、1982 年、1984 年，黄鼠阳性血清最早检出年份为 1974 年，且与 1974 年 2 个年判定血凝

阳性点数量最多为 8 个，最末检出年份为 1997 年，自 1997 年后再未发现阳性血清。见表 10-23。

表 10-23　1962~2018 年甘肃黄土高原阿拉善黄鼠鼠疫疫源地血凝阳性点年度分布

年代	县数	乡镇数	疫点数	合计	血凝阳性动物种类	
					黄鼠	
					检验数	阳性数
1974	1	3	8	51	3118	51
1975	1	3	8	25	4428	25
1977	1	2	3	4	3110	4
1978	1	2	3	8	2205	8
1979	1	1	2	3	5009	3
1980	1	1	1	1	986	1
1982	1	1	1	6	836	6
1984	1	1	1	16	1241	16
1997	1	1	1	1	687	1
合计	2	3	28	115	21620	115

2.血凝阳性点地区分布（表 10-24）

1962~2018 年，甘肃黄土高原阿拉善黄鼠鼠疫疫源地血凝阳性点地区分布于 2 个县 5 个乡镇 11 村 11 个疫点，共检出 F_1 抗体阳性 115 份。具体地区分布为 1974 年检出 51 份，分布于会宁县刘寨乡的陈庄村、甜水井村、斜沟村、寨科村，土高乡的野狐泉村、十百户村，新源乡的老庄村、河坝村。1975 年检出 25 份，同样分布于刘寨乡的陈庄村、甜水井村、斜沟村、寨科村，土高乡的野狐泉村、十百户村，新源乡的老庄村、河坝村。1977 年检出 4 份，分布于刘寨乡的陈庄村、斜沟村，新源乡河坝村。1978 年检出 8 份，分布于刘寨乡的陈庄村、寨科村，土高乡的野狐泉村。1979 年检出 3 份，分布于刘寨乡甜水井村、寨科村。1980 年检出 1 份，分布于平川区复兴乡甘涝村。1982 年检出 6 份，分布于平川区种田乡五星村。1984 年检出 16 份，分布于平川区种田乡五星村。1997 年检出 1 份，分布于刘寨乡的后湾村。

表 10-24　血凝阳性点地区分布

县市	乡镇数	疫点数	合计	血凝阳性动物种类
				黄鼠
会宁县	3	8	51	51
会宁县	3	8	25	25
会宁县	2	3	4	4
会宁县	2	3	8	8
会宁县	1	2	3	3
平川区	1	1	1	1
平川区	1	1	6	6
平川区	1	1	16	16
会宁县	1	1	1	1
合计	15	28	115	115

第七节　甘肃鼠疫疫源不明地区的疫源状况

甘肃地处黄土高原、内蒙古高原和青藏高原的交汇地带，境内地形地貌复杂，疫源动物种类繁多，是鼠疫自然疫源地的天然分布区，但仅有部分疫源地已查明，绝大部分属于疫源未明地区。为弄清甘肃鼠疫疫源不明地区的疫源状况，在甘肃财政专项经费的支持下，我们从2002~2007年对疫源不明地区进行了全面调查和研究，现将调查研究结果逐一赘述如下。

一、调查方法与调查内容

1.设调查点

根据甘肃的地理景观,疫源动物分布和历史疫区等指标,在全省疫情不明地区筛选有代表性的县作为疫源调查点。

2.收集基础资料

调查点的植被、气候、气象、地形图、人口数、民族、生活方式、职业状况、土地资源、与疫源动物的接触关系等，通过查阅当地相关部门的资料获得；通过访问调查，查阅地方志和有关文献调查人间鼠疫流行史、动物鼠疫流行史、动物昆虫区系及生态资料。

3.疫源地现场调查

抽样调查与普查法相结合。

(1) 疫源地动物调查：主要是宿主动物数量调查，喜马拉雅旱獭采用路线法和定点样方法、观察法调查；阿拉善黄鼠采用一日公顷弓形夹法调查；其他小型啮齿动物采用五米夹线法调查。宿主可能性调查采用血清学和细菌学等实验室方法。

(2) 传播媒介调查：通过鼠体、洞干、鼠巢调查传播媒介的种类和数量，采用细菌学方法调查传播媒介。

(3) 人群流行病学调查：在鼠疫流行季节，选择调查范围内的牧民，调查有无接触疑似染疫动物情况，有无临床症状与体征，并经肘静脉采血5ml送检。

(4) 疫源地地理景观调查：主要通过查阅资料获得，必要时补充调查。

4.研究分析疫源地存在的可能性

主要通过疫源地构成要素：即宿主动物、传播媒介、地理景观和实验室检测结果等因素综合考虑。

二、甘南高原鼠疫疫源不明地区的调查结果

甘南玛曲及周边地区历史上曾是鼠疫流行的重灾区之一。1949年后，于1960年、1965年、1971年、1974年、1979年先后进行了5次小范围调查，均未能确定该地区是否存在鼠疫自然疫源地。近年

来，中国尤其是西部鼠疫流行非常活跃，一些老的历史疫区有重新复燃之势，玛曲及周边地区的疫情形势也不容乐观，相邻的夏河县近年不断有阳性血清检出，外运旱獭的事件不断发生。为进一步确定该地区是否存在鼠疫自然疫源性，甘肃省政府拨专项资金支持，鼠疫防控人员于2002年7月4日至9月1日进行了较详细调查，现将调查结果报告如下。

1.玛曲县鼠疫流行史

玛曲县鼠疫流行历史悠久。《甘肃鼠疫流行史》据1960年（甘地便［59］号）疫情通报记载，1905年在乔科地区，包括玛曲县的曼日玛和采日玛乡的一部分地区发生鼠疫流行，死亡30人;1910年、1929年、1940年齐哈玛乡发生鼠疫流行，分别死亡30人、48人、41人。另据玛曲县志记载，大约在1920年，位于黄河南岸靠近四川边界的齐哈玛旁玛部落内，发生了一次非常严重的鼠疫流行，据当地老牧民回忆，不到一个月时间两个部落60户人家基本无存，最后跑出一个人。但在离家不到两公理的小坡上死亡，致使该部落的牲畜无人管理，多年来其他人从不敢到那个地方去。玛曲立县后，先后于1960年、1965年两次在欧拉、尼玛、木西合等进行了调查，均未获阳性结果。1971年3月底原甘南州革命委员会组织调查队，进行鼠疫调查发现，当地旱獭密度较高，且数量稳定。1974年5月，该县部分公社一度发生旱獭死亡现象，经原201所及甘南州防疫队监测检验，属鼠伤寒死亡。1978年省地曾联合进行调查。

以上几次调查均未获阳性结果，20世纪80年代该县进行了有限的有关鼠疫的宣传与防治措施。

2.自然概况

玛曲位于甘肃省甘南藏族自治州西南部，甘、青、川交界地区，东经100°45′45″ ~102°29′00″，北纬33°06′30″ ~34°30′15″，东北与碌曲县的尕海相接壤，东南以黄河为界与四川省若尔盖县和阿坝县相邻，西南面分别与青海省的久治县、甘德县和玛沁县接壤，黄河围绕全县南、东、北三面而过，形成著名的黄河第一弯。玛曲属于青藏高原的一部分，地势高亢，地形地貌多样，西北为高山峡谷，东南为山原，高度由西北向东南递减，切割轻微，具有典型的高原特征，最低海拔3300m，最高山峰海拔4806m，全县两大山脉——阿尼玛卿山脉与西倾山脉的山前丘陵地带一般海拔在3350~3650m，高原面相对高差均在300m以上。玛曲县高寒缺氧，空气稀薄，太阳辐射强，属于高寒湿润气候，全年无四季之分，仅有冷暖二季之别，冷季漫长而寒冷，暖季短暂而温和，年均气温1.1℃，年极端最高气温为23.6℃，极端最低气温为-29.6℃，基本没有绝对无霜期，年降雨量615.5mm。土壤类型有暗棕壤、高山草甸土、亚高山草甸土、草甸土、沼泽土和泥炭土。玛曲基本无森林植被，但草场资源丰富，属于川西藏东高原灌丛草甸区，西北部以灌丛草甸居多，中南部以亚高山草甸为主体，东部沼泽和沼泽化草场分布面积大而集中。植被分为以下几种类型：①亚高山草甸：分布于海拔3000~3900m的中低山地、洪积冲积滩地、河谷阶地。植被种类组成丰富，种的饱和度40~45种/m²，盖度一般为75%~90%。植被以中生禾、莎草为主，杂以少量湿中生、旱中生植物。主要植物有短根茎密丛蒿草、苔草，疏丛、密丛禾草，各杂类草。②灌丛草甸：为该县西北部较大的一部分，往往镶嵌于亚高山草甸之中，分布于海拔3400~3900m的宽谷滩地、河谷、山地阴坡，生境条件良好，植被种类组成复杂。中生灌木有沙棘、金露梅、高山绣线菊、山生柳，旱生灌木有鬼箭锦鸡儿、川西锦鸡儿。成丛生型，植株低矮，萌生力强。草本植物主要以中生、中湿生、湿中生为主，主要有多年生密丛短根茎蒿草属、苔草属植物。

从生禾草、根茎禾草和蓼科杂尖草等，种的饱和度 20~30 种/m^2，灌木层盖度 15%~30%，草本层盖度 50%~70%。③高山草甸：主要分布于欧拉秀玛、欧拉、木西分三乡 4000m 以上高山山坡及缓山脊。生境条件严酷，通过生态适应，植物的生活型以多年生浅底下茅或地面茅为主，植物的基本特征为植株低矮，节间缩短，呈莲座状、垫状，行营养繁殖或苔生繁殖，具旱生形态。群落组成单调，主要种类有高山蒿草、胎生早熟禾、羊茅及高山龙胆、高山虎耳草，垫状是地梅及蚤缀等，种的饱和度 15~18 种/m^2。④草原化草甸：主要分布于欧拉秀玛乡的西宁山阳坡、坡麓及滩地、属草甸向草原的过渡类型，土壤和气候较为干燥，植被以耐旱的异针茅、狭穗针茅、丝颖针茅为主，还有糙野青茅、披碱草、早熟禾、线叶蒿草、矮蒿草等。⑤沼泽化草甸：主要分布于曼日玛、采日玛、齐哈玛和阿万仓等乡沼泽的边缘和坡积滩地，呈不规则的带状分布。植被种类以湿中生、中湿生和湿生植物为主，群落的优势种和建群种以华扁穗草、藏蒿草为主，其他还有发草、苔草、马先蒿、重头菊、三脉梅花草等。种的饱和度 18~25 种/m^2，盖度 20%~90/%。⑥沼泽：集中分布于阿曲马场-曼日玛-采日玛—线以东地区。在阿万仓、尼玛、齐哈玛、欧拉四乡的局部有零星分布。分布区地下潜水位高。基岩裂隙水沿地形斜坡运移，并以泉的形式排入滩地，西部丘陵地区发育的河流汇入该区。降水及地表径流补给来源丰富，河流呈曲流发育，迂回曲折，流速缓慢，沉积物黏重，泄流量小，使之常年滞水形成沼泽。

3.调查点的选择与调查范围

2002 年 5 月 24~28 日，在对甘南州玛曲县的尼玛乡、齐哈玛乡、阿万仓乡实地考察后，根据当地景观特征，以工作为主兼顾生活方便的原则，确定阿万仓为调查队设点乡，调查范围包括玛曲的阿万仓、欧拉、齐哈玛，碌曲的尕海，调查面积约 50 万 hm^2。

4.调查内容与方法

(1) 自然地理景观及生境调查：

植被、生境类型、海拔高度、土壤、气候与气象及当地地形图等基础资料向当地气象及草原生态保护站等部门索取或通过查阅以往的资料获得,必要时自已补充调查。

(2) 疫源动物调查：

小型啮齿动物用五米夹线法调查,主要宿主动物喜马拉雅旱獭数量调查采用 2 日定点观察法。啮齿动物种群结构主要通过夹捕、设套、枪击及与畜牧等有关部门交换资料等方法获得。

(3) 传播媒介调查：

媒介昆虫种群结构调查，鼠（獭）体蚤调查通过梳检法获得,旱獭洞干蚤调查通过每旬随机探洞获得。

(4) 病原学调查：

①血清学检验：对捕获的活体旱獭及其他野生动物全部采血，分离血清，进行 IHA 试验;在调查区内按 5%抽取犬血清进行 IHA 试验；对可疑的自毙动物材料进行反向血凝试验。所有送检材料检验全部按国标所规定程序进行。

②细菌学检验:全部病死动物、捕获活旱獭的 30%~40%、其他可疑啮齿动物及蚤类（少数留做标本外）取材送检。

③放射免疫沉淀试验（RIP）：对部分旱獭血清及犬血清进行 RIP 试验。

5.调查结果

（1）疫源动物调查结果：

①主要宿主动物数量调查：在不同生境内选择样地，采用定点两次目测法，调查 $18hm^2$，见獭 33 只，旱獭密度为 1.83 只/hm^2，最适生境为亚高山草甸草原阳坡与山前草原，其次为亚高山草甸草原阴坡，沼泽化地带与沼泽地未见其分布。

②啮齿类动物种群结构调查：此次调查共获各种啮齿类动物 5 种 788 只，兔形目有高原鼠兔和灰尾兔 2 种，啮齿目有喜马拉雅旱獭、中华鼢鼠、长尾仓鼠 3 种，另有食肉目狗獾和艾鼬 2 种。用五米夹线法调查小型啮齿动物，共下夹 1458 夹次，捕鼠 4 只，捕获率 0.27%，优势种为喜马拉雅旱獭和高原鼠兔。另根据玛曲县志记载，还有藏鼠兔、达乌尔鼠兔、豹鼠、根田鼠、褐家鼠、黄毛鼠、黑线仓鼠、五趾跳鼠、林跳鼠、甘肃鼢鼠、大沙鼠等。以上啮齿动物分属两目，7 科，11 属，16 种。

啮齿动物名录：

兔形目 Legomorpna

兔科（Leporidae）

兔属 Legoride

灰尾兔 Lepus oiostolus

鼠兔科 Ochonidae

鼠兔属 Ochotonidae

高原鼠兔 Ochotona curzoniae

藏鼠兔 Chotona thibetana

达乌尔鼠兔 Rodentia

啮齿类目 Rodentia

松鼠科（Sciuridae）

旱獭属 Marmota

喜马拉雅旱獭 Marmota

鼠科（Muridae）

鼠属 Rattus

褐家鼠 Rattus himalayna

黄毛鼠 Rattus losea

小家鼠属 Mus

小家鼠 Mus musculus

仓鼠科（Cricetidae）

仓鼠亚科（Cricetinae）

仓鼠属 Cricetulus

黑线仓鼠 Cricetulus barabensis

长尾仓鼠 Cricetulus longicaudaaitus

鼢鼠亚科 Myospalacinae

鼢鼠属 Myospalax

甘肃鼢鼠 Myospalax cansus

中华鼢鼠 Myospalax fontaniera

沙鼠亚科（Gerbillinae）

沙鼠属 Rrhombomys

大沙鼠 Rhombonys opimus

田鼠亚科 Arvicolinae

田鼠属 Microtus

根田鼠 Microtus oeconomus

跳鼠科（Dipodidae）

五趾跳鼠属 Allactaga

五趾跳鼠 Allactaga sibirica

林跳鼠科 Zapodidae

林跳鼠亚科 Zapodidae

晓跳鼠属 Seozapu

四川林跳鼠 Eozapus setchuanus

(2) 传播媒介调查结果

从7种546只动物共获斧形盖蚤、谢氏山蚤、獾副角蚤扇形亚种、同鬃蚤、细钩盖蚤、青海双蚤、前额蚤灰旱獭亚种等3科6属7种。旱獭体外寄生蚤总染蚤率46.40%，总蚤指数2.08。探洞245,获蚤21匹，洞干蚤指数0.09，洞干染洞率为6.40%。旱獭体外寄生蚤和洞干蚤优势种均为斧形盖蚤和谢氏山蚤。

蚤类名录

角叶蚤科 Ceratophyllidae

副角蚤属 Paraceras	獾副角蚤扇形亚种 P.melis flabellum
山蚤属 Oropsylla	谢氏山蚤 O.silantiewi
盖蚤属 Callopsylla	斧形盖蚤 C.dolabris
	细钩盖蚤 C.sparsilis

细蚤科 Leptopsyllide

双蚤属 Amphipsylla	青海双蚤 A.qinghaiensis
额蚤属 Frontopsylla	前额蚤灰旱獭亚种 F.frontalis baibacina

蠕形蚤科 Vernipsyllide

鬃蚤属 Chaetopsylla	同鬃蚤 C.homoea

(3) 病原学调查结果

①血清学检测：用 IHA 检测动物血清 798 份，其中旱獭血清 735 份、高原鼠兔血清 3 份、狗獾血清 1 份、艾鼬血清 1 份、高原兔血清 3 份、犬血清 55 份，全部阴性。用 RIHA 检测动物血清 18 份，全部阴性。

②细菌学检验：共检验动物材料 270 份，其中自毙旱獭 5 只，自毙高原鼠兔 1 只，活体旱獭 253 只，其他动物材料 14 份，未检出鼠疫菌。检验媒介昆虫 278 组、927 匹，其中斧形盖蚤 182 组、657 匹，谢氏山蚤 96 组、270 匹，未分离出鼠疫菌。

③放射免疫沉淀试验：对 350 份旱獭血清和 28 份犬血清用 RIP 进行检测，检出碌曲旱獭阳性血清 2 份（1:320），玛曲犬阳性血清 1 份（1:160）。旱獭阳性地点为尕海尔秀一队，犬为阿万仓红星二队。

6.分析与讨论

此次调查虽未能分离到鼠疫菌，也未检出 IHA 与 RIHA 阳性血清，但检出 3 份 RIP 阳性,取得了鼠疫自然疫源地相关资料，包括：①通过查阅相关资料和询问调查，丰富了玛曲地区历史上鼠疫流行的证据。②获得了当地自然景观、土壤、植被、气候等方面的历史和最新资料。③获得了当地野生动物，特别是啮齿动物的种群构成、鼠疫主要宿主喜马拉雅旱獭相关生态学资料。④获得了当地媒介蚤类种群构成及某些生态学资料。为以后进一步深入调查积累了数据与资料。

甘南地区历史上曾是鼠疫肆虐的地区，甘肃省最早有文献明确记载的鼠疫流行（1754 年夏河县拉卜楞寺院和青海河南蒙旗的鼠疫流行）就发生在甘南夏河县。此后 200 余年里，共发生 49 次鼠疫流行。在 20 世纪 50 年代末和 60 年代，甘南是甘肃省鼠防工作的重点地区，先后判定夏河县、碌曲县为鼠疫疫源县。该地区最末一起人间鼠疫是在 1969 年。最末检菌时间是 1970 年。90 年代以来，夏河县陆续检出 IHA 阳性血清，2002 年检出 3 份 RIP 阳性血清,表明该地区旱獭鼠疫动物病有活动的迹象。

从 2002 年调查结果看，玛曲及周边地区的自然景观、宿主动物、传播媒介等鼠疫自然疫源地存在的基本条件是具备的。但鼠疫主要宿主的鼠疫动物病，存在明显的流行期和静息期，但两个时期持续时间的长短，不同的疫源地各不相同，同一类型的疫源地也有差异。如甘肃省河西祁连山北麓-阿尔金山喜马拉雅旱獭疫源地，自 1960 年判定以来至今几乎每年都有流行，而甘南旱獭疫源地自 1970 年后则呈静息状态。此次调查检测出较大量的旱獭血清和犬血清，未检出 IHA 阳性血清，只检出 3 份 RIP 阳性血清，说明在最近几年该地区旱獭鼠疫动物病尚无明显活跃的信息。

然而鼠疫自然疫源性是一个生物学现象，对于鼠疫动物病的流行规律，目前尚不清楚，但有些数据，如主要宿主密度、主要媒介蚤指数等，可作为预测鼠疫动物病流行的指标。从 2002 年调查结果和夏河县近年的资料来看，甘南地区的旱獭密度呈上升趋势，媒介蚤指数也较高，RIP 检出 1 份阳性血清，因此必须提高对旱獭鼠疫动物病流行的警觉性。

由于各方面的原因，甘南州（包括夏河县、碌曲县）的鼠防力量比较薄弱，特别是缺乏检验专业人员及其设备。鉴于甘南旅游发展和其他项目的开发，流动人口的大量增加。加之经济利益的驱使，非法猎捕外运旱獭的事件时有发生。建议该地区必须加强鼠防人员的培训和实验室能力建设，提高鼠疫监测质量，才能在应对突发疫情时，及时有效地控制疫情，保障人民群众健康和经济建设的发展。

三、甘南中部黄土高原鼠疫疫源不明地区的调查结果

甘肃中部黄土高原地区，目前已确定存在阿拉善黄鼠鼠疫自然疫源地的有白银市平川区、会宁县的部分区域，其余均属疫源不明地区。对于这一地区的疫源调查从2003年9月至2005年3月，调查地点选择在兰州中川机场及附近地区。

1.自然概况与地理景观

兰州中川机场地处陇西黄土高原的西北部，位于青藏高原、蒙古高原和黄土高原的交汇处，东经103°37′，北纬36°30′，其所在地周围为永登县中川镇管辖，离兰州市区约70km，平均海拔1910m，地势平坦，土质肥沃，是典型的山间盆地，属温带大陆性季风气候特征，年降雨量300~350mm、年蒸发量1880mm，属干旱半干旱地区。近十年平均气温6.9℃，无霜期139天，年日照量为1774~2659h，光热资源丰富。全年多为西北风，风力一般为2~4级。动物地理区划归属于古北界，华北区，黄土高原亚区。啮齿动物归属于甘肃啮齿动物区系的中部、东部黄土高原区，中部、东部黄土丘陵亚区。机场区域面积为2000hm^2，西部为阶梯状黄土沟梁，属河西走廊东部较干旱型小光山地貌，东、南、北均为农田和荒滩，地势平坦，属半荒漠地貌，植被为荒漠化草原植被，以禾本科植物为主，主要植物有短花针茅、驴驴蒿、二裂萎菱、芨芨草、骆驼蓬等，覆盖率为24%；农作物主要有小麦、马铃薯、玉米、胡麻等；机场无天然树木，均为人造林，主要有杨树、柳树、沙枣树；机场无天然河流，地下水贫乏。机场用水主要来自“引大入秦”水利工程和兰州永登——兰州机场绿化上水工程。

2.研究方法

(1) 自然概况调查：

采用现场调查和查阅资料相结合。经纬度和海拔高度直接用GPS定位仪测定，地形、地貌、生境类型现场观察；植被、水文、气候等其他查阅资料。

(2) 鼠疫宿主动物（啮齿类）调查：

依据《中华人民共和国国家标准鼠疫监测标准》（GB16882—1997）所规定的方法，野栖夜行鼠类用5m夹线法，按不同地点、不同生境布夹，行距大于50m，夜放晨取。家栖鼠采用居室布夹法，12m^{2}布夹1只。捕鼠器一律采用中型板夹，诱饵一律采用植物油炒小麦面饼。野栖黄鼠采用一日弓型夹法和样地法。

(3) 鼠疫媒介昆虫（蚤类）调查：

依据《中华人民共和国国家标准鼠疫监测标准》（GB16882—1997）所规定的方法，主要梳捡捕获动物体外寄生蚤和用探蚤器野外采集动物洞干蚤。

(4) 鼠疫病原学调查：

依据《中华人民共和国国家标准鼠疫自然疫源地及动物流行判定标准》（GB16883—1997）规定的方法，动物脏器材料和蚤体采用鼠疫细菌学检验和鼠疫反向血凝试验，鼠疫细菌学检验采用镜镜、培养、鼠疫噬菌体裂解试验和动物试验四步判定阳性；鼠疫反向血凝试验以1:100 ++为阳性。血清采用鼠疫血凝试验，以1:20 ++为阳性。所用主要试剂由国家鼠布基地提供，培养基试剂由青海地方病研究

所提供，其他试剂由甘肃省疾病预防控制中心提供。

3.研究结果

(1) 疫源动物调查结果

①种群组成：兰州永登县中川镇周边地区共采集啮齿类动物1479只，隶属3目⑥科13种。（表10–25）

名录如下：

兔形目 Legomorpna

兔科（Leporidae）：

草兔 Lepus capensis

鼠兔科（Ochotonidae）：

达乌尔鼠兔 Ochotona daurica

啮齿目 Rodentia

松鼠科（Sciuridae）：

阿拉善黄鼠 Spermophilus alaschanicus

仓鼠科（Cricetidae）：

仓鼠亚科（Cricetinae）：

黑线仓鼠 Cricetulus barabensis

长尾仓鼠 Cricetulus longicaudatus

短尾仓鼠 Cricetulus euersmanni

黑线毛足鼠 Phodopus sungorus

沙鼠亚科（Gerbillinae）：

子午沙鼠 Meriones meridianus

长爪沙鼠 Meriones unguiculatus

鼢鼠亚科：（Myospalacinae）

（仅发现洞穴，未捕到动物）

鼠科（Muridae）：

小家鼠 Mus musculus

褐家鼠 Rattus norvegicus

跳鼠科（Dipodidae）：

五趾跳鼠 Allactaga sibirica

三趾跳鼠 Dipus sagitta

食虫目（Insectivora）

鼩鼱Soiex minutus

表 10–25 兰州永登县中川镇周边地区其他动物捕获数逐月统计表（2004~2005）

鼠种	背纹仓鼠	长尾仓鼠	短尾仓鼠	子午沙鼠	长爪沙鼠	小家鼠	褐家鼠	五趾跳鼠	达乌鼠兔	黑线足鼠	鼩鼱	合计
4 月	14		2	84	1	65	2		1			169
5 月	11		8	78	3	9			15			124
6 月	31			51		27	6					115
7 月	14			42		8	2	2	1			69
8 月	33			30		49	15		7			134
9 月	53		1	38		67	14		5			178
10 月	39			37		68	4		1			149
11 月	7			12		25	5		5			54
12 月	11			27		17	4		1		1	61
元月	8			13		7	5		15		1	49
2 月	8			14		19			12			53
3 月	7	1		30	1	13	1		4			57
合计	236	1	11	456	6	374	58	2	74		2	1220

②种群构成：兰州永登县中川镇周边地区共采集的 1479 只啮齿类动物中，阿拉善黄鼠共采集 259 只；其他 1220 只啮齿类动物种群构成为：子午沙鼠占 37.3%,小家鼠占 30.7%；背纹仓鼠 19.3%，达乌尔鼠兔 6.1%，其他鼠类占 1.8%。黑线毛足鼠仅捕到 1 只，查阅资料此鼠种在甘肃没有分布。（表 10–26）

表 10–26 兰州永登县中川镇周边地区啮齿类动物种群构成及捕获率（2004~2005）

鼠 种	子午沙鼠	小家鼠	背纹仓鼠	达乌尔鼠兔	褐家鼠	其他
捕鼠数	456	374	235	74	58	23
构成(%)	37.3%	30.7%	19.3%	6.1%	4.8%	1.8%
夹日数	14400	14400	14400	14400	14400	14400
捕获率(%)	3.16	2.59	1.63	0.51	0.40	0.15

注：其他为短尾仓鼠、长尾仓鼠、黑线毛足鼠、长爪沙鼠、五趾跳鼠、草兔、鼩鼱。

③鼠密度：

小型啮齿类动物数量：小型啮齿类动物共捕获 1220 只，布夹 14 400 夹日，总捕获率为 8.47%。其中：子午沙鼠 3.16%； 小家鼠 2%~59%； 背纹仓鼠 1%~63%； 达乌尔鼠兔 0.51%； 褐家鼠 0.40%；其他鼠类 0.15%。野栖鼠总密度为 9.95%；家栖鼠总密度为 4.03%。（表 10–27）不同生境的鼠密度：山地为 10.02%；荒滩为 9.97%；农田为 8.81%。（表 10–28）

表 10-27　兰州永登县中川镇周边地区野、家栖鼠捕获数、捕获率调查统计表（2004~2005）

年月	野栖鼠			家栖鼠		
	夹日数	捕鼠数	捕获率(%)	夹日数	捕鼠数	捕获率(%)
200404	900	156	17.33	300	13	4.33
5	900	120	13.33	300	4	1.33
6	900	107	11.89	300	8	2.67
7	900	61	6.78	300	8	2.67
8	900	122	13.56	300	12	4.00
9	900	142	15.78	300	36	12.00
10	900	129	14.33	300	20	6.67
11	900	43	4.78	300	11	3.67
12	900	57	6.33	300	12	4.00
200501	900	43	4.78	300	7	2.33
2	900	44	4.89	300	9	3.00
3	900	51	5.67	300	5	1.67
合计	10800	1075	9.95	3600	145	4.03

表 10-28　兰州永登县中川镇周边地区啮齿动物不同生境捕获数、捕获率统计表（2004~2005）

山地			荒滩			农田		
夹日数	捕获数	捕获率	夹日数	捕获数	捕获率	夹日数	捕获数	捕获率
3600	367	10.02%	3600	348	9.67%	3600	317	8.81%

阿拉善黄鼠密度：总密度 3.6 只/hm^2；其中：山地平均密度为 8.5 只/hm^2；农田平均密度为 2.7 只/hm^2；荒滩平均密度为 2.2 只/hm^2；夏季平均密度为 3.9 只/hm^2；秋季平均密度为 3.2 只/hm^2。（表 10-29、表 10-30）

表 10-29　兰州永登县中川镇周边地区阿拉善黄鼠不同季节密度调查表

时间	面积(hm^2)	捕鼠数	密度(只／hm^2)
夏季	7.8881	31	3.9 只
秋季	5.0485	16	3.2 只

表 10-30　兰州永登县中川镇周边地区阿拉善黄鼠不同生境密度调查表

月份	样方号	生境	面积(hm^2)	捕鼠数(只)	密度(只／hm^2)
5 月	1 号样方	山地	1.1615	19	16.4
5 月	2 号样方	农田	3.1230	8	2.5

续表 10-30

月份	样方号	生境	面积（hm^2）	捕鼠数（只）	密度（只／hm^2）
5月	3号样方	荒滩	3.6036	4	1.1
8月	4号样方	山地	1.3825	3	2.2
8月	5号样方	农田	1.7758	5	2.8
8月	6号样方	荒滩	1.8902	8	4.2

④种群数量动态

啮齿动物总数量月际变动：根据啮齿动物捕获数、捕获率的逐月统计，月际间种群数量波动较大，月际数量变动呈双峰型，第一高峰在4月份，捕获率为14.08只／100夹日；第二高峰在9月份，捕获率为14.83只／100夹日；低谷在1月份，捕获率为4.08只／100夹日；第二高峰比第一高峰高。（图10–19）

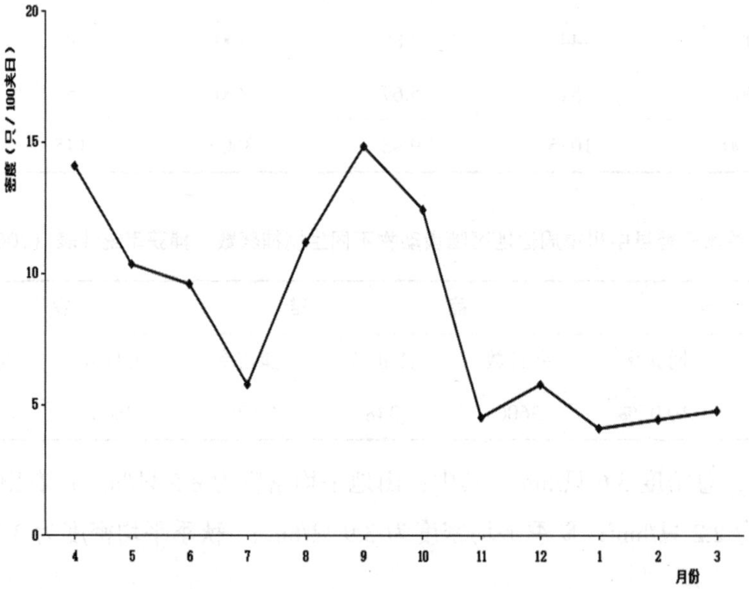

图 10–19 兰州永登县中川镇周边地区啮齿类动物数量月际变动曲线图

野栖鼠月际数量变动：根据野栖啮齿动物捕获数、捕获率的逐月统计，野栖鼠月际数量变动也呈双峰型，第一高峰在4月份，捕获率为19.6只／100夹日；第二高峰在9月份，捕获率为15.6只／100夹日；低谷在1月份，捕获率为4.7只／100夹日；但第一高峰比第二高峰高。（图10–20）

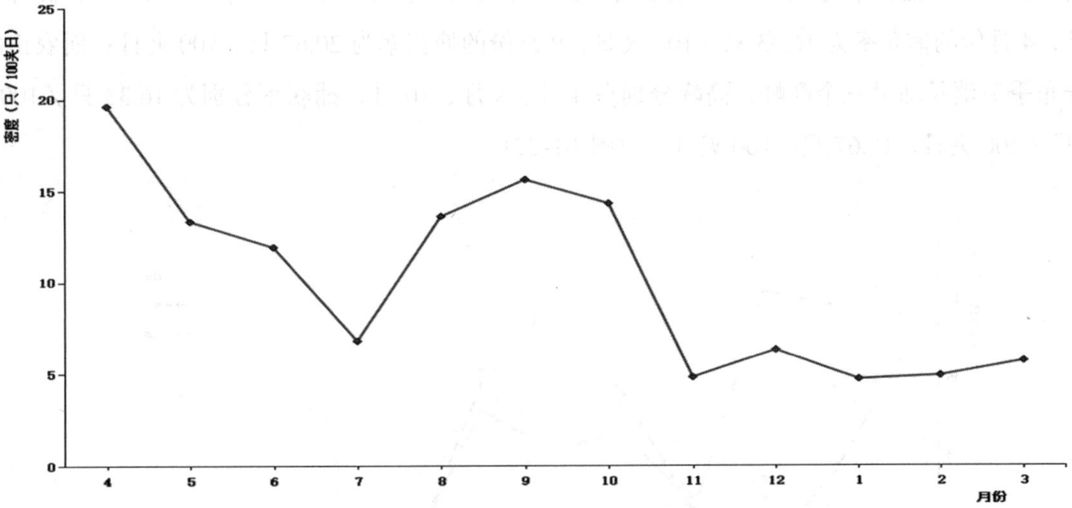

图 10–20　兰州永登县中川镇周边地区野栖鼠量月际变动曲线图

家栖鼠月际数量变动:根据家栖啮齿动物捕获数、捕获率的逐月统计，家栖鼠月际数量变动呈单峰型，高峰在 9 月份，捕获率为 12 只 / 100 夹日；低谷在 5 月份，捕获率为 2.33 只 / 100 夹日。（图 10–21）

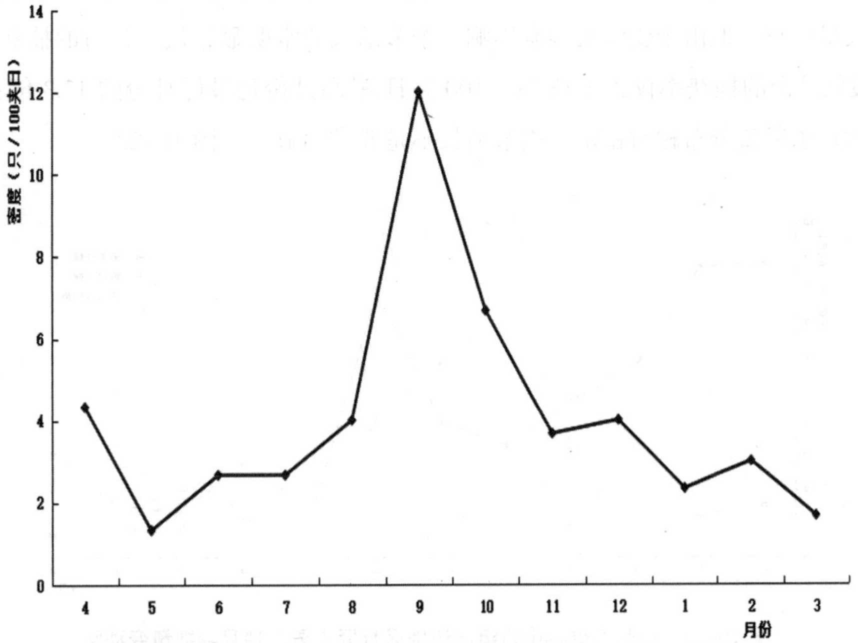

图 10–21　兰州永登县中川镇周边地区家栖鼠月际变动曲线图

⑤种群分布动态：

不同生境啮齿类动物分布动态：兰州永登县中川镇周边地区主要生境为山地、荒滩、农田。由于受气候、季节变动和食物季节变动的影响，各种生境不同月份的动物分布，有着明显的差异：4 月、5 月、6 月三个月山地的鼠密度明显高于农田和荒滩，9 月份则荒滩的鼠密度明显高于山地和农田，而在温度较低的 1 月、2 月则农田的鼠密度高于山地和荒滩。此外，山地啮齿动物分布的季节消长呈单峰型，高峰在6月，捕获率为20.67只／100夹日；荒滩啮齿动物分布的季节消长呈双峰型，高峰在4月和9月，4月份的捕获率为16.33只／100夹日；9月份的捕获率为20.67只／100夹日；而农田的啮齿动物分布季节消长却呈三个高峰，高峰分别在4月、8月、10月，捕获率分别为16.33只／100夹日，13.33只／100夹日，15.67只／100夹日。（图10–22）

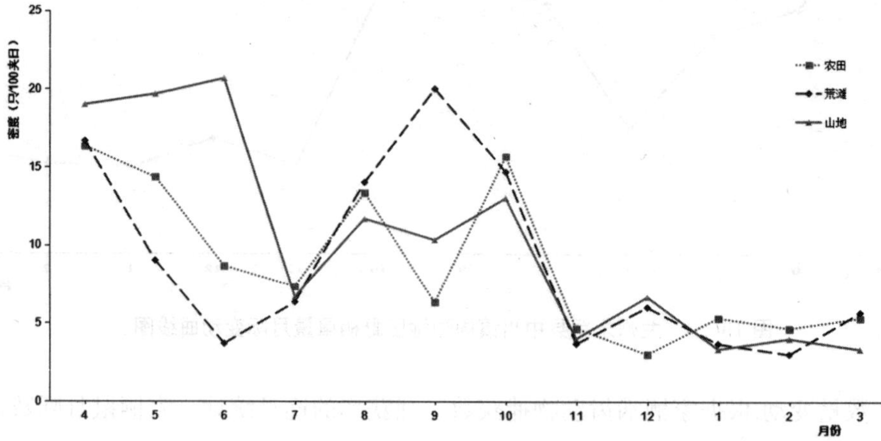

图10–22　兰州永登县中川镇周边地区啮齿动物不同生境月际变动曲线图

野栖鼠主要鼠种季节消长动态：子午沙鼠是兰州永登县中川镇周边地区的习见种群，适应性较强，各种生境均有大量分布，但由于受气候因素影响，季节消长非常明显，最高月份的捕获率为16.33只／100夹日，而最低月份的捕获率仅为1.33只／100夹日,最高月份是最低月份的12.3倍；背纹仓鼠也有类似的情况；达乌尔鼠兔分布相对稳定，季节消长不是非常明显。（图10–23）

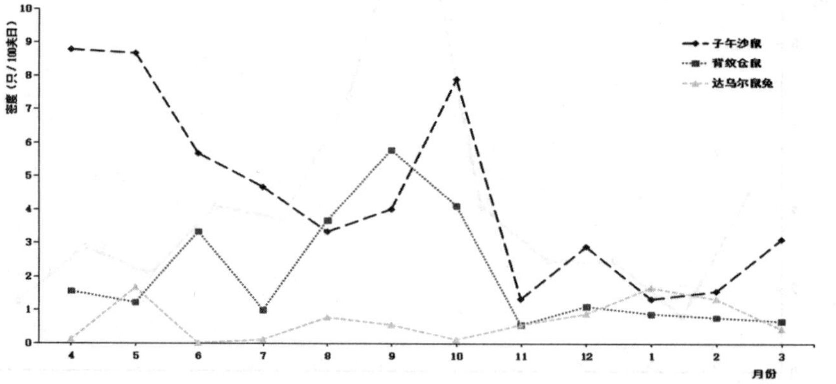

图10–23　兰州永登县中川镇周边地区野栖主要鼠种月际数量变动图

家栖鼠主要鼠种时间分布动态：该地区的家栖鼠主要是小家鼠。褐家鼠是引入种群，在“引大入秦”水利工程开工以前，该地无褐家鼠，目前褐家鼠正在增长阶段。背纹仓鼠有时进入居民区栖息。小家鼠、褐家鼠的时间分布高峰均在9月份，捕获率分别为7.67只／100夹日和2.33只／100夹日；低谷在冬季2月，捕获率分别为0.33只／100夹日和0.0只／100夹日。（图10–24）

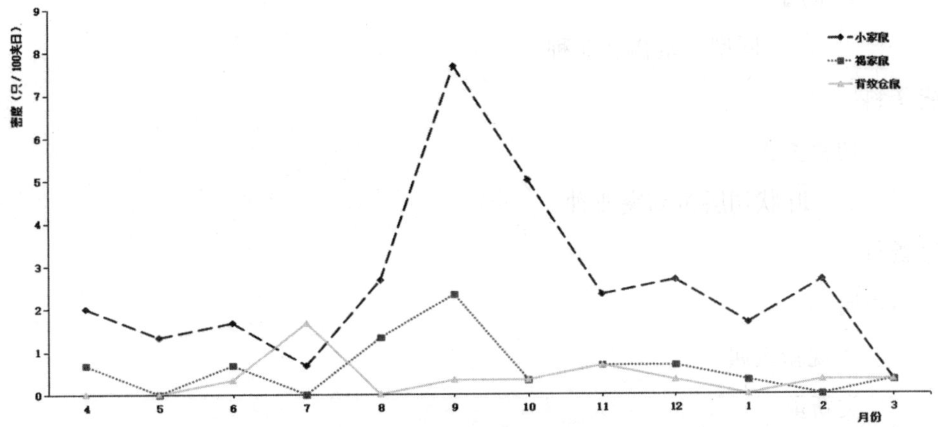

图 10–24　兰州永登县中川镇周边地家栖主要鼠种月际数量变动

⑥生物学特性

阿拉善黄鼠的生物学特性：阿拉善黄鼠是该地区的优势种群，分布广，数量稳定。是冬眠啮齿动物，4 月中旬出蛰（观察法），4 月 21 日捕获到阿拉善黄鼠 4 只，10 月下旬入蛰（观察法）。交尾期在 4 月下旬，孕期约 1 月 。最早发现新生幼鼠为 5 月 27 日，幼鼠数为 4 只。观察到两只黄鼠的胚胎数分别为：4 只，4 只。观察到 4 只黄鼠的子宫斑分别为：4，4，5，4。黄鼠的平均胚胎数约为 4。雌雄比为：1:0.72（以非交尾期，非孕期，非产崽期的 9 月份捕获的黄鼠数为统计基数，捕获总数 172，其中雌鼠 100，雄鼠 72）。

其他啮齿动物的生物学特性：子午沙鼠、背纹仓鼠、小家鼠、褐家鼠的雌雄比为：子午沙鼠共捕获 456 只，雌鼠 235，雄鼠 221 只，雌雄比为：235:221=1:0.94；背纹仓鼠共捕获 236 只，雌鼠 119，雄鼠 117 只，雌雄比为：119:117=1:0.98；小家鼠共捕获 374 只，其中幼鼠 60 只，雌鼠 158 只，雄鼠 156 只，雌雄比为：158:156=1:0.99；褐家鼠共捕获 58 只，雌鼠 30 只，雄鼠 28 只，雌雄比为：30:28=1:0.93。子午沙鼠的繁殖期主要在 3~10 月。小家鼠、背纹仓鼠一年四季均有繁殖。褐家鼠由于捕获数较少，尚未掌握其繁殖规律。

(2) 传播媒介调查结果：

调查期间共获蚤 1411 匹，属于 5 科 12 种，另获一蜱 2 种和体虱 1 种。体外寄生蚤总染蚤率 25.30%，总蚤指数 0.79，阿拉善黄鼠感蚤率为 83.33%，总蚤指数为 1.44，体外寄生蚤优势种为方形黄鼠蚤蒙古亚种，其次是阿巴盖新蚤，2003 年 9 月调查结果方形黄鼠蚤占 95.9%，洞干染蚤率为 2.70%，洞干蚤指数为 0.4，子午沙鼠感蚤率为 49.6%，蚤指数是 0.86，主要寄生蚤为同性客蚤指明亚种，秃病蚤田鼠亚种。背纹仓鼠感蚤率为 43.6%，蚤指数是 1.29，主要寄生蚤是丛鬃双蚤甘肃亚种与细沟双蚤。小家鼠、褐家鼠的主要寄生蚤是缓慢细蚤和人蚤。另外还有蜱、虱等其他寄生虫。蜱主要有全钩硬蜱、草原硬蜱。达乌尔鼠兔感蚤率为 16.2%，蚤指数 0.27。

媒介名录：

蚤科

蚤属

人蚤

客蚤属

同型客蚤指名亚种

切唇蚤科

切唇蚤属

叶状切唇蚤高突亚种

多毛蚤科

新蚤属

无规新蚤属

类新蚤

阿巴盖新蚤

盔状新蚤

二齿新蚤

细蚤科

细蚤属

缓慢细蚤

中蚤属 迟钝中蚤指名亚种

双蚤属

细钩双蚤

丛鬃双蚤甘肃亚种

额蚤属

似升额蚤指名亚种

眼蚤属

角尖眼蚤指名亚种

怪蚤属

直狭怪蚤

角叶怪蚤

黄鼠蚤属

方形黄鼠蚤蒙古亚种

病蚤属

秃病蚤田鼠亚种

另外还有蜱、虱等其他寄生虫。蜱主要有全钩硬蜱、草原硬蜱。

(3) 血清学检测结果：

用IHA检测动物血清330份，其中阿拉善黄鼠302份，长爪沙鼠6份，子午沙鼠5份，其他动物17份，全部阴性。用RIHA检测动物脏器194份，全部阴性。

(4) 细菌学检测结果：共检测动物材料586分，其中阿拉善黄鼠586份，长爪沙鼠44份，子午沙鼠 70 份，其他动物材料 190 份。检验媒介昆虫 87 组，352 匹，其中方形黄鼠蚤 70 组，316 匹，均未分离出鼠疫菌。

4.讨论

(1) 动物流行病学意义：

兰州永登县中川镇周边地区分布的啮齿类动物绝大多数是自然疫源性疾病与人畜共患病的宿主动物和敏感动物，是病原微生物的保存者和传播者，有极其重要的动物流行病学意义。阿拉善黄鼠是鼠疫动物病的主要天然宿主，是鼠疫菌的保存者、传播者。还是沙门氏菌病、巴斯德菌病、布鲁氏菌病、森林脑炎、钩端螺旋体病、土拉弗氏菌病等传染病的传播者。中国自 1963 年首次从甘肃会宁阿拉善黄鼠体内分离到鼠疫菌后，相继在宁夏的海原县、西吉县、原州区以及甘肃省白银市平川区等地从阿拉善黄鼠体内分离到鼠疫菌和检测出鼠疫阳性血清，由此证实了甘宁黄土高原阿拉善黄鼠鼠疫疫源地的存在。口岸地区的黄鼠与该疫源地的黄鼠是同种且连续分布，仅有一河之隔，存在着鼠疫动物病发生或流行的潜在危险。小家鼠适应性强，属于野、家两栖的种类，口岸地区各种生境、居民区、仓库、市场等到处都有它们的足迹。它是鼠疫、土拉弗氏菌病、钩端螺旋体病、斑疹伤寒等病的自然宿主。由于小家鼠具有家、野互相迁移的习性，很容易把疫蚤带到居民区，在动物流行病中有重要的作用。褐家鼠是中国的主要害鼠，对人类危害十分严重，褐家鼠日食量约为其体重的 10%，被它污染和糟蹋的食物更多，还能咬坏物品，咬伤小孩。褐家鼠是鼠疫、布氏菌病、蜱传立克次氏体病、流行性出血热等 10 余种动物病的自然宿主。由于褐家鼠家、野两地互相迁移，很容易将传染病带给人类。中国是受汉坦病毒危害最为严重的国家，近 10 年每年报告病例稳定在 4 万~10 万，占世界报道病例的 90%以上，是国家重点防治的传染病之一。出血热主要是经啮齿类动物传播感染人类，啮齿类动物中带病毒率最高的则是褐家鼠，其次是小家鼠。兰州地区是出血热的疫区，2004 年兰州某郊区褐家鼠中出血热就发生过流行。长爪沙鼠是中国鼠疫疫源地的主要宿主，目前中国的长爪沙鼠疫源地范围包括阴山山脉以北内蒙古高原和黄河以南的鄂尔多斯高原的广大地区。1970 年鄂尔多斯草原曾发生过 1949 年后流行强度最大的一次动物间鼠疫大流行。子午沙鼠在 1926 年、达乌尔鼠兔在 1939 年苏联就从该两种鼠类中分离出鼠疫菌。中国于 1970 年、1954 年也分别从该两种鼠类体内检出鼠疫菌。背纹仓鼠在通辽地区的黄鼠、长爪沙鼠、布氏田鼠鼠疫疫源地均感染过鼠疫。同时，以上这些鼠类也是出血热、Q 热、类丹毒等疾病的传播者。综上所述，兰州航空口岸的鼠害防制、动物病监测、动物病防制工作非常重要，应引起当地政府、航空口岸主管部门及相关卫生部门的高度重视，加大该项工作的投入和力度。防止动物病的发生和传播，保护人民健康。

(2) 种群特征

调查结果显示：兰州永登县中川镇周边地区分布的啮齿类动物种群中，阿拉善黄鼠分布面积大，密度高，是优势种群，且该种群为休眠动物，寿命长，栖息地固定，雌雄比例及怀胎状况良好，数量变动相对小，为稳定种群。子午沙鼠、小家鼠、背纹仓鼠、达乌尔鼠兔是常见种群。这些鼠类虽然密度高，但受气候条件及食物条件影响大，数量变动大，为不稳定种群。长爪沙鼠、五趾跳鼠是少见种群。这两种鼠类本来是该地区的固有种群，但随着经济的发展，大量荒滩变为良田，其栖息生境逐步减少，现已为衰减种群，甚至将成为灭亡种群。不久这两类鼠可能在该地区消失。褐家鼠为引入种群，原来该地区没有褐家鼠分布，自机场修建后，特别是“引大入秦”水利工程和兰州永登-兰州中川上水绿化工程建成后，褐家鼠从无到有，从少到多，现已形成一定的密度，为增长种群，预计褐家鼠数量将会急剧增长，成为口岸地区的优势种群，甚至泛滥成灾。黑线毛足鼠查阅资料，甘肃无此鼠分布，此鼠在甘肃境内是首次捕到，但仅捕到一只，究竟是口岸地区的固有种，还是偶然被人类带入的，尚需进一步调查研究。

(3) 数量变动规律

调查结果表明：兰州永登县中川镇周边地区啮齿类动物种类之多、密度之高是国内各航空口岸比较少见的。这是由于机场位于青藏高原与黄土高原交汇处，属荒漠半荒漠地理景观带，属温带大陆性季风气候等诸多因素造成的。同时，由于这些因素的共同作用，使啮齿类动物数量变动形成了一定的规律。无论是总鼠类、野栖鼠，还是家栖鼠季节消长幅度均较大，总鼠类9月份的捕获率是1月份的3.6倍，野栖鼠4月份的捕获率是1月份的4.2倍，家栖鼠9月份的捕获率是3月份的7.2倍。野栖鼠数量变动呈双蜂型，家栖鼠数量变动呈单蜂型。黄鼠在不同生境的密度从高到低依次为山地、农田、荒滩。季节消长不明显。口岸地区的灭鼠工作可根据这些规律，采取相应的措施，可能会取得更好的效果。

四、甘肃东部黄土高原鼠疫疫源不明地区的调查结果

1.基本情况

甘肃东部黄土高原处于中国阿拉善黄鼠鼠疫自然疫源地和长爪沙鼠鼠疫自然疫源地的半包围之中，与二者接壤的环县属于历史疫区，根据甘肃鼠疫流行史调查资料记载，该县曾在1931年发生过人间鼠疫流行，环县周围的宁夏海原、固原、盐池和陕西的定边均为鼠疫自然疫源地。1949年后，曾多次组织力量开展疫源调查，均未能得到病原学支持。此次鼠疫疫源调查仍选取环县作为甘肃东部黄土高原疫源不明地区的代表，具体调查地点设在与甘宁黄鼠鼠疫自然疫源地接壤的芦家湾和长爪沙鼠鼠疫自然疫源地接壤的甜水堡。调查时间2006年10~11月、2007年6~7月，调查面积约30万hm^2。

(1) 鼠疫流行史

据《中国鼠疫流行史》记载，环县1930年黄鼠数量突然增加，给庄稼造成灾害，群众掘取鼠粮为食 。翌年春季地面少见鼠类活动，1931年6月底，环县满家源一农民去田里劳动，晚间突然发病出现肺鼠疫症状，感染其及其子，死后村人送葬感染26人。同时还波及张家源、辛十里、郝家南源、十里寨、寨家北嘴、北源，发病总计7个村，共发生54人，皆死亡。

1964年环县卫生防疫站曾对1931年的疑似鼠疫疫情进行了初步的追索调查。1967年原省201所与环县卫生防疫站联合进行调查后判断1931年为肺鼠疫疫情暴发，最初传染源是黄鼠和沙鼠。1977年、1978年，省、地、县三级组成联合调查组，进行了为期两年的疫源调查，但未能发现动物鼠疫流行的迹象。

(2) 自然概况和地理景观

环县位于北纬36°1′~37°9′和东经106°21′~107°44′。北与宁夏盐池和陕西定边长爪沙鼠鼠疫自然疫

源地接壤，西与宁夏海原、西吉、固原阿拉善黄鼠鼠疫自然疫源地相连，属陇东黄土高原丘陵沟壑区，全境90%以上面积被黄土覆盖，土层厚度为60~240m，地形复杂，支离破碎，塬、梁、峁、坡相间，沟、谷、川、台兼有。地势西北高、东南低，海拔在1136~2089m，北部地广人稀，牧场天然形成，很久以前就是滩羊产区。气候属中温带干旱区，中南部相对湿润，北部相对干旱，年均降雨量不足400mm，主要集中在7月、8月、9月份，由南向北递减明显，南北相差约150天，日照充足，年均日照时数为2482h。

土壤有午城黄土、离石黄土、马兰黄土，在河川沟谷中，尚有次生黄土的沉积。北部土壤沙化严重，面积超过2000km^2.

环县地域辽阔，气候差异很大，植被的分布规律和生长状况明显不同，可分为西部干旱草原植被区和中南部干旱草原植被区。西北部干旱草原植被区，海拔高度为1500~1800m，主要植被有：本氏针茅、大针茅，无茎萎菱菜、冷蒿、米拉蒿、麻蒿、甘草、茭蒿、阿尔泰紫菀、草木樨状黄芪、野决明、早熟禾等。中南部半干旱草原植被区，海拔高度为1200~1150m，主要植被有本氏针茅、白羊草、大针草、茭蒿、供蒿、茵陈蒿、达乌里胡枝子、百里香、麻蒿、二裂萎菱菜等。人工种植的牧草有紫花苜蓿、草木樨、沙打旺、禾草和红豆等。

2.研究方法

（1）自然概况调查：采用现场调查和查阅资料相结合。经纬度和海拔高度直接用GPS定位仪测定，地形、地貌、生境类型现场观察；植被、水文、气候等其他查阅资料。

（2）鼠疫宿主动物（啮齿类）调查：依据《中华人民共和国国家标准鼠疫监测标准》（GB16882—1997）所规定的方法，野栖夜行鼠类用5m夹线法，按不同地点、不同生境布夹，行距大于50m，夜放晨取。家栖鼠采用居室布夹法，12m^{2}布夹1只。捕鼠器一律采用中型板夹，诱饵一律采用植物油炒小麦面饼。野栖黄鼠采用一日弓型夹法和样地法。

（3）鼠疫媒介昆虫（蚤类）调查：依据《中华人民共和国国家标准鼠疫监测标准》（GB16882—1997）所规定的方法，主要梳捡捕获动物体外寄生蚤和用探蚤器野外采集动物洞干蚤。

（4）鼠疫病原学调查：依据《中华人民共和国国家标准鼠疫自然疫源地及动物流行判定标准》（GB16883—1997）规定的方法，动物脏器材料和蚤体采用鼠疫细菌学检验和鼠疫反向血凝试验，鼠疫细菌学检验采用镜检、培养、鼠疫噬菌体裂解试验和动物试验四步判定阳性；鼠疫反向血凝试验以1:100 ++为阳性。血清采用鼠疫血凝试验，以1:20 ++为阳性。所用主要试剂由国家鼠布基地提供，培养基试剂由青海地方病研究所提供，其他试剂由甘肃省疾病预防控制中心提供。

3.研究结果

（1）疫源动物调查结果：

①主要宿主动物密度调查：布弓形夹300夹次，挖洞30个，未捕到长爪沙鼠。在不同生境内选择样方，采用一日弓形夹法调查70hm^2，捕阿拉善黄鼠22只，其平均密度为0.31只/hm^2。其中，调查干草原55hm^2，捕鼠18只，密度为0.33只/hm^2；草坡10hm^2，捕鼠4只，密度为0.4/hm^2；耕地5hm^2，未捕到鼠（见表10–31）。

表 10-31 主要宿主动物鼠密度调查结果

生境类型	阿拉善黄鼠			长爪沙鼠				调查方法
	调查面积(hm^2)	捕获鼠数(只)	密度(只/hm^2)	生境类型	调查面积(hm^2)	捕获鼠数(只)	密度(只/hm^2)	
干草原	55	18	0.31	黄土台地	32	0	0	一日弓形夹法
草坡	10	4	0.4	荒坡丘陵,沙边地	21	0	0	
耕地	5	0	0	白刺固定沙丘	7	0	0	
小计	70	22	0.31		60	0	0	

②啮齿动物种群调查：此次共获各种啮齿动物 11 种 443 只，优势种为阿拉善黄鼠，占捕获鼠数的 90%。兔形目有草兔、达乌尔鼠兔 2 种，啮齿目有阿拉善黄鼠、五趾跳鼠、子午沙鼠、小家鼠、褐家鼠、背纹仓鼠、灰仓鼠、甘肃鼢鼠、花鼠 9 种。根据 1977~1978 年（5~9 月）省地联合调查队在该地动物种群调查表明，还有长爪沙鼠等鼠种。

啮齿动物名录如下：

兔形目 LAGOMORPHA

兔科 Leporidae

兔属 Lepus

草兔 Lepus capensis

鼠兔属 Ochotona

鼠兔科 Ochotonidae

达乌尔鼠兔 Ochotona daurica

啮齿目 RODENTIA

松鼠科 Sciuridae

黄鼠属 Spermophilus

阿拉善黄鼠 Spermophilus alaschanicus

仓鼠科 Cricetidae

仓鼠亚科 Cricetinae

仓鼠属 Cricetulus

黑线仓鼠 Cricetulus barabensis

灰仓鼠 Cricetulus migratorius

沙鼠亚科 Gerbillinae

沙鼠属 Meriones

子午沙鼠 Meriones meridianus

长爪沙鼠 Meriones unguiculatus

鼢鼠亚科 Myospalacinae

鼢鼠属 Myospalax

甘肃鼢鼠 Myospalax cansus

鼠科 Muridae

小鼠属 Mus

小家鼠　Mus　musculus

鼠属 Rattus

褐家鼠　Rattus　norvegicus

跳鼠科 Dipodidae

五趾跳鼠属 Allactaga

五趾跳鼠　Allactaga　sibirica

用五米夹线法调查小型啮齿动物，共布夹 2700 夹次，捕鼠 29 只，各生境夹日数及捕获小型啮齿动物为:干草原 900 夹次，子午沙鼠 6 只，五趾跳鼠 1 只，达乌尔鼠兔 1 只;草坡 600 夹次，小家鼠 2 只，褐家鼠 1 只;耕地 300 夹次，小家鼠 1 只，褐家鼠 2 只;人工林地 900 夹次，背纹仓鼠 6 只，灰仓鼠 9 只。各小型啮齿动物捕获率为:子午沙鼠 0.67%，背纹仓鼠 0.67%，灰仓鼠 1%，小家鼠 0.33%，褐家鼠 0.33%，五趾跳鼠 0.11%，达乌尔鼠兔 0.11%。

(2) 媒介昆虫调查结果:

①种类组成：此次共获各种蚤 549 匹、蜱 51 匹，蜱为草原硬蜱、草原血蜱。其中体蚤 411 匹、洞干蚤 65 匹、巢蚤 73 匹，分类鉴定为 4 科 7 属 9 种。结合 1976~1977 年省地联合调查队在该地蚤类调查，该地区蚤种类共计 4 科 11 属 18 种，具体蚤类组成名录见表 10-32。

②寄生关系:

由表 10-32 可看出：①阿拉善黄鼠体蚤、洞干蚤、巢蚤染蚤情况来看，有三种以上的寄生蚤存在。②各种寄生蚤有相对固定的寄主，但不同寄主之间的蚤有相互交替存在现象。阿拉善黄鼠体外寄生蚤种类较多，其主要寄生蚤为方形黄鼠蚤蒙古亚种，其中阿巴盖新蚤、细钩双蚤、光亮额蚤、似升额蚤指名亚种等蚤种在其体外均有发现；丛鬃双蚤甘肃亚种寄生情况较为复杂，它不但寄生于子午沙鼠体，而且在黑线仓鼠、灰仓鼠、五趾跳鼠、甘肃鼢鼠指名亚种体外也均有发现，为多宿主型。无棘鬃额蚤主要寄生于达乌尔鼠兔，秃病蚤田鼠亚种多寄生于子午沙鼠，角尖眼蚤多寄生于五趾跳鼠，温氏双蚤青海亚种多寄生于背纹仓鼠。

表 10-32　环县蚤类名录

科	属	种
蚤科	蚤属	人蚤　Pulex　irritans
	客蚤属	同型客蚤指名亚种　Xenopsylla　conformis　conformis
	角头蚤属	长吻角头蚤　Echidnophaga　oschanini
多毛蚤科	新蚤属	阿巴盖新蚤　Neopsylla　abagaitui
		二齿新蚤　Neopsylla　bidentatiformis

续表 10-32

科	属	种
		无规新蚤 Neopsylla anoma
		异种新蚤 Neopsylla aliena
细蚤科	双蚤属	温氏双蚤青海双种 Amphipsylla vinogradovi tsinghaii
		丛鬃双蚤甘肃亚种 Amphipsylla vinogradovi gansuensis
		细钩双蚤 Amphipsylla tenuinama
	额蚤属	光亮额蚤 Frontopsylla frontopsylla lrculenta
		无棘鬃额蚤 Frontopsylla frontopsylla aspinifcmis
		似升额蚤指名亚种 Frontopsylla frontopsylla elata elata
角叶蚤科	眼蚤属	角尖眼蚤指名亚种 Ophthalmopsylla ophthalmopsylla praefecat praefecat
	黄鼠属	方形黄鼠蚤蒙古亚种 Citellophilus tesquorum mongolicus
	病蚤属	秃病蚤田鼠亚种 Nosopsyllus laeviceps ellobii
	倍蚤属	鼠兔倍蚤 Amphalius runatus
	角叶蚤属	角叶蚤欧亚亚种 Ceratophyllus gallinae tribulis

③阿拉善黄鼠体外寄生蚤调查结果

共梳检黄鼠334只，获体蚤375匹。平均蚤指数1.12，总染蚤率34.7%。方形黄鼠蚤蒙古亚种是黄鼠主要体外寄生蚤，占总蚤数的75%，蚤指数为0.83；其次为阿巴盖新蚤，占总蚤数的12.9%，蚤指数0.146，见表10–33、表10–34。

表10–33 环县啮齿动物及其寄生媒介关系

蚤种类 \ 寄主种类	阿拉善黄鼠体蚤	阿拉善黄鼠洞干蚤	阿拉善黄鼠巢蚤	子午沙鼠	达乌尔鼠兔	长爪沙鼠	五趾跳鼠	小家鼠	灰仓鼠	甘肃鼢鼠指名亚种	背纹仓鼠	草兔	花鼠	褐家鼠	社鼠
人蚤								++						+	
同型客蚤指名亚种							+				++	+			
长吻角头蚤				+				+							
阿巴盖新蚤	++	+	+										+		
二齿新蚤			+				+				+				
无规新蚤															
异种新蚤					+				+						
温氏双蚤青海双种				+							+++				

续表 10-33

寄主种类 / 蚤种类	阿拉善黄鼠体蚤	阿拉善黄鼠洞干蚤	阿拉善黄鼠巢蚤	子午沙鼠	达乌尔鼠兔	长爪沙鼠	五趾跳鼠	小家鼠	灰仓鼠	甘肃鼢鼠指名亚种	背纹仓鼠	草兔	花鼠	褐家鼠	社鼠
丛鬃双蚤甘肃亚种				+			+		+	+	+				
细钩双蚤	+								+						
光亮额蚤	+			+	+										
无棘鬃额蚤				+	+++	+									
似升额蚤指名亚种	+	+	+												
角尖眼蚤指名亚种							++								
方形黄鼠蚤蒙古亚种	+++	++	++		+					+					+
秃病蚤田鼠亚种		+		+++								+			
鼠兔倍蚤					+										
角叶蚤欧亚亚种															
草原硬蜱	+	+													
草原血蜱	++														

注：+++ 优势种，++ 常见种，+ 少见种。

表 10-34　阿拉善黄鼠寄生蚤构成比及指数

	Ctm		Na		其他	
	指数	构成比(%)	指数	构成比(%)	指数	构成比(%)
鼠体蚤	0.83	75.6	0.146	12.9	0.114	11.5
洞干蚤	0.19	76.9	0.045	17.6	0.014	5.4
巢蚤	2.43	57.0	1.46	34.3	0.37	8.7

④ 黄鼠洞干蚤与巢蚤调查结果

共探洞 263 个，有蚤洞数 39 个，获洞干蚤 65 匹，洞干蚤指数 0.249，洞干蚤染蚤率 15%；挖 31 个洞取巢，获巢蚤 73 匹，染蚤巢 19 个，蚤指数 2.35，巢蚤染蚤率 61.6%。

4.鼠疫实验室检测结果

(1) 血清学检测：

用 IHA 方法检测动物血清 211 份（其中阿拉善黄鼠 201 份，子午沙鼠 1 份，背纹仓鼠 1 份，五趾跳鼠 2 份，达乌尔鼠兔 2 份，甘肃鼢鼠 2 份，草兔 2 份），结果全部阴性；用 R IHA 方法检测 200 份黄鼠肝脾，结果全部阴性。

EL ISA 方法检验:用 EL ISA 双抗原夹心法检测鼠疫 F_1 抗体试验检验阿拉善黄鼠血清 129 份，结果均阴性；用 EL ISA 双抗体夹心法检测鼠疫 F_1 抗原试验检验阿拉善黄鼠肝脾 120 份，结果均阴性。

(2) 细菌学检验：

检验动物 408 只（其中阿拉善黄鼠 334 份，子午沙鼠 7 份，背纹仓鼠 6 份，灰仓鼠 7 份，五趾跳鼠 24 份，达乌尔鼠兔 2 份，甘肃鼢鼠 14 份，草兔 2 份，小家鼠 8 份，褐家鼠 4 份），均未检出鼠疫菌。检验媒介昆虫 162 组、381 只（其中方形黄鼠蚤蒙古亚种 113 组，280 只；丛鬃双蚤指名亚种 3 组，9 只；同型客蚤指名亚种 2 组，3 只；似升额蚤指名亚种 3 组，5 只；秃病蚤田鼠亚种 1 组，1 只；阿巴盖新蚤 21 组，28 只；角尖眼蚤 4 组，22 只；细钩双蚤 1 组，1 只；人蚤 4 组，11 只；蜱 10 组，21 只），均未检出鼠疫菌。表 10–35。

表 10–35 甘肃环县周边地区鼠疫实验室检测结果表

检测血清类型	血清学 (IHA) 检测数量	血清学 (IHA) 阳性数	血清学 RIHA 检测数量	血清学 RIHA 阳性数	酶联免疫吸附试验 EL ISA F_1 抗体检测数量	阳性数	F_1 抗原检测数量	阳性数	细菌学 检测材料	检测数量	阳性数
黄鼠	201	0	200	0	129	0	120	0	活体		
黄鼠	334	0									
达乌尔鼠兔	2	0		0					达乌尔鼠兔	2	0
甘肃鼢鼠	2	0		0					灰仓鼠	7	0
草兔	2	0		0					草兔	2	0
五趾跳鼠	2	0		0					五趾跳鼠	24	0
子午沙鼠	1	0							各种蚤类	381 匹(162 组)	0
背纹仓鼠	1	0							蜱	21 匹(10 组)	0
合计	545	0	200	0	129	0	120	0	合计	437	0

5.分析与讨论

环县西北、西南与宁夏海原、西吉、固原等阿拉善黄鼠鼠疫自然疫源地相连，北部毗邻宁夏盐池、灵武、陶乐和陕西的定边等长爪沙鼠鼠疫疫源县，从地理环境上看，处于中国甘宁黄土高原阿拉善黄鼠和内蒙古高原长爪沙鼠鼠疫自然疫源地的半包围之中，之间没有天然屏障阻隔。

1931 年发生在环县漫家源的不明原因疫情，20 世纪 60 年代经原省 201 所与环县卫生防疫站联合追索调查，判定为一起肺鼠疫疫情，从而确定环县为鼠疫历史疫区。关于此次鼠疫的流行，据《中国鼠疫流行史》内蒙古部分记载：1928 年 3 月从内蒙古西部的达拉特旗初发，至当年 10~11 月波及与宁夏盐池只隔一道长城的鄂托克旗南部，疫情一直持续到 1929 年；据《中国鼠疫流行史》宁夏部分记载：1931 年在陕西、山西、内蒙古交界地带发生鼠疫流行时，曾波及本区的陶乐和盐池县的花麻池一带，发病和死亡人数不详。关于此次鼠疫流行的原因，《中国鼠疫流行史》内蒙古鼠疫流行部分记载：因为当地严重旱灾，群众挖鼠粮为食，有的则以野兔、野鼠为食，因与鼠、蚤接触机会增多，引起鼠疫流行。另据《中国鼠疫流行史》甘肃部分记载：环县1930年黄鼠数量突然增加，庄稼造成灾害，群众掘取鼠粮为食。另外，环县本地群众固有食用黄鼠的习惯，更不用说在大灾之年。关于此次疫情的起源伍连德博士认为原始病灶甚似在鄂尔多斯境内，而非在山西、陕西等现今之地方病病区。因此，1931年的肺鼠疫疫情起因是内蒙古鼠疫大流行时波及所致，环县处于此次疫情流行的边缘地带。

为了进一步确定环县是否存在鼠疫自然疫源地，原省201所组成省、地、县三级联合调查组于1977年、1978年连续进行了两年的调查，没有检测到鼠疫血清和细菌学证据。进入21世纪以来，中国鼠疫流行呈上升趋势，西部鼠疫疫情十分活跃，2003年阿拉善黄鼠疫源地的西吉检测点检出9份黄鼠阳性血清，1份花鼠阳性血清；2004年海城检出3份阳性血清；而长爪沙鼠疫源地的盐池、灵武、陶乐曾在2000年、2001年动物间鼠疫暴发流行，近年来，每年都检出鼠疫菌。因此，环县是否存在鼠疫自然疫源地无疑显得十分重要。

从本次疫源调查结果来看，环县大部地理景观特征和宁夏固原等阿拉善黄鼠鼠疫自然疫源地大体一致,但北部一带有少量沙化景观特征,属于黄土高原向内蒙古高原的过渡地带,和典型的长爪沙鼠鼠疫疫源地的地理景观还是有明显区别。阿拉善黄鼠疫源地的主要宿主动物阿拉善黄鼠是当地的优势种群,方形黄鼠蚤蒙古亚种是阿拉善黄鼠的主要体外寄生蚤,没有发现长爪沙鼠和其体外寄生蚤。因此,从地理景观特征、主要宿主动物和传播媒介分析,环县一带仅可能存在阿拉善黄鼠鼠疫自然疫源地,不存在长爪沙鼠鼠疫自然疫源地。

6.结论

1964年以来,环县前后进行过四次鼠疫自然疫源地调查,都没有得到血清和细菌学支持,此次疫源调查过程中使用EL ISA等敏感性较高的检测方法,也没有检测到任何动物疫情的信息;从历史流行来看,环县历史上有记载的鼠疫流行仅一次，这和甘南历史上多次鼠疫流行不同,1931年的肺鼠疫疫情只是当时周边动物鼠疫大流行时波及所致,综合上述因素分析,环县以及陇东黄土高原一带很可能并不存在鼠疫自然疫源地。

（王鼎盛，何爱伟，王平贵，汪杰）

第十一章 甘肃省各鼠疫疫源县动物鼠疫监测

第一节 阿克塞县

阿克塞哈萨克族自治县（简称“阿克塞县”）位于甘肃省酒泉市最西端，介于甘肃、青海、新疆三地交界处，东与肃北县接壤，北与敦煌市毗邻，南与青海省相连，西与新疆相望，境内大地构造属祁连山褶皱与天山褶皱所形成的起伏盆地，以荒漠、半荒漠草场为主。该县是甘肃省唯一一个以哈萨克族为主体的少数民族自治县，也是中国三个哈萨克族自治县之一。全县地形狭长，东西长475km，南北宽150km。2006年12月，撤乡并镇将该县原多坝沟乡、和平乡合并成阿克旗乡，原民主乡、团结乡、建设乡合并成阿勒腾乡。2014年，辖红柳湾镇、阿克旗乡、阿勒腾乡3个乡，共14个行政村，人口1万人，全县面积31 374km^2。

该县境内动物种类比较丰富，据调查，脊柱动物有2纲11目43科126种。植物种类繁多，分布着高寒湿润植物，温带性超旱生植物等为主的植物种类共43科148属308种。其中裸子植物有1科1属3种；被子植物有20科46属67种；缺乏苔藓植物和蕨类植物。

由于气候复杂，温差大，形成不同而又复杂多变的植被群落，既有高寒湿润植物，又有温带性超旱生植被类型，植被具明显的垂直地带结构。其垂直分布规律为海拔3000~3700m为山地草原带。主要植被有合头草、灌木亚菊、芨芨草，其次为短花针茅、野生针茅、冰草、艾蒿、单枝麻黄等植物群落；海拔3700~4000m为亚高山草原地带，主要有金露梅、小丛红景天、多裂委陵菜，其次有赖草、垂穗鹅观草、高山针茅、蒿属等，海拔4000~4500m属高寒草原带，主要植被为高山蒿草、高原早熟禾、圆囊苔草、灰绿藜，其次有垫状驼绒藜、镰形棘豆、红花岩黄芪等豆科牧草。海拔4500~5200m为高寒漠地带，主要植被有灰绿藜、黑褐苔草、苔状蚤缀，其次还有尖叶龙胆、高山火绒草及各种雪莲。

一、地理区划

根据中国啮齿动物地理区划分原则，阿克塞县境内啮齿动物地理区划属古北界青藏高原区祁连山地区，气候类型为属高寒半干旱气候。该县处于柴达木盆地荒漠与河西走廊荒漠包围之中，地形呈狭长状，以当金山口为界，西部有阿尔金山脉横贯，东部有祁连山地的党河南山、赛什腾山、吐尔根达坂山等山脉，均呈西北-东南走向。山区到盆地中心，大体可以分为山岳地貌、丘陵地貌、平原地貌三种地貌类型。主要山脉有：①党河南山，属祁连山山脉组成之一，西北、东南走向，最西起于阿克塞县境内，东至天祝藏族自治县境内的玛雅雪山，长约 900km，宽 250~300km，地势自西向北倾斜，缓慢降低，最高处海拔 5327m。山间分布许多峡谷和小盆地，水草丰茂，是良好的牧场，分布有许多雪山，是河西走廊的"天然水库"。②野牛脊山，地处党河南山南部。党河南山东南脉与野牛脊山东北脉相连，山脊海拔 4000m 左右，最高峰海拔 4904m，东南部连接青海省。③喀克吐蒙克山，地处野牛脊山和吐尔根达坂山中部，山脊海拔 3592m，在建设乡东南。④塞什腾山，地处海子草原南部，北坡连接着海子南岸。山脊海拔 3600~4000m，最高峰海拔 4576m。山南为青海马海。⑤吐尔根达坂山，地处海子草原东南部，山脊海拔 5000m 左右，最高峰海拔 5280m。⑥大小红山，地处阿尔金山北部、多坝沟西部，在多坝沟乡与和平乡中间地带。根据有关史料推断，属汉唐时期的西紫亭山。大红山海拔 2640m，小红山海拔 2052m。

二、动物疫情概况

（一）动物疫点及染疫动物

阿克塞县自 1960 年首次发生人间鼠疫疫情后，同年，由省、地、县抽调鼠防专业人员，在该县境内进行大面积的疫源调查，收集了大量的各种动物材料，从旱獭体内分离出鼠疫菌，通过细菌学证实被判定为青藏高原喜马拉雅旱獭鼠疫自然疫源地。该县自 20 世纪 80 年代起转入对鼠疫自然疫源地的系统化监测阶段，经过多年艰苦细致的调查与监测，现共判定疫点 48 个，疫源面积达 4100km^2，占全县总面积的 13.1%。每年在鼠疫监测期间，监测覆盖面积在 2600km^2 之上。监测范围主要分布于红柳湾镇、阿克旗乡、阿勒腾乡，其中红柳湾镇全镇总面积 4023.559km^2，东至加尔乌宗村，西至大坝图村。加尔乌宗村地理位置为东经 94°29′~96°08′，北纬 39°27′~64°42′，最高海拔 3648m，平均海拔 2759m 左右；大坝图村地理位置为东经 94°06′~68°02′，北纬 39°23′~15°7′，最高海拔 3423m，平均海拔 2638m；阿克旗乡位于县城西北 87km 处，全乡总面积 1.18 万 km^2，疫点主要分布在安南坝村、东格列克村；安南坝村地理位置为东经 93°00′~28°03′，北纬 39°17′~20°04′；东格列克村地理位置为东经 93°15′~59°01′，北纬 39°18′~88°07′，最高海拔 3930m，最低海拔 3118m。阿勒腾乡位于县城南部，全乡总面积 1.92 万 km^2，疫点主要分布在哈尔腾村、乌呼图村、塞什腾村、阿克搭木村。地理位置东经为 95°36′~55°06′，北纬 38°51′~85°3′，最高海拔 3855m，最低海拔 3499m。该县境内有大量喜马拉雅旱獭、三趾跳鼠、五趾跳鼠、子午沙鼠、长耳跳鼠、长尾仓鼠、短尾仓鼠、灰仓鼠、小家鼠、小毛足鼠、大沙鼠等宿主动物，旱獭为优势种。媒介昆虫以谢氏山蚤、斧形盖蚤、草原硬蜱为主。

1960~2018 年，阿克塞县从各种动物间及媒介材料中经细菌学检验共分离鼠疫菌 514 株，判定染疫动物 2 种，分别为旱獭和灰尾兔。其中从喜马拉雅旱獭分离鼠疫菌 513 株，占菌株总数的 99.81%；灰尾兔 1 只，占 0.19%。从自毙旱獭材料分离鼠疫菌 467 株，占旱獭材料分离鼠疫菌株数的 90.86%，活体旱獭分离鼠疫菌 46 株，占 8.95%。见表 11-1、图 11-1。

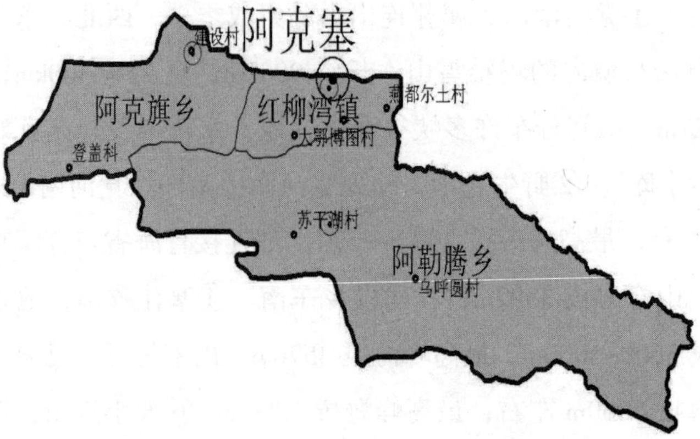

图 11-1　阿克塞县疫源乡镇分布

表 11-1　1960~2018 年阿克塞县动物疫点及染疫动物

年份	乡镇	(村)疫点名称	判定时间	菌株总阳性数	旱獭检验			其它动物检验							
					小计	活体	自毙	小计	灰仓鼠	小家鼠	狐狸	家猫	犬	灰尾兔	艾鼬
1960	红柳湾镇	大坝图村白沟	1960.07.19	1	1	0	1	0	0	0	0	0	0	0	0
1961	红柳湾镇	大坝图村白沟	1961.06.12	4	4	1	3	0	0	0	0	0	0	0	0
1961	红柳湾镇	大坝图村青崖子沟	1961.06.2	2	2	0	2	0	0	0	0	0	0	0	0
1964	红柳湾镇	大坝图村党金山公路西南 6 公里处）	1964.07.08	1	1	0	1	0	0	0	0	0	0	0	0
1966	阿勒腾乡	红岸子阳坡		1	1	1	0	0	0	0	0	0	0	0	0
1972	红柳湾镇	大巴图当金山风刺口	1972.06.24	1	1	0	1	0	0	0	0	0	0	0	0
1972	红柳湾镇	大巴图当金山口	1972.06.29	1	1	0	1	0	0	0	0	0	0	0	0
1976	红柳湾镇	大巴图村青崖子	1975.06.29	1	1	0	1	0	0	0	0	0	0	0	0
1976	红柳湾镇	大巴图村温泉沟	1975.06.12	1	1	0	1	0	0	0	0	0	0	0	0
1976	红柳湾镇	大巴图村青崖子	1976.07.15	1	1	0	1	0	0	0	0	0	0	0	0
1982	阿克旗乡	安南坝村沟脑	1982.09.29	2	2	2	0	0	0	0	0	0	0	0	0
1983	阿克旗乡	安南坝村	1983.05.28	1	1	0	1	0	0	0	0	0	0	0	0
1983	阿克旗乡	安南坝村脑宽沟	1983.06.11	1	1	1	0	0	0	0	0	0	0	0	0

续表 11-1

年份	乡镇	(村)疫点名称	判定时间	菌株总阳性数	旱獭检验			其它动物检验							
					小计	活体	自毙	小计	灰仓鼠	小家鼠	狐狸	家猫	犬	灰尾兔	艾鼬
1983	阿克旗乡	安南坝村脑宽沟	1983.06.28	2	2	0	2	0	0	0	0	0	0	0	0
1983	阿克旗乡	安南坝村脑宽沟	1983.07.02	1	1	0	1	0	0	0	0	0	0	0	0
1983	阿克旗乡	安南坝村沟脑红石头沟口	1983.07.11	9	9	0	9	0	0	0	0	0	0	0	0
1983	阿克旗乡	安南坝村沟脑顶格克	1983.08.11	1	1	0	1	0	0	0	0	0	0	0	0
1988	红柳湾镇	大坝图村黄沟口	1988.06.07	1	1	0	1	0	0	0	0	0	0	0	0
1988	红柳湾镇	大坝图村黑石头沟口	1988.07.29	3	3	0	3	0	0	0	0	0	0	0	0
1988	红柳湾镇	大坝图村夏季牧场	1988.08.03	1	1	0	1	0	0	0	0	0	0	0	0
1988	红柳湾镇	大坝图村黄沟口	1988.09.07	1	1	0	1	0	0	0	0	0	0	0	0
1988	红柳湾镇	大坝图村侧巴沟口	1988.09.07	1	1	0	1	0	0	0	0	0	0	0	0
1988	红柳湾镇	大坝图村黑石头沟口	1988.09.10	2	2	0	2	0	0	0	0	0	0	0	0
1988	红柳湾镇	大坝图村	1988.08.25	4	4	1	3	0	0	0	0	0	0	0	0
1989	红柳湾镇	大坝图村	1989.08.19	6	6	1	5	0	0	0	0	0	0	0	0
1990	红柳湾镇	大坝图村黄沟	1989.06.26	2	2	0	2	0	0	0	0	0	0	0	0
1990	红柳湾镇	大坝图村红崖子	1989.08.10	1	1	0	1	0	0	0	0	0	0	0	0
1990	红柳湾镇	大坝图村黄沟	1989.08.10	2	2	0	2	0	0	0	0	0	0	0	0
1991	红柳湾镇	大坝图村青崖子	1991.09.14	1	1	0	1	0	0	0	0	0	0	0	0
1991	红柳湾镇	大坝图村青崖子	1991.08.21	1	1	0	1	0	0	0	0	0	0	0	0
1991	红柳湾镇	大坝图村红崖子	1991.08.30	1	1	0	1	0	0	0	0	0	0	0	0
1991	红柳湾镇	大坝图村红崖子	1991.09.08	4	4	0	4	0	0	0	0	0	0	0	0

续表 11-1

年份	乡镇	(村)疫点名称	判定时间	菌株总阳性数	旱獭检验			其它动物检验							
					小计	活体	自毙	小计	灰仓鼠	小家鼠	狐狸	家猫	犬	灰尾兔	艾鼬
1991	红柳湾镇	大坝图村西风刺沟	1991.08.13	1	1	0	1	0	0	0	0	0	0	0	0
1991	红柳湾镇	大坝图村蛇沟	1991.08.19	3	3	0	3	0	0	0	0	0	0	0	0
1992	红柳湾镇	大坝图村红崖子沟	1992.05.25	4	4	0	4	0	0	0	0	0	0	0	0
1992	红柳湾镇	大坝图村蛇沟	1992.06.03	1	1	0	1	0	0	0	0	0	0	0	0
1992	红柳湾镇	大坝图村蛇沟	1992.07.15	5	5	0	5	0	0	0	0	0	0	0	0
1992	红柳湾镇	大坝图村红崖子沟	1992.08.15	8	8	0	8	0	0	0	0	0	0	0	0
1992	红柳湾镇	海子村(当金山东风斯沟)	1992.08.20	2	2	0	2	0	0	0	0	0	0	0	0
1992	红柳湾镇	大坝图村青崖子沟	1992.08.24	1	1	0	1	0	0	0	0	0	0	0	0
1992	红柳湾镇	大坝图村蛇沟	1992.08.24	1	1	0	1	0	0	0	0	0	0	0	0
1992	红柳湾镇	大坝图村红崖子沟	1992.08.24	1	1	0	1	0	0	0	0	0	0	0	0
1992	红柳湾镇	大坝图村红崖子沟	1992.08.30	1	1	0	1	0	0	0	0	0	0	0	0
1992	红柳湾镇	大坝图村红崖子沟	1992.08.30	1	1	0	1	0	0	0	0	0	0	0	0
1992	红柳湾镇	大坝图村蛇沟	1992.09.13	1	1	0	1	0	0	0	0	0	0	0	0
1993	红柳湾镇	大坝图村红崖子沟	1993.06.01	1	2	1	1	0	0	0	0	0	0	0	0
1993	红柳湾镇	大坝图村蛇沟	1993.06.19	1	1	0	1	0	0	0	0	0	0	0	0
1993	红柳湾镇	大坝图村青崖子	1993.06.19	1	1	0	1	0	0	0	0	0	0	0	0
1993	红柳湾镇	大坝图村青崖子	1993.07.03	2	2	0	2	0	0	0	0	0	0	0	0
1993	红柳湾镇	大坝图村蛇沟	1993.07.20	4	4	2	2	0	0	0	0	0	0	0	0
1993	红柳湾镇	大坝图村蛇沟	1993.08.15	2	2	1	1	0	0	0	0	0	0	0	0

续表 11-1

年份	乡镇	（村）疫点名称	判定时间	菌株总阳性数	旱獭检验			其它动物检验							
					小计	活体	自毙	小计	灰仓鼠	小家鼠	狐狸	家猫	犬	灰尾兔	艾鼬
1993	红柳湾镇	大坝图村青崖子	1993.08.16	1	1	0	1	0	0	0	0	0	0	0	0
1994	红柳湾镇	大坝图村青崖子沟	1994.07.22	3	3	1	2	0	0	0	0	0	0	0	0
1994	红柳湾镇	大坝图村青蛇沟	1994.07.29	1	1	1	0	0	0	0	0	0	0	0	0
1994	红柳湾镇	大坝图村大鄂博图沟蛇沟	1994.09.03	1	1	0	1	0	0	0	0	0	0	0	0
1995	红柳湾镇	大坝图村党金山口	1995.06.28	1	1	0	1	0	0	0	0	0	0	0	0
1995	红柳湾镇	大坝图村党金黄沟	1995.07.28	17	17	0	17	0	0	0	0	0	0	0	0
1995	红柳湾镇	大坝图村大鄂博图沟	1995.07.19	2	2	2	0	0	0	0	0	0	0	0	0
1995	红柳湾镇	加尔乌宗村三个泉子	1995.07.19	14	14	0	14	0	0	0	0	0	0	0	0
1995	红柳湾镇	大坝图村党金山口	1995.08.23	8	8	2	6	0	0	0	0	0	0	0	0
1996	红柳湾镇	大坝图村	1996.07.19	9	9	1	8	0	0	0	0	0	0	0	0
1996	红柳湾镇	大坝图村	1996.08.16	8	8	1	7	0	0	0	0	0	0	0	0
1997	红柳湾镇	加尔乌宗村长草沟	1997.06.14	2	2	1	1	0	0	0	0	0	0	0	0
1997	红柳湾镇	加尔乌宗村长草沟脑袋东坡	1997.07.04	1	1	0	1	0	0	0	0	0	0	0	0
1997	红柳湾镇	加尔乌宗村长草沟脑袋	1997.08.10	4	4	1	3	0	0	0	0	0	0	0	0
1999	红柳湾镇	大巴图村大鄂博图沟	1999.06.19	1	1	1	0	0	0	0	0	0	0	0	0
1999	红柳湾镇	大巴图村大鄂博图沟	1999.07.05	1	1	1	0	0	0	0	0	0	0	0	0
2000	红柳湾镇	大坝图村党金山	2000.07.24	5	5	0	5	0	0	0	0	0	0	0	0

续表 11-1

年份	乡镇	（村）疫点名称	判定时间	菌株总阳性数	旱獭检验			其它动物检验							
					小计	活体	自毙	小计	灰仓鼠	小家鼠	狐狸	家猫	犬	灰尾兔	艾鼬
2001	阿克旗乡	不详	2001.07.13	2	2	0	2	0	0	0	0	0	0	0	0
2001	阿克旗乡	登盖克村	2001.07.30	1	1	1	0	0	0	0	0	0	0	0	0
2001	红柳湾镇	大坝图村当金山	2001.07.12	2	2	0	2	0	0	0	0	0	0	0	0
2001	红柳湾镇	大坝图村当金山西风斯沟	2001.09.08	2	2	2	0	0	0	0	0	0	0	0	0
2001	红柳湾镇	大坝图村当金山	2001.08.09	1	1	0	1	0	0	0	0	0	0	0	0
2002	阿克旗乡	安南坝村青石沟	2002.08.29	1	1	0	1	0	0	0	0	0	0	0	0
2002	红柳湾镇	大坝图村党金山	2002.09.05	4	4	0	4	0	0	0	0	0	0	0	0
2002	红柳湾镇	大坝图村党金山	2002.07.04	9	9	0	9	0	0	0	0	0	0	0	0
2002	红柳湾镇	大坝图村中风斯沟	2002.08.07	1	1	1	0	0	0	0	0	0	0	0	0
2003	阿克旗乡	安南巴村青石沟	2002.07.30	1	1	0	1	0	0	0	0	0	0	0	0
2003	红柳湾镇	大坝图村党金山	2002.06.20	2	2	1	1	0	0	0	0	0	0	0	0
2003	红柳湾镇	大坝图村	2002.07.01	1	1	1	0	0	0	0	0	0	0	0	0
2004	红柳湾镇	大巴图村当金山	2004.06.17	1	1	0	1	0	0	0	0	0	0	0	0
2004	红柳湾镇	大巴图村蛇沟	2004.07.13	1	1	0	1	0	0	0	0	0	0	0	0
2004	红柳湾镇	大巴图村当金山口	2004.08.23	2	2	0	2	0	0	0	0	0	0	0	0
2004	红柳湾镇	大巴图村当金山	2004.07.11	13	13	0	13	0	0	0	0	0	0	0	0
2005	阿克旗乡	安南坝村	2005.08.25	1	1	0	1	0	0	0	0	0	0	0	0
2005	红柳湾镇	大巴图村党金山	2005.06.04	15	15	1	14	0	0	0	0	0	0	0	0

续表 11-1

年份	乡镇	(村) 疫点名称	判定时间	菌株总阳性数	旱獭检验			其它动物检验							
					小计	活体	自毙	小计	灰仓鼠	小家鼠	狐狸	家猫	犬	灰尾兔	艾鼬
2005	红柳湾镇	大巴图村党金山	2005.07.02	14	14	1	13	0	0	0	0	0	0	0	0
2005	红柳湾镇	大巴图村党金山	2005.08.04	6	6	3	3	0	0	0	0	0	0	0	0
2006	红柳湾镇	加尔乌宗村当金山	2006.06.20	14	14	0	14	0	0	0	0	0	0	0	0
2006	红柳湾镇	加尔乌宗村当金山	2006.07.03	16	16	4	12	0	0	0	0	0	0	0	0
2006	红柳湾镇	加尔乌宗村西风斯沟	2006.07.29	2	2	2	0	0	0	0	0	0	0	0	0
2006	红柳湾镇	加尔乌宗村中风斯沟	2006.08.03	1	1	0	1	0	0	0	0	0	0	0	0
2007	红柳湾镇	大坝图村小鄂博图沟	2007.09.04	2	2	0	2	0	0	0	0	0	0	0	0
2007	红柳湾镇	大坝图村红崖子	2007.09.17	3	3	0	3	0	0	0	0	0	0	0	0
2007	红柳湾镇	大坝图村小鄂博图沟	2007.10.07	2	2	0	2	0	0	0	0	0	0	0	0
2007	红柳湾镇	大坝图村小鄂博图沟	2007.07.25	1	1	0	1	0	0	0	0	0	0	0	0
2007	红柳湾镇	大坝图村小鄂博图沟	2007.08.05	7	7	1	6	0	0	0	0	0	0	0	0
2007	红柳湾镇	加尔乌宗村中风斯沟	2007.08.02	1	1	1	0	0	0	0	0	0	0	0	0
2007	红柳湾镇	加尔乌宗村半个洼	2007.08.02	1	1	1	0	0	0	0	0	0	0	0	0
2007	红柳湾镇	大坝图村红崖子	2007.08.17	2	2	0	2	0	0	0	0	0	0	0	0
2007	红柳湾镇	大坝图村红崖子	2008.08.28	2	2	0	2	0	0	0	0	0	0	0	0
2007	红柳湾镇	大坝图村	2008.08.28	1	1	0	1	0	0	0	0	0	0	0	0
2007	红柳湾镇	加尔乌宗村加尔玛麦塔沟	2007.09.04	1	1	0	1	0	0	0	0	0	0	0	0
2007	红柳湾镇	大坝图村	2007.09.10	2	2	0	2	0	0	0	0	0	0	0	0
2007	红柳湾镇	加尔乌宗村三个泉子脑袋	2007.07.25	1	1	1	0	0	0	0	0	0	0	0	0

续表 11-1

年份	乡镇	（村）疫点名称	判定时间	菌株总阳性数	旱獭检验			其它动物检验							
					小计	活体	自毙	小计	灰仓鼠	小家鼠	狐狸	家猫	犬	灰尾兔	艾鼬
2008	阿克旗乡	东格列客村登盖克	2008.06.18	1	1	0	1	0	0	0	0	0	0	0	0
2008	红柳湾镇	大坝图村小巴图脑子	2008.06.18	3	3	0	3	0	0	0	0	0	0	0	0
2008	红柳湾镇	加尔乌宗村半个洼	2008.07.01	1	1	0	1	0	0	0	0	0	0	0	0
2008	红柳湾镇	大坝图村老县城沟脑子	2008.07.08	1	1	0	1	0	0	0	0	0	0	0	0
2008	红柳湾镇	大坝图村小巴图脑子西沟	2008.07.15	1	1	0	1	0	0	0	0	0	0	0	0
2008	红柳湾镇	大坝图村党金山	2008.07.15	1	1	0	1	0	0	0	0	0	0	0	0
2008	红柳湾镇	大坝图村红崖子沟	2008.07.18	1	1	0	1	0	0	0	0	0	0	0	0
2008	红柳湾镇	大坝图村小巴图脑子沟脑子	2008.07.21	4	4	0	4	0	0	0	0	0	0	0	0
2008	红柳湾镇	大坝图村小巴图脑子西沟	2008.08.01	1	1	0	1	0	0	0	0	0	0	0	0
2008	红柳湾镇	大坝图村红崖子沟脑子	2008.08.01	1	1	0	1	0	0	0	0	0	0	0	0
2008	红柳湾镇	大坝图村红崖子沟	2008.08.18	1	1	0	1	0	0	0	0	0	0	0	0
2008	红柳湾镇	加尔乌宗村三个泉子	2008.08.18	2	2	0	2	0	0	0	0	0	0	0	0
2008	红柳湾镇	大坝图村黄沟	2008.08.18	1	1	0	1	0	0	0	0	0	0	0	0
2008	红柳湾镇	大坝图村青崖子	2008.05.15	1	1	0	1	0	0	0	0	0	0	0	0
2008	红柳湾镇	加尔乌宗村三个泉子	2008.06.01	1	1	0	1	0	0	0	0	0	0	0	0
2008	红柳湾镇	大坝图村老县城沟脑子	2008.06.01	1	1	0	1	0	0	0	0	0	0	0	0
2008	红柳湾镇	大坝图村当金山	2008.08.01	1	1	0	1	0	0	0	0	0	0	0	0

续表 11-1

年份	乡镇	（村）疫点名称	判定时间	菌株总阳性数	旱獭检验			其它动物检验							
					小计	活体	自毙	小计	灰仓鼠	小家鼠	狐狸	家猫	犬	灰尾兔	艾鼬
2009	红柳湾镇	大坝图村小巴图脑子中沟	2008.05.10	1	1	0	1	0	0	0	0	0	0	0	0
2009	红柳湾镇	大坝图村党金山	2008.05.10	1	1	0	1	0	0	0	0	0	0	0	0
2009	红柳湾镇	大坝图村青崖子沟	2008.05.24	1	1	0	1	0	0	0	0	0	0	0	0
2009	红柳湾镇	大坝图村红崖子沟	2008.05.24	2	2	0	2	0	0	0	0	0	0	0	0
2009	红柳湾镇	大坝图村小巴图脑子东沟	2008.06.01	2	2	0	2	0	0	0	0	0	0	0	0
2009	红柳湾镇	大坝图村党蛇沟	2008.06.02	1	1	0	1	0	0	0	0	0	0	0	0
2009	红柳湾镇	大坝图村老县城沟脑子	2008.06.19	1	1	0	1	0	0	0	0	0	0	0	0
2009	红柳湾镇	大坝图村红崖子脑袋	2008.07.03	2	2	0	2	0	0	0	0	0	0	0	0
2009	红柳湾镇	大坝图村半果巴依里亚斯沟	2008.07.03	1	1	0	1	0	0	0	0	0	0	0	0
2009	红柳湾镇	大坝图村红崖子沟	2008.07.19	4	4	0	4	0	0	0	0	0	0	0	0
2009	红柳湾镇	大坝图村小巴图西沟	2008.07.19	1	1	0	1	0	0	0	0	0	0	0	0
2009	红柳湾镇	大坝图村小巴图脑子东沟	2008.08.26	1	1	0	1	0	0	0	0	0	0	0	0
2009	红柳湾镇	大坝图村小巴图沟	2008.09.14	1	1	0	1	0	0	0	0	0	0	0	0
2009	红柳湾镇	大坝图村青崖子沟	2008.09.14	2	2	0	2	0	0	0	0	0	0	0	0
2009	红柳湾镇	加尔乌宗村中风斯沟	2008.07.19	1	1	1	0	0	0	0	0	0	0	0	0
2009	红柳湾镇	加尔乌宗村西风斯沟	2008.08.03	2	2	0	2	0	0	0	0	0	0	0	0
2009	红柳湾镇	加尔乌宗村别勒	2008.08.12	1	1	0	1	0	0	0	0	0	0	0	0

续表 11-1

年份	乡镇	（村）疫点名称	判定时间	菌株总阳性数	旱獭检验			其它动物检验							
					小计	活体	自毙	小计	灰仓鼠	小家鼠	狐狸	家猫	犬	灰尾兔	艾鼬
2009	红柳湾镇	大坝图村党金山	2008.08.12	1	1	0	1	0	0	0	0	0	0	0	0
2010	红柳湾镇	大坝图村 182 沟	2010.05.31	1	1	0	1	0	0	0	0	0	0	0	0
2010	红柳湾镇	大坝图村 182 沟	2010.06.10	1	1	0	1	0	0	0	0	0	0	0	0
2010	红柳湾镇	大坝图村 182 沟	2010.06.24	4	4	0	4	0	0	0	0	0	0	0	0
2010	红柳湾镇	大坝图村三个泉子	2010.08.09	1	1	0	1	0	0	0	0	0	0	0	0
2010	红柳湾镇	加尔乌宗村马利克沟	2010.08.31	2	2	0	2	0	0	0	0	0	0	0	0
2010	红柳湾镇	加尔乌宗村半个洼	2010.09.15	1	1	0	1	0	0	0	0	0	0	0	0
2010	红柳湾镇	大坝图村党金山	2010.05.31	1	1	0	1	0	0	0	0	0	0	0	0
2010	红柳湾镇	大坝图村党金山	2010.07.23	1	1	1	0	0	0	0	0	0	0	0	0
2010	红柳湾镇	大坝图村东风斯沟	2010.07.24	2	2	0	2	0	0	0	0	0	0	0	0
2010	红柳湾镇	大坝图村党金山	2010.08.09	1	1	0	1	0	0	0	0	0	0	0	0
2011	红柳湾镇	加尔乌宗村半个娃脑袋	2011.08.19	2	2	0	2	0	0	0	0	0	0	0	0
2011	红柳湾镇	大坝图村小巴图	2011.06.15	1	1	0	1	0	0	0	0	0	0	0	0
2011	红柳湾镇	大坝图村 182 沟	2011.07.06	1	1	0	1	0	0	0	0	0	0	0	0
2011	红柳湾镇	大坝图村当金山	2011.07.25	1	1	0	1	0	0	0	0	0	0	0	0
2011	红柳湾镇	大坝图村 182 沟	2011.08.19	1	1	0	1	0	0	0	0	0	0	0	0
2011	红柳湾镇	大坝图村 182 沟	2011.05.12	1	1	0	1	0	0	0	0	0	0	0	0

续表 11-1

年份	乡镇	(村)疫点名称	判定时间	菌株总阳性数	旱獭检验			其它动物检验							
					小计	活体	自毙	小计	灰仓鼠	小家鼠	狐狸	家猫	犬	灰尾兔	艾鼬
2011	红柳湾镇	大坝图村当金山	2011.05.26	1	1	0	1	0	0	0	0	0	0	0	0
2012	红柳湾镇	大坝图村当金山	2012.05.23	1	1	0	1	0	0	0	0	0	0	0	0
2012	红柳湾镇	大坝图村 182 沟	2012.05.23	1	1	0	1	0	0	0	0	0	0	0	0
2012	红柳湾镇	大坝图村当金山	2012.07.24	1	1	0	1	0	0	0	0	0	0	0	0
2012	红柳湾镇	大坝图村东风斯沟	2012.07.24	1	1	0	1	0	0	0	0	0	0	0	0
2012	红柳湾镇	大坝图村东风斯沟	2012.08.06	2	2	0	2	0	0	0	0	0	0	0	0
2012	红柳湾镇	大坝图村当金山	2012.08.08	1	1	0	1	0	0	0	0	0	0	0	0
2012	红柳湾镇	大坝图村当金山	2012.09.23	1	1	0	1	0	0	0	0	0	0	0	0
2012	红柳湾镇	大坝图村三个泉子	2012.09.23	1	1	0	1	0	0	0	0	0	0	0	0
2012	红柳湾镇	大坝图村青崖子	2012.09.23	1	1	0	1	0	0	0	0	0	0	0	0
2012	红柳湾镇	大坝图村小巴图	2011.09.23	1	1	0	1	0	0	0	0	0	0	0	0
2013	红柳湾镇	大坝图村青崖子	2013.05.12	1	1	0	1	0	0	0	0	0	0	0	0
2013	红柳湾镇	大坝图村当金山	2013.06.21	2	2	0	2	0	0	0	0	0	0	0	0
2013	红柳湾镇	加尔乌宗村黑石头	2013.06.23	1	1	0	1	0	0	0	0	0	0	0	0
2013	红柳湾镇	加尔乌宗村半戈洼	2013.07.15	3	3	0	3	0	0	0	0	0	0	0	0
2013	红柳湾镇	加尔乌宗村黑石头	2013.07.18	6	5	0	5	1	0	0	0	0	0	1	0
2013	红柳湾镇	加尔乌宗村三个泉子	2013.07.31	6	5	0	5	0	0	0	0	0	0	0	0

续表 11-1

年份	乡镇	（村）疫点名称	判定时间	菌株总阳性数	旱獭检验			其它动物检验							
					小计	活体	自毙	小计	灰仓鼠	小家鼠	狐狸	家猫	犬	灰尾兔	艾鼬
2013	红柳湾镇	加尔乌宗村三个泉子	2013.08.07	1	1	0	1	0	0	0	0	0	0	0	0
2013	红柳湾镇	加尔乌宗村黑石头	2013.08.07	1	1	0	1	0	0	0	0	0	0	0	0
2013	红柳湾镇	大坝图村小巴图沟	2013.08.25	2	2	0	2	0	0	0	0	0	0	0	0
2013	红柳湾镇	大坝图村 182 沟	2013.08.25	1	1	0	1	0	0	0	0	0	0	0	0
2013	红柳湾镇	大坝图村当金山	2013.09.21	2	2	0	2	0	0	0	0	0	0	0	0
2014	红柳湾镇	加尔乌宗村三个泉子	2014.05.20	1	1	0	1	0	0	0	0	0	0	0	0
2014	红柳湾镇	大坝图村当金山	2014.05.20	2	2	0	2	0	0	0	0	0	0	0	0
2014	红柳湾镇	加尔乌宗村三个泉子	2014.06.18	1	1	0	1	0	0	0	0	0	0	0	0
2014	红柳湾镇	大坝图村当金山	2014.06.18	1	1	0	1	0	0	0	0	0	0	0	0
2014	红柳湾镇	大坝图村当金山	2014.07.22	1	1	0	1	0	0	0	0	0	0	0	0
2014	红柳湾镇	大坝图村 182 沟	2014.07.23	1	1	0	1	0	0	0	0	0	0	0	0
2014	红柳湾镇	加尔乌宗村半戈洼	2014.07.23	1	1	0	1	0	0	0	0	0	0	0	0
2014	红柳湾镇	加尔乌宗村黑石头	2014.07.23	1	1	0	1	0	0	0	0	0	0	0	0
2014	红柳湾镇	大坝图村当金山	2014.08.22	1	1	0	1	0	0	0	0	0	0	0	0
2014	红柳湾镇	加尔乌宗村小巴图	2014.08.22	3	3	0	3	0	0	0	0	0	0	0	0
2014	红柳湾镇	加尔乌宗村小巴图	2014.09.03	1	1	0	1	0	0	0	0	0	0	0	0
2014	红柳湾镇	大坝图村当金山	2014.09.0	3	1	1	0	1	0	0	0	0	0	0	0

续表 11-1

年份	乡镇	（村）疫点名称	判定时间	菌株总阳性数	旱獭检验			其它动物检验							
					小计	活体	自毙	小计	灰仓鼠	小家鼠	狐狸	家猫	犬	灰尾兔	艾鼬
2014	红柳湾镇	大坝图村大坝图沟	2014.09.03	3	3	0	3	0	0	0	0	0	0	0	0
2014	红柳湾镇	大坝图村小坝图沟	2014.09.18	3	3	0	3	0	0	0	0	0	0	0	0
2014	红柳湾镇	红柳峡村三岔河	2014.06.28	1	1	0	1	0	0	0	0	0	0	0	0
2015	红柳湾镇	大穹群胡尔	2015.05.17	1	1	0	1	0	0	0	0	0	0	0	0
2015	红柳湾镇	长草沟奥尔得拜沟	2015.05.17	1	1	0	1	0	0	0	0	0	0	0	0
2015	红柳湾镇	苏尔苏	2015.05.17	1	1	0	1	0	0	0	0	0	0	0	0
2015	红柳湾镇	三个泉子	2015.06.17	3	3	0	3	0	0	0	0	0	0	0	0
2015	红柳湾镇	黑石头	2015.07.20	3	3	0	3	0	0	0	0	0	0	0	0
2015	红柳湾镇	小巴图脑袋	2015.07.20	1	1	0	1	0	0	0	0	0	0	0	0
2015	红柳湾镇	小巴图脑子	2015.07.20	1	1	0	1	0	0	0	0	0	0	0	0
2015	红柳湾镇	当金山	2015.08.13	1	1	0	1	0	0	0	0	0	0	0	0
2015	红柳湾镇	大巴图脑袋	2015.08.13	3	3	0	3	0	0	0	0	0	0	0	0
2015	红柳湾镇	小巴图沟	2015.08.13	1	1	0	1	0	0	0	0	0	0	0	0
2015	红柳湾镇	大巴图黄沟	2015.09.13	1	1	0	1	0	0	0	0	0	0	0	0
2015	红柳湾镇	182 沟	2015.09.16	1	1	0	1	0	0	0	0	0	0	0	0
2015	红柳湾镇	小巴图沟	2015.09.13	1	1	0	1	0	0	0	0	0	0	0	0
2015	红柳湾镇	小巴图脑袋	2015.09.13	2	2	0	2	0	0	0	0	0	0	0	0

续表 11-1

年份	乡镇	（村）疫点名称	判定时间	菌株总阳性数	旱獭检验			其它动物检验							
					小计	活体	自毙	小计	灰仓鼠	小家鼠	狐狸	家猫	犬	灰尾兔	艾鼬
2015	红柳湾镇	小巴图脑袋	2015.09.15	1	1	0	1	0	0	0	0	0	0	0	0
2016	红柳湾镇	西风斯沟	2016.05.27	1	1	0	1	0	0	0	0	0	0	0	0
2016	红柳湾镇	大坝图黑石头	2016.05.27	1	1	0	1	0	0	0	0	0	0	0	0
2017	红柳湾镇	大坝图青崖子	2017.06.23	1	1	0	1	0	0	0	0	0	0	0	0
2017	红柳湾镇	大坝图村小巴图	2017.06.23	1	1	0	1	0	0	0	0	0	0	0	0
2017	红柳湾镇	加尔乌宗村半个洼	2017.07.10	1	1	0	1	0	0	0	0	0	0	0	0
2017	红柳湾镇	加尔乌宗村小巴图沟	2017.07.10	1	1	0	1	0	0	0	0	0	0	0	0
2017	红柳湾镇	加尔乌宗村蛇沟	2017.07.10	1	1	0	1	0	0	0	0	0	0	0	0
2017	红柳湾镇	加尔乌宗村红崖子	2017.08.26	1	1	0	1	0	0	0	0	0	0	0	0
2017	红柳湾镇	加尔乌宗村五泉子	2017.08.26	1	1	0	1	0	0	0	0	0	0	0	0
2017	红柳湾镇	加尔乌宗村黄沟	2017.08.26	2	2	0	2	0	0	0	0	0	0	0	0
2017	红柳湾镇	加尔乌宗村青崖子	2017.08.26	1	1	0	1	0	0	0	0	0	0	0	0
2017	红柳湾镇	加尔乌宗村当金山	2017.08.26	1	1	0	1	0	0	0	0	0	0	0	0
2018	红柳湾镇	加尔乌宗村黄沟	2018.05.31	1	1	0	1	0	0	0	0	0	0	0	0
2018	红柳湾镇	大坝图村红崖子	2018.05.31	1	1	0	1	0	0	0	0	0	0	0	0
2018	红柳湾镇	大坝图村红崖子脑袋	2018.06.26	1	1	0	1	0	0	0	0	0	0	0	0
2018	红柳湾镇	大坝图村黄沟	2018.06.26	1	1	0	1	0	0	0	0	0	0	0	0

续表 11-1

年份	乡镇	（村）疫点名称	判定时间	菌株总阳性数	旱獭检验			其它动物检验							
					小计	活体	自毙	小计	灰仓鼠	小家鼠	狐狸	家猫	犬	灰尾兔	艾鼬
2018	红柳湾镇	大坝图村红崖子	2018.06.26	2	2	0	2	0	0	0	0	0	0	0	0
2018	红柳湾镇	大坝图村大巴图沟	2018.06.26	2	2	0	2	0	0	0	0	0	0	0	0
2018	红柳湾镇	加尔乌宗村长草沟	2018.07.25	1	1	0	1	0	0	0	0	0	0	0	0
2018	红柳湾镇	大坝图村小巴图脑袋	2018.07.28	1	1	0	1	0	0	0	0	0	0	0	0
2018	红柳湾镇	大坝图村小巴图沟	2018.07.28	2	2	0	2	0	0	0	0	0	0	0	0
2018	红柳湾镇	大坝图村青崖子脑袋	2018.08.01	1	1	0	1	0	0	0	0	0	0	0	0
2018	红柳湾镇	东格列克村赛马沟	2018.08.01	1	1	0	1	0	0	0	0	0	0	0	0
2018	红柳湾镇	大坝图村红崖子	2018.08.08	1	1	0	1	0	0	0	0	0	0	0	0
2018	红柳湾镇	大坝图村青崖子	2018.08.08	1	1	0	1	0	0	0	0	0	0	0	0
2018	红柳湾镇	大坝图村当金山	2018.08.08	1	1	0	1	0	0	0	0	0	0	0	0
2018	红柳湾镇	大坝图村红崖子	2018.08.15	3	3	0	3	0	0	0	0	0	0	0	0
2018	红柳湾镇	大坝图村小巴图	2018.08.24	2	2	0	2	0	0	0	0	0	0	0	0
2018	红柳湾镇	大坝图村青崖子	2018.08.24	2	2	0	2	0	0	0	0	0	0	0	0
2018	红柳湾镇	大坝图村当金山	2018.09.10	2	2	0	2	0	0	0	0	0	0	0	0
2018	红柳湾镇	大坝图村黄沟	2018.09.10	1	1	0	1	0	0	0	0	0	0	0	0
合计				513	513	46	467	1	0	0	0	0	0	1	0

（二）染疫媒介

1960~2018 年，从媒介材料共分离出鼠疫菌 181 株，判定染疫媒介 4 种。其中从谢氏山蚤体内分离鼠疫菌最多为 97 株，占媒介菌株总数的 53.59%，其次从斧形盖蚤体内分离鼠疫菌 50 株，占 27.62%，草原硬蜱 8 株，占 4.41%，体虱 26 株，占 14.37%。表 11–2、图 11–2。

表 11–2　1961~2018 年阿克塞县染疫媒介种类及数量

年代	乡镇	疫点	判定时间	菌株数	染疫蚤种类及检菌数				其它染疫媒介种类及菌株数		
					菌株数小计	谢氏山蚤	斧形盖蚤	腹窦纤蚤	菌株数小计	草原硬蜱	体虱
1961	红柳湾镇	大坝图村(原青崖子沟)	1961.06.12	1	1	1	0	0	0	0	0
1961	红柳湾镇	大坝图村(原白沟)	1961.06.23	1	1	1	0	0	0	0	0
1983	阿克旗乡	安南坝村大冲霍尔	1983.07.28	1	1	1	0	0	0	0	0
1983	阿克旗乡	安南坝村宽沙沟	1983.07.27	1	1	1	0	0	0	0	0
1988	红柳湾镇	大坝图村黑石头沟口	1988.06.27	1	0	0	0	0	1	0	1
1988	红柳湾镇	大坝图村	1988.08.27	2	1	1	0	0	1	0	1
1989	红柳湾镇	大坝图村	1989.08.19	1	1	1	0	0	0	0	0
1990	红柳湾镇	大坝图村红崖子	1989.08.10	2	2	0	2	0	0	0	0
1991	红柳湾镇	大坝图村青崖子	1991.08.21	3	3	3	0	0	0	0	0
1991	红柳湾镇	大坝图村红崖子	1991.08.21	1	1	1	0	0	0	0	0
1991	红柳湾镇	大坝图村青崖子	1991.09.02	5	4	4	0	0	1	0	1
1991	红柳湾镇	大坝图村红崖子	1991.09.08	5	3	3	0	0	2	1	1
1991	红柳湾镇	大坝图村西风刺沟	1991.08.13	1	1	1	0	0	0	0	0

续表 11-2

年代	乡镇	疫点	判定时间	菌株数	染疫蚤种类及检菌数				其它染疫媒介种类及菌株数		
					菌株数小计	谢氏山蚤	斧形盖蚤	腹窦纤蚤	菌株数小计	草原硬蜱	体虱
1991	红柳湾镇	大坝图村蛇沟	1991.08.19	2	2	2	0	0	0	0	0
1992	红柳湾镇	大坝图村蛇沟	1992.05.31	2	2	2	0	0	0	0	0
1992	红柳湾镇	大坝图村蛇沟	1992.06.03	5	4	3	1	0	1	0	1
1992	红柳湾镇	大坝图村红崖子沟	1992.07.15	6	5	1	4	0	1	1	0
1992	红柳湾镇	大坝图村红崖子沟	1992.08.15	8	8	6	2	0	0	0	0
1992	红柳湾镇	大坝图村青崖子沟	1992.09.15	8	7	6	1	0	1	0	1
1993	红柳湾镇	大坝图村蛇沟	1993.06.19	4	3	1	2	0	1	0	1
1993	红柳湾镇	大坝图村红崖子沟	1993.06.03	4	3	2	1	0	1	0	1
1993	红柳湾镇	大坝图村青崖子沟	1993.07.06	2	2	1	1	0	0	0	0
1993	红柳湾镇	大坝图村蛇沟	1993.07.20	4	3	2	1	0	1	0	1
1993	红柳湾镇	大坝图村蛇沟	1993.08.09	2	2	1	1	0	0	0	0
1993	红柳湾镇	大坝图村青崖子沟	1993.08.20	4	2	1	1	0	2	1	1
1994	红柳湾镇	大坝图村青蛇沟	1994.07.29	2	1	1	0	0	1	0	1
1995	红柳湾镇	大坝图村党金黄沟	1995.07.22	6	3	2	1	0	3	0	3

续表 11-2

年代	乡镇	疫点	判定时间	菌株数	染疫蚤种类及检菌数				其它染疫媒介种类及菌株数		
					菌株数小计	谢氏山蚤	斧形盖蚤	腹窦纤蚤	菌株数小计	草原硬蜱	体虱
1996	红柳湾镇	大坝图村	1996.08.16	1	1	1	0	0	0	0	0
1997	红柳湾镇	金沟村旱峡	1997.06.16	7	7	3	4	0	0	0	0
1999	红柳湾镇	大巴图村大鄂博图沟	1999.06.19	4	4	2	2	0	0	0	0
2000	红柳湾镇	加尔乌宗村	2000.06.24	1	1	1	0	0	0	0	0
2000	红柳湾镇	大巴图村	2000.07.05	1	1	1	0	0	0	0	0
2002	红柳湾镇	大坝图村中风斯沟	2002.08.07	1	1	1	0	0	0	0	0
2003	红柳湾镇	大坝图村党金山	2003.06.20	2	2	2	0	0	0	0	0
2005	红柳湾镇	大巴图村老县城西坡	2005.05.24	2	2	2	0	0	0	0	0
2005	红柳湾镇	大巴图村党金山	2005.07.08	1	1	1	0	0	0	0	0
2006	红柳湾镇	加尔乌宗村当金山	2006.07.03	4	2	1	1	0	2	1	1
2007	红柳湾镇	小鄂博图村小鄂博图沟	2007.08.13	3	2	1	1	0	1	1	0
2007	红柳湾镇	大坝图村红崖子	2007.09.17	4	4	3	1	0	0	0	0
2007	红柳湾镇	小鄂博图村小鄂博图沟	2007.09.28	2	2	1	1	0	0	0	0
2007	红柳湾镇	小鄂博图村小鄂博图沟	2007.10.07	4	3	2	1	0	1	0	1
2007	红柳湾镇	大坝图村红崖子	2007.08.18	5	3	2	1	0	2	0	2
2007	红柳湾镇	大坝图村	2007.08.28	1	1	1	0	0	0	0	0

续表 11-2

年代	乡镇	疫点	判定时间	菌株数	染疫蚤种类及检菌数				其它染疫媒介种类及菌株数		
					菌株数小计	谢氏山蚤	斧形盖蚤	腹窦纤蚤	菌株数小计	草原硬蜱	体虱
2007	红柳湾镇	大坝图村	2007.09.04	1	0	0	0	0	1	0	1
2008	红柳湾镇	大坝图村青崖子	2008.05.15	1	1	0	1	0	0	0	0
2008	红柳湾镇	加尔乌宗村半个洼	2008.07.01	1	1	0	1	0	0	0	0
2008	红柳湾镇	大坝图村老县城沟脑子	2008.07.08	2	2	1	1	0	0	0	0
2008	红柳湾镇	大坝图村党金山	2008.07.15	3	2	1	1	0	1	1	0
2008	红柳湾镇	大坝图村红崖子沟	2008.07.18	2	2	1	1	0	0	0	0
2008	红柳湾镇	大坝图村小巴图脑子沟脑子	2008.07.24	3	2	1	1	0	1	0	1
2008	红柳湾镇	加尔乌宗村三个泉子	2008.08.18	4	3	1	2	0	1	0	1
2008	红柳湾镇	大坝图村黄沟	2008.08.18	2	2	1	1	0	0	0	0
2009	红柳湾镇	大坝图村党金山	2009.05.10	2	1	1	0	0	1	0	1
2009	红柳湾镇	大坝图村党蛇沟	2009.06.04	2	2	1	1	0	0	0	0
2009	红柳湾镇	大坝图村青崖子沟	2009.09.14	1	1	1	0	0	0	0	0
2009	红柳湾镇	加尔乌宗村中风斯沟	2009.07.21	3	2	1	1	0	1	0	1
2009	红柳湾镇	大坝图村党金山	2009.08.12	1	0	0	0	0	1	1	0
2010	红柳湾镇	加尔乌宗村 182 沟	2010.06.10	4	3	2	1	0	1	0	1
2010	红柳湾镇	大坝图村东风斯沟	2010.07.24	2	2	1	1	0	0	0	0

续表 11-2

年代	乡镇	疫点	判定时间	菌株数	染疫蚤种类及检菌数				其它染疫媒介种类及菌株数		
					菌株数小计	谢氏山蚤	斧形盖蚤	腹窦纤蚤	菌株数小计	草原硬蜱	体虱
2011	红柳湾镇	加尔乌宗村半个娃脑袋	2011.08.19	3	2	1	1	0	1	0	1
2012	红柳湾镇	大坝图村东风斯沟	2012.08.04	1	0	0	0	0	1	0	1
2012	红柳湾镇	大坝图村西风斯沟	2012.08.06	2	2	1	1	0	0	0	0
2012	红柳湾镇	大坝图村当金山	2012.08.08	2	2	1	1	0	0	0	0
2012	红柳湾镇	大坝图村青崖子沟	2012.09.23	2	2	1	1	0	0	0	0
2013	红柳湾镇	加尔乌宗村黑石头	2013.06.23	2	2	1	1	0	0	0	0
2013	红柳湾镇	加尔乌宗村黑石头	2013.07.26	1	1	1	0	0	0	0	0
2013	红柳湾镇	加尔乌宗村三个泉子	2013.07.31	3	2	2	0	0	1	1	0
2015	红柳湾镇	大坝图村小巴图脑袋	2015.09.15	4	4	2	2	0	0	0	0
合计				181	147	97	50	0	34	8	26

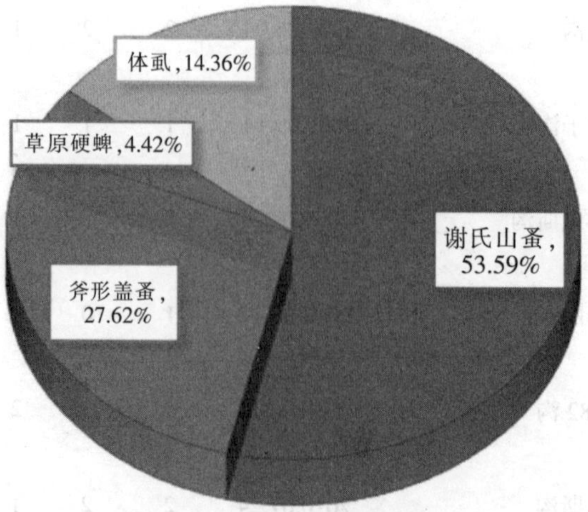

图 11-2　1961~2018 年阿克塞县疫源地染疫媒介种类构成

三、鼠疫监测

(一) 病原学监测

1983~2018年间，阿克塞县鼠防专业人员分别对红柳湾镇、阿克旗乡、阿勒腾乡境内的大部分旱獭分布地区进行病原学监测，共检验各种动物13 206份，分离鼠疫菌678株。其中检测旱獭材料11 289份，分离鼠疫菌506株，旱獭检菌阳性率4.48%；检测自毙灰尾兔3只，分离鼠疫菌1株，鼠疫菌检出率为33.3%；检测媒介1888组，分离鼠疫菌172株，鼠疫菌检出率为9.11%。检测活体旱獭9872只，分离鼠疫菌53株，活獭鼠疫菌检出率为0.54%；检验自毙旱獭1417只，分离鼠疫菌453株，鼠疫菌检出率为31.97%。表11-3、图11-3。

表11-3　1983~2018年阿克塞县病原学监测

年代	监测地区	合计		动物检验						媒介检验		
				旱獭			其他动物					
		检验数	阳性数	检验数	阳性数	阳性率(100%)	检验数	阳性数	阳性率(100%)	检验数(组数)	阳性数	阳性率(%)
1983	阿克旗乡(原和平乡)	654	17	598	17	2.84				56	2	3.58
1984	阿克旗乡(原和平乡)	270	0	234	0	0				36	0	0
1985	阿克旗乡(原和平乡)	517	0	499	0	0				18	0	0
1986	阿克旗乡(原和平乡)	740	0	702	0	0				38	0	0
1987	阿勒腾乡(原团结乡)	759	0	750	0	0				9	0	0
1988	阿勒腾乡(原团结乡)	732	16	661	13	1.97				71	3	4.23
1989	阿勒腾乡(原团结乡)	417	7	389	6	1.54				28	1	3.57
1990	阿勒腾乡(原团结乡)	324	7	256	5	1.95				68	2	2.94
1991	阿勒腾乡(原团结乡)	413	28	317	11	3.47				96	17	17.71
1992	阿勒腾乡(原团结乡)	396	56	273	25	9.16				123	30	24.39
1993	阿勒腾乡(原团结乡)	328	32	228	11	4.82				100	21	21
1994	阿勒腾乡(原团结乡)	478	5	435	5	1.15				43	0	0
1995	阿勒腾乡(原团结乡)	503	42	462	42	9.09				41	0	0
1996	阿勒腾乡(原团结乡)	282	18	255	17	6.67				27	1	3.7
1997	阿克旗乡(原和平乡)	243	7	229	7	3.06				14	0	0

续表 11-3

年代	监测地区	合计		动物检验						媒介检验		
				旱獭			其他动物					
		检验数	阳性数	检验数	阳性数	阳性率（100%）	检验数	阳性数	阳性率（100%）	检验数（组数）	阳性数	阳性率（%）
1998	阿克旗乡（原和平乡）	227	0	210	0	0				17	0	0
1999	红柳湾镇老县城	273	6	223	2	0.9				50	4	8
2000	红柳湾镇老县城	233	7	216	5	2.31				17	2	11.76
2001	红柳湾镇老县城	240	8	226	8	3.54				14	0	0
2002	红柳湾镇老县城	247	16	231	15	6.49				16	1	6.25
2003	红柳湾镇老县城	234	6	215	4	1.86				19	2	10.53
2004	红柳湾镇老县城	370	17	351	17	4.84				19	0	0
2005	红柳湾镇老县城	402	39	366	36	9.84				36	3	8.33
2006	红柳湾镇老县城	299	37	267	33	12.36				32	4	12.5
2007	红柳湾镇	321	45	285	25	8.77				41	20	48.78
2008	红柳湾镇	538	41	204	23	11.27				95	18	18.95
2009	红柳湾镇	353	35	255	26	10.2				98	9	9.18
2010	红柳湾镇	293	20	230	15	6.52				63	5	7.94
2011	红柳湾镇	297	10	238	8	3.36				59	2	3.39
2012	红柳湾镇	288	29	220	11	5				68	18	26.47
2013	红柳湾镇	261	31	195	25	12.82	3	1	33.33	63	6	9.52
2014	红柳湾镇	279	21	194	21	10.82	7	0	0	78	0	0
2015	红柳湾镇	307	24	212	22	10.38	10	0	0	85	2	2.35
2016	红柳湾镇	227	2	151	2	1.32	0	0	0	76	0	0
2017	红柳湾镇	272	11	195	11	5.64	4	0	0	73	0	0
2018	红柳湾镇	350	27	243	27	11.11	5	0	0	102	0	0
合计		13206	678	11289	506	4.48	29	1	3.45	1888	172	9.11

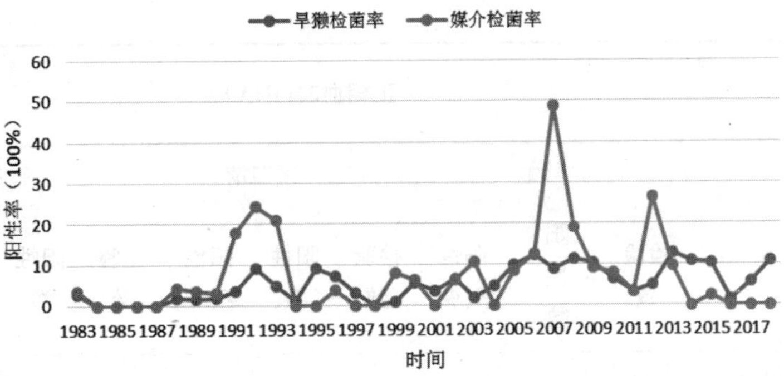

图 11-3　1983~2018 年阿克塞鼠疫疫源地内旱獭、媒介检菌阳性率年际变化

（二）血清学监测

动物血凝阳性分布　1983~2018 年间阿克塞鼠疫疫源地内动物血清阳性分布于 3 乡镇，具体分布于红柳镇加尔乌宗村三个泉子、大坝图村大巴图沟，大巴图村红崖子，大巴图村小巴图沟，加尔乌宗村长草沟，加尔乌宗村当金山；阿克旗乡的安南坝村登盖克、东格列克村；阿勒腾乡阿克塔木村、乌呼图村、塞什腾村、哈尔腾村、阿克塔木村。

1982~2018 年，用鼠疫正相间接血凝方法（IHA）检测各种动物血清 7479 份，鼠疫 F_1 抗体阳性 836 份，总血清抗体阳性率 11.20%。其中检测旱獭血清 7327 份，阳性 564 份，血清抗体阳性率 7.70%；检测犬血清 555 份，阳性 80 份，血清阳性率 14.41%。旱獭血清阳性率与犬血清阳性率经卡方检验（X^2=27.654，p<0.01），旱獭血清阳性率与犬血清阳性率差异有统计学意义。

37 年间，32 个年份发现一定数量的抗体血清阳性材料。其中 2009 年血清阳性率最高为 42.75%，1984 年、1985 年、1986 年、1987 年等年份未发现阳性血清。1982~2018 年该县旱獭血清阳性率年际总体变化呈锯齿状不规则排列，经卡方检验（X^2=564.731，p<0.01），各年度旱獭血清阳性率差异有统计学意义。

1982~2018 年，用鼠疫反相间接血凝方法（RIHA）检测各种动物血清 7 份，结果鼠疫 F_1 抗原阳性 3 份，血清抗原阳性率 42.86%，见表 11-4、图 11-4。

表 11-4　1982~2018 年阿克塞县血清学监测

年代	监测地区	正相血凝（IHA）									反相血凝（RIHA）		
		旱獭			狗血清			合计					
		检验数	阳性数	阳性率（%）	检验数	阳性数	阳性率（%）	检验数	阳性数	阳性率（%）	检验份数	阳性份数	阳性率（%）
1982	红柳湾镇（原民主乡）	185	0	0	0	0	0	0	0	0		0	0
1983	红柳湾镇（原民主乡）	560	42	7.50	0	0	0	567	91	16.05	0	0	0
1984	红柳湾镇（原民主乡）	228	0	0.00	0	0	0	227	27	11.89	0	0	0
1985	阿勒腾乡（原团结乡）	443	0	0.00	0	0	0	294	43	14.63	0	0	0
1986	阿勒腾乡（原团结乡）	314	0	0.00	0	0	0	301	18	5.98	0	0	0

续表 11-4

年代	监测地区	正相血凝(IHA)									反相血凝(RIHA)		
		旱獭			狗血清			合计					
		检验数	阳性数	阳性率(%)	检验数	阳性数	阳性率(%)	检验数	阳性数	阳性率(%)	检验份数	阳性份数	阳性率(%)
1987	阿勒腾乡(原团结乡)	117	0	0.00	0	0	0	117	0	0	0	0	0
1988	阿勒腾乡(原团结乡)	191	4	2.09	0	0	0	239	38	15.9	0	0	0
1989	阿勒腾乡(原团结乡)	229	12	5.24	0	0	0	251	58	23.11	0	0	0
1990	阿勒腾乡(原团结乡)	137	26	18.98	0	0	0	143	26	18.18	0	0	0
1991	阿勒腾乡(原团结乡)	218	23	10.55	0	0	0	219	25	11.42	0	0	0
1992	阿勒腾乡(原团结乡)	162	25	15.43	0	0	0	162	25	15.43	0	0	0
1993	阿勒腾乡(原团结乡)	186	17	9.14	0	0	0	186	11	5.91	0	0	0
1994	阿勒腾乡(原团结乡)	399	48	12.03	0	0	0	399	48	12.03	0	0	0
1995	阿勒腾乡(原团结乡)	346	21	6.07	0	0	0	346	21	6.07	0	0	0
1996	红柳湾镇(原民主乡)	170	5	2.94	0	0	0	170	5	2.94	0	0	0
1997	红柳湾镇(原民主乡)	189	9	4.76	0	0	0	189	9	4.76	0	0	0
1998	红柳湾镇(原民主乡)	178	8	4.49	0	0	0	178	8	4.49	0	0	0
1999	红柳湾镇(老县城)	168	16	9.52	0	0	0	168	16	9.52	0	0	0
2000	红柳湾镇(老县城)	165	13	7.88	0	0	0	182	13	7.14	1	1	100
2001	红柳湾镇(老县城)	185	7	3.78	0	0	0	185	7	3.78	0	0	0
2002	红柳湾镇(老县城)	182	4	2.20	0	0	0	182	4	2.2	0	0	0
2003	红柳湾镇(老县城)	183	7	3.83	0	0	0	183	7	3.83	0	0	0
2004	红柳湾镇(老县城)	269	33	12.27	0	0	0	269	33	12.27	0	0	0
2005	红柳湾镇(老县城)	224	23	10.27	0	0	0	224	23	10.27	0	0	0
2006	红柳湾镇新县城	179	46	25.70	50	16	32.00	229	62	27.07	0	0	0
2007	红柳湾镇新县城	173	6	3.47	50	8	16.00	223	19	8.52	0	0	0
2008	红柳湾镇新县城	50	8	16.00	50	7	14.00	100	15	15	0	0	0
2009	红柳湾镇新县城	138	59	42.75	50	14	28.00	188	73	38.83	0	0	0
2010	红柳湾镇新县城	39	6	15.38	50	0	0	89	6	6.74	1	1	100

续表 11-4

年代	监测地区	正相血凝(IHA)									反相血凝(RIHA)		
		旱獭			狗血清			合计			检验份数	阳性份数	阳性率(%)
		检验数	阳性数	阳性率(%)	检验数	阳性数	阳性率(%)	检验数	阳性数	阳性率(%)			
2011	红柳湾镇	212	5	2.36	53	3	5.66	265	8	3.02	0	0	0
2012	红柳湾镇	199	6	3.02	50	2	4.00	249	8	3.21	0	0	0
2013	红柳湾镇	128	25	19.53	30	8	26.67	158	33	20.89	0	0	0
2014	红柳湾镇	115	10	8.70	31	4	12.90	146	14	9.59	5	1	20
2015	红柳湾镇	140	12	8.57	30	3	10.00	170	15	8.82	0	0	0
2016	红柳湾镇	120	16	13.33	30	0	0	150	16	10.70	0	0	0
2017	红柳湾镇	100	8	8.00	31	3	9.68	131	11	8.40	0	0	0
2018	红柳湾镇	106	14	13.21	50	12	24.00	156	26	16.70	0	0	0
合计		7327	564	7.70	555	80	14.41	7479	836	11.18	7	3	42.86

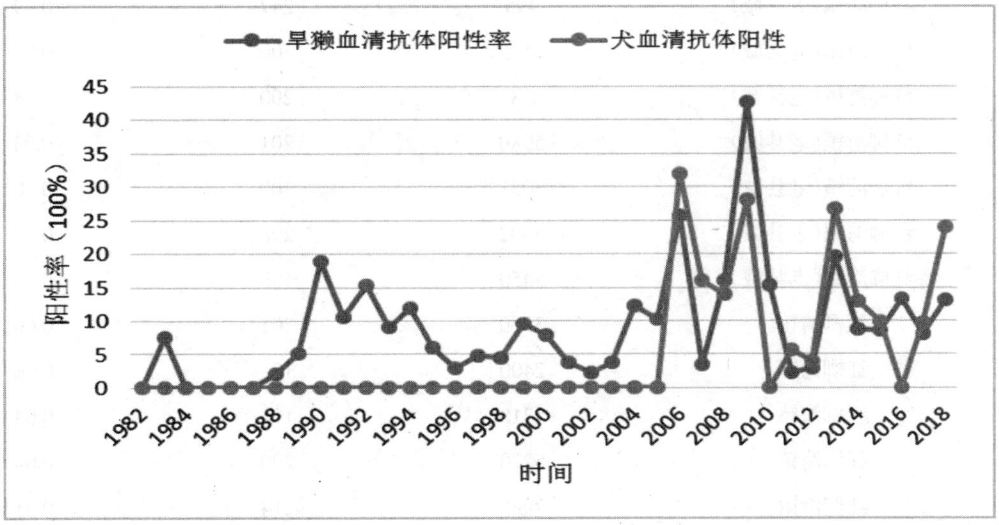

图 11-4　1983~2018 年阿克塞鼠疫疫源地内旱獭、犬血清 F_1 抗体阳性率年际变化

(三) 宿主动物监测

1.旱獭数量调查

1983~2018 年，阿克塞用路线法共调查面积 74 338hm²，见獭 10 119 只，平均密度为 0.14 只/hm²。36 年间，阿克赛县疫源地内旱獭数量年际变化总体呈不规则锯齿状排列，其中 1987 年旱獭密度最高为 0.59 只/hm²，次高点是 2000 年，为 0.49 只/hm²，2003 年最低为 0.033 只/hm²。见表 11-5，图 11-5。

表 11-5　1983~2014 年阿克塞县鼠疫疫源地内旱獭数量统计结果

年份	调查地区	调查面积(hm²)	见獭数	密度见獭数(只/hm²)
1983	阿克旗乡(和平乡)	1600	567	0.35
1984	红柳湾镇(原民主乡)	1450	227	0.15
1985	红柳湾镇(原民主乡)	1560	490	0.31
1986	红柳湾镇(原民主乡)	1350	702	0.52
1987	阿勒腾乡(原团结乡)	1270	750	0.59
1988	阿勒腾乡(原团结乡)	1430	661	0.46
1989	阿勒腾乡(原团结乡)	1630	389	0.23
1990	阿勒腾乡(原团结乡)	1540	240	0.15
1991	阿勒腾乡(原团结乡)	1720	282	0.16
1992	阿勒腾乡(原团结乡)	1500	223	0.14
1993	阿勒腾乡(原团结乡)	1350	210	0.15
1994	阿勒腾乡(原团结乡)	1800	423	0.23
1995	阿勒腾乡(原团结乡)	1500	383	0.25
1996	阿勒腾乡(原团结乡)	1000	231	0.23
1997	阿勒腾乡(原团结乡)	2100	202	0.09
1998	阿勒腾乡(原团结乡)	1900	201	0.1
1999	红柳湾镇(老县城)	2300	213	0.09
2000	红柳湾镇(老县城)	495	247	0.49
2001	红柳湾镇(老县城)	2535	200	0.07
2002	红柳湾镇(老县城)	2387	200	0.08
2003	红柳湾镇(老县城)	5980	201	0.03
2004	红柳湾镇(老县城)	3051	300	0.10
2005	红柳湾镇(老县城)	5802	298	0.05
2006	红柳湾镇(老县城)	5450	199	0.04
2007	红柳湾镇	3260	201	0.06
2008	红柳湾镇	2400	155	0.06
2009	红柳湾镇	5210	194	0.04
2010	红柳湾镇	5270	200	0.04
2011	红柳湾镇	680	214	0.31
2012	红柳湾镇	1020	200	0.19
2013	红柳湾镇	640	149	0.23
2014	红柳湾镇	614	234	0.38
2015	红柳湾镇	584	223	0.38
2016	红柳湾镇	310	48	0.15
2017	红柳湾镇	650	104	0.16
2018	红柳湾镇	1000	158	0.16
合计		74338	10119	0.14

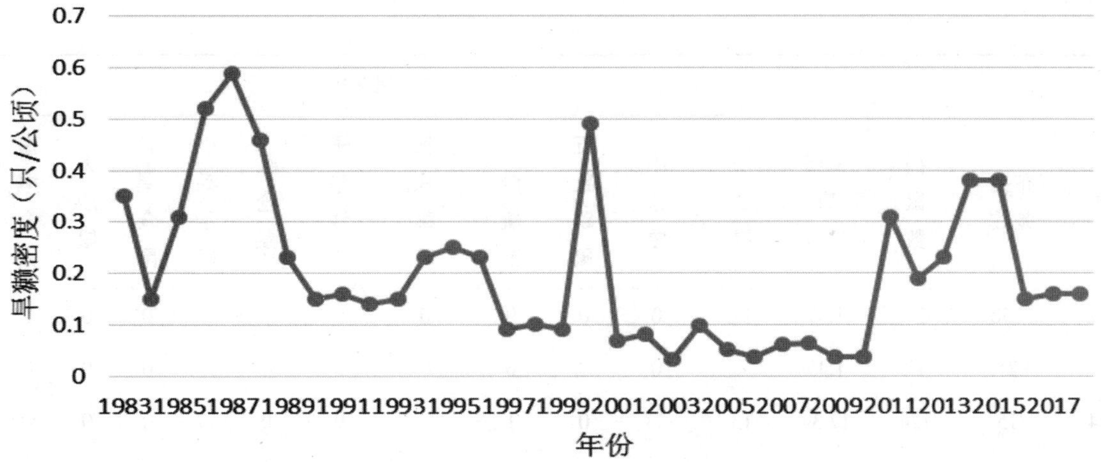

图 11-5　1983~2018 年阿克塞县疫源地旱獭密度年际变化

2.小型鼠数量调查

1983~2018 年，阿克塞旱獭鼠疫疫源地内用 5m 夹线法，布放鼠夹 73 768 夹次，捕获鼠类 12 种 2445 只，平均捕获率为 3.31%。小型鼠捕获率年际变化呈现锯齿状不规则排列，其中 1994 年最高为 19.3%，2000 年最低为 0.9%。

小型鼠其种类构成分别为长耳跳鼠 724 只，占种类构成的 29.61%，三趾跳鼠 461 只，占 18.85%，灰仓鼠 424 只，占 17.34%，子午沙鼠 309 只，占 12.64，小家鼠 167 只，占 6.83%，小毛足鼠 97 只，占 3.97%，长尾仓鼠 82 只，占 3.35%，五趾跳鼠 62 只，占 2.54%，短尾仓鼠 72 只，占 2.97%，藏仓鼠 24 只，占 0.98%，大沙鼠 12 只，占 0.49%，长爪沙鼠 11 只，占 0.45%。见表 11-6，图 11-6、图 11-7。

表11-6　1983~2018 年阿克塞县旱獭疫源地内小型鼠数量调查

年代	布夹笼数	捕鼠数	捕获率(%)	鼠分类											
				灰仓鼠	小家鼠	五趾跳鼠	三趾跳鼠	长耳跳鼠	子午沙鼠	藏仓鼠	小毛足鼠	长尾仓鼠	大沙鼠	短尾仓鼠	长爪沙鼠
1983	1200	35	2.92	15	2	0	3	0	0	1	8	2	4	0	0
1984	3904	68	17.4	20	14	1	3	1	0	6	7	16	0	0	0
1985	2574	201	7.81	68	3	0	5	37	0	3	34	51	0	0	0
1986	1400	36	2.57	0	0	25	1	0	0	4	0	6	0	0	0
1987	1750	27	1.54	11	0	0	9	0	0	0	2	0	0	2	3
1988	1200	23	1.92	15	2	0	3	0	0	1	0	2	0	0	0
1989	1850	62	3.35	20	1	0	28	4	1	0	0	0	3	0	5
1990	1200	21	1.75	8	1	0	2	0	1	0	9	0	0	0	0
1991	1850	53	2.86	20	1	0	31	0	1	0	0	0	0	0	0

续表 11-6

年代	布夹笼数	捕鼠数	捕获率(%)	鼠分类											
				灰仓鼠	小家鼠	五趾跳鼠	三趾跳鼠	长耳跳鼠	子午沙鼠	藏仓鼠	小毛足鼠	长尾仓鼠	大沙鼠	短尾仓鼠	长爪沙鼠
1992	1750	24	1.37	11	0	0	9	0	0	0	2	0	0	2	0
1993	825	12	1.45	2	0	0	6	0	0	0	4	0	0	0	0
1994	715	124	17.34	15	24	0	1	7	9	0	17	0	0	51	0
1995	500	19	3.80	7	0	0	7	0	2	0	3	0	0	0	0
1996	400	12	3.00	9	1	0	0	0	2	0	0	0	0	0	0
1997	500	32	6.40	13	11	5	0	0	0	0	3	0	0	0	0
1998	1950	31	1.59	28	2	0	1	0	0	0	0	0	0	0	0
1999	2200	27	1.23	14	5	2	6	0	0	0	0	0	0	0	0
2000	1500	14	0.93	5	7	0	2	0	0	0	0	0	0	0	0
2001	1500	37	2.46	10	22	3	0	0	2	0	0	0	0	0	0
2002	1500	14	0.93	5	7	0	2	0	0	0	0	0	0	0	0
2003	1500	19	1.26	8	5	0	1	3	0	0	2	0	0	0	0
2004	1500	61	4.06	30	10	0	21	0	0	0	0	0	0	0	0
2005	1500	26	1.73	16	7	0	3	0	0	0	0	0	0	0	0
2006	3000	380	13.8	27	30	24	90	180	26	3	0	0	0	0	0
2007	3000	187	6.23	3	2	1	62	97	15	6	0	0	1	0	0
2008	3000	178	5.96	0	0	0	47	119	5	0	6	1	0	0	0
2009	3000	170	5.66	0	0	0	78	54	30	0	0	4	4	0	0
2010	3000	55	1.83	1	1	0	11	34	8	0	0	0	0	0	0
2011	3000	83	2.77	7	3	0	13	35	20	0	0	0	0	5	0
2012	3000	61	2.03	2	0	0	9	32	18	0	0	0	0	0	0
2013	3000	70	2.33	6	0	1	2	33	16	0	0	0	0	12	0
2014	3000	55	1.83	6	1	0	0	22	26	0	0	0	0	0	0
2015	3000	61	2.03	4	0	0	1	22	31	0	0	0	0	0	3
2016	3000	59	1.97	4	2	0	1	17	35	0	0	0	0	0	0
2017	3000	58	1.93	10	0	0	3	15	30	0	0	0	0	0	0
2018	3000	50	1.67	4	3	0	0	12	31	0	0	0	0	0	0
合计	73768	2445	3.31	424	167	62	461	724	309	24	97	82	12	72	11

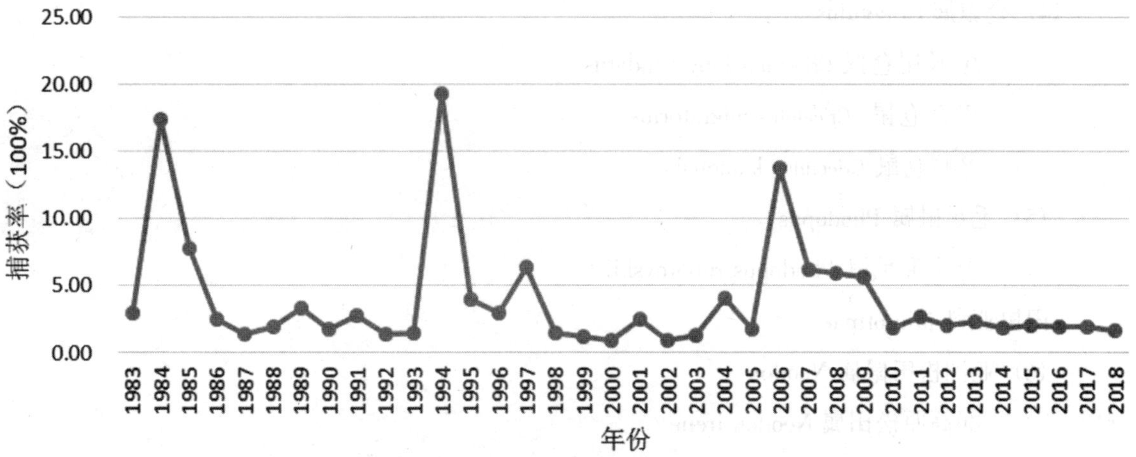

图 11-6　1983~2018 年阿克塞县疫源地内小型鼠捕获率年际变化

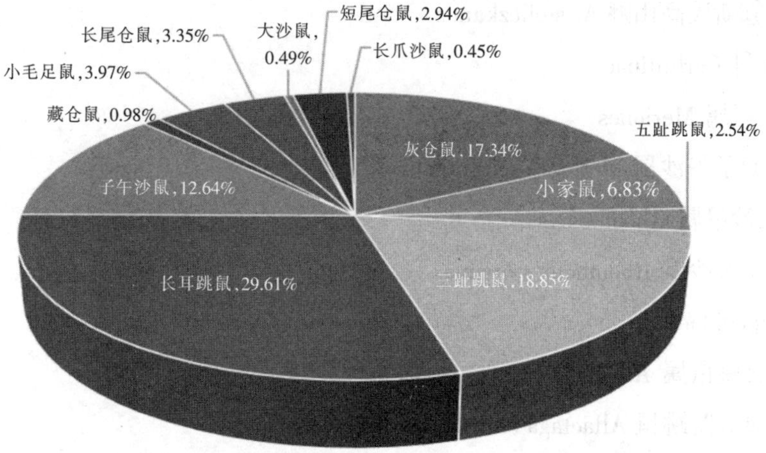

图 11-7　1983~2018 年阿克塞县疫源地内小型鼠类种群构成

3.脊椎动物组成

截至目前，阿克塞县有脊柱动物 2 纲 11 目 43 科 126 种，其中在鼠疫自然疫源分布地区经调查发现啮齿目、兔形目动物 6 科 14 属 18 种。

1）兔科 Leporidae

（1）兔属 Lepus

①高原兔 Lepus oiostolus

2）鼠兔科 Ochotonidae

（2）鼠兔属 Ochotona

②达乌尔鼠兔 Ochotona daurica

③西藏鼠兔Ochotona thibetana

④大耳鼠兔Ochotona macrotis

3)仓鼠科 Cricetidae

仓鼠亚科 Cricetinae

（3）短尾仓鼠属 Allocricetulus

⑤短尾仓鼠 Allocricetulus eversmanni

(4) 仓鼠属 Cricetulus

⑥ 长尾仓鼠 Cricetulus longicaudatus

⑦ 灰仓鼠 Cricetulus migratorius

⑧藏仓鼠 Cricetulus kamensis

(5) 毛足鼠属 Phodopus

⑨小毛足鼠 Phodopus roborovskii

田鼠亚科 Microtinae

(6) 亚洲松田鼠属 Neodon

⑩高原松田属 Neodon irene

(7) 高山鼾属 Alticola

⑪斯氏高山鼾 A. stoliczkanus

沙鼠亚科 Cerbillinae

(8) 沙鼠属 Meriones

⑫子午沙鼠 Meriones meridianus

(9) 大沙鼠属 Rhombomys

⑬大沙鼠 Rhombomys opmus

4)跳鼠科 Dipodidae

(10)五趾跳鼠属 Allactaga

⑭五趾跳鼠 Allactaga sibirica

(11)三趾跳鼠属 Dipus

⑮三趾跳鼠 Dipus sagitta

(12)长耳跳鼠属 Euchoreutes

⑯长耳跳鼠 Euchoreutes naso

5)松鼠科 Sciuridae

(13)旱獭属 Marmota

⑰喜马拉雅旱獭 Marmota himalaya

6)鼠科 Muridae

(14)小家鼠属 Mus

⑱小家鼠 Mus musculus

另外，食肉类动物 9 种，分别为黄鼬 Mustela sibirica、沙狐 Vulpes corsac、赤狐 Vulpes. vulpes、猞猁 Lynx lynx、棕熊 Uisus aictos、狼 Canis lupus、豺 Cuon alpinus、荒漠猫 Felis bieti、家犬 Canis familiaris 等。

偶蹄类动物 4 种，藏原羚 Procapia picticaudata、岩羊 Pseudois nayaur、盘羊 Ovis ammon、牦牛 Bos grunniens

奇蹄类动物 1 种，藏野驴 Equus kiang。

（四）媒介监测

1.獭体蚤调查

1983~2018 年，共梳检旱獭 10 032 只，染蚤獭 3696 只，平均染蚤率为 36.84%，其变动范围在 6% ~100%，1987 年染蚤率最低为 6%，1984 年最高为 100%。染蚤率年际变化呈锯齿状不规则排列，总体呈下降趋势。经卡方检验（X^2=1.986，p<0.01），各年度染蚤率差异有统计学意义。

36 年间共获蚤 19 075 匹，平均蚤指数为 1.90。蚤指数年际变化呈锯齿状不规则排列。其中 24 个年度蚤指数大于 1，1993 年旱獭体蚤蚤指数最高为 5.55，1987 年最低为 0.23。体蚤指数总体呈下降趋势。见表 11-7、图 11-8、图 11-9。

表 11-7 1983~2018 年阿克塞县疫源地内旱獭蚤数量

年份	检獭数	染蚤獭数	染蚤率(%)	获蚤匹数	蚤指数	年份	检獭数	染蚤獭数	染蚤率(%)	获蚤匹数	蚤指数
1983	567	483	85.19	984	1.74	2002	200	58	29.00	178	0.89
1984	227	227	100	1250	5.51	2003	201	50	24.88	187	0.93
1985	490	221	45.1	999	2.03	2004	300	58	19.33	156	0.52
1986	702	351	50	1795	2.56	2005	298	47	15.77	474	1.59
1987	750	45	6	175	0.23	2006	199	67	33.67	268	1.35
1988	661	142	21.48	1674	2.53	2007	201	89	44.27	656	3.26
1989	389	127	32.65	763	1.96	2008	155	56	36.13	331	2.13
1990	240	142	59.17	927	3.86	2009	194	53	27.32	418	2.15
1991	282	165	58.5	1491	5.29	2010	200	26	13.00	352	1.76
1992	223	146	65.47	973	4.36	2011	214	25	11.68	160	0.74
1993	210	134	63.8	1166	5.55	2012	200	44	22.00	314	1.54
1994	423	111	26.24	479	1.13	2013	149	38	25.50	141	0.92
1995	383	153	39.95	562	1.47	2014	134	41	30.60	247	1.84
1996	231	73	31.6	133	0.58	2015	147	48	32.65	187	1.27
1997	202	77	38.12	126	0.62	2016	145	44	30.34	273	1.88
1998	201	49	24.38	94	0.47	2017	147	41	27.89	122	0.83
1999	213	111	52.11	576	2.7	2018	154	47	30.52	169	1.1
2000	200	58	29	178	0.89	合计	10032	3696	36.84	19075	1.90
2001	200	49	24.5	97	0.48						

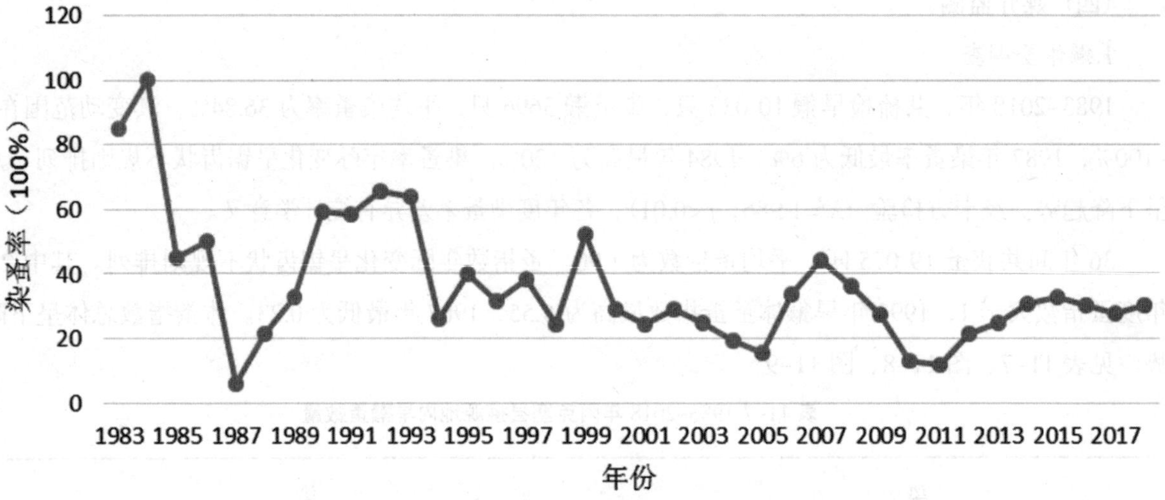

图 11-8　1983~2018 年阿克塞县疫源地内旱獭体外寄生蚤染蚤率年际变化

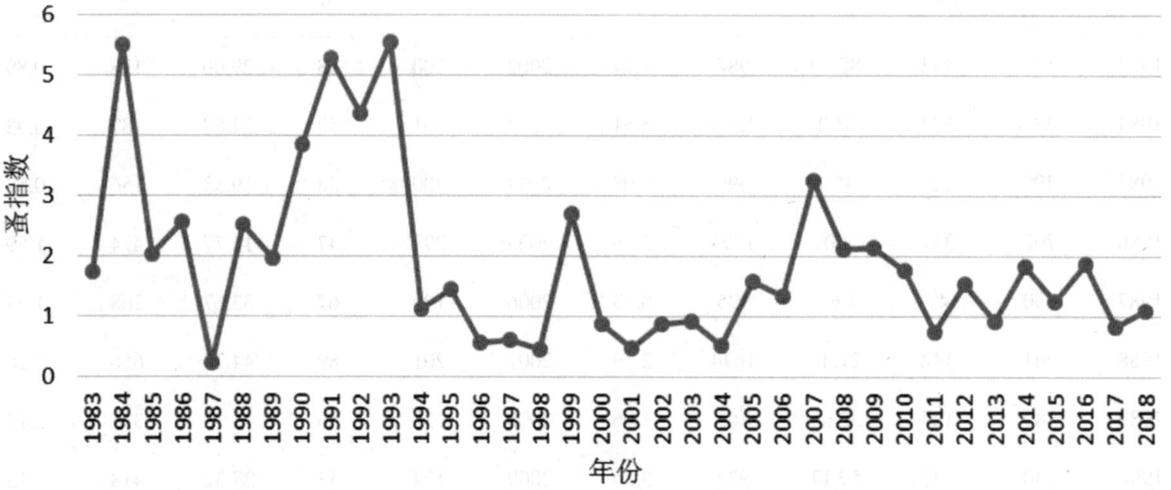

图 11-9　1983~2018 年阿克塞县疫源地内旱獭体外寄生蚤蚤指数年际变化

2.洞干蚤

1983~2018 年，共探旱獭洞 24 149 个，染蚤洞 430 个，染蚤率 1.78%，共获蚤 1692 匹，蚤指数为 0.07。36 年间洞干蚤染蚤率年际变化呈锯齿状不规则排列，其中 1992 年染蚤率最高为 5.32%，2009 年最低为 0.01%（排除无数据年份）。36 年间洞干蚤、蚤指数年际变化呈锯齿状不规则排列，其中 1999 年最高为 0.24。见表 11-8、图 11-10、图 11-11。

表 11-8　阿克塞县疫源地内旱獭洞干蚤调查结果

年份	探洞数	染蚤洞数	染蚤率(%)	获蚤匹数	蚤指数	年份	探洞数	染蚤洞数	染蚤率(%)	获蚤匹数	蚤指数
1983	758	1	0.13	2	0.002	2002	210	1	0.48	2	0.01
1984	850	0	0.00	0	0	2003	210	2	0.95	2	0.01
1985	1150	0	0.00	0	0	2004	250	1	0.40	1	0.004

续表 11-8

年份	探洞数	染蚤洞数	染蚤率(%)	获蚤匹数	蚤指数	年份	探洞数	染蚤洞数	染蚤率(%)	获蚤匹数	蚤指数
1986	1143	11	0.96	72	0.06	2005	250	1	0.40	1	0.004
1987	771	23	2.98	153	0.20	2006	250	6	2.40	6	0.02
1988	900	0	0.00	0	0	2007	250	3	1.20	3	0.01
1989	1000	0	0.00	0	0	2008	250	0	0.00	0	0
1990	1200	39	3.25	103	0.09	2009	250	4	1.60	7	0.028
1991	2302	76	3.30	172	0.07	2010	300	2	0.67	2	0.009
1992	2010	107	5.32	384	0.19	2011	500	13	2.60	23	0.05
1993	1110	12	1.08	17	0.02	2012	500	7	1.40	10	0.02
1994	855	28	3.27	76	0.09	2013	500	6	1.20	10	0.02
1995	700	20	2.85	160	0.23	2014	250	2	0.80	2	0.008
1996	390	19	4.87	49	0.13	2015	250	2	0.80	2	0.01
1997	580	9	1.55	9	0.02	2016	250	1	0.40	2	0.01
1998	1500	9	0.60	15	0.01	2017	250	4	1.60	6	0.02
1999	1500	14	0.93	359	0.24	2018	250	4	1.60	9	0.04
2000	210	1	0.48	2	0.01	合计	24149	430	1.78	1692	0.07
2001	250	2	0.80	31	0.12						

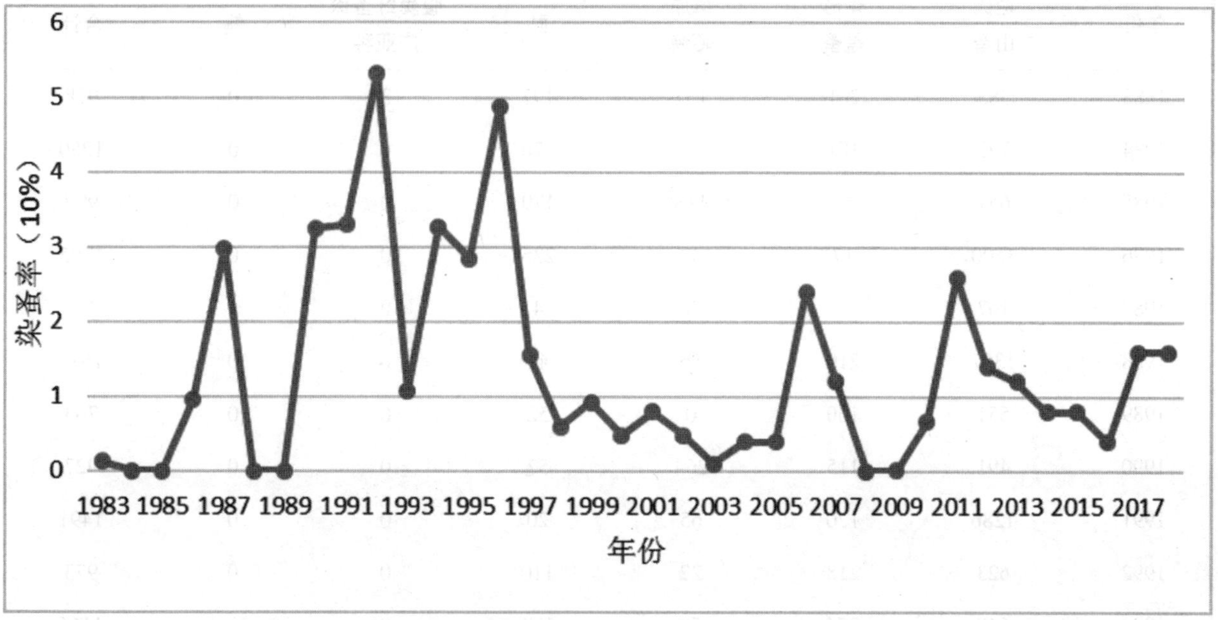

图 11-10　1983~2018 年阿克塞县疫源地内旱獭洞干蚤染蚤率年际变化

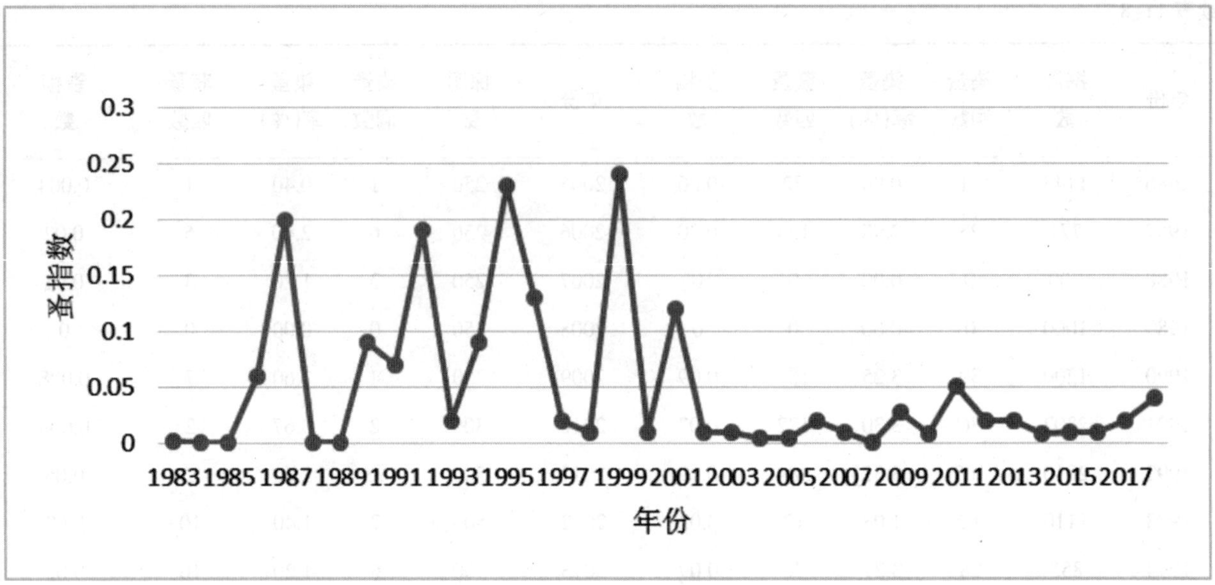

图 11–11　1983~2018 年阿克塞县疫源地内旱獭洞干蚤蚤指数年际变化

3.媒介种类及数量

1983~2018 年，阿克塞县梳检旱獭共获媒介 18 889 匹，其种类构成为 6 种，其中，以谢氏山蚤和斧形盖蚤居多，谢氏山蚤 11 763 匹，占 62.27%；斧形盖蚤 3041 匹，占 16.10%；草原硬蜱 1479 匹，占 7.83%；体虱 2606 匹，占 13.80%；腹窦纤蚤深广亚种 3 匹，占 0.02%，螨 26 匹，占 0.14%；表 11–9、图 11–12。

表 11–9　1983~2018 年阿克塞县疫源地内旱獭体外寄生媒介种类

年份	谢氏山蚤	斧形盖蚤	草原硬蜱	虱	腹窦纤蚤深广亚种	螨	合计
1983	383	261	137	197	3	0	978
1984	795	181	4	270	0	0	1250
1985	651	51	118	179	0	0	999
1986	1500	17	43	235	0	0	1795
1987	167	3	0	4	0	1	174
1988	1357	210	66	41	0	0	1674
1989	551	160	0	52	0	0	763
1990	491	115	264	57	0	0	927
1991	1286	120	65	20	0	0	1491
1992	623	218	22	110	0	0	973
1993	640	274	58	194	0	0	1166
1994	272	38	61	108	0	0	479
1995	289	31	59	183	0	0	562

续表 11-9

年份	谢氏山蚤	斧形盖蚤	草原硬蜱	虱	腹窦纤蚤深广亚种	螨	合计
1996	100	24	5	4	0	0	133
1997	51	63	4	8	0	0	126
1998	31	28	8	27	0	0	94
1999	251	154	59	87	0	25	551
2000	80	57	16	25	0	0	178
2001	36	5	9	47	0	0	97
2002	80	57	16	25	0	0	178
2003	113	2	13	59	0	0	187
2004	93	31	4	28	0	0	156
2005	294	65	58	57	0	0	474
2006	70	46	32	20	0	0	168
2007	287	63	83	223	0	0	656
2008	126	106	51	39	0	0	322
2009	250	103	12	53	0	0	418
2010	116	108	34	44	0	0	302
2011	82	32	33	13	0	0	160
2012	171	61	22	60	0	0	314
2013	64	33	25	19	0	0	141
2014	121	76	55	0	0	0	252
2015	87	66	6	28	0	0	187
2016	131	82	5	55	0	0	273
2017	54	36	13	19	0	0	122
2018	70	64	19	16	0	0	169
合计	11763	3041	1479	2606	3	26	18889

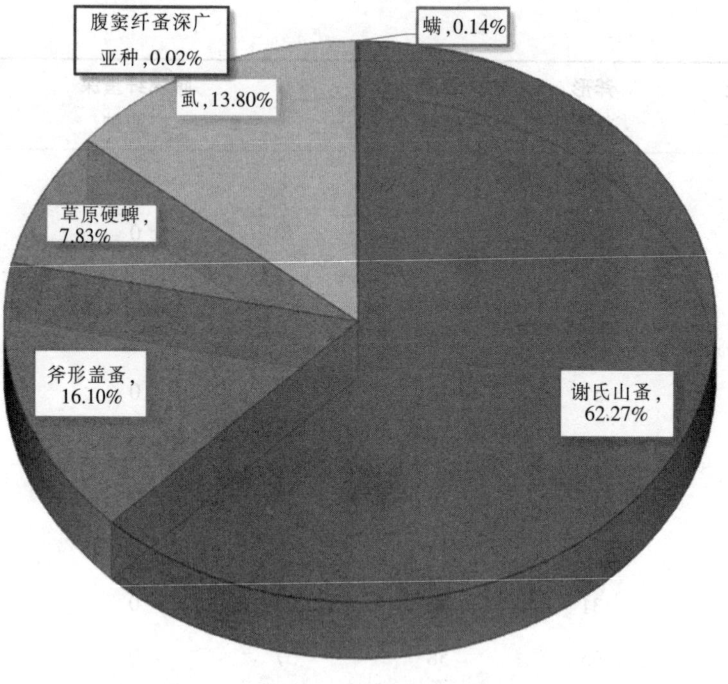

图 10-12 1983~2018 年阿克塞县疫源地内旱獭体外媒介构成情况

（王鼎盛、郑效瑾、鲁新民、阿塞提）

第二节 肃北县

肃北蒙古族自治县（简称“肃北县”）隶属于酒泉市。2018 年，该县辖党城湾镇、石包城乡、盐池湾乡、马鬃山镇 4 个乡镇，共有 2 个社区、26 个行政村，总人口 11 741 人（2012 年）。全县面积 66 748km²。行政区域分为互不相连的南北两部分。

南部坐落在祁连山脉的西缘、河西走廊西端的南侧，俗称南山地区。东与肃南县为邻，南与青海省天峻县接壤，西南与西部同阿克塞县毗连，北与敦煌市、瓜州县、玉门市衔接。地理坐标北纬 38°11′~40°01′，东经 94°33′~98°59′，东西最长处 410km，南北最宽处 160km，面积 35 118km²。该区有党城湾镇、石包城乡和盐池湾乡 3 个乡镇。

北部飞地马鬃山地区位于河西走廊西段的北侧，古肃州之西北，俗称北山地区，东邻内蒙古阿拉善盟额济纳旗，南望瓜州县和玉门市，西接新疆哈密地区，北界蒙古国戈壁阿尔泰省，国境线长 65.018km。地理坐标北纬 40°42′~42°47′，东经 95°31′~98°26′，东西宽 190km，南北长 220km，面积 31 630km²。该区域属马鬃山镇。

全县鼠疫疫源面积 35 118km²，占酒泉市疫源面积的 77.8%。占甘肃省鼠疫疫源面积的 43.8%，现设有固定鼠疫动物监测点 1 处，鼠疫检疫卡 4 处。图 11-13。

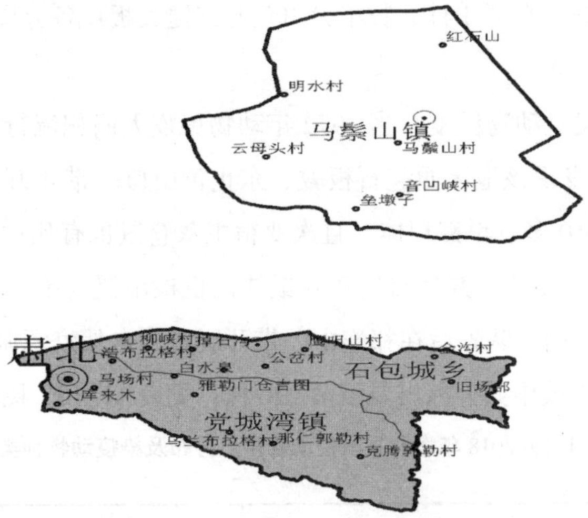

图 11-13　肃北县疫源乡镇分布

一、地理区划

肃北县啮齿动物地理区划为古北界青藏高原区祁连山和北山山地地区。肃北县境内地形复杂，南山和北山地貌各异。其中山区占总面积的 44.7%，山间盆地和谷地占 28.3%，戈壁和滩地占 26.4%。

南山地区地处祁连山西段、青藏高原东北边缘，属河西内陆河流域，东南高西北低。依地貌类型，东南部为祁连山西端高山区，约占南山地区面积的 72.61%，平均海拔在 3500m 以上，西北靠近敦煌、瓜州一带，为沙砾戈壁倾斜高平原区，占南山地区面积的 27.39%。有 3 条西北至东南走向平行而高峻的山岭，自北向南为野马山–疏勒山、托来南山、野马南山–疏勒南山、党河南山，绝对高度大于 4500m，相对高度在 2000~2500m，大雪山的最高峰海拔 5483m，疏勒南山的团结峰海拔 5826.8m，为甘肃省最高峰。北部祁连山西段高山区地势高耸，有高山、深谷和山间盆地。

北山地区地处蒙新高原，地势中部高南北低、西南高东北低，平均海拔在 2000m 左右，大部是中低山和残丘地貌，其中山地占 30%。依地形发育特征，可分为马鬃山中低山区、马鬃山南部基岩戈壁高平原区、西南部基岩戈壁高原与山滩地区、北部准平原山滩地区共 4 个水平区域。

二、动物鼠疫

(一) 动物疫点及染疫动物

1969~2018 年间，肃北县境内动物疫点主要分布在党城湾镇浩布勒格村、红柳峡村、马场村、奎腾郭勒村、鹰咀山村；石包城乡公岔村、大公岔村、石板墩村、鱼儿红村平大板；盐池湾乡南宁郭勒村。

50 年间，用细菌学方法检测动物材料（尸体），共分离鼠疫菌 580 株。其中从自毙旱獭分离 563 株，占染疫动物分离菌株的 97.06%；活体旱獭分离 14 株， 占 2.41%；检测其他动物 145 份，分离鼠疫菌 3 株，分别为灰仓鼠 1 株、草狐 1 株、牧羊犬（鱼儿红捷大板）各分离 1 株、各占 0.17%。从人体材料分离 7 株，占 1.12%。

50 年间，有 43 个年份发生动物鼠疫，当 1972 年动物鼠疫大面积流行时，原甘肃省 201 所疫源调查队在肃北石包城调查时，发现该地区西起石板敦、东止黄山口一带 4 万 hm^2 的草原上，出现大量自毙旱獭，高峰时每天可收集 10 多具旱獭尸体，且次要宿主灰仓鼠也有死亡，并相继从旱獭尸体、活体旱獭、旱獭体蚤分离出大量鼠疫菌，并从自毙灰仓鼠体内也检出鼠疫菌。本次疫情流行非常猛烈，呈暴发疫情。同年，5~9 月份，调查队先后在祁连山一带开展鼠疫自然疫源调查，共调查了约 105 万 hm^2 的面积，在当地大小十四条沟坡中共分离出鼠疫菌 220 株。见表 11–10、图 11–14。

表 11–10　1969~2018 年肃北县鼠疫动物疫点分布及染疫动物种类统计结果

年代	疫点(村屯)		判定日期	合计	染疫旱獭检菌数量			其他染疫动物检菌数量				人体材料
					小计	活体	自毙	小计	狐狸	灰仓鼠	犬	
1969	石包城乡	公岔村	1969.08.29	1	1		1	0				
1971	党城湾镇	鹰咀山村	1971.08.05	1	1		1	0				
1972	石包城乡	公岔村白石头沟	1972.05.19	1	1		1	0				
1972	石包城乡	公岔村虎洞沟	1972.05.26	4	4		4	0				
1972	石包城乡	公岔村大芷道沟	1972.05.03	3	3		3	0				
1972	石包城乡	公岔村白石头沟	1972.06.01	9	9		9	0				
1972	石包城乡	公岔村鞭麻沟	1972.06.09	8	8		8	0				
1972	石包城乡	公岔村大芷道沟	1972.06.13	7	7		7	0				
1972	石包城乡	公岔村虎洞沟	1972.06.13	8	8		8	0				
1972	石包城乡	公岔村白石头沟	1972.06.14	22	21		21	0				1
1972	石包城乡	公岔村白流沙坡	1972.06.18	1	1		1	0				
1972	石包城乡	公岔村大芷道沟	1972.06.18	8	8		8	0				
1972	石包城乡	公岔村鞭麻沟	1972.06.19	5	5		5	0				
1972	石包城乡	公岔村半截沟	1972.06.27	8	8		8	0				
1972	石包城乡	公岔村虎洞沟	1972.06.23	1	1		1	0				
1972	石包城乡	小公岔村	1972.06.24	1	1		1	0				
1972	石包城乡	大公岔村小黑沟	1972.06.28	1	1		1	0				
1972	石包城乡	大公岔村小芷道沟	1972.06.28	2	2		2	0				
1972	石包城乡	大公岔村白石头沟	1972.06.29	2	2		2	0				
1972	石包城乡	大公岔村干沟西坡	1972.07.10	6	6		6	0				
1972	石包城乡	大公岔村半截沟	1972.07.09	2	2		2	0				

续表 11-10

年代	疫点(村屯)		判定日期	合计	染疫旱獭检菌数量			其他染疫动物检菌数量				人体材料
					小计	活体	自毙	小计	狐狸	灰仓鼠	犬	
1972	石包城乡	大公岔村中东坡	1972.07.11	2	2	1	1	0				
1972	石包城乡	大公岔村小芷道沟	1972.07.15	1	1		1	0				
1972	石包城乡	大公岔村大芷道沟	1972.07.15	1	1		1	0				
1972	石包城乡	大公岔村白石头沟	1972.07.15	2	2		2	0				
1972	石包城乡	公岔村虎洞沟	1972.07.22	3	3		3	0				
1972	石包城乡	公岔村流沙坡	1972.07.23	3	3		3	0				
1972	石包城乡	大公岔村半截沟	1972.07.23	3	3		3	0				
1972	石包城乡	小公岔村	1972.07.24	1	1		1	0				
1972	石包城乡	公岔村干沟口	1972.08.03	1	1		1	0				
1972	石包城乡	公岔村鞭麻沟	1972.08.06	6	6		6	0				
1972	石包城乡	公岔村大黑东山泉西沟	1972.08.08	2	2		2	0				
1972	石包城乡	公岔村朵秀沟	1972.08.23	4	4	2	2	0				
1972	石包城乡	公岔村大公岔黑棘沟	1972.08.24	1	1	1	0	0				
1972	石包城乡	公岔村大黑沟	1972.08.24	1	1		1	0				
1972	石包城乡	公岔村大芷道沟	1972.06.20	1	0		0	1		1		
1972	党城湾镇	马场村三个洼	1972.06.12	3	3		3	0				
1972	党城湾镇	马场村敖包沟	1972.07.26	1	1		1	0				
1973	石包城乡	公岔村西青口	1973.05.31	1	1		1	0				
1973	石包城乡	公岔村西青口	1973.06.11	1	1		1	0				
1973	石包城乡	公岔村西青口	1973.07.03	8	8		8	0				
1973	石包城乡	公岔村白石头沟东岔	1973.06.17	1	1		1	0				
1973	石包城乡	公岔村大芷道沟	1973.06.03	2	2		2	0				
1973	石包城乡	公岔村虎洞沟	1973.06.22	3	3		3	0				
1973	石包城乡	公岔村白石头沟口南坡	1973.06.23	1	1		1	0				
1973	石包城乡	公岔村大公岔西岸口	1973.07.13	4	4		4	0				
1973	石包城乡	公岔村虎洞沟脑	1973.07.17	1	1		1	0				
1973	石包城乡	公岔村鞭麻沟	1973.07.17	1	1		1	0				
1973	石包城乡	公岔村盐蓬沟	1973.07.17	1	1		1	0				
1973	石包城乡	公岔村西岸口	1973.07.29	2	2		2	0				

续表 11-10

年代	疫点(村屯)		判定日期	合计	染疫旱獭检菌数量			其他染疫动物检菌数量				人体材料
					小计	活体	自毙	小计	狐狸	灰仓鼠	犬	
1973	石包城乡	公岔村虎洞沟脑	1973.08.03	1	1		1	0				
1973	石包城乡	公岔村大公岔西岸口	1973.08.03	2	2	1	1	0				
1973	石包城乡	公岔村大芷道沟	1973.08.03	1	1		1	0				
1973	石包城乡	公岔村鞭麻沟	1973.07.02	1	1		1	0				
1973	石包城乡	公岔村小公岔西岔	1973.09.06	3	3		3	0				
1973	石包城乡	鹰咀山村小井泉坡地	1973.07.25	3	3		3	0				
1974	石包城乡	公岔村朵秀沟	1974.05.28	1	1		1	0				
1974	石包城乡	公岔村小红墩沟	1974.07.21	1	1	1		0				
1974	石包城乡	公岔村小公岔脑两盒	1974.06.18	1	1	1		0				
1974	石包城乡	良种场白肽沟	1974.07.25	1	1	1		0				
1974	石包城乡	大公岔村脑	1974.07.19	1	1		1	0				
1974	石包城乡	公岔村小公岔	1974.07.27	1	1		1	0				
1974	石包城乡	良种场黑棘沟	1974.08.22	4	4	1	3	0				
1974	党城湾镇	马场村敖包沟	1974.08.16	3	3		3	0				
1974	石包城乡	公岔村盐蓬沟	1974.07.21	1	1		1	0				
1975	石包城乡	鱼儿红村平大板	1974.07.25	1	0			1	1			
1975	石包城乡	鱼儿红村平大板	1974.08.22	1	1		1	0				
1975	石包城乡	大公岔村脑西岔	1974.07.07	2	2		2	0				
1975	石包城乡	哈什哈尔村脑西岔	1974.07.02	1	1	0	1	0				0
1976	石包城乡	公岔村(野马河)	1976.07.08	1	1		1	0				
1978	石包城乡	公岔村小公岔脑西岔	1978.07.31	1	1		1	0				
1978	石包城乡	公岔村大公岔二队	1978.09.08	1	1		1	0				
1982	党城湾镇	浩布勒格村半截沟	1982.06.19	5	5		5	0				
1982	党城湾镇	浩布勒格村石墙子	1982.06.28	2	2		2	0				
1982	党城湾镇	浩布勒格村西岔	1982.07.13	3	3		3	0				
1982	党城湾镇	红柳峡村大冰沟	1982.07.25	3	3	0	3	0				
1982	党城湾镇	浩布勒格村半截沟	1982.08.16	3	3		3	0				
1982	党城湾镇	浩布勒格村马莲湾子	1982.08.20	2	2		2	0				
1983	党城湾镇	浩布勒格村滴水中岔	1983.06.22	2	2		2	0				

续表 11-10

年代	疫点(村屯)		判定日期	合计	染疫旱獭检菌数量			其他染疫动物检菌数量				人体材料
					小计	活体	自毙	小计	狐狸	灰仓鼠	犬	
1983	党城湾镇	浩布勒格村小黑沟	1983.06.29	1	1		1	0				
1983	党城湾镇	浩布勒格村三个泉子	1983.07.10	4	4		4	0				
1983	党城湾镇	浩布勒格村小黑沟	1983.07.05	1	1		1	0				
1983	党城湾镇	浩布勒格村小黑沟	1983.07.14	2	2		2	0				
1983	党城湾镇	浩布勒格村黄荠子	1983.07.22	1	1		1	0				
1983	党城湾镇	浩布勒格村小黑沟	1983.07.22	3	3		3	0				
1983	党城湾镇	浩布勒格村小黑沟	1983.08.10	2	2		2	0				
1983	党城湾镇	浩布勒格村色勒太	1983.09.04	1	1		1	0				
1983	党城湾镇	浩布勒格村浩布拉沟	1983.05.31	2	2		2	0				
1983	党城湾镇	浩布勒格村大黑沟	1983.05.31	1	1		1	0				
1983	党城湾镇	浩布勒格村浩布拉沟	1983.07.09	1	1		1	0				
1983	党城湾镇	浩布勒格村浩布拉沟	1983.06.11	1	1		1	0				
1983	党城湾镇	浩布勒格村大黑沟	1983.07.12	1	1		1	0				
1983	党城湾镇	浩布勒格村大黑沟	1983.06.18	2	2		2	0				
1983	党城湾镇	浩布勒格村浩布拉沟	1983.06.24	1	1		1	0				
1983	党城湾镇	浩布勒格村马莲湾子	1983.06.26	1	1		1	0				
1983	党城湾镇	浩布勒格村浩布拉沟	1983.06.28	2	2		2	0				
1983	党城湾镇	浩布勒格村大黑沟	1983.07.30	1	1		1	0				
1983	石包城乡	公岔村黑刺沟	1983.07.06	3	3		3	0				
1983	党城湾镇	浩布勒格村大黑沟	1983.07.02	1	1		1	0				
1983	党城湾镇	浩布勒格村马莲湾子	1983.07.05	3	3		3	0				
1983	党城湾镇	浩布勒格村浩布拉沟	1983.07.07	7	7		7	0				
1983	党城湾镇	浩布勒格村大黑沟	1983.07.17	2	2		2	0				
1983	党城湾镇	浩布勒格村浩布拉沟	1983.07.17	5	5		5	0				
1983	党城湾镇	浩布勒格村浩布拉沟	1983.08.05	2	2		2	0				
1983	党城湾镇	浩布勒格村大黑沟	1983.08.05	1	1		1	0				
1983	党城湾镇	浩布勒格村浩布拉沟	1983.08.25	5	5		5	0				
1983	党城湾镇	浩布勒格村浩布拉沟	1983.09.03	4	4		4	0				
1983	党城湾镇	浩布勒格村大黑沟	1983.09.07	1	1		1	0				

续表 11-10

年代	疫点(村屯)		判定日期	合计	染疫旱獭检菌数量			其他染疫动物检菌数量				人体材料
					小计	活体	自毙	小计	狐狸	灰仓鼠	犬	
1984	党城湾镇	浩布勒格村石墙子中段	1984.06.15	4	4		4	0				
1984	党城湾镇	马场村熊子沟	1984.07.08	1	1		1	0				
1984	党城湾镇	马场村榆树沟台子	1984.07.08	1	1		1	0				
1984	党城湾镇	马场村小康沟口	1984.07.12	1	1		1	0				
1984	党城湾镇	浩布勒格村滴水脑	1984.07.12	1	1		1	0				
1984	党城湾镇	浩布勒格村黄荠子	1984.07.21	2	2		2	0				
1984	党城湾镇	浩布勒格村三个泉子	1984.07.21	1	1		1	0				
1984	党城湾镇	马场村小康沟老湾子	1984.07.28	1	1		1	0				
1984	党城湾镇	浩布勒格村三个泉子东坡	1984.08.10	2	2		2	0				
1984	党城湾镇	浩布勒格村三个泉子东岔	1984.05.25	3	3		3	0				
1984	党城湾镇	浩布勒格村三个泉子东岔	1984.06.09	6	6		6	0				
1984	党城湾镇	浩布勒格村滴水脑	1984.06.10	2	2		2	0				
1984	党城湾镇	浩布勒格村石门子	1984.06.30	1	1	1	0	0				
1984	党城湾镇	浩布勒格村三个泉子东岔	1984.07.03	6	6		6	0				
1984	党城湾镇	浩布勒格村石门子	1984.07.15	3	3		3	0				
1984	党城湾镇	浩布勒格村三个泉子东岔	1984.07.22	3	3		3	0				
1984	党城湾镇	浩布勒格村大黑沟	1984.07.16	4	4		4	0				
1984	党城湾镇	浩布勒格村三个泉子东岔	1984.08.09	4	4		4	0				
1985	党城湾镇	浩布勒格村小黑沟	1985.05.31	1	1		1	0				
1985	党城湾镇	浩布勒格村西墙子大板	1985.05.31	1	1		1	0				
1985	党城湾镇	浩布勒格村半截沟口	1985.05.31	1	1		1	0				
1985	党城湾镇	浩布勒格村三个泉子大板	1985.08.05	1	1		1	0				
1985	石包城乡	公岔村白肽沟	1985.05.26	1	1		1	0				
1985	石包城乡	公岔村大公岔黑棘沟	1985.07.17	2	2		2	0				
1985	党城湾镇	浩布勒格村黄洞子	1985.08.05	1	1		1	0				
1985	党城湾镇	浩布勒格村滴水脑	1985.08.05	1	1		1	0				
1985	石包城乡	公岔村小公岔	1985.05.26	1	1		1	0				
1985	石包城乡	公岔村黑刺沟	1985.06.16	2	2		2	0				
1985	石包城乡	公岔村白肽沟	1985.06.12	1	1		1	0				

续表 11-10

年代		疫点(村屯)	判定日期	合计	染疫旱獭检菌数量			其他染疫动物检菌数量				人体材料
					小计	活体	自毙	小计	狐狸	灰仓鼠	犬	
1985	石包城乡	公岔村小芷道沟	1985.06.07	1	1	1		0				
1985	石包城乡	公岔村小红洞沟	1985.08.28	1	1		1	0				
1985	石包城乡	公岔村黑刺沟	1985.07.17	2	2		2	0				
1985	石包城乡	公岔村白肱沟	1985.08.07	1	1		1	0				
1986	石包城乡	公岔村白太沟	1986.07.18	2	2		2	0				
1986	石包城乡	公岔村黑刺沟	1986.07.18	1	1		1	0				
1987	党城湾镇	马场村草达坂	1987.08.06	2	2		2	0				
1987	党城湾镇	浩布勒格村三个泉	1987.08.14	1	1		1	0				
1987	党城湾镇	马场村雨水沟台	1987.08.06	4	4		4	0				
1988	党城湾镇	浩布勒格村浩布勒大板	1988.05.29	1	1		1	0				
1988	党城湾镇	浩布勒格村大黑沟	1988.06.07	2	2		2	0				
1988	党城湾镇	浩布勒格村浩布勒沟	1988.07.18	1	1		1	0				
1988	石包城乡	鹰嘴山村小黑沟	1988.09.24	2	1		1	0				1
1989	党城湾镇	红柳峡村芦草沟	1989.06.28	2	2		2	0				
1992	党城湾镇	马场村小马场	1992.06.29	1	1		1	0				
1992	党城湾镇	马场村扁麻沟	1992.09.15	2	2		2	0				
1993	党城湾镇	马场村小牛儿	1993.09.13	1	1		1	0				
1993	党城湾镇	浩布勒格村三个泉	1993.09.13	1	1		1	0				
1993	党城湾镇	浩布勒格村滴水沟	1993.09.13	5	5		5	0				
1994	党城湾镇	马场村北沟五道沟	1994.06.17	1	1		1	0				
1994	党城湾镇	浩布勒格村滴水脑	1994.07.15	1	1		1	0				
1996	石包城乡	鱼儿红村灰条沟	1996.09.14	1	1		1	0				
1996	石包城乡	金沟村豹子沟	1996.09.14	1	1		1	0				
1997	党城湾镇	浩布勒格村半截子沟	1997.06.10	2	2		2	0				
1997	党城湾镇	马场村三个洼	1997.08.23	1	1		1	0				
1997	石包城乡	金沟村旱峡	1997.06.16	4	4		4	0				
1997	石包城乡	金沟村旱峡	1997.07.21	3	3		3	0				
1997	石包城乡	鱼儿红村捷大板	1997.08.12	1				1			1	

续表 11-10

年代	疫点(村屯)		判定日期	合计	染疫旱獭检菌数量			其他染疫动物检菌数量				人体材料
					小计	活体	自毙	小计	狐狸	灰仓鼠	犬	
1998	党城湾镇	马场村雨水沟台	1998.05.17	1	1		1	0				
1998	党城湾镇	马场村雨水沟台	1998.06.05	1	1		1	0				
1998	党城湾镇	马场村北沟	1998.07.26	1	1		1	0				
1998	党城湾镇	马场村雨水沟台	1998.07.25	1	1		1	0				
1998	党城湾镇	马场村三道沟	1998.07.02	1	1		1	0				
1998	石包城乡	鱼儿红牧场大东沟	1998.09.22	1	1		1	0				
1999	党城湾镇	浩布勒格村石墙子	1999.09.16	1	1		1	0				
1999	党城湾镇	浩布勒格村马莲湾子	1999.09.16	2	2		2	0				
1999	石包城乡	鱼儿红健泉子沟	1999.09.24	1	1		1	0				
1999	石包城乡	鱼儿红牧场獭儿沟	1999.09.24	1	1		1	0				
1999	石包城乡	鱼儿红牧场任甘沟	1999.09.24	1	1		1	0				
2000	党城湾镇	浩布勒格村浩布勒格脑	2000.07.06	1	1		1	0				
2000	党城湾镇	马场村北沟	2000.07.27	1	1		1	0				
2000	石包城乡	农垦局鱼儿红牧场通沟	2000.06.17	2	2		2	0				
2000	石包城乡	农垦局鱼儿红牧场忍岗沟	2000.06.17	1	1		1	0				
2001	党城湾镇	马场村北沟	2001.06.06	2	2		2	0				
2001	党城湾镇	马场村五道沟	2001.06.06	1	1		1	0				
2001	石包城乡	鱼儿红牧场刃岗沟	2001.06.14	1	1		1	0				
2002	党城湾镇	浩布勒格村	2002.07.06	1	1		1	0				
2002	党城湾镇	马场村小马场	2002.07.27	1	1		1	0				
2002	党城湾镇	马场村小马场	2002.08.23	1	1		1	0				
2002	石包城乡	鱼儿红牧场刃通沟	2002.07.15	1	1		1	0				
2003	党城湾镇	马场村小康沟	2002.06.03	1	1		1	0				
2003	党城湾镇	浩布勒格村浩布勒格脑	2002.08.13	1	1		1	0				
2003	石包城乡	鱼儿红牧场刃岗沟	2002.07.08	4	4		4	0				
2004	党城湾镇	党城村二道水	2004.06.04	3	3		3	0				
2004	党城湾镇	马场村小康沟	2004.07.01	2	2	2		0				
2004	党城湾镇	马场村小康沟	2001.09.01	2	2	1	1	0				
2005	党城湾镇	马场村小康沟	2005.05.24	2	2		2	0				

续表 11-10

年代	疫点(村屯)		判定日期	合计	染疫旱獭检菌数量			其他染疫动物检菌数量				人体材料
					小计	活体	自毙	小计	狐狸	灰仓鼠	犬	
2005	党城湾镇	马场村小康沟	2005.07.07	2	2		2	0				
2005	党城湾镇	马场村小康沟	2005.08.25	5	5		5	0				
2005	党城湾镇	马场村三个泉子	2005.09.09	1	1		1	0				
2005	石包城乡	鱼儿红牧场大东沟	2005.06.09	1	1		1	0				
2005	石包城乡	鱼儿红牧场刃岗沟	2005.06.09	1	1		1	0				
2005	石包城乡	鱼儿红牧场斜沟	2005.09.12	1	1		1	0				
2006	党城湾镇	马场村小康沟	2006.05.04	1	1		1	0				
2006	石包城乡	鱼儿红牧场斜沟	2006.09.18	1	1		1	0				
2006	党城湾镇	浩布勒格村滴水沟	2006.08.13	2	2		2	0				
2007	党城湾镇	马场村小康沟	2007.09.28	1	0		0	0	0			1
2007	石包城乡	公岔村白石头沟	2007.11.14	1	0		0	0	0			1
2007	党城湾镇	浩布勒格村三个泉	2007.07.10	2	2		2	0	0			
2007	党城湾镇	浩布勒格村黄墩子	2007.07.10	1	1		1	0				
2007	党城湾镇	马场村五道沟	2007.08.20	1	1		1	0	0			
2007	党城湾镇	马场村小康沟	2007.09.28	1	1		1	0	0			
2007	石包城乡	鱼儿红牧场通沟	2007.06.25	1	1		1					
2007	石包城乡	鱼儿红牧场刃岗沟	2007.07.10	1	1		1					
2008	石包城乡	金沟村小黑沟	2008.08.04	1	1		1					
2008	党城湾镇	红柳峡村北台沟	2008.06.02	1	1		1	0	0			
2008	党城湾镇	马场村小康沟	2008.06.16	1	1		1	0	0			
2008	党城湾镇	马场村北沟五道	2008.06.27	1	1		1	0	0			
2008	党城湾镇	马场村子牛沟	2008.06.27	1	1		1	0	0			
2008	党城湾镇	马场村子牛沟	2008.07.05	3	3		3	0	0			
2008	党城湾镇	马场村子牛沟	2008.07.05	1	1		1	0	0			
2008	党城湾镇	马场村北沟五道	2008.07.05	2	2		2	0	0			
2008	党城湾镇	马场村子牛沟	2008.07.13	1	1		1	0	0			
2008	党城湾镇	马场村子牛沟	2008.07.18	1	1		1	0	0			
2009	石包城乡	鹰咀山村半截沟	2009.04.29	1	1		1	0	0			
2009	党城湾镇	马场村北沟五道	2009.05.22	1	1		1	0	0			

续表 11-10

年代	疫点(村屯)		判定日期	合计	染疫旱獭检菌数量			其他染疫动物检菌数量				人体材料
					小计	活体	自毙	小计	狐狸	灰仓鼠	犬	
2009	党城湾镇	马场村小康沟	2009.05.29	1	1		1	0	0			
2009	石包城乡	公岔村赞德乐	2009.06.15	2	2		2	0	0			
2009	党城湾镇	马场村北沟	2009.05.22	2	2		2	0	0			
2009	党城湾镇	城北村二道水	2009.06.23	1	1		1	0	0			
2009	党城湾镇	马场村北沟	2009.06.20	1	1		1	0	0			
2009	党城湾镇	马场村小康沟	2009.08.06	1	1		1	0	0			
2009	党城湾镇	马场村北沟五道	2009.08.28	1	1		1	0	0			
2009	党城湾镇	马场村三个凹	2009.09.10	1	1		1	0	0			
2009	党城湾镇	马场村野马河	2009.09.13	1	1		1	0	0			
2010	盐池湾乡	南宁郭勒村	2010.06.05	1	1		1	0	0			
2010	党城湾镇	马场村北沟五道口子	2010.06.22	1	1		1	0	0			
2010	党城湾镇	马场村北沟五道脑	2010.06.22	1	1		1	0	0			
2010	党城湾镇	马场北沟五道中坡	2010.06.22	1	1		1	0	0			
2010	党城湾镇	马场村鞭马沟	2010.07.30	2	2		2	0	0			
2010	党城湾镇	浩布勒格村石墙子	2010.09.12	1	1		1	0	0			
2010	党城湾镇	浩布勒格村石墙子	2010.09.17	1	1		1	0	0			
2010	石包城乡	鱼儿红牧场通沟	2010.07.14	1	1		1	0	0			
2011	石包城乡	鱼儿红牧场刃岗沟	2011.07.09	1	1		1	0	0			
2011	党城湾镇	马场村北沟三道	2011.05.24	1	1		1	0	0			
2011	党城湾镇	马场村北沟四道	2011.05.26	1	1		1	0	0			
2011	党城湾镇	马场村豹子沟	2011.06.01	2	2		2	0	0			
2011	石包城乡	公岔村白石头沟	2011.06.11	1	1		1	0	0			
2011	党城湾镇	浩布勒格村沟脑	2011.08.30	1	1		1	0	0			
2011	党城湾镇	浩布勒格村沟脑	2011.09.11	1	1		1	0	0			
2012	党城湾镇	马场村北沟四道	2012.05.15	1	1		1	0	0			
2012	党城湾镇	马场村北沟四道	2012.06.01	1	1		1	0	0			
2012	石包城乡	鱼儿红乡金沟村黑沟	2012.06.11	1	1		1	0	0			
2012	石包城乡	鱼儿红乡金沟村大黑沟	2012.06.24	1	1		1	0	0			
2012	党城湾镇	马场村小北沟	2012.06.14	2	2		2	0	0			

续表 11–10

年代	疫点(村屯)		判定日期	合计	染疫旱獭检菌数量			其他染疫动物检菌数量				人体材料
					小计	活体	自毙	小计	狐狸	灰仓鼠	犬	
2013	石包城乡	公岔村虎洞沟	2013.07.01	1	1		1	0	0			
2013	党城湾镇	马场村鞭马沟	2013.07.22	1	1		1	0	0			
2013	党城湾镇	马场村鞭马沟	2013.07.31	1	1		1	0	0			
2013	党城湾镇	马场村鞭马沟	2013.08.08	1	1		1	0	0			
2013	党城湾镇	马场村北沟五道	2013.08.10	1	1		1	0	0			
2013	石包城乡	鱼儿红牧场金沟脑	2013.06.07	1	1		1	0	0			
2013	石包城乡	鱼儿红牧场刃岗沟配种站	2013.07.05	1	1		1	0	0			
2013	石包城乡	鱼儿红牧场簸箕湾	2013.07.05	1	1		1	0	0			
2013	石包城乡	鱼儿红牧场刃岗沟	2013.07.07	1	1		1	0	0			
2013	石包城乡	鱼儿红牧场小横沟	2013.07.07	1	1		1	0	0			
2013	石包城乡	鱼儿红乡金沟村大黑沟脑	2013.07.07	2	2		2	0	0			
2013	石包城乡	鱼儿红乡金沟村大黑沟脑	2013.07.14	1	1		1	0	0			
2013	石包城乡	鱼儿红牧场簸箕湾	2013.07.20	2	2		2	0	0			
2013	石包城乡	鱼儿乡鱼儿红村独山子	2013.08.26	1	1		1	0	0			
2014	石包城乡	国营鱼儿红牧场通沟	2014.06.07	2	2		2					
2014	石包城乡	国营鱼儿红牧场大东沟	2014.06.30	2	2		2					
2014	石包城乡	国营鱼儿红牧场平沟	2014.07.08	2	2		2					
2014	石包城乡	鱼儿红牧场刃岗沟	2014.07.08	2	2		2					
2014	石包城乡	国营鱼儿红牧场平沟	2014.07.15	1	1		1					
2014	石包城乡	金沟村大黑沟脑	2014.07.02	3	3		3	0	0			
2014	石包城乡	国营鱼儿红牧场大东沟脑	2014.07.15	1	1		1					
2014	党城湾镇	马场村雨水沟台	2014.05.26	1	1		1	0	0			
2014	党城湾镇	马场村雨水沟台	2014.06.23	2	2		2	0	0			
2014	党城湾镇	石板墩村北山吊石沟	2014.08.23	1	1		1	0	0			
2014	党城湾镇	乌兰布勒格村红沟	2014.08.04	1	1		1	0	0			
2014	石包城乡	鱼儿红村红窑子	2014.10.03	1	0		0	0	0			1
2014	党城湾镇	马场村三个洼	2014.10.14	1	0		0	0	0			1
2015	党城湾镇	马场村三个洼	2015.06.20	1	1		1					
2015	石包城乡	鹰咀山村大井泉	2015.06.20	1	1		1					

续表 11-10

年代	疫点(村屯)		判定日期	合计	染疫旱獭检菌数量			其他染疫动物检菌数量				人体材料
					小计	活体	自毙	小计	狐狸	灰仓鼠	犬	
2015	党城湾镇	马场村三个洼	2015.06.23	1	1		1					
2015	石包城乡	鹰咀山村大井泉	2015.07.07	3	3		3					
2015	党城湾镇	马场村北沟三道	2015.07.15	1	1		1					
2015	党城湾镇	马场村鞭马沟	2015.07.15	2	2		2					
2015	石包城乡	公岔村白石头沟	2015.07.15	1	1		1					
2015	石包城乡	石板墩村窑洞沟	2015.07.15	1	1		1					
2015	石包城乡	公岔村白石头沟	2015.07.20	1	1		1					
2015	党城湾镇	马场村北沟三道	2015.07.20	1	1		1					
2015	石包城乡	鱼儿乡鱼儿红村独山子	2015.07.22	2	2		2					
2016	党城湾镇	马场村鞭雨水沟台	2016.05.20	1	1		1					
2016	党城湾镇	马场村三个洼	2015.05.28	1	1		1					
2016	党城湾镇	马场村鞭雨水沟台	2016.05.30	1	1		1					
2016	石包城乡	公岔村白石头沟	2016.06.22	1	1		1					
2016	党城湾镇	浩布拉格村三个泉	2016.07.30	1	1		1					
2016	盐池湾乡	南宁郭勒村哈拉湖	2016.07.30	1	1		1					
2016	党城湾镇	马场村雨水沟台	2016.07.30	1	1		1					
2017	党城湾镇	马场村雨水沟台	2017.05.06	1	1		1					
2017	党城湾镇	马场村雨水沟台	2017.05.21	1	1		1					
2017	党城湾镇	马场村小康沟	2017.05.21	1	1		1					
2017	石包城乡	国营鱼儿红牧场东沟	2017.05.18	2	2		2					
2017	党城湾镇	马场村小康沟	2017.05.24	1	1		1					
2017	党城湾镇	马场村小北沟	2017.06.19	1	1		1					
2017	党城湾镇	马场村小康沟	2017.06.19	1	1		1					
2017	党城湾镇	马场村北沟头道	2017.06.23	1	1		1					
2017	党城湾镇	马场村北沟五道	2017.06.23	3	3		3					
2017	党城湾镇	马场村小康沟	2017.07.01	1	1		1					
2017	党城湾镇	浩布拉格村小黑沟	2017.07.18	1	1		1					
2017	石包城乡	公岔村赞德勒	2017.06.23	2	2		2					
2017	石包城乡	国营鱼儿红牧场通沟大横沟	2017.07.11	4	4		4					

续表 11-10

年代	疫点(村屯)		判定日期	合计	染疫旱獭检菌数量			其他染疫动物检菌数量				人体材料
					小计	活体	自毙	小计	狐狸	灰仓鼠	犬	
2017	石包城乡	国营鱼儿红牧场通沟肋巴泉	2017.07.11	1	1		1					
2018	石包城乡	石板墩村德勒诺尔口子	2018.05.15	1	1		1					
2018	党城湾镇	马场村小康沟	2018.06.26	1	1		1					
2018	党城湾镇	红柳峡村石峡沟	2018.07.09	1	1		1					
2018	党城湾镇	奎腾郭勒村夏季草场口子	2018.07.10	1	1		1					
2018	石包城乡	国营鱼儿红牧场通沟	2018.06.08	2	2		2					
2018	石包城乡	国营鱼儿红牧场通沟大横沟	2018.07.19	3	3		3					
合计				587	577	14	563	3				7

注：表中为了按行政区划统计，将由玉门市疾控中心承担的肃北石包城乡鱼儿红牧场周边地区分离鼠疫菌一并纳入统计。

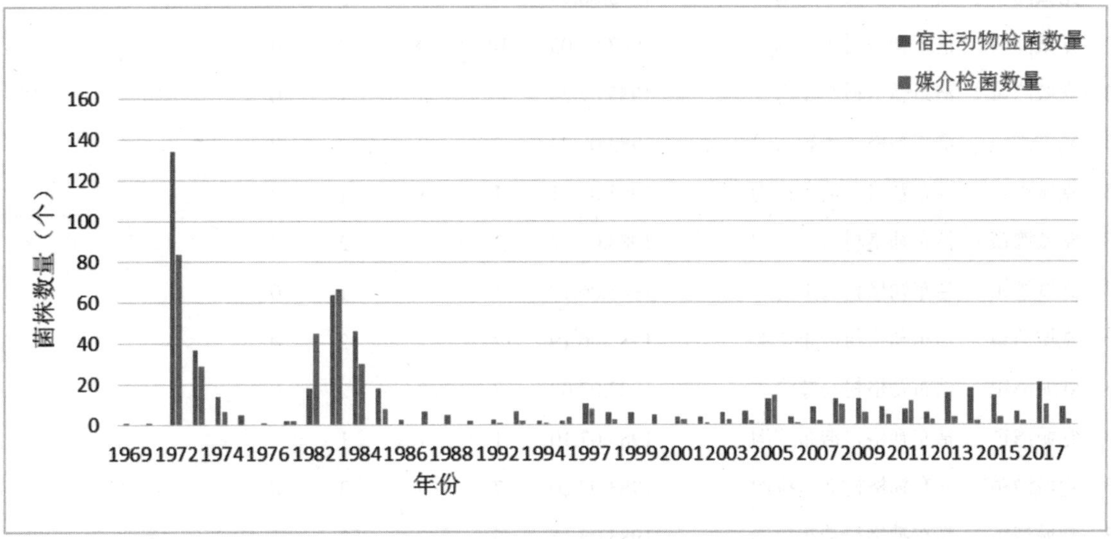

图 11-14　1969~2018 年肃北县鼠疫菌年际分布情况

(二) 染疫媒介

1972~2018 年，肃北县从旱獭体外寄生媒介材料中分离鼠疫菌 379 株，其中从媒介材料检菌 377 株，另外于 1983、1984 年从党城湾镇浩布勒格村浩布拉沟和三个泉子东岔疫点的旱獭洞内土壤中分离出 2 株鼠疫菌。

判定染疫媒介 5 种，分别为谢氏山蚤、斧形盖蚤、腹窦纤蚤深广亚种、草原硬蜱、旱獭体虱。分别从谢氏山蚤体内分离鼠疫菌 209 株，占媒介菌株构成的 55.44%（209/377）；斧形盖蚤 92 株，占 24.40%（92/377）；腹窦纤蚤 19 株，占 5.04%（19/377）；草原硬蜱 25 株，占 6.63%（25/377）；旱獭体虱 31 株，占 8.22%（31/377）。表 11-11、图 11-15。

表 11-11　1969~2018 年肃北县鼠疫疫源地内染疫媒介种类统计结果

年代	乡镇	疫点(村屯)	判定日期	菌株数	染疫蚤种类				其他染疫媒介种类			土壤分离菌株
					小计菌株数	谢氏山蚤	斧形盖蚤	腹窦纤蚤	小计菌株数	草原硬蜱	体虱	
1972	石包城乡	鹰嘴山村		84	82	28	50	4	2	2		
1973	石包城乡	公岔村村		29	29	14	14	1				
1974	石包城乡	公岔村村		7	7	5	1	1				
1978	石包城乡	公岔村村		2	2	2						
1982	党城湾镇	浩布勒格村石墙子	1982.07.05	4	3	1	1	1	1		1	
1982	党城湾镇	浩布勒格村东岔	1982.07.13	1	1	1	0					
1982	党城湾镇	浩布勒格村半截沟	1982.08.16	17	16	14	0	2	1		1	
1982	党城湾镇	浩布勒格村马莲湾子	1982.08.02	23	21	21	0		2		2	
1983	党城湾镇	浩布勒格村小黑沟	1983.06.29	3	3	3	0					
1983	党城湾镇	浩布勒格村小黑沟	1983.07.05	18	18	18	0					
1983	党城湾镇	浩布勒格村小黑沟	1983.07.24	17	7	7	0		10		10	
1983	党城湾镇	浩布勒格村色勒太	1983.09.04	2	2	2	0					
1983	党城湾镇	浩布勒格村浩布拉沟	1983.05.31	1	1	1	0					
1983	党城湾镇	浩布勒格村浩布拉沟	1983.06.17	2	2	2	0					
1983	党城湾镇	浩布勒格村大黑沟	1983.06.17	1	1	1	0					
1983	党城湾镇	浩布勒格村浩布拉沟	1983.06.19	2	2	2	0					
1983	党城湾镇	浩布勒格村马莲湾子	1983.07.08	2	2	2	0					
1983	党城湾镇	浩布勒格村浩布拉沟	1983.07.10	1	1	1	0					
1983	党城湾镇	浩布勒格村浩布拉沟	1983.07.20	7	3	3	0		4		4	
1983	党城湾镇	浩布勒格村浩布拉沟	1983.08.16	6	3	2	1		3	1	2	
1983	党城湾镇	浩布勒格村浩布拉沟	1983.09.03	2	1	1	0		1		1	
1983	党城湾镇	浩布勒格村浩布拉沟	1983.09.10	2	2	2	0					
1983	党城湾镇	浩布勒格村浩布拉沟	1983.09.13	1								1
1984	党城湾镇	浩布勒格村黄茅子	1984.07.21	4	4	4						
1984	党城湾镇	浩布勒格村三个泉子东岔	1984.05.25	3	3	3						
1984	党城湾镇	浩布勒格村三个泉子东岔	1984.07.03	7	6	6			1	1		
1984	党城湾镇	浩布勒格村石门子	1984.07.15	3	3	2		1				
1984	党城湾镇	浩布勒格村大黑沟	1984.07.16	6	4	4			2		2	
1984	党城湾镇	浩布勒格村三个泉子东岔	1984.08.09	3	3	3						

续表 11-11

年代	乡镇	疫点(村屯)	判定日期	菌株数	小计菌株数	染疫蚤种类			其他染疫媒介种类			土壤分离菌株
						谢氏山蚤	斧形盖蚤	腹窦纤蚤	小计菌株数	草原硬蜱	体虱	
1984	党城湾镇	浩布勒格村滴水脑	1984.08.15	1	1	0		1				
1984	党城湾镇	浩布勒格村三个泉子东岔	1984.08.06	3	2	2			0			1
1985	石包城乡	公岔村白肽沟	1984.05.26	2	2	2						
1985	党城湾镇	浩布勒格村西墙子大板	1985.05.31	3	3	2		1				
1985	党城湾镇	浩布勒格村西墙子大板	1985.08.05	1	1	0	1					
1985	党城湾镇	浩布勒格村半截沟口	1985.08.05	1	1	0		1				
1985	石包城乡	公岔村白肽沟	1985.05.26	1	1	0		1				
1992	党城湾镇	马场村小马场	1992.08.20	1	1	0	1					
1993	党城湾镇	浩布勒格村滴水沟	1993.09.13	2	2	1	1		0		0	
1994	党城湾镇	马场村北沟五道沟	1994.06.17	1	1	1						
1996	石包城乡	金沟村豹子沟	1996.09.14	1	1	0		1				
1996	石包城乡	鱼儿红村灰条沟	1996.09.14	3	3	1	1	1				
1997	石包城乡	金沟村旱峡	1997.06.16	7	7	3	4					
1997	石包城乡	金沟村旱峡	1997.07.16	1	1		1					
1998	党城湾镇	马场村雨水沟台	1998.06.05	2	1	1			1	1		
1998	党城湾镇	马场村雨水沟台	1998.07.25	1	1	1						
2001	石包城乡	鱼儿红牧场刃岗沟	2001.06.14	3	2	1	1		1	1		
2002	党城湾镇	马场村小马场	2002.07.27	1	1	1						
2003	石包城乡	鱼儿红牧场刃岗沟	2003.07.08	3	3	2	1					
2004	党城湾镇	马场村小康沟	2005.07.07	2	2	1	1					
2005	党城湾镇	马场村小康沟	2005.07.31	3	2	2			1		1	
2005	石包城乡	鱼儿红牧场大东沟	2005.06.09	2	1	1				1		
2005	石包城乡	鱼儿红牧场斜沟	2005.09.12	1	1	1						
2005	党城湾镇	马场村小康沟	2005.08.05	9	4	3	1		5	3	2	
2006	党城湾镇	马场村小康沟	2006..5.08	1	1	1						
2007	党城湾镇	浩布勒格村三个泉	2007.07.10	2	1	1			1	1		
2008	鱼儿红乡	肃北鱼儿红乡金沟村小黑沟	2008.08.04	2	1	0	1		1	1		
2008	党城湾镇	马场村北沟五道	2008.06.27	1	0	0	0		1	1		
2008	党城湾镇	马场村子牛沟	2008.06.29	2	2	1	1		0			

续表 11-11

年代	乡镇	疫点(村屯)	判定日期	菌株数	小计菌株数	染疫蚤种类			其他染疫媒介种类			土壤分离菌株
						谢氏山蚤	斧形盖蚤	腹窦纤蚤	小计菌株数	草原硬蜱	体虱	
2008	党城湾镇	马场村子牛沟	2008.06.30	1	1	1			0			
2008	党城湾镇	马场村子牛沟	2008.07.18	1	1	1			0	0		
2008	党城湾镇	马场村北沟五道	2008.07.06	1	0	0			1		1	
2008	党城湾镇	马场村子牛沟	2008.07.05	1	0	0			1		1	
2008	党城湾镇	马场村子牛沟	2008.07.13	1	0	0			1		1	
2009	党城湾镇	马场村北沟五道	2009.05.22	1	1	1			0			
2009	党城湾镇	马场村北沟	2009.06.19	2	1	0		1	1	1		
2009	党城湾镇	城北村二道水	2009.06.23	1	0	0			1	1		
2009	党城湾镇	马场村小康沟	2009.08.06	2	1	1			1	1		
2010	党城湾镇	马场村北沟五道口子	2010.06.22	2	1	1			1	1		
2010	党城湾镇	马场村北沟五道脑	2010.06.22	2	2	1	1					
2010	党城湾镇	浩布勒格村石墙子	2010.09.18	1	1	1						
2011	鱼儿红牧场	肃北鱼儿红牧场刃岗沟	2011.07.09	1	1	0	1	0	0	0	0	0
2011	党城湾镇	马场村北沟四道	2011.05.27	1	0				1	1		
2011	党城湾镇	马场村豹子沟	2011.06.01	3	3	1	1	1	0			
2011	党城湾镇	马场村豹子沟	2011.06.01	2	1			1	1	1		
2011	党城湾镇	马场村豹子沟	2001.06.01	1	0				1	1		
2011	石包城乡	公岔村白石头沟	2011.06.09	2	1		1		1		1	
2011	党城湾镇	浩布勒格村沟脑	2011.08.30	2	1	1			1		1	
2012	石包城乡	肃北鱼儿红乡金沟村大黑沟	2012.06.11	1	1	1						
2012	石包城乡	肃北鱼儿红乡金沟村大黑沟	2012.06.24	2	1	1			1	1		
2013	石包城乡	肃北鱼儿红牧场金沟脑	2013.06.07	1	1	1						
2013	石包城乡	肃北鱼儿红牧场簸箕湾	2013.07.05	1	1	0						
2013	石包城乡	肃北鱼儿红牧场刃岗沟	2013.07.07	1	1	1						
2013	石包城乡	肃北鱼儿红牧场簸箕湾	2013.07.20	1	1	1						
2014	石包城乡	肃北鱼儿红牧场簸箕湾	2014.06.06	1	1	1						
2014	石包城乡	国营鱼儿红牧场通沟	2014.06.18	1	1	1						

续表 11-11

年代	乡镇	疫点(村屯)	判定日期	菌株数	染疫蚤种类				其他染疫媒介种类			土壤分离菌株
					小计菌株数	谢氏山蚤	斧形盖蚤	腹窦纤蚤	小计菌株数	草原硬蜱	体虱	
2015	石包城乡	公岔村白石头沟	2015.07.15	1	1	1						
2015	石包城乡	石板墩村窑洞沟	2015.07.15	1	1	1						
2015	党城湾镇	马场村北沟三道	2015.07.20	1	1	1						
2015	石包城乡	鱼儿乡鱼儿红村独山子	2015.07.22	1	1	1						
2016	党城湾镇	马场村鞭雨水沟台	2016.05.25	1	0				1	1		
2016	党城湾镇	马场村鞭雨水沟台	2016.05.25	1	1	1						
2017	党城湾镇	马场村小康沟	2017.05.19	1	1	1						
2017	党城湾镇	马场村小康沟	2017.06.19	2	2	1	1					
2017	党城湾镇	马场村小康沟	2017.07.03	2	1		1		1	1		
2017	党城湾镇	马场村北沟五道	2017.06.23	2	2	1	1					
2017	石包城乡	公岔村赞德勒	2017.06.23	3	2	1	1		1	1		
2018	党城湾镇	马场村小康沟	2018.06.26	2	1		1		1	1		
2018	党城湾镇	奎腾郭勒村夏季草场口子	2018.07.10	1	1		1					
合计				379	321	209	92	19	56	25	31	2

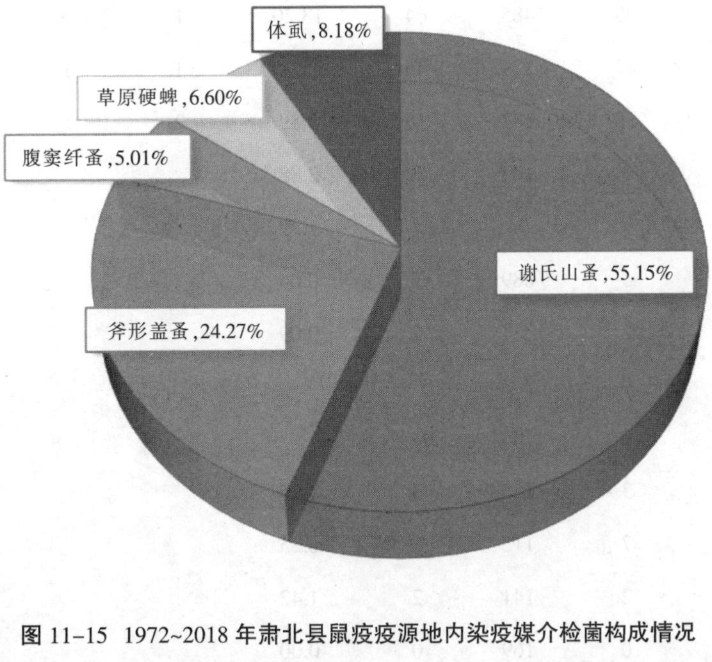

图 11-15　1972~2018 年肃北县鼠疫疫源地内染疫媒介检菌构成情况

三、动物鼠疫监测

（一） 病原学监测

1972~2018年，47个年份用细菌学方法检验动物（尸体）9405份，分离鼠疫菌515株。其中检验旱獭9364只，分离鼠疫菌512株；检验其他动物39份，分离鼠疫菌3株；检验媒介材料2066组，分离鼠疫菌377株。

其中检验自毙旱獭分离498株，占染疫动物分离菌株的96.69%（498/515）；活体旱獭分离14株，占2.71%（14/515）；灰仓鼠1株、草狐1株、牧羊犬各分离1株、各占0.19%（1/515）。见表11-12。

表11-12 1972~2018年肃北县鼠疫病原学监测结果

年代	合计		动物检菌					媒介检菌	
			旱獭			其他动物			
	数量	阳性数	数量	阳性数	阳性率（%）	数量	阳性数	组数	阳性数
1972	433	133	433	132	30.48			269	84
1973	430	37	430	37	8.60			288	29
1974	676	14	676	14	2.07			356	7
1975	750	5	750	4	0.05		1		
1976	171	1	171	1	0.06				
1977	157	0	157						
1978	78	2	78	2	2.56			2	2
1982	81	19	81	19	23.46			96	45
1983	486	65	485	64	13.20	1	1	214	66
1984	180	47	179	46	25.70	1	1		29
1985	184	18	182	18	9.89	2		102	8
1986	104	3	104	3	2.88			6	
1987	96	7	96	7	7.29				
1988	889	5	889	5	0.06			22	
1989	217	2	217	2	0.09				
1990	253	0	253	0				53	
1991	186	0	186	0				91	
1992	158	3	158	3	1.90			1	1
1993	112	7	112	7	6.25			2	2
1994	141	2	141	2	1.42			38	1
1995	169	0	169	0	0.00				

续表 11-12

年代	合计		动物检菌					媒介检菌	
			旱獭			其他动物			
	数量	阳性数	数量	阳性数	阳性率(%)	数量	阳性数	组数	阳性数
1996	169	2	169	2	1.12			62	4
1997	150	3	150	3	2.00			25	8
1998	168	5	168	5	2.98			19	3
1999	181	3	181	3	1.66			30	
2000	157	2	157	2	1.27			13	
2001	173	3	173	3	1.73			17	3
2002	173	3	173	3	1.73			15	1
2003	165	2	165	2	1.21			21	3
2004	59	7	59	7	11.86			11	2
2005	135	10	135	10	7.41			20	15
2006	183	3	183	3	1.64			14	1
2007	191	5	191	5	2.62			53	2
2008	278	12	278	12	4.32			21	10
2009	152	13	152	13	8.55			14	6
2010	195	8	195	8	4.10			31	5
2011	218	7	218	7	3.21			42	12
2012	224	4	224	4	1.79			11	3
2013	136	5	135	5	3.70	1	0	15	4
2014	131	5	131	5	2.82			21	2
2015	132	12	132	12	9.09			20	4
2016	152	7	152	7	4.61			27	2
2017	137	13	137	13	9.49			14	10
2018	159	4	126	4	3.17	33	0	10	3
合计	9769	508	9731	305	5.19	39	3	2066	377

（二）血清学监测

1974~2018年，45个年度用间接血凝方法检验各种动物血清6936份，阳性684份，血清抗体阳性率9.62%。其中检验旱獭血清6611份，阳性567份，阳性率为8.58%；检验犬血清324份，阳性116份，阳性率为35.80%。见表11-13、图11-16、图11-17。

表11-13　1974~2018年肃北县鼠疫疫源地内动物血清学监测结果

年度	合计			旱獭血清			犬血清		
	数量	阳性	阳性率(%)	数量	阳性	阳性率(%)	数量	阳性	阳性率(100%)
1974	140	10	7.143	140	10	7.14			
1975	633	0	0	633		0			
1976	323	42	13.00	323	42	13.00			
1981	122	0	0	122	0	0			
1982	157	0	0	157	0	0			
1983	306	6	1.961	306	6	1.961			
1984	224	7	3.13	224	7	3.13			
1985	199	14	7.04	199	14	7.04			
1986	129	3	2.33	129	3	2.33			
1987	72	0	0	72	0	0			
1988	292	37	12.67	291	36	12.37			
1989	183	16	8.74	183	16	8.74			
1990	217	17	7.83	217	17	7.83			
1991	261	25	9.58	261	25	9.58			
1992	255	16	6.28	255	16	6.28			
1993	108	6	5.57	108	6	5.57			
1994	137	23	16.79	137	23	16.79			
1995	158	49	31.01	158	49	31.01			
1996	145	25	17.24	145	25	17.24			
1997	134	20	14.93	132	18	13.64	2	2	
1998	125	18	14.4	125	18	14.40			
1999	126	15	11.9	126	15	11.90			
2000	131	11	8.40	131	11	8.40			
2001	153	8	5.23	153	8	5.23			
2002	152	11	7.24	152	11	7.24			
2003	139	11	7.91	139	11	7.92			

续表 11-13

年度	合计			旱獭血清			犬血清		
	数量	阳性	阳性率(%)	数量	阳性	阳性率(%)	数量	阳性	阳性率(100%)
2004	148	19	12.84	148	19	12.84			
2005	80	10	12.5	80	10	12.50			
2006	121	10	8.264	116	5	4.31	5	5	100
2007	151	27	17.88	121	12	9.92	30	15	50
2008	137	21	15.33	107	18	16.82	30	3	10
2009	65	10	15.38	45	7	15.56	20	3	15
2010	148	20	13.51	118	14	11.86	30	6	20
2011	150	12	8.00	120	7	5.83	30	5	16.67
2012	150	14	9.33	120	10	8.33	30	4	13.33
2013	141	38	26.95	105	19	18.10	36	19	52.78
2014	122	12	9.84	92	7	7.61	30	5	16.67
2015	116	16	13.79	95	14	14.74	21	2	9.52
2016	120	16	13.33	120	16	13.33	0	0	0
2017	130	33	25.38	100	8	8.00	30	25	83.33
2018	136	36	26.47	106	14	13.21	30	22	73.33
合计	6936	684	9.86	6611	567	8.58	324	116	35.80

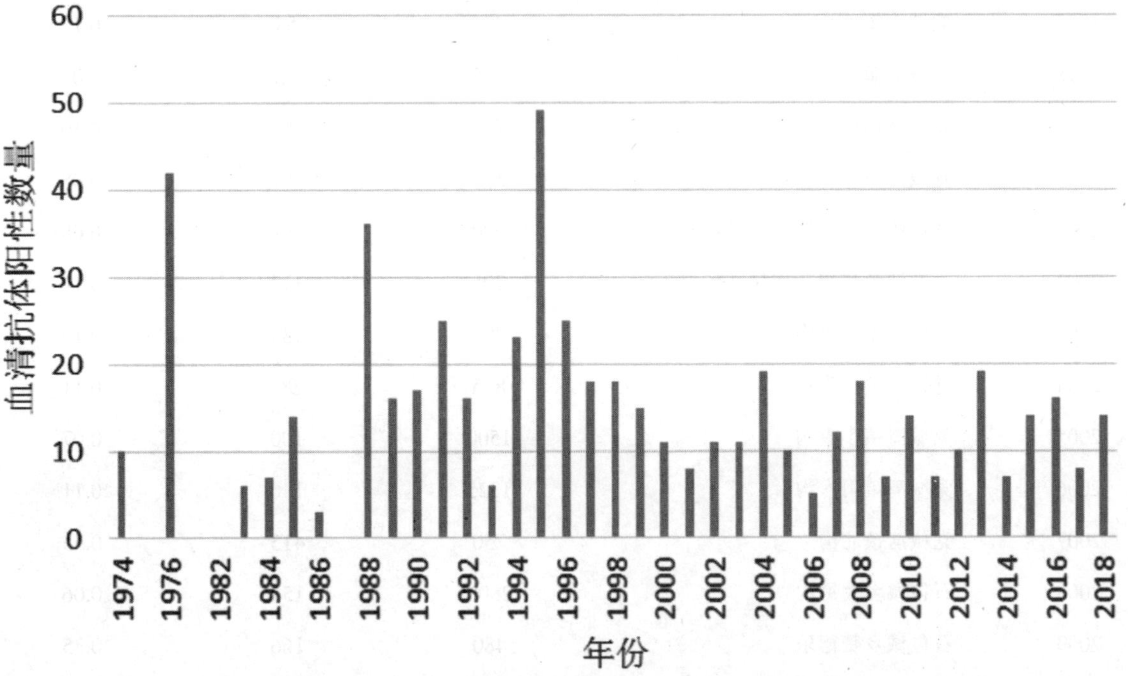

图 11-16　1974~2018 年肃北县旱獭血清 F_1 抗体阳性数量

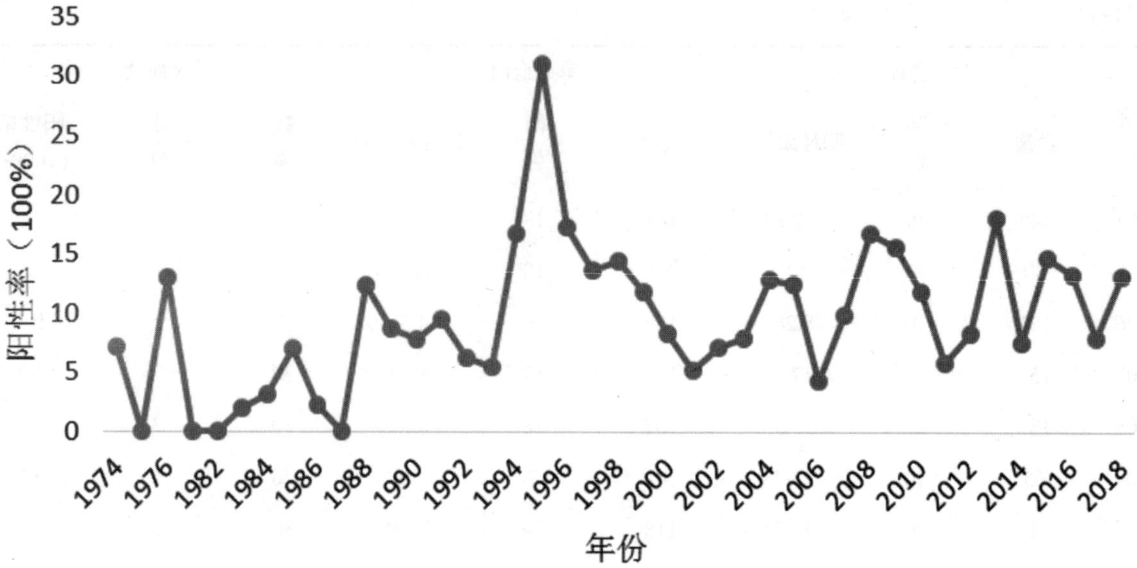

图 11-17　1974~2018 年肃北县旱獭血凝阳性年际变化

（三）宿主动物监测

1.旱獭数量调查

1984~2018 年，肃北县采用路线法调查旱獭数量，35 年间调查面积 15 007hm²，见獭 2626 只，平均密度为 0.17 只/hm²。其波动范围在 0.06-3.43 只/hm²，其中 1984 年最高为 3.43 只/hm²，2008 年最低为 0.06 只/hm²。表 11-14、图 11-18。

表 11-14　1982~2018 年肃北县旱獭数量监测

年份	监测地区	调查面积(hm²)	见獭数	密度(只/hm²)
1984	党城湾镇	47	161	3.43
1997	党城湾镇	425	54	0.12
1998	党城湾镇	655	62	0.09
1999	党城湾镇	475	48	0.10
2000	党城湾镇	525	42	0.08
2001	党城湾镇浩布勒格村马场村	690	56	0.08
2002	党城湾镇浩布勒格村马场村	795	112	0.14
2003	党城湾镇小康沟	700	133	0.19
2004	党城湾镇小康沟	875	96	0.11
2005	党城湾镇小康沟	1500	100	0.07
2006	党城湾镇雨水沟台	1325	146	0.11
2007	党城湾镇北沟	750	415	0.55
2008	石包城乡大黑沟	2800	154	0.06
2009	石包城乡赞德乐	480	166	0.35
2010	党城湾镇石墙子	410	178	0.43

续表 11–14

年份	监测地区	调查面积（hm^2）	见獭数	密度（只/hm^2）
2011	党城湾镇石包城乡	510	138	0.27
2012	党城湾镇石包城乡	520	139	0.27
2013	党城湾镇	300	56	0.19
2014	党城湾镇石包城乡	140	74	0.53
2015	党城湾镇	320	147	0.46
2016	党城湾镇	160	43	0.27
2017	党城湾镇	305	56	0.18
2018	党城湾镇	300	50	0.17
合计		15007	2626	0.17

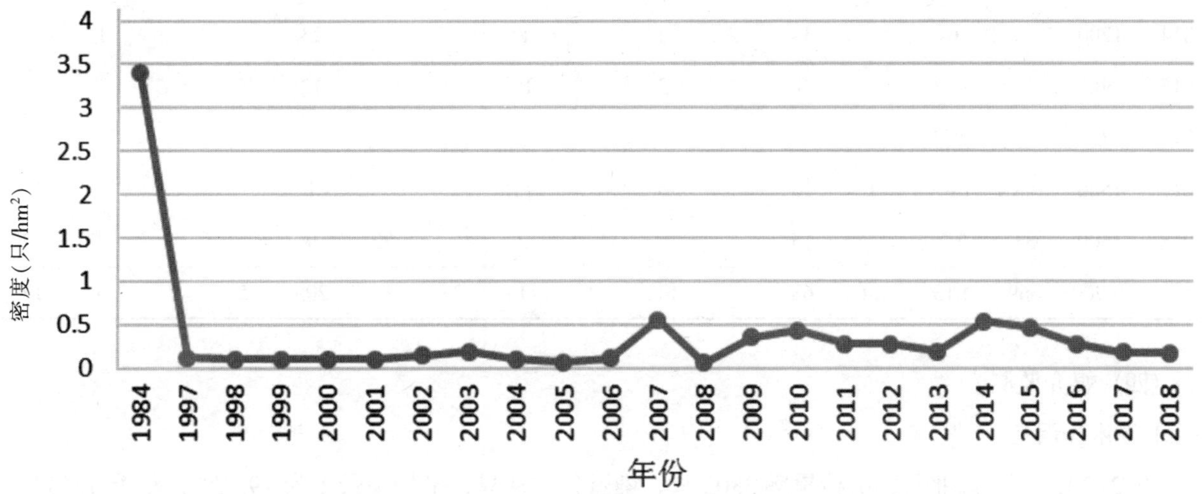

图 11–18　1982~2018 年肃北县疫源地内旱獭数量年际变化

2.小型鼠数量调查

2006~2018 年，13 个年份用 5m 夹线法布放鼠夹 16 200 夹次，捕获鼠类 13 种 669 只，捕获率为 4.13%。其中三趾跳鼠 205 只，占 30.6%；灰仓鼠 142 只，占 21.20%；小家鼠 82 只，占 12.32%；子午沙鼠 113 只，占 16.94%；五趾跳鼠 68 只，占 10.2%；长耳跳鼠 4 只，占 0.59%；大沙鼠 23 只，占 3.44%；褐家鼠 6 只，占 0.89%；短尾仓鼠 24 只，占 3.59%；长尾仓鼠 5 只，占 0.75%；高原鼠兔 5 只，占 0.75%。见表 11–15。

表 11-15　2006~2018年肃北县疫源地内小型鼠数量调查

年代	布夹笼	捕鼠数	捕获率(%)	短尾仓鼠	五趾跳鼠	高原鼠兔	灰仓鼠	长耳跳鼠	子午沙鼠	大沙鼠	小家鼠	三趾跳鼠	长尾仓鼠	小毛足鼠	褐家鼠	长爪沙鼠
2006	300	43	14.33			1	12				11	18			1	
2007	1500	32	2.13				15					17				
2008	1500	71	4.73				30				20	21				
2009	1500	51	3.4	10		2		4	1	23		10			1	
2010	1500	31	2.07				11				13	7				
2011	1500	63	4.2		3		23		2		10	18	1	4	2	
2012	1500	80	5.33	4			19		24		3	26	4			
2013	1500	121	8.07		3		18		50		3	43		3	1	
2014	1200	72	6		34	2	4		8			23			1	
2015	600	28	4.67	1	3		2		10			12				
2016	600	16	2.67	8			3		5							
2017	1500	28	1.87	1	10		5		11			1				
2018	1500	33	2.2		15				2		22	9				12
合计	16200	669	4.13	24	68	5	142	4	113	23	82	205	5	7	6	12

（四）媒介监测

1.獭体蚤调查

1982~2018年，肃北县共梳检旱獭3802只，染蚤獭729只，平均染蚤率为19.17%；获蚤4948匹，平均蚤指数为1.30。

37年间，肃北县旱獭染蚤率变动范围为6.32%~100%，其中1986年染蚤率最低为6.32%，2014年最高为100%，染蚤率年际变化呈不规则锯齿状排列。蚤指数变动范围为0.29~17.30，其中37年间有20个年份蚤指数大于1，2008年最低为0.29，2014年最高为17.30，蚤指数年际变化呈不规则锯齿状排列。表11-16、图11-19、图11-20。

表 11-16　1982~2018年肃北县疫源地内獭体蚤监测

年份	监测地区	检獭数	染蚤獭数	染蚤率(%)	获蚤匹数	蚤指数
1982	党城湾镇	63	13	20.63	172	2.73
1983	党城湾镇	117	58	49.57	268	2.29
1984	党城湾镇	39	21	53.85	114	2.92
1985	党城湾镇	56	18	32.14	78	1.39
1986	党城湾镇	95	6	6.32	31	0.33

续表 11-16

年份	监测地区	检獭数	染蚤獭数	染蚤率(%)	获蚤匹数	蚤指数
1987	党城湾镇	7	1	14.29	3	0.43
1988	党城湾镇	20	4	20.00	106	5.30
1989	党城湾镇	31	2	6.45	27	0.87
1990	党城湾镇	199	53	26.63	351	1.76
1991	党城湾镇	182	91	50.00	260	1.43
1992	党城湾镇	52	14	26.92	88	1.69
1993	党城湾镇	103	16	15.53	133	1.29
1994	党城湾镇	141	37	26.24	234	1.66
1995	党城湾镇	169	40	23.67	269	1.59
1996	党城湾镇	197	18	9.14	58	0.29
1997	党城湾镇	150	25	16.67	117	0.78
1998	党城湾镇	119	29	24.37	131	1.10
1999	党城湾镇	126	30	23.81	150	1.19
2000	党城湾镇	131	13	9.92	79	0.60
2001	党城湾镇北沟	153	12	7.84	137	0.90
2002	石包城乡大黑沟	156	10	6.41	165	1.06
2003	党城湾镇雨水沟台	99	8	8.08	56	0.57
2004	党城湾镇三个洼	128	14	10.94	120	0.94
2005	石包城乡赞博乐	80	12	15.00	72	0.90
2006	党城湾镇雨水沟台	101	8	7.92	38	0.38
2007	石包城乡大黑沟	126	37	29.37	205	1.63
2008	党城湾镇小康沟	157	21	13.38	45	0.29
2009	石包城乡白石头沟	79	14	17.72	305	3.86
2010	党城湾镇雨水沟台	138	14	10.14	124	0.90
2011	党城湾镇、石包城乡	20	18	90.00	279	13.95
2012	党城湾镇、石包城乡	36	7	19.44	33	0.92
2013	党城湾镇、石包城乡	113	8	7.08	156	1.38
2014	党城湾镇、石包城乡	10	10	100.00	173	17.30
2015	党城湾镇、石包城乡	135	19	14	64	0.47
2016	党城湾镇、石包城乡	146	21	14.38	84	0.58
2017	党城湾镇、石包城乡	128	7	5.47	131	1.02
2018	党城湾镇、石包城乡	6	6	100	92	15.33
合计		3802	729	19.17	4948	1.30

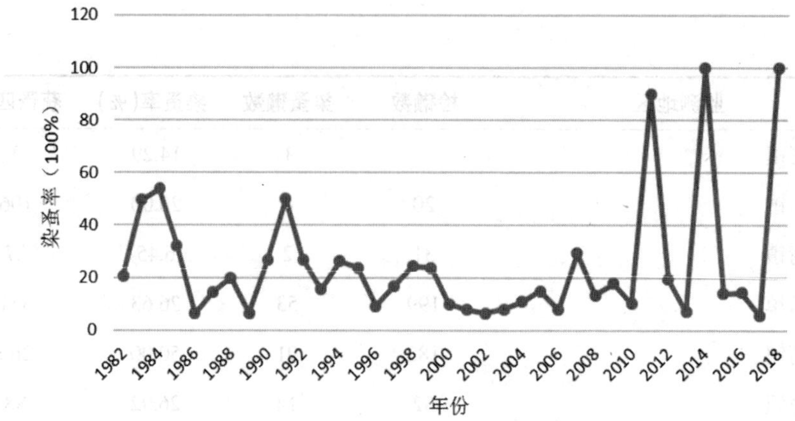

图 11-19　1982~2014 年肃北县疫源地内旱獭体外寄生蚤染蚤率年际变化

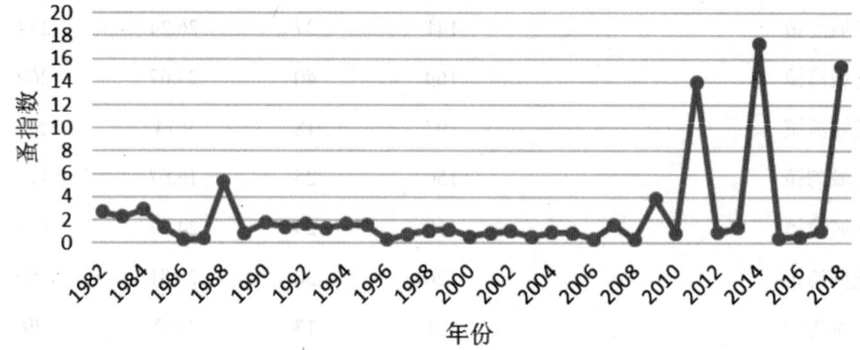

图 11-20　1982~2014 年肃北县疫源地内旱獭体外寄生蚤蚤指数年际变化

2.洞干蚤

1983~2018 年，肃北县基本未开展旱獭洞干蚤数量调查。此期间仅部分年份做了这方面调查，总共探旱獭洞干 5650 个，染蚤洞 12 个，平均染蚤率 0.21%；获蚤 12 匹，蚤指数为 0.002。表 11-17。

表 11-17　獭洞干蚤监测

年份	监测地区	探洞数	染蚤洞数	染蚤率(%)	获蚤匹数	蚤指数
2006	党城湾镇雨水沟台	500	1	0.2	1	0.002
2007	党城湾镇北沟	500	2	0.4	2	0.004
2008	石包城乡大黑沟	500	0	0	0	0
2009	石包城乡赞博乐	500	0	0	0	0
2010	党城湾镇石墙子	500	0	0	0	0
2011	党城湾镇、石包城乡	500	5	1.00	5	0.01
2012	党城湾镇、石包城乡	500	0	0	0	0
2013	党城湾镇	500	0	0	0	0
2014	党城湾镇、石包城乡	400	3	0.75	3	0.01
2015	党城湾镇石墙子	100	0	0	0	0
2016	党城湾镇、石包城乡	300	0	0	0	0
2017	党城湾镇、石包城乡	500	1	0	1	0.002
2018	党城湾镇	350	0	0	0	0
合计		5650	12	0.21	12	0.002

3.媒介种类及数量

1982~2018 年，肃北县梳检旱獭获得媒介 3083 匹，其中以谢氏山蚤最多，为 1563 匹，占媒介种类构成的 50.70%（1563/3083）；斧形盖蚤 1005 匹，占 32.60%（1005/3083）；体虱 117 匹，占 3.80%（117/3083）；腹窦纤蚤 43 匹，占 1.39%（43/3083）；角尖眼蚤 6 匹，占 0.19%（6/3083）；人蚤 28 匹，占 0.91%（28/3083）；同鬃蚤 3 匹，占 0.10%（3/3083）；红羊新蚤 3 匹，占 0.10%（3/3083）；阿巴盖新蚤 6 匹，占 0.19%（6/3083）；草原硬蜱 309，占 10.02%（309/3083）。表 11–18、图 11–21。

表 11–18　1982~2018 年肃北县疫源地内旱獭体外寄生媒介种类

年份	斧形盖蚤	谢氏山蚤	体虱	腹窦纤蚤	角尖眼蚤	人蚤	同鬃蚤	红羊新蚤	阿巴盖新蚤	草原硬蜱	合计
1982	17	115	27	10			3				172
1984	97	420	29	7		3					556
1998	1	6								9	16
1999	49	51				3				2	105
2000	15	64								21	100
2001	58	58									116
2002	22	7	1								30
2003	17	28	5			8		1		6	65
2004	37	43	17								97
2005	10	29	9			3				14	65
2006	122	36	2							8	168
2007	130	157	8	6						99	400
2008	140	95	5			4		2	6	2	254
2009	153	113	3	10	6					15	300
2010	4	14	1	1						11	31
2011	65	154	6	6		5				48	284
2012	3	3	2							7	15
2013	3	3	1							8	15
2014	5	6	1	3		2				8	25
2015	2	52								10	64
2016	21	51								12	84
2017	15	27								11	53
2018	19	31								18	68
合计	1005	1563	117	43	6	28	3	3	6	309	3083

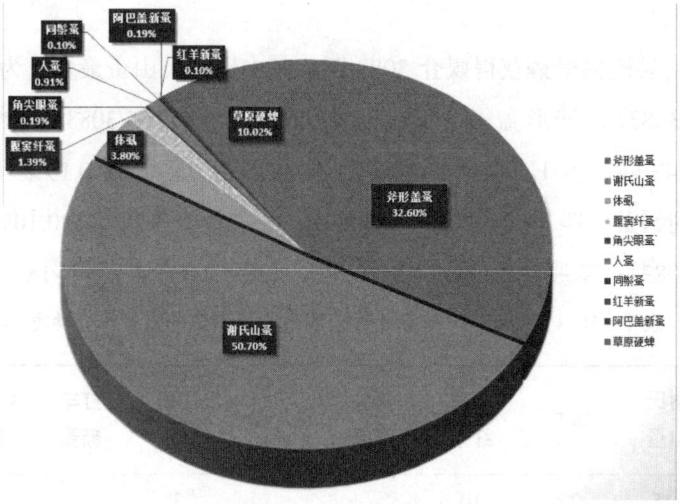

图 11-21　1982~2018 年肃北县监测旱獭体外媒介种类构成

（王鼎盛、春花、王平贵）

第三节　玉门市

一、概况

玉门市地处甘肃省西北部，古丝绸之路要道，东临嘉峪关市和张掖市肃南县，南连肃北县，西邻瓜州县，北部与马鬃山相连，全市总面积 1.35 万 km²，辖 7 镇 6 乡，人口约 16.2 万人。该市于 1972 年在原市卫生防疫站成立鼠疫防控工作队，在原甘肃省 201 所和酒泉地区卫生防疫站指导下，省、市、县组队对肃北县鱼儿红地区进行疫源调查。自 1975 年从鱼儿红地区捡获的一只自毙狐狸体内检出鼠疫菌后，先后于 1993 年和 2002 年从玉门境内的清泉乡石油沟地区的自毙旱獭体内检出鼠疫菌，2003 年正式被判定为甘肃省第 10 个喜马拉雅旱獭鼠疫疫源地，疫源地主要分布于赤金镇、昌马乡和清泉乡 3 个乡镇，面积 5923km²。

玉门市鼠疫疫源地啮齿动物地理区划为古北界祁连山地区。该地位于蒙新高原西部荒漠和青藏高原交接地带，地势南高北低，南部祁连山地高山峡谷错综密布，海拔 2500~4500m，中部走廊平原，海拔 1200~2000m，属中温带干旱气候。地质土壤以灌淤土、潮土、耕种风沙土、灰棕漠土、盐土、风沙土、草甸土为主。地理景观为高山草甸草原，植被属旱生和盐生植被，植被覆盖率达 26.4%，以紫花针茅、冷蒿、冰草、芨芨草为主，混生有苦豆子、梭梭草、骆驼草、麻黄等。

啮齿动物以喜马拉雅旱獭为优势种，其次有高原兔、达乌尔鼠兔等。鼠疫传播媒介为斧形盖蚤、谢氏山蚤、腹窦纤蚤深广亚种、草原硬蜱等。动物鼠疫好发于 6~9 月份，尤其以 7 月、8 月、9 月高发。

由于玉门市与肃北县鱼儿红地区相毗邻，两地区之间无天然屏障，省、市、县自1972年以来一直将肃北县鱼儿红地区与玉门市相比邻的南部祁连山地作为“同一块疫源地”进行防控监测。2005年，甘肃省卫生厅正式下发文件《关于印发全省鼠疫疫源地面积及监测区域的通知》（甘卫地发［2005］217号）将肃北县鱼儿红地区3180km²的动物疫情监测任务明确划给玉门市进行监测。所以，玉门市监测范围包括玉门南部祁连山区，东至镜铁山、石油沟，西至昌马香毛山，南至鱼儿红牧场，北至312国道，总监测面积达9103km²。该疫源地占甘肃省旱獭鼠疫疫源面积的12.4%，占酒泉市疫源面积的20.1%，占玉门市土地面积的67.4%，见图11–22。

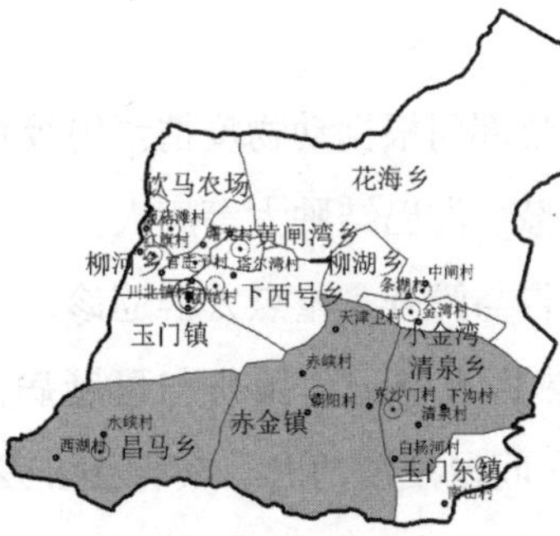

图11–22　玉门市鼠疫自然疫源地分布图

二、防治历程

玉门市1972年开始动物鼠疫防控工作，在省市专家的精心指导下，经过近50年几代鼠防人的艰苦努力和探索实践，建立了较为完备的监测体系。

（一）疫源调查

玉门疫源地调查开始于20世纪70年代初，由原甘肃省201所、酒泉地区卫生防疫站组成联合调查队对肃北县鱼儿红地区进行疫源调查，1975年从鱼儿红平大板地区自毙狐狸体内分离出鼠疫菌，从此该地区判定为鼠疫自然疫源地。

（二）灭鼠拔源

1972年玉门卫生防疫站（疾控中心）成立鼠防工作专业队伍，在甘肃省201所、酒泉地区卫生防疫、玉门市三级鼠防专业人员共同参与下，采用洞道内投放氯化苦熏杀并辅以器械捕杀的方法，连续多年对肃北县鱼儿红及周边地区旱獭密度较高的区域进行灭獭工作，极大地降低了獭密度，减弱了局部鼠间鼠疫的流行。

（三）疫情监测

从1990年起，玉门市建立固定监测点，采取固定与流动监测相结合的方式，按照甘肃省《鼠疫监测方案》要求，开展动物间鼠疫监测和人间疫情监测工作，疫情防治工作也由此进入了一个新阶段。

三、人间疫情监测

（一）常规监测

各级各类医疗机构均应全年开展人间鼠疫病例常规监测。

（1）监测范围：全市。

（2）监测对象：原因不明发热、咳嗽、淋巴结肿大等病人。

（3）各级各类医疗机构医生，根据患者的流行病学和临床表现，按现行《鼠疫诊断标准》诊断为疑似鼠疫病人的，应立即采取就地隔离等应急措施，力争抗生素使用前采取标本送检，并按照程序及时报告。

玉门市疾病预防控制中心协助本级或下级医疗机构完成实验室样本的检测，对疑似鼠疫病人开展个案调查。

（二）应急监测

当辖区内鼠疫疫情预警级别达到《国家鼠疫控制应急预案》IV级预警或以上级别时，启动人间鼠疫应急监测。

（1）监测范围：由市、省级卫生行政部门根据动物疫情预警级别确定。

（2）监测对象：原因不明发热、咳嗽、淋巴结肿大等病人。

（3）监测形式：发热病人登记、报告与筛查，重点人群巡诊，以及出入疫区群众检诊三种。

应急监测区域内医疗机构建立发热病人登记、报告与可疑病例筛查制度，定期向同级疾病预防（鼠防专业）机构报告有关情况，发生人间鼠疫疫情时，实行24h发热病人零报告制度。建立病例直接接触者和大小隔离圈内人群巡诊制度。必要时，由省级卫生行政部门建议当地政府在交通要道设立检疫站（卡），对出入疫区人群进行检诊。

（三）人间疫情

1972~2018年，玉门市先后于1972年7月23日、1977年9月26日、2014年7月15日（简称“715”疫情）发生三起人间鼠疫疫情。另外，于2014年10月2日（简称“10.02”疫情）发生了一起来源于肃北县鱼儿红疫区的输入性人间疫情。其中2014年“715”疫情为7月15日下午4时，玉门市第一人民医院市区分院接诊赤金镇西湖村村民王某某，症状为高烧热、心律失常，随即收治入院。当晚9时，通过询问本人，反映在放牧期间有旱獭接触史，疑似为鼠疫病例，医院立即给予隔离治疗，并将疫情逐级报告。接到报告后，玉门市高度重视，当即安排市政府分管领导带领卫生、疾控等部门赶赴市区，指导开展医疗救治和疫情防控工作。次日凌晨6时，患者经医治无效死亡。8时，酒泉市政府副市长带领工作组到达疫区，成立了疫情防控指挥部，启动鼠疫应急预案III级响应，全面开展防控工作。省、市、县鼠防专家积极开展鼠疫实验室检验，7月16日9时30分，咽拭子反相血凝阳性（滴度1:12 800），7月17日4时PCR、ELISA检测阳性。17日中午，在省、市专家组的指导下，对死者尸体进行了无害化处理。7月18日20时30分，从采集的咽拭子培养分离出鼠疫菌。经省疾控中心专家组讨论，根据国家鼠疫判定标准确诊为肺鼠疫病例。7月20日，对6只染疫牧羊犬进行了捕杀及无害化处理。此次疫情确定密切接触者151人，经过9天隔离观察，无二代感染。7月24日零时，依照《人间鼠疫疫区处理标准及原则》，大、小隔离圈内严格实施消毒处理，环境卫生达到安全标准，连续9天内无继发病人，经酒泉市政府报请省政府同意，解除封锁隔离。疫情得到成功处置。

“10.02”疫情，2014年10月1日16时40分，肃北县石包城乡鱼儿红村牧工马某因发热、咳嗽，被送往玉门市市区分院就诊。入院后，病情危重，经抢救无效于当日19时35分宣告死亡。10月2日12时，血清学检验，死者反向间接血凝试验呈阳性，初步判定为疑似鼠疫病例。当晚19时，酒泉市副市长带领工作组赶赴老市区指导防控工作。23时，经国家、省、市专家研究决定，启动酒泉市鼠疫防控 III 级响应。10 月 3 日 7:55，经血清学反向血凝试验阳性（滴度：1:1024），组织液 EL ISA 抗原检测阳性（滴度：1:160）；血液 EL ISA 抗原检测阳性（滴度 1:2560）。10 月 3 日 8：30，从采集的痰液、淋巴组织液、血液进行细菌培养，观察到典型鼠疫菌落，噬菌体裂解试验阳性，涂片镜检可见两端钝圆、两极浓染的革兰氏染色阴性短小杆菌。10 月 3 日 10 时，经国家、省、市、县四级专家根据该患者临床症状、流行病学史和实验室检测结果，确诊为败血型鼠疫继发肺鼠疫。16 时，酒泉市政府批准，将肃北县石包城乡鱼儿红村设置为大隔离圈，将肃北县石包城乡鱼儿村红窑子三户牧民居住点和玉门市医院市区分院设置为小隔离圈。10 月 4 日 15 时，对死者尸体进行无害化处理。肃北县“10.02”人间鼠疫疫情共隔离留观密切接触者 41 人，其中肃北县石包城乡鱼儿红村隔离留观密切接触者 7 人，玉门市市区隔离留观密切接触者 34 人。10 月 9 日，经过 9 天的隔离观察没有发生二代感染，于当日 17 时，依照《人间鼠疫疫区处理标准及原则》，经酒泉市政府报请省政府同意，解除封锁隔离。

玉门市四起疫情给当地及全省带来了严重危害，其中 1977 年疫情造成直接或间接经济损失，据当时估算就超过了近 1 亿元，并造成兰新铁路中断运行的严重后果，“715”疫情发生在玉门市，市区封锁 9 天，直接经济损失达上千万。

四、动物疫情监测

1993~2018 年，玉门市清泉乡、赤金镇、肃北鱼儿红地区疫源地内从各种动物及媒介材料分离鼠疫菌 119 株，其中从动物材料分离 81 株，媒介体内检出 38 株。另外从 2 具鼠疫患者尸体中检出鼠疫菌 2 株。见表 11–19，图 11–23。

（一）动物疫点

判定染疫动物 2 种为喜马拉雅旱獭和犬，其中 80 只自毙旱獭尸体检菌 80 株，占动物检菌的 98.76%，1 只自毙牧羊犬检菌 1 株，占 1.23%。

1993~2018 年，玉门市通过监测判定动物疫点 7 处，分别为清泉乡白杨河村石油沟、赤金镇西湖村、朝阳村。

表 11–19　1993~2018 年玉门市鼠疫疫源地动物疫点分布及染疫动物种类

年代	乡镇	疫点名称	动物名称	数量	判定日期
1993	玉门市清泉乡	清泉乡石油沟	喜马拉雅旱獭	1	9.6
小计	1	1	1	1	
1996	肃北县石包城乡	鱼儿红村灰条沟	喜马拉雅旱獭	1	9.14
	肃北县石包城乡	鱼儿红村豹子沟	喜马拉雅旱獭	1	9.14
小计	1	2	1	2	
1997	肃北县石包城乡	鱼儿红村旱峡	喜马拉雅旱獭	1	6.7
	肃北县石包城乡	鱼儿红村旱峡	喜马拉雅旱獭	1	6.17

续表 11-19

年代	乡镇	疫点名称	动物名称	数量	判定日期
	肃北县石包城乡	鱼儿红村旱峡	喜马拉雅旱獭	1	6.17
	肃北县石包城乡	鱼儿红村旱峡	喜马拉雅旱獭	1	6.17
	肃北县石包城乡	鱼儿红村旱峡	喜马拉雅旱獭	1	7.21
	肃北县石包城乡	鱼儿红村旱峡	喜马拉雅旱獭	1	7.21
	肃北县石包城乡	鱼儿红村旱峡	喜马拉雅旱獭	1	7.29
	肃北县石包城乡	鱼儿村红捷大板	牧羊犬	1	8.12
小计	1	8	2	8	
1998	国营鱼儿红牧场	鱼儿红牧场大东沟	喜马拉雅旱獭	1	9.22
小计	1	1	1	1	
1999	肃北县石包城乡	鱼儿红村碱泉子沟	喜马拉雅旱獭	1	10.19
	国营鱼儿红牧场	鱼儿红牧场獭儿沟	喜马拉雅旱獭	1	10.19
	国营鱼儿红牧场	鱼儿红牧场刃岗沟	喜马拉雅旱獭	1	10.19
小计	2	3	1	3	
2000	肃北县石包城乡	鱼儿红牧场通沟	喜马拉雅旱獭	1	6.17
	肃北县石包城乡	鱼儿红牧场刃岗沟	喜马拉雅旱獭	1	7.17
	肃北县石包城乡	鱼儿红牧场通沟	喜马拉雅旱獭	1	7.17
小计	1	3	1	3	
2001	肃北县石包城乡	鱼儿红牧场刃岗沟	喜马拉雅旱獭	1	6.15
小计	1	1	1	1	
2002	肃北县石包城乡	鱼儿红牧场通沟	喜马拉雅旱獭	1	7.15
	玉门市清泉乡	清泉乡石油沟	喜马拉雅旱獭	1	8.5
小计	2	2	1	2	
2003	肃北县石包城乡	鱼儿红牧场刃岗沟	喜马拉雅旱獭	1	7.8
	肃北县石包城乡	鱼儿红牧场刃岗沟	喜马拉雅旱獭	1	7.11
	肃北县石包城乡	鱼儿红牧场刃岗沟	喜马拉雅旱獭	1	9.18
	肃北县石包城乡	鱼儿红牧场金沟	喜马拉雅旱獭	1	9.18
小计	1	4	1	4	
2004	玉门市清泉乡	清泉乡石油沟	喜马拉雅旱獭	1	6.26
小计	1	1	1	1	
2005	肃北县石包城乡	鱼儿红牧场大东沟	喜马拉雅旱獭	1	6.9
	肃北县石包城乡	鱼儿红牧场刃岗沟	喜马拉雅旱獭	1	6.9
	肃北县石包城乡	鱼儿红牧场斜沟	喜马拉雅旱獭	1	9.12

续表 11-19

年代	乡镇	疫点名称	动物名称	数量	判定日期
小计	1	3	1	3	
2006	肃北县石包城乡	鱼儿红牧场斜沟	喜马拉雅旱獭	1	9.18
小计	1	1	1	1	
2007	肃北县石包城乡	鱼儿红牧场通沟	喜马拉雅旱獭	1	6.25
	肃北县石包城乡	鱼儿红牧场刃岗沟	喜马拉雅旱獭	1	7.1
小计	1	2	1	2	
2008	肃北县石包城乡	鱼儿红村小黑沟	喜马拉雅旱獭	1	8.4
小计	1	1	1	1	
2010	国营鱼儿红牧场	鱼儿红牧场通沟	喜马拉雅旱獭	1	7.14
小计	1	1	1	1	
2011	肃北县石包城乡	鱼儿红牧场刃岗沟	喜马拉雅旱獭	1	7.9
小计	1	1	1	1	
2012	肃北县石包城乡	鱼儿红村大黑沟	喜马拉雅旱獭	1	6.11
	肃北县石包城乡	鱼儿红村大黑沟	喜马拉雅旱獭	1	6.24
小计	1	2	1	2	
2013	肃北县石包城乡	鱼儿红牧场金沟脑	喜马拉雅旱獭	1	6.7
	肃北县石包城乡	鱼儿红牧场刃岗沟配种站	喜马拉雅旱獭	1	7.5
	肃北县石包城乡	鱼儿红牧场簸箕湾	喜马拉雅旱獭	1	7.5
	肃北县石包城乡	鱼儿红牧场刃岗沟	喜马拉雅旱獭	1	7.7
	肃北县石包城乡	鱼儿红牧场小横沟	喜马拉雅旱獭	1	7.7
	肃北县石包城乡	鱼儿红村大黑沟脑	喜马拉雅旱獭	1	7.7
	肃北县石包城乡	鱼儿红村大黑沟脑	喜马拉雅旱獭	1	7.7
	肃北县石包城乡	鱼儿红村大黑沟脑	喜马拉雅旱獭	1	7.14
	肃北县石包城乡	鱼儿红牧场簸箕湾	喜马拉雅旱獭	1	7.2
	肃北县石包城乡	鱼儿红牧场簸箕湾	喜马拉雅旱獭	1	7.2
	肃北县石包城乡	鱼儿红牧场簸箕湾	喜马拉雅旱獭	1	7.22
小计	2	11	1	11	
2014	肃北县石包城乡	鱼儿红牧场通沟	喜马拉雅旱獭	1	6.12
	肃北县石包城乡	鱼儿红牧场通沟	喜马拉雅旱獭	1	6.12
	肃北县石包城乡	鱼儿红村大黑沟	喜马拉雅旱獭	1	6.2
	肃北县石包城乡	鱼儿红牧大东沟	喜马拉雅旱獭	1	7.4

续表 11–19

年代	乡镇	疫点名称	动物名称	数量	判定日期
	肃北县石包城乡	鱼儿红牧大东沟	喜马拉雅旱獭	1	7.4
	肃北县石包城乡	鱼儿红村大黑沟	喜马拉雅旱獭	1	7.5
	肃北县石包城乡	鱼儿红村大黑沟	喜马拉雅旱獭	1	7.5
	肃北县石包城乡	鱼儿红牧场刃岗沟	喜马拉雅旱獭	1	7.12
	肃北县石包城乡	鱼儿红牧场刃岗沟	喜马拉雅旱獭	1	7.12
	肃北县石包城乡	鱼儿红牧场平沟	喜马拉雅旱獭	1	7.12
	肃北县石包城乡	鱼儿红牧场平沟	喜马拉雅旱獭	1	7.12
	肃北县石包城乡	鱼儿红牧场大东沟	喜马拉雅旱獭	1	7.19
	肃北县石包城乡	鱼儿红牧场平沟	喜马拉雅旱獭	1	7.19
小计	2	13		13	
2015	肃北县石包城乡	鱼儿红村独山子	喜马拉雅旱獭	2	7.19
	清泉乡	白杨河村石油沟洞洞沟	喜马拉雅旱獭	1	6.18
	清泉乡	石油沟鄂搏梁	喜马拉雅旱獭	1	6.18
小计				4	
2016	肃南县祁丰乡	大西沟	喜马拉雅旱獭	2	5.27
2016	玉门市赤金镇	朝阳村拉柳沟上马路东湾	喜马拉雅旱獭	1	5.13
2016	赤金镇	西湖村柳沟三叉子	喜马拉雅旱獭	1	6.15
小计				4	
2017	肃北县石包城乡	鱼儿红牧场东沟	喜马拉雅旱獭	2	5.18
2017	肃北县石包城乡	鱼儿红牧场通沟大横沟	喜马拉雅旱獭	4	7.09
2017	肃北县石包城乡	鱼儿红牧场通沟肋巴泉	喜马拉雅旱獭	1	7.09
小计				7	
2018	肃北县石包城乡	鱼儿红牧场通沟	喜马拉雅旱獭	2	6.05
2018	肃北县石包城乡	国营鱼儿红牧场大横沟	喜马拉雅旱獭	3	7.19
小计				5	
合计				81	

（二）染疫媒介

1996~2018年，玉门市从玉门市清泉乡、赤金镇，肃北县鱼儿红地区疫源地内细菌学判定染疫媒介4种，分离鼠疫菌38株；其中斧形盖蚤21株，占55.26%，谢氏山蚤10株，占26.32%，草原硬蜱4株，占10.53%；腹窦纤蚤3株，占7.89%。表11–20。

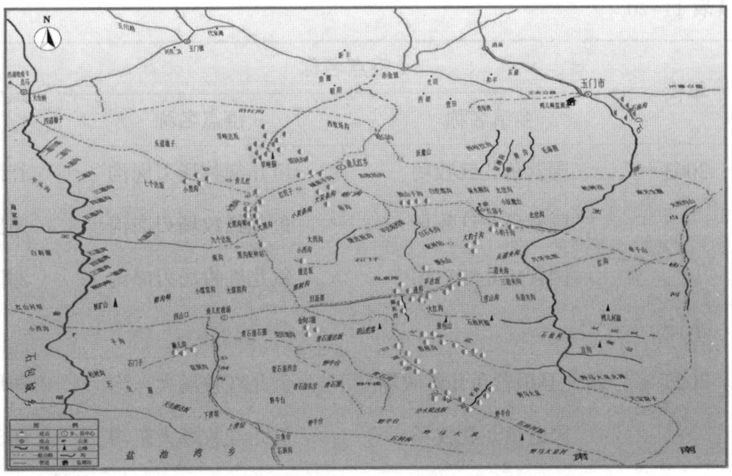

图11–23　玉门市动物疫点分布图

表11–20　1996~2018年玉门市鼠疫疫源地染疫媒介

年代	疫点名称		媒介名称	寄主名称	菌株数	判定日期
	乡镇名称	疫点名称				
1996	肃北县石包城乡	鱼儿红村灰条沟	斧形盖蚤	旱獭	1	9.14
	肃北县石包城乡	鱼儿红村灰条沟	谢氏山蚤	旱獭	1	9.14
	肃北县石包城乡	鱼儿红村豹子沟	腹窦纤蚤	旱獭	1	9.14
	肃北县石包城乡	鱼儿红村豹子沟	腹窦纤蚤	旱獭	1	9.14
小计					4	
1997	肃北县石包城乡	鱼儿红村旱峡	斧形盖蚤	旱獭	1	6.7
	肃北县石包城乡	鱼儿红村旱峡	谢氏山蚤	旱獭	1	6.7
	肃北县石包城乡	鱼儿红村旱峡	斧形盖蚤	旱獭	1	6.17
	肃北县石包城乡	鱼儿红村旱峡	谢氏山蚤	旱獭	1	6.17
	肃北县石包城乡	鱼儿红村旱峡	斧形盖蚤	旱獭	1	6.17
	肃北县石包城乡	鱼儿红村旱峡	斧形盖蚤	旱獭	1	6.17
	肃北县石包城乡	鱼儿红村旱峡	斧形盖蚤	旱獭	1	6.17
	肃北县石包城乡	鱼儿红村旱峡	斧形盖蚤	旱獭	1	7.21
小计					8	
2001	国营鱼儿红牧场	鱼儿红牧场刃岗沟	斧形盖蚤	旱獭	1	6.15
	国营鱼儿红牧场	鱼儿红牧场刃岗沟	谢氏山蚤	旱獭	1	6.15
	国营鱼儿红牧场	鱼儿红牧场刃岗沟	草原硬蜱	旱獭	1	6.15
小计					3	
2002	玉门市清泉乡	石油沟	腹窦纤蚤	旱獭	1	8.5
小计					1	

续表 11-20

年代	疫点名称		媒介名称	寄主名称	菌株数	判定日期
	乡镇名称	疫点名称				
2003	国营鱼儿红牧场	鱼儿红牧场刃岗沟	斧形盖蚤	旱獭	1	7.8
	国营鱼儿红牧场	鱼儿红牧场刃岗沟	谢氏山蚤	旱獭	1	7.8
	国营鱼儿红牧场	鱼儿红牧场刃岗沟	谢氏山蚤	旱獭	1	7.11
小计					3	
2005	肃北县国营鱼儿红牧场	鱼儿红牧场大东沟	斧形盖蚤	旱獭	1	6.9
	国营鱼儿红牧场	鱼儿红牧场大东沟	谢氏山蚤	旱獭	1	6.9
	国营鱼儿红牧场	鱼儿红牧场大东沟	草原硬蜱	旱獭	1	6.9
	国营鱼儿红牧场	鱼儿红牧场大东沟	斧形盖蚤	旱獭	1	9.12
小计					4	
2008	石包城乡	鱼儿红村小黑沟	斧形盖蚤	旱獭	1	8.4
	石包城乡	鱼儿红村小黑沟	草原硬蜱	旱獭	1	8.4
小计					2	
2011	国营鱼儿红牧场	鱼儿红牧场刃岗沟	斧形盖蚤	旱獭	1	7.9
小计					1	
2012	石包城乡	鱼儿红村大黑沟	斧形盖蚤	旱獭	1	6.11
	石包城乡	鱼儿红村大黑沟	斧形盖蚤	旱獭	1	6.24
	石包城乡	鱼儿红村大黑沟	谢氏山蚤	旱獭	1	6.24
	石包城乡	鱼儿红村大黑沟	草原硬蜱	旱獭	1	6.24
小计					4	
2013	国营鱼儿红牧场	鱼儿红牧场金沟脑	斧形盖蚤	旱獭	1	6.7
	国营鱼儿红牧场	鱼儿红牧场簸箕湾	谢氏山蚤	旱獭	1	7.5
	国营鱼儿红牧场	鱼儿红牧场刃岗沟	斧形盖蚤	旱獭	1	7.7
	国营鱼儿红牧场	鱼儿红牧场簸箕湾	斧形盖蚤	旱獭	1	7.2
小计					4	
2014	鱼儿红牧场通沟	鱼儿红牧场通沟	斧形盖蚤	旱獭	1	6.12
	石包城乡	鱼儿红村大黑沟	斧形盖蚤	旱獭	1	6.2
小计					2	
2015	肃北县石包城乡	鱼儿红村独山子	斧形盖蚤	旱獭	1	7.19
	肃北县石包城乡	鱼儿红村独山子	谢氏山蚤	旱獭	1	7.19
小计					2	
合计					38	

（三）动物血凝阳性分布

1993~2018 年，在动物血清中检测出 F1 抗体阳性 45 份，分布于玉门市赤金镇、清泉乡、肃北县鱼儿红地区。其中旱獭阳性血清 2 份，狗血清 43 份，在鼠疫尸体中检出血凝阳性 2 份。见表 11–21。

表 11–21　1993~2018 年玉门市鼠疫疫源地动物 F_1 抗体阳性分布

年代	乡镇	疫点(村)	合计		旱獭		犬血清	
			检验数	阳性数	检验数	阳性数	检验数	阳性数
1997	肃北县石包城乡	鱼儿红村旱峡	19	3	16	0	3	3
2007	肃北县石包城乡	鱼儿红牧场	74	5	54	0	20	5
2008	肃北县石包城乡	鱼儿红牧场	126	2	105	0	21	2
2009	肃北县石包城乡	鱼儿红牧场	75	2	54	0	21	2
2010	肃北县石包城乡	鱼儿红牧场	72	2	52	0	20	2
2011	肃北县石包城乡	鱼儿红牧场	87	3	64	0	23	3
2012	肃北县石包城乡	鱼儿红牧场	89	1	67	0	22	1
2013	肃北县石包城乡	鱼儿红牧场	85	3	65	1	20	2
2014	肃北县石包城乡	鱼儿红村大黑沟	24	1	24	1	0	0
	国营鱼儿红牧场	鱼儿红牧场	39	2	22	0	17	2
	玉门市赤金镇	拉柳沟	29	6	23	0	6	6
2015	肃北县石包城乡、玉门市赤金镇	石包城乡鱼儿红村，赤金镇西湖村	82	2	64	0	18	2
2016	玉门市清泉乡、赤金镇	清泉乡白杨河村、赤金镇和平村	77	2	68	0	9	2
2017	肃北县石包城乡、玉门市赤金镇、清泉乡	赤金镇西湖村，清泉乡清泉村、白杨河村，赤金镇西湖村、和平村	95	8	69	0	26	8
2018	玉门市赤金镇、清泉乡	赤金镇和平村、清泉乡跃进村	130	3	100	0	30	3
合计			1103	45	847	2	256	43

（四）病原学监测

1996~2018 年，玉门市在玉门赤金、昌马、清泉，肃北县鱼儿红乡牧场进行病原学监测，23 年间，检验各种动物 3141 只，分离鼠疫菌 80 株；其中检验旱獭 2106 只，分离鼠疫菌 79 株，鼠疫菌检出率为 3.75%（79/2106）。检验媒介 1612 组，分离鼠疫菌 38 株，鼠疫菌检出率为 2.36%，见表 11–22。

表 11-22　1996~2018 年玉门市疫源地鼠疫病原学监测结果

年代	监测地区	动物检验						媒介检验			
		合计		旱獭		其他动物		检验数		阳性数	
		检验数	阳性数	检验数	阳性数	检验数	阳性数	组数	只数	组数	只数
1996	玉门赤金、昌马、清泉，肃北县鱼儿红地区	187	0	62	0	96	0	45	262	4	24
1997	玉门赤金、昌马、清泉，肃北县鱼儿地区	153	9	73	8	80	1	23	312	8	37
1998	玉门赤金、昌马、清泉，肃北县鱼儿地区	157	1	88	1	69	0	38	209	0	0
1999	玉门赤金、昌马、清泉，肃北县鱼儿地区	152	3	67	3	85	0	62	134	0	0
2000	玉门赤金、昌马、清泉，肃北县鱼儿地区	163	3	102	3	61	0	36	83	0	0
2001	玉门赤金、昌马、清泉，肃北县鱼儿地区	151	1	55	1	96	0	23	61	3	11
2002	玉门赤金、昌马、清泉，肃北县鱼儿地区	96	2	53	2	43	0	31	89	1	1
2003	玉门赤金、昌马、清泉，肃北县鱼儿地区	134	4	55	4	79	0	18	86	3	16
2004	玉门赤儿金、昌马、清泉，肃北县鱼地区	99	1	54	1	45	0	23	76	0	0
2005	玉门赤金、昌马、清泉，肃北县鱼儿地区	132	3	55	3	77	0	45	256	4	19
2006	玉门赤金、昌马、清泉，肃北县鱼儿地区	126	1	83	1	43	0	47	163	0	0
2007	玉门赤金、昌马、清泉，肃北县鱼儿地区	136	2	84	2	52	0	99	362	0	0
2008	玉门赤金、昌马、清泉，肃北县鱼儿地区	193	1	137	1	56	0	90	262	2	14
2009	玉门赤金、昌马、清泉，肃北县鱼儿地区	138	0	94	0	44	0	140	342	0	0
2010	玉门赤金、昌马、清泉，肃北县鱼儿地区	115	1	80	1	35	0	151	408	0	0
2011	玉门赤金、昌马、清泉，肃北县鱼儿地区	165	1	128	1	37	0	202	703	1	4
2012	玉门赤金、昌马、清泉，肃北县鱼儿地区	143	2	141	2	2	0	107	230	4	21
2013	玉门赤金、昌马、清泉，肃北县鱼儿地区	138	11	136	11	2	0	107	344	4	23
2014	玉门赤金、昌马、清泉，肃北县鱼儿地区	133	13	131	13	2	0	67	211	2	9
2015	玉门赤金、昌马、清泉，肃北县鱼儿地区	115	4	113	4	2	0	91	247	2	4
2016	玉门赤金、昌马、清泉，肃北县鱼儿地区	84	4	84	4			62	0	0	0
2017	玉门赤金、昌马、清泉，肃北县鱼儿地区	102	8	102	8			50	0	0	0
2018	玉门赤金、昌马、清泉，肃北县鱼儿地区	129	5	129	5			55	0	0	0
合计		3141	80	2106	79	1006	1	1612	4840	38	183

（五）血清学监测

1996~2018 年，玉门市在玉门赤金、昌马、清泉，肃北县鱼儿红乡、国营鱼儿红牧场进行鼠疫血清学（IHA）监测，共检测动物血清 1465 份，阳性 45 份。其中旱獭血清 1168 份，阳性 2 份，阳性检出率为 0.17%；检测犬血清 297 份，阳性 43 份，阳性检出率为 14.48%。表 11–23。

表 11–23　1993~2018 年玉门市疫源地鼠疫血清学监测结果

年代	监测地区	正相血(IHA)凝检测						反相血(RIHA)凝检测	
		合计		旱獭		犬血清			
		血清份数	阳性份数	血清数	阳性数	血清数	阳性数	检验份数	阳性份数
1996	玉门赤金、昌马、清泉，肃北县鱼儿地区	33	0	33	0				
1997	玉门赤金、昌马、清泉，肃北县鱼儿地区	19	3	16	0	3	3		
1998	玉门赤金、昌马、清泉，肃北县鱼儿地区	37	0	37	0				
1999	玉门赤金、昌马、清泉，肃北县鱼儿地区	29	0	29	0				
2000	玉门赤金、昌马、清泉，肃北县鱼儿地区	41	0	41	0				
2001	玉门赤金、昌马、清泉，肃北县鱼儿地区	28	0	28	0				
2002	玉门赤金、昌马、清泉，肃北县鱼儿地区	23	0	23	0				
2003	玉门赤金、昌马、清泉，肃北县鱼儿地区	15	0	15	0				
2004	玉门赤金、昌马、清泉，肃北县鱼儿地区	11	0	11	0				
2005	玉门赤金、昌马、清泉，肃北县鱼儿地区	73	0	52	0	21	0		
2006	玉门赤金、昌马、清泉，肃北县鱼儿地区	72	0	52	0	20	0		
2007	玉门赤金、昌马、清泉，肃北县鱼儿地区	74	5	54	0	20	5		
2008	玉门赤金、昌马、清泉，肃北县鱼儿地区	126	2	105	0	21	2		
2009	玉门赤金、昌马、清泉，肃北县鱼儿地区	75	2	54	0	21	2		
2010	玉门赤金、昌马、清泉，肃北县鱼儿地区	72	2	52	0	20	2		
2011	玉门赤金、昌马、清泉，肃北县鱼儿地区	87	3	64	0	23	3		
2012	玉门赤金、昌马、清泉，肃北县鱼儿地区	89	1	67	0	22	1		
2013	玉门赤金、昌马、清泉，肃北县鱼儿地区	85	3	65	1	20	2		
2014	玉门赤金、昌马、清泉，肃北县鱼儿地区	92	9	69	1	23	8		
2015	玉门赤金、昌马、清泉，肃北县鱼儿地区	82	2	64	0	18	2		
2016	玉门赤金、昌马、清泉，肃北县鱼儿地区	77	2	68	0	9	2		
2017	玉门赤金、昌马、清泉，肃北县鱼儿地区	95	8	69	0	26	8		
2018	玉门赤金、昌马、清泉，肃北县鱼儿地区	130	3	100	0	30	3		
合计		1465	45	1168	2	297	43		

（六）宿主动物监测

1.旱獭数量调查

2005~2018年，用路线法在玉门市赤金、昌马、清泉，肃北县鱼儿红牧场等地进行旱獭数量调查，共调查面积7490hm²，见獭542只，平均密度为0.07只/hm²，其波动范围在0.01-0.12只/hm²，表11-24。

表11-24 2005~2018年玉门市鼠疫疫源地旱獭数量监测

年份	监测地区	调查面积(hm²)	见獭数	密度(只/hm²)
2005	玉门赤金、昌马、清泉，肃北县鱼儿地区	120	11	0.09
2006	玉门赤金、昌马、清泉，肃北县鱼儿地区	230	20	0.09
2007	玉门赤金、昌马、清泉，肃北县鱼儿地区	300	14	0.06
2008	玉门赤金、昌马、清泉，肃北县鱼儿地区	650	78	0.12
2009	玉门赤金、昌马、清泉，肃北县鱼儿地区	220	27	0.12
2010	玉门赤金、昌马、清泉，肃北县鱼儿地区	670	33	0.05
2011	玉门赤金、昌马、清泉，肃北县鱼儿地区	750	38	0.05
2012	玉门赤金、昌马、清泉，肃北县鱼儿地区	600	37	0.06
2013	玉门赤金、昌马、清泉，肃北县鱼儿地区	850	63	0.07
2014	玉门赤金、昌马、清泉，肃北县鱼儿地区	600	44	0.07
2015	玉门赤金、昌马、清泉，肃北县鱼儿地区	500	38	0.08
2016	玉门赤金、昌马、清泉，肃北县鱼儿地区	500	47	0.09
2017	玉门赤金、昌马、清泉，肃北县鱼儿地区	1000	89	0.09
2018	玉门赤金、昌马、清泉，肃北县鱼儿地区	500	3	0.01
合计		7490	542	0.07

2.小型鼠数量调查

1996~2018年，玉门市鼠防站专业人员用5m夹线法，布放鼠夹24 700夹次，捕获鼠类7种798只，捕获率为3.23%。其中五趾跳鼠137只，占17.13%；长耳跳鼠18只，占2.26%；子午沙鼠112只，占14.04%；大家鼠8只，占1.0%；灰仓鼠132只，占16.54%；小家鼠201只，占25.19%；三趾跳鼠190只，占23.81%。表11-25、图11-24。

表11-25 1996~2018年玉门市鼠疫疫源地内小型鼠数量调查

年代	布夹（笼）数	捕鼠数	捕获率（%）	五趾跳鼠	长耳跳鼠	子午沙鼠	大家鼠	灰仓鼠	小家鼠	三趾跳鼠
1996	150	48	32.00					24	17	7
1997	150	11	7.33					2	8	1
1998	150	20	13.33			2		11	1	6

续表 11-25

年代	布夹（笼）数	捕鼠数	捕获率（%）	五趾跳鼠	长耳跳鼠	子午沙鼠	大家鼠	灰仓鼠	小家鼠	三趾跳鼠
1999	150	22	14.67					7	12	3
2000	150	30	20.00	8		5		7	3	7
2001	150	96	64.00	23		21		15	20	17
2002	150	43	28.67	11				7	12	13
2003	150	28	18.67	6	2			9	8	3
2004	300	29	9.67	6				8	11	4
2005	500	77	15.40	8	1	2	5	17	33	11
2006	1500	19	1.27	1			1	4	7	6
2007	1500	48	3.20	14	2	11	2	2	4	13
2008	1500	49	3.27		5	27			12	5
2009	1500	40	2.67	10	1	1		2	20	6
2010	1500	35	2.33	3		5		3	9	15
2011	1500	37	2.47	5	2	12		6	6	6
2012	1700	36	2.12	4	3	14		3	6	6
2013	1700	40	2.35	8	2	12		5	8	5
2014	1600	28	1.75	6					4	18
2015	1500	19	1.27	9						10
2016	900	18	2.00	7						11
2017	3300	15	0.45	3						12
2018	3000	10	0.33	5						5
合计	24700	798	3.23	137	18	112	8	132	201	190

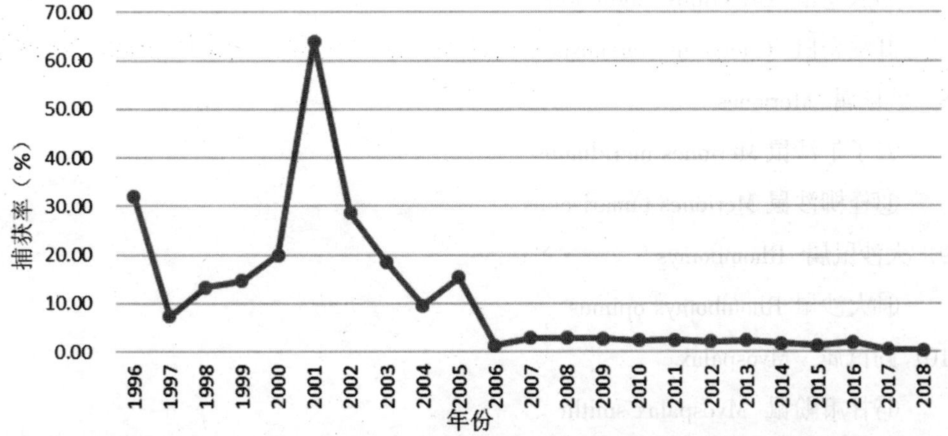

图 11~24 1996~2018 年玉门市鼠疫疫源地内小型鼠捕获率年际变化情况

3.动物区系组成

截至2018年，玉门市发现兔形目、啮齿目动物6科12属18种。

兔形目：

1）兔科 Leporidae

（1）兔属 Lepus

①灰尾兔 Lepus oiostolus

2）鼠兔科 Ochotonidae

（2）鼠兔属 Ochotona

②间颅鼠兔 Ochotona cansus

③红耳鼠兔 Ochotona erthotis

④高原鼠兔 Ochotona curzonioe

啮齿目：

3）松鼠科 Sciuridae

（3）旱獭属 Marmota

⑤喜马拉雅旱獭 Marmota himalaya

4）跳鼠科 Dipodidae

（4）五趾跳鼠属 Allactaga

⑥五趾跳鼠 Allactaga sibirca

（5）三趾跳鼠属 Allactaga ipus

⑦三趾跳鼠 Allactaga sagitta

（6）长耳跳鼠属 Euchoreutes

⑧长耳跳鼠 Euchoreutes nasosclater

5）仓鼠科 Cricetidae

（7）仓鼠属 Cricetulus

⑨长尾仓鼠 Cricetulus longicaudatus

⑩灰仓鼠 Cricetulus migratorius

⑪藏仓鼠 Cricetulus Kamensis

（8）沙鼠属 Meriones

⑫子午沙鼠 Meriones meridianus

⑬柽柳沙鼠 Meriones tamariscnus

（9）大沙鼠属 Rhombomys

⑭大沙鼠 Rhombomys opimus

（10）鼢鼠属 Myospalax

⑮甘肃鼢鼠 Myospalax smithi

⑯中华鼢鼠 Myospalax fontanieri

6）鼠科　Muridae

（11）小家鼠属　Mus

⑰小家鼠　Musmusculus

（12）家鼠属　Rattus

⑱褐家鼠　Rattus norvegicus

其他食肉类动物 5 种，黄鼬 Mustela sibirica、沙狐 Vulpes corsac、赤狐 V. vulpes、猞猁 Lynx lynx、棕熊 Uisus aictos；

（七）媒介监测

1.獭体蚤调查

1993~2018 年，在玉门市赤金、昌马、清泉，肃北县鱼儿红牧场等地区开展旱獭寄生蚤数量调查。共梳检旱獭 2023 只，染蚤獭 802 只，平均染蚤率为 39.64%；获蚤 4255 匹，平均蚤指数为 2.10，其中 2018 年蚤指数最低为 0.62，2010 年蚤指数最高为 4.40。详表 11–26。

表 11–26　1996~2018 年玉门市鼠疫疫源地旱獭体蚤监测结果

年份	监测地区	检獭数	染蚤獭数	染蚤率(%)	获蚤匹数	蚤指数
1996	玉门赤金、昌马、清泉，肃北县鱼儿地区	62	34	54.38	158	2.77
1997	玉门赤金、昌马、清泉，肃北县鱼儿地区	73	19	20.54	312	4.39
1998	玉门赤金、昌马、清泉，肃北县鱼儿地区	88	38	43.18	209	2.38
1999	玉门赤金、昌马、清泉，肃北县鱼儿地区	67	25	37.62	134	2
2000	玉门赤金、昌马、清泉，肃北县鱼儿地区	102	34	33.41	83	1.2
2001	玉门赤金、昌马、清泉，肃北县鱼儿地区	55	13	24.32	61	0.37
2002	玉门赤金、昌马、清泉，肃北县鱼儿地区	51	32	62.7	32	1.75
2003	玉门赤金、昌马、清泉，肃北县鱼儿地区	55	18	56.4	71	2.15
2004	玉门赤金、昌马、清泉，肃北县鱼儿地区	37	16	43.2	76	2.05
2005	玉门赤金、昌马、清泉，肃北县鱼儿地区	55	17	30.9	145	2.64
2006	玉门赤金、昌马、清泉，肃北县鱼儿地区	83	41	49.39	163	1.96
2007	玉门赤金、昌马、清泉，肃北县鱼儿地区	84	38	45.2	362	4.31
2008	玉门赤金、昌马、清泉，肃北县鱼儿地区	137	48	35	213	1.55
2009	玉门赤金、昌马、清泉，肃北县鱼儿地区	89	58	65.2	290	3.3
2010	玉门赤金、昌马、清泉，肃北县鱼儿地区	76	59	77.6	334	4.4
2011	玉门赤金、昌马、清泉，肃北县鱼儿地区	128	87	67.9	618	7.1
2012	玉门赤金、昌马、清泉，肃北县鱼儿地区	103	37	35.9	181	1.71
2013	玉门赤金、昌马、清泉，肃北县鱼儿地区	136	57	38.2	96	3.23
2014	玉门赤金、昌马、清泉，肃北县鱼儿地区	131	38	29	211	1.6
2015	玉门赤金、昌马、清泉，肃北县鱼儿地区	113	36	31.8	270	2.38

续表 11-26

年份	监测地区	检獭数	染蚤獭数	染蚤率(%)	获蚤匹数	蚤指数
2016	玉门赤金、昌马、清泉，肃北县鱼儿地区	84	19	22.62	78	0.93
2017	玉门赤金、昌马、清泉，肃北县鱼儿地区	102	15	14.71	89	0.87
2018	玉门赤金、昌马、清泉，肃北县鱼儿地区	112	23	20.54	69	0.62
合计		2023	802	39.64	4255	2.10

2.洞干蚤

1996~2018 年，玉门市鼠疫疫源地内共探旱獭洞 6601 个，染蚤洞 256 个，平均染蚤率 3.88%，洞干蚤染蚤率在 1.3%~11.33%范围波动，其中 2001 年最低，为 1.3%，2016 年最高，为 11.33%；获蚤 484 匹，蚤指数为 0.07，蚤指数在 0.02~3.2 之间波动。其中 1996 年蚤指数最高为 3.2，2001 年蚤指数最低为 0.02，详见表 11-27。

表 11-27　1996~2018 年玉门市鼠疫疫源地内旱獭洞干蚤监测结果

年份	监测地区	探洞数	染蚤洞数	染蚤率(%)	获蚤匹数	蚤指数
1996	玉门赤金、昌马、清泉，肃北县鱼儿地	250	5	2.00	16	3.20
1997	玉门赤金、昌马、清泉，肃北县鱼儿地	240	8	3.3	11	0.05
2001	玉门赤金、昌马、清泉，肃北县鱼儿地	300	4	1.3	7	0.02
2002	玉门赤金、昌马、清泉，肃北县鱼儿地	310	4	1.29	13	0.05
2003	玉门赤金、昌马、清泉，肃北县鱼儿地	300	17	5.67	15	0.09
2005	玉门赤金、昌马、清泉，肃北县鱼儿地	300	13	4.3	31	0.10
2006	玉门赤金、昌马、清泉，肃北县鱼儿地	500	16	3.2	18	0.04
2007	玉门赤金、昌马、清泉，肃北县鱼儿地	500	17	3.4	24	0.05
2008	玉门赤金、昌马、清泉，肃北县鱼儿地	500	14	2.8	25	0.03
2009	玉门赤金、昌马、清泉，肃北县鱼儿地	500	14	2.80	21	0.04
2010	玉门赤金、昌马、清泉，肃北县鱼儿地	500	18	3.60	25	0.05
2011	玉门赤金、昌马、清泉，肃北县鱼儿地	500	19	3.80	26	0.05
2012	玉门赤金、昌马、清泉，肃北县鱼儿地	280	11	3.93	16	0.06
2013	玉门赤金、昌马、清泉，肃北县鱼儿地	280	11	3.93	21	0.05
2014	玉门赤金、昌马、清泉，肃北县鱼儿地	250	7	2.80	7	0.03
2015	玉门赤金、昌马、清泉，肃北县鱼儿地	251	17	6.77	19	0.07
2016	玉门赤金、昌马、清泉，肃北县鱼儿地	150	17	11.33	34	0.23
2017	玉门赤金、昌马、清泉，肃北县鱼儿地	440	34	7.73	134	0.3
2018	玉门赤金、昌马、清泉，肃北县鱼儿地	250	10	4.00	21	0.08
合计		6601	256	3.88	484	0.07

3.媒介种类调查结果

1996~2018 年，玉门市梳检旱獭获媒介 4732 匹，种群构成为 5 种，其中以斧形盖蚤和谢氏山蚤居多，其中斧形盖蚤 2567 匹，占 54.25%；谢氏山蚤 1979 匹，占 41.82%；草原硬蜱 113 匹，占 2.39%；虱 57 匹，占 1.20%；腹窦纤蚤 16 匹，占 0.34%。表 11–28。

表 11–28　1996~2018 年玉门市鼠疫疫源地内媒介种类调查结果

年份	斧形盖蚤	谢氏山蚤	腹窦纤蚤	虱	草原硬蜱	合计
1996	75	77	6			158
1997	249	63		10	24	346
1998	156	51	2			209
1999	85	40			9	134
2000	49	24			10	83
2001	16	47			5	68
2002	63	12	1			76
2003	23	34	1	21	7	86
2004	42	34				76
2005	46	68	3	26	12	155
2006	140	22	1			163
2007	206	156				362
2008	116	97				213
2009	146	144				290
2010	188	146				334
2011	276	342				618
2012	124	90				214
2013	145	153			46	344
2014	119	97	2			218
2015	154	135				289
2016	58	48				106
2017	47	53				100
2018	44	46				90
合计	2567	1979	16	57	113	4732

（金发昌，王鼎盛，王　利）

第四节 肃南县

肃南裕固族自治县（简称“肃南县”）隶属于甘肃省张掖市，是中国唯一的裕固族自治县。该县位于张掖市南部河西走廊中部、祁连山北麓，整个区域横跨河西五市，同甘青两省的15个县市接壤，处于东经97°20′~102°12′、北纬37°28′~39°04′。肃南县行政区划分为四块，主要部分南界为青海省，西与西北连酒泉、嘉峪关市，北靠高台、临泽、民乐县和甘州区；明花乡在高台县西部；皇城镇在山丹县东部；大泉沟乡在民乐县中南部。2014年，辖2个镇6个乡：红湾寺镇、皇城镇，马蹄藏族乡、康乐乡、白银蒙古族乡、大河乡、明花乡、祁丰藏族乡，人口37 579人（2014年），总面积2.38万km^2。

一、地理区划

肃南县大部地区地理区划属于古北界青藏高原区祁连山地（Ⅲ），境内长达400km，一般海拔2000~3500m，许多山峰高达5000m以上，山势陡峻巍峨，祁连山主峰达5547m。在海拔4700m以上的山地，终年积雪，有冰川分布，是河西农业灌溉的主要水源之一。明花乡处于走廊中部（Ⅱ），平均海拔1600m左右。境内河流分属石羊河、黑河、疏勒河三大水系，河水用于灌溉，并建有大小电站多座。气候大部属高寒山地半干旱气候，只有明花乡属温带干旱气候。

该县于1961年通过细菌学判定为喜马拉雅旱獭鼠疫疫源地。疫源地分布于皇城镇、马蹄藏族乡、康乐乡、大河乡、祁丰藏族乡5个乡镇，共有84个行政村，疫源面积21 808km^2，占全县面积的91.63%。疫源地区人口23 813人，占全县人口总数的63.37%。根据2005年甘肃省原卫生厅下发的《关于印发全省鼠疫疫源地面积分布及监测区域的通知》，对各市（州）、县（区）的动物鼠疫监测区域进行了调整划分，肃南县分3个监测区域，东部以西水为中心由张掖市疾控中心承担，西部祁丰乡由嘉峪关市疾控中心承担，中部乡镇由肃南县疾控中心负责监测。表11–29，图11–25。

表11–29 肃南县疫源乡镇分布

乡镇	行政村	人口数	疫源面积（km^2）	疫源村分布
皇城镇	18	8590	3972	北极村、北峰村、北湾村、东庄村、红旗村、向阳村、营盘村、大湖滩村、皇城村、水关村、宁昌村、长方村、西水滩村、金子滩村、西城村、河东村、河西村、东顶村
马蹄藏族乡	23	4666	1879	大泉村、东城子村、新升村、南城子村、石峰村、圈坡村、徐家湾村、荷草村、二道沟村、楼庄子村、正南沟村、嘉卜斯村、八一村、芭蕉湾村、黄草沟村、肖家湾村、横路沟村、大都麻村、马蹄村、药草村、长岭村、小寺村、大坡头村
康乐乡	13	3434	2428	杨哥村、德合隆村、康丰村、赛鼎村、巴音村、大草滩村、红石窝村、上游村、隆丰村、墩台子村、桦树湾村、青台子村、榆木庄村
大河乡	17	4099	3329	光华村、大滩村、红湾村、东岭村、西岭村、西岔河村、西河村、营盘村、天桥湾村、松木滩村、老虎沟村、大岔村、白庄子村、喇嘛湾村、西柳沟村、旧寺湾村、红边子村
祁丰藏族乡	13	3024	10200	黄草坝村、甘坝口村、祁林村、红山村、青稞地村、瓷窑口村、观山村、文殊村、堡子滩村、祁文村、腰泉村、珠龙关村、陶丰村
合计	84	23813	21808	

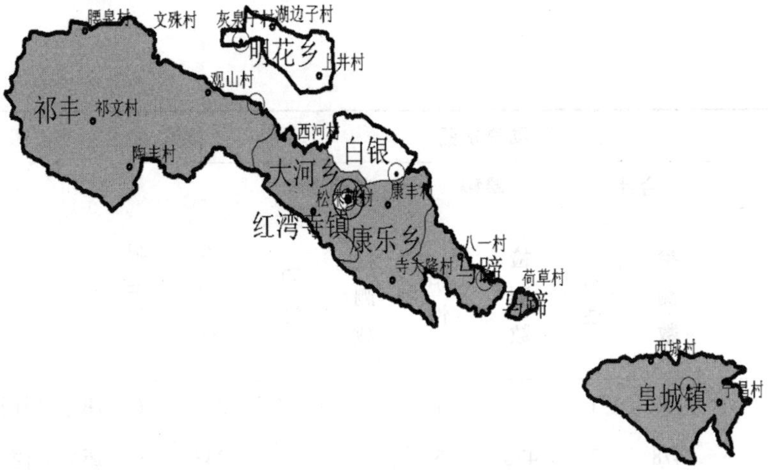

图 11–25　肃南县疫源乡镇分布

二、动物疫情

(一) 病原学监测

1961~2018 年，肃南县境内（三片区监测）用细菌学方法检测动物（尸体）材料 26 052 只，分离鼠疫菌 224 株；其中检测旱獭 25 522 只，分离鼠疫菌 218 株；检测其他动物（尸体）532 只，分离鼠疫菌 6 株，其中，从灰尾兔分离 2 株、艾鼬 1 株，尸体 3 株。检验媒介 43 748 组，分离鼠疫菌 98 株，其中谢氏山蚤 14 株、斧形盖蚤 56 株、腹窦纤蚤 5 株、草原硬蜱 15 株、体虱 4 株。58 年间，其中 45 个年份检出鼠疫菌，表明 45 年有动物鼠疫流行，疫点分布于马蹄乡、大河乡、康乐乡、祁丰乡和皇城镇 5 个乡镇，34 个村 91 村次。表 11–30。

表 11–30　1961~2018 年肃南县动物鼠疫分布

年代	监测区	动物检菌						媒介		阳性分布
		合计		旱獭		其他动物				
		检测数	阳性	检测数	阳性	检测数	阳性	检测数	阳性	
1961	康乐乡	4	4	4	4					康乐乡杨哥村
1962	康乐乡	312	0	312	0			692	0	
1965	大河乡	625	2	625	2			353	0	大河乡大岔村
1966	祁丰乡	523	1	523	1			274	0	祁丰乡黑大板
1967	大河乡、康乐乡	655	4	655	4			432	0	大河乡大岔村 3/康乐乡杨哥村 1
1970	祁丰乡	420	2	420	2			325	0	祁丰乡祁青工业园区珠龙关

续表 11-30

年代	监测区	动物检菌						媒介		阳性分布
		合计		旱獭		其他动物				
		检测数	阳性	检测数	阳性	检测数	阳性	检测数	阳性	
1971	康乐乡	353	1	353	1			316	0	康乐乡红石窝村
1972	康乐乡	478	3	478	3			343	0	康乐乡德合龙村
1973	大河乡	372	3	371	2	1	1	289	0	大河乡白泉章村獭 2/祁丰乡祁林村尸体 1
1974	马蹄乡、皇城镇	364	1	363	0	1	1	276	0	马蹄乡正南沟村尸体 1
1975	马蹄乡、皇城镇	348	1	348	1			286	0	马蹄乡正南沟村
1976	大河乡、康乐乡	480	1	480	1			365	0	康乐乡青龙村
1976	祁丰乡	384	1	384	1			3200	0	祁丰乡七一冰川黑达坂（牛牦泉)东岔
1977	大河乡、康乐乡	478	0	478	0			376	0	
1977	大河乡、康乐乡	371	0	371				162	0	
1978	大河乡、康乐乡	436	0	436	0			364	0	
1978	大河乡、康乐乡	259	0	259	0			40	0	
1979	马蹄乡、皇城镇	556	0	556	0			447	0	
1979	大河乡、康乐乡	426	0	426	0			90	0	
1980	大河乡、康乐乡	506	0	506	0			429	0	
1980	大河乡、康乐乡	218	0	218	0			32	0	
1981	大河乡、康乐乡	210	0	210	0			28	0	
1981	祁丰乡镜铁山矿区	24	0	24	0			0	0	
1982	大河乡、康乐乡	164	0	164	0			46	0	
1982	马蹄乡、皇城镇	235	19	234	18	1	1	305	7	马蹄乡正南沟村艾鼬 1，谢氏山蚤 1,斧形盖蚤 3,腹空窦纤蚤 1,体虱 2
1982	祁丰乡镜铁山矿区	202	2	202	2			252	0	祁丰乡祁文村
1983	大河乡、康乐乡	31	3	31	3			23	1	大河乡天桥湾村斧形盖蚤 1
1983	马蹄乡、皇城镇	234	1	234	1			431	3	马蹄乡正南沟村谢氏山蚤 1,斧形盖蚤 1,体虱 1
1983	祁丰乡镜铁山矿区	31	0	31	0			187	0	

续表 11-30

年代	监测区	动物检菌						媒介		阳性分布
		合计		旱獭		其他动物				
		检测数	阳性	检测数	阳性	检测数	阳性	检测数	阳性	
1984	大河乡、康乐乡	44	12	44	12			54	3	大河乡大岔村獭 1；鹿场独自梁獭 2、草原硬蜱 1；天桥湾村獭 5/康乐乡红石窝村獭 3/皇城镇北极村獭 1、斧形盖蚤 2
1984	马蹄乡、皇城镇	169	2	169	2			267	0	马蹄乡正南沟村
1984	祁丰乡镜铁山矿区	231	0	231	0			2637	0	
1985	大河乡、康乐乡	330	5	313	5	17	0	634	11	康乐乡红石窝村獭 2/大河乡松木滩村獭 3，谢氏山蚤 1，斧形盖蚤 10
1985	大河乡、康乐乡	245	6	237	6	8	0	223.	3	马蹄乡正南沟獭 3，斧开形盖蚤 2；八一村獭 3，谢氏山蚤 1
1985	祁丰乡镜铁山矿区	301	0	301	0			2945	0	
1986	大河乡、康乐乡	75	0	75	0			110	0	
1986	大河乡、康乐乡	206	3	206	3			206	3	马蹄乡正南沟村腹窦纤蚤
1986	祁丰乡镜铁山矿区	324	0	324	0			3546	0	
1987	大河乡、康乐乡	37	3	37	3			48	0	大河乡大滩村獭 2；红湾村獭 1
1987	马蹄乡、皇城镇	269	7	269	7			298	8	马蹄乡正南沟村獭 1，斧形盖蚤 2；黄草沟村獭 2，谢氏山蚤 2，斧形盖蚤 3；楼庄子村獭 3，斧形盖蚤 1；八一村獭 1
1987	祁丰乡	304	0	304	0			2902	0	
1988	大河乡、康乐乡	24	3	24	3			34	5	大河乡大岔村獭 1，谢氏山蚤 1，斧形盖蚤 1；松木滩村獭 2，谢氏山蚤 1，草原硬蜱 1；西岭村草原硬蜱 1
1988	马蹄乡、皇城镇	255	3	255	3			312	4	马蹄乡正南沟斧形盖蚤 4
1988	祁丰乡镜铁山矿区	308	0	308	0			2142	0	
1989	大河乡、康乐乡	14	2	14	2			18	2	大河乡天桥湾村斧形盖蚤 1，草原硬蜱 1
1989	马蹄乡、皇城镇	181	0	181	0			384	0	

续表 11-30

年代	监测区	动物检菌						媒介		阳性分布
		合计		旱獭		其他动物				
		检测数	阳性	检测数	阳性	检测数	阳性	检测数	阳性	
1989	祁丰乡镜铁山矿区	315	0	315	0			2117	0	
1990	大河乡、康乐乡	103	1	103	1			45	0	大河乡老虎沟村
1990	马蹄乡、皇城镇	280	0	280	0			231	0	
1990	祁丰乡镜铁山矿区	322	0	322	0			1984	0	
1991	大河乡、康乐乡	166	4	166	4			166	1	大河乡天桥湾村獭1；西岭村獭2/康乐乡杨哥村獭1，斧形盖蚤1
1991	马蹄乡、皇城镇	340	5	335	5	5	0	492	2	马蹄乡嘉卜斯村斧形盖蚤1，草原硬蜱1
1991	祁丰乡镜铁山矿区	318	0	318	0			1617	0	
1992	大河乡、康乐乡	249	8	249	8			147	0	大河乡鹿场2；松木滩村2；天桥湾村3/康乐乡杨哥村1
1992	大河乡、康乐乡	150	0	31	0	119	0	170	0	
1992	祁丰乡镜铁山矿区	302	0	302	0			475	0	
1993	大河乡、康乐乡	94	7	94	7			30	0	大河乡大岔村1；松木滩村6
1993	马蹄乡、皇城镇	296	4	256	4	40	0	229	3	马蹄乡八一村獭2；楼庄子村獭2、谢氏山蚤1，斧形盖蚤1，草原硬蜱1
1993	祁丰乡镜铁山矿区	154	0	154	0			257	0	
1994	大河乡、康乐乡	13	4	13	4			21	0	大河乡大岔村1；松木滩村3
1994	马蹄乡、皇城镇	121	0	121	0			62	0	
1994	祁丰乡镜铁山矿区	30	0	30	0			54	0	
1995	大河乡、康乐乡	22	2	22	2			10	3	大河乡松木滩村斧形盖蚤2，草原硬蜱1
1995	马蹄乡、皇城镇	134	2	134	2			111	0	马蹄乡嘉卜斯村
1995	祁丰乡镜铁山矿区	154	0	154	0			330	0	
1996	大河乡、康乐乡	30	4	30	4			39	1	大河乡老虎沟村獭2/康乐乡杨哥村獭2，谢氏山蚤1
1996	马蹄乡、皇城镇	138	1	138	1			124	2	马蹄乡嘉卜斯村谢氏山蚤1，斧形盖蚤1

续表 11-30

年代	监测区	动物检菌						媒介		阳性分布
		合计		旱獭		其他动物				
		检测数	阳性	检测数	阳性	检测数	阳性	检测数	阳性	
1996	祁丰乡镜铁山矿区	152	0	152	0			315	0	
1997	大河乡、康乐乡	27	0	27	0			19	0	
1997	马蹄乡、皇城镇	119	0	119	0			163	0	
1997	祁丰乡镜铁山矿区	157	1	157	1			409	0	祁丰乡酒钢西沟矿东狼柴沟
1998	大河乡、康乐乡	46	0	46	0			7	0	
1998	马蹄乡、皇城镇	97	2	96	1	1	1	83	0	马蹄乡正南沟村獭 1，尸体 1
1998	祁丰乡镜铁山矿区	175	0	175	0			42	0	
1999	大河乡、康乐乡	22	0	22	0			16	0	
1999	马蹄乡、皇城镇	54	1	54	1			72	1	马蹄乡正南沟村斧形盖蚤
1999	祁丰乡镜铁山矿区	151	0	151	0			37	0	
2000	大河乡、康乐乡	23	0	23	0			19	0	
2000	马蹄乡、皇城镇	271	11	269	9	2	2	63	0	马蹄乡嘉卜斯村獭 9，灰尾兔 2
200	祁丰乡镜铁山矿区	169		169	0			59	0	
2001	大河乡、康乐乡	23	2	23	2			20	1	大河乡大岔村獭 1，斧形盖蚤 1；松木滩村獭 1
2001	马蹄乡、皇城镇	74	0	74	0			88	0	
2001	祁丰乡镜铁山矿区	154		154	0			96	0	
2002	大河乡、康乐乡	22	0	22	0			19	0	
2002	大河乡、康乐乡	89	0	89	0			103	0	
2002	祁丰乡镜铁山矿区	154		154	0			111	0	
2003	大河乡、康乐乡	23	0	23	0			25	0	
2003	马蹄乡、皇城镇	44	0	44	0			63	0	
2003	祁丰乡镜铁山矿区	154		154	0			51	0	
2004	大河乡、康乐乡	42	2	42	2			24	0	大河乡大岔村 1；松木滩村 1
2004	马蹄乡、皇城镇	94	5	94	5			116	5	马蹄乡正南沟村獭 5，斧形盖蚤 3，草原硬蜱 1，体虱 1
2004	祁丰乡镜铁山矿区	124		124	0			73	0	
2005	大河乡、康乐乡	223	0	223	0			55	0	

续表 11-30

年代	监测区	动物检菌						媒介		阳性分布
		合计		旱獭		其他动物				
		检测数	阳性	检测数	阳性	检测数	阳性	检测数	阳性	
2005	马蹄乡、皇城镇	187	5	187	5			289	7	马蹄乡正南沟村獭5，斧形盖蚤3,腹窦纤蚤1,草原硬蜱3
2005	祁丰乡镜铁山矿区	41	0	41	0					
2006	大河乡、康乐乡	170	3	170	3					大河乡鹿场2;松木滩村1
2006	马蹄乡、皇城镇	198	2	198	2			241	1	马蹄乡嘉卜斯村獭2，斧形盖蚤1
2006	祁丰乡镜铁山矿区	161	0	161	0					
2007	大河乡、康乐乡	165	5	165	5			54	1	祁丰乡祁林村獭1/大河乡松木滩村獭4,斧形盖蚤1
2007	马蹄乡、皇城镇	176	6	176	6			198	2	马蹄乡正南沟村獭5，谢氏山蚤1、草原硬蜱1;二夹皮村獭1
2007	祁丰乡镜铁山矿区	26	0	26	0			205	0	
2008	大河乡、康乐乡	258	1	258	1			72	0	大河乡松木滩村
2008	马蹄乡、皇城镇	195	3	195	3			179	1	马蹄乡正南沟村獭2，斧形盖蚤1;二夹皮村獭1
2008	祁丰乡镜铁山矿区	168	0	168	0			207	0	
2009	大河乡、康乐乡	184	0	184	0			87	0	
2009	马蹄乡、皇城镇	173	0	173	0			231	0	
2009	祁丰乡镜铁山矿区	50	1	50	1					祁丰乡腰泉村
2010	肃南县/嘉裕关	489	0	489	0			475	1	祁丰乡文殊村斧形盖蚤
2010	马蹄乡、皇城镇	168	0	168	0			236	0	
2011	大河乡、康乐乡	141	0	141	0			68	0	
2011	马蹄乡、皇城镇	179	0	179	0			254	0	
2011	祁丰乡镜铁山矿区	162	1	162	1			133	0	祁丰乡文殊村
2012	大河乡、康乐乡	166	3	166	3			63	0	大河乡红湾村1;西岭村2
2012	马蹄乡、皇城镇	176	4	176	4			235	3	马蹄乡正南沟村獭3，斧形盖蚤2,草原硬蜱1;八一村村獭1

续表 11-30

年代	监测区	动物检菌						媒介		
		合计		旱獭		其他动物				
		检测数	阳性	检测数	阳性	检测数	阳性	检测数	阳性	阳性分布
2012	祁丰乡镜铁山矿区	192	1	192	1			95	0	文殊村酒钢 215 省道 75km 处；
2013	大河乡、康乐乡	136	1	136	1			70	0	大河乡西岭村
2013	马蹄乡、皇城镇	161	0	161	0			278	0	
2013	祁丰乡镜铁山矿区	224	1	48	1	176	0	128	0	祁丰乡祁文村
2014	大河乡、康乐乡	161	2	161	2			78	0	
2014	马蹄乡、皇城镇	169	5	169	5			213	3	马蹄乡二夹皮村獭 2, 斧形盖蚤 1,草原硬蜱 1;长方台子獭 1;邋遢沟脑獭 1,斧形盖蚤 1;正南沟本獭 1
2014	祁丰乡镜铁山矿区	213	0	57	0	156	0	124	0	
2015	大河乡、康乐乡	173	0	173	0	0	0	80	0	
2015	马蹄乡、皇城镇	172	1	171	1	1	0	207	1	马蹄乡
2015	祁丰乡镜铁山矿区	124	2	122	2	2	0	181	0	祁丰乡镜铁山矿区 215 省道 82km、83km 处附近
2016	大河乡、康乐乡	142	1	142	1			62	1	大河乡红湾村
2016	马蹄乡、皇城镇	177	2	177	2			210	4	马蹄乡道后沟
2016	祁丰乡镜铁山矿区	105	2	105	2			54	1	祁丰乡镜铁山矿区 215 省道 75km、79km 处附近
2017	大河乡、康乐乡	139	2	139	2			73	0	大河乡白家湾
2017	马蹄乡、皇城镇	166	2	166	2			217	1	马蹄乡深沟门旱獭 2,媒介 1
2017	祁丰乡镜铁山矿区	103	1	103	1	0	0	83	0	祁丰乡镜铁山矿区 215 省道 86km 加 461m 处
2018	大河乡、康乐乡	153	2	153	2			90	0	大河乡平松
2018	马蹄乡、皇城镇	168	2	168	2			217	2	马蹄乡渣子沟梁
2018	祁丰乡镜铁山矿区	113	2	111	2	2	0	79	0	215 省道 71km、83km
合计		26052	224	25522	218	532	6	43748	98	5 个乡,34 个村,91 村次;

注：1982 年之前张掖肃南鼠疫监测由甘肃省 201 所牵头和张掖市防疫站鼠防队共同监测；1982 年后肃南县成立鼠防队后与张掖市进行联合监测，2005 年后甘肃省原卫生厅重新调整监测区域，康乐乡、大河乡、白银蒙古族自治乡由肃南县疾控中心监测，马蹄、皇城由张掖市疾控中心承担监测；祁丰乡由嘉峪关市疾控中心承担监测。

（二）血清学监测

1974~2018年，血清学用正相间接血凝方法（IHA）检验动物血清13 031份，阳性371份；其中旱獭血清11 261份，阳性284份，阳性检出率为2.52%；犬血清1643份，阳性75份，阳性检出率为4.56%；人血清阳性12份。45年当中有39个年份检出鼠疫F_1抗体阳性血清，其中血清抗体阳性地区分布于康乐乡、大河乡、白银蒙古族自治乡、马蹄乡、皇城镇、祁丰乡。表11-31。

表11-31　1974~2018年肃南县鼠疫疫源地动物血清阳性分布

年度	监测区	合计		旱獭		犬		其他		阳性分布
		数量	阳性	数量	阳性	数量	阳性	数量	阳性	
1974	马蹄乡、大河乡、康乐乡、皇城镇	1	1					1	1	马蹄乡人1
1977	马蹄乡、大河乡、康乐乡、皇城镇	320	9	320	9					皇城镇
1978	马蹄乡、大河乡、康乐乡、皇城镇	237	12	237	12					大河乡
1979	马蹄乡、大河乡、康乐乡、皇城镇	343	18	343	18					大河乡
1980	马蹄乡、大河乡、康乐乡、皇城镇	209	2	209	2					大河乡
1981	马蹄乡、大河乡、康乐乡、皇城镇	207	1	207	1					大河乡
1982	马蹄乡、大河乡、康乐乡	131	0	131	0					
1982	马蹄乡、皇城镇	238	12	213	9	25	3			马蹄乡
1983	马蹄乡、大河乡、康乐乡、皇城镇	155	2	155	2					大河乡
1983	马蹄乡、皇城镇	202	16	180	10	22	6			马蹄乡
1984	大河乡、康乐乡	202	15	202	15					大河乡
1984	马蹄乡、皇城镇	172	3	155	2	17	1			马蹄乡
1985	大河乡、康乐乡	311	2	244	2			67	0	大河乡
1985	马蹄乡、皇城镇	227	15	202	15	20	0	5	0	皇城镇5/马蹄乡10
1986	大河乡、康乐乡	288	14	287	13			1	1	大河乡人1
1986	马蹄乡、皇城镇	180	8	160	5	20	3			马蹄乡
1987	大河乡、康乐乡	62	3	62	3					大河乡
1987	马蹄乡、皇城镇	215	14	196	14	19	0			马蹄乡
1988	大河乡、康乐乡	68	0	68	0					
1988	马蹄乡、皇城镇	215	19	200	19	15	0			马蹄乡
1989	大河乡、康乐乡	145	5	145	5					大河乡
1989	马蹄乡、皇城镇	160	7	145	5	15	2			马蹄乡

续表 11-31

年度	监测区	合计		旱獭		犬		其他		阳性分布
		数量	阳性	数量	阳性	数量	阳性	数量	阳性	
1990	大河乡、康乐乡	68	3	68	3					大河乡
1990	马蹄乡、皇城镇	225	2	205	2	20	0			马蹄乡
1991	大河乡、康乐乡	81	3	72	3	9	0			大河乡
1991	马蹄乡、皇城镇	282	17	262	17	20	0			马蹄乡
1992	大河乡、康乐乡	259	13	199	0	60	13			大河乡
1992	马蹄乡、皇城镇	110	0	110	0					
1993	大河乡、康乐乡	130	8	70	0	60	8			大河乡
1993	马蹄乡、皇城镇	160	4	160	4					马蹄乡
1994	大河乡、康乐乡	60	12			60	12			肃南牧场
1994	马蹄乡、皇城镇	67	8	67	8					马蹄乡
1995	马蹄乡、皇城镇	103	8	103	8					马蹄乡
1996	马蹄乡、皇城镇	86	2	85	2			1	0	大河乡
1997	大河乡、康乐乡	20	6			20	6			大河乡
1997	马蹄乡、皇城镇	82	8	62	3	20	5			马蹄乡
1998	马蹄乡、皇城镇	87	11	57	0	1	1	29	10	马蹄乡西水点
1998	祁丰乡镜铁山矿区	61	0	61	0					
1999	马蹄乡、皇城镇	33	0	33	0					
1999	祁丰乡镜铁山矿区	44	0	44	0					
2000	大河乡、康乐乡	205	7	205	7					大河乡
2000	祁丰乡镜铁山矿区	31	0	31	0					
2001	大河乡、康乐乡	92	0	92	0					
2001	马蹄乡、皇城镇	27	0	27	0					
2001	祁丰乡镜铁山矿区	65	0	65						
2002	大河乡、康乐乡	52	0	52	0					
2002	马蹄乡、皇城镇	54	3	54	3					马蹄乡
2002	祁丰乡镜铁山矿区	25	0	25	0					
2003	大河乡、康乐乡	72	3	72	3					大河乡
2003	马蹄乡、皇城镇	31	0	31	0					
2003	祁丰乡镜铁山矿区	18	0	18	0					

续表 11-31

年度	监测区	合计		旱獭		犬		其他		阳性分布
		数量	阳性	数量	阳性	数量	阳性	数量	阳性	
2004	大河乡、康乐乡	108	2	108	2					大河乡
2004	马蹄乡、皇城镇	60	2	60	2					马蹄乡
2004	祁丰乡镜铁山矿区	15	0	15	0					
2005	大河乡、康乐乡	208	5	172	0	36	5			大河乡
2005	马蹄乡、皇城镇	169	20	137	19	32	1			皇城镇
2005	祁丰乡镜铁山矿区	45	0	22	0			23	0	
2006	大河乡、康乐乡	142	0	122	0	20	0			
2006	马蹄乡、皇城镇	194	8	141	6	53	2			马蹄乡
2007	大河乡、康乐乡	141	0	121	0	20	0			
2007	马蹄乡、皇城镇	185	17	135	15	50	2			马蹄乡
2007	祁丰乡镜铁山矿区	66	0	46	0	20	0			
2008	大河乡、康乐乡	226	1	206	1	20	0			大河乡
2008	马蹄乡、皇城镇	262	4	212	4	50	0			马蹄乡
2008	祁丰乡镜铁山矿区	58	0	38	0	20	0			
2009	大河乡、康乐乡	191	1	160	0	31	1			大河乡
2009	马蹄乡、皇城镇	178	1	128	1	50	0			马蹄乡
2009	祁丰乡镜铁山矿区	45	0	31	0	14	0			
2010	大河乡、康乐乡	158	0	138	0	20	0			
2010	马蹄乡、皇城镇	174	2	123	2	51	0			马蹄乡
2010	祁丰乡镜铁山矿区	48	0	33	0	15	0			
2011	大河乡、康乐乡	140	0	120	0	20	0			
2011	马蹄乡、皇城镇	185	1	133	1	52	0			马蹄乡
2011	祁丰乡镜铁山矿区	80	0	74	0	6	0			
2012	大河乡、康乐乡	160	0	140	0	20	0			
2012	马蹄乡、皇城镇	184	2	134	2	50	0			马蹄乡
2012	祁丰乡镜铁山矿区	64	0	44	0	20	0			
2013	大河乡、康乐乡	133	2	103	0	30	2			康乐乡
2013	马蹄乡、皇城镇、白银蒙古族自治乡	179	2	129	0	50	2			白银蒙古族自治乡
2013	祁丰乡镜铁山矿区	63	0	43	0	20	0			

续表 11-31

年度	监测区	合计		旱獭		犬		其他		阳性分布
		数量	阳性	数量	阳性	数量	阳性	数量	阳性	
2014	大河乡、康乐乡	151	0	131	0	20	0			
2014	马蹄乡、皇城镇	172	2	122	2	50	0			马蹄乡
2014	祁丰乡镜铁山矿区	69	0	49	0	20	0			
2015	大河乡、康乐乡	140	0	120	0	20	0			
2015	马蹄乡、皇城镇	206	0	156	0	50	0			
2015	祁丰乡镜铁山矿区	138	0	118	0	20	0			
2016	大河乡、康乐乡	114	0	94	0	20	0			
2016	马蹄乡、皇城镇	216	0	166	0	50	0			
2016	祁丰乡镜铁山矿区	113	1	93	1	20	0			
2017	大河乡、康乐乡	140	0	120	0	20	0			
2017	马蹄乡、皇城镇	205	0	155	0	50	0			
2017	祁丰乡镜铁山矿区	118	0	98	0	20	0			
2018	大河乡、康乐乡	140	0	120	0	20	0			
2018	马蹄乡、皇城镇	206	2	156	2	50	0			
2018	祁丰乡镜铁山矿区	124	0	104	0	20	0			
合计		13031	371	11261	284	1643	75	127	12	

（三）动物区系组成

目前，肃南县发现的啮齿动物有 2 目 7 科 18 属 32 种，动物区系属古北界青藏区和蒙新区的交汇地带，分布在高山森林草原-草甸草原啮齿动物和温带荒漠、半荒漠啮齿动物两大类群。

兔形目 LAGOMORPHA

1.兔科　leporidac

1）兔属

（1）中亚兔 l.tibtanus

（2）高原兔 Pepus oiostotus

2.鼠兔科　Ochotonidae

2）鼠兔属 Ochotona

（3）达乌尔鼠兔 Ochotona daurica （Pallas）

（4）黑唇鼠兔 O.curaoniae

（5）狭颅鼠兔 O.thomasi

(6) 间颅鼠兔 O.cansus

(7) 大耳鼠兔 O.macrotis

(8) 高山鼠兔 O.alpina

(9) 西藏鼠兔 Ochotona thibetana

(10) 高原鼠兔 Ochotona curzoniae

啮齿目 RODENTIA

3.松鼠科 Sciarida

3) 花鼠属 Eutamias

(11) 花鼠 Eutamias sibiricus

4) 旱獭属 Marmota

(12) 喜马拉雅旱獭 Marmota himalayana

5) 黄鼠属 Spermophilus

(13) 阿拉善黄鼠 Spermophilus alaschancus

4.鼯鼠科 Petauristidae

6) 复齿鼯鼠属 Trogopterus

(14) 复齿鼯鼠 Petaurista xanthotis

5.仓鼠科 Cricetidae

7) 仓鼠属 Cricetulus

(15) 黑线仓鼠 C.barabensis

(16) 灰仓鼠 Cricetulus migratorius

(17) 长尾仓鼠 Cricetulus longicaudatua

(18) 藏仓鼠 Cricetidae

8) 凸颅鼢鼠属 Eospalax

(19) 中华鼢鼠 Myospalax fontanieri cansus

9) 高山鼠鼠评 Alticola

(20) 银白高山鼠评 Alticola stoliczkanus

10) 田鼠属 Microtus

(21) 根田鼠 Microtus oeconomus

(22) 普通田鼠 Microtus arvalis

11) 亚洲松田鼠属 Neodon

(23) 高原松田鼠 Neodon Irene

12) 沙鼠属 Meriones

(24) 长爪沙鼠 Meriones unuiculatus

(25) 子午沙鼠 Meriones meridianus

6.鼠科 Muridae

13）姬鼠属 Apodemus

（26）黑线姬鼠 Apodemus agrarius

（27）大林姬鼠 A speciosus

14）大鼠属 Rattus

（28）褐家鼠 Rattus norvegicus

7.跳鼠科 Dpodidae

15）五趾跳鼠属 Allactaga

（29）五趾跳鼠 Allactaga sibirica

16）三趾跳鼠属 Dipus

跳鼠属 Dipodidae

（30）三趾跳鼠 Dipus sagitta

17）五趾心颅跳鼠属 Cardiocranius

（31）五趾心颅跳鼠 Cardiocranius paradoxus

18）小家鼠属 Mus

（32） 小家鼠 Mus musculus

该县发现的野生动物有马鹿、白唇鹿、狼、狐狸、獐、熊、猞猁、雪豹、青羊 、黄羊、野马、野驴、蓝马鸡、雪鸡、黄鼬等。

（四）蚤类区系组成及分布

截至目前，肃南县收集以往公开发表资料，发现蚤类有 5 科 19 属 46 种。

（1）人蚤 Rulex irrtans

宿主：室内游离（人）喜马拉雅旱獭

分布：肃南、民乐

（2）同鬃蚤 Chaetopsylla homoea

宿主：艾鼬、狐狸、黄鼬、喜马拉雅旱獭

分布：民乐、肃南

（3）二齿新蚤 Neopsylla bidentatiformis

宿主：艾鼬、狐狸、黄鼬、喜马拉雅旱獭

分布：民乐、肃南

（4）阿巴盖新蚤 Neopsylla abagaitui

宿主：长爪沙鼠、长尾仓鼠

分布：民乐、肃南

（5）腹窦纤蚤深广亚种 Rhadinopsylla li ventricosa

宿主：喜马拉雅旱獭、艾鼬

分布：肃南、民乐

(6) 镜铁山双蚤 Amphipsylla leptopsyllidae

宿主：长尾仓鼠、达乌尔鼠兔、藏仓鼠

分布：肃南

(7) 青海双蚤 Amphipsylla qinghaisnsis

宿主：长尾仓鼠、喜马拉雅旱獭

分布：肃南（西水）

(8) 谢氏山蚤 Oropsylla silantiewi

宿主：喜马拉雅旱獭、艾鼬

分布：肃南、山丹、民乐

(9) 斧形盖蚤 Callopsylla dolabirs

宿主：喜马拉雅旱獭、艾鼬、红嘴山鸦

分布：肃南、山丹、民乐

(10) 端圆盖蚤 Callopsylla kozlovi?

宿主：长尾仓鼠

分布：肃南（西水）

(11) 新月单蚤 Monopsyllus fengi

宿主：香鼬、喜马拉雅旱獭

分布：肃南（西水）

(12) 草原硬蜱 Ixodes crenulatus

宿主：喜马拉雅旱獭

分布：肃南、山丹、民乐

(13) 同形客蚤指名亚种 Xenopsyllus conformis cinformis

宿主：阿拉善黄鼠、灰仓鼠

分布：肃南

(14) 叶状切唇蚤高突亚种 Coptopsylla lamellifer ardua

宿主：圣柳沙鼠、背纹仓鼠、子午沙鼠

分布：肃南、山丹、甘州、临泽

(15) 独侠蚤 Stenoponia singularis

宿主：艾鼬、中华鼢鼠、喜马拉雅旱獭

分布：肃南、民乐

(16) 多刺侠蚤 Stenoponia polyspina

宿主：艾鼬、中华鼢鼠、喜马拉雅旱獭

分布：肃南、民乐

(17) 红羊新蚤 Neopsylla hongyangensis

宿主：中华鼢鼠、长爪沙鼠、长尾苍鼠

分布：肃南

(18) 宽新蚤 Neopsylla mana

宿主：藏仓鼠

分布：肃南

(19) 盔状新蚤 Neopsylla galea

宿主：长爪沙鼠、长尾仓鼠

分布：肃南

(20) 无规新蚤 Neopsylla anoma

宿主：中华鼢鼠、喜马拉雅旱獭、艾鼬

分布：肃南、山丹、民乐

(21) 副规新蚤 Neopsylla paranoma

宿主：中华鼢鼠

分布：肃南

(22) 刺端新北蚤 Nearctopsylla beklemischevi

宿主：中华鼢鼠、艾鼬

分布：肃南、民乐

(23) 鼢鼠新北蚤 Neopsylla myospalaca

宿主：黄鼬

分布：肃南（西水）

(24) 腹窦纤蚤短浅亚种 Rhodinopylla（Ralipaylla）linuri-try

宿主：长爪沙鼠

分布：肃南（西水）

(25) 五侧纤蚤指名亚种 Rhadinopsylla dahurica dahurica

宿主：达乌尔鼠兔

分布：肃南

(26) 两列纤蚤 Rhadinopsylla ioffi

宿主：黄鼬

分布：肃南

(27) 光亮额蚤 Frontopsylla luculenta

宿主：五趾跳鼠、阿拉善黄鼠

分布：肃南、山丹

(28) 升额蚤指名亚种 Frontopsylla elata botis

宿主：间颅鼠兔

分布：肃南（西水）

(29) 圆指额蚤 Frontopsylla wagnert

宿主：五趾跳鼠、阿拉善黄鼠

分布：肃南、山丹

(30) 无棘鬃额蚤 Fronpaylla (Fronpaylla) arpiuifor

宿主：中华鼢鼠、长毛仓鼠

分布：肃南、民乐

(31) 前额蚤灰旱獭深广亚种 Frontapsylla frontalis alatau

宿主：喜马拉雅旱獭（洞干）、红嘴山鸦

分布：肃南、民乐

(32) 角尖眼蚤指名亚种 Ophthalmopsylla praefecta praefecta

宿主：五趾跳鼠、阿拉善黄鼠、松田鼠

分布：肃南、甘州

(33) 角尖眼蚤深窦亚种 Ophehalmopsylla praefeta pernix

宿主：五趾跳鼠、长尾仓鼠

分布：肃南、甘州

(34) 长突眼蚤 Ophthalmopsylla kiritschenkoi

宿主：小毛足鼠、长尾仓鼠

分布：肃南、甘州

(35) 直狭怪蚤 Paradoxopsyllus naryni

宿主：长爪沙鼠、普通田鼠

分布：肃南（西水）

(36) 齐缘怪蚤 Paradoxopsyllus scorodumovi

宿主：长爪沙鼠、间颅鼠兔

分布：肃南、民乐

(37) 短凹双蚤 Amphipsylla schelkovnikovi

宿主：长尾苍鼠

分布：肃南

(38) 直缘双蚤指名亚种 Amphipsylla tuta tuta

宿主：藏仓鼠

分布：肃南

(39) 似方双蚤指名亚种 Amphipsylla quadratoides quadratoides

宿主：根田鼠

分布：肃南（西水）

(40) 扇形盖蚤 Callopsylla kaznakovi

宿主：喜马拉雅旱獭、黄鼬

分布：肃南（西水）

(41) 禽角叶蚤指名亚种 Ceratophyllus gallinae

宿主：喜马拉雅旱獭（洞干）、红嘴山鸦、麻雀巢

分布：肃南、民乐、甘州

(42) 梯指角叶蚤 Ceratophyllus chutsaensis

宿主：红嘴山鸦

分布：肃南

(43) 曲扎角叶蚤 Ceratophyllus chutesaensis

宿主：红嘴山鸦、喜马拉雅旱獭（洞干）

分布：肃南

(44) 短突角叶蚤 Ceratophyllus olsufjevi

宿主：喜马拉雅旱獭（洞干）、麻雀

分布：肃南（皇城）

(45) 獾副角蚤扇形亚种 Paraceras melis flabellum

宿主：艾鼬

分布：肃南（皇城）

(46) 秃病蚤指名亚种 Nosopsyllus laeviceps laeviceps

宿主：子午沙鼠、大沙鼠、长爪沙鼠

分布：肃南、山丹

由于肃南县鼠疫监测任务分为三大片区，东部的马蹄乡、皇城镇等由张掖市负责，中部的康乐乡、大河乡等由肃南县负责，西部的祁丰乡由嘉峪关市负责。下面将各监测片区的动物鼠疫分述如下：

1　肃南县祁丰乡片区（嘉峪关市监测区域）动物鼠疫

1.1 动物鼠疫

1.1.1 动物疫点及染疫动物

1976 年 8 月 10 日，嘉峪关市鼠防队首次在七一冰川黑达板（牛牦泉）东岔处，从自毙旱獭体内检出鼠疫菌 1 株。1982 年 9 月 5 日，在 215 省道（镜铁公路）83km 吊大板天宝窗子处，从活体旱獭体内检出鼠疫菌 2 株。1997 年 7 月 28 日，在距离酒钢西沟矿 2km 的东浪柴沟东坡处，从自毙旱獭体内检出鼠疫菌 1 株。2009 年 7 月 20 日，在西沟矿三千五西北坡处，从自毙旱獭体内检出鼠疫菌 1 株。2010 年 7 月 13 日，在 215 省道（镜铁公路）74km 红石拉排处，从旱獭洞跳蚤（谢氏山蚤）体内检出鼠疫菌 1 株。2011 年 9 月 5 日，在 215 省道（镜铁公路）石墩子西坡处，从自毙旱獭体内检出鼠疫菌 1 株。2012 年 9 月 2 日，在 215 省道（镜铁公路）头道河子处，从自毙旱獭体内检出鼠疫菌 1 株。2013 年 8 月 12 日，在黑达板老虎石西坡处，从自毙旱獭体内检出鼠疫菌 1 株。2015 年、2016 年、2017 年、2018 年检菌数量分别为 2 株、2 株、1 株、2 株，其疫点分布于肃南县祁丰乡腰泉村，即在 215 省道 71km、75km、79km、83km、83km 处附近。表 11-32。

表 11-32 1976~2018 年甘肃省嘉峪关市动物疫点分布及染疫动物种类

年度	县、乡(镇)	行政村	疫点名称	染疫动物	检菌数(株)	检菌时间
1976	肃南县祁丰乡	原祁情公社	七一冰川黑达板(牛牦泉)东岔	自毙旱獭	1	8.10
1982	肃南县祁丰乡	腰泉村	215 省道 83 km 吊大板天宝窗子	自毙旱獭	2	9.5
1997	肃南县祁丰乡	腰泉村	酒钢西沟矿东浪柴沟东坡	自毙旱獭	1	7.28
2009	肃南县祁丰乡	腰泉村	西沟矿三千五西北坡	自毙旱獭	1	7.2
2010	肃南县祁丰乡	腰泉村	215 省道 74km 红石拉排	谢氏山蚤	1	7.23
2011	肃南县祁丰乡	腰泉村	215 省道石墩子西坡	自毙旱獭	1	9.5
2012	肃南县祁丰乡	腰泉村	215 省道头道河子	自毙旱獭	1	9.2
2013	肃南县祁丰乡	祁文村	七一冰川黑达板老虎石西坡	自毙旱獭	1	8.12
2015	肃南县祁丰乡	腰泉村	215 省道 82 km +100 m 东坡 127 m 处	自毙旱獭	1	8.10
2015	肃南县祁丰乡	腰泉村	215 省道 83 km +500 m 西坡 200 m 处	自毙旱獭	1	8.10
2016	肃南县祁丰乡	腰泉村	215 省道 75 km 向西 1 500 m 处	自毙旱獭	1	8.09
2016	肃南县祁丰乡	腰泉村	215 省道 79 km 西侧 50 m 处	活体旱獭	1	8.09
2017	肃南县祁丰乡	腰泉村	215 省道 86km 加 461m 处	自毙旱獭	1	8.18
2018	肃南县祁丰乡	腰泉村	215 省道 71km 南 2km 处	自毙旱獭	1	8.21
2018	肃南县祁丰乡	腰泉村	215 省道 83.7km 南坡 20m 处	自毙旱獭	1	8.20
合计					16	

1.1.2 染疫媒介

嘉峪关市仅于 2010 年 7 月 13 日从媒介体内分离出 1 株鼠疫菌，细菌学判定染疫媒介 1 种，分离鼠疫菌 1 株，为谢氏山蚤，表 11-33。

表 11-33 嘉峪关市染疫媒介种类及数量

年代	原疫点名称	现疫点名称				检验数		发现/判定月日
		乡镇名称	疫点名称	媒介名称	寄主名称	组数(菌株)	只数	
2010	215 省道 74km 红石拉排	肃南县祁丰乡	215 省道 74km 红石拉排	谢氏山蚤	旱獭	1	1	7.13
小计	1	1	1	1	1	1	1	
合计	1	1	1	1	1	1	1	

1.1.3 动物血凝阳性分布

1976~2018 年，用鼠疫正相间接血凝（IHA）方法检测旱獭及其他动物，结果均为阴性；用鼠疫反相间接血凝（RIHA）方法检测旱獭及媒介材料 1089 份，阳性 22 份，平均阳性率为 2.02%，见表 11-34。

表 11–34　1976~2018 年甘肃省嘉峪关市动物鼠疫反相血凝试验（RIHA）检测阳性分布情况

年度	判定时间	乡(镇)	疫点(村)	阳性数	检验材料
1976	8.1	肃南县祁丰乡	七一冰川黑达板(牛牦泉)东岔	1	自毙旱獭
1982	9.5	肃南县祁丰乡	215 省道 83km 吊大板天宝窗子	2	自毙旱獭
1997	7.28	肃南县祁丰乡	酒钢西沟矿东浪柴沟坡	1	自毙旱獭
2009	7.2	肃南县祁丰乡	西沟矿三千五西北坡	2	自毙旱獭
2010	7.28	肃南县祁丰乡	215 省道 74km 红石拉排	1	谢氏山蚤
2011	9.5	肃南县祁丰乡	215 省道石墩子西坡	1	自毙旱獭
2012	9.2	肃南县祁丰乡	215 省道头道河子	2	自毙旱獭
2013	8.12	肃南县祁丰乡	七一冰川黑达板老虎石西坡	3	自毙旱獭
2014	8.2	肃南县祁丰乡	西沟矿三千五西北坡	1	自毙旱獭
2015	8.4	肃南县祁丰乡	215 省道 82km+100m 东坡 127m 处	1	自毙旱獭
2015	8.4	肃南县祁丰乡	215 省道 83km+500m 西坡 200m 处	1	自毙旱獭
2016	8.7	肃南县祁丰乡	215 省道 75km 向西 1500m 处	1	自毙旱獭
2016	8.7	肃南县祁丰乡	215 省道 79km 西侧 50m 处	1	活体旱獭
2017	8.18	肃南县祁丰乡	215 省道 86km 加 461m 处	1	自毙旱獭
2018	7.24	肃南县祁丰乡	215 省道 83km 吊大板天宝窗子	1	自毙旱獭
2018	8.21	肃南县祁丰乡	215 省道 83.7km 南坡 20m 处	1	自毙旱獭
2018	8.21	肃南县祁丰乡	215 省道 71km 南 2km 处	1	自毙旱獭
合计				22	

1.2 鼠疫监测

1.2.1 病原学监测

1981~2018 年，共检测各种动物 7445 只，分离鼠疫菌 17 株；其中检测旱獭 5264 只，分离鼠疫菌 15 株，旱獭检菌率为 0.28%；检测其他动物 2181 只，结果均为阴性。检测媒介 2370 组，分离鼠疫菌 2 株，媒介检菌率为 0.08%。表 11–35。

表 11-35 1981~2018 年嘉峪关市鼠疫病原学监测结果

年代	监测地区	动物检验						媒介检验	
		合计		旱獭		其他动物			
		检验数	阳性数	检验数	阳性数	检验数	阳性数	组数	阳性数
1976	肃南县祁丰乡	384	1	367	1	17	0	0	0
1981	肃南县祁丰乡	24	0	24	0	0	0	0	0
1982	肃南县祁丰乡	202	2	197	2	5	0	0	0
1983	肃南县祁丰乡	310	0	310	0	0	0	0	0
1984	肃南县祁丰乡	227	0	227	0	0	0	0	0
1985	肃南县祁丰乡	294	0	294	0	0	0	0	0
1986	肃南县祁丰乡	324	0	298	0	26	0	0	0
1987	肃南县祁丰乡	304	0	304	0	0	0	0	0
1988	肃南县祁丰乡	308	0	284	0	24	0	0	0
1989	肃南县祁丰乡	315	0	315	0	0	0	0	0
1990	肃南县祁丰乡	322	0	306	0	0	0	0	0
1991	肃南县祁丰乡	318	0	318	0	0	0	0	0
1992	肃南县祁丰乡	219	0	219	0	0	0	475	0
1993	肃南县祁丰乡	154	0	82	0	72	0	257	0
1994	肃南县祁丰乡	30	0	30	0	0	0	54	0
1995	肃南县祁丰乡	154	0	154	0	0	0	330	0
1996	肃南县祁丰乡	152	0	152	0	0	0	129	0
1997	肃南县祁丰乡	157	1	80	1	77	0	40	0
1998	肃南县祁丰乡	154	0	68	0	86	0	42	0
1999	肃南县祁丰乡	151	0	93	0	58	0	37	0
2000	肃南县祁丰乡	154	0	58	0	90	0	53	0
2001	肃南县祁丰乡	154	0	64	0	90	0	96	0
2002	肃南县祁丰乡	154	0	43	0	111	0	111	0
2003	肃南县祁丰乡	170	0	68	0	102	0	32	0
2004	肃南县祁丰乡	207	0	124	0	83	0	73	0
2005	肃南县祁丰乡	130	0	41	0	89	0	93	0
2006	肃南县祁丰乡	161	0	161	0	0	0	103	0
2007	肃南县祁丰乡	26	0	26	0	0	0	205	0
2008	肃南县祁丰乡	168	0	168	0	0	0	207	0
2009	肃南县祁丰乡	50	1	50	1	0	0	161	0
2010	肃南县祁丰乡	192	1	59	0	133	0	168	1
2011	肃南县祁丰乡	162	1	162	1	0	0	133	0
2012	肃南县祁丰乡	192	1	192	1	0	0	95	0
2013	肃南县祁丰乡	224	1	48	1	176	0	128	0
2014	肃南县祁丰乡	213	0	57	0	156	0	129	0

续表 11-35

年代	监测地区	动物检验						媒介检验	
		合计		旱獭		其他动物			
		检验数	阳性数	检验数	阳性数	检验数	阳性数	组数	阳性数
2015	肃南县祁丰乡	124	2	122	2	2	0	181	0
2016	肃南县祁丰乡	105	3	105	2	0	0	54	1
2017	肃南县祁丰乡	103	1	103	1	0	0	83	0
2018	肃南县祁丰乡	113	2	111	2	2	0	79	0
合计		7445	17	5264	15	2181	0	2370	2

1.2.2 血清学监测

1982~2018 年，血清学用鼠疫正相间接血凝方法（IHA）共检测各种动物血清 1877 份，结果 F_1 抗体阳性 1 份；其中检测旱獭1211 只，阳性 1 份，检测犬血清 262 份，结果均为阴性。血清学用鼠疫反相间接血凝方法（RIHA）共检测各种动物血清 404 份，F_1 抗原阳性 22 份。详见表 11–36。

表 11–36 1982~2018 年嘉峪关市鼠疫血清学监测结果

年代	监测地区	IHA						RIHA	
		小计		旱獭		犬血清		检验数	阳性数
		检测数	阳性数	血清数	阳性数	血清数	阳性数		
1976	肃南县祁丰乡	62	1	39	0	0	0	23	1
1982	肃南县祁丰乡	106	2	56	0	0	0	50	2
1983	肃南县祁丰乡	25	0	4	0	0	0	21	0
1992	肃南县祁丰乡	13	0	13	0	0	0	0	0
1996	肃南县祁丰乡	8	0	8	0	0	0	0	0
1997	肃南县祁丰乡	73	1	49	0	1	0	23	1
1998	肃南县祁丰乡	70	0	61	0	9	0	0	0
1999	肃南县祁丰乡	70	0	65	0	5	0	0	0
2000	肃南县祁丰乡	44	0	40	0	4	0	0	0
2001	肃南县祁丰乡	65	0	61	0	4	0	0	0
2002	肃南县祁丰乡	22	0	22	0	0	0	0	0
2003	肃南县祁丰乡	16	0	16	0	0	0	0	0
2004	肃南县祁丰乡	22	0	22	0	0	0	0	0
2005	肃南县祁丰乡	22	0	22	0	0	0	0	0
2006	肃南县祁丰乡	55	0	33	0	22	0	0	0
2007	肃南县祁丰乡	32	0	12	0	20	0	0	0
2008	肃南县祁丰乡	58	0	38	0	20	0	0	0

续表 11-36

年代	监测地区	IHA						RIHA	
		小计		旱獭		犬血清			
		检测数	阳性数	血清数	阳性数	血清数	阳性数	检验数	阳性数
2009	肃南县祁丰乡	74	2	31	0	14	0	29	2
2010	肃南县祁丰乡	73	1	35	0	17	0	21	1
2011	肃南县祁丰乡	64	1	35	0	6	0	23	1
2012	肃南县祁丰乡	101	2	44	0	20	0	37	2
2013	肃南县祁丰乡	104	3	43	0	20	0	41	3
2014	肃南县祁丰乡	186	1	49	0	20	0	117	1
2015	肃南县祁丰乡	142	2	118	0	20	0	4	2
2016	肃南县祁丰乡	118	3	93	1	20	0	5	2
2017	肃南县祁丰乡	121	1	98	0	20	0	3	1
2018	肃南县祁丰乡	131	3	104	0	20	0	7	3
合计		1877	23	1211	1	262	0	404	22

1.2.3 宿主动物监测

1.2.3.1 旱獭数量调查

1981~2018 年，嘉峪关市用路线法共调查面积 15 985hm²，旱獭 24 982 匹，平均密度为 1.26 只/hm²。其中 1986 年旱獭数量最高，为 5.43 只/hm²，2012 年和 2014 年最低为 0.002 只/hm²。1982~1999 年旱獭数量均大于 1 只/hm²，2000~2018 年旱獭数量均小于 1 只/hm²。详见表 11-37。

表 11-37　1981~2018 年嘉峪关市旱獭数量监测

年份	监测地区	调查面积（hm²）	见獭数（只）	密度（只/hm²）
1981	肃南县祁丰乡	30	24	0.80
1982	肃南县祁丰乡	43	182	4.23
1983	肃南县祁丰乡	500	1500	3.0
1984	肃南县祁丰乡	39	202	5.20
1986	肃南县祁丰乡	400	2172	5.43
1987	肃南县祁丰乡	5700	19950	3.50
1988	肃南县祁丰乡			2.81
1990	肃南县祁丰乡			1.69
1991	肃南县祁丰乡			3.05

续表 11-37

年份	监测地区	调查面积（hm²）	见獭数（只）	密度（只/hm²）
1992	肃南县祁丰乡			2.11
1993	肃南县祁丰乡			1.57
1997	肃南县祁丰乡			1.49
1998	肃南县祁丰乡			1.38
1999	肃南县祁丰乡			1.09
2000	肃南县祁丰乡			0.83
2001	肃南县祁丰乡	385	154	0.40
2002	肃南县祁丰乡	308	154	0.50
2003	肃南县祁丰乡	367	154	0.42
2004	肃南县祁丰乡	432	151	0.35
2005	肃南县祁丰乡	500	175	0.35
2006	肃南县祁丰乡	10	2	0.20
2007	肃南县祁丰乡	8	1	0.12
2008	肃南县祁丰乡	10	1	0.13
2009	肃南县祁丰乡	10	2	0.20
2010	肃南县祁丰乡	1000	2	0.13
2011	肃南县祁丰乡	115	2	0.02
2012	肃南县祁丰乡	1500	3	0.002
2013	肃南县祁丰乡	1530	5	0.003
2014	肃南县祁丰乡	1500	3	0.002
2015	肃南县祁丰乡	400	18	0.04
2016	肃南县祁丰乡	400	15	0.04
2017	肃南县祁丰乡	400	8	0.02
2018	肃南县祁丰乡	400	12	0.03
合计		15985	24892	1.26

1.2.3.2 小型鼠数量调查

1997~2018 年，嘉峪关市用 5m 夹线法，布放鼠夹 33 800 夹次，捕获鼠类 9 种 2546 只，捕获率为 7.53%，其中五趾跳鼠 368 只，占 14.45%；小家鼠 341 只，占 13.39%；灰仓鼠 795 只，占 31.23%；长爪沙鼠 260 只，占 10.21%；达乌尔鼠兔 211 只，占 8.29%；长尾仓鼠 238 只，占 9.35%；三趾跳鼠 193 只，占 7.58%；沙土鼠 42 只，占 1.65%；子午沙鼠 20 只，占 0.79。表 11–38。

表 11–38　1997~2018 年嘉峪关市鼠疫疫源地内小型鼠数量调查

年代	布夹（笼）数	捕鼠数	捕获率（%）	灰仓鼠	长尾仓鼠	小家鼠	三趾跳鼠	五趾跳鼠	长爪沙鼠	达乌尔鼠兔	沙土鼠	子午沙鼠
1997	200	23	11.50	/	/	/	/	/	/	/	/	/
1998	600	29	4.83	/	/	/	/	/	/	/	/	/
1999	500	26	5.20	/	/	/	/	/	/	/	/	/
2001	500	48	9.60	8	8	8	1	3	7	2	11	0
2002	500	51	10.20	14	7	6	2	2	3	7	10	0
2003	500	57	11.40	13	8	7	1	2	6	8	12	0
2004	200	24	12.00	6	0	4	1	0	1	10	2	0
2005	200	24	12.00	5	2	3	1	0	1	8	4	0
2006	500	84	16.80	28	2	20	2	1	31	0	0	0
2007	500	69	13.80	28	25	12	3	1	0	0	0	0
2008	500	67	13.20	40	9	15	1	2	0	0	0	0
2009	500	46	9.20	9	3	7	2	3	8	3	0	11
2010	500	46	9.20	14	4	7	4	4	7	0	0	6
2011	500	44	8.80	16	3	1	7	3	3	9	0	2
2012	4100	290	7.07	127	3	28	19	47	31	31	3	1
2013	4000	301	7.52	134	25	31	14	57	13	27	0	0
2014	4000	283	7.08	113	1	47	18	57	32	15	0	0
2015	4000	227	5.68	84	1	37	16	43	35	11		
2016	3600	240	6.67	88	6	43	12	47	18	26		
2017	4000	333	8.33	68		43	67	64	52	39		
2018	3900	234	6.00		131	22	22	32	12	15		
合计	33800	2546	7.53	795	238	341	193	368	260	211	42	20

1.2.3.3.动物区系组成

该疫源地内调查发现啮齿动物6科10属16种，具体如下：

1）兔科　Leporidae

（1）兔属　Lepus

①灰尾兔　L. oiostolus

2）鼠兔科　Ochotonidae

（2）鼠兔属　Ochotona

②间颅鼠兔　O.cansus

③耳红鼠兔　O.erthotis

④高原鼠兔　O. curzonioe

3）跳鼠科　Dipodidae

（3）五趾跳鼠属　Allactaga

⑥五趾跳鼠　A.sibirca

（4）三趾跳鼠属　Dipus

⑦三趾跳鼠　D.sagitta

⑧长耳跳鼠属　Euc

4）仓鼠科　Cricetidae

（5）仓鼠属　Cricetulus

⑨长尾仓鼠　C. longicaudatus

⑩灰仓鼠　C. migratorius

（6）沙鼠属　Meriones

⑪子午沙鼠　M.meridianus

⑫柽柳沙鼠　Mtamariscnus

（7）大沙鼠属　Rhombomys

⑬大沙鼠　R.opimus

5）松鼠科　Sciuridae

（8）旱獭属　Marmota

⑭喜马拉雅旱獭　Marmota himalaya

6）鼠科　Muridae

（9）小家鼠属　Mus

⑮小家鼠　M.musculus

（10）家鼠属　Rattus

⑯褐家鼠　R.norvegicus

1.2.4 媒介监测

1.2.4.1 鼠体媒介调查

1982~2018年，共梳检旱獭6336只，染蚤獭3365匹，平均染蚤率为53.11%（3365/6336），其中1990年染蚤率最高为94.9%，1997年最低为10.83%；获蚤27 485匹，平均蚤指数为4.34，其中1997年最高，为17.7，2016年最低，为0.74。表11-39。

表11-39　1982~2018年嘉峪关市鼠疫疫源地内旱獭体外媒介监测结果

年份	监测地区	检獭数	染蚤獭数	染蚤率(%)	获蚤匹数	蚤指数
1982	肃南县祁丰乡	202	61	30.19	174	2.85
1984	肃南县祁丰乡	231	215	93.07	2637	12.26
1985	肃南县祁丰乡	301	282	93.68	2847	10.1
1986	肃南县祁丰乡	324	298	91.98	3546	10.94
1987	肃南县祁丰乡	304	277	91.12	2824	9.29
1988	肃南县祁丰乡	308	281	91.23	2142	7.62
1989	肃南县祁丰乡	315	289	91.75	2117	6.72
1990	肃南县祁丰乡	322	305	94.72	1984	6.55
1991	肃南县祁丰乡	318	207	65.02	1617	6.42
1992	肃南县祁丰乡	302	54	17.88	475	8.79
1993	肃南县祁丰乡	154	52	33.77	257	4.94
1997	肃南县祁丰乡	157	17	10.83	301	17.7
1998	肃南县祁丰乡	154	104	67.53	639	6.14
1999	肃南县祁丰乡	151	101	66.89	219	1.45
2001	肃南县祁丰乡	154	67	43.51	402	6
2002	肃南县祁丰乡	154	82	53.25	603	7.35
2003	肃南县祁丰乡	154	93	60.39	642	6.9
2004	肃南县祁丰乡	151	86	56.95	474	5.5
2005	肃南县祁丰乡	151	86	56.95	474	5.50
2006	肃南县祁丰乡	161	135	83.85	370	2.74
2007	肃南县祁丰乡	153	115	76.12	257	2.23
2008	肃南县祁丰乡	168	107	63.69	306	2.85
2009	肃南县祁丰乡	152	91	59.87	280	3.07
2010	肃南县祁丰乡	168	129	76.79	388	3
2011	肃南县祁丰乡	162	95	58.64	188	1.98
2012	肃南县祁丰乡	192	45	23.44	145	3.22

续表 11-39

年份	监测地区	检獭数	染蚤獭数	染蚤率(%)	获蚤匹数	蚤指数
2013	肃南县祁丰乡	224	70	31.25	240	3.43
2014	肃南县祁丰乡	211	69	32.70	201	2.91
2015	肃南县祁丰乡	124	35	28.23	272	7.77
2016	肃南县祁丰乡	101	18	17.82	75	0.74
2017	肃南县祁丰乡	100	26	26.00	192	1.92
2018	肃南县祁丰乡	113	27	23.89	197	1.74
合计		6336	3365	53.11	27485	4.34

1.2.4.2.洞干蚤

1982~2018 年，共探旱獭洞 9103 个，染蚤洞 1675 个，平均染蚤率 18.40%，其中 1991 年染蚤率最高，为 84.7%，2011 年最低，为 7.7%；获蚤 6246 匹，平均蚤指数为 0.69，其中 2002 年蚤指数最高，为 5.59，1987 年最低，为 0.10。表 11-40。

表 11-40　1982~2018 年嘉峪关市鼠疫疫源地内旱獭洞干蚤指数监测结果

年份	监测地区	探洞数	染蚤洞数	染蚤率(%)	获蚤匹数	蚤指数
1982	肃南县祁丰乡				78	
1983	肃南县祁丰乡					
1984	肃南县祁丰乡	201	58	28.86	67	0.33
1985	肃南县祁丰乡	250	74	29.60	98	0.39
1986	肃南县祁丰乡	75	21	28.00	108	1.44
1987	肃南县祁丰乡	750	202	26.93	78	0.10
1988	肃南县祁丰乡	200	54	27.00	47	0.24
1989	肃南县祁丰乡					
1990	肃南县祁丰乡	250	48	19.20	64	0.26
1991	肃南县祁丰乡	72	61	84.72	362	5.03
1992	肃南县祁丰乡	13	7	53.85	58	4.46
1993	肃南县祁丰乡	4	2	50.00	12	3.00
1997	肃南县祁丰乡	234	23	9.83	108	0.46
1999	肃南县祁丰乡	156	51	32.69	586	3.76
2001	肃南县祁丰乡	146	58	39.73	312	2.14
2002	肃南县祁丰乡	70	29	41.13	391	5.59

续表 11-40

年份	监测地区	探洞数	染蚤洞数	染蚤率(%)	获蚤匹数	蚤指数
2003	肃南县祁丰乡	66	28	42.40	118	1.79
2004	肃南县祁丰乡	52	28	53.85	46	2.14
2005	肃南县祁丰乡	52	28	53.85	46	0.88
2006	肃南县祁丰乡	500	112	22.40	439	0.88
2007	肃南县祁丰乡	500	90	18.00	209	0.42
2008	肃南县祁丰乡	500	61	12.20	220	0.44
2009	肃南县祁丰乡	500	70	14.00	239	0.48
2010	肃南县祁丰乡	512	62	12.11	241	0.47
2011	肃南县祁丰乡	500	38	7.60	106	0.21
2012	肃南县祁丰乡	500	65	13.00	230	0.46
2013	肃南县祁丰乡	500	73	14.60	356	0.71
2014	肃南县祁丰乡	500	103	20.60	459	0.92
2015	肃南县祁丰乡	500	62	12.40	378	0.76
2016	肃南县祁丰乡	500	47	9.40	176	0.35
2017	肃南县祁丰乡	500	58	11.60	331	0.66
2018	肃南县祁丰乡	500	62	12.40	283	0.57
合计		9103	1675	18.40	6246	0.69

1.2.4.3 媒介种类及数量

1985~2018 年，根据 23 年统计的调查数据显示，梳检旱獭共获媒介 6 种 18 466 匹，其中谢氏山蚤居多，为 8036 匹，占媒介种类构成的 43.52%；斧形盖蚤 5492 匹，占 29.74%；腹窦纤蚤深广亚种 2084 匹，占 11.29%；旱獭虱 818 匹，占 4.84%；草原硬蜱 1464 匹，占 7.93%；螨 572 匹，占 3.10%，表 11-41。

表 11-41 1985~2018 年嘉峪关市旱獭体外媒介种类调查结果

年份	斧形盖蚤	谢氏山蚤	腹窦纤蚤深广亚种	旱獭虱	草原硬蜱	螨	合计
1985	315	1846	784	0	0	0	2945
1986	24	2984	977	0	0	0	3985
1993	165	84	8	0	0	0	257
1997	226	115	26	0	29	13	409
1998	308	236	55	0	21	19	639
2001	284	206	9	45	112	58	714

续表 11-41

年份	斧形盖蚤	谢氏山蚤	腹窦纤蚤深广亚种	旱獭虱	草原硬蜱	螨	合计
2002	350	220	58	103	151	112	994
2003	198	169	37	132	120	104	760
2004	171	112	33	60	86	55	517
2005	169	119	32	72	76	116	584
2006	265	158	12	104	154	54	747
2007	144	87	6	59	116	31	443
2008	192	125	27	65	86	0	495
2009	185	123	9	46	156	0	519
2010	225	139	8	76	181	0	629
2011	105	94	3	24	68	0	294
2012	179	142	0	8	46	0	375
2013	308	238	0	19	31	0	596
2014	356	258	0	5	31	10	660
2015	394	256	0	0	0	0	650
2016	205	46	0	0	0	0	251
2017	365	158	0	0	0	0	523
2018	359	121	0	0	0	0	480
合计	5492	8036	2084	818	1464	572	18466

（王鼎盛　卿周刚）

2　肃南县马蹄乡、皇城镇片区（张掖市疾控中心监测区域）动物鼠疫

2.1 动物鼠疫

2.1.1 动物疫点及染疫动物

1961 年首次从张掖市肃南县康乐乡杨哥村扎科自毙旱獭体内分离出鼠疫菌，被确定为鼠疫自然疫源地。1961~2018 年，该疫源地内几乎持续（除个别年份外）有动物鼠疫流行，其中判定 64 个动物疫点，分布于马蹄乡、皇城镇 2 个乡镇 8 个行政村，发现染疫动物 2 种 ，即为喜马拉雅旱獭和灰尾兔。见表 11–42。

表 11-42　1975~2018 年肃南县西水鼠疫监测点动物检菌情况

年代	乡镇	行政村	疫点名称	动物名称	数量	判定日期
1975	马蹄	西水	正南沟红山子湾	喜马拉雅旱獭	1	8 月
小计					1	
1982	马蹄	西水	八一村大平顶	喜马拉雅旱獭	1	9.04
1982	马蹄	西水	八一村三八湾梁	喜马拉雅旱獭	1	9.07
1982	马蹄	西水	八一村大草滩	喜马拉雅旱獭	1	9.10
1982	马蹄	西水	八一村大平顶	喜马拉雅旱獭	1	9.10
1982	马蹄	西水	八一村头洞沟	喜马拉雅旱獭	1	9.10
1982	马蹄	西水	八一村卫干沟	喜马拉雅旱獭	1	9.10
1982	马蹄	西水	正南沟村热恰	喜马拉雅旱獭	1	9.13
1982	马蹄	西水	八一村头洞沟	喜马拉雅旱獭	1	9.12
1982	马蹄	西水	正南沟东川沟	喜马拉雅旱獭	1	8.12
1982	马蹄	西水	正南沟村红山子湾	喜马拉雅旱獭	1	6.11
1982	马蹄	西水	正南沟村红山子湾	喜马拉雅旱獭	1	6.19
1982	马蹄	西水	正南沟村大斜沟	喜马拉雅旱獭	1	7.02
1982	马蹄	西水	正南沟东川沟	喜马拉雅旱獭	1	7.19
1982	马蹄	西水	正南沟排山湾	喜马拉雅旱獭	1	8.01
1982	马蹄	西水	正南沟排山湾	喜马拉雅旱獭	1	8.12
1982	马蹄	西水	正南沟排山湾	喜马拉雅旱獭	1	8.19
1982	马蹄	西水	八一村卫干沟	喜马拉雅旱獭	1	8.23
1982	马蹄	西水	八一村灰条沟	喜马拉雅旱獭	1	8.23
1982	马蹄	西水	八一村灰条沟	喜马拉雅旱獭	1	9.04
小计					19	
1983	马蹄	西水	正南沟村四方石头沟	喜马拉雅旱獭	1	6.24
1983	马蹄	西水	正南沟村四方石头沟	喜马拉雅旱獭	1	6.27
1983	马蹄	西水	二夹皮村龙王沟	喜马拉雅旱獭	1	6.26
1983	马蹄	西水	二夹皮臭圈沟	喜马拉雅旱獭	1	7.26
1983	马蹄	西水	正南沟村东岔	喜马拉雅旱獭	1	7.26
1983	马蹄	西水	正南沟村西岔	喜马拉雅旱獭	1	7.26
小计					6	
1984	马蹄	西水	正南沟牛粪台子	喜马拉雅旱獭	1	6.24

续表 11-42

年代	乡镇	行政村	疫点名称	动物名称	数量	判定日期
1984	马蹄	西水	芭蕉湾村大义马龙康沟	喜马拉雅旱獭	1	6.24
1984	皇城	北极村	大石头沟	喜马拉雅旱獭	1	6.12
小计					3	
1985	马蹄	西水	正南沟黄草沟	喜马拉雅旱獭	1	6.07
1985	马蹄	西水	正南沟黄草沟	喜马拉雅旱獭	1	6.07
1985	马蹄	西水	八一村平顶角咚	喜马拉雅旱獭	1	6.07
1985	马蹄	西水	八一村平顶角咚	喜马拉雅旱獭	1	6.07
1985	马蹄	西水	八一村平顶角咚	喜马拉雅旱獭	1	6.07
1985	马蹄	西水	八一村大草滩	喜马拉雅旱獭	1	6.07
1985	马蹄	西水	正南沟黄草沟	喜马拉雅旱獭	1	6.07
小计					7	
1986	马蹄	西水	八一村草圈台	喜马拉雅旱獭	1	6 月
1986	马蹄	西水	八一村草圈台	喜马拉雅旱獭	1	6 月
1986	马蹄	西水	正南沟大斜沟	喜马拉雅旱獭	1	6 月
小计					3	
1987	马蹄	西水	楼庄子村大台	喜马拉雅旱獭	1	6 月
1987	马蹄	西水	楼庄子村大台	喜马拉雅旱獭	1	6 月
1987	马蹄	西水	楼庄子村大台	喜马拉雅旱獭	1	6 月
1987	马蹄	西水	正南沟村涝池湾	喜马拉雅旱獭	1	6 月
1987	马蹄	西水	正南沟黄草沟	喜马拉雅旱獭	1	6 月
1987	马蹄	西水	正南沟黄草沟	喜马拉雅旱獭	1	6 月
1987	马蹄	西水	二夹皮道后沟	喜马拉雅旱獭	1	6 月
小计					7	
1988	马蹄	西水	正南沟东黄草沟	喜马拉雅旱獭	1	7 月
1988	马蹄	西水	正南沟东黄草沟	喜马拉雅旱獭	1	7 月
1988	马蹄	西水	正南沟祁家沟	喜马拉雅旱獭	1	7 月
1988	民乐	洪水	上柴村	人尸(巴荣天)	1	8 月
小计					4	
1991	马蹄	西水	二夹皮西流水中岔	喜马拉雅旱獭	1	6.29
1991	马蹄	西水	二夹皮西流水三岔	喜马拉雅旱獭	1	7.18
1991	马蹄	西水	二夹皮石门二湾	喜马拉雅旱獭	1	7.18
1991	马蹄	西水	二夹皮马圈沟	喜马拉雅旱獭	1	7.18

续表 11-42

年代	乡镇	行政村	疫点名称	动物名称	数量	判定日期
1991	马蹄	西水	二夹皮三岔独疙瘩	喜马拉雅旱獭	1	7.22
小计					5	
1993	马蹄	西水	楼庄子小韭菜沟	喜马拉雅旱獭	1	6.24
1993	马蹄	西水	楼庄子韭菜沟脑	喜马拉雅旱獭	1	6.24
1993	马蹄	西水	八一村头洞沟	喜马拉雅旱獭	1	7.20
1993	马蹄	西水	八一村皮鞋沟	喜马拉雅旱獭	1	8.12
小计					4	
1995	马蹄	西水	二夹皮三岔	喜马拉雅旱獭	1	7.10
1995	马蹄	西水	二夹皮干沟	喜马拉雅旱獭	1	7.20
小计					2	
1996	马蹄	西水	二夹皮干沟	喜马拉雅旱獭	1	6.03
小计					1	
1998	马蹄	西水	二夹皮臭圈梁	喜马拉雅旱獭	1	9.06
1998	马蹄	西水	二夹皮西流水	人尸(才让)	1	9.04
小计					2	
1999	马蹄	西水	正南沟坟树沟	喜马拉雅旱獭	1	8月
小计					1	
2000	马蹄	西水	截获旱獭	喜马拉雅旱獭	1	5.08
2000	马蹄	西水	截获旱獭	喜马拉雅旱獭	1	5.08
2000	马蹄	西水	截获旱獭	喜马拉雅旱獭	1	5.08
2000	马蹄	西水	截获旱獭	喜马拉雅旱獭	1	5.08
2000	马蹄	西水	截获旱獭	喜马拉雅旱獭	1	5.08
2000	马蹄	西水	二夹皮下大湾	灰尾兔	1	7.08
2000	马蹄	西水	二夹皮下大湾	灰尾兔	1	7.08
2000	马蹄	西水	二夹皮夹勺湖	喜马拉雅旱獭	1	6.16
2000	马蹄	西水	二夹皮深槽湾	喜马拉雅旱獭	1	6.16
2000	马蹄	西水	二夹皮深槽湾	喜马拉雅旱獭	1	7.09
2000	马蹄	西水	正南沟黄草沟	喜马拉雅旱獭	1	7.09
小计					11	
2004	马蹄	西水	正南沟深沟	喜马拉雅旱獭	1	9.05
2004	马蹄	西水	正南沟深沟	喜马拉雅旱獭	1	9.05
2004	马蹄	西水	正南沟深沟	喜马拉雅旱獭	1	9.05

续表 11-42

年代	乡镇	行政村	疫点名称	动物名称	数量	判定日期
2004	马蹄	西水	正南沟深沟	喜马拉雅旱獭	1	9.08
2004	马蹄	西水	正南沟跳崖子	喜马拉雅旱獭	1	9.08
小计					5	
2005	马蹄	西水	正南沟长方台子	喜马拉雅旱獭	1	8.06
2005	马蹄	西水	正南沟南泥沟	喜马拉雅旱獭	1	8.11
2005	马蹄	西水	正南沟红山子湾	喜马拉雅旱獭	1	8.25
2005	马蹄	西水	正南沟深沟门	喜马拉雅旱獭	1	9.05
2005	马蹄	西水	二夹皮干沟	喜马拉雅旱獭	1	9.08
小计					5	
2006	马蹄	西水	二夹皮道后沟	喜马拉雅旱獭	1	9.08
2006	马蹄	西水	二夹皮道后沟	喜马拉雅旱獭	1	9.08
小计					2	
2007	马蹄	西水	正南沟跳崖子	喜马拉雅旱獭	1	6.12
2007	马蹄	西水	正南沟西沟滩	喜马拉雅旱獭	1	6.12
2007	马蹄	西水	二夹皮三岔	喜马拉雅旱獭	1	6.30
2007	马蹄	西水	正南沟西沟滩	喜马拉雅旱獭	1	6.30
2007	马蹄	西水	正南沟西沟滩	喜马拉雅旱獭	1	6.30
2007	马蹄	西水	正南沟深沟门	喜马拉雅旱獭	1	7.27
小计					6	
2008	马蹄	西水	二夹皮大干沟	喜马拉雅旱獭	1	6.30
2008	马蹄	西水	正南沟新塘凹	喜马拉雅旱獭	1	8.04
2008	马蹄	西水	正南沟西沟梁	喜马拉雅旱獭	1	8.27
小计					3	
2012	马蹄	西水	正南沟南泥沟	喜马拉雅旱獭	1	7.11
2012	马蹄	西水	八一村头滩	喜马拉雅旱獭	1	8.03
2012	马蹄	西水	正南沟深沟	喜马拉雅旱獭	1	8.13
2012	马蹄	西水	正南沟深沟	喜马拉雅旱獭	1	9.05
小计					4	
2014	马蹄	西水	二夹皮道后沟脑	喜马拉雅旱獭	1	6.21
2014	马蹄	西水	二夹皮道后沟脑	喜马拉雅旱獭	1	6.21
2014	马蹄	西水	楼庄子拉塔沟	喜马拉雅旱獭	1	8.01
2014	马蹄	西水	正南沟长方台子	喜马拉雅旱獭	1	7.17

续表 11-42

年代	乡镇	行政村	疫点名称	动物名称	数量	判定日期
2014	马蹄	西水	正南沟黄草沟	喜马拉雅旱獭	1	11.14
小计					5	
2015	马蹄	西水	正南沟村长方台子	喜马拉雅旱獭	1	6.29
小计					1	
2016	马蹄	西水	嘉卜斯村道后沟	喜马拉雅旱獭	1	6.29
2016	马蹄	西水	嘉卜斯村道后沟	喜马拉雅旱獭	1	7.20
小计					2	
2017	马蹄	西水	正南沟深沟门	喜马拉雅旱獭	1	6.19
2017	马蹄	西水	八一村大野口渣子沟	喜马拉雅旱獭	1	8.01
小计					2	
2018	马蹄	西水	八一村西水林场苗圃	喜马拉雅旱獭	1	8.01
2018	马蹄	西水	八一村渣子沟梁	喜马拉雅旱獭	1	8.20
小计					2	
合计					113	

2.1.2 染疫媒介

肃南西水从1982年开始监测工作（1974~1981年资料遗失），1982~2018年从旱獭体外及洞干寄生蚤体内分离出67株鼠疫菌，细菌学判定染疫媒介5种，分别为谢氏山蚤、斧形盖蚤、腹窦纤蚤、旱獭体虱、草原硬蜱。见表11-43。

表11-43 1982~2018年张掖市西水监测点调查染疫媒介种类及数量

年代	乡镇	疫点名称	媒介名称	寄主名称	检菌数	判定日期
1982	西水	红山子湾	斧形盖蚤	旱獭	1	6.11
1982	西水	东川沟	斧形盖蚤	旱獭	1	8.12
1982	西水	东川沟	谢氏山蚤	旱獭	1	8.12
1982	西水	东川沟	腹窦纤蚤	旱獭	1	8.15
1982	西水	大平顶	旱獭体虱	旱獭	1	9.04
1982	西水	热恰	斧形盖蚤	旱獭	1	9.13
1982	西水	热恰	旱獭体虱	旱獭	1	9.13
1983	西水	四方石头沟	谢氏山蚤	旱獭	1	6.24
1983	西水	四方石头沟	旱獭体虱	旱獭	1	6.24
1983	西水	龙王沟	腹窦纤蚤	旱獭	1	6.24
1984	皇城	北极大石头沟	斧形盖蚤	旱獭	1	6.29

续表 11–43

年代	乡镇	疫点名称	媒介名称	寄主名称	检菌数	判定日期
1984	皇城	北极大石头沟	斧形盖蚤	旱獭	1	6.29
1985	西水	大草滩	谢氏山蚤	旱獭	1	6月
1985	西水	黄草沟	斧形盖蚤	旱獭	1	6月
1986	西水	大斜沟	腹窦纤蚤	旱獭	1	6月
1986	西水	草圈台	腹窦纤蚤	旱獭	1	6月
1986	西水	草圈台	腹窦纤蚤	旱獭	1	6月
1987	西水	黄草沟	谢氏山蚤	旱獭	1	6月
1987	西水	黄草沟	斧形盖蚤	洞干	1	6月
1987	西水	直沟	斧形盖蚤	洞干	1	6月
1987	西水	直沟	斧形盖蚤	洞干	1	6月
1987	西水	直沟	斧形盖蚤	洞干	1	6月
1987	西水	东黄草沟	谢氏山蚤	旱獭	1	7月
1987	西水	楼庄子大台	斧形盖蚤	旱獭	1	7月
1987	西水	黄草沟	斧形盖蚤	旱獭	1	7月
1988	西水	黄草沟	斧形盖蚤	旱獭	1	8月
1988	西水	东黄草沟	斧形盖蚤	旱獭	1	5.31
1988	西水	祁家沟	斧形盖蚤	旱獭	1	6.10
1988	西水	祁家沟	斧形盖蚤	旱獭	1	7.26
1991	西水	西流水	斧形盖蚤	旱獭	1	8.15
1991	西水	西流水	草原硬蜱	旱獭	1	7月
1993	西水	小韭菜沟	斧形盖蚤	旱獭	1	6.21
1993	西水	小韭菜沟	谢氏山蚤	旱獭	1	6.23
1993	西水	小韭菜沟	草原硬蜱	旱獭	1	6.21
1996	西水	干沟	斧形盖蚤	旱獭	1	6.06
1996	西水	干沟	谢氏山蚤	旱獭	1	6.06
1999	西水	坟树沟	斧形盖蚤	旱獭	1	8月
2004	西水	深沟	草原硬蜱	旱獭	1	9.05
2004	西水	深沟	斧形盖蚤	旱獭	1	9.10
2004	西水	深沟	斧形盖蚤	旱獭	1	9.10
2004	西水	深沟	斧形盖蚤	旱獭	1	9.10
2004	西水	深沟	旱獭体虱	旱獭	1	9.05
2005	西水	大斜沟	斧形盖蚤	旱獭	1	8.07

续表 11–43

年代	乡镇	疫点名称	媒介名称	寄主名称	检菌数	判定日期
2005	西水	滩头	草原硬蜱	旱獭	1	8.06
2005	西水	红山子湾	斧形盖蚤	旱獭	1	8.25
2005	西水	红山子湾	草原硬蜱	旱獭	1	8.06
2005	西水	干沟	斧形盖蚤	旱獭	1	9.08
2005	西水	干沟	腹窦纤蚤	旱獭	1	8.06
2005	西水	干沟	草原硬蜱	旱獭	1	8.06
2006	西水	道后沟	斧形盖蚤	旱獭	1	9.08
2007	西水	西沟滩	谢氏山蚤	旱獭	1	6.30
2007	西水	西沟滩	草原硬蜱	旱獭	1	6.12
2008	西水	新塘凹	斧形盖蚤	旱獭	1	8.04
2012	西水	南泥沟	草原硬蜱	旱獭	1	7.11
2012	西水	深沟	斧形盖蚤	旱獭	1	8.13
2012	西水	深沟	斧形盖蚤	旱獭	1	9.05
2014	西水	道后沟脑	斧形盖蚤	旱獭	1	6.21
2014	西水	道后沟脑	草原硬蜱	旱獭	1	6.21
2014	西水	拉塔沟	斧形盖蚤	旱獭	1	8.01
2015	西水	长方台子	草原硬蜱	旱獭	1	6.29
2016	西水	嘉卜斯村道后沟	斧形盖蚤	旱獭	1	6.29
2016	西水	嘉卜斯村道后沟	草原硬蜱	旱獭	1	6.29
2016	西水	嘉卜斯村道后沟	斧形盖蚤	旱獭	1	7.20
2016	西水	嘉卜斯村道后沟	谢氏山蚤	旱獭	1	7.20
2017	西水	正南沟深沟门	草原硬蜱	旱獭	1	6.19
2018	西水	八一村西水林场苗圃	斧形盖蚤	旱獭	1	8.04
2018	西水	八一村西水林场苗圃	草原硬蜱	旱獭	1	8.04
合计					67	

2.2 鼠疫监测

2.2.1 病原学监测

1961 年由原甘肃省 201 所在肃南县西水开展鼠疫疫源地调查， 1974~2018 年，张掖市疾控中心在张掖肃南县马蹄、皇城地区鼠疫病原学检测各种动物材料 19 982 份，分离鼠疫菌 184 株，总检菌率为 0.92%。其中检测旱獭材料 9596 份，分离鼠疫菌 114 株，旱獭检菌率为 1.19%；其它动物 14 只，从灰尾兔分离鼠疫菌 2 株，另外从人尸体分离出鼠疫菌 2 株；检测媒介 10 372 组，分离鼠疫菌 68 株，媒介检菌率 0.66%。见表 11-44。

表 11-44　1974~2018 年张掖西水监测点鼠疫病原学调查结果

年代	监测地区	动物检验						媒介检验	
		合计		旱獭		其他动物			
		检验数	阳性数	检验数	阳性数	检验数	阳性数	检验数组	阳性数组
1974	肃南西水	639	1	363	1	0	0	276	0
1975	肃南西水	634	1	348	1			286	0
1976	肃南西水	845	1	480	0			365	1
1977	肃南西水	854	0	478	0			376	0
1978	肃南西水	800	0	436	0			364	0
1979	肃南西水	1003	0	556	0			447	0
1980	肃南西水	935	0	506	0			429	0
1981	肃南西水	0	0	0	0			0	0
1982	肃南西水	540	26	235	19			305	7
1983	肃南西水	665	9	234	6			431	3
1984	肃南西水	436	5	169	3			267	2
1985	肃南西水	461	9	238	6			223	3
1986	肃南西水	412	6	206	3			206	3
1987	肃南西水	567	15	269	7			298	8
1988	肃南西水	567	7	255	3			312	4
1989	肃南西水	567	0	181	0	2	0	384	0
1990	肃南西水	514	0	280	0	3	0	231	0
1991	肃南西水	832	7	340	5			492	2
1992	肃南西水	320	0	150	0			170	0
1993	肃南西水	509	7	256	4			253	3
1994	肃南西水	206	0	121	0	2	0	83	0
1995	肃南西水	244	2	134	2			111	0
1996	肃南西水	301	3	138	1			163	2
1997	肃南西水	282	0	119	0			163	0
1998	肃南西水	165	2	87	2			78	0
1999	肃南西水	108	2	36	1			72	1
2000	肃南西水	304	11	238	9	3	2	63	0

续表 11-44

年代	监测地区	动物检验						媒介检验	
		合计		旱獭		其他动物			
		检验数	阳性数	检验数	阳性数	检验数	阳性数	检验数组	阳性数组
2001	肃南西水	162	0	74	0			88	0
2002	肃南西水	192	0	89	0			103	0
2003	肃南西水	57	0	43	0	2	0	22	0
2004	肃南西水	210	10	94	5			116	5
2005	肃南西水	476	12	187	5			289	7
2006	肃南西水	439	3	198	2			241	1
2007	肃南西水	374	8	176	6			198	2
2008	肃南西水	374	4	195	3			179	1
2009	肃南西水	404	0	173	0	0	0	231	0
2010	肃南西水	404	0	168	0			236	0
2011	肃南西水	433	0	179	0	0	0	254	0
2012	肃南西水	411	7	176	4			235	3
2013	肃南西水	439	0	161	0			278	0
2014	肃南西水	382	8	169	5			213	3
2015	肃南西水	379	2	171	1	1	0	207	1
2016	肃南西水	387	6	177	2			210	4
2017	肃南西水	383	3	166	2			217	1
2018	肃南西水	385	4	168	2			217	2
合计		19982	184	9596	114	14	2	10372	68

2.2.2 血清学监测

1974~2018年，血清学（IHA）共检测旱獭和犬血清9528份，阳性355份。其中包括正相间接血凝试验检测8519份，反相间接血凝试验检测1009份。其中旱獭血清7577份，F_1抗体阳性225份，阳性率2.96 %；犬血清992份，阳性血清29份，阳性率2.92%。

血清学（RIHA）共检测各种材料1009份，F_1抗原阳性110份，阳性率10.90%。见表11–45。

表 11-45　1974~2018 年张掖西水监测点鼠疫血清学监测结果

		正相血凝检验(IHA)							
		合计		旱獭		犬		反相血凝检验(RIHA)	
年代	监测地区	血清数	阳性数	血清数	阳性数	血清数	阳性数	血清数	阳性数
1974	西水	373	5	318	4	16	0	39	1
1975	西水	376	8	306	5	20	2	50	1
1976	西水	334	3	317	2	0	0	17	1
1977	皇城	326	0	321	0	0	0	25	0
1978	西水	360	0	336	0	0	0	24	0
1979	西水	431	0	398	0	0	0	33	0
1980	西水	443	5	406	5	0	0	37	0
1981	西水	0	0	0	0	0	0	0	0
1982	西水	293	34	236	12	23	3	34	19
1983	西水	246	21	200	11	20	1	26	9
1984	西水	174	4	155	2	0	0	19	2
1985	西水	224	22	202	15	0	0	22	7
1986	西水	244	16	190	9	30	4	24	3
1987	西水	264	25	216	16	20	2	28	7
1988	西水	269	24	225	20	25	1	19	3
1989	西水	235	13	180	9	35	4	20	0
1990	西水	298	2	240	2	35	0	23	0
1991	西水	295	22	262	17	0	0	33	5
1992	西水	181	0	130	0	20	0	31	0
1993	西水	218	12	180	6	20	2	18	4
1994	西水	85	8	67	8	0	0	18	0
1995	西水	126	10	103	8	0	0	23	2
1996	西水	150	5	105	3	20	1	25	1
1997	西水	88	3	62	3	0	0	26	0
1998	西水	70	1	57	0	0	0	13	1
1999	西水	51	1	33	0	0	0	18	1
2000	西水	272	17	225	9	20	2	27	6
2001	西水	59	0	27	0	0	0	32	0
2002	西水	44	0	27	3	0	0	17	0
2003	西水	71	3	54	3	0	0	17	0

续表 11-45

年代	监测地区	正相血凝检验(IHA) 合计 血清数	阳性数	旱獭 血清数	阳性数	犬 血清数	阳性数	反相血凝检验(RIHA) 血清数	阳性数
2004	西水皇城	87	7	60	2	0	0	27	5
2005	西水皇城	199	25	137	19	32	1	30	5
2006	西水皇城	219	8	141	4	53	2	25	2
2007	西水皇城	207	23	135	15	50	2	22	6
2008	西水皇城	217	4	145	1	50	0	22	3
2009	西水皇城	208	1	138	1	50	0	20	0
2010	西水皇城	182	2	125	2	51	0	16	0
2011	西水皇城	205	1	133	1	52	0	20	0
2012	西水皇城	202	6	134	2	50	0	18	4
2013	西水皇城	189	4	129	2	50	2	10	0
2014	西水皇城	183	7	122	2	50	0	11	5
2015	西水皇城	173	0	123	0	50	0	16	1
2016	西水皇城	216	0	166	0	50	0	11	2
2017	西水皇城	205	0	155	0	50	0	11	2
2018	西水皇城	206	0	156	2	50	0	12	2
合计		9528	355	7577	225	992	29	1009	110

2.2.3 宿主动物监测

2.2.3.1 旱獭数量调查

1965~2008 年，采用定点目测法调查旱獭数量，调查旱獭面积 18 116hm²，见獭数 2528 只，平均旱獭密度 0.14 只/hm²，波动范围在 0.05~0.21 只/hm²。2009~2018 年，用路线法调查面积 10 600hm²，见獭数 1660 只，平均旱獭密度 0.16 只/hm²，波动范围在 0.06~0.21 只/hm²，见表 11-46。

表 11-46　1965~2018 年张掖西水监测点旱獭数量调查结果

年份	监测地区	定点目测（hm²）	见獭数（只）	密度（只/hm²）	路线法（hm²）	见獭数（只）	密度（只/hm²）
1965	马蹄西水	400	68	0.17			
1966	马蹄西水	400	72	0.18			
1967	马蹄西水	400	80	0.2			
1968	马蹄西水	400	76	0.19			
1969	马蹄西水	0	0	0			

续表 11-46

年份	监测地区	定点目测（hm²）	见獭数（只）	密度（只/hm²）	路线法（hm²）	见獭数（只）	密度（只/hm²）
1970	马蹄西水	500	82	0.16			
1971	马蹄西水	400	74	0.18			
1972	马蹄西水	800	148	0.19			
1973	马蹄西水	400	78	0.19			
1974	马蹄西水	400	65	0.16			
1975	马蹄西水	600	126	0.21			
1976	马蹄西水	800	168	0.21			
1977	马蹄西水	600	121	0.201			
1978	马蹄西水	800	164	0.205			
1979	马蹄西水	800	104	0.13			
1980	马蹄西水	800	96	0.12			
1981	马蹄西水	0	0	0			
1982	马蹄西水	400	31	0.077			
1983	马蹄西水	400	25	0.08			
1984	马蹄西水	500	36	0.072			
1985	马蹄西水	400	28	0.07			
1986	马蹄西水	400	38	0.095			
1987	马蹄西水	400	42	0.105			
1988	马蹄西水	400	48	0.12			
1989	马蹄西水	300	37	0.12			
1990	马蹄西水	300	35	0.12			
1991	马蹄西水	300	17	0.056			
1992	马蹄西水	200	19	0.095			
1993	马蹄西水	200	21	0.105			
1994	马蹄西水	300	22	0.073			
1995	马蹄西水	200	15	0.075			
1996	马蹄西水	100	13	0.13			
1997	马蹄西水	300	19	0.063			
1998	马蹄西水	500	59	0.12			
1999	马蹄西水	900	112	0.12			
2000	马蹄西水	1200	97	0.081			

续表 11–46

年份	监测地区	定点目测（hm²）	见獭数（只）	密度（只/hm²）	路线法（hm²）	见獭数（只）	密度（只/hm²）
2001	马蹄西水	200	17	0.085			
2002	马蹄西水	200	19	0.095			
2003	马蹄西水	200	21	0.105			
2004	西水皇城	200	22	0.11			
2005	西水皇城	100	15	0.15			
2006	西水皇城	100	13	0.13			
2007	西水皇城	458	85	0.19			
2008	西水皇城	458	100	0.22	300	19	0.063
小计		18116	2528	0.14			
2009	西水皇城				600	59	0.1
2010	西水皇城				1200	97	0.081
2011	西水皇城				800	83	0.104
2012	西水皇城				1200	164	0.14
2013	西水皇城				1200	179	0.15
2014	西水皇城				800	152	0.19
2015	西水皇城				1000	204	0.2
2016	西水皇城				1300	242	0.19
2017	西水皇城				1200	247	0.21
2018	西水皇城				1000	214	0.21
小计					10600	1660	0.16

2.2.3.2 小型鼠数量调查

1965~2018 年，采用 5m 夹线法，布鼠夹 74 300 夹次，共捕获 6 种鼠 2377 只，总平均捕获率 3.20。其中长尾仓鼠 1454 只，占 61.17%（1454/2377）；小家鼠 385 只，占 16.21%（385/2377）；藏鼠兔 294 只，占 12.37%（294/2377）；阿拉善黄鼠 192 只，占 8.08%（192/2377）；沙土鼠 26 只，占 1.09%；五趾跳鼠 26 只，占 1.09%。见表 11–47。

表 11–47　1965~2018 年张掖西水监测点小型鼠数量调查结果

年份	布夹（笼）数	捕鼠数	捕获率（%）	长尾仓鼠	小家鼠	藏鼠兔	阿拉善黄鼠	沙土鼠	五趾跳鼠
1965	1200	38	3.16	22	6	2	4	4	
1966	1200	46	3.83	32	3	8		3	

续表 11-47

年份	布夹（笼）数	捕鼠数	捕获率(%)	长尾仓鼠	小家鼠	藏鼠兔	阿拉善黄鼠	沙土鼠	五趾跳鼠
1967	1200	42	3.5	28	5	5	2	2	
1968	1600	56	3.5	38	10	3	3		2
1969	0	0	0	0	0	0	0	0	0
1970	1600	89	5.56	51	16	13	6	3	
1971	1600	78	4.88	48	15	4	6	3	2
1972	1400	73	5.21	47	13	10	3		
1973	1400	67	4.78	38	10	7	12		
1974	1200	48	4	28	12	4	4		
1975	1200	43	3.58	21	9	4	5	2	2
1976	1600	52	3.25	32	4	6	8	2	
1977	1600	50	3.12	28	10	6	6		
1978	1200	42	3.5	24	8	6	4		
1979	1000	32	3.2	16	6	7	3		
1980	1200	47	3.91	32	8	4	3		
1981	0	0	0	0	0	0	0		
1982	1000	28	2.8	13	8	5	2		
1983	1000	33	3.3	17	6	8	2		
1984	1000	38	3.8	19	11	6		2	
1985	1000	36	3.6	22	8	4			2
1986	800	35	4.3	26	4		3	2	
1987	900	27	3	18	4	5			
1988	700	25	3.5	15	6	4			
1989	700	23	3.2	17	3	3			
1990	500	36	7.2	19	10	7			
1991	1500	64	4.21	38	18	4	4		
1992	900	55	6.11	25	15	10	5		
1993	1000	38	3.83	18	11	6	3		
1994	300	16	5.33	10	2		4		
1995	600	21	3.5	15	3		3		
1996	600	13	2	7	2	1	3		

续表 11–47

年份	布夹（笼）数	捕鼠数	捕获率(%)	长尾仓鼠	小家鼠	藏鼠兔	阿拉善黄鼠	沙土鼠	五趾跳鼠
1997	500	12	2.4	8	2		2		
1998	500	23	4.6	11	6	3	3		
1999	300	17	5.67	9	6	2			
2000	500	22	4.4	11	9	2			
2001	1300	42	3.3	28	6	8			
2002	1200	20	1.6	12	3	3	2		
2003	1300	124	9.5	68	22	14	20		
2004	1300	30	2.3	18	2	2	8		
2005	1200	35	2.9	29	1	1	4		
2006	2600	65	2.5	53	3	5	4		
2007	2700	64	2.4	47	2	9	6		
2008	2700	54	2	37		5	4	3	5
2009	2500	60	2.4	34	1	5	7		13
2010	2600	68	2.6	50	2	12	4		
2011	2800	80	2.9	53	1	19	7		
2012	2600	52	2	35	10	5	2		
2013	2600	80	3.08	44	14	16	6		
2014	2400	54	2.25	36	7	7	4	0	0
2015	2400	56	2.33	29	16	6	5		
2016	2600	38	1.46	25	7	5	1		
2017	2600	42	1.62	24	9	7	2		
2018	2400	48	2	29	10	6	3		
合计	74300	2377	3.20	1454	385	294	192	26	26

2.2.4 媒介监测

2.2.4.1 旱獭体蚤调查

1965~2018 年，共梳检旱獭 13 338 只，染蚤獭 9329 匹，染蚤率 69.94%，染蚤率在 43.57%~91.95% 之间波动。其中 1998 年染蚤率最高，为 91.95%，1990 年最低，为 43.57%。共获蚤 85 247 匹，体蚤指数 6.39，蚤指数在 1.22~11.43 之间波动。其中 1965 年蚤指数最高，为 11.43，2000 年最低，为 1.22。见表 11–48。

表 11–48　1965~2018 年张掖市西水监测点旱獭体蚤数量调查结果

年代	监测地区	检鼠数	染蚤鼠数	染蚤率(%)	获蚤匹数	蚤指数
1965	肃南西水	425	358	84.23	4858	11.43
1966	肃南西水	446	361	80.94	3710	8.31
1967	肃南西水	639	505	79.02	4564	7.14
1968	肃南西水	592	445	75.10	5381	9.08
1969	肃南西水	0	0	0	0	0
1970	肃南西水	420	309	73.57	3233	7.69
1971	肃南西水	353	275	77.90	2521	7.14
1972	肃南西水	478	363	75.94	2655	5.55
1973	肃南西水	371	267	71.96	3636	9.8
1974	肃南西水	363	252	69.4	3025	8.33
1975	肃南西水	348	254	72.98	2350	6.76
1976	肃南西水	480	336	70.1	3850	8.02
1977	肃南西水	478	368	76.98	3633	7.6
1978	肃南西水	436	319	73.16	3841	8.8
1979	肃南西水	556	492	88.48	4258	7.66
1980	肃南西水	506	417	82.41	3896	7.69
1981	肃南西水	0	0	0	0	0
1982	肃南西水	235	213	90.63	2377	10.11
1983	肃南西水	234	159	67.94	1933	8.26
1984	肃南西水	169	130	76.92	1250	7.39
1985	肃南西水	238	136	57.14	1031	4.33
1986	肃南西水	206	120	58.25	1170	5.67
1987	肃南西水	269	146	54.27	799	2.97
1988	肃南西水	255	168	65.88	1551	6.08
1989	肃南西水	181	136	75.13	1396	7.71
1990	肃南西水	280	122	43.57	593	2.11
1991	肃南西水	345	232	67.24	1841	5.33
1992	肃南西水	150	85	56.66	1113	7.42
1993	肃南西水	256	145	56.64	2013	7.86
1994	肃南西水	121	64	52.89	376	3.11
1995	肃南西水	134	85	63.43	1103	8.23

续表 11-48

年代	监测地区	检鼠数	染蚤鼠数	染蚤率(%)	获蚤匹数	蚤指数
1996	肃南西水	138	85	61.59	830	6.01
1997	肃南西水	119	80	67.22	513	4.31
1998	肃南西水	87	80	91.95	215	2.47
1999	肃南西水	54	38	70.37	214	3.96
2000	肃南西水	261	118	45.21	320	1.22
2001	肃南西水	73	33	45.2	155	2.12
2002	肃南西水	84	37	44.04	224	2.66
2003	肃南西水	42	28	66.66	122	2.9
2004	西水皇城	94	56	59.57	376	4
2005	西水皇城	186	135	72.58	724	3.89
2006	西水皇城	178	96	53.93	431	2.42
2007	西水皇城	176	93	52.84	465	2.64
2008	西水皇城	173	112	64.73	706	4.08
2009	西水皇城	173	109	63	663	3.83
2010	西水皇城	168	112	66.66	837	4.98
2011	西水皇城	179	121	67.59	883	4.93
2012	西水皇城	176	127	72.16	760	4.31
2013	西水皇城	161	108	67.08	542	3.36
2014	西水皇城	169	115	68.04	469	2.78
2015	西水皇城	172	88	51.16	483	2.81
2016	西水皇城	177	106	59.89	465	2.63
2017	西水皇城	166	96	57.83	483	2.91
2018	西水皇城	168	94	55.95	410	2.44
合计		13338	9329	69.94	85247	6.39

2.2.4.2 洞干蚤调查

1965~2018 年，共探旱獭洞 37 786 个，染蚤洞 2303 个，平均洞干染蚤率 6.09 %，染蚤率在 0.58% ~15.4%之间波动，其中 1965 年最高，为 15.4%，1995 年最低，为 0.58%。获蚤 12 418 匹，平均洞干蚤指数 0.33，洞干蚤指数在 0.01~0.54，其中 1965 年最高，为 0.54，1999 年最低，为 0.01。见表 11–49。

表 11-49　1965~2018 年张掖市西水监测点旱獭洞干蚤数量调查结果

年份	检测地区	探洞数	染蚤洞数	染蚤率(%)	获蚤匹数	蚤指数
1965	肃南西水	1250	192	15.40	687	0.54
1966	肃南西水	1200	156	13.00	624	0.52
1967	肃南西水	500	40	8.00	240	0.48
1968	肃南西水	550	66	12.00	254	0.46
1969	肃南西水	0	0	0	0	0
1970	肃南西水	600	78	13.00	246	0.41
1971	肃南西水	600	47	7.83	228	0.38
1972	肃南西水	1200	107	8.91	576	0.48
1973	肃南西水	600	69	11.50	216	0.36
1974	肃南西水	580	49	8.44	259	0.44
1975	肃南西水	450	41	9.11	257	0.57
1976	肃南西水	600	58	9.66	252	0.42
1977	肃南西水	550	55	10.00	241	0.43
1978	肃南西水	800	76	9.50	368	0.46
1979	肃南西水	1600	89	5.60	981	0.61
1980	肃南西水	1500	93	9.30	763	0.51
1981	肃南西水	0	0	0	0	0
1982	肃南西水	1050	60	5.71	367	0.35
1983	肃南西水	1200	93	7.75	452	0.37
1984	肃南西水	1100	38	3.50	125	0.11
1985	肃南西水	1018	21	2.10	90	0.08
1986	肃南西水	600	9	1.50	87	0.19
1987	肃南西水	800	19	2.40	136	0.34
1988	肃南西水	900	38	4.20	316	0.28
1989	肃南西水	900	37	4.11	334	0.37
1990	肃南西水	800	7	0.87	89	0.11
1991	肃南西水	900	22	2.40	123	0.13
1992	肃南西水	900	8	0.90	55	0.06
1993	肃南西水	800	35	4.40	231	0.75
1994	肃南西水	800	10	1.25	141	0.05
1995	肃南西水	850	5	0.58	35	0.04

续表 11-49

年份	检测地区	探洞数	染蚤洞数	染蚤率(%)	获蚤匹数	蚤指数
1996	肃南西水	800	12	1.5	152	0.04
1997	肃南西水	900	15	1.66	52	0.04
1998	肃南西水	690	5	0.72	174	0.02
1999	肃南西水	500	5	1	15	0.01
2000	肃南西水	353	13	3.7	74	0.14
2001	肃南西水	500	25	5	93	0.18
2002	肃南西水	200	14	7	106	0.39
2003	肃南西水	300	11	3.7	20	0.07
2004	肃南西水	520	18	3.5	77	0.08
2005	肃南西水皇城	575	19	3.3	144	0.1
2006	肃南西水皇城	550	36	6.5	179	0.17
2007	肃南西水皇城	500	29	5.8	272	0.27
2008	肃南西水皇城	550	29	5.2	133	0.24
2009	肃南西水皇城	550	43	7.8	263	0.19
2010	肃南西水皇城	500	45	9	255	0.51
2011	肃南西水皇城	600	55	9.1	328	0.55
2012	肃南西水皇城	550	32	5.81	153	0.28
2013	肃南西水皇城	600	60	10	293	0.49
2014	肃南西水皇城	500	44	8.8	172	0.34
2015	肃南西水皇城	550	44	8.0	199	0.36
2016	肃南西水皇城	600	43	7.17	150	0.25
2017	肃南西水皇城	600	42	7.00	167	0.28
2018	肃南西水皇城	600	46	7.67	174	0.29
合计		37786	2303	6.09	12418	0.33

2.2.4.3 媒介种类及数量

1965~2018 年，肃南西水梳检获媒介 86 115 匹，经分类鉴定种类构成 5 种，其中斧形盖蚤最多，为 51 026 匹，占 59.26%；谢氏山蚤 5646 只，占 6.56 %；腹窦纤蚤 1644 只，占 1.91 %；草原硬蜱 27 785 只，占 32.27%；体虱 14 只，占 0.01%。见表 11-50。

表 11-50 1965~2018 年张掖市西水监测点媒介种类组成调查结果

年份	监测地区	斧形盖蚤	谢氏山蚤	腹窦纤蚤	草原硬蜱	体虱	合计
1965	肃南 西水	2891	491	117	1359		4858
1966	肃南 西水	2041	296	164	1209		3710
1967	肃南 西水	2464	365	0	1735		4564
1968	肃南 西水	3177	536	0	1668		5381
1969	肃南 西水	0	0	0	0		0
1970	肃南 西水	1939	288	161	845		3233
1971	肃南 西水	1588	228		705		2521
1972	肃南 西水	1486	204	67	895	3	2655
1973	肃南 西水	2108	218	183	1127		3636
1974	肃南 西水	1724	181	209	907	4	3025
1975	肃南 西水	1433	176	60	681		2350
1976	肃南 西水	2079	292	170	1309		3850
1977	肃南 西水	2143	217	111	1162		3633
1978	肃南 西水	2573	116	0	1152		3841
1979	肃南 西水	2895	86	0	1277		4258
1980	肃南 西水	2415	193	0	1285	3	3896
1981	肃南 西水	0	0	0	0	0	0
1982	肃南 西水	1378	62	41	896	0	2377
1983	肃南 西水	1235	269	22	407	0	1933
1984	肃南 西水	847	89	14	300	0	1250
1985	肃南 西水	587	47	27	370	0	1031
1986	肃南 西水	679	65	29	397	0	1170
1987	肃南 西水	463	99	1	236	0	799
1988	肃南 西水	841	99	2	609	0	1551
1989	肃南 西水	809	105	15	467	0	1396
1990	肃南 西水	373	15	5	200	0	593
1991	肃南 西水	1086	67	13	675	0	1841
1992	肃南 西水	627	60	8	418	0	1113
1993	肃南 西水	1248	98	23	644	0	2013
1994	肃南 西水	240	9	11	116	0	376
1995	肃南 西水	683	45	30	345	0	1103

续表 11-50

年份	监测地区	斧形盖蚤	谢氏山蚤	腹窦纤蚤	草原硬蜱	体虱	合计
1996	肃南 西水	481	28	7	314	0	830
1997	肃南 西水	267	25	6	215	0	513
1998	肃南 西水	136	16	5	58	0	215
1999	肃南 西水	141	4	4	65	0	214
2000	肃南 西水	192	24	5	99	0	320
2001	肃南 西水	93	15	4	43	0	155
2002	肃南 西水	144	4	0	76	0	224
2003	肃南 西水	64	4	0	54	0	122
2004	西水 皇城	235	22	6	111	2	376
2005	西水 皇城	456	29	13	226	0	724
2006	西水 皇城	260	39	0	132	0	431
2007	西水 皇城	279	17	0	169	0	465
2008	西水 皇城	483	31	0	191	1	706
2009	西水 皇城	372	44	0	247	0	663
2010	西水 皇城	491	29	0	316	1	837
2011	西水 皇城	521	92	0	270	0	883
2012	西水 皇城	420	35	2	303	0	760
2013	西水 皇城	282	44	0	216	0	542
2014	西水 皇城	379	18	13	231	0	641
2015	西水 皇城	334	20	27	307		688
2016	西水 皇城	311	9	24	271	0	615
2017	西水 皇城	327	34	18	271	0	650
2018	西水 皇城	306	47	27	204	0	584
合计		51026	5646	1644	27785	14	86115

（张掖市疾控中心　戎宾国　刘子洲　王鼎盛）

3　肃南康乐乡、大河乡（肃南县疾控中心监测区域）动物鼠疫

3.1 动物鼠疫

3.1.1 动物疫点及染疫动物

1961 年首次从肃南康乐乡杨哥村扎科自毙旱獭体内分离出鼠疫菌，被确定为青藏高原喜马拉雅旱獭鼠疫自然疫源地。1961~2018 年，肃南县在大河乡、康乐乡、祁丰乡（由嘉峪关市和肃南县分片区监

测）分离到鼠疫菌，共判定动物疫点46个，主要分布于3个乡镇12行政村，判定染疫动物1种，为喜马拉雅旱獭。表11–51。

表11–51　1961~2018年肃南县康乐乡、大河乡（肃南县监测区域）动物疫点及染疫动物

年代	乡镇	行政村	疫点名称	动物名称	数量	判定月份
1961	康乐	杨哥	扎科	喜马拉雅旱獭	4	6
小计					4	6
1965	大河	大岔	场部	喜马拉雅旱獭	1	7
	大河	大岔	长杆河	喜马拉雅旱獭	1	7
小计					2	7
1967	大河	大岔	黑藏上红沟	喜马拉雅旱獭	1	7
	大河	大岔	黑藏下红沟	喜马拉雅旱獭	1	7
	大河	大岔	黑藏梁	喜马拉雅旱獭	1	7
	康乐	杨哥	阿吉沟	喜马拉雅旱獭	1	7
小计					4	7
1971	康乐	大草滩	大边坡	喜马拉雅旱獭	1	7
小计					1	7
1973	大河	大岔	白泉章	喜马拉雅旱獭	2	6
小计					2	
1976	康乐	上游	孔岗木	喜马拉雅旱獭	1	6
小计					1	6
1983	大河	松木滩	马莲沟	喜马拉雅旱獭	3	6
小计					3	6
1984	大河	松木滩	月牙红沟	喜马拉雅旱獭	3	6
	康乐	红石窝	康沙沟	喜马拉雅旱獭	4	6
	大河	金畅河村	独杆子梁	喜马拉雅旱獭	2	7
小计					9	
1985	大河	松木滩	科博沟	喜马拉雅旱獭	5	6
1987	大河	松木滩	科博沟	喜马拉雅旱獭	3	7
1988	大河	松木滩	窄沟	喜马拉雅旱獭	3	7
1989	大河	天桥湾	天桥湾沟	喜马拉雅旱獭	2	7
1990	大河	雪泉	小黑大阪	喜马拉雅旱獭	1	7
1991	康乐	杨哥	红沟	喜马拉雅旱獭	2	6
	大河	东岭	西沟池子	喜马拉雅旱獭	2	6
小计					4	
1992	大河	鹿场	独杆子梁	喜马拉雅旱獭	8	8
小计					8	
1993	大河	松木滩	双岔子	喜马拉雅旱獭	9	7
小计					9	
1994	大河	松木滩	羊毛沟	喜马拉雅旱獭	3	7
	大河	大岔	白泉峡	喜马拉雅旱獭	1	7
小计					4	
1995	大河	松木滩	科博沟	喜马拉雅旱獭	2	6
小计					2	
1996	大河	雪泉	老虎沟	喜马拉雅旱獭	1	6
	大岔	杨哥	扎科	喜马拉雅旱獭	3	7

续表 11–51

年代	乡镇	行政村	疫点名称	动物名称	数量	判定月份
小计					4	
2001	大河	大岔	长杆头	喜马拉雅旱獭	1	6
	大河	松木滩	双岔子	喜马拉雅旱獭	1	6
小计					2	
2004	大河	松木滩	俄博湾	喜马拉雅旱獭	1	6
	大河	大岔	小白泉	喜马拉雅旱獭	1	7
小计					2	
2006	大河	鹿场	金滩沟	喜马拉雅旱獭	2	8
	大河	松木滩	九个泉	喜马拉雅旱獭	1	8
小计					3	
2007	大河	松木滩	青沟门	喜马拉雅旱獭	1	6
	大河	松木滩	双岔子	喜马拉雅旱獭	2	7
	大河	松木滩	羊毛沟	喜马拉雅旱獭	1	7
	祁丰	祁林	科斯湾	喜马拉雅旱獭	1	8
小计					5	
2008	大河	松木滩	双岔子	喜马拉雅旱獭	1	5
小计					1	
2012	大河	红湾	红庄子河	喜马拉雅旱獭	1	8
	大河	西岭	长沟	喜马拉雅旱獭	1	8
	大河	东岭	平松	喜马拉雅旱獭	1	9
小计					3	
2013	大河	红湾	红庄子河	喜马拉雅旱獭	1	8
小计					1	
2014	大河	西岭	漫滩河	喜马拉雅旱獭	2	6
小计					2	
2016	大河	红湾村	红庄子河	喜马拉雅旱獭	1	7
小计					1	
2017	大河	大滩村	白家湾	喜马拉雅旱獭	2	7
小计					2	2
2018	大河	西岭村	平松	喜马拉雅旱獭	2	7
合计					95	

3.1.2 染疫媒介

1983~2018 年，肃南县鼠防专业人员分别在 1983 年、1984 年、1985 年、1988 年、1989 年、1991 年、1995 年、1996 年、2001 年、2007 年、2016 年中，从旱獭体外媒介昆虫分离出鼠疫菌 31 株，细菌学判定染疫媒介 2 种，分别为斧形盖蚤和谢氏山蚤。表 11–52。

表 11–52　1983~2018 年间肃南县康乐乡、大河乡（肃南县监测区域）旱獭寄生蚤检菌时间分布结果

年代	乡镇	疫点名称	媒介名称	寄主名称	检菌数	判定月份
1983	大河	马莲沟	斧形盖蚤	旱獭	1	6
1984	大河	松木滩	斧形盖蚤	旱獭	4	6
1985	大河	松木滩	斧形盖蚤	旱獭	11	7
1988	大河	松木滩	斧形盖蚤	旱獭	5	6
1989	大河	马糜沟	谢氏山蚤	旱獭	2	7
1991	大河	松木滩	斧形盖蚤	旱獭	1	7
1995	大河	松木滩	斧形盖蚤	旱獭	3	6
1996	大河	松木滩	斧形盖蚤	旱獭	1	6
2001	大河	大岔	谢氏山蚤	旱獭	1	6
2007	大河	松木滩	斧形盖蚤	旱獭	1	6
2016	大河	红湾村红庄子河	斧形盖蚤	旱獭	1	7
合计	1	5	1	1	31	

3.1.3 动物血凝阳性分布

自 20 世纪 70 年代，血清学检测技术在鼠疫监测中应用，1977~2018 年，共检出 F_1 抗体阳性血清 102 份，其中旱獭血清 63 份，犬血清 39 份。阳性血清分布在肃南县皇城、大河和康乐 3 乡镇。年际分布来看，42 个年份中 17 年份检出阳性血清，表明该地区动物鼠疫除个别年份外，几乎不间断流行。见表 11–53。

表 11–53　1977~2018 年肃南县康乐、大河乡动物血清抗体阳性结果

年代	乡镇	疫点	合计	旱獭血清检验数	阳性数	犬血清检验数	阳性数
1977	皇城	马营	9	320	9		
1978	大河	大岔	12	234	12		
1979	大河	松木滩	18	373	18		
1980	大河	大岔	2	209	2		
1981	大河	大岔	1	207	1		
1985	大河	松木滩	2	224	2	20	0
1986	大河	松木滩	13	287	13		
1990	大河	松木滩	3	68	3		
1991	大河	松木滩	3	72	0	9	3
1992	大河	鹿场	2	199	0	60	2
1993	大河	松木滩	10	70	2	60	8
1994	大河	松木滩	12			60	12
1997	大河	松木滩	6			20	6
2005	大河	大岔	5	172	0	36	5
2008	大河	红湾	1	206	1	20	0
2009	大河	大岔	1	160	0	31	1
2013	康乐	大瓷窑	2	103	0	30	2
合计	3	6	102	2904	63	346	39

3.2 鼠疫监测

3.2.1 病原学监测

1961 年,原省地方病防治研究所（现省疾控中心）和张掖地区卫生防疫站（现张掖市疾控中心）在肃南县组队联合开展鼠疫疫源调查。从 20 世纪 80 年代肃南县疾控中心建立鼠疫监测点，开始独立开展鼠疫监测工作。截至 2018 年，共检验旱獭等各种动物材料 7505 只，分离鼠疫菌 97 株，检出率 1.33%。检验媒介 5333 组，分离鼠疫菌 31 株，检出率 0.58%。经过 58 年的连续监测，结果显示 30 个年份分离出鼠疫菌，再次证明该地区动物间鼠疫除个别年份外，几乎不间断流行，表明该块疫源地鼠疫流行一直处于活跃态势。见表 11–54。

表 11–54　1981~2018 年肃南县鼠疫病原学监测结果

年代	监测地区	动物检验				媒介检验	
		合计		旱獭			
		检验数	阳性数	检验数	阳性数	检验数组	阳性数组
1961	康乐	301	4	301	4		
1962	康乐大河	312	0	312	0	692	0
1965	康乐大河	625	2	625	2	353	0
1966	康乐大河	523	0	523	0	274	0
1967	康乐大河	16	4	16	4		
1971	康乐大河	291	1	291	1		
1973	康乐大河		2		2		
1976	康乐大河	16	1	16	1		
1977	康乐大河皇城	371	0	371	0		
1978	康乐大河皇城	259	0	259	0		
1979	康乐大河皇城祁丰	426	0	426	0		
1980	康乐大河皇城祁丰	218	0	218	0		
1981	康乐大河皇城祁丰	210	0	210	0		
1982	康乐大河皇城祁丰	164	0	164	0		
1983	康乐大河皇城祁丰	31	3	31	3	23	1
1984	康乐大河皇城祁丰	44	11	44	11	54	1
1985	康乐大河皇城祁丰	71	5	71	5	66	10
1986	康乐大河皇城祁丰	75	0	75	0	110	0
1987	康乐大河皇城祁丰	37	3	37	3	48	0
1988	康乐大河皇城祁丰	24	3	24	3	34	5
1989	康乐大河皇城祁丰	14	2	14	2	18	2
1990	康乐大河皇城祁丰	103	1	103	1	45	0
1991	康乐大河皇城祁丰	166	4	166	4	166	1
1992	康乐大河皇城祁丰	247	8	247	8	147	0
1993	康乐大河皇城祁丰	94	10	94	10	30	0
1994	康乐大河皇城祁丰	13	4	13	4	21	0
1995	康乐大河皇城祁丰	22	2	22	2	10	0

续表 11-54

年代	监测地区	动物检验				媒介检验	
		合计		旱獭			
		检验数	阳性数	检验数	阳性数	检验数组	阳性数组
1996	康乐大河皇城祁丰	30	3	30	3	39	1
1997	康乐大河皇城祁丰	27	0	27	0	19	0
1998	康乐大河皇城祁丰	46	0	46	0	7	0
1999	康乐大河皇城祁丰	22	0	22	0	14	0
2000	康乐大河皇城祁丰	23	0	23	0	19	0
2001	康乐大河皇城祁丰	23	2	23	2	20	1
2002	康乐大河皇城祁丰	22	0	22	0	19	0
2003	康乐大河皇城祁丰	29	0	29	0	0	0
2004	康乐大河皇城祁丰	42	2	42	2	24	0
2005	康乐大河皇城祁丰	223	0	223	0	55	0
2006	康乐大河祁丰	168	3	168	3	38	0
2007	康乐大河祁丰	165	5	165	5	54	1
2008	康乐大河祁丰	258	1	258	1	72	0
2009	康乐大河祁丰	184	0	184	0	87	0
2010	康乐大河祁丰	153	0	153	0	71	0
2011	康乐大河祁丰	141	0	141	0	68	0
2012	康乐大河祁丰	166	3	166	3	63	0
2013	康乐大河祁丰	136	1	136	1	70	0
2014	康乐大河祁丰	161	2	161	2	78	0
2015	康乐大河祁丰	173	0	173	0	80	0
2016	康乐大河祁丰	142	1	142	1	62	1
2017	康乐大河祁丰	139	2	139	2	73	0
2018	康乐大河祁丰	153	2	153	2	90	0
合计	3	7505	97	7505	97	3636	31

3.2.2 血清学监测

1977 开始用间接血凝方法进行监测，1977~2018 年，共检测动物血清 4763 份，阳性 102 份。其中旱獭血清 4260 份，F_1 抗体阳性 63 份，阳性率 1.48 %（63/4260），犬血清 503 份，阳性血清 39 份，阳性率 7.75%。反相血凝检测旱獭材料 954 份，F_1 抗原阳性 165 份，阳性率为 17.29%（165/954），见表 11–55。

表 11–55　1977~2018 年肃南县鼠疫血清学监测结果

年代	监测地区	正相血凝检验(IHA)						反相检验(RIHA)	
		合计		旱獭		犬			
		血清数	阳性数	血清数	阳性数	血清数	阳性数	检验数	阳性数
1977	大河康乐祁丰皇城	320	9	320	9				
1978	大河康乐祁丰皇城	237	12	237	12				
1979	大河康乐祁丰皇城	343	18	343	18				
1980	大河康乐祁丰皇城	209	2	209	2				
1981	大河康乐祁丰皇城	207	1	207	1				

续表 11-55

年代	监测地区	正相血凝检验(IHA)						反相检验(RIHA)	
		合计		旱獭		犬			
		血清数	阳性数	血清数	阳性数	血清数	阳性数	检验数	阳性数
1982	大河康乐祁丰								
1983	大河康乐祁丰								
1984	大河康乐祁丰								
1985	大河康乐祁丰	244	2	224	2	20	0	75	22
1986	大河康乐祁丰	304	13	287	13	17			
1987	大河康乐祁丰								
1988	大河康乐祁丰	68	0	68	0			16	10
1989	大河康乐祁丰							13	4
1990	大河康乐祁丰	68	3	68	3			11	4
1991	大河康乐祁丰	81	3	72	0	9	3	39	13
1992	大河康乐祁丰	259	2	199	0	60	2	39	11
1993	大河康乐祁丰	130	18	70	2	60	8	20	11
1994	大河康乐祁丰	60	12			60	12	13	5
1995	大河康乐祁丰							17	7
1996	大河康乐祁丰							30	6
1997	大河康乐祁丰	20	6			20	6	23	8
1998	大河康乐祁丰							46	9
1999	大河康乐祁丰							22	1
2000	大河康乐祁丰							23	4
2001	大河康乐祁丰							23	5
2002	大河康乐祁丰							22	4
2003	大河康乐祁丰							33	4
2004	大河康乐祁丰							42	5
2005	大河康乐祁丰	208	5	172	0	36	5	46	8
2006	大河康乐祁丰	142	0	122	0	20	0	48	4
2007	大河康乐祁丰	141	0	121	0	20	0	44	7
2008	大河康乐祁丰	226	1	206	1	20	0	26	1
2009	大河康乐祁丰	191	1	160	0	31	1	24	0
2010	大河康乐祁丰	160	0	140	0	20	0	13	0
2011	大河康乐祁丰	140	0	120	0	20	0	21	0
2012	大河康乐祁丰	140	0	120	0	20	0	46	4
2013	大河康乐祁丰	133	2	103	0	30	2	23	1
2014	大河康乐祁丰	152	0	132	0	20	0	29	2
2015	大河康乐祁丰	160	0	140	0	20	0	53	0
2016	大河康乐祁丰	140	0	140	0			22	1
2017	大河康乐祁丰	140	0	140	0			19	2
2018	大河康乐祁丰	140	0	140	0			33	2
合计		4763	102	4260	63	503	39	954	165

3.2.3 宿主动物监测

3.2.3.1 旱獭数量调查

1965~2018 年，有 35 个年份开展了旱獭数量调查，用定点目测法调查面积 5689hm²，见獭数 1701 只，平均旱獭密度 0.30 只/hm²，波动范围在 0.13~0.57 只/hm²；用路线法调查面积 4965hm²，见獭数 1337 只，平均旱獭密度 0.28 只/hm²，波动范围在 0.13~0.47 只/hm²。见表 11-56。

表 11-56　1984~2018 年肃南县旱獭数量监测调查结果

年份	监测地区	定点目测法			路线法		
		调查面积(hm²)	见獭数(只)	密度(只/hm²)	调查面积(hm²)	见獭数(只)	密度(只/hm²)
1965	大河康乐				150	26	0.17
197	大河康乐	400	16	0.04			
1979	大河康乐	400	17	0.04			
1980	大河康乐	400	18	0.04			
1982	大河康乐	20	1	0.05			
1984	大河康乐	21	12	0.57			
1985	大河康乐	100	13	0.13			
1986	大河康乐	100	14	0.14			
1988	大河康乐	20	6	0.3			
1989	大河康乐	44	11	0.25			
1990	大河康乐	44	14	0.31			
1991	大河康乐	40	13	0.32			
1992	大河康乐	200	100	0.50	70	29	0.41
1993	大河康乐	200	106	0.53	70	30	0.43
1994	大河康乐	200	113	0.57	90	31	0.34
1995	大河康乐	200	96	0.48	90	36	0.4
1996	大河康乐	100	45	0.45	45	16	0.36
1997	大河康乐	200	70	0.35	100	47	0.47
1998	大河康乐	200	62	0.31	100	39	0.39
1999	大河康乐	200	58	0.29	100	35	0.35
2000	大河康乐	200	54	0.27	100	32	0.32
2001	大河康乐	200	81	0.41	100	31	0.31
2002	大河康乐	200	82	0.41	100	37	0.37
2003	大河康乐	200	78	0.39	100	37	0.37
2004	大河康乐	200	76	0.38	100	35	0.35
2005	大河康乐	200	81	0.41	100	34	0.34
2006	大河康乐	200	69	0.35	100	34	0.34
2007	大河康乐	200	72	0.36	100	45	0.45
2008	大河康乐	200	77	0.39	100	41	0.41
2009	大河康乐	200	78	0.39	100	42	0.42
2010	大河康乐	200	72	0.36	100	39	0.39
2011	大河康乐	200	53	0.27	100	38	0.38
2012	大河康乐	200	43	0.21	100	44	0.44

续表 11-56

年份	监测地区	定点目测法			路线法		
		调查面积(hm²)	见獭数(只)	密度(只/hm²)	调查面积(hm²)	见獭数(只)	密度(只/hm²)
2013	大河康乐				300	97	0.32
2014	大河康乐				300	77	0.26
2015	大河康乐				300	126	0.42
2016	大河康乐				300	51	0.17
2017	大河康乐				1050	141	0.13
2018	大河康乐				600	107	0.18
合计	2	5689	1701	0.30	4965	1337	0.28

3.2.3.2 小型鼠数量调查

2006~2018 年，采用 5m 夹笼法，布鼠夹 19 300 夹次，捕获 5 种 611 只。其中小家鼠 208 只，占 34.04 %；灰仓鼠 275 只，占 45 %；长尾仓鼠 119 只，占 19.48 %；五趾跳鼠 8 只，占 1.31%；藏鼠兔 1 只，占 0.16%。见表 11–57。

表 11–57　2006~2018 年肃南县（康乐、大河）小型鼠数量调查结果

年代	布夹数	捕鼠数	捕获率	小家鼠	灰仓鼠	长尾仓鼠	五趾跳鼠	藏鼠兔
2006	1500	67	4.46		36	31		
2007	1500	66	4.4	19	31	16		
2008	1500	67	4.46	15	37	11	4	
2009	1500	98	6.53	28	34	32	4	
2010	1500	54	3.6	22	24	8		
2011	1500	53	3.5	16	28	9		
2012	1500	35	2.3	8	19	8		
2013	1500	44	2.9	12	25	7		
2014	1600	30	1.9	10	14	6		
2015	1200	22	1.83	9	3	10		
2016	1500	19	1.26	6	8	4		1
2017	1500	27	0.018	8	15	4		
2018	1500	29	1.9	19	6	4		
合计	19300	611	3.16	208	275	119	8	1

3.2.4 媒介监测

3.2.4.1 獭体蚤调查

1979~2018 年，共梳检旱獭 4347 只，染蚤獭 1954 只，平均染蚤率 44.95%，染蚤率在 15%~81.8% 之间波动。其中 1979 年最高，为 81.8%，2005 年最低，为 15.3%。获蚤 18 554 匹，体蚤平均蚤指数为 4.27，蚤指数在 0.9~17.4 之间波动，其中 1989 年最高，为 17.4，2005 年最低，为 0.9。表 11–58。

表 11-58　1979~2018 年肃南县（大河、康乐乡）疫源地内旱獭体外寄生蚤调查结果

年代	监测地区	检獭数(只)	染蚤数(匹)	染蚤率(%)	获蚤数(匹)	蚤指数
1979	大河康乐	422	345	81.75	4464	7.15
1980	大河康乐	217	140	64.51	962	4.43
1981	大河康乐	210	139	66.19	991	4.71
1982	大河康乐	158	122	77.21	1360	8.60
1984	大河康乐	47	13	27.65	194	4.12
1985	大河康乐	71				
1986	大河康乐	271	158	58.30	1047	3.86
1988	大河康乐	82	38	46.34	303	3.69
1989	大河康乐	14			244	17.42
1990	大河康乐	103	50	48.54	950	9.22
1991	大河康乐	166	106	63.85	1208	7.28
1992	大河康乐	249	119	47.79	1890	7.59
1993	大河康乐	94	40	42.53	317	3.37
1994	大河康乐	13	5	38.46	47	3.62
1995	大河康乐	22	9	40.90	60	2.72
1996	大河康乐	30			348	11.60
1997	大河康乐	27	5	18.52	107	3.96
1998	大河康乐	46	16	34.78	148	3.22
1999	大河康乐	22	9	40.90	81	3.68
2000	大河康乐	23	7	30.43	76	3.30
2001	大河康乐	23	9	39.13	163	7.08
2002	大河康乐	22	9	40.90	147	6.68
2003	大河康乐	33	15	45.45	196	5.94
2004	大河康乐	42	16	38.09	161	3.83
2005	大河康乐	223	34	15.25	208	0.93
2006	大河康乐	170	40	23.52	266	1.56
2007	大河康乐	88	34	38.63	171	1.94
2008	大河康乐	134	50	37.31	273	2.03
2009	大河康乐	163	58	35.58	315	1.93
2010	大河康乐	106	32	30.19	148	1.39
2011	大河康乐	123	33	26.83	181	1.47
2012	大河康乐	117	37	31.62	168	1.43
2013	大河康乐	124	41	33.06	192	1.55
2014	大河康乐	150	44	29.33	249	1.66
2015	大河康乐	134	46	34.33	246	1.84
2016	大河康乐	129	40	31.00	178	1.37
2017	大河康乐	137	46	33.58	230	1.67
2018	大河康乐	142	49	34.50	265	1.87
合计	2	4347	1954	44.95	18554	4.27

3.2.4.2 洞干蚤调查

1981~2018 年，共探旱獭洞 23 930 个，染蚤洞 932 个，平均染蚤率 3.89%，染蚤率在 1.0%~16%之间波动，其中 1992 年洞干蚤染蚤率最高，为 16%，2000 年最低，为 1.0%。

探洞共获蚤 4842 匹，洞干蚤指数在 0.02~0.82 之间波动，其中 1992 年洞干蚤指数最高，为 0.82，1996 年最低，为 0.02。表 11–59。

表 11–59　1981~2018 年肃南县（大河、康乐）疫源地内旱獭洞干蚤数量调查结果

年代	监测地区	探洞数	染蚤洞数	染蚤率(%)	获蚤数	蚤指数
1981	大河康乐	500			21	0.04
1982	大河				269	
1985	大河康乐	1330	42	3.15	524	0.39
1987	大河康乐	1000	67	6.70	434	0.43
1988	大河康乐	500			216	0.43
1990	大河康乐	600			272	0.45
1991	大河康乐	500	35	7.00	260	0.52
1992	大河康乐	1000	160	16.00	820	0.82
1993	大河康乐	1000	38	3.80	70	0.07
1994	大河康乐	1000	29	2.90	54	0.05
1995	大河康乐	1000	23	2.30	32	0.03
1996	大河康乐	1000	60	6.00	18	0.02
1997	大河康乐	1000	46	4.60	254	0.25
1998	大河康乐	1000	29	2.90	142	0.14
1999	大河康乐	1000	31	3.10	147	0.15
2000	大河康乐	1000	10	1.00	44	0.04
2001	大河康乐	1000	28	2.80	69	0.07
2002	大河康乐	1000	24	2.40	79	0.08
2003	大河康乐	1000	26	2.60	89	0.09
2004	大河康乐	500	46	9.20	53	0.11
2005	大河康乐	500	25	5.00	99	0.20
2006	大河康乐	500	30	6.00	111	0.22
2007	大河康乐	500	28	5.60	180	0.36
2008	大河康乐	500	12	2.40	36	0.07
2009	大河康乐	500	16	3.20	41	0.08
2010	大河康乐	500	26	5.20	102	0.2
2011	大河康乐	500	19	3.80	66	0.13
2012	大河康乐	500	17	3.40	52	0.10
2013	大河康乐	500	13	2.60	39	0.08
2014	大河康乐	500	14	2.80	48	0.10
2015	大河康乐	500	9	1.80	42	0.08
2016	大河康乐	500	9	1.80	44	0.09
2017	大河康乐	500	8	1.60	45	0.09
2018	大河康乐	500	12	2.40	70	0.14
合计	2	23930	932	3.89	4842	0.20

3.2.4.3 媒介种类及数量

1980~2018 年，肃南县监测点共梳检获媒介 4 种 13 454 匹（不包括 1989 年、1996 年、1998 年的 5204 匹，因没分类），其中斧形盖蚤最多为 7204 匹，占媒介种类构成的 53.55%；谢氏山蚤 2467 匹，占 19.67 %；腹窦纤蚤 107 匹，占 0.79%；草原硬蜱 3496 匹，占 25.98%。表 11-60。

表 11-60　1980~2018 年肃南县（大河、康乐）疫源地内旱獭寄生蚤种类

年 份	斧形盖蚤	谢氏山蚤	腹窦纤蚤	草原硬蜱
1980	214	743	5	
1981	361	609	21	21
1982	1319	38	3	
1984	164	30		
1986	890	154	3	
1988	170	26	13	94
1989				
1990	550	26	6	
1991	364	92	12	
1992	1220	113	27	
1993	175	34	2	
1994	28			
1995	29	1		
1996				
1997	12	1		94
1998				
1999	8	2		71
2000	12	3		61
2001	62	54		47
2002	51	50		46
2003	49	58		89
2004	40	52		69
2005	141	51	1	15
2006	114	67		85
2007	78	33		60
2008	130	60	15	68
2009	157	21	9	128

续表 11-60

年 份	斧形盖蚤	谢氏山蚤	腹窦纤蚤	草原硬蜱
2010	45	36	2	65
2011	115	30		36
2012	95	18		55
2013	115	39		38
2014	131	39		79
2015	115	41		132
2016	64	32		126
2017	90	51		37
2018	96	43	9	187
合计	7204	2467	107	3496

3.2.4.4.蚤类区系组成

该县发现蚤类有 3 科 5 属 5 种。

1）多毛蚤科 Hystrichopsyllidae tiraboschi，1904

（1）新蚤属 Neopsyiia wagner

①阿巴盖新蚤 Neopsylla abagaitui ioff

纤蚤属 Rhadinopsylla

②腹窦纤蚤深广亚种 Rhadinopsylla li ventricosa loff et tiflov

2）角叶蚤科 Ceratophylloidea dampf，1908

（2）山蚤属 Oropsylla wagner et loff

③谢氏山蚤 Oropsylla silantiewi

（3）盖蚤属 Callopsylla wagner

④斧形盖蚤 Callopsylla dolabris

3）蚤科 Pulicidae stephens，1829

（4）蚤属 Pulicini billberg

⑤人蚤 Pulex irritans linnaeus

（戎宾国，展东辉，王鼎盛）

第五节　山丹县

山丹县隶属于张掖市，位于甘肃省西部河西走廊中段，地处东经 100°41′~101°42′，北纬 37°50′~39°03′。东靠永昌，西邻民乐，南以祁连山与青海省为界，北与内蒙古阿拉善右旗接壤，东南过西大河水库与肃南县皇城毗邻，西北与张掖市碱滩乡相连。2018 年，辖清泉镇、位奇镇、霍城镇、东乐乡、大马营乡、陈户乡、老军乡、李桥乡 8 个乡镇，115 个行政村，人口 20 万人（2018 年），面积 5402.43km²。山丹县境内祁连山耸立于南，焉支山雄踞于东，龙首山屏障于北，丘峦起伏，沟壑纵横。除山区外，县境南部、东部为冲洪积平原，中部为槽形地带的冲积平原，高山区为褶皱低山丘陵，东北龙首山南麓为波状地丘陵，北部红寺湖地区为封闭型沟谷平原，全境自东南向西北缓斜坡降。地处高原高寒地带，全境属大陆性高原高寒半湿润气候，具有寒冷、四季不分明、雨量集中、带有明显的垂直分带性的特点。冬季受西伯利亚冷气团影响，气候严寒干燥，降水稀少。夏季受太平洋副热带高压和印度洋暖湿气流影响，气候温凉，雨量集中。在海拔 2600~2850m 为寒冷半干旱区，在海拔 2850m~4933m 为高寒湿润区。地理区划属河西走廊（Ⅱ），属古北界中亚亚界、蒙新区西部荒漠亚区。

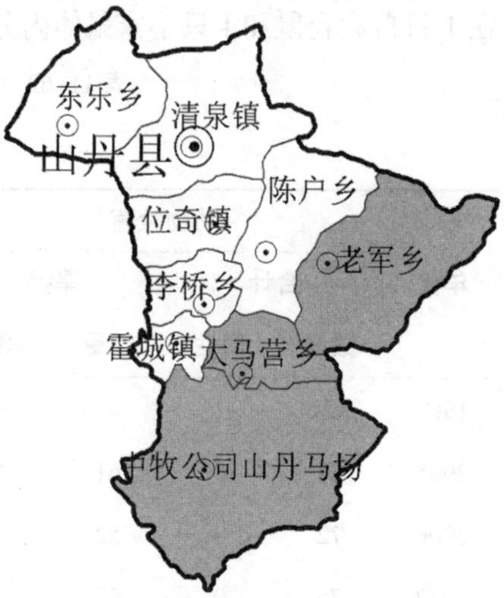

图 11–26　山丹县疫源分布图

一、疫源乡镇分布

山丹县于 1963 年从大马营乡的兰东沟灰仓鼠和小家鼠体内分别分离出鼠疫菌而被判定为青藏高原喜马拉雅旱獭鼠疫疫源地。该疫源地分布于老军乡、中牧马场、大马营乡 3 个乡场，有 32 个行政村，194 个自然村，疫源面积 986.13km²，占全县面积的 18.25%。疫源地区人口 36 205 人，占全县人口总数的 18.10%，表 11–61，图 11–26。

表 11–61　山丹县疫源乡镇分布

乡镇	行政村	自然村	人口数	疫源面积(km²)	村名
老军乡	10	37	7604	389	焦湾村、老军村、祝庄村、孙庄村、李泉村、潘庄村、郭泉村、羊虎沟村、硖口村、丰城村
中牧马场	5	43	17772	325.8	国营山丹农场、中牧公司山丹马场
大马营乡	17	114	10829	271.33	营村、磨湾村、新墩村、夹河村、圈沟村、窑坡村、双泉村、前山村、新泉村、楼庄村、城南村、花寨村、高湖村、上山湾村、上河村、中河村、下河村
3	32	194	36205	986.13	32

二、动物疫情概况

山丹县历史上无人间鼠疫记载。1957年11月，该县祁连公社下河西生产队社员钱某某到大马营滩挖旱獭发病，2日后死亡。死前鼻流出暗红色血液，颜面青紫，当时症状不清，未做尸检，可疑感染鼠疫而亡。

（一）病原学监测

1963~2004年监测数据遗失，现仅能统计到2005~2018年监测数据，此期间用细菌学方法检验动物935只，分离鼠疫菌2株；检验媒介993组，结果均为阴性。仅1963年9月5日于大马营滩的兰东沟，在1只自毙仓鼠和1只小家鼠体内分离到鼠疫菌。表11-62。

表11-62　2005~2018年山丹县疫源地鼠疫病原学调查结果

年代	动物检菌						媒介		阳性分布
	合计		旱獭		其他动物				
	数量	阳性	数量	阳性	数量	阳性	组数	阳性	
1963	2	2	0	0	2	2		0	大马营乡兰东沟仓鼠1、小家鼠1;
2005	81	0	61	0	20	0		0	
2006	72	0	52	0	20	0	33	0	
2007	75	0	55	0	20	0	50	0	
2008	76	0	56	0	20	0	80	0	
2009	63	0	63	0	0	0	47	0	
2010	76	0	56	0	20	0	42	0	
2011	73	0	53	0	20	0	42	0	
2012	53	0	53	0	0	0	77	0	
2013	57	0	57	0	0	0	113	0	
2014	51	0	51	0	0	0	105	0	
2015	50	0	50	0	0		96	0	
2016	50	0	50	0	0		77	0	
2017	44	0	44	0	0		101	0	
2018	50	0		0			130	0	
合计	935	2	803	0	82	2	993	0	

（二）血清学监测

2005~2018年，山丹县用间接血凝方法（IHA）检测动物血清1020份，其中旱獭血清768份，犬血清252份，结果均为阴性。见表11-63。

表 11-63　山丹县疫源地鼠疫血清学调查结果

年度	合计		旱獭血清		犬血清	
	数量	阳性	数量	阳性	数量	阳性
2005	81	0	61	0	20	0
2006	72	0	72	0		0
2007	75	0	55	0	20	0
2008	76	0	56	0	20	0
2009	81	0	61	0	20	0
2010	76	0	56	0	20	0
2011	73	0	53	0	20	0
2012	73	0	53	0	20	0
2013	77	0	57	0	20	0
2014	70	0	50	0	20	0
2015	70	0	50	0	20	0
2016	70	0	50	0	20	0
2017	56	0	44	0	12	0
2018	70	0	50	0	20	0
合计	1020	0	768	0	252	0

（三）染疫媒介

从 1963 年监测以来，山丹县从未在旱獭体外媒介昆虫分离出鼠疫菌。

（四）宿主动物监测

1.旱獭数量调查

2005~2018 年，山丹县鼠防专业人员用路线法调查旱獭数量，共调查面积 4120hm²，见獭数 853 只，平均旱獭密度 0.21 只/hm²，波动范围在 0.04~0.73 只/hm²。见表 11-64。

表 11-64　2005~2018 年山丹县疫源地旱獭数量调查结果

年份	调查区域	调查面积(hm²)	主要宿主数量(只)	平均密度(只/hm²)
2005	中牧马场一场	320	69	0.21
2006	焉支山	240	57	0.23
2007	中牧马场一场	320	56	0.18
2008	中牧马场一场	40	14	0.35
2009	中牧马场一场	300	63	0.21
2010	焉支山	200	42	0.21
2011	中牧马场一场	200	36	0.18

续表 11-64

年份	调查区域	调查面积(hm²)	主要宿主数量(只)	平均密度(只/hm²)
2012	中牧马场一场	200	44	0.22
2013	中牧马场一场	200	43	0.21
2014	中牧马场一场	200	54	0.22
2015	中牧马场一场	200	49	0.25
2016	中牧马场一场	200	146	0.73
2017	中牧马场一场	1000	159	0.16
2018	中牧马场一场	500	21	0.04
合计		4120	853	0.21

2.小型鼠数量调查

2005~2018 年，山丹县调查采用 5m 夹线法，布鼠夹 22 700 夹次，捕获 7 种 678 只小型鼠，总捕获率为 2.99%。其中小家鼠 220 只，占种类构成的 32.45 %；灰仓鼠 241 只，占 35.55 %；长尾仓鼠 141 只，占 20.80 %；五趾跳鼠 24 只，占 3.54%；藏鼠兔 23 只，占 3.39%；黑线仓鼠 24 只，占 3.54%；三趾跳鼠 1 只，占 0.15%。见表 11-65。

表 11-65　2005~2018 年山丹县疫源地内小型鼠数量调查结果

年份	布夹(笼)	捕鼠数(只)	捕获率(%)	小家鼠	灰仓鼠	长尾仓鼠	五趾跳鼠	三趾跳鼠	藏鼠兔	黑线仓鼠
2005	900	32	3.3	19	8	5				
2006	1500	67	4.46	36	31					
2007	1500	66	4.4	19	31	16				
2008	1500	67	4.46	15	37	11	4			
2009	1500	98	6.53	28	34	32	4			
2010	1500	54	3.6	22	24	8				
2011	1500	53	3.5	16	28	9				
2012	1500	35	2.3	8	19	8				
2013	1500	44	2.9	12	25	7				
2014	1500	25	1.67	4	4	13				
2015	1600	29	1.81	7				1	11	10
2016	2000	33	1.65	12		8	3		4	6
2017	2200	34	1.55	9		15	5		4	1
2018	2500	41	1.64	13		9	8		4	7
合计	22700	678	2.99	220	241	141	24	1	23	24

3.动物区系组成

山丹县自判定鼠疫自然疫源地以来，截至目前，在疫源地内调查共发现的啮齿动物主要有以下几种：

1）兔科 leporidac

（1）兔属 lepus

①灰尾兔 l.oiostolus

2）鼠兔科 Ochotonidae

（2）鼠兔属 ochotona

②西藏鼠兔 Ochotona thibetana

③高原鼠兔 Ochotona curzoniae

3）松树科 Sciaridac

（3）旱獭属 Marmota

④喜马拉雅旱獭 Marmota himalayana

⑤阿拉善黄鼠 Spermophilus alaschancus

4）仓鼠科 Cricetidae

（4）仓鼠属 Cricetulus

⑥灰仓鼠 Cricetulus migratorius

⑦长尾仓鼠 Cricetulus longicaudatua

⑧果线仓鼠 Cricetulus barabensis

5）跳鼠科 Dpodidae

（5）跳鼠属 Dipodidae

⑨五趾跳鼠 Allactaga sibirica

6）鼢鼠科 Myospalax

（6）鼢鼠属 M.baileyi

⑩中华鼢鼠 Myospalaxfontaniericansus

7）鼠科 Muridae

（7）鼠属 Rattus

⑪小家鼠 Mus musculus

（8）小沙鼠属 Meriones

⑫长爪沙鼠 Meriones unuiculatus

（9）田鼠属 Microtus

⑬普通田鼠 Microtus arvalis

该县发现的野生动物有马鹿、白唇鹿、狼、狐狸、獐、熊、猞猁、雪豹、青羊 、黄羊、野马、野驴、蓝马鸡、雪鸡、黄鼬等。

（五）媒介监测

1.獭体蚤调查

2005~2018 年，山丹县共梳检旱獭 750 只，染蚤獭 473 只，染蚤率 63.07%。染蚤率在 17.80%~78.00%之间变化。其中 2008 年染蚤率最低，为 17.80%，2018 年最高，为 78.00%；获蚤 1852 匹，平均蚤指数为 2.47，蚤指数在 1.51~4.07 范围波动，其中 2007 年蚤指数最低，为 1.51，2008 年最高，为 4.07。见表 11–66。

表 11-66　2005~2018 年山丹县疫源地内旱獭体蚤指数及染蚤率调查结果

年份	检獭数(只)	染蚤鼠数(只)	获蚤数(匹)	染蚤率(%)	平均蚤指数
2005	55	23	122	42.00	2.22
2006	52	26	96	50.00	1.84
2007	55	27	83	52.73	1.51
2008	56	41	228	17.80	4.07
2009	63	44	179	69.84	2.84
2010	56	37	121	66.07	2.16
2011	53	32	129	60.38	2.43
2012	53	28	81	52.83	1.53
2013	57	39	109	68.42	1.53
2014	51	35	161	68.63	3.61
2015	50	34	139	68.00	2.78
2016	50	36	139	68.00	2.78
2017	49	32	123	65.31	2.51
2018	50	39	142	78.00	2.84
合计	750	473	1852	63.07	2.47

2.洞干蚤调查

2005~2018 年，共探洞干 4200 洞，染蚤洞 437 个，染蚤率 10.40 %，获蚤 906 匹，洞干蚤指数 0.22。表 11-67。

表 11-67　2005~2018 年山丹县疫源地内旱獭洞干蚤数量调查结果

年份	探洞数量(个)	染蚤洞干(个)	洞干染蚤率(%)	获蚤数量(匹)	平均蚤指数
2005	300	13	4.09	33	0.11
2006	300	15	5.00	15	0.13
2007	300	17	5.67	45	0.15
2008	300	66	22.00	99	0.33
2009	300	25	8.33	42	0.14
2010	300	21	7.00	21	0.07
2011	300	24	8.00	40	0.13
2012	300	26	8.67	42	0.14

续表 11-67

年份	探洞数量(个)	染蚤洞干(个)	洞干染蚤率(%)	获蚤数量(匹)	平均蚤指数
2013	300	43	14.33	101	0.34
2014	300	41	13.60	83	0.27
2015	300	31	10.33	86	0.28
2016	300	31	10.33	86	0.28
2017	300	49	16.33	122	0.41
2018	300	35	11.67	91	0.30
合计	4200	437	10.40	906	0.22

3.媒介种类及数量

2005~2018 年，山丹县梳检旱獭获得其寄生媒介 3 种 3387 匹，其中斧形盖蚤最多，为 1773 匹，占 52.34%，谢氏山蚤 146 匹，占 4.31%；草原硬蜱占 43.34%，表 11-68。

表 11-68 2005~2018 年山丹县疫源地内旱獭体外寄生媒种类调查结果

年份	斧形盖蚤	谢氏山蚤	草原硬蜱
2005	196	1	137
2006	112	22	107
2007	97	30	118
2008	185	13	129
2009	215	9	141
2010	124	18	88
2011	84	12	73
2012	64	7	52
2013	96	8	42
2014	145	3	133
2015	116	11	119
2016	112	6	107
2017	115	9	113
2018	113	7	109
合计	1773	146	1468

(汪 杰，王鼎盛，徐大琴)

第六节 天祝藏族自治县

天祝藏族自治县（简称“天祝县”）隶属于武威市。地处河西走廊东端，属青藏高原东北边缘。地理位置在东经 102°07′~103°46′、北纬 36°31′~37°55′。南接永登县，东靠景泰县，北邻武威市和古浪县，西北与肃南县接壤，西与青海省的门源、互助、乐都县毗邻。目前，该县辖安远镇、哈溪镇、华藏寺镇、打柴沟镇、炭山岭镇、赛什斯镇、石门镇、松山镇、天堂镇、朵什乡、大红沟乡、东大滩乡、西大滩乡、赛拉隆乡、毛藏乡、东坪乡、祁连乡、旦马乡和抓喜秀龙乡，共 19 个乡镇 175 个行政村，14 个社区。人口为 20.66 万人，总面积 7178.05km^2。

一、地理区划

天祝县处于青藏高原、黄土高原和内蒙古高原的交汇地带，境内地势西北高，东南低，海拔在 2040~4874m。地貌以山地为主，位于县境中部的乌鞘岭横亘东西。境内气候以乌鞘岭为界，岭南属大陆性高原季风气候，岭北属温带大陆性半干旱气候。年均气温 8℃~4℃，气温垂直分布明显，小区域气候复杂多变，常有干旱、冰雹、洪涝、霜冻、风雪等自然灾害发生。河流分为石羊河水系（内陆）和黄河水系（外流）两大水系。黄河水系的主要河流有大通河、金强河、石门河等，石羊河水系的主要河流有毛藏河、哈溪河、南岔河、响水河、西大滩河等 17 条河流。

二、疫源乡镇分布

天祝县鼠疫疫源地于 1963 年通过从抓喜秀龙乡下白石头沟 1 只旱獭体内分离出鼠疫菌而判定。2005 年重新核定鼠疫疫源地范围，现全县 19 个乡镇均被划定为疫源地区，共有 14 个社区，175 个行政村，785 个自然村，疫源面积 5954.54km^2，占全县面积的 82.95%。天祝县分为 2 个监测区域，一是武威市疾控中心承担天祝西北部旦马、祁连一带鼠疫监测任务，二是天祝县疾控中心承担天祝中部和南部区域鼠疫监测任务。关于各点的监测结果将在后面逐一赘述。表 11-69，图 11-27。

表 11-69 天祝县疫源乡镇分布

乡镇	社区	行政村	自然村	人口数	疫源面积(km^2)	疫源村分布
安远	1	13	36	10249	206	安远社区、大泉头村、安远村、直沟村、柳树沟村、南泥湾村、兰泉村、乌鞘岭村、野狐湾村、极乐村、马家台村、黑河滩村、白塔村、河底村
抓喜秀龙	0	5	15	4588	459.2	永丰村、炭窑沟村、红疙瘩村、代干村、南泥沟村
祁连	0	5	50	5896	185	天山村、马场滩村、祁连村、岔山村、石大板村
旦马	0	7	29	3662	739.8	细水河村、横路村、细水村、大水村、康路村、白羊圈村、土塔村打柴沟社区、安门村、上河东村、下河东村、庙儿沟村、石板沟村、安家河村、铁腰村、打柴沟

续表 11-69

乡镇	社区	行政村	自然村	人口数	疫源面积(km^2)	疫源村分布
打柴沟	1	17	71	17536	400.61	村、大庄村、深沟村、金强驿村、石灰沟村、下十八村、火石沟村、友谊村、大湾村、多隆村
西大滩	0	9	47	12750	242.4	马莲沟村、西沟村、上泉村、西大滩村、白土台村、马场村、东泉村、土星村、坝堵村
朵什	0	10	65	13893	246.9	直岔村、南冲村、黑沟村、石沟村、旱泉沟村、窑洞湾村、煤场村、寺掌村、龙沟村、茶树沟村
哈溪	1	12	76	3807	509.8	哈溪镇社区、友爱村、团结村、西滩村、古城村、水泉村、双龙村、东滩村、河沿村、尖山村、前进村、长岭村、茶岗村
大红沟	0	9	52	11300	246.14	红沟寺村、马路村、大红沟村、东圈湾村、灰条沟村、东怀村、西顶村、下西顶村、大沟村
毛藏	0	4	13	1343	586.4	毛藏村、华山村、泉台村、大小台村
东大滩	0	8	21	3426	152.9	酸茨沟村、圈湾村、边坡沟村、东大滩村、华郎村、上圈湾村、下四村、水泉沟村
松山	1	15	45	13086	146	松山镇社区、阿岗湾村、中大沟村、芨芨滩村、石塘村、红石村、滩口村、松山村、鞍子山村、藏民村、达隆村、蕨麻村、黑马圈河村、满洲营村、塔墩子村、卧龙沟村、武威农场村
天堂	0	13	54	16422	301	天堂村、那威村、本康村、科拉村、菊花村、雪龙村、查干村、业土村、麻科村、朱岔村、保干村、大湾村、小科什旦村。
炭山岭	1	9	36	18342	356.5	炭山岭社区、塔窝村、拉卜子村、菜籽湾村、金沙村、上岗岭村、关朵村、阿沿沟村、四台沟村、炭山岭村
石门	1	8	22	8816	19.49	社区、维芨滩村、石门村、大塘村、马营坡村、岔岔洼村、石板湾村、宽沟村、火烧城村
赛什斯	1	11	64	13968	407	古城社区、先明峡村、拉干村、土城村、野狐川村、下古城村、麻渣塘村、阳洼村、克岔村、大滩村、上古城村、东大寺村
华藏寺	7	14	58	42429	570	路西社区、路东社区、中街社区、南街社区、华干路社区、华园台社区、四滩社区、红大村、红明村、阳山村、中庄村、南山村、华藏寺村、岔口驿村、栗家庄村、周家窑村、黄草村、野雉沟村、韭菜沟村、阳洼台村、柏林村
东坪	0	4	24	4766	26.4	扎帐村、大麦花村、先锋村、坪山村
赛拉隆	0	2	7	299	153	皮袋湾村、吐鲁村
19	14	175	785	206578	5954.54	

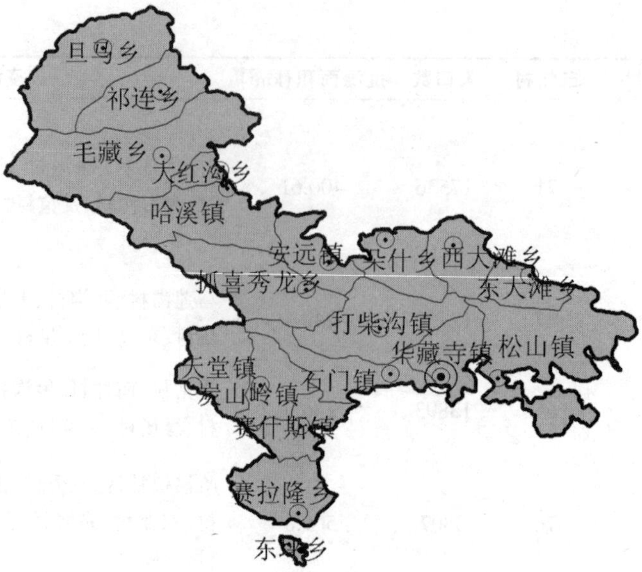

图 11-27 天祝县疫源乡镇分布

三、疫情概况

天祝县历史上无人间鼠疫记载。

自1963年在抓喜秀龙乡金强河捕获的1只活旱獭体内分离鼠疫菌至今，再未发生动物鼠疫。

（一）病原学监测

1963~2018年，用细菌学方法检验各种动物16 602只，其中旱獭16 384只，阳性1份；检验其他动物218只，未分离出鼠疫菌；检验媒介26 508组，结果未分离出鼠疫菌。表11-70。

（二）血清学监测

表 11-70 1963~2018年天祝县疫源地内鼠疫病原学调查结果

年度	监测区	动物检菌						媒介检菌		阳性分布
		合计		旱獭		其他动物		组数	阳性	
		数量	阳性	数量	阳性	数量	阳性			
1963	抓喜秀龙乡金强河	129	1	129	1			89	0	抓细秀龙乡金强河
1970	红疙瘩	729	0	729	0			1240	0	
1971	岔口驿华藏寺	2008	0	2008	0			2756	0	
1974	马场	524	0	524	0			287	0	
1976		203	0	203	0			1711	0	
1977	旦马	298	0	298	0			2196	0	
1980	柏林牧场	657	0	657	0			2971	0	
1985	金强河	616	0	616	0			96	0	
1986	祁连山北麓	634	0	634	0			634	0	
1987	祁连山地区	1570	0	1570	0			855	0	

续表 11-70

年度	监测区	动物检菌						媒介检菌		阳性分布
		合计		旱獭		其他动物		组数	阳性	
		数量	阳性	数量	阳性	数量	阳性			
1988	金强河	407	0	407	0			323	0	
1990	金强河	213	0	213	0			744	0	
1991	安源	118	0	118	0			395	0	
1992		118	0	118	0			395	0	
1993	抓喜红疙瘩	204	0	204	0			272	0	
1994		204	0	204	0			272	0	
1995	金强河	121	0	121	0			32	0	
1996	朵什西大滩	214	0	214	0			1398	0	
1997	土塔	218	0	218	0			1393	0	
1998	武威市旦马点	193	0	193	0			348	0	
1998	天祝县监测区	124	0	124	0			127	0	
1999		93	0	93	0			37	0	
2000	天祝县监测区	193	0	193	0			213	0	
2000	武威市旦马点	225	0	225	0			372	0	
2001	天祝县监测区	315	0	315	0			472	0	
2001	武威市旦马点	199	0	199	0			369	0	
2002	天祝县监测区	235	0	235	0			193	0	
2002	武威市旦马点	217	0	217	0			378	0	
2003	天祝县监测区	364	0	364	0			193	0	
2003	武威市旦马点	60	0	60	0			26	0	
2004	天祝县监测区	345	0	345	0			407	0	
2004	武威市旦马点	217	0	217	0			372	0	
2005	天祝县监测区	82	0	82	0			221	0	
2005	武威市旦马点	103	0	103	0			115	0	
2006	天祝县监测区	189	0	125	0	64	0	570	0	
2006	武威市旦马点	110	0	110	0	0	0	81	0	
2007	天祝县监测区	174	0	174	0			254	0	
2007	武威市旦马点	135	0	135	0			116	0	
2008	天祝县监测区	443	0	443	0			234	0	
2008	武威市旦马点	145	0	145	0			148	0	
2009	天祝县监测区	384	0	384	0			260	0	
2009	武威市旦马点	138	0	138	0			120	0	
2010	天祝县监测区	444	0	444	0			413	0	
2010	武威市旦马点	99	0	99	0			125	0	
2011	天祝县监测区	318	0	318	0			226	0	
2012	天祝县监测区	176	0	176	0			155	0	
2013	天祝县监测区	108	0	108	0			84	0	
2013	武威市旦马点	74	0	66	0	8	0	84	0	
2014	天祝县监测区	117	0	117	0		0	102	0	

续表 11-70

年度	监测区	动物检菌						媒介检菌		阳性分布
		合计		旱獭		其他动物		组数	阳性	
		数量	阳性	数量	阳性	数量	阳性			
2014	武威市旦马点	124	0	111	0	13	0	157	0	
2015	天祝县监测区	144	0	144	0			164	0	
2015	武威市旦马点	149	0	129	0	20	0	170	0	
2016	天祝县监测区	162	0	162	0			203	0	
2016	武威市旦马点	130	0	130	0	0	0	142	0	
2017	天祝县监测区	123	0	123	0			195	0	
2017	武威市旦马点	123	0	123	0			184	0	
2018	天祝县监测区	172	0	127	0	45	0	199	0	
2018	武威市旦马点	124	0	105	0	19	0	253	0	
合计		16602	1	16384	1	218	0	26508	0	

1971~2018年，用间接血凝方法检验动物血清11 692份，阳性1份。其中旱獭血清10 690份，结果均为阴性；犬血清366份，阳性1份，该份犬血清于2013年从该县抓喜秀龙乡红疙瘩村检出，其它动物血清636份，均为阴性，表11-71。

表11-71　1971~2018年天祝县疫源地内鼠疫血清学调查结果

年度	监测区	合计		旱獭血清		犬血清		其他动物	
		数量	阳性	数量	阳性	数量	阳性	数量	阳性
1971	天祝县	2008	0	2008	0				
1974	天祝县	383	0	383	0				
1976	武威旦马	356	0	356	0				
1977	武威旦马	293	0	293	0				
1981	天祝县	306	0	306	0				
1982	天祝县	173	0	173	0				
1983	天祝县	30	0	30	0				
1984	天祝县	159	0	159	0				
1984	武威旦马	80	0	46	0	3	0	31	0
1985	天祝县	211	0	211	0				
1986	天祝县	324	0	324	0				
1986	武威旦马	110	0	110	0				
1988	天祝县	219	0	219	0				
1989	武威旦马	213	0	213	0				
1990	天祝县	192	0	192	0				
1991	天祝县	91	0	33	0			58	0
1993	武威旦马	173	0	119	0	20	0	34	0
1994	天祝县	37	0	37	0				
1995	天祝县	108	0	108	0				
1995	武威旦马	37	0	37	0				

续表 11-71

年度	监测区	合计		旱獭血清		犬血清		其他动物	
		数量	阳性	数量	阳性	数量	阳性	数量	阳性
1996	天祝县	148	0	148	0				
1996	武威旦马	43	0	43	0				
1997	天祝县	191	0	191	0				
1997	武威旦马	38	0	38	0				
1998	天祝县	96	0	40	0			56	0
1998	武威旦马	84	0	48	0			36	0
1999	武威旦马	169	0	153	0	16	0		
2000	天祝县	159	0	159	0				
2000	武威旦马	136	0	136	0				
2001	天祝县	275	0	275	0				
2001	武威旦马	147	0	147	0				
2002	天祝县	213	0	213	0				
2002	武威旦马	137	0	137	0				
2003	天祝县	86	0	86	0				
2003	武威旦马	98	0	98	0				
2004	天祝县	274	0	274	0				
2004	武威旦马	86	0	86	0				
2005	天祝县	127	0	60	0	22	0	45	0
2005	武威旦马	132	0	112	0	20	0		
2006	天祝县	260	0	260	0				
2006	武威旦马	115	0	115	0				
2007	天祝县	142	0	102	0	27	0	13	0
2007	武威旦马	134	0	97	0	6	0	31	0
2008	天祝县	379	0	137	0	22	0	220	0
2008	武威旦马	162	0	141	0	21	0		
2009	天祝县	194	0	116	0	25	0	53	0
2009	武威旦马	118	0	118	0				
2010	天祝县	180	0	128	0	26	0	26	0
2010	武威旦马	82	0	80	0			2	0
2011	天祝县	181	0	124	0	26	0	31	0
2012	天祝县	124	0	98	0	26	0		
2013	天祝县	113	1	92	0	21	1		
2013	武威旦马	63	0	63	0				
2014	天祝县	127	0	104	0	23	0		
2014	武威旦马	109	0	109	0	0			
2015	天祝县	122	0	101	0	21	0		
2015	武威旦马	129	0	129	0				
2016	天祝县	150	0	130	0	20	0		
2016	武威旦马	128	0	128	0	0	0		

续表 11-71

年度	监测区	合计		旱獭血清		犬血清		其他动物	
		数量	阳性	数量	阳性	数量	阳性	数量	阳性
2017	天祝县	142	0	121	0	21	0		
2017	武威旦马	121	0	121	0				
2018	天祝县	134	0	134	0				
2018	武威旦马	141	0	141	0				
合计		11692	1	10690	0	366	1	636	0

1　天祝县抓喜秀龙等地区（天祝县疾控监测区域）动物鼠疫

1.1 动物鼠疫

1.1.1 动物疫点及染疫动物

1963年，天祝县首次从抓喜秀龙（简称“抓喜”）乡下白石头沟旱獭体内分离出鼠疫菌，被确定为喜马拉雅旱獭鼠疫自然疫源地，至今再未分离到鼠疫菌。目前判定疫点1个，染疫动物1种，为喜马拉雅旱獭。见表11–72。

表 11–72　1961~2018 年天祝县（抓喜秀龙等地区）动物疫点及染疫动物

年代	乡镇	行政村	疫点名称	动物名称	数量	判定月份
1963	抓喜秀龙	南泥沟	下白石头沟	喜马拉雅旱獭	1	5
合计	1	1	1	1		

1.1.2 染疫媒介

1963~2018年，从该监测区域旱獭体外媒介昆虫未分离出鼠疫菌。

1.1.3 动物血凝阳性分布

自1974年开展血清学检验以来，天祝县疾控中心在所辖鼠疫监测区域仅2013年检测出1份犬血清阳性材料，其余各年份均无血凝阳性材料检出。见表11–73。

表 11–73　1961~2018 年天祝县（抓喜秀龙等地区）动物血清抗体阳性分布

年代	乡镇	疫点	合计	旱獭血清检验数	阳性数	犬血清检验数	阳性数
2013	抓喜秀龙	红疙瘩	1	92	0	22	1
合计	1	1	1	92	0	22	1

1.2 鼠疫监测

1.2.1 病原学监测

1963年由原省地方病防治研究所（现省疾控中心）和天祝县鼠疫自然疫源调查队在抓喜秀龙乡下

白石头沟的阴坡地段的旱獭体内检出 1 株鼠疫菌，自 1963 年开始开展鼠疫项监测工作，截至 2018 年（1966~1971 年，1976 年监测数据遗失），病原学共检测各种动物 18 927 只，分离鼠疫菌 1 株。其中旱獭 10 095 只，分离鼠疫菌 1 株；检测媒介 13 915 组，未分离出鼠疫菌。见表 11–74。

表 11–74　1963~2018 年天祝县（抓喜秀龙等地区）鼠疫病原学检测结果

年代　监测地区	合计		动物检验				媒介检验	
			旱獭		其他动物			
	检验数	阳性数	检验数	阳性数	检验数	阳性数	检验数组	阳性数组
1963 抓喜 安远	1	1	1	1				
1964 抓喜 安远	1022	0	973	0	49	0	1226	0
1965 抓喜 安远	2194	0	847	0	1347	0	934	0
1972 抓喜 安远	501	0	347	0	154	0	678	0
1973 抓喜 安远	588	0	558	0	378	0		
1974 抓喜 安远	1954	0	1299	0	655	0	453	0
1975 抓喜 安远	1047	0	103	0	944	0	317	0
1977 抓喜 安远	692	0	692	0	495	0		
1979 抓喜 安远	828	0	228	0	600	0	847	0
1980 抓喜 安远	575	0	475	0	100	0	867	0
1981 炭山岭	464	0	464	0	0	0	202	0
1982 抓喜 安远	550	0	153	0	397	0	287	0
1983 抓喜 安远	287	0	141	0	146	0	213	0
1984 抓喜 安远	361	0	147	0	214	0	263	0
1985 抓喜 安远	280	0	183	0	97	0	189	0
1986 抓喜 安远	1034	0	118	0	916	0	219	0
1987 抓喜 安远	376	0	100	0	276	0	215	0
1988 抓喜 安远	258	0	100	0	158	0	185	0
1989 抓喜 安远	200	0	107	0	103	0	146	0
1990 抓喜 安远	218	0	42	0	176	0	234	0
1991 抓喜 安远	125	0	60	0	65	0	114	0
1992 抓喜 安远	105	0	103	0	2	0	183	0
1993 抓喜 安远	109	0	79	0	2	0	36	0
1994 抓喜 安远	108	0	66	0	42	0	170	0
1995 抓喜 安远	121	0	80	0	41	0	186	0
1996 抓喜 安远	126	0	44	0	82	0	178	0
1997 抓喜 安远	122	0	100	0	22	0	206	0
1998 抓喜 安远	124	0	80	0	44	0	157	0
1999 抓喜 安远	126	0	100	0	26	0	169	0
2000 抓喜 安远	193	0	110	0	83	0	248	0
2001 抓喜 安远	315	0	98	0	217	0	456	0
2002 抓喜 安远	1839	0	49	0	1790	0	193	0
2003 抓喜 安远	2874	0	121	0	2660	0	0	0
2004 抓喜 安远	2365	0	144	0	2020	0	407	0
2005 抓喜 安远	1022	0	67	0	940	0	221	0

续表 11–74

年代	监测地区	动物检验						媒介检验	
		合计		旱獭		其他动物			
		检验数	阳性数	检验数	阳性数	检验数	阳性数	检验数组	阳性数组
2006	抓喜 安远	125	0	125	0	0	0	383	0
2007	抓喜 安远	174	0	174	0	26	0	254	0
2008	抓喜 安远 赛什斯	137	0	137	0	0	0	191	0
2009	抓喜 安远 赛什斯	388	0	121	0	267	0	208	0
2010	抓喜 松山 赛什斯	345	0	151	0	194	0	197	0
2011	抓喜 安远 毛藏	318	0	318	0	0	0	226	0
2012	抓喜 安远 赛什斯	176	0	176	0	0	0	155	0
2013	抓喜 石门 安远	108	0	108	0	0	0	84	
2014	抓喜 石门 安远	117	0	117	0	300	0	102	0
2015	抓喜 石门 安远	144	0	144	0	0	0	164	0
2016	抓喜 石门 安远	162	0	162	0	0	0	203	
2017	抓喜 石门 安远	123	0	123	0	0	0	195	0
2018	抓喜 石门 安远	172	0	127	0	45	0	199	0
合计		18927	1	10095	1	8872	0	13915	0

1.2.2 血清学监测

1974~2018 年，用鼠疫间接血凝试验方法进行 F1 抗体检测，共检测动物血清 6236 份，阳性 1 份。其中旱獭血清 5911 份，均为阴性，犬血清 325 份，阳性血清 1 份。见表 11–75。

表 11–75　1974~2018 年天祝县（抓喜、安远等地区）鼠疫血清学调查结果

年份	监测地区	正相间接血凝检验(IHA)						反相血凝(RIHA)	
		合计		旱獭		犬		检验数	阳性数
		血清数	阳性数	血清数	阳性数	血清数	阳性数		
1974	抓喜 安远	792	0	792	0				
1975	抓喜 安远	103	0	103	0				
1976	抓喜 安远	97	0	97	0				
1977	抓喜 安远	295	0	295	0				
1979	抓喜 安远	208	0	208	0				
1980	抓喜 安远	425	0	425	0				
1981	炭山岭	264	0	264	0				
1982	抓喜 安远	143	0	143	0				
1983	抓喜 安远	121	0	121	0				
1984	抓喜 安远	127	0	127	0				
1985	抓喜 安远	164	0	164	0				
1986	抓喜 安远	120	0	100	0	20	0		
1987	抓喜 安远	100	0	100	0				
1988	抓喜 安远	97	0	97	0				
1989	抓喜 安远	2	0	82	0				
1990	抓喜 安远	40	0	40	0				

续表 11-75

年份	监测地区	正相间接血凝检验(IHA)						反相血凝(RIHA)	
		合计		旱獭		犬		检验数	阳性数
		血清数	阳性数	血清数	阳性数	血清数	阳性数		
1991	抓喜 安远	60	0	60	0				
1992	抓喜 安远	100	0	100	0				
1993	抓喜 安远	79	0	79	0				
1994	抓喜 安远	66	0	66	0				
1995	抓喜 安远	80	0	80	0				
1996	抓喜 安远	44	0	44	0				
1997	抓喜 安远	100	0	100	0				
1998	抓喜 安远	80	0	80	0				
1999	抓喜 安远	100	0	100	0				
2000	抓喜 安远	110	0	110	0			7	0
2001	抓喜 安远	98	0	98	0			7	0
2002	抓喜 安远	49	0	49	0			23	0
2003	抓喜 安远	121	0	121	0	0		36	0
2004	抓喜 安远	120	0	120	0	0		36	0
2005	抓喜 安远	82	0	60	0	22	0	15	0
2006	抓喜 安远	125	0	20	0	24	0	6	0
2007	抓喜 安远	129	0	102		27	0	9	0
2008	抓喜 安远 赛什斯	154	0	1	0	22	0	14	0
2009	抓喜 安远 赛什斯	141	0	116	0	25	0	17	0
2010	抓喜 松山 赛什斯	156	0	130	0	26	0	21	0
2011	抓喜 安远 毛藏	150	0	124	0	21	0	22	0
2012	抓喜 安远 赛什斯	125	0	99	0	26	0	33	0
2013	抓喜 石门 安远	114	1	92	0	22	1	18	0
2014	抓喜 石门 安远	127	0	104	0	23	0	18	0
2015	抓喜 石门 安远	122	0	101	0	21	0		
2016	抓喜 石门 安远	150	0	130	0	20	0	0	
2017	抓喜 石门 安远	142	0	121	0	21	0	0	0
2018	抓喜 石门 安远	134	0	134	0	0	0	0	0
合计		6236	1	5911	0	325	1	280	0

1.2.3 宿主动物监测

1.2.3.1 旱獭数量调查

1965~2018 年，开展了旱獭数量调查，用定点目测法调查面积 1240hm^2，见獭数 449 只，平均旱獭密度 0.36 只/hm^2，用路线法调查面积 7590hm^2，见獭数 3988 只，平均旱獭密度 0.53 只/hm^2，波动范围在 0.11~1.06 只/hm^2。见表 11-76。

表 11-76　1965~2018 年天祝县（抓喜安远等地区）旱獭数量调查结果

年份	监测地区	定点目测			路线法		
		调查面积(hm²)	见獭数(只)	密度(只/hm²)	调查面积(hm²)	见獭数(只)	密度(只/hm²)
1965	抓喜 安远				150	26	0.17
1972	抓喜 安远				100	64	0.64
1973	抓喜 安远				100	26	0.26
1974	抓喜 安远				260	52	0.20
1975	抓喜 安远				260	51	0.20
1976	抓喜 安远				100	2	0.02
1977	抓喜 安远				260	53	0.20
1979	抓喜 安远				260	56	0.22
1980	抓喜 安远				260	9	0.23
1981	炭山岭				120	71	0.59
1982	抓喜 安远				600	64	0:11
1983	抓喜 安远	80	10	0.12			
1984	抓喜 安远	162	23	0.14			
1985	抓喜 安远	80	8	0.10			
1986	抓喜 安远	80	9	0.11			
1987	抓喜 安远	40	8	0.20			
1988	抓喜 安远	40	6	0.15			
1989	抓喜 安远	88	2	0.02			
1990	抓喜 安远	70	4	0.06			
1991	抓喜 安远	40	16	0.40			
1992	抓喜 安远	40	19	0.47			
1993	抓喜 安远	40	8	0.20			
1994	抓喜 安远	40	11	0.28			
1995	抓喜 安远	40	14	0.35			
1996	抓喜 安远	40	16	0.40			
1997	抓喜 安远	40	14	0.35			
1998	抓喜 安远	40	16	0.40			
1999	抓喜 安远	40	17	0.43			
2000	抓喜 安远	40	17	0.43			
2001	抓喜 安远	40	56	1.40			
2002	抓喜 安远	40	35	0.87			
2003	抓喜 安远	40	60	1.50			
2004	抓喜 安远	40	48	1.20			
2005	抓喜 安远	40	32	0.80			
2006	抓喜 安远				360	271	0.75
2007	抓喜 安远				320	287	0.89
2008	抓喜 安远 赛什斯				400	262	0.66
2009	抓喜 安远 赛什斯				400	371	0.93
2010	抓喜 安远 赛什斯				400	403	1.01
2011	抓喜 安远 毛藏				400	422	1.06

续表 11-76

年份	监测地区	定点目测			路线法		
		调查面积(hm^2)	见獭数(只)	密度(只/hm^2)	调查面积(hm^2)	见獭数(只)	密度(只/hm^2)
2012	抓喜 安远 赛什斯				400	269	0.67
2013	抓喜 安远 石门				400	186	0.47
2014	抓喜 松山				400	208	0.52
2015	抓喜 安远				400	194	0.48
2016	抓喜 安远				400	197	0.49
2017	抓喜 安远				440	184	0.42
2018	抓喜 安远				400	210	0.53
合计		1240	449	0.36	7590	3988	0.53

1.2.3.2 小型鼠数量调查

2005~2018 年，采用 5m 夹线法，布鼠夹 32 100 夹次，捕获 6 种 649 只，总捕获率为 2.02%。其中小家鼠 213 只，占 32.82%；灰仓鼠 153 只，占 23.57 %；褐家鼠 98 只，占 15.10%；三趾跳鼠 64 只，占 9.86%；五趾跳鼠 53 只，占 8.17%；子午沙鼠 61 只，占 9.39%。见表 11-77。

表 11-77 2005~2018 年天祝县（抓喜、安远等乡镇）小型鼠数量调查结果

年代	布夹数	捕鼠数	捕获率(%)	小家鼠	灰仓鼠	褐家鼠	三趾跳鼠	五趾跳鼠	子午沙鼠
2005	1500	36	2.40	9	14	2	5		6
2006	1500	59	3.93	14	13	7	7	10	8
2007	1500	57	3.80	14	12	5	7	10	9
2008	1500	56	3.73	17	11	8	6	8	6
2009	1500	48	3.20	18	12	7	8	1	2
2010	1500	54	3.60	22	14	11	3	2	2
2011	1500	59	3.93	22	9	12	6	5	5
2012	1500	44	2.93	17	8	7	3	4	5
2013	1500	37	2.90	15	9	8	2	1	2
2014	1500	30	2.00	8	8	8		1	2
2015	1500	43	2.87	18	8	9	1	5	2
2016	12600	42	0.33	14	10	10	7		2
2017	1500	39	2.60	9	12	5	3	5	6
2018	1500	45	3.00	16	13	5	6	1	4
合计	32100	649	2.02	213	153	98	64	53	61

1.2.3.3 动物区系组成

天祝县目前发现的啮齿动物有 7 科 12 属 18 种

1）兔科 leporidac

（1）兔属 lepus

①灰尾兔 l.oiostolus

②蒙古兔 Lepus tol

2）鼠兔科　Ochotonidae

（2）鼠兔属 ochotona

③高原鼠兔 Ochotona curzoniae

④喜藏鼠兔 Ochotona thibetanaMilne

⑤达乌尔鼠兔 Ochotona daurica

3）松鼠科　Sciaridac

（3）旱獭属 Marmota

⑥喜马拉雅旱獭 Marmota himalayana

（4）黄鼠属 Spermophilus

⑦阿拉善黄鼠 alaschanicus Buchner

4）仓鼠科　Cricetidae

（5）仓鼠属 Cricetulus

⑧灰仓鼠 Cricetulus migratorius

⑨大仓鼠 Cricetulus triton Winton

（6）沙鼠属 Pallas

⑩子午沙鼠 Meriones meridianus

（7）田鼠属 Microtus

⑪根田鼠 Microtus oeconomus pallas

5）跳鼠科　Dpodidae

（8）跳鼠属 Dipodidae

⑫五趾跳鼠 Allactaga sibirica

⑬三趾跳鼠 Dipus sagittaPallas

（9）蹶鼠属 Sicista

⑭中华蹶鼠 Sicista concolor

6）鼢鼠科　Myospalax

（10）鼢鼠属 M.baileyi

⑮中华鼢鼠 Myospalaxfontaniericansus

⑯东北鼢鼠 Myospalax psilurus

7）鼠科　Muridae

（11）小鼠属 Mus

⑰小家鼠 Mus musculus

（12）大鼠属 Rattus

⑱褐家鼠甘肃亚种 Rattus norvegicus socer

天祝县发现的野生动物还有马鹿、狼、狐狸、獐、熊、猞猁、雪豹、石羊 、山猫、蓝马鸡、雪鸡、艾鼬、猎隼等。

1.2.4 媒介监测

1.2.4.1 獭体蚤调查

1964~2018 年（1966~1971 年没有收集到数据）共梳检旱獭 9486 只，染蚤獭 6467 只，染蚤率 68.17%，获蚤 75 654 匹，体蚤指数 7.87。见表 11-78。

表 11-78　1964~2018 年天祝县（抓喜、安远等乡镇）旱獭体蚤调查结果

年代	监测地区	检獭数	染蚤数	染蚤率(%)	获蚤数	蚤指数
1964	抓喜、安远	793	603	76.04	11563	14.58
1965	抓喜、安远	847	728	85.95	21528	25.41
1972	抓喜、安远	347	226	65.13	2710	7.81
1973	抓喜、安远	558	336	60.22	2688	4.82
1974	抓喜、安远	847	550	64.94	4286	5.06
1975	抓喜、安远	103	67	65.05	416	4.04
1977	抓喜、安远	692	473	68.35	5307	7.67
1979	抓喜、安远	228	162	71.05	2212	9.70
1980	抓喜、安远	475	332	69.89	2425	5.11
1981	炭山岭	464	296	63.79	1428	3.08
1982	抓喜、安远	153	103	67.32	576	3.76
1983	抓喜、安远	141	96	68.09	413	2.93
1984	抓喜、安远	147	98	66.67	427	2.90
1985	抓喜、安远	183	116	63.39	697	3.81
1986	抓喜、安远	118	73	61.86	1034	8.76
1987	抓喜、安远	100	68	68.00	1074	11.74
1988	抓喜、安远	100	63	63.00	1145	11.45
1989	抓喜、安远	107	67	65.05	323	3.02
1990	抓喜、安远	42	27	64.28	701	16.69
1991	抓喜、安远	60	36	60.00	276	4.60
1992	抓喜、安远	103	64	62.13	397	3.85
1993	抓喜、安远	79	51	64.56	136	1.72
1994	抓喜、安远	66	41	62.12	426	6.45
1995	抓喜、安远	80	51	63.75	496	6.20
1996	抓喜、安远	44	28	63.63	482	10.95
1997	抓喜、安远	100	59	59.00	512	5.12
1998	抓喜、安远	80	55	68.75	416	5.20
1999	抓喜、安远	100	61	61.00	488	4.88
2000	抓喜、安远	110	69	62.72	763	6.94
2001	抓喜、安远	98	64	65.31	1788	18.24
2002	抓喜、安远	49	33	67.34	683	13.98
2003	抓喜、安远	121	85	70.25	1413	11.68
2004	抓喜、安远	144	101	70.13	1327	9.21
2005	抓喜、安远	67	51	76.12	456	6.81
2006	抓喜、安远	125	96	76.80	570	4.56
2007	抓喜、安远	148	104	70.27	428	2.89
2008	抓喜、安远、赛什斯	137	82	59.85	350	2.55

续表 11-78

年代	监测地区	检獭数	染蚤数	染蚤率(%)	获蚤数	蚤指数
2009	抓喜、安远、赛什斯	139	122	87.77	304	2.19
2010	抓喜、安远、赛什斯	151	109	72.19	303	2.01
2011	抓喜、安远、毛藏	146	122	83.56	372	2.55
2012	抓喜、安远、赛什斯	132	70	53.00	180	1.36
2013	抓喜、安远、石门	110	55	50.00	174	1.58
2014	抓喜、安远、石门	120	60	50.00	159	1.33
2015	抓喜、安远	141	81	57.45	218	1.55
2016	抓喜、安远	150	81	54.00	217	1.45
2017	抓喜、安远	121	75	61.98	191	1.58
2018	抓喜、安远	120	77	64.17	185	1.54
合计		9486	6467	68.17	74654	7.87

1.2.4.2 洞干蚤调查

1963~2018年（1964~1986年数据遗失），共探洞干17 950洞，染蚤洞2241个，洞染蚤率12.48%，获蚤2859匹，洞干蚤指数0.16。见表11-79。

表 11-79　1987~2018年天祝县（抓喜、安远等乡镇）旱獭洞干蚤数量调查结果

年代	监测地区	探洞数	染蚤洞数	染蚤率(%)	获蚤数	蚤指数
1963	抓喜	50	10	20.00	47	0.94
1987	抓喜、安远	500	98	19.60	103	0.21
1988	抓喜、安远	500	103	20.60	113	0.23
1989	抓喜、安远	500	76	15.20	86	17.20
1990	抓喜、安远	500	124	24.80	136	0.27
1991	抓喜、安远	500	83	16.60	94	0.19
1992	抓喜、安远	500	97	19.40	105	0.21
1993	抓喜、安远	500	93	18.60	102	0.20
1994	抓喜、安远	500	84	16.80	93	0.19
1995	抓喜、安远	500	87	17.40	106	0.21
1996	抓喜、安远	500	76	15.20	83	0.17
1997	抓喜、安远	500	74	14.80	79	0.16
1998	抓喜、安远	500	78	15.60	86	0.17
1999	抓喜、安远	500	69	13.80	73	0.15
2000	抓喜、安远	500	75	15.00	82	0.16
2001	抓喜、安远	500	67	13.40	76	0.15
2002	抓喜、安远	500	72	14.40	96	0.19
2003	抓喜、安远	500	81	16.20	81	0.16
2004	抓喜、安远	500	76	15.20	77	0.15
2005	抓喜、安远	500	80	16.00	134	0.27
2006	抓喜、安远	400	48	12.00	72	0.18
2007	抓喜、安远	500	47	9.40	57	0.09

续表 11-79

年代	监测地区	探洞数	染蚤洞数	染蚤率(%)	获蚤数	蚤指数
2008	抓喜、安远、赛什斯	500	43	9.20	56	0.09
2009	抓喜、安远、赛什斯	500	56	11.20	113	0.23
2010	抓喜、安远、赛什斯	500	41	8.20	76	0.15
2011	抓喜、安远、毛藏	500	44	8.80	85	0.17
2012	抓喜、安远、赛什斯	500	44	8.80	77	0.15
2013	抓喜、安远、石门	500	31	6.20	41	0.08
2014	抓喜、安远、石门	500	36	7.20	61	0.12
2015	抓喜、安远	500	37	7.23	75	0.15
2016	抓喜、安远	500	71	14.23	114	0.23
2017	抓喜、安远	1500	52	3.47	68	0.05
2018	抓喜、安远	1500	88	5.87	112	0.07
合计		17950	2241	12.48	2859	0.16

1.2.4.3 媒介种类及数量

1964~2018 年（1966~1971 年数据遗失），天祝县梳检获媒介蚤 4 种 75 080 匹，其中斧形盖蚤 54 086 匹，占 72.03%，谢氏山蚤 7358 匹，占 13.61%，方形黄鼠蚤蒙古亚种 11 920 匹，占 15.87%，阿巴盖新蚤 1716 匹，占 2.28%。见表 11-80。

表 11-80　1964~2018 年天祝县（抓喜、安远等地）旱獭体外寄生媒介种类

年 份	斧形盖蚤	谢氏山蚤	方形黄鼠蚤蒙古亚种	阿巴盖新蚤
1964	9865	1098	460	140
1965	13993	3025	4130	380
1972	1897	213	517	83
1973	1398	370	637	283
1974	3474	74	312	126
1975	292	24	93	7
1977	3529	427	1217	134
1979	1549	213	413	37
1980	1771	157	485	12
1981	1295	131	2	
1982	483	23	70	
1983	294	26		87
1984	291	36	100	
1985	488	66	140	3
1986	856	12	160	6
1987	901	7	157	9
1988	987	11	140	7
1989	201	6	98	18
1990	542	13	138	8
1991	196	8	70	2
1992	302	13	79	3
1993	96	7	28	5

续表 11-80

1994	316	13	85	12
1995	356	17	104	19
1996	337	9	121	15
1997	333	21	146	12
1998	301	15	92	8
1999	388	11	72	17
2000	474	26	233	30
2001	1126	96	406	160
2002	444	56	170	13
2003	918	102	342	51
2004	1016	56	215	40
2005	431	20		5
2006	341	36	165	28
2007	352	15	56	5
2008	230	23	84	13
2009	229	59	14	2
2010	264	32	5	2
2011	318	35	11	8
2012	143	23	13	1
2013	133	24	11	6
2014	126	24	7	2
2015	205	72	14	2
2016	193	119	5	
2017	211	99	4	1
2018	201	95	7	
合计	54086	7358	11920	1716

1.2.4.4 蚤类区系组成

该县发现蚤类有 5 科 9 属 17 种。

1）多毛蚤科 Hystrichopsyllidae tiraboschi,1904

（1）新蚤属 Neopsylla Wagner,1903

①阿巴盖新蚤 Neopsylla abagaitui ioff

②二齿新蚤 Neopsylla bidentatiformis

③异种新蚤 Neopsylla ahean Jordan

④罪恶新蚤 Neopsylla anomn Jord

⑤对手新蚤 Neopsylla compar Jord

（2）纤蚤属 Rhadinopsylla Jordan et Rothschild,1912

⑥腹窦纤蚤深广亚种 Rhadinopsylla li ventricosa loff et tiflov

⑦鼢鼠纤蚤 Rhadinopsylla aspalacis

（3）狭蚤属 Stenoponin Jordan,1932

⑧多棘狭蚤 Stenoponin polyspina

⑨独一狭蚤 Stenoponin singularis

2）细蚤科　Leptopsylldae Baker,1905

（4）双蚤属 Amphipsylla Wagner,1909

⑩凶双蚤 Amphipsylla daea

⑪矮小双蚤 Amphipsylla nana

⑫镜铁山双蚤 Amphipsylla trintishan

3）角叶蚤科 Ceratophylloidea　Dampf,1908

（5）山蚤属 Oropsylla wagner et loff

⑬谢氏山蚤 O.silantiewi

（6）盖蚤属 Callopsylla wagner,1934

⑭斧形盖蚤 C.dolabris

（7）黄鼠蚤属 Citellophilus wagner,1934

⑮方形黄鼠蚤蒙古亚种 tesquorum　mongolicus

4）蚤科 Pulicidae　stephens,1829

（8）蚤属 Pulicini Linnaeus,1758

⑯人蚤 Pulex irritans Linnaeus

5）蠕形蚤科　Vermipsyllidae　Wagner,1889

（9）鬃蚤属 Chaetopsylla Kobaat,1889

⑰同鬃蚤 Chaetopsylla homoes

（天祝县疾控中心　方春　张鹏　王鼎盛）

2　天祝旦马、祁连地区（武威市疾控监测区域）动物鼠疫

2.1 动物鼠疫

1963 年原甘肃省 201 所鼠疫调查队在天祝县金强河 1 喜马拉雅旱獭体内检出一株鼠疫菌，该县从而被确定存在青藏高原喜马拉雅旱獭鼠疫自然疫源地。自开展鼠疫监测工作至今，再未检出阳性材料。

2.2 鼠疫监测

2.2.1 病原学监测

1969~2018 年间的 32 个年份，武威疾病预防控制中心鼠防工作人员在天祝县鼠疫自然疫源地内进行动物鼠疫监测，检测各种动物 8737 只，检测媒介 19 832 组，均未检出鼠疫菌。见表 11-81。

表 11-81　1970~2018 年武威市监测区鼠疫病原学调查结果

年代	监测地区	动物检验						媒介检验	
		合计		旱獭		其他动物			
		检验数	阳性数	检验数	阳性数	检验数	阳性数	检验数	阳性数
1970	天祝红疙瘩	729	0	729	0	–	–	1240	0
1971	天祝岔口驿华藏寺	2008	0	2008	0	–	–	2756	0
1974	天祝马场	524	0	524	0	–	–	287	0
1976	天祝旦马	203	0	203	0	–	–	1711	0
1977	天祝旦马	298	0	298	0	–	–	2196	0
1980	天祝柏林牧场	657	0	657	0	–	–	2971	0
1988	天祝金强河	407	0	407	0	–	–	323	0
1990	天祝金强河	213	0	213	0	–	–	744	0
1991	天祝安远吉乐	118	0	118	0	–	–	395	0
1993	天祝抓喜红疙瘩	204	0	204	0	–	–	272	0
1995	天祝金强河	121	0	121	0	–	–	32	0
1996	天祝朵什西大滩	214	0	214	0	–	–	1398	0
1997	天祝土塔	218	0	218	0	–	–	1393	0
1998	天祝土塔	193	0	193	0	–	–	348	0
1999	天祝土塔上寺	228	0	228	0	–	–	415	0
2000	天祝土塔	225	0	225	0	–	–	372	0
2001	天祝旦马	199	0	199	0	–	–	369	0
2002	天祝西大滩	217	0	217	0	–	–	378	0
2003	天祝西大滩	126	0	126	0	–	–	264	0
2004	天祝西大滩	214	0	214	0	–	–	372	0
2005	天祝旦马	166	0	166	0	–	–	115	0
2006	天祝旦马	140	0	140	0	–	–	81	0
2007	天祝旦马	13	0	13	0	–	–	58	0
2008	天祝旦马	139	0	139	0	–	–	99	0
2009	天祝旦马	135	0	135	0	–	–	128	0
2010	天祝旦马	93	0	93	0	–	–	125	0
2013	天祝旦马	70	0	70	0	–	–	84	0
2014	天祝旦马	124	0	111	0	13	0	157	0
2015	天祝旦马	149	0	129	0	20	0	170	0
2016	天祝旦马	145	0	130	0	15	0	142	0
2017	天祝旦马	123	0	123	0	0	0	184	0
2018	天祝旦马	124	0	105	0	19	0	253	0
合计		8737	0	8670	0	67	0	19832	0

2.2.2 血清学监测

1971~2018 年，武威市疾控中心鼠防专业人员在天祝县旦马、西大滩等乡镇开展鼠疫血清学监测，38 个年份用鼠疫间接血凝试验方法，共检测各种动物血清 7807 份，其中旱獭血清 7787 份，犬血清 20 份，结果鼠疫 F_1 抗体均为阴性。用反相间接血凝试验检测 314 份，结果均为阴性。（见表 11–82）

表 11-82　1971~2018 年武威市监测区动物血清学调查结果

年代	监测地区	正相血凝检验						反相血凝检验	
		合计		旱獭		犬		检验份数	阳性份数
		血清份数	阳性份数	血清份数	阳性份数	血清份数	阳性份数		
1971	天祝岔口驿华藏寺	2008	0	2008	0	–	0	2	0
1974	天祝马场	383	0	383	0	–	0	0	0
1976	天祝旦马	356	0	356	0	–	0	0	0
1977	天祝旦马	293	0	293	0	–	0	5	0
1981	天祝柏林牧场	306	0	306	0	–	0		
1982	天祝永丰牧场	173	0	173	0	–	0		
1983	天祝永丰牧场	30	0	30	0	–	0		
1984	天祝白石头沟	159	0	159	0	–	0		
1985	天祝三沟台	211	0	211	0	–	0		
1986	天祝旦马	110	0	110	0	–	0		
1988	天祝金强河	219	0	219	0	–	0	0	0
1989	天祝旦马	213	0	213	0	–	0		
1990	天祝金强河	192	0	192	0	–	0	0	0
1991	天祝安远吉乐	91	0	91	0	–	0	0	0
1993	天祝抓喜红疙瘩	158	0	158	0	–	0	0	0
1995	天祝金强河	108	0	108	0	–	0	0	0
1996	天祝朵什西大滩	148	0	148	0	–	0	0	0
1997	天祝土塔	191	0	191	0	–	0	0	0
1998	天祝土塔	190	0	190	0	–	0	0	0
1999	天祝土塔上寺	169	0	169	0	–	0	0	0
2000	天祝土塔	159	0	159	0	–	0	0	0
2001	天祝旦马	147	0	147	0	–	0	6	0
2002	天祝西大滩	137	0	137	0	–	0	4	0
2003	天祝西大滩	98	0	98	0	–	0	0	0
2004	天祝西大滩	129	0	129	0	–	0	3	0
2005	天祝旦马	132	0	132	0	–	0	0	0
2006	天祝旦马	115	0	115	0	–	0	4	0
2007	天祝旦马	134	0	134	0	–	0	7	0
2008	天祝旦马	158	0	158	0	–	0	4	0
2009	天祝旦马	118	0	118	0	–	0	6	0
2010	天祝旦马	84	0	84	0	–	0	7	0
2013	天祝旦马	63	0	63	0	–	0	0	0
2014	天祝旦马	106	0	106	0	–	0	3	0
2015	天祝旦马	129	0	129	0			129	0
2016	天祝旦马	128	0	128	0			130	0
2017	天祝旦马	121	0	121	0				
2018	天祝旦马	141	0	121	0	20	0	4	0
合计		7807	0	7787	0	20	0	314	0

2.2.3 宿主动物监测

2.2.3.1 旱獭数量调查

1970~2018年（1971~1973、1975、1977~1985年监测数据遗失），其中31个年份开展了旱獭数量调查，用路线法调查面积7114.5hm²，见獭3262只，平均密度为0.46只/hm²，其波动范围在0.06~2.3只/hm²。见表11-83。

表11-83　1970~2018年武威市监测区旱獭数量调查结果

年份	监测地区	调查面积(hm²)	见獭数	密度(只/hm²)
1970	天祝红疙瘩	47.5	56	1.18
1974	天祝马场	20	3	0.15
1976	天祝旦马	14	8	0.57
1988	天祝金强河	20	58	2.09
1990	天祝金强河	360	12	0.33
1991	天祝安远吉乐	365	22	0.06
1993	天祝抓喜红疙瘩	40	47	1.17
1995	天祝金强河	83	49	0.59
1996	天祝朵什西大滩	14	21	1.5
1977	天祝旦马	14	23	1.64
1998	天祝土塔	17	36	2.12
1999	天祝土塔	26	44	1.69
2000	天祝土塔上寺	24	51	2.1
2001	天祝土塔	22	46	2.09
2002	天祝旦马	72	42	0.58
2003	天祝西大滩	56	32	0.57
2004	天祝西大滩	72	41	0.57
2005	天祝西大滩	20	46	2.3
2006	天祝旦马	82	112	1.37
2007	天祝旦马	66	60	0.91
2008	天祝旦马	90	147	1.63
2009	天祝旦马	390	265	0.68
2010	天祝旦马	500	359	0.72
2011	天祝旦马	500	329	0.66
2012	天祝旦马	500	306	0.61
2013	天祝旦马	500	278	0.56
2014	天祝旦马	500	222	0.44
2015	天祝旦马	600	60	0.1
2016	天祝旦马	600	76	0.13
2017	天祝旦马	750	160	0.21
2018	天祝旦马	750	251	0.33
合计		7114.5	3262	0.46

2.2.3.2 小型鼠数量调查

1990~2018年，经统计27个年份小型鼠数量调查结果，统计共布放鼠夹27 400夹次，捕获鼠类

10 种 382 只，平均捕获率为 1.39%，其中小家鼠 133 只，占 34.82%；灰仓鼠 58 只，占 15.18%；根田鼠 54 只，占 14.14%；长尾仓鼠 27 只，占 7.06%；达乌尔鼠兔 22 只，占 5.76%；其他鼠 18 只，占 4.71。见表 11–84。

表 11–84　1990~2018 年武威市监测区小型鼠数量调查结果

年代	布夹(笼)数	捕鼠数	捕获率(%)	小家鼠	褐家鼠	背纹仓鼠	五趾跳鼠	灰仓鼠	三趾跳鼠	长尾仓鼠	根田鼠	达乌尔鼠兔	长爪沙鼠
1990	800	6	0.75	2		2	2						
1991	300	5	1.67	1		4							
1993	400	7	1.75	3				4					
1995	400	8	2.00					6	2				
1996	400	9	2.25						2	7			
1997	400	5	1.25					3			2		
1998	500	25	5.00					6		6	5	8	
1999	500	34	6.8					11		7	6	8	
2000	400	27	6.75					9		7	6	5	
2001	400	16	4.00										
2002	400	16	4.00										
2003	300	9	3.00										
2004	300	9	3.00										
2005	1500	17	1.13										
2006	1500	20	1.33	8	1						9	1	1
2007	1500	22	1.47	7			1	6			8		
2008	1500	26	1.73	14				10					2
2009	1500	14	0.93	3				3			8		
2010	1500	12	0.8	6							5		
2011	1500	5	0.33	3							2		
2012	1500	8	0.53	6							2		
2013	1500	7	0.47	7									
2014	1500	13	0.87	13									
2015	1800	20	1.11	20									
2016	1500	15	1.00	14							1		
2017	1800	5	0.28	5									
2018	1800	22	1.22	21	1								
合计	27400	382	1.39	133	2	6	3	58	4	27	54	22	3

2.2.3.3 动物区系组成

目前，监测已发现啮齿目动物 5 科 10 属 12 种。种类详见下面：

1）鼠兔科　Ochotonidae

（1）鼠兔属　Ochotona

①达乌尔鼠兔　Ochtona daurica Pallas

2）仓鼠科　Cricetidae

(2) 仓鼠属 Cricetulus

②长尾仓鼠 C. longicaudatus

③灰仓鼠 C. migratorius

④背纹仓鼠 Cricetulus Barabensis

(3) 田鼠属 Microtus

⑤根田鼠 M. oeconomus

3) 跳鼠科 Dipodidae

(4) 五趾跳鼠属 Allactaga

⑥五趾跳鼠 Allactaga sibirica

(5) 三趾跳鼠属 Dipus

⑦三趾跳鼠 Dipus sagitta Pallas

4) 鼠科 Muridae

(6) 小鼠属 Mus

⑧小家鼠 Mus musculus Linnaeus

(7) 大鼠属 Rattus

⑨褐家鼠 R.norvegicus

(8) 沙鼠属 Meriones

⑩长爪沙鼠 Meiiones Unguiculataus Milme-Edwauds

5) 松鼠科 Sciuridae

(9) 旱獭属 Marmota

⑪喜马拉雅旱獭 Marmota himalaya

(10) 黄鼠属 Citellus

⑫阿拉善黄鼠 Spermophilus alaschanicus Buchner

2.2.4 媒介监测

2.2.4.1 獭体蚤调查

1980~2018 年（1981~1987 年监测数据遗失），共梳检旱獭 3349 只，染蚤獭 2398 只，染蚤率为 71.60%,染蚤率在 52.48%~98.58%之间波动，其中 2003 年染蚤率最高，为 98.58%，2005 年最低，为 52.48%；共获蚤 18 172 匹，平均蚤指数为 5.43，蚤指数在 1.35~11.1 之间波动，其中 2003 年最高，为 11.1，2016 年最低，为 1.35。见表 11-85。

表 11-85 1980~2018 年武威市监测区旱獭体蚤数量调查结果

年份	监测地区	检獭数	染蚤獭数	染蚤率(%)	获蚤数	蚤指数
1980	天祝柏林牧场	366	270	73.72	2548	6.96
1988	天祝金强河	197	131	66	546	2.77
1989	天祝旦马	201	112	55.72	656	3.26
1990	天祝金强河	60	31	51.67	124	2.07
1991	天祝安远吉乐	49	32	65.31	259	5.29

续表 11-85

年份	监测地区	检獭数	染蚤獭数	染蚤率(%)	获蚤数	蚤指数
1993	天祝抓喜红疙瘩	119	92	77.31	639	5.37
1995	天祝金强河	103	93	90.29	1007	9.78
1996	天祝朵什西大滩	105	88	83.81	1102	10.50
1997	天祝土塔	119	93	78.15	1086	9.13
1998	天祝土塔	88	59	67.05	781	8.88
1999	天祝土塔上寺	108	75	69.44	1153	10.68
2000	天祝土塔	106	76	71.70	1102	10.40
2002	天祝西大滩	103	90	87.38	1007	9.78
2003	天祝西大滩	71	70	98.59	786	11.07
2004	天祝西大滩	105	88	83.8	1102	10.50
2005	天祝旦马	101	53	52.48	328	3.25
2006	天祝旦马	106	65	61.32	261	2.46
2007	天祝旦马	75	47	62.67	113	1.51
2008	天祝旦马	94	60	63.82	225	2.39
2009	天祝旦马	100	69	69.00	392	3.92
2010	天祝旦马	89	62	69.66	321	3.61
2011	天祝旦马	101	71	70.29	225	2.23
2012	天祝旦马	101	70	69.30	238	2.36
2013	天祝旦马	112	66	58.93	221	1.97
2014	天祝旦马	109	81	74.31	223	2.05
2015	天祝旦马	108	88	81.48	298	2.76
2016	天祝旦马	110	65	59.09	149	1.35
2017	天祝旦马	122	94	77.05	443	2.63
2018	天祝旦马	121	107	88.43	837	6.92
合计		3349	2398	71.60	18172	5.43

2.2.4.2 洞干蚤

1990~2018 年（1992 年、1994 年监测数据遗失），共探旱獭洞 12 187 个，染蚤洞 426 个，平均染蚤率 3.50%，旱獭洞干蚤染蚤率在 0.4%~10.09%，其中 2015 年染蚤率最高，为 10.09%，1991 年染蚤率最低，为 0.40%；获蚤 600 匹，平均蚤指数为 0.05，蚤指数在 0.01~0.16 之间波动，其中 1991 年蚤指数最低，为 0.01，2015 年最高，为 0.16。见表 11-86。

表 11-86　1990~2018 年武威市监测区旱獭洞干蚤数量调查结果

年份	监测地区	探洞数	染蚤洞数	染蚤率(%)	获蚤匹数	蚤指数
1990	天祝金强河	700	6	0.86	10	0.01
1991	天祝安远吉乐	500	2	0.40	4	0.01
1993	天祝抓喜红疙瘩	100	2	2.00	4	0.04
1995	天祝金强河	350	14	4.00	17	0.05
1996	天祝朵什西大滩	350	7	2.00	7	0.02
1997	天祝土塔	350	10	2.81	15	0.04

续表 11-86

年份	监测地区	探洞数	染蚤洞数	染蚤率(%)	获蚤匹数	蚤指数
1998	天祝土塔	550	16	2.91	22	0.04
1999	天祝土塔上寺	600	38	6.33	56	0.09
2000	天祝土塔	300	9	3.00	12	0.04
2002	天祝西大滩	400	14	3.50	18	0.05
2003	天祝西大滩	400	14	3.50	18	0.05
2004	天祝西大滩	300	12	4.00	12	0.04
2005	天祝旦马	512	8	1.56	8	0.02
2006	天祝旦马	513	12	2.34	13	0.03
2007	天祝旦马	540	21	3.89	25	0.05
2008	天祝旦马	480	23	4.79	26	0.05
2009	天祝旦马	497	16	3.22	25	0.05
2010	天祝旦马	500	18	3.60	33	0.07
2011	天祝旦马	500	22	4.40	34	0.07
2012	天祝旦马	500	15	3.30	19	0.04
2013	天祝旦马	501	17	3.39	22	0.04
2014	天祝旦马	499	25	5.01	35	0.07
2015	天祝旦马	545	55	10.09	89	0.16
2016	天祝旦马	500	31	6.20	50	0.1
2017	天祝旦马	600	8	1.33	8	0.01
2018	天祝旦马	600	11	1.83	18	0.03
合计		12187	426	3.50	600	0.05

2.2.4.3 媒介种类及数量

1988~2018 年，共梳检媒介 8 种 14 327 只，以斧形盖蚤居多，为 8125 只，占种类构成的 56.71%；其次谢氏山蚤为 3854 只，占 26.90%；腹窦纤蚤 890 只，占 6.21%；旱獭虱 601 只，占 4.19%；草原硬蜱 401 只，占 2.80%；阿巴盖新蚤 452 只，占 3.15%。见表 11-87。

表 11-87　1988~2018 年武威市监测区旱獭体外媒介种类

年份	斧形盖蚤	谢氏山蚤	角尖眼蚤	方形黄鼠蚤	阿巴盖新蚤	腹窦纤蚤	草原硬蜱	旱獭虱
1988	591	354				0		
1989	597	55				4		
1990	117	16	1			0		
1991	244	14	0	3	1	1		
1993	610	30	0			3		
1995	449	361				121		
1996	478	418			65	153		
1997	488	428			24	161		
1998	237	253			144	169		
1999	28	17				11		
2000	214	156				2		

续表 11-87

年份	斧形盖蚤	谢氏山蚤	角尖眼蚤	方形黄鼠蚤	阿巴盖新蚤	腹窦纤蚤	草原硬蜱	旱獭虱
2002	449	361			93	121		
2003	295	156			123	130		
2004	599	401			2			
2005	307	29						
2006	235	37					11	
2007	117	30						
2008	191	56						
2009	339	50						
2010	227	65						
2011	180	59						
2012	158	74	0				24	
2013	159	51	0				27	
2014	155	33					35	
2015	191	111	0	0	0	7	78	
2016	84	77				7	34	167
2017	35	57					58	225
2018	351	105					134	209
合计	8125	3854	1	3	452	890	401	601

2.2.4.4 蚤类区系组成

发现的蚤类有 3 科 6 属 6 种。

1）多毛蚤科 HYSTRICHOPSYLLIDAE Triaboschi, 1904

（1）新蚤属 Neopsylla Wagner, 1903

①阿巴盖新蚤 N.abagaitui

（2）纤蚤属 Rhadinopsylla

②腹窦纤蚤深广亚种 [Rhadinopsylla (Ralipsylla) liventricosaIoffetTiflov，1946

2）细蚤科 LEPTOPPSYLLIDAE Baker, 1905

（3）眼蚤属 Ophthalmopsylla

③角尖眼蚤指名亚种 O . praefecta Praelfecta

3）角叶蚤科 CERATOPHYLLIDAE Dampf，1908

（4）山蚤属 Oropsylla Wagner & Ioff, 1926

④谢氏山蚤 O . silantieui

（5）盖蚤属 Callopsylla Wagner, 1934

⑤斧形盖蚤 C . dolabris

（6）黄鼠蚤属 Citellophilus

⑥方形黄鼠蚤蒙古亚种 C . Tesquorum mongolicus

（袁祥，王鼎盛，王平贵）

第七节　夏河县

夏河县隶属于甘南州。地处青藏高原东北部边缘，介于东经101°54′~103°25′、北纬34°32′~35°34′。东、南面分别与合作市、碌曲县相邻；北依临夏州及青海循化县、同仁县；西接青海泽库县。2013年，辖拉卜楞镇、王格尔塘镇、阿木去乎镇、桑科乡、甘加乡、达麦乡、麻当乡、曲奥乡、唐尕昂乡、扎油乡、博拉乡、吉仓乡、科才乡13个乡镇，共有65个行政村、4个城镇社区，426个村民小组。总人口为8.78万人（2013年），总面积为6274km^2。

一、地理区划

夏河县啮齿动物地理区划为古北界青藏高原区甘南高原地区，属甘南高原（Ⅳ）。地处青藏高原东北边缘，地势由西北向东南倾斜，海拔在3000~3800m。气候属高寒冷湿润类型，高原大陆性气候特点比较明显。境内河流属黄河水系，主要有大夏河、洮河等。其中，大夏河流经1镇6乡，流域面积4545km^2，境内流程104km。

二、疫源乡镇分布

夏河县是甘肃省最早判定的鼠疫疫源地，该县疫源地首次判定时间为1959年，通过细菌学判定为青藏高原喜马拉雅旱獭鼠疫自然疫源地。疫源地分布于全县的13个乡镇，共有4个社区，65个行政村，426个自然村，疫源面积6111.52km^2，表11-88，图11-28。

表11-88　夏河县疫源乡镇分布

乡镇	社区	行政村	自然村	人口数	疫源面积(km^2)	疫源村分布
拉卜楞镇	4	2	22	17882	168.16	麻莲滩村、九甲村;上、下人民街社区、塔哇社区、柔扎社区
王格尔塘镇	0	6	32	3671	240.84	王格尔塘村、吉赫仁村、崖玉村、洒索玛村、阿子合村、格尔仓村
阿木去乎镇	0	10	62	11968	858.24	安果村、黑力宁巴村、扎代村、加禾村、吉昂村、完恳村、尼玛龙村、格合咱村、阿纳村、牙利吉村
桑科乡	0	6	36	6507	1250.7	曼玛村、岗岔村、多玛村、日芒村、桑科村、地仓村
甘加乡	0	7	29	7545	836.18	八角城村、作海村、卡加村、仁青村、哇代村、西科村、仁艾村
达麦乡	0	4	22	4000	178.64	山塘村、达麦村、乎尔卡加村、黄茨滩村
麻当乡	0	6	48	5496	349.25	麻当村、孜合孜村、敖赛村、切龙村、亚休村、果宁村
曲奥乡	0	2	15	2669	201.17	清水村、香告村
唐尕昂乡	0	5	28	3000	201.63	让吾道村、让吾曼村、唐尕昂村、水隆村、麻隆村
扎油乡	0	3	34	4001	364.7	扎油道村、扎油哇村、扎油曼村
博拉乡	0	8	56	6221	295.89	娄来布村、华盖村、罗吾滩村、玉华村、加地沟村、吾乎扎村、强格昂村、加禾村
吉仓乡	0	3	30	4738	266.28	吉仓村、木道村、西小村
科才乡	0	3	12	3213	899.84	科才村、其莫尔村、赞布宁村
13	4	65	426	80911	6111.52	69

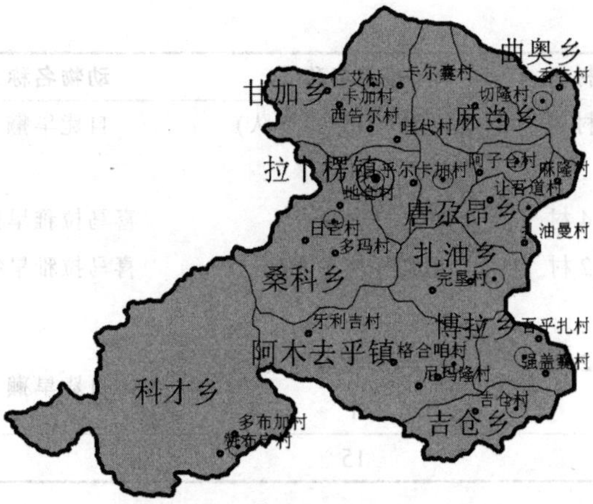

图 11-28　夏河县疫源乡镇分布

三、动物鼠疫

（一）动物疫点及染疫动物

1959 年在夏河县原德乌鲁市（现九甲洒合尔）发生人间鼠疫疫情，省市县防治机构组成联合调查队对夏河县拉卜楞镇、甘加乡、桑科乡、达麦乡开展鼠疫疫源调查。分别于 1959 年、1960 年、1961 年、1964 年、1967 年、1969 年、1970 年发生动物鼠疫流行，1970 年在甘加乡最后一次分离到鼠疫菌。1959~2018 年，有 7 个年份发生动物鼠疫流行，分布于 4 个乡镇，发现 15 个鼠疫点。判定染疫动物 1 种，其中喜马拉雅旱獭 25 只。表 11-89、图 11-28。

表 11-89　1959~2013 年夏河县动物疫点分布及染疫动物种类

年代	乡镇	行政村	疫点名称	动物名称	数量	发现/判定月份
1959	拉卜楞镇	麻莲滩行政村	知合道沟	自毙旱獭	5	6
	拉卜楞镇	麻莲滩行政村	夫地沟	自毙旱獭	1	6
	拉卜楞镇	麻莲滩行政村	花尕沟	自毙旱獭	1	6
	拉卜楞镇	九甲行政村	王府沟洒合尔沟	自毙旱獭	2	7
小计	1	4	4		9	
1960	甘加乡	仁艾村	甘坪寺	自毙旱獭	1	8
	甘加乡	西科村	赛青滩	自毙旱獭	1	9
	甘加乡	西科村	农场	自毙旱獭	2	9
	桑科乡	桑科村	高尔当(现乡政府后山)	自毙旱獭	1	8
	桑科乡	地仓村	红山根(水坝处)	自毙旱獭	1	
	拉卜楞镇	九甲村		自毙旱獭	3	
	拉卜楞镇	夫地村	沟切藏休么浪干沟	自毙旱獭	1	8
小计	2	3	6		10	
1961	拉卜楞镇	九甲村		自毙旱獭	1	
	达麦乡	达麦村	当应道	人淋巴液	1	9
小计	1	1	1		2	
1964	拉卜楞镇	夫地村		自毙旱獭	1	8
小计	1	1			1	

续表 11-89

年代	乡镇	行政村	疫点名称	动物名称	数量	发现/判定月份
1967	甘加乡	仁青村	斯柔农场(仁青5队)	自毙旱獭	1	6
小计	1	1	1		1	
1969	甘加乡	仁青3、4村	哇尔塔	喜马拉雅旱獭	1	
	甘加乡	仁青1、2村	尼玛龙麻木龙沟	喜马拉雅旱獭	1	8
小计	1	2	2		2	
1970	甘加乡	仁青1、2村	尼玛龙麻木龙沟	自毙旱獭	1	8
小计	1	1	1		1	
合计	4	12	15		26	

（二）染疫媒介

夏河县仅于1959年、1960年从媒介体内分离出鼠疫菌，细菌学判定染疫媒介1种，分离鼠疫菌2株；其中斧形盖蚤2株，表11-90。

表 11-90 1959~2013年夏河县染疫媒介种类及数量

年代	原疫点名称	现疫点名称		媒介名称	寄主名称	组数(菌株)	发现/判定月份
		乡镇名称	疫点名称				
1959	夫地沟	拉卜楞镇	夫地自然村	斧形盖蚤	旱獭	1	6
1960	沟切藏休么浪干沟	拉卜楞镇	夫地自然村	斧形盖蚤	旱獭	1	8
合计	2	1	1	1	1	2	

（三）动物血凝阳性分布

1974~2018年，夏河县仅8个年份在动物或人体血清中用鼠疫间接血凝（IHA）检测67份 F_1 抗体阳性，分布于2个乡镇14个村，其中旱獭阳性血清66份，艾鼬血清1份，表11-91。

表 11-91 1974~2018年夏河县疫源地内血清抗体阳性调查结果

年代	乡镇	疫点(村)	合计	旱獭		血清	
				检验数	阳性数	检验数	阳性数
1974	甘加乡及毗邻		32	654	32		
1975	桑科乡		15	372	16		
1982	桑科乡		3	380	2	艾鼬血清1	1
1991	甘加乡	尼玛龙麻木龙沟	2	287	2		
1998	甘加乡	西科村	5	204	5		
1999	甘加乡		2	202	2		
2000	甘加乡		1	210	1		
2001	甘加乡	仁青一村	6	222	6		
合计			67	2526	66	1	1

四、鼠疫监测

(一) 病原学监测

夏河县自1959年判定为鼠疫疫源地后，每年进行病原学监测，1959~2018年病原学检测各种动物13 212份，分离鼠疫菌27株。其中检测旱獭13 209只，分离鼠疫菌26株，其它动物分离鼠疫1株；检验媒介5675组，分离鼠疫菌2株，表11-92。

表11-92　1959~2018年夏河县鼠疫病原学调查结果

年代	监测地区	动物检验						媒介检验	
		合计		旱獭		其他动物			
		检验数	阳性数	检验数	阳性数	检验数	阳性数	组数	阳性数
1959	拉卜楞镇夫地自然村、九甲村、洒乙昂村	231	9	231	9			16	1
1960	拉卜楞镇夫地自然村夫地沟	167	4	167	4			23	1
	甘加乡西科村仁艾村	201	4	201	4				
	桑科乡桑科村、地仓村	187	2	187	2				
1961	拉卜楞镇九甲村	215	1	215	1				
	达麦乡达麦村	209	1	209	1				
1964	拉卜楞镇夫地自然村	307	1	307	1				
1967	甘加乡仁青村	297	1	297	1				
1969	甘加乡仁青村	381	3	380	2	1	1		
1970	甘加乡仁青村	289	1	289	1				
1981	甘加	389	0	389	0				
1982	甘加乡、桑科乡	587	0	587	0				
1983	甘加乡	407	0	407	0				
1984	甘加乡	267	0	267	0			623	0
1985	甘加乡	312	0	312	0				
1986	甘加乡	206	0	206	0				
1987	甘加乡	203	0	203	0				
1988	甘加乡	220	0	220	0				
1989	甘加乡	304	0	304	0				
1990	拉卜楞镇	373	0	373	0			191	0
1991	甘加乡	336	0	336	0			325	0
1992	甘加乡、桑科乡	423	0	423	0			774	0
1993	甘加乡	301	0	301	0			180	0
1994	拉卜楞镇	74	0	74	0			62	0
1995	甘加乡	338	0	338	0			343	0
1996	甘加乡尼玛隆	560	0	560	0			151	0
1997	甘加乡	448	0	448	0			209	0
1998	甘加乡	375	0	375	0			112	0
1999	甘加乡	370	0	370	0			270	0

续表 11-92

年代	监测地区	动物检验							
		合计		旱獭		其他动物		媒介检验	
		检验数	阳性数	检验数	阳性数	检验数	阳性数	组数	阳性数
2000	甘加乡	301	0	301	0			118	0
2001	甘加乡	337	0	337	0			114	0
2002	甘加乡仁青村	291	0	291	0				0
2003	甘加乡	94	0	94	0				0
2004	拉卜楞镇	186	0	186	0			0	0
2005	拉卜楞镇	486	0	486	0			160	0
2006	拉卜楞镇	183	0	183	0			51	0
2007	桑科乡	202	0	202	0			123	0
2008	拉卜楞镇	202	0	202	0			98	0
2009	拉卜楞镇	180	0	180	0			176	0
2010	拉卜楞镇	209	0	209	0			76	0
2011	拉卜楞镇	161	0	161	0			54	0
2012	拉卜楞镇	162	0	162	0	0	0	49	0
2013	拉卜楞镇	163	0	162	0	1	0	33	0
2014	甘加乡	168	0	168	0	0	0	39	0
2015	拉卜楞镇	167	0	167	0			35	0
2016	拉卜楞镇	152	0	152	0			43	0
2017	拉卜楞镇	153	0	153	0			25	0
2018	拉卜楞镇	156	0	156	0			38	0
合计		13212	27	13209	26	3	1	5675	2

（二）血清学监测

1959~1981年，血清学检测间接血凝（IHA）方法检出F1抗体阳性血清48份。

1982~2018年，血清学检测间接血凝（IHA）方法共检测8350份，阳性血清19份；其中旱獭血清7725份，阳性18份；艾鼬血清阳性1份。另外检测犬血清625份，未检测到阳性样本；血清学检测间接血凝（RIHA）方法共检测506份，结果均为阴性。表11-93。

表 11-93　1982~2018年夏河县鼠疫血清学调查结果

年代	监测地区	正相血凝检测(IHA)								反相血凝检测(RIHA)	
		合计		旱獭		犬血清		其他动物			
		血清数	阳性数	血清数	阳性数	血清数	阳性数	血清数	阳性数	检验数	阳性数
1982	甘加乡、桑科乡	375	3	374	2			1	1	7	0
1983	甘加乡	257	0	257	0					55	0
1984	甘加乡	169	0	169	0					26	0
1985	甘加乡	739	0	739	0					7	0
1986	甘加乡	201	0	201	0					5	0
1987	甘加乡	54	0	54	0					0	0

续表 11–93

年代	监测地区	正相血凝检测(IHA)								反相血凝检测(RIHA)	
		合计		旱獭		犬血清		其他动物			
		血清数	阳性数	血清数	阳性数	血清数	阳性数	血清数	阳性数	检验数	阳性数
1988	甘加乡	130	0	130	0					0	0
1989	甘加乡	179	0	179	0					0	0
1990	拉卜楞镇	220	0	220	0					5	0
1991	甘加乡	287	2	287	2					5	0
1992	甘加乡、桑科乡	225	0	225	0					120	0
1993	甘加乡	147	0	147	0					3	0
1994	拉卜楞镇	62	0	62	0					0	0
1995	甘加乡	105	0	105	0					3	0
1996	甘加乡尼玛隆	102	0	102	0					9	0
1997	甘加乡	220		220	0					1	0
1998	甘加乡	204	5	204	5					4	0
1999	甘加乡	202	2	202	2					64	0
2000	甘加乡	210	1	210	1					2	0
2001	甘加乡	222	6	222	6					0	0
2002	甘加乡仁青村	183	0	183	0					0	0
2003	甘加乡	150	0	150	0					6	0
2004	拉卜楞镇	216	0	216	0					0	0
2005	拉卜楞镇	727	0	727	0					6	0
2006	拉卜楞镇	183	0	163	0	20	0			1	0
2007	桑科乡	215	0	164	0	51	0			1	0
2008	拉卜楞镇	232	0	182	0	50	0			1	0
2009	拉卜楞镇	222	0	171	0	51	0			0	0
2010	拉卜楞镇	250	0	199	0	51	0			4	0
2011	拉卜楞镇	209	0	158	0	51	0			0	0
2012	拉卜楞镇	210	0	160	0	50	0			2	0
2013	拉卜楞镇	214	0	163	0	51	0			1	0
2014	甘加乡	214	0	164	0	50	0			4	0
2015	拉卜楞镇	207	0	157	0	50	0			10	0
2016	拉卜楞镇	201	0	152	0	50	0				
2017	拉卜楞镇	203	0	153	0	50	0				
2018	拉卜楞镇	204	0	154	0	50	0			154	0
合计		8350	19	7725	18	625	0	1	1	506	0

(三) 宿主动物监测

1.旱獭数量调查

1981~2018 年，有 30 个年份开展了旱獭数量调查，用路线法调查面积 52 886.5hm^2，见獭 6116 只，平均密度为 0.12 只/hm^2，其波动范围在 0.02~4.2 只/hm^2。表 11–94。

表 11–94　1981~2018 年夏河疫源地旱獭密度调查结果

年份	监测地区	调查面积(hm^2)	见獭数	密度(只/hm^2)
1981	甘加	192	44	0.23
1982	甘加乡、桑科乡	104.4	12	0.11
1983	甘加乡	181	63	0.35
1984	甘加乡	100	8	0.08
1985	甘加乡			
1986	甘加乡	1550	30	0.02
1987	甘加乡			
1988	甘加乡			
1989	甘加乡			
1990	拉卜楞镇	818	23	0.03
1991	甘加乡	1050	83	0.08
1992	甘加乡、桑科乡	84	36	0.43
1993	甘加乡	158.4	80	0.05
1994	拉卜楞镇			
1995	甘加乡	10	12	1.20
1996	甘加乡尼玛隆	195	207	1.06
1997	甘加乡	290	159	0.55
1998	甘加乡	38	161	4.24
1999	甘加乡	50	6	0.12
2000	甘加乡			
2001	甘加乡			
2002	甘加乡仁青村	135	87	0.05
2003	甘加乡			
2004	拉卜楞镇	631.5	131	0.21
2005	拉卜楞镇	439	81	0.18
2006	拉卜楞镇	1776	359	0.20
2007	桑科乡	2205	354	0.16
2008	拉卜楞镇	2750	361	0.13
2009	拉卜楞镇	3160	257	0.08
2010	拉卜楞镇	2710	304	0.11
2011	拉卜楞镇	2460	241	0.10
2012	拉卜楞镇	3490	256	0.07
2013	拉卜楞镇	4360	414	0.09
2014	甘加乡	5860	578	0.1
2015	拉卜楞镇	4569.2	375	0.08
2016	拉卜楞镇	6480	578	0.09
2017	拉卜楞镇	4080	501	0.12
2018	拉卜楞镇	2960	315	0.11
合计		52886.5	6116	0.12

2.小型鼠数量调查

1984~2018 年，有 23 个年份采用 5m 夹线法开展了小型鼠数量调查，共布放鼠夹 44 600 夹次，捕获鼠类 7 种 390 只，捕获率为 0.87%，其中藏仓鼠 153 只，占 39.23%；黑线姬鼠 21 只，占 5.38%；藏鼠兔 62 只，占 15.90%；小家鼠 43 只，占 11.03%；褐家鼠 26 只，占 6.67%；小仓鼠 50 只，占 12.82%；社鼠 21 只，占 5.38%。表 11–95。

表 11–95　1984~2018 年夏河县疫源地小型鼠数量调查

年代	布夹(笼)数	捕鼠数	捕获率(%)	藏仓鼠	黑线姬鼠	藏鼠兔	小家鼠	褐家鼠	小仓鼠	社鼠
1984	2000	54	2.70							
1985	200	21	10.50							
1986	200	20	10.00							
1991	200	8	4.00							
1992	1100	35	3.18							
1993	300	15	5.00							
1995	200	80	40.00							
1997	600	24	4.00							
2004	100	5	5.00		1				4	
2005	700	18	2.57		11	2			5	
2006	2400	51	2.13	23	4	8		15		1
2007	3000	18	0.60	3	1	6	2	5		1
2008	3200	13	0.41	1	1	1	2	2		6
2009	3000	5	0.17			1	4			
2010	3400	3	0.09			3				
2011	3000	1	0.03				1			
2012	3000	3	0.10					3		
2013	3000	1	0.03					1		
2014	3000	6	0.20				6			
2015	3000	0	0							
2016	3000	0	0							
2017	3000	3	0.10	3						
2018	3000	6	0.20	1					5	
合计	44600	390	0.87	31	18	21	15	26	14	8

3.动物区系组成

夏河县目前调查发现啮齿目、兔形目动物 6 科 10 属 20 种。

1）兔科 Leporidae

(1)兔属　Lepus

①灰尾兔　L. oiostolus

2）鼠兔科　Ochotonidae

(2) 鼠兔属　Ochotona

②高原鼠兔 O. curzonioe

③ 大耳鼠兔 O. cansus

④ 狭颅鼠兔 O.thomasi

⑤ (西) 藏鼠兔 O. thibetana

3）仓鼠科 Cricetidae

(3) 仓鼠属 Cricetulus

⑥ 长尾仓鼠 C. longicaudatus

⑦ 灰仓鼠 C. migratorius

⑧ 西藏仓鼠 C.kanensis

⑨黑线仓鼠 C.barabensis

(4) 田鼠属 Microtus

⑩狭颅田鼠 M.microtus

⑪根田鼠 M. oeconomus

(5) 鼢鼠属 Myospalax

⑫中华鼢鼠 M. fontanieri

4）鼠科 Muridae

(6) 姬鼠属 Apodemus

⑬黑线姬鼠 A.agrarius

⑭林姬鼠 A.syvaticus

(7) 鼠属 Rattus

⑮社 鼠 R.Nivivente

(8) 小鼠属

⑯小家鼠 M.musculus

(9) 大鼠属 Rattus

⑰褐家鼠 R.norvegicus

5）松鼠科 Sciuridae

(8) 旱獭属 Marmota

⑱喜马拉雅旱獭 Marmota himalaya

6）林跳鼠科 Zapodidae

(9)林跳鼠属 Eozapus

⑲四川林跳鼠 E. setchuanus

(10) 麝鼠属

⑳麝鼠 O.ndatra

在该地区还发现食虫类动物2种， 鼩鼱 orex siualis、麝鼹 S. moschatus；

食肉类动物8种，黄鼬 Mustela sibirica、艾鼬 M. eversmanni、香鼬 M. altaica、狼 Canisl upus、沙狐 Vulpes corsac、赤狐 V. vulpes、猞猁 Lynx lynx、獾 Dadger;brock

偶蹄类动物 6 种，藏羚羊 Pantholops hodgsoni、岩羊 Pseudois nayaur、盘羊 Ovis ammon、马鹿 Ceivus elaphus；狍鹿 Capreolus capreolus；林麝 Moschus berezovskii

(四) 媒介监测

1.獭体蚤调查

1982~2018 年，夏河县共梳检旱獭 9336 只，染蚤獭 2416 只，染蚤率为 25.88%，染蚤率在 7.59%~57.1%，其中 1984 年最低为 7.59%，1996 年最高为 57.1%；获蚤 4792 匹，蚤指数为 0.51，蚤指数在 0.03~2.3 之间波动，其中 1985 年最低，为 0.03，2008 年最高，为 2.30。表 11-96。

表 11-96　1982~2018 年夏河县疫源地旱獭体蚤数量调查结果

年份	监测地区	检獭数	染蚤獭数	染蚤率(%)	获蚤数	蚤指数
1982	甘加乡、桑科乡	242	25	10.20	34	0.14
1983	甘加乡	395	101	25.5	166	0.42
1984	甘加乡	447	34	7.59	54	0.12
1985	甘加乡	309	145	46.9	9	0.03
1986	甘加乡	276	80	29.01	11	0.04
1987	甘加乡	203	36	17.73	57	0.28
1988	甘加乡	220	36	16.30	73	0.33
1989	甘加乡	304	67	22.1	58	0.19
1990	拉卜楞镇	314	62	19.72	57	0.18
1991	甘加乡	331	142	42.9	310	0.94
1992	甘加乡、桑科乡	480	95	19.79	434	0.90
1993	甘加乡	298	76	25.50	137	0.46
1994	拉卜楞镇	48	10	20.83	26	0.54
1995	甘加乡	310	102	32.9	214	0.69
1996	甘加乡尼玛隆	551	315	57.10	386	0.70
1997	甘加乡	448	107	23.88	226	0.50
1998	甘加乡					
1999	甘加乡	369	153	41.40	221	0.60
2000	甘加乡	300	83	27.67	171	0.57
2001	甘加乡	337	78	23.34	114	0.62
2002	甘加乡仁青村	357	60	16.89	332	0.93
2003	甘加乡	398	33	8.28	211	0.53
2004	拉卜楞镇	320	149	10.27	446	1.39
2005	拉卜楞镇					
2006	拉卜楞镇	182	30	16.00	77	0.42
2007	桑科乡	201	79	39.00	177	0.88
2008	拉卜楞镇	200	43	21.5	460	2.30
2009	拉卜楞镇	182	62	34.1	92	0.51
2010	拉卜楞镇	205	38	18.53	45	0.22
2011	拉卜楞镇	161	37	22.98	47	0.29
2012	拉卜楞镇	160	32	20.00	38	0.24
2013	拉卜楞镇	163	18	11.04	21	0.13

续表 11-97

年份	监测地区	检獭数	染蚤獭数	染蚤率(%)	获蚤数	蚤指数
2014	甘加乡	164	28	17.07	35	0.21
2015	拉卜楞镇	157	21	25	13.38	0.12
2016	拉卜楞镇	152	27	33	17.76	0.22
2017	拉卜楞镇	152	13	17	8.55	0.11
2018	拉卜楞镇	155	22	39	14.19	0.25
合计		9336	2416	25.88	4792	0.51

2.洞干蚤

1982~2018 年，夏河县共探旱獭洞干 30 219 个，染蚤洞 3726 个，染蚤率 12.33%，洞干蚤染蚤率在 2.15%~28.97%之间波动，其中 1986 年最低，为 2.15%，1983 年最高，为 28.97%；获蚤 6928 匹，蚤指数为 0.23，蚤指数在 0.03~1.24，其中 1986 年洞蚤指数最低，为 0.23，1988 年最高，为 2.53。表 11-97。

3.媒介种类及数量

表 11-97　1982~2018 年夏河县疫源地旱獭洞干蚤数量调查结果

年份	监测地区	探洞数	染蚤洞数	染蚤率(%)	获蚤数	蚤指数
1982	甘加乡、桑科乡	929	111	11.94	289	0.31
1983	甘加乡	2202	638	28.97	925	0.42
1984	甘加乡	2164	183	8.45	279	0.13
1985	甘加乡	1400	123	8.79	87	0.06
1986	甘加乡	2750	59	2.15	71	0.03
1987	甘加乡	1200	89	7.42	112	0.09
1988	甘加乡	220	44	20.00	556	2.53
1989	甘加乡	304	28	9.36	556	1.83
1990	拉卜楞镇	1300	125	9.62	177	0.14
1991	甘加乡	1000	133	13.30	179	0.18
1992	甘加乡、桑科乡	1200	246	21.18	389	0.32
1993	甘加乡	950	105	11.05	118	0.12
1994	拉卜楞镇	300	7	2.33	20	0.07
1995	甘加乡	1000	240	24.00	626	0.63
1996	甘加乡尼玛隆	1000	123	12.30	146	0.15
1997	甘加乡	1100	87	7.90	150	0.14
1998	甘加乡	900	109	12.11	145	0.16
1999	甘加乡	500	17	3.40	61	0.12
2000	甘加乡	1150	118	10.26	132	0.11
2001	甘加乡	/				
2002	甘加乡仁青村	/				
2003	甘加乡	/				
2004	拉卜楞镇	500	112	22.40	167	0.33
2005	拉卜楞镇	600	125	20.80	177	0.30
2006	拉卜楞镇	500	90	18.00	122	0.24
2007	桑科乡	500	110	22.00	123	0.25
2008	拉卜楞镇	500	108	21.50	620	1.24
2009	拉卜楞镇	600	111	18.50	117	0.20

续表 11–97

年份	监测地区	探洞数	染蚤洞数	染蚤率(%)	获蚤数	蚤指数
2010	拉卜楞镇	650	125	19.23	137	0.21
2011	拉卜楞镇	600	81	13.50	106	0.18
2012	拉卜楞镇	600	67	11.17	75	0.12
2013	拉卜楞镇	600	59	9.83	72	0.12
2014	甘加乡	600	49	8.17	58	0.10
2015	拉卜楞镇	600	35	5.38	43	0.07
2016	拉卜楞镇	600	25	4.17	32	0.05
2017	拉卜楞镇	600	17	2.83	24	0.04
2018	拉卜楞镇	600	27	4.5	37	0.06
合计		30219	3726	12.33	6928	0.23

1982~2018 年（1994~2003 年监测数据遗失），夏河县梳检旱獭共获媒介 3936 匹，媒介种类 12 种，其中人蚤 1257，占 31.94%；斧形盖蚤 1062，占 26.98%；草原硬蜱 200，占 5.08%；谢氏山蚤 806，占 20.48%，猬副角蚤扇形亚种 2，占 0.05%。其他有二齿新蚤、腹窦纤蚤、青海双蚤、多刺狭蚤、鼢鼠新北蚤、角额蚤、旱獭虱等共 609 匹，占 15.49%。详见表 11–98。

表 11–98　1982~2018 年夏河县媒介种类构成

年份	斧形盖蚤	谢氏山蚤	人蚤	猬副角蚤扇形亚种	草原硬蜱	其它	合计
1992	129	117	137	2		62	447
1993	58	36	43			51	188
2004	281	184	148			49	662
2005	121	11	45			32	209
2006	42	33	124			57	256
2007	66	84	150			42	342
2008	130	125	205			37	497
2009	47	71	76		15	29	238
2010	48	44	59		31	35	217
2011	37	24	62		30	41	194
2012	28	18	42		25	29	142
2013	14	10	36		33	27	120
2014	18	7	40		28	31	124
2015	12	17	25		14	28	96
2016	16	12	27		8	21	84
2017	6	6	25		4	20	61
2018	9	7	13		12	18	59
合计	1062	806	1257	2	200	609	3936

4.蚤类区系组成

夏河县发现的蚤类有4科17属31种。

1）蠕形蚤科 VEMIPSYLLIDAE Wagner, 1889

（1）鬃蚤属 Chaetopsylla Kohaut,1903

①同鬃蚤指名亚种 Chaetopsylla homoea

②近鬃蚤 Chaetopsylla appropinquans

③圆头鬃蚤 Chaetopsylla globiceps

2）多毛蚤科 HYSTRICHOPSYLLIDAE Triaboschi,1904

（2）新蚤属 Neopsylla Wagner, 1903

④二齿新蚤 Neopsylla bidentatiformis

⑤无规新蚤 Neopsylla anoma

⑥鞍新蚤 Neopsylla sellaris

（3）新北蚤属 NcarctopsyllaRothschild,1915

⑦鼢鼠新北蚤 Nearctopsylla myospalaca

（4）纤蚤属 Rhadinopsylla Jordan et Rothschild, 1912

⑧腹窦纤蚤深广亚种 Rhadinopsylla li murium

（5）狭臀蚤属 Stenischia Jor-dan,1932

⑨奇异狭臀蚤 Stenischia mirabilis

（6）多毛蚤属 HystrichopsyllaTaschenberg,1880

⑩多刺多毛蚤 Hystrichopsylla multidentata

（7）狭蚤属 Stenoponia Jordan et Rothschild,1911

⑪多刺狭蚤 Stenoponia polyspina

3）细蚤科 LEPTOPPSYLLIDAE Baker, 1905

（9）额蚤属 Frontopsylla Wagber et Ioff, 1926

⑫棕形额蚤指名亚种 Frontopsylla spadix spadix

⑬前额蚤灰旱獭亚种 Frontopsylla frontalis baibacina

⑭似升额蚤长指亚种 Frontopsylla elatoides elatoides

（10）双蚤属 Amphipsylla Wagner 1909

⑮镜铁山双蚤 Amphipsylla jingtieshanensis

⑯青海双蚤 Amphipsylla qinghaiensis

⑰似方双蚤指名亚种 Amphipsylla quadratoides quadratoides

4）角叶蚤科 CERATOPHYLLIDAE Dampf，1908

（11）山蚤属 Oropsylla Wagner & Ioff, 1926

⑱谢氏山蚤 Oropsylla silantiewi

（12）盖蚤属 Callopsylla Wagner, 1934

⑲斧形盖蚤 Callopsylla dolabris

⑳细钩盖蚤 Callopsylla sparsilis

（13）角叶蚤属　Ceratophyllus　Curtis, 1832

㉑曲扎角叶蚤 Ceratophyllus chutsaensis

㉒梯指角叶蚤 Ceratophyllus dimi

㉓粗毛角叶蚤 Ceratophyllus garei

㉔短突角叶蚤 Ceratophyllus olsufjevi

㉕燕角叶蚤端凸亚种　Ceratophyllus farreni chaoi

㉖甲端角叶蚤 Ceratophyllus sclerapicalis

（14）倍蚤属　Amphalius　Jordan, 1933

㉗鼠兔倍蚤 Amphalius runatus

（15）副角蚤属 Paraceras Wagner,1916

㉘獾副角蚤扇形亚种 Paraceras melis flabellum

㉙屈褶副角蚤 Paraceras crispus

（16）病蚤属　NosopsyllusJordan,1933

㉚秃病蚤指名亚种 Nosopsyllus laeviceps laeviceps

（17）同獐蚤属　Amalaraeus　Ioff,1936

㉛刷状同獐蚤赛特亚种 Amalaraeuspenicilliger　syrt

5）硬蜱科　Ixodidae

硬蜱属 Ixodes

草原硬蜱 Ixodes crenulatus

6）虱科 Pediculidae Leach.1817

虱属 Pediculus

人虱 Pediculus humanus

7）多板虱科 Polyplacidae

拟颚虱属 Linognathoides

古北拟颚虱 Linognathoides Palaearctus

8）革螨科

血革螨属　Haemgamasus Berlese

革螨　Gamasid mite

（王鼎盛，李鸿灏，秦全福）

第八节 碌曲县

碌曲县隶属于甘南藏族自治州，位于甘肃省西南部，青藏高原东边缘，甘、青、川三省交界处。地理坐标为东经 101°35′36″~102°58′15″，北纬 33°58′21″~34°48′48″。北接夏河县，东邻卓尼县，西南与玛曲县接壤，西连青海省河南县，南与四川省若尔盖县毗邻。该县所辖郎木寺镇、玛艾镇、尕海乡、西仓乡、拉仁关乡、双岔乡、阿拉乡 7 个乡镇，25 个村，211 个自然村，总面积 5298km²，总人口 3.5 万人。鼠疫自然疫源地面积 3869.4km²，约占全县面积的 73.04%。

一、地理区划

碌曲县动物地理区划属古北界青藏区的青海藏南亚区。地理位置属于青藏高原的东北边缘部分，地势西高东低，由盆地和山地两大地形组成，平均海拔 3500m。属青藏高原气候带高原湿润气候区，冬长无夏，春秋短促，高寒阴湿，境内主要有长江、黄河两大水系的白龙江、洮河等主要河流及 80 多条支流。白龙江，长江支流嘉陵江的支流。发源于甘肃省甘南藏族自治州碌曲县与四川若尔盖县交界的郎木寺，流经甘南州的迭部县、舟曲县、陇南市的宕昌县、武都区、文县，在四川广元市境内汇入嘉陵江。

二、疫源乡镇分布

1961 年省鼠疫自然疫源调查队在碌曲县双岔乡大庄村后的山坡上发现自毙旱獭一匹，并从其骨髓中分离到鼠疫杆菌 1 株，从而判定县城以东 60km、双岔乡以南 5km 的大庄村附近 458hm² 丘陵区域为鼠疫自然疫源地。自 1961 年后，相继在碌曲境内有计划、有目的、分期开展了鼠疫查源和监测工作。结果在碌曲县境内发现喜马拉雅旱獭广泛分布，其生境与青藏高原喜马拉雅旱獭鼠疫疫源地完全相同，县境内中间无任何天然屏障。2005 年根据甘卫地发《关于重新核定鼠疫自然疫源地范围和面积的通知》（[2004] 30 号）文件中疫源地划定原则，该县 5 乡 2 镇高山草原草甸均列入喜马拉雅旱獭鼠疫疫源地，疫源总面积达 3869.4km²。见表 11-99，图 11-29。

表 11-99 碌曲县疫源乡镇分布

乡镇	行政村	自然村	人口数	疫源面积(km²)	疫源村分布
郎木寺镇	6	33	5880	569.1	尕尔娘村、郎木村、波海村、贡巴村、
玛艾镇	6	36	6507	790.7	东城社区、西城社区、玛艾村、加格村、华格村、红科村
尕海乡	7	29	7545	945.7	加仓村、秀哇村、尕秀村
西仓乡	4	22	4000	235.1	新寺村、唐龙多村、贡去乎村
拉仁关乡	6	48	5496	760.1	唐科村、则岔村、玛日村
双岔乡	2	15	2669	393.9	洛措村、毛日村、青禾村、二地村

续表 11–99

乡镇	行政村	自然村	人口数	疫源面积（km²）	疫源村分布
阿拉乡	5	28	3000	174.8	田多村、吉扎村、博拉村
7	36	211	35097	3869.4	36

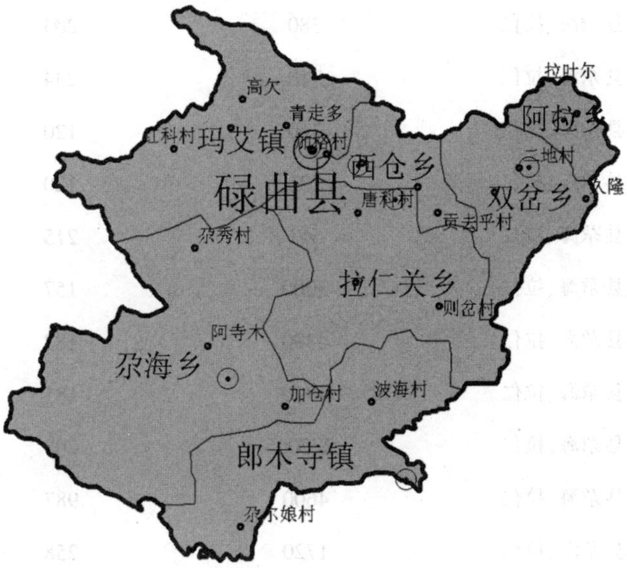

图 11–29　碌曲县鼠疫疫源地分布

三、疫情概况

（一）人间疫情

该县人间鼠疫流行最早年代，据文献记载是 1905 年在乔科地区（包括曼尔玛、采尔玛），至 1945 年，9 个年份于 6 个区域 10 个村发生 161 例。1949 年至今，无人间鼠疫发生。

（二）动物疫情

1961~2018 年，1961 年 6 月在双岔乡大庄村朵地沟从 1 只自毙旱獭残骸骨髓中分离出鼠疫菌 1 株。

四、动物鼠疫监测

（一）宿主动物监测

1.旱獭数量调查

2005~2018 年，碌曲县采用路线法调查旱獭数量，共调查面积 52 082hm²，见獭 3937 只，平均密度为 0.08 只/hm²。年际变化见图 11–30，表 11–100。

表 11-100　2005~2018 年碌曲县疫源地内旱獭数量监测

年份	监测地区	调查面积(hm^2)	见獭数	密度(只/hm^2)
2005	碌曲县尕海、拉仁	10	2	0.2
2006	碌曲县尕海、拉仁	1650	522	0.31
2007	碌曲县尕海、拉仁	380	203	0.53
2008	碌曲县尕海、拉仁	710	234	0.33
2009	碌曲县尕海、拉仁	360	120	0.33
2010	碌曲县尕海、拉仁	221	120	0.54
2011	碌曲县尕海、拉仁	561	215	0.38
2012	碌曲县尕海、拉仁	3000	157	0.05
2013	碌曲县尕海、拉仁	4300	187	0.04
2014	碌曲县尕海、拉仁	4320	185	0.04
2015	碌曲县尕海、拉仁	27200	208	0.076
2016	碌曲县尕海、拉仁	4600	987	0.21
2017	碌曲县尕海、拉仁	1720	258	0.15
2018	碌曲县尕海、拉仁	3050	539	0.18
合计	碌曲县尕海、拉仁	52082	3937	0.08

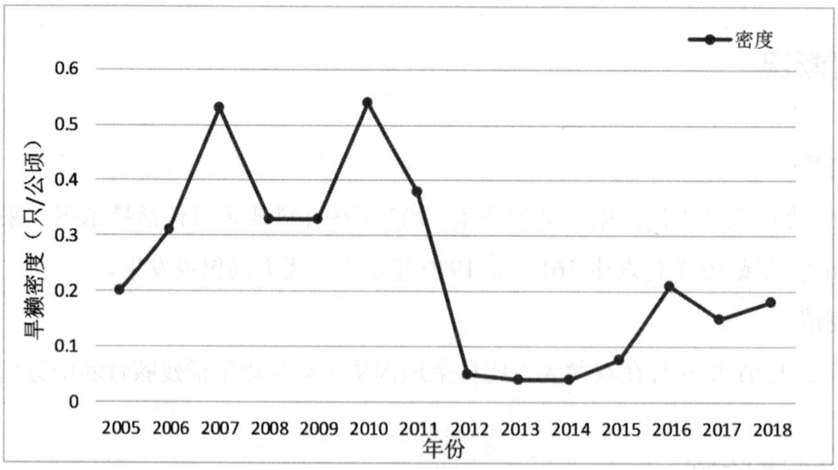

图 11-30　2005~2018 年碌曲县旱獭数量年际变化

2.小型鼠数量调查

2005~2018 年，用 5m 夹线法，布放鼠夹 18 700 夹次，捕获鼠类 10 种 211 只，捕获率为 1.13%，其中藏仓鼠 34 只，占 16.11%；黑线姬鼠 1 只，占 0.47%；藏鼠兔 40 只，占 18.96%；小家鼠 46 只，占 21.80%；褐家鼠 43 只，占 20.38%；社鼠 3 只，占 1.42%。见表 11-101。

表 11-101　2005~2018 年碌曲县疫源地内小型鼠数量调查

年代	布夹(笼)数	捕鼠数	捕获率(%)	藏仓鼠	黑线姬鼠	藏鼠兔	小家鼠	褐家鼠	社鼠	灰仓鼠	根田鼠	高原鼠兔	高原鼢鼠
2005	1200	0	0		0	0							
2006	1300	63	4.85	23	0	10	20	10					
2007	1300	14	1.08	2	0	6	2	4	0				
2008	1500	10	0.67	1	1	1	2	2	3				
2009	900	2	0 .22			1	1						
2010	1200	7	0.58	4		3							
2011	1200	1	0.03				1						
2012	2200	2	0.1					2					
2013	1300	9	0.38			1	3	5					
2014	1200	9	0.75	3				9					
2015	1800	1	0.05			2	4	7		1	2		
2016	1200	25	2.08	1		11	5	2		3	3		
2017	1200	37	3.08			5	7			5		20	
2018	1200	31	2.58				1	2			6	18	3
合计	18700	211	1.13	34	1	40	46	43	3	9	11	38	3

3.动物区系组成

碌曲县目前调查发现啮齿目、兔形目动物 6 科 10 属 19 种。

1）兔科 Leporidae

（1）兔属　Lepus

① 灰尾兔　L. oiostolus

2）鼠兔科　Ochotonidae

（2）鼠兔属　Ochotona

② 高原鼠兔 O. curzonioe

③ 大耳鼠兔 O. cansus

④ 狭颅鼠兔　O.thomasi

⑤ 西藏鼠兔　O. thibetana

3）仓鼠科　Cricetidae

（3）仓鼠属 Cricetulus

⑥ 长尾仓鼠 C. longicaudatus

⑦ 灰仓鼠 C. migratorius

⑧ 西藏仓鼠　C.kanensis

⑨黑线仓鼠 C.barabensis

（4）田鼠属　Microtus

⑩狭颅田鼠 M.microtus

⑪根田鼠 M. oeconomus

(5) 鼢鼠属 Myospalax

⑫中华鼢鼠 M. fontanieri

4) 鼠科 Muridae

(6) 姬鼠属 Apodemus

⑬黑线姬鼠 A.agrarius

⑭林姬鼠 A.syvaticus

(7) 鼠属 Rattus

⑮社鼠 R.Nivivente

(8) 小家鼠属 Mus

⑯小家鼠 M.musculus

(9) 大鼠属 Rattus

⑰褐家鼠 R.norvegicus

5) 松鼠科 Sciuridae

(8) 旱獭属 Marmota

⑱喜马拉雅旱獭 Marmota himalaya

6) 林跳鼠科 Zapodidae

(9) 林跳鼠属 Eozapus

⑲四川林跳鼠 E. setchuanus

(10) 麝鼠属

⑳麝鼠 O.ndatra

在该地区还发现食虫类动物2种，鼩鼱 orex siualis、麝鼹 S. moschatus；

食肉类动物8种，黄鼬 Mustela sibirica、艾鼬 M. eversmanni、香鼬 M. altaica、狼 Canisl upus、沙狐 Vulpes corsac、赤狐 V. vulpes、猞猁 Lynx lynx、獾 Dadger;brock

偶蹄类动物6种，藏羚羊 Pantholops hodgsoni、岩羊 Pseudois nayaur、盘羊 Ovis ammon、马鹿 Ceivus elaphus；狍鹿 Capreolus capreolus；林麝 Moschus berezovskii

(二) 媒介监测

1.獭体蚤调查

2005~2018年，碌曲县共梳检旱獭2212只，染蚤獭795只，平均染蚤率为35.94%，其中2011年染蚤率最高，为70.83%，2005年最低，为5.67%；获蚤2426匹，平均蚤指数为1.10，其中2006年蚤指数最高，为2.53，2018年蚤指数最低，为0.19。14个年份中9个年份的蚤指数大于1。表11-102、图11-31、图11-32。

表 11-102　2005~2018 年碌曲县旱獭体蚤数量调查结果

年份	监测地区	检獭数	染蚤獭数	染蚤率(%)	获蚤只数	蚤指数
2005	碌曲县	141	8	5.67	329	2.33
2006	碌曲县	117	39	33.33	296	2.53
2007	碌曲县	150	30	20	378	2.52
2008	碌曲县	149	62	41.61	186	1.25
2009	碌曲县	150	51	34	189	1.26
2010	碌曲县	120	66	55	149	1.24
2011	碌曲县	120	85	70.83	173	1.44
2012	碌曲县	150	80	53.33	154	1.03
2013	碌曲县	151	71	47.02	153	1.01
2014	碌曲县	151	91	37.78	159	0.62
2015	碌曲县	352	109	30.97	147	0.42
2016	碌曲县	150	41	27.33	45	0.3
2017	碌曲县	157	32	20.38	38	0.24
2018	碌曲县	154	30	19.48	30	0.19
合计		2212	795	35.94	2426	1.10

2.洞干蚤

2005~2018 年，共探旱獭洞干 8461 个，染蚤洞 418 个，染蚤率 4.94%；获蚤 585 匹，蚤指数为 0.07。表 11-103。

表 11-103　2005~2018 年碌曲县旱獭洞干蚤监测

年份	监测地区	探洞数	染蚤洞数	染蚤率(%)	获蚤数	蚤指数
2005	碌曲县	600	25	4.1	61	0.1
2006	碌曲县	650	50	7.69	127	0.2
2007	碌曲县	600	11	1.83	16	0.03
2008	碌曲县	600	9	1.5	23	0.04
2009	碌曲县	600	7	1.17	8	0.01
2010	碌曲县	600	10	1.67	17	0.03
2011	碌曲县	609	9	1.48	16	0.03
2012	碌曲县	600	25	4.17	35	0.06
2013	碌曲县	600	17	2.83	17	0.03
2014	碌曲县	601	16	2.66	17	0.03
2015	碌曲县	601	32	5.32	32	0.05
2016	碌曲县	600	58	9.67	61	0.1
2017	碌曲县	600	87	13.67	91	0.15
2018	碌曲县	600	62	10.33	64	0.11
合计		8461	418	4.94	585	0.07

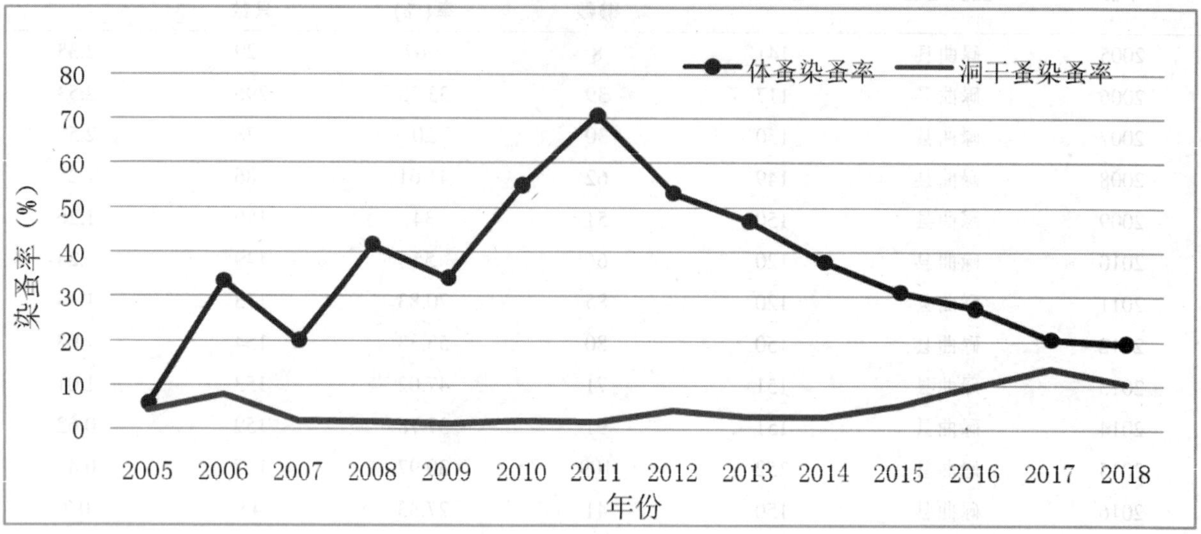

图 11-31　2005~2018 年碌曲县疫源地旱獭体蚤/洞干蚤染蚤率年际变化

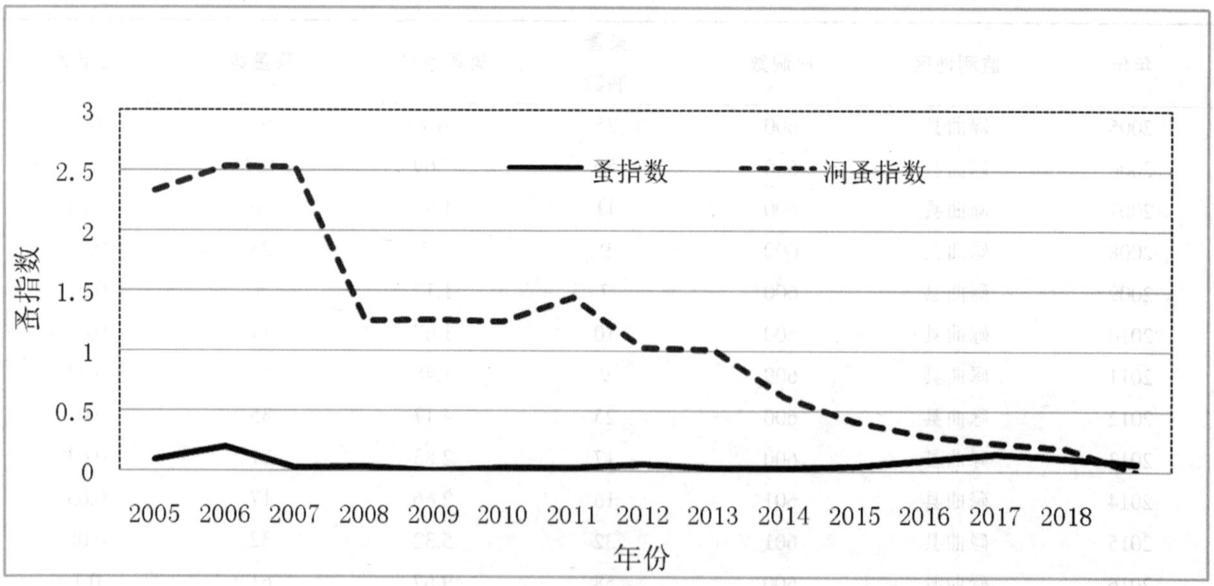

图 11-32　2005~2018 年碌曲县疫源地旱獭体蚤/洞干蚤指数年际变化

3.媒介种类及数量

2005~2018 年，共梳检媒介 2797 匹，其中检获斧形盖蚤 1616 匹，占媒介种类的 57.78%；谢氏山蚤 671 匹，占 23.99%；獾副角蚤扇形亚种 25 匹，占 0.89%；人蚤 15 匹，占 0.53%；草原硬蜱 242 匹，占 8.65%；旱獭虱 228 匹，占 8.15%。见表 11-104、图 11-33。

表 11-104　2005~2018 年碌曲县旱獭媒介种类及数量调查结果

年份	斧形盖蚤	谢氏山蚤	獾副角蚤扇形亚种	草原硬蜱	旱獭虱	人蚤	合计
2005	121	11	1	6	2	1	142
2006	42	33		3			78
2007	120	84	2			2	208
2008	150	120	2	3	2		277
2009	151	0	4	0			155
2010	149	0		4	2	3	158
2011	169	0	3	5		1	178
2012	124	30		1	1		156
2013	108	40		2	1	1	152
2014	117	46			2	1	166
2015	85	91	5	56	59	2	298
2016	97	86	2	65	46	1	297
2017	88	56	3	46	56	2	251
2018	95	74	3	51	57	1	281
合计	1616	671	25	242	228	15	2797

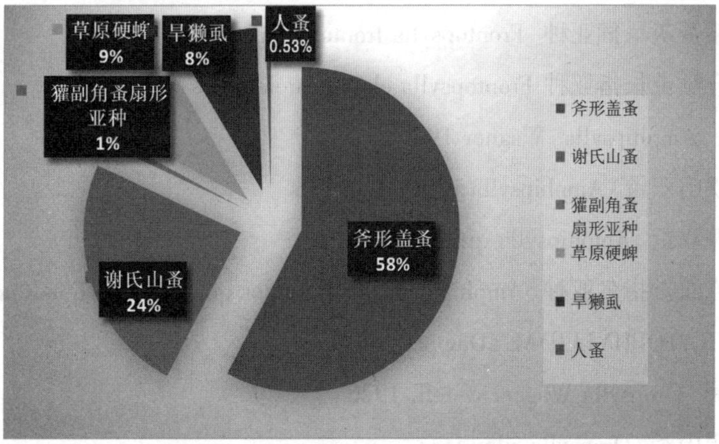

图 11-33　2005~2018 年碌曲县疫源地旱獭体外媒介种类构成

4.蚤类区系组成

碌曲县发现的蚤类有 7 科 16 属 31 种。

1）蠕形蚤科　VEMIPSYLLIDAE　Wagner, 1889

（1）鬃蚤属　Chaetopsylla　Kohaut,1903

①同鬃蚤指名亚种 Chaetopsylla homoea

②近鬃蚤 Chaetopsylla appropinquans

③圆头鬃蚤 Chaetopsylla globiceps

2）多毛蚤科 HYSTRICHOPSYLLIDAE Triaboschi,1904

（2）新蚤属 Neopsylla Wagner,1903

④二齿新蚤 Neopsylla bidentatiformis

⑤无规新蚤 Neopsylla anoma

⑥鞍新蚤 Neopsylla sellaris

（3）北属新蚤 Ncarctopsylla Rothschild,1915

⑦鼢鼠新北蚤 Ncarctopsylla myospalaca

（4）纤蚤属 Rhadinopsylla Jordan et Rothschild, 1912

⑧腹窦纤蚤深广亚种 Rhadinopsylla limurium

（5）狭臀蚤属 Stenischia Jor-dan,1932

⑨奇异狭臀蚤 Stenischia mirabilis

（6）多毛蚤属 Hystrichopsylla Taschenberg,1880

⑩多刺多毛蚤 Hystrichopsylla multidentata

（7）狭蚤属 Stenoponia Jordan rt Rothschild,1911

⑪多刺狭蚤 Stenoponia polyspina

3）细蚤科 LEPTOPPSYLLIDAE Baker, 1905

（8）额蚤属 Frontopsylla Wagber et Ioff, 1926

⑫棕形额蚤指名亚种 Frontopsylla spadix spadix

⑬前额蚤灰旱獭亚种 Frontopsylla frontalis baibacina

⑭似升额蚤长指亚种 Frontopsylla elatoides elatoides

（9）双蚤属 Amphipsylla Wagner 1909

⑮镜铁山双蚤 Amphipsylla jingtieshanensis

⑯青海双蚤 Amphipsylla qinghaiensis

⑰似方双蚤指名亚种 Amphipsylla quadratoides quadratoides quadratoides

4）角叶蚤科 CERATOPHYLLIDAE Dampf，1908

（10）山蚤属 Oropsylla Wagner & Ioff, 1926

⑱谢氏山蚤 Oropsylla silantiewi

⑲长须山蚤 O.silantiewi

（11）盖蚤属 Callopsylla Wagner, 1934

⑳斧形盖蚤 Callopsylla dolabris

㉑细钩盖蚤 Callopsylla sparsicis

（12）角叶蚤属 Ceratophyllus Curtis, 1832

㉒曲扎角叶蚤 Ceratophyllus chutsaensis

㉓梯指角叶蚤 Ceratophyllus dimi

㉔粗毛角叶蚤 Ceratophyllus garei

㉕短突角叶蚤 Ceratophyllus olsufjevi

㉖燕角叶蚤端凸亚种 Ceratopyllus farreni chaoi

㉗甲端角叶蚤 Ceratophyllus sclerapicalis

(13) 倍蚤属 Amphalius Jordan, 1933

㉘鼠兔倍蚤 Amphalius runatus

(14) 副角蚤属 Paraceras wagner,1916

㉙獾副角蚤扇形亚种 Paraceras melis flabellum

(15) 病蚤属 Nosopsyllus Jordan,1933

㉚秃病蚤指各亚种 Nosopsyllus laeviceps larviceps

(16) 蚤属 Pulex Linnaeus,1758

㉜人蚤 Pulex irrit ans linnaeus,1758

5.其他节肢动物

目前发现螨类 1 种、蜱类 1 种，旱獭虱 1 种。

硬蜱科 Ixodidae

硬蜱属 Ixodes

草原硬蜱 Ixodescrenulatus

虱科 Pediculidae

虱属 Pediculus

人虱 Pediculus humanus

多板虱科 Polyplacidae

拟颚虱属 Linognathoides

古北拟颚虱 Linognathoides Palaearctus

革螨科

血革螨属 Haemgamasus Berlese

革螨 Gamasid mite

(五) 病原学和血清学监测

1961 年 6 月在双岔乡大庄村朵地沟从 1 只自毙旱獭残骸骨髓中分离出鼠疫菌 1 株。1962~2018 年，病原学和血清学检测，结果均为阴性。见表 11-105。

(袁育，王鼎盛，席金恩)

表 11-105　碌曲县疫源地鼠疫病原学及血清学检测

年度	病原学检测				血清学检测		阳性分布
	旱獭		媒介		旱獭		
	数量	阳性	数量	阳性	数量	阳性	
1961	1	1					双岔乡大庄朵地沟
1998	50	0	3	0			
2001	28	0		0			
2002	40	0		0	185	0	
2004	54	0		0	16	0	
2005	276	0	150	0	327	0	
2006	134	0	106	0	100	0	
2007	120	0	36	0	100	0	
2008	120	0	45	0	100	0	
2009	118	0	23	0	116	0	
2010	119	0	42	0	117	0	
2011	119	0	0	0	119	0	
2012	149	0	0	0	148	0	
2013	151	0	0	0	151	0	
2014	151	0	0	0	151	0	
2015	358	0	0	0	10	0	
2016	153	0	0	0	0	0	
2017	106	0	0	0	53	0	
2018	154	0	0	0	0	0	
合计	2401	1	405	0	1693	0	

第九节　会宁县

会宁地处甘肃中部，白银市南端，位于北纬 35°33′~36°26′，东经 104°31′~105°34′。东与宁夏回族自治区的海原、西吉相连；南和通渭、静宁毗邻；西同定西、榆中交界，北与靖远、平川接壤。1963 年判定疫源面积 37 000km²，分布在刘寨、新塬、土高山 、草滩、八里、河畔、平头川、会师镇 9 个乡镇 45 个行政村，人口约 8 万。

会宁县鼠疫自然疫源地是甘宁黄土高原荒漠草原阿拉善黄鼠鼠疫自然疫源地的一部分，该县处于该疫源地的西部，自 1963 年证实鼠疫自然疫源地后，开始进行系统监测， 2005 年后根据甘肃省卫生厅（[2004] 300 号）和（甘地发 [2005] 年 217 号）文件精神，对该县鼠疫疫源面积、分布重新进行核定，核定后疫源面积为 64.39 万 hm²，分布于该县 28 个乡镇，290 个行政村，2095 个社。

一、自然概况

(一) 景观特征

会宁县地处西北黄土高原和青藏高原交界地带，土地构造复杂，多以变质岩和花岗岩为基底，其上广泛沉积第三系红土和第四系黄土，局部地段露石灰系、侏罗系和白垩系地层。整个地势由东南向西北倾斜，梁峁起伏，沟壑纵横。全县以祖厉河为基干，分布树枝状沟壑，遍布“V”形深谷。地势总体南高北低，东北角、中西部有海拔 2200m 的山塬和峰峦。南部、中部为山地，多属黄土堆积侵蚀长梁、梁峁、地峁；北部多为川、塬地，为梁峁顶面残塬和河流切割成的沟谷阶地地貌。气候类型属温带大陆性季风气候。年平均温度为 6.4℃，年日照时数约 2506h，无霜期为 136~186 天，年平均降水量 340㎜，年蒸发量达 1800㎜。降水量少且分布不均匀，年际变率较大。

土壤属于温带草原黑垆土地带，为陇东陇中黄土高原黑垆土地带的西北延伸部分，有黑垆土、灰褐土、黄绵土、灰钙土，海拔 1497~2400m。

植被为温带草原黄土高原类型，主要以十字长科、禾本科、豆科、蒿属科等，建群种以羊茅、针茅、冰草、白蒿、茵陈蒿、骆驼蓬、蒙古沁巴等为主，覆盖度 30%~75%，阴坡高于阳坡。

(二) 地理区划

按中国动物地理区划，该疫源地属于古北界东北亚界华北区黄土高原亚区，方喜业等人根据中国鼠疫自然疫源地特性，提出“鼠疫生物地理群落指征，两级分型法和三项指征命名法”，将该疫源地型区划为甘宁黄土高原荒漠草原阿拉善黄鼠型（Ⅰ级），甘宁黄土高原半荒漠草原阿拉善黄鼠海原 13 亚型（Ⅱ级）鼠疫自然疫源地。

二、人间鼠疫

(一) 人间鼠疫历史疫情

据《会宁县志》记载，1738 年、1770 年、1890 年、1929 年会宁均有瘟疫流行，但是否为鼠疫尚无法考证。1949 年后通过鼠疫流行病学调查，认为会宁县 1931~1946 年间有 3 年次 5 起人间鼠疫流行，共发病 126 人，死亡 124 人，流行地区包括平头乡冉家坪，河畔乡王家坪，汉岔乡张家曲，会师镇吊川、蒲家园子、喇嘛岔、杨家河坪，刘寨乡黑窑洞共五个乡镇，八个社。其中 1931 年 8~9 月间在会宁县平头乡冉家坪发病 24 人，死亡 24 人；河畔乡中滩村王家坪发病 46 人，死亡 44 人； 1932 年 3~4 月汉岔乡张家曲发病 16 人，死亡 16 人；1932 年 8~9 月会师镇南咀村吊川、蒲家园子、喇嘛岔、杨家河坪发病 31 人，死亡 31 人；1946 年 8 月刘寨乡黑窑洞发病 9 人，死亡 9 人。

(二) 1962 年肺鼠疫流行

本次疫情是本疫源地最近 1 次人间鼠疫流行，也是 1949 年后中国发生的最为严重的一起人间疫情。

1962 年 7 月 26 日，会宁县刘寨乡斜沟村农民郭某德剥制自毙毛皮后，于 7 月 29 日自觉不适，30 日发高烧、头痛、咳嗽、咯血痰，于 8 月 1 日死亡。8 月 3 日起，来郭家探亲吊孝的亲戚、家人、医生中发生类似疾病，从 7 月 29 日首发病例郭某德发病到 8 月 14 日最后一例病人发病的 16 天时间内，共发病 26 例，死亡 11 例，疫情先后波及刘寨、新源两个乡，斜沟、甜水井、寨科、河坝四个村，黑窑洞、甘水井、寨科、庙儿坪四个社（波及宁夏海原县大西沟村腰巴社发病4人，死亡4人，未计算在内）。

8月9日，8月13日甘肃会宁及宁夏先后接到“疑似鼠疫”报告后立即组织防疫队进入疫区，从病人痰中和死者脏器、骨髓中分离出鼠疫菌，同时从距黑窑洞1.5km山地，一只自毙沙狐脏器中分离出鼠疫菌。从而证明会宁当地动物间暴发鼠疫，并确定本起疫情是猫染疫后，人通过剥皮毛而感染肺鼠疫。从首发病例到最后1例感染者发病的16天，疫情波及会宁县黑窑洞、甜水井、寨科、庙儿坪四个社，密切接触91人，发病26人，死亡11人，发病率为28.57%，病死率为42.31%。其中发病和死亡主要在黑窑洞社，发病14例，占总病例数的53.85%；死亡8例，占总死亡病例的72.73%。甜水井社发病9例，占34.62%；死亡3例，占27.27%。寨科、庙儿坪分别发病1例和2例，给予服用磺胺药和注射链霉素治疗，无死亡。

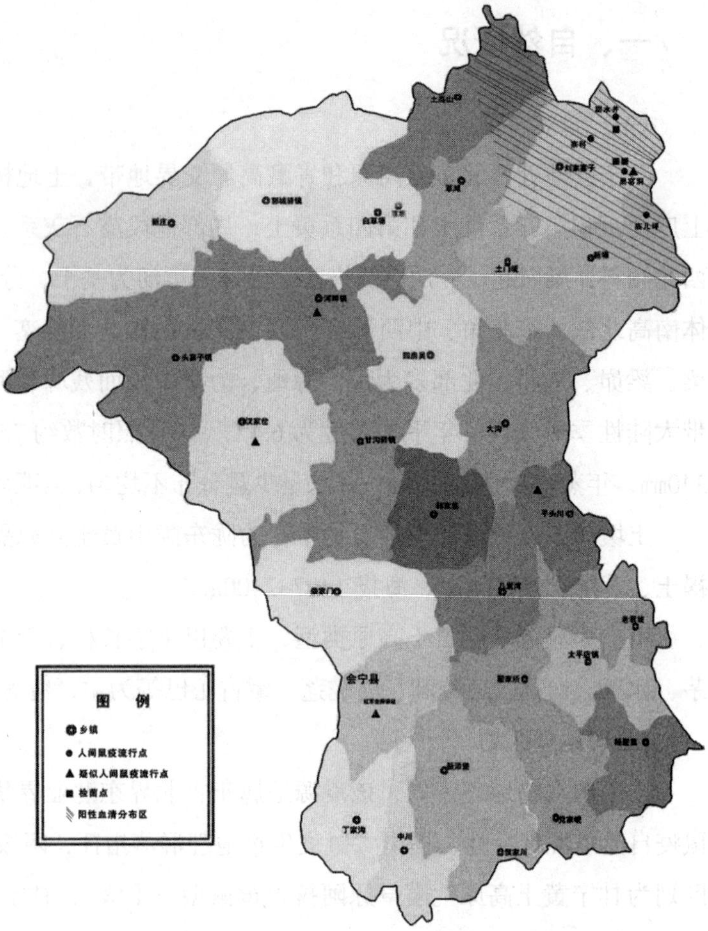

图 11–34　会宁县鼠疫疫源乡镇分布

发病时间主要集中在8月4日至8月9日，共发病17例，占26例病例的65.38%；死亡病例均在8月11日前，最后一例病例治愈时间为9月5日。省医疗队于8月11日进驻疫区，医疗队进驻之前共发病19例，死亡11例；医疗队进驻之后，给予服用磺胺药和注射链霉素治疗，共发病7例，无死亡。

三、动物鼠疫

（一）动物疫点及染疫动物

会宁县1962~2018年有2年次动物鼠疫流行，动物检菌最早是1962年，最后检菌是1963年。1962年8月人间鼠疫流行期间，工作人员在仙麻沟处理病人尸体时发现一只已经干枯的沙狐尸体（距黑窑洞约1.5km），根据尸体外表观察，自毙时间约有两月余，皮肤干硬，腹背毛已脱落不堪并全身有许多裂纹，右侧腹部到第二胸骨有一长口，内脏均无。将两腿骨骼切断，用生理盐水冲洗数次，进行动物接种和培养，分离出鼠疫菌一株，8月25日判定为鼠疫疫狐，判定疫点1处。1963年6~7月，先后在刘寨乡斜沟村黑窑洞后岘和甜水井村老李岔沟采集的阿拉善黄鼠（2只活体，1只自毙）及寄生蚤体内分离出7株鼠疫菌，判定疫点2处，两疫点间距离约3km，疫点总面积约300hm^2。目前该疫源地发现自然感染鼠疫的动物有黄鼠和沙狐，在其体内分别检出鼠疫菌3株和1株，见表11–106。黄鼠为该疫源地鼠疫菌的主要贮存宿主，沙狐对鼠疫菌表现很高的抗性，因此为偶然宿主。动物鼠疫检菌，见图 11-34。

表 11-106　1962~2018 年会宁县动物鼠疫检菌结果

年代	乡镇	行政村	疫点名称	动物名称	数量	发现/判定月日
1962	刘寨乡	斜沟村	黑窑洞仙麻沟	沙狐	1	8.25
小计	1	1	1	0	1	
	刘寨乡	甜水井	甜水井老李岔沟	阿拉善黄鼠	1	7.04
1963	刘寨乡	斜沟村	黑窑洞后岘	阿拉善黄鼠	1	7.09
		甜水井	甜水井老李岔沟	阿拉善黄鼠	1	7.15
小计	1	2	2	0	4	

（二）染疫媒介

会宁县鼠疫疫源地发现能传播鼠疫的蚤有方形黄鼠蚤蒙古亚种和阿巴盖新蚤，在其体内分别检出 3 株和 1 株鼠疫菌（见表 11-107）。方形黄鼠蚤蒙古亚种是该疫源地鼠疫菌的主要传播媒介，阿巴盖新蚤为次要媒介。

表 11-107　1962~2018 年会宁县染疫媒介种类及数量

年代	乡镇名称	疫点名称	媒介名称	寄主名称	检验数(组)	检菌数(株)	发现/判定月日
1963	刘寨乡	黑窑洞	方形黄鼠蚤蒙古亚种	阿拉善黄鼠	不详	1	6.24
	刘寨乡	黑窑洞	方形黄鼠蚤蒙古亚种	阿拉善黄鼠	不详	1	7.04
	刘寨乡	黑窑洞	阿巴盖新蚤	阿拉善黄鼠	不详	1	7.08
	刘寨乡	黑窑洞	方形黄鼠蚤蒙古亚种	阿拉善黄鼠	不详	1	7.09
小计	1	1			890	4	

（三）动物血凝阳性分布

1974~2018 年，该县疫源地共检出阳性血清 92 份（全部为黄鼠血清）见表 11-108，其中 1974 年检出 51 份，分布于刘寨乡的陈庄村、甜水井村、斜沟村、寨科村，土高乡的野狐泉村、十百户村，新源乡的老庄村、河坝村。1975 年检出 25 份，同样分布于刘寨乡的陈庄村、甜水井村、斜沟村、寨科村，土高乡的野狐泉村、十百户村，新源乡的老庄村、河坝村。1977 年检出 4 份，分布于刘寨乡的陈庄村、斜沟村，新源乡河坝村。1978 年检出 8 份，分布于刘寨乡的陈庄村、寨科村，土高乡的野狐泉村。1979 年检出 3 份，分布于刘寨乡甜水井村、寨科村。1997 年检出 1 份，分布于刘寨乡的后湾村。

表 11-108　1974~2018 年会宁县动物血凝阳性分布

年代	月份	乡镇	疫点(村)	合计	黄鼠	
					检验数	阳性数
1974	4~9	刘寨、土高、新源	陈庄、甜水井、斜沟、寨科、野狐泉、十百户、老庄、河坝	51	3118	51
1975	4~9	刘寨、土高、新源	陈庄、甜水井、斜沟、寨科、野狐泉、十百户、老庄、河坝	25	4428	25
1977	4~5	刘寨、新源	陈庄、斜沟、河坝	4	3110	4
1978	4~7	刘寨、土高	陈庄、寨科、野狐泉	8	2205	8
1979	5~7	刘寨	甜水井、寨科	3	5009	3
1997	6	刘寨	后湾庙湾	1	687	1
合计				92	18557	92

四、鼠疫监测

(一) 病原学监测

1962~2108 年，会宁县 601 站鼠疫病原学检测各种动物及媒介材料 168 820 份，分离鼠疫菌 8 株；其中检验黄鼠 32 193 只，分离鼠疫菌 3 株，从沙狐分离鼠疫菌 1 株。检验媒介 62 516 组，分离鼠疫菌 4 株。表 11-109。

表 11-109　1962~2108 年会宁县鼠疫病原学调查结果

年代	合计		动物检验						媒介检验	
			黄鼠		其他动物		未分类		检验数	阳性数
	检验数	阳性数	检验数	阳性数	检验数	阳性数	检验数	阳性数	组数	组数
1962	753	1	703		50	1				
1963	1543	7	529	3	124	0			890	4
1964	5563	0	2303	0	269	0			2991	0
1965	6260	0					3373	0	2887	0
1966	2863	0					2863	0		
1967	2971	0					2971	0		
1968	5183	0					5183	0		
1969	3313	0					3313	0		
1970	5745	0					5745	0		
1971	4383	0					4383	0		
1972	2585	0					2585	0		
1973	3372	0					2743	0	629	0
1974	3457	0	2992	0	356	0			109	0
1975	4593	0	4055	0	392	0			146	0
1976	4200	0					4057	0	143	0

续表 11-109

年代	合计		动物检验						媒介检验	
			黄鼠		其他动物		未分类		检验数	阳性数
	检验数	阳性数	检验数	阳性数	检验数	阳性数	检验数	阳性数	组数	组数
1977	3715	0					2450	0	1265	0
1978	8759	0	4154	0	80	0			4525	0
1979	10177	0					6218	0	3959	0
1980	5216	0					3136	0	2080	0
1981	5763	0					2154	0	3609	0
1982	6411	0					3399	0	3012	0
1983	5751	0					2522	0	3229	0
1984	4423	0					2161	0	2262	0
1985	2821	0					1721	0	1100	0
1986	3254	0					1982	0	1272	0
1987	3591	0	1760	0	22	0			1809	0
1988	3545	0					1814	0	1731	0
1989	2655	0	1488	0					1167	0
1990	3040	0					1429	0	1611	0
1991	2567	0	1360	0	71	0			1136	0
1992	3316	0	1474	0	36	0			1806	0
1993	2727	0	1300	0	102	0			1325	0
1994	1518	0	738	0	64	0			716	0
1995	1707	0	667	0	91	0			949	
1996	1685	0	743	0					942	0
1997	1755	0	757	0					998	0
1998	1743	0	760	0	48	0			935	0
1999	1551	0	645	0	90	0			816	0
2000	1355	0					663	0	692	0
2001	1391	0					680	0	711	0
2002	1103	0					612	0	491	0
2003	1404	0					685	0	719	0
2004	4811	0					1418	0	3393	0
2005	2115	0					1217	0	898	0
2006	1275	0	662	0	37	0			576	0
2007	1870	0	913	0	118	0			839	0
2008	845	0	509	0	29	0			307	0

续表 11-109

年代	合计		动物检验						媒介检验	
			黄鼠		其他动物		未分类		检验数	阳性数
	检验数	阳性数	检验数	阳性数	检验数	阳性数	检验数	阳性数	组数	组数
2009	1017	0	529	0	51	0			437	0
2010	1123	0	530	0	95	0			498	0
2011	638	0	419	0	75	0			144	0
2012	1452	0	379	0	75	0			998	0
2013	891	0	389	0	70	0			432	0
2014	992	0	410	0	57	0			525	0
2015	515	0	309	0	44	0			162	0
2016	603	0	312	0	65	0			226	0
2017	433	0	197	0	43	0			193	0
2018	513	0	207	0	80	0			226	0
合计	168820	8	32193	3	2634	1	71477	0	62516	4

（二）血清学监测

1974~2018 年，采用正相血凝试验方法（IHA）检验动物血清 53 514 份，F_1 抗体阳性 92 份；其中黄鼠血清 52 703 份，阳性 92 份，阳性血清检出率为 0.17%；检验犬血清 376 份，检验其它动物血清 445 份，结果均为阴性。反向血凝试验（RIHA）动物检验 11 769 份，阳性 9 份。表 11-110。

表 11-110　1974~2018 年会宁县鼠疫血清学监测

年代	正相血凝试验(IHA)								反相血凝试验(RIHA)	
	合计		黄鼠		犬血清		其他动物		检验份数	阳性份数
	血清数	阳性数	血清数	阳性数	血清数	阳性数	血清数	阳性数		
1974	3152	51	3118	51			34			
1975	4428	25	4428	25						
1976	4043	0	4043	0						
1977	3110	4	3110	4					599	3
1978	2205	8	2205	8						
1979	5009	3	5009	3						
1980	1631	0	1631	0					1133	0
1981	1699	0	1699	0					1395	5
1982	803	0	652	0	44	0	107	0	1897	0
1983	1257	0	1012	0	82	0	163	0	1948	0
1984	669	0	461	0	67	0	141	0	762	1
1985	729	0	729	0					816	0
1986	1709	0	1678	0	31	0			161	0
1987	1660	0	1660	0					122	0
1988	1645	0	1613	0	32	0			201	0

续表 11-110

年代	正相血凝试验(IHA)								反相血凝试验(RIHA)	
	合计		黄鼠		犬血清		其他动物		检验份数	阳性份数
	血清数	阳性数	血清数	阳性数	血清数	阳性数	血清数	阳性数		
1989	1259	0	1229	0	30	0			259	0
1990	1189	0	1189	0					173	0
1991	1081	0	1081	0					313	0
1992	1336	0	1336	0					268	0
1993	1014	0	1014	0					398	0
1994	679	0	679	0					105	0
1995	625	0	625	0					146	0
1996	642	0	642	0					101	0
1997	687	1	687	1					70	0
1998	559	0	559	0					559	0
1999	576	0	576	0					159	0
2000	591	0	591	0						
2001	590	0	590	0						
2002	550	0	550	0						
2003	625	0	625	0						
2004	1228	0	1228	0					38	
2005	689	0	659	0	30	0				
2006	673	0	643	0	30	0			41	0
2007	963	0	963	0					53	0
2008	490	0	490	0						
2009	478	0	478	0						
2010	542	0	542	0					52	0
2011	419	0	419	0						
2012	379	0	379	0						
2013	389	0	389	0						
2014	410	0	410	0						
2015	309	0	309	0						
2016	332	0	312	0	30	0				
2017	196	0	196	0						
2018	265	0	265	0						
合计	53514	92	52703	92	376	0	445	0	11769	9

(三) 宿主动物监测

1.黄鼠数量调查

1963~2018 年，56 年间，该县 53 个年份开展了黄鼠数量调查（个别年份监测资料丢失），每年在黄鼠出蛰后（4 月）和幼鼠分居后（7 月）按不同生境的 0.5%比例分层抽样调查两次，采用一日弓形夹法共调查 8705.9hm^2，捕获黄鼠 7553 只，平均密度为 0.87 只/hm^2，表 11-111。

表 11-111　1963~2018 年会宁县黄鼠数量调查结果

年份	调查面积(hm²)	捕获黄鼠数	密度(只/hm²)
1963	3.4	66	19.41
1964	98.5	903	9.17
1965	104	825	7.93
1966	244	1575	6.45
1967	100	530	5.3
1971	560	25	4.48
1972	432	2	0.5
1973	860	197	0.23
1974	332	78	0.23
1975	400	36	0.09
1976	500	191	0.38
1977	205	26	0.13
1978	290	148	0.51
1979	308	237	0.77
1980	200	84	0.42
1981	200	60	0.3
1982	628	140	0.22
1983	300	30	0.1
1984	300	20	0.07
1985	60	14	0.23
1986	123	39	0.32
1987	119	80	0.67
1988	124	91	0.73
1989	124	72	0.58
1990	123	110	0.89
1991	124	114	0.92
1992	124	73	0.59
1993	124	144	1.16
1994	60	75	1.25
1995	60	107	1.78
1996	60	113	1.88
1997	60	97	1.62
1998	60	138	2.23
1999	60	108	1.8
2000	60	124	2.07
2001	60	125	2.09
2002	60	124	2.02
2003	60	125	2.08
2004	60	94	1.57
2005	60	71	1.18

续表 11–111

年份	调查面积(hm^2)	捕获黄鼠数	密度(只/hm^2)
2006	60	57	0.95
2007	90	73	0.77
2008	60	17	0.28
2009	70	25	0.36
2010	90	26	0.29
2011	60	17	0.28
2012	60	14	0.23
2013	60	16	0.27
2014	60	18	0.3
2015	62	14	0.23
2016	60	19	0.32
2017	60	23	0.34
2018	84	23	0.27
合计	8705.9	7553	0.87

2.小型啮齿动物调查

1982~2018 年采用 5m 夹线法，布放 2 号鼠夹 82 947 夹次，捕获鼠类 7 种 1483 只，捕获率为 1.79%，其中子午沙鼠 818 只，占 55.16%；灰仓鼠 444 只，占 29.94%；五趾跳鼠 159 只，占 10.72%；长尾仓鼠 28 只，占 1.89%；大仓鼠、小家鼠、褐家鼠数量较少。表 11–112。

表 11–112　1982~2018 年会宁县疫源地小型鼠数量调查结果

年代	布夹数	捕鼠数	捕获率(%)	子午沙鼠	灰仓鼠	五趾跳鼠	小家鼠	大仓鼠	褐家鼠	长尾仓鼠
1982	3704	8	0.22	4	2	2				
1983	1577	25	1.59	2	12	11				
1984	2526	38	1.5	28	7	3				
1985	520	21	4.04	20		1				
1986	1100	18	1.64	16	2					
1987	1920	15	0.78	11	2	2				
1988	2500	15	0.6	10	2	3				
1989	500	7	1.4	5	1	1				
1990	1000	12	1.2	8	4					
1991	1500	44	2.93	35		9				
1992	1500	13	0.87	10		3				
1993	1500	16	1.07	16						
1994	1200	89	7.42	32	57					
1995	1150	81	6.78	45	31	3	2			
1996	1500	66	4.27	21	42		1	2		
1997	750	23	3.07	7	16					
1998	1200	26	2.17	9	8	9				
1999	1000	54	5.4	20	30	4				

续表 11-112

年代	布夹数	捕鼠数	捕获率(%)	子午沙鼠	灰仓鼠	五趾跳鼠	小家鼠	大仓鼠	褐家鼠	长尾仓鼠
2000	1000	38	3.8	18	13	6		1		
2001	1000	22	2.2	11	6	5				
2002	1000	57	5.7	8	41	4	4			
2003	1000	37	3.7	22	14	1				
2004	2000	74	3.7	39	19	16				
2005	2000	70	3.5	45						25
2006	4800	89	1.85	42	26	8	9		4	
2007	4200	89	2.11	58	27		3		1	
2008	3600	20	0.58	8	7	5				
2009	3600	46	1.28	23	1	22				
2010	3600	45	1.23	13	15	14	3			
2011	3600	36	1	16	9	11				
2012	3600	39	1.08	18	12	9				
2013	3600	43	1.59	30	8	5				
2014	3200	35	1.09	30	1	2				2
2015	3000	43	1.43	40	2		1			
2016	3400	48	1.41	32	16					
2017	3600	34	1.04	26	5		1	2		
2018	4500	47	1.04	40	6					1
合计	82947	1483	1.79	818	444	159	24	5	5	28

3.动物区系组成

会宁县境内发现啮齿目、兔形目动物共6科10属14种。

1）兔科

（1）兔属 Lepus

①蒙古兔 L.capensis tolai

2）鼠兔科 Ochotonidae

（2）鼠兔属 Ochotona

②达乌尔鼠兔（胎子）O.daurica

3）松鼠科 Seiuridae

（3）黄鼠属 Citellus

③ 阿拉善黄鼠 S.alaschanicus

（4）花鼠属 Eutamias

④花鼠（五道眉）E.sibiricus

4）仓鼠科 Cricetidae

（5）仓鼠属 Cricetulus

⑤灰仓鼠 C.migratorius

⑥黑线仓鼠 C.barabensis

⑦大仓鼠 C.triton

⑧长尾仓鼠 C.longicaudatus

(6) 鼢鼠属 Myospalax

⑨ 中华鼢鼠 M.fontanieri

(7) 沙鼠属 Meriones

⑩子午沙鼠 M.meridianus

5）跳鼠科 Dipodidae

(8) 五趾跳鼠属 Allactaga

⑪五趾跳鼠 A.sibirica

6）鼠科 Muridae

(9) 小家鼠属 Mus

⑫小家鼠 M.musculus

(10) 鼠属 Rattus

⑬褐家鼠 R.norvegicus

⑭社鼠 R.niventer

在该县还发现食虫类动物 1 种，甘肃鼹 Scapanulus oweni。

食肉类动物 9 种，艾鼬 Mustela eversmanni、黄鼬 Mustela sibica moupinensis、石貂 Martes foina intermedia、青鼬 Martes flavigula、虎鼬 Vormela pereguana negans、猪獾 Arctonyx collaris leucolaemus、狗獾 Meles meles leptorhynchus、狼 Canis lupus chanco、沙狐 Vulpes corsac；

（四）媒介监测

1.鼠体媒介

1981~2018 年，会宁县 601 站共梳检各类动物 45 986 只，染蚤动物 26 420 只，染蚤率为 57.45%；获蚤 115 742 匹，蚤指数为 2.52，表 11-113。

表 11-113　1981~2018 年会宁县黄鼠体蚤数量调查结果

年份	检鼠数	染蚤鼠数	染蚤率(%)	获蚤匹数	蚤指数
1981	2155	1422	65.99	8754	4.06
1982	4655	2788	59.89	4720	1.01
1983	4205	1487	35.36	4799	1.14
1984	3574	1044	29.21	3755	1.05
1985	2205	514	23.31	1852	0.84
1986	2084	713	34.2	3598	1.73
1987	1760	1191	67.67	6006	3.41
1988	1814	1180	65.05	6691	3.69
1989	1488	856	57.53	4791	3.22
1990	1527	957	62.67	6176	4.04

续表 11-113

年份	检鼠数	染蚤鼠数	染蚤率(%)	获蚤匹数	蚤指数
1991	1431	854	59.68	3692	2.58
1992	1510	1177	77.95	7147	4.73
1993	1414	936	66.2	4616	3.26
1994	738	547	74.11	3211	4.35
1995	758	526	69.39	2593	3.42
1996	743	592	79.68	3304	4.45
1997	757	610	80.58	3638	4.81
1998	808	623	77.1	3213	4.72
1999	735	533	72.52	3091	4.2
2000	653	462	70.75	2491	3.81
2001	680	501	73.67	2287	3.36
2002	600	417	69.5	2069	3.45
2003	685	533	77.81	2161	3.15
2004	1418	1067	75.24	4874	3.43
2005	1302	752	57.76	2440	1.87
2006	664	429	64.61	1089	1.64
2007	991	678	68.42	2035	2.05
2008	509	331	65.02	1018	2
2009	474	340	70.73	958	2.02
2010	630	370	58.73	1494	2.37
2011	494	305	61.74	997	2.01
2012	428	256	59.81	817	1.91
2013	457	260	56.89	721	1.58
2014	466	304	71.5	939	2.24
2015	309	221	71.52	1004	3.25
2016	312	273	87.5	1187	3.8
2017	196	162	82.65	670	3.42
2018	357	209	58.54	844	2.36
合计	45986	26420	57.45	115742	2.52

2.洞干媒介

1981~2018年，共探黄鼠洞干69 479个，染蚤洞8174个，染蚤率为11.76%；获蚤24 155匹，平均蚤指数为0.35，表11-114。

表 11-114　1981~2018年会宁县黄鼠洞干蚤调查结果

年份	探洞数	染蚤洞数	染蚤率(%)	获蚤匹数	蚤指数
1981	117	18	15.38	778	6.65
1982	13906	2026	14.57	3585	0.26
1983	11121	1676	15.07	6120	0.55

续表 11-114

年份	探洞数	染蚤洞数	染蚤率(%)	获蚤匹数	蚤指数
1984	8463	921	10.88	3083	0.36
1985	2442	332	13.6	1416	0.58
1986	2277	230	10.1	1004	0.44
1987	4312	310	7.19	786	0.18
1988	1500	177	11.8	668	0.45
1989	500	58	11.6	140	0.28
1990	550	54	9.28	108	0.2
1991	1300	72	5.5	195	0.15
1992	2959	386	13.04	1433	0.48
1993	1160	120	10.35	204	0.18
1994	1625	138	8.49	266	0.16
1995	1701	182	10.7	551	0.32
1996	1511	117	7.74	274	0.18
1997	1346	167	12.41	411	0.31
1998	777	102	13.13	257	0.33
1999	573	58	10.12	180	0.31
2000	564	46	8.16	106	0.19
2001	505	52	10.3	133	0.26
2002	507	53	12.5	90	0.19
2003	513	54	10.52	104	0.2
2004	1021	96	9.4	332	0.33
2005	1050	82	7.8	141	0.13
2006	578	78	13.49	159	0.28
2007	808	98	12.12	220	0.27
2008	603	61	10.12	126	0.21
2009	570	61	10.7	134	0.24
2010	554	39	6.91	113	0.2
2011	575	36	6.22	90	0.16
2012	515	33	6.41	110	0.21
2013	504	30	5.95	97	0.19
2014	532	47	8.83	164	0.31
2015	563	45	7.99	107	0.19
2016	597	56	9.38	190	0.32
2017	360	27	7.5	138	0.38
2018	420	36	8.57	142	0.34
合计	69479	8174	11.76	24155	0.35

3.巢穴媒介

1981~2018 年，共检黄鼠窝巢 2392 个，染蚤巢 1382 个，染蚤率为 57.78%；获蚤 8006 匹，平均蚤指数为 3.35，表 11-115。

表 11-115　1981~2018 年会宁县黄鼠窝巢蚤数量调查结果

年份	挖巢数	染蚤巢数	染蚤率(%)	获蚤匹数	蚤指数
1981	151	75	49.67	560	3.71
1982					
1983	360	102	28.33	345	0.96
1984	225	70	31.11	269	1.2
1985	106	35	33.02	160	1.51
1986	157	94	59.87	534	3.41
1987	219	140	63.93	623	2.84
1988	194	112	57.33	496	2.56
1989	25	15	60	59	2.36
1990	31	9	61.29	90	2.9
1991	37	30	81	183	5
1992	38	29	76.32	339	8.92
1993	30	30	100	202	6.73
1994	33	31	94	182	5.51
1995	35	22	62.86	90	2.57
1996	30	22	73.33	116	3.84
1997	30	22	73.33	222	7.4
1998	24	15	62.5	280	11.67
1999	30	23	76.67	302	10.67
2000	30	26	86.67	205	6.83
2001	30	20	66.67	164	5.47
2002	30	21	70	138	4.6
2003	30	25	83.33	188	6.27
2004	68	55	80.88	460	6.76
2005	64	44	68.75	327	5.11
2006	36	27	75	149	4.14
2007	36	24	66.67	153	4.25
2008	30	23	76.67	112	4.07
2009	35	24	68.57	125	3.57
2010	37	22	59.46	114	3.45
2011	33	22	66.67	100	3.03
2012	36	35	97.22	118	3.28
2013	30	29	96.67	89	2.97
2014	32	30	93.75	113	3.53
2015	32	31	96.87	157	4.9
2016	36	36	100	189	5.25
2017	6	6	100	27	4.5
2018	6	6	100	26	4.33
合计	2392	1382	57.78	8006	3.35

4.媒介种类及数量

1977~2018 年，会宁县从宿体、洞干、鼠巢、鸟类（体、巢）中共采集媒介 51 种 177 276 匹，其中方形黄鼠蚤蒙古亚种 133 287 匹，数量居多，占 75.19%；阿巴盖新蚤 20 594 匹，占 11.62%；其次为角尖眼蚤指名亚种 8720 匹，占 4.92%，其他数量相对较少，分别为光亮额蚤、二齿新蚤、尖指双蚤、似升额蚤指名亚种、禽角叶蚤欧亚亚种、端突病蚤、草原血蜱等。表 11–116。

表 11–116　1977~2018 年会宁县黄鼠体外寄生媒介种类

年份	方形黄鼠蚤蒙古亚种	阿巴盖新蚤	光亮额蚤	角尖眼蚤指名亚种	二齿新蚤	尖指双蚤	似升额蚤指名亚种	禽角叶蚤欧亚亚种	端突病蚤	其它蚤	血蜱	合计
1977	2362	350	190	118		9				50		3079
1978	9058	1017	236	289	397					86	13	11083
1979	6085	731	420	139	165					153		7693
1980	5264	772	259	152	42					492		6981
1981	7107	930	216	1375	171					293	32	10092
1982	5043	457	108	992	51	66	455	246		887		8305
1983	5567	1028	277	1117	192		742	701		1640		11264
1984	2836	428	28	2917	9	17	143	527		202		7107
1985	2302	388	80	499	5	26	47	34		47		3428
1986	4186	596	189	138		1	4			22		5136
1987	6008	1074	207	114						12	38	7415
1988	6241	784	229	196		23	78	169		135	30	7855
1989	4101	556	187	81		49				16	86	4990
1990	5265	832	240			1	1		2	33	71	6374
1991	3408	437	84	33				5		10	60	3977
1992	7832	795	107	20				162		3	89	8919
1993	4259	601	108	38		7		3		6	120	5022
1994	3105	448	92	1		1		1		11	40	3659
1995	2539	388	150	30		8	17	54	18	30		3234
1996	3098	336	185	6		6			19	44	5	3694
1997	3618	440	171	6		4		14	4	14		4271
1998	3523	496	177	58		1			3	91		4349
1999	2890	507	122	50					3	1		3573
2000	2266	398	117	11					4	6		2802
2001	1954	433	109	36	24				28			2584
2002	1710	452	92	30					13			2297
2003	1820	490	99	40						4		2453
2004	4622	864	114	45					14	7		5666
2005	1978	731		24					75	100		2908
2006	1003	296	63	17					18			1397
2007	1569	592	141	31					56	19		2408
2008	950	255	46	15								1266

续表 11-116

年份	方形黄鼠蚤蒙古亚种	阿巴盖新蚤	光亮额蚤	角尖眼蚤指名亚种	二齿新蚤	尖指双蚤	似升额蚤指名亚种	禽角叶蚤欧亚亚种	端突病蚤	其它蚤	血蜱	合计
2009	967	169	54	18					9			1217
2010	1220	334	104	16			2		28	5		1709
2011	870	205	54	21					20	17		1187
2012	721	283	17	13	2				4	5		1045
2013	690	176	16	9	3				2	11		907
2014	957	180	14	22	3				12	28		1216
2015	1127	129	5	3	3					7		1274
2016	1426	136						5	11		4	1578
2017	771	37	3					3	12		31	826
2018	969	43	1					6	17			1036
合计	133287	20594	5111	8720	1067	219	1489	1930	372	4487	619	177276

5.蚤类区系组成

会宁县发现的蚤类有7科23属50种。

1）蚤科 PULICOIDEA Billberg,1825

（1）蚤属 Pulex

①人蚤 Pulex.irritans

（2）栉首蚤属 Ctenocephalides Stiles et Collins,1930

②猫栉首蚤指名亚种 Ctenocephalides.felis felis

（3）客蚤属 Xenopsylla Glinkiewicz,1907

③同形客蚤指名亚种 Xenopsylla.conformis conformis

2）蠕形蚤科 VERMIPSYLLIDAE Wagner,1889

（4）鬃蚤属 Chaetopsylla Kobaut,1903

④同鬃蚤 Chaetopsylla.homoea

⑤近鬃蚤 Chaetopsylla.appropinquans

3）切唇蚤科 COPTOPSYLLIDAE Wagner,1936

（5）切唇蚤属 Coptopsylla Jordan et Rothschild,1908

⑥叶状切唇蚤突高亚种 Coptopsylla.lamellifer ardua

4）栉眼蚤科 CTENOPHTHALMIDAE Rothschild,1915

（6）狭蚤属 Stenoponia Jordan et Rothschild,1911

⑦多棘狭蚤 Stenoponia.polyspina

（7）新蚤属 Neopsylla Wagner,1903

⑧无规新蚤 Neopsylla.anoma

⑨异种新蚤 Neopsylla.aliena

⑩副规新蚤 Neopsylla.paranoma

⑪阿巴盖新蚤 Neopsylla.abagaitui

⑫盔状新蚤 Neopsylla. galea

⑬二齿新蚤 Neopsylla.bidentatiformis

⑭红羊新蚤 Neopsylla.hongyangensis

⑮类新蚤 Neopsylla.compar

(8) 新北蚤属 Nearctopsylla Rothschild,1915

⑯短指新北蚤 Nearctopsylla. brevidigita

(9) 纤蚤属 Rhadinopsylla Jordan et Rothschild,1912

⑰腹窦纤蚤浅短亚种 Rhadinopsylla.li murium

⑱弱纤蚤 Rhadinopsylla.tenella

⑲吻短纤蚤 Rhadinopsylla.dives

5) 蝠蚤科 ISCHNOPSYLLIDAE Tiraboschi,1904

(10) 蝠蚤属 Ischnopsyllus Westwood,1833

⑳印度蝠蚤 I.indicus

6) 细蚤科 LEPTOPSYLLIDAE Baker,1905

(11) 细蚤属 Leptopsylla Jordan et Rothschild,1911

㉑缓慢细蚤 Leptopsylla.segnis

(12) 小栉蚤属 Minyctenopsyllus Liu,Zhang et Wang,1979

㉒三角小栉蚤 Minyctenopsyllus.triangularus

(13) 栉叶蚤属 Ctenophyllus (s.str) Wagner,1927

㉓丛鬃栉叶蚤 Ctenophyllus.hirticrus

(14) 茸足蚤属 Geusibia Jordan,1932

㉔结实茸足蚤 Geusibia.torosa

(15) 额蚤属 Frontopsylla Wagner et Ioff,1926

㉕无棘鬃额蚤 Frontopsylla.aspiniformis

㉖圆指额蚤指名亚种 Frontopsylla.wagneri wagneri

㉗棕形额蚤指名亚种 Frontopsylla.spadix spadix

㉘似升额蚤指名亚种 Frontopsylla.elatoides eiatoides

㉙似升额蚤介中亚种 Frontopsylla.elatoides intermedia

㉚光亮额蚤 Frontopsylla.luculenta

㉛升额蚤波蒂斯亚种 Frontopsylla.elata botis

㉜前额蚤灰獭亚种 Frontopsylla.frontalis baibacina

(16) 眼蚤属 Ophthalmopsylla Wagner et Ioff,1926

㉝角尖眼蚤指名亚种 Ophthalmopsylla.praefecta praefecta

㉞角尖眼蚤深窦亚种 Ophthalmopsylla.praefecta pernix

㉟前凹眼蚤 Ophthalmopsylla.jettmari

(17) 双蚤属 Amphipsylla Wagner,1909

㊱尖指双蚤 Amphipsylla.casis

㊲丛鬃双蚤指名亚种 Amphipsylla.vinogradovi vinogradovi

㊳丛鬃双蚤甘肃亚种 Amphipsylla.vinogradovi gansuensis

㊴细钩双蚤 Amphipsylla.tenuihama

7) 角叶蚤科 CERATOPHYLLIDAE Dampf,1908

(18) 倍蚤属 Amphalius Jordan,1933

㊵鼠兔倍蚤 Amphalius.runatus

(19) 副角蚤属 Paraceras Wagner,1916

㊶獾副角蚤扇形亚种 Paraceras.melis flabellum

(20) 黄鼠蚤属 Citellophilus Wagner,1934

㊷方形黄鼠蚤蒙古亚种 Citellophilus.tesquorum mongolicus

(21) 角叶蚤属 Ceratophyllus Curtis,1832

㊸曲扎角叶蚤 Ceratophyllus.chutsaensis

㊹梯指角叶蚤 Ceratophyllus.dimi

㊺粗毛角叶蚤 Ceratophyllus.garei

㊻禽角叶蚤欧亚亚种 Ceratophyllus.gallinae tribulis

(22) 病蚤属 Nosopsyllus Jordan,1923

㊼端突病蚤 Nosopsyllus.apicoprominus

㊽秃病蚤田鼠亚种 Nosopsyllus.laeviceps ellobii

(23) 单蚤属 Monopsyllus Kolenati,1857

㊾花鼠单蚤 Monopsyllus.indages

㊿李氏单蚤 Monopsyllus.liae

会宁县 1963 年从黄鼠及其寄生蚤体内检出鼠疫菌后至今再未检出鼠疫菌。自 1974 年血清学被动血凝试验用于鼠疫的诊断后，分别于 1974 年、1975 年、1977 年、1978 年、1979 年、1997 年共检出阳性血清 92 份，从 1997 年后再未检出阳性血清，动物间鼠疫疫情呈现“静息状态”。

黄鼠密度从 2004 年后（1.57 只/hm^2）逐年下降，连续 6 年处于较低水平（0.23~0.37 只/hm^2），其原因一是剧毒急性灭鼠药查封禁售后，避免了鼠类天敌的二次中毒，天敌数量逐渐增多，恢复了生态系统动物食物链关系。二是近几年随着退耕还林、种草种树、封山禁牧等西部大开发项目的实施和发展，疫源地植被群落趋于稳定，且呈现生长良好势头，覆盖度明显提高，改变了黄鼠栖息环境，部分地段甚至破坏了黄鼠栖息地，致使黄鼠密度逐年下降。

五、取得的成就

自 1962 年在会宁县刘寨地区发生人间鼠疫后，从 1963 年开始至今，对该县鼠疫疫源地进行了全面科学系统地监测。在动物流行病学、主要宿主、媒介、病原学、血清学、宣传教育、综合灭鼠灭蚤、疫源地空间结构及防治对策等各个方面积累了大量科学数据，在防治监测工作的基础上开展了一系列鼠防科研工作，积极走鼠防工作科学化的路子。从 1973 年起在省地办室、县委、县政府和上级业务部门的大力支持下，开始搞血凝试验，1974 年在全国血凝会议上交流了《被动血凝在验证灭鼠拔源效果及鼠疫动物病调查中的应用》，得到与会专家及领导的好评。1975~1980 年，和长春生物制品研究所共同完成了《冻干戊二醛致敏血球在疫区现场对比试用中的实验观察》的研究；在此期间和兰州生物制品研究所及甘肃省 201 所共同完成《鼠疫活菌苗接种后人群血清学及动物自动保护力试验》的研究；以上研究论点引用到鼠疫有关专著；同时又开展了《反向血凝在现场用于鼠疫监测的试验观察》的应用研究；在野外进行了《中药马钱子夏季野外灭鼠试验观察》《阿拉善黄鼠种群结构及活动性的调查》的研究；1980~1981 年完成《会宁地区阿拉善黄鼠寄生蚤的生态学调查》的研究；1984 年对《会宁地区阿拉善黄鼠的染色体核型分析》的研究，1990~1994 年由会宁 601 站主持，联合省地方病防治研究所在该县刘寨地区完成了《氯鼠酮杀灭阿拉善黄鼠的实验观察和应用研究》，该成果获白银市 1994 年科学技术进步三等奖。1995 年发现了会宁蚤类新纪录，从子午沙鼠体外检到“端突病蚤”为会宁新种，在甘宁黄土高原阿拉善黄鼠鼠疫疫源地内未见报道。1995~1996 年主持完成了《甘宁阿拉善黄鼠鼠疫动物病流行特征与防治对策研究》，该成果获白银市 1996 年科技进步二等奖；1996~1997 年主持完成了《甘宁黄土高原阿拉善黄鼠疫源地三十年疫情回顾与分析》，获甘肃省 1998 年度医药卫生科技进步二等奖，该论文还参加了《全国首届传染病流行病学术会议》，并在大会上进行了学术交流。1998 年参与完成了《甘宁两省（区）鼠疫联防协作效果研究》，该成果获 1999 年白银市科学技术进步一等奖。2010~2012 年主持完成了《会宁县动物鼠疫流行规律及防治对策的研究》，该项目获 2012 年度白银市科学技术进步二等奖。撰写并发表专业论文 46 篇，其中在国家级杂志上发表论文 38 篇，省级刊物发表 8 篇，在联防区交流 10 余篇，撰写《会宁县鼠疫防治（1962–2010 年）》一书，由甘肃人民出版社出版。

多年来在各级党委和政府的领导下，在上级业务部门的大力支持下，全体专业人员坚守工作第一线，埋头苦干、任劳任怨、坚持不懈地努力，在鼠疫防控方面取得了一定成绩。在此期间曾受到中央北方地方病领导小组、甘肃省人民政府、原甘肃省卫生厅、省地方病领导小组、定西地区卫生局、白银市卫生局、联防领导小组、会宁县委、县政府、县政协、县卫生局的奖励达 36 次。有 18 人 70 人次获得了卫生部、人事部、省、市、县及联防区先进工作者的荣誉称号。

（安君胜，王鼎盛，席金恩）

第十节　平川区

平川区位于白银市中部偏北，地处东经 104°24′~105°51′，北纬 36°18′~37°00′。平川区面积 2106km²，占全省总面积 42.58 万 km² 的 0.36%。平川区位于白银市中部，1985 年随白银市恢复建立而成立的市辖区，东与会宁县及宁夏海原县接壤，南、北部均与靖远县相连，西与景泰县为邻。

自 1977 年从平川区（原为靖远县行政区域）阿拉善黄鼠、阿巴盖新蚤中分离出鼠疫菌，从而判定平川区为阿拉善黄鼠鼠疫自然疫源地。

平川区鼠疫自然疫源地位于甘宁阿拉善黄鼠疫源地西北部宁夏和甘肃交界处，处于东经105°10′~106°07′，北纬36°10′~36°40′，涉及黄峤、种田、复兴三个乡，疫源地面积达3.98万hm^2，疫区居住人口约3.2万人。该地区属分割的黄土高原丘陵地带，海拔1800~2800m，为干旱荒漠化草原景观，土壤以温带草原黑垆土为主，植被多为禾本科植物，覆盖率为20%~40%，气候为温带半干旱气候，年平均气温5.3℃~6.5℃，温差较大，无霜期120~180天，雨量稀少，自然环境恶劣。

该疫源地主要宿主为阿拉善黄鼠，其主要寄生蚤为方形黄鼠蚤蒙古亚种，是鼠疫的主要传播媒介，鼠疫菌生态型为黄土高原A型和黄土高原B型。

按中国动物地理区划，该疫源地属古北界东北亚界华北区黄土高原亚区。

一、动物鼠疫

（一）动物疫点及染疫动物

平川区自1977年首次在复兴乡和种田乡动物体内各分离到1株鼠疫菌后，截至2018年，再无鼠疫菌检出。1977年分离出的2株鼠疫菌分布在2个乡镇2个疫点；判定染疫动物1种2只，均为阿拉善黄鼠，见表11-117。

（二）染疫媒介

表11-117　1977~2018年平川区动物疫点分布及染疫动物种类

年代	乡镇	行政村	疫点名称	动物名称	数量	发现月份
1977	复兴	李沟	李沟东山梁	阿拉善黄鼠(自毙鼠)	1	6
	种田	五星	五星石碑子沟	阿拉善黄鼠(活体鼠)	1	7
小计	2	2	2	2	2	

注：1985年以前平川区所辖地域全部归靖远县管辖，1985年白银恢复建市，同期设立平川区，将所有疫源地乡镇划归平川区管辖。

平川区仅于1977年从阿拉善黄鼠洞干蚤体内分离出1株鼠疫菌，细菌学判定染疫媒介1种，为阿巴盖新蚤，见表11-118。

（三）动物血凝阳性分布

表11-118　1977~2018年平川区染疫媒介种类及数量

年代	原疫点名称	现疫点名称		媒介	寄主	检验数		发现月份
		乡镇	疫点			组数(菌株)	匹数	
1977	李沟东山梁	复兴	李沟东山梁	阿巴盖新蚤	黄鼠	1	1	6.10
小计	1	1	1	1	1	1	1	

1977~2018年，平川区仅有3个年份在动物体中检测出血凝阳性样本，分布于2个乡镇2个村，检出血凝阳性血清23份，血清F_1抗体阳性均为阿拉善黄鼠。见表11-119。

表 11-119　1977~2018 年平川区动物血凝阳性（IHA）分布

年代	月份	乡镇	疫点(村)	阳性合计	阿拉善黄鼠	
					检验数	阳性数
1980	4–7	复兴	甘涝	1	986	1
1982	4–7	种田	五星	6	836	6
1984	4–9	种田	五星	16	1241	16
合计				23	3063	23

二、动物鼠疫监测

(一) 病原学监测

1977~2018 年（1978~1979 年监测数据遗失），共检测各种动物 43 921 只，分离鼠疫菌 2 株，其中从活体黄鼠和自毙黄鼠体内各检出 1 株菌。检验媒介 30 651 组，分离鼠疫菌 1 株，见表 11-120。

表 11-120　1977~2018 年平川区鼠疫病原学调查结果

年代	县区	动物		媒介	
		检验数(只)	阳性数(只)	检验数(组)	阳性数(组)
1977	白银平川区(原靖远县)	7511	2	2605	1
1980	白银平川区(原靖远县)	1038	0	153	0
1981	白银平川区(原靖远县)	522	0	77	0
1982	白银平川区(原靖远县)	1789	0	309	0
1983	白银平川区(原靖远县)	4093	0	2249	0
1984	白银平川区(原靖远县)	2504	0	2272	0
1985	白银平川区	1294	0	1779	0
1986	白银平川区	940	0	1086	0
1987	白银平川区	2060	0	1681	0
1988	白银平川区	1230	0	537	0
1989	白银平川区	1474	0	408	0
1990	白银平川区	1471	0	745	0
1991	白银平川区	1361	0	919	0
1992	白银平川区	1267	0	588	0
1993	白银平川区	1226	0	839	0
1994	白银平川区	604	0	666	0
1995	白银平川区	611	0	922	0
1996	白银平川区	641	0	940	0
1997	白银平川区	612	0	860	0
1998	白银平川区	758	0	839	0
1999	白银平川区	764	0	895	0
2000	白银平川区	752	0	841	0
2001	白银平川区	755	0	560	0
2002	白银平川区	761	0	599	0

续表 11-120

年代	县区	动物		媒介	
		检验数(只)	阳性数(只)	检验数(组)	阳性数(组)
2003	白银平川区	754	0	564	0
2004	白银平川区	756	0	958	0
2005	白银平川区	762	0	953	0
2006	白银平川区	967	0	801	0
2007	白银平川区	212	0	138	0
2008	白银平川区	611	0	387	0
2009	白银平川区	563	0	442	0
2010	白银平川区	523	0	391	0
2011	白银平川区	503	0	385	0
2012	白银平川区	346	0	266	0
2013	白银平川区	384	0	310	0
2014	白银平川区	416	0	454	0
2015	白银平川区	249	0	249	0
2016	白银平川区	251	0	301	0
2017	白银平川区	271	0	338	0
2018	白银平川区	315	0	345	0
合计		43921	2	30651	1

（二）血清学监测

1980~2018 年，平川区用正相间接血凝试验方法（IHA）共检验动物血清 27 519 份，阳性血清 23 份，阳性血清均为黄鼠血清。反相间接血凝试验（RIHA）共检验动物血清 56 份，结果均为阴性。见表 11–121。

表 11–121 1980~2018 年平川区间接血凝血清学监测

年代	县市	正向间接血凝(IHA)		反向血凝(RIHA)	
		血清份数	阳性份数	血清份数	阳份性数
1980	白银平川区(原靖远县)	1038	1		
1981	白银平川区(原靖远县)	522	0		
1982	白银平川区(原靖远县)	1221	6		
1983	白银平川区(原靖远县)	1224	0		
1984	白银平川区(原靖远县)	1241	16	8	0
1985	白银平川区	1641	0		
1986	白银平川区	976	0		
1987	白银平川区	1695	0		
1988	白银平川区	1024	0		
1989	白银平川区	1037	0		
1990	白银平川区	1262	0		
1991	白银平川区	1222	0		
1992	白银平川区	1030	0		
1993	白银平川区	1006	0		
1994	白银平川区	518	0		
1995	白银平川区	517	0		

续表 11-121

年代	县市	正向间接血凝(IHA)		反向血凝(RIHA)	
		血清份数	阳性份数	血清份数	阳份性数
1996	白银平川区	507	0		
1997	白银平川区	511	0		
1998	白银平川区	671	0		
1999	白银平川区	657	0		
2000	白银平川区	615	0	10	0
2001	白银平川区	588	0	20	0
2002	白银平川区	600	0	18	0
2003	白银平川区	605	0		
2004	白银平川区	622	0		
2005	白银平川区	605	0		
2006	白银平川区	720	0		
2007	白银平川区	127	0		
2008	白银平川区	463	0		
2009	白银平川区	470	0		
2010	白银平川区	434	0		
2011	白银平川区	395	0		
2012	白银平川区	281	0		
2013	白银平川区	294	0		
2014	白银平川区	348	0		
2015	白银平川区	202	0	0	
2016	白银平川区	196	0	0	0
2017	白银平川区	201	0		
2018	白银平川区	233	0		
合计		27519	23	56	0

(三) 宿主动物监测

1.黄鼠数量调查

1982~2018 年，平川区用样方法调查黄鼠面积 3777hm²，捕获黄鼠 2154 只，平均密度为 0.57 只/hm²，黄鼠密度在 0.12~1.54 只/hm² 之间波动。其中 2004 年最高，为 1.54 只/hm²，1987 年最低，为 0.12 只/hm²。见表 11-122，图 11-35。

表 11-122　1982~2018 年黄鼠密度调查结果

年份	县市	监测区域	调查面积(km²)	捕鼠数(只)	密度(只/km²)
1982	平川区(原靖远县)	种田乡吴家庄	126	110	0.87
1983	平川区(原靖远县)	种田乡吴家庄	176	55	0.33
1984	平川区(原靖远县)	种田乡吴家庄	71	27	0.38
1985	平川区	种田乡吴家庄	275	66	0.24
1986	平川区	种田乡吴家庄	101	64	0.63

续表 11-122

年份	县市	监测区域	调查面积(km^2)	捕鼠数(只)	密度(只/km^2)
1987	平川区	种田乡、复兴乡	177	39	0.22
1988	平川区	种田乡、复兴乡	128	36	0.28
1989	平川区	种田乡、黄峤	200	68	0.34
1990	平川区	种田乡、复兴乡	141	64	0.45
1991	平川区	种田乡、复兴乡	180	70	0.39
1992	平川区	种田乡、复兴乡、黄峤	154	123	0.79
1993	平川区	种田乡吴家庄	136	79	0.57
1994	平川区	种田乡、复兴乡	190	99	0.52
1995	平川区	种田乡吴家庄	58	46	0.79
1996	平川区	种田乡、复兴乡、黄峤	138	120	0.87
1997	平川区	种田乡、复兴乡	56	50	0.89
1998	平川区	种田乡、复兴乡	54	51	0.94
1999	平川区	种田乡、复兴乡	54	59	1.09
2000	平川区	种田乡、复兴乡	54	64	1.19
2001	平川区	种田乡、复兴乡	54	69	1.28
2002	平川区	种田乡、复兴乡	54	78	1.44
2003	平川区	种田乡、复兴乡	54	82	1.52
2004	平川区	种田乡、复兴乡	54	83	1.54
2005	平川区	种田乡、复兴乡	74	102	1.38
2006	平川区	种田乡、复兴乡	92	140	1.52
2007	平川区	种田乡、复兴乡	76	28	0.37
2008	平川区	种田乡、复兴乡	54	32	0.59
2009	平川区	种田乡、复兴乡	76	28	0.37
2010	平川区	种田乡、复兴乡	80	22	0.28
2011	平川区	种田乡、复兴乡	80	22	0.28
2012	平川区	种田乡、复兴乡	80	23	0.29
2013	平川区	种田乡、复兴乡	80	26	0.33
2014	平川区	种田乡、复兴乡	80	28	0.35
2015	平川区	种田乡、复兴乡	80	22	0.28
2016	平川区	种田乡、复兴乡	81	21	0.26
2017	平川区	种田乡、复兴乡	79	27	0.34
2018	平川区	种田乡、复兴乡	79	31	0.39
合计			3777	2154	0.57

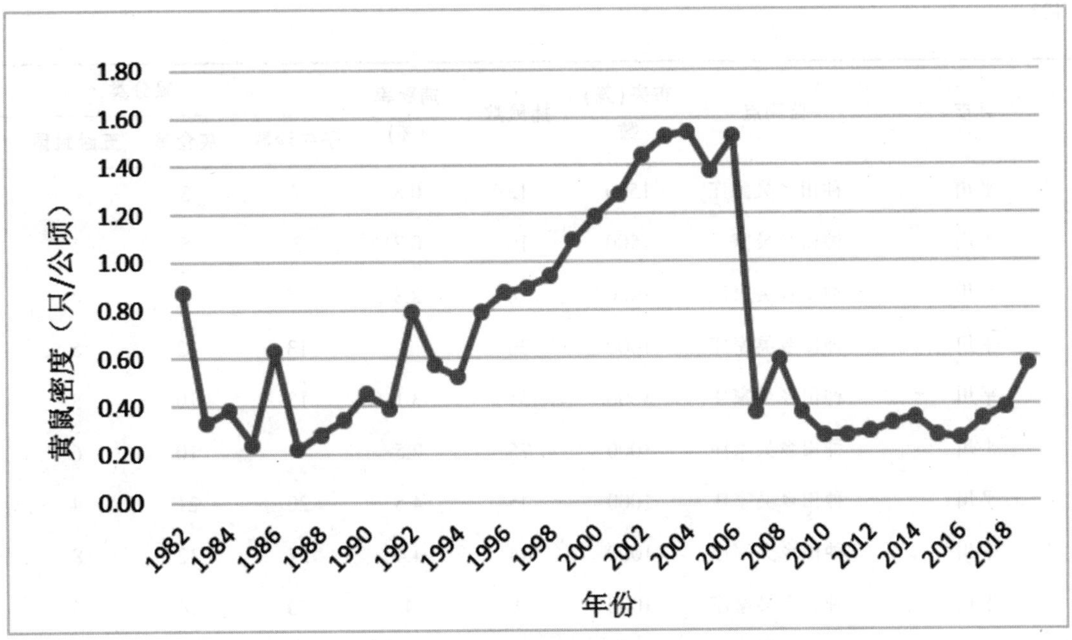

图 11–35　1982~2018 年平川区黄鼠密度年际变化

2.小型鼠数量调查

1982~2018 年，平川区用 5m 夹线法，布放鼠夹 86 146 夹次，捕获鼠类 4 种 1154 只，捕获率为 1.34%。其中子午沙鼠 446 只，占 38.65%；灰仓鼠 460 只，占 39.87%；小家鼠 176 只，占 15.25%；五趾跳鼠 72 只，占 6.24%；见表 11–123。

表 11–123　1982~2018 年平川区小型鼠数量调查结果

年份	县市	监测点	布夹(笼)数	捕鼠数	捕获率(%)	鼠分类			
						子午沙鼠	灰仓鼠	五趾跳鼠	小家鼠
1982	平川区(原靖远县)	种田乡吴家庄	2222	27	1.2	1	25	1	
1983	平川区(原靖远县)	种田乡吴家庄	1368	17	1.24	7	9	1	
1984	平川区(原靖远县)	种田乡吴家庄	2182	50	2.3	17	27	6	
1985	平川区	种田乡吴家庄	1881	14	0.74	12	2		
1986	平川区	种田乡吴家庄	1762	11	0.62	7	4		
1987	平川区	种田乡吴家庄	1865	18	0.97	2	12	4	
1988	平川区	种田乡吴家庄	1802	13	0.72	6	7		
1989	平川区	种田乡吴家庄	500	10	2	7	3		
1990	平川区	种田乡吴家庄	1100	8	0.73	5	3		
1991	平川区	种田乡吴家庄	1500	11	0.73	9	2		
1992	平川区	种田乡吴家庄	1500	8	0.6	5	3		
1993	平川区	种田乡吴家庄	1000	12	1.2	7	5		
1994	平川区	种田乡吴家庄	950	27	2.8	18	5	4	
1995	平川区	种田乡吴家庄	1500	15	1	6	6	3	

续表 11-123

年份	县市	监测点	布夹(笼)数	捕鼠数	捕获率(%)	鼠分类			
						子午沙鼠	灰仓鼠	五趾跳鼠	小家鼠
1996	平川	种田乡吴家庄	1500	12	0.8	7	5		
1997	平川	种田乡吴家庄	1500	10	0.7	3	6	1	
1998	平川	种田乡吴家庄	1000	28	2.8	18	6	4	
1999	平川	种田乡吴家庄	1000	30	3	13	12	5	
2000	平川	种田乡吴家庄	1000	31	3.1	13	10	8	
2001	平川	种田乡吴家庄	1000	25	2.5	9	10	6	
2002	平川	种田乡吴家庄	1000	45	4.5	20	21	4	
2003	平川	种田乡吴家庄	1000	44	4.4	24	12	8	
2004	平川	种田乡吴家庄	1000	40	4	20	14	6	
2005	平川	种田乡吴家庄	1000	56	5.6	40	9	7	
2006	平川	种田乡吴家庄	3100	52	1.67	48	4		
2007	平川	种田乡吴家庄	4200	35	0.83	25	10		
2008	平川	种田乡吴家庄	3600	26	0.72	5	21		
2009	平川	种田乡吴家庄	3000	15	0.5		15		
2010	平川	种田乡吴家庄	3300	20	0.6		20		
2011	平川	种田乡吴家庄	5600	57	1.2	27	12		18
2012	平川	种田乡吴家庄	7200	50	0.7		23		27
2013	平川	种田乡吴家庄	6000	82	1.4	19	25		38
2014	平川	种田乡吴家庄	3400	56	1.64	8	16		32
2015	平川	种田乡吴家庄	3450	93	2.7	18	29	3	43
2016	平川	种田乡吴家庄	4164	38	0.91	7	14		17
2017	平川	种田乡吴家庄	2800	29	0.94	5	23	1	
2018	平川	种田乡吴家庄	4200	39	0.93	8	30		1
合计			86146	1154	1.34	446	460	72	176

3.动物区系组成

平川区发现啮齿目、兔形目、食肉目3目9科16属16种：

兔形目 Lagomorpha

1）鼠兔科 Ochotonidae

①鼠兔属 Ochotona

达乌尔鼠兔 Ochotona daurica（Pallas，1776）；

2）松鼠科 Sciuridae

（2）黄鼠属 Spermophilus

②阿拉善黄鼠 Spermophilus alashanicus（Buechner，1888），

次要宿主：

啮齿目 Rodentia

3）鼠科 Muridae

（3）小鼠属 Mus

③小家鼠 Mus musculus（Linnaeus，1758）；

（4）大鼠属 Rattus

④褐家鼠 Rattus norvegicus（Berkenhout，1769）；

（5）沙鼠属 Meriones

⑤子午沙鼠 Meriones meridianus（Pallas，1773）；

（6）姬鼠属 Apodemus

⑥黑线姬鼠 Apodemus agrarius（Pallas，1771）；

4）仓鼠科 Cricetidae

（7）大仓鼠属 Tscherskia

⑦大仓鼠 Tscherskia triton（De Winton，1889）；

（8）仓鼠属 Cricetulus

⑧灰仓鼠 Cricetulus migratorius（Pallas，1773）；

5）跳鼠科 Dipididae

（9）五趾跳鼠属 Allactaga

⑨五趾跳鼠 Allactaga sibirica（Forster，1778）；

6）松鼠科 Sciuridae

（10）花松鼠属 Tamiops

⑩隐纹花鼠 Tamiops swinhoei（Milne-Edwards，1874）；

兔形目 Lagomorpha

7）兔科 Leporidae

（11）兔属 Lepus

⑪蒙古兔 Lepus tolia（Pallas，1778）；

（12）穴兔属 Oryctolagus

⑫家兔 Oryctolagus cuniculus（Linnaeus，1758）；

食肉目 Carnivora

8）鼬科 Mustelidae

（13）鼬属 Mustela

⑬艾鼬 Mustela eversmannii（Lesson，1827）；

9）犬科 Canidae

（14）犬属 Cani

⑭家犬 Canis familiaris（Linnaeus，1758）；

（15）狐属 Vulpes

⑮赤狐 Vulres vulpes（Linnaeus，1758）；

10）猫科 Felidae

（16）猫属 Felis

⑯家猫 Felis catus（Linnaeus，1758）。

（四）媒介监测

1.鼠体蚤调查

1982~2018 年，平川区共梳检黄鼠 37 833 只，染蚤鼠 19 201 只，平均染蚤率为 50.75%，染蚤率在 15.1%~80%之间波动，其中 1987 年染蚤率最低，为 15.1%，2006 年最高，为 80%；获蚤 52 456 匹，平均蚤指数为 1.39，蚤指数在 0.31~3.3 之间波动，其中 1987 年蚤指数最低，为 0.31，1998 年最高，为 3.3。见表 11-124。

表 11-124　1982~2018 年平川区鼠体蚤数量调查结果

年份	监测区域	检鼠数	染蚤鼠数	染蚤率(%)	获蚤匹数	蚤指数
1982	种田乡吴家庄	347	205	59.08	511	1.47
1983	种田乡吴家庄	1121	753	67.17	2409	2.15
1984	种田乡吴家庄	3886	1137	29.26	2849	0.73
1985	种田乡吴家庄	3926	2185	55.65	4912	1.25
1986	种田乡吴家庄	1651	420	25.44	1165	0.71
1987	种田乡吴家庄	3612	581	16.09	1277	0.31
1988	种田乡吴家庄	1621	414	25.49	1249	0.77
1989	种田乡吴家庄	1824	357	19.57	863	0.47
1990	种田乡吴家庄	1870	633	33.85	1785	0.96
1991	种田乡吴家庄	1404	763	54.34	2889	2.06
1992	种田乡吴家庄	1062	492	46.33	2986	2.8
1993	种田乡吴家庄	1201	755	62.86	1637	1.36
1994	种田乡吴家庄	645	495	76.74	1597	2.47
1995	种田乡吴家庄	711	481	67.65	1803	2.5
1996	种田乡吴家庄	642	570	88.79	1996	3.1
1997	种田乡吴家庄	610	487	79.84	965	1.6
1998	种田乡吴家庄	760	536	70.53	2476	3.3
1999	种田乡吴家庄	764	513	67.15	2090	2.74
2000	种田乡吴家庄	752	455	60.51	2074	2.76

续表 11-124

年份	监测区域	检鼠数	染蚤鼠数	染蚤率(%)	获蚤匹数	蚤指数
2001	种田乡吴家庄	755	560	74.17	1530	2.61
2002	种田乡吴家庄	761	599	78.71	1339	2.16
2003	种田乡吴家庄	754	564	74.80	1355	2.3
2004	种田乡吴家庄	756	578	76.46	1386	2.31
2005	种田乡吴家庄	762	587	77.03	1543	2.59
2006	种田乡吴家庄	992	801	80.75	2013	2.02
2007	种田乡吴家庄	212	138	65.09	317	1.49
2008	种田乡吴家庄	611	387	63.34	866	1.41
2009	种田乡吴家庄	563	442	78.51	865	1.53
2010	种田乡吴家庄	523	391	74.76	728	1.39
2011	种田乡吴家庄	503	348	69.18	609	1.21
2012	种田乡吴家庄	346	235	67.92	373	1.08
2013	种田乡吴家庄	384	270	70.31	434	1.13
2014	种田乡吴家庄	416	302	72.60	453	1.09
2015	种田乡吴家庄	249	177	71.08	264	1.06
2016	种田乡吴家庄	251	177	70.52	250	1
2017	种田乡吴家庄	271	201	74.17	290	1.07
2018	种田乡吴家庄	315	212	67.30	308	0.98
合计		37833	19201	50.75	52456	1.39

2.洞干蚤调查

1982~2018 年，平川区共调查黄鼠洞 79 047 个，染蚤洞 10 274 个，平均染蚤率 12.00%，洞干蚤染蚤率在 2.8%~74.3%之间波动，其中 1989 染蚤率最低，为 2.8%,1983 年最高，为 74.3%；获蚤 20 378 匹，平均蚤指数为 0.26，蚤指数在 0.04~1.52 之间波动，其中 1986 年蚤指数最低，为 0.04,1983 年蚤指数最高，为 1.52。见表 11-125。

表 11-125　1982~2018 年平川区黄鼠洞干蚤调查结果

年份	监测区域	探洞数	染蚤洞数	染蚤率(%)	获蚤匹数	蚤指数
1982	种田乡吴家庄	2342	222	79.48	843	0.36
1983	种田乡吴家庄	1948	1449	74.38	2961	1.52
1984	种田乡吴家庄	2250	983	43.69	1653	0.73
1985	种田乡吴家庄	14582	807	5.53	2047	0.14
1986	种田乡吴家庄	17740	623	3.51	765	0.04
1987	种田乡吴家庄	16239	1066	6.56	1171	0.07
1988	种田乡吴家庄	1852	89	4.81	147	0.08
1989	种田乡吴家庄	1416	40	2.82	90	0.06
1990	种田乡吴家庄	550	77	14.00	202	0.37
1991	种田乡吴家庄	1479	44	2.97	67	0.05
1992	种田乡吴家庄	1470	60	4.08	290	0.20
1993	种田乡吴家庄	1000	46	4.60	200	0.20

续表 11-125

年份	监测区域	探洞数	染蚤洞数	染蚤率(%)	获蚤匹数	蚤指数
1994	种田乡吴家庄	500	112	22.40	479	0.96
1995	种田乡吴家庄	1500	410	27.33	1210	0.81
1996	种田乡吴家庄	1500	390	26.00	1223	0.82
1997	种田乡吴家庄	1500	346	23.07	485	0.32
1998	种田乡吴家庄	500	275	55.00	557	1.12
1999	种田乡吴家庄	520	314	60.38	586	1.13
2000	种田乡吴家庄	500	357	71.40	721	1.44
2001	种田乡吴家庄	500	376	75.20	674	1.34
2002	种田乡吴家庄	500	269	53.80	604	1.20
2003	种田乡吴家庄	500	319	63.80	678	1.36
2004	种田乡吴家庄	500	351	70.20	717	1.43
2005	种田乡吴家庄	500	337	67.40	636	1.27
2006	种田乡吴家庄	701	122	17.40	153	0.21
2007	种田乡吴家庄	1075	42	3.91	78	0.07
2008	种田乡吴家庄	1100	50	4.55	70	0.06
2009	种田乡吴家庄	1000	42	4.20	60	0.06
2010	种田乡吴家庄	900	29	3.22	37	0.04
2011	种田乡吴家庄	370	20	5.41	27	0.07
2012	种田乡吴家庄	260	16	6.15	22	0.08
2013	种田乡吴家庄	251	23	9.16	31	0.12
2014	种田乡吴家庄	300	131	43.67	259	0.86
2015	种田乡吴家庄	300	81	27.00	116	0.39
2016	种田乡吴家庄	302	110	36.42	153	0.51
2017	种田乡吴家庄	300	124	41.33	195	0.65
2018	种田乡吴家庄	300	122	40.67	171	0.57
合计		79047	10274	13.00	20378	0.26

3.窝巢蚤调查

1982~2018年，平川区共挖黄鼠窝巢2079个，染蚤巢900个，平均染蚤率43.29%，巢蚤染蚤率在4.9%~100%之间波动，其中1982年巢蚤染蚤率最低，为4.9%，1997年最高，为100%；获蚤2157匹，平均蚤指数为1.04,蚤指数在0.33~4.04之间波动，其中1982年蚤指数最低，为0.33，1985年蚤指数最高，为4.04 。见表11-126。

表 11-126　1982~2018年平川区黄鼠窝巢蚤调查结果

年份	监测区域	挖巢数	染蚤巢数	染蚤率(%)	获蚤匹数	蚤指数
1982	种田乡吴家庄	61	3	4.92	20	0.33
1983	种田乡吴家庄	202	47	23.27	473	2.34
1984	种田乡吴家庄	250	94	37.60	180	0.72
1985	种田乡吴家庄	56	33	58.93	226	4.04

续表 11-126

年份	监测区域	挖巢数	染蚤巢数	染蚤率(%)	获蚤匹数	蚤指数
1986	种田乡吴家庄	169	25	14.79	39	0.23
1987	种田乡吴家庄	196	18	9.18	19	0.10
1988	种田乡吴家庄	160	18	11.25	25	0.16
1989	种田乡吴家庄	35	18	51.43	41	1.17
1990	种田乡吴家庄	31	23	74.19	38	1.23
1991	种田乡吴家庄	36	16	44.44	28	0.78
1992	种田乡吴家庄	34	20	58.82	36	1.06
1993	种田乡吴家庄	50	20	40.00	71	1.42
1994	种田乡吴家庄	30	28	93.33	83	2.77
1995	种田乡吴家庄	30	27	90.00	62	2.07
1996	种田乡吴家庄	30	20	66.67	57	1.90
1997	种田乡吴家庄	30	30	100.00	62	2.07
1998	种田乡吴家庄	30	30	100.00	72	2.40
1999	种田乡吴家庄	42	37	88.10	60	1.43
2000	种田乡吴家庄	30	29	96.67	52	1.73
2001	种田乡吴家庄	30	30	100.00	47	1.57
2002	种田乡吴家庄	30	29	96.67	41	1.37
2003	种田乡吴家庄	30	29	96.67	35	1.17
2004	种田乡吴家庄	30	29	96.67	39	1.30
2005	种田乡吴家庄	30	30	100.00	37	1.23
2006	种田乡吴家庄	50	31	62.00	37	0.74
2007	种田乡吴家庄	21	8	38.10	15	0.71
2008	种田乡吴家庄	36	18	50.00	24	0.67
2009	种田乡吴家庄	30	14	46.67	18	0.60
2010	种田乡吴家庄	30	13	43.33	16	0.53
2011	种田乡吴家庄	37	17	45.95	22	0.59
2012	种田乡吴家庄	31	15	48.39	20	0.65
2013	种田乡吴家庄	30	17	56.67	26	0.87
2014	种田乡吴家庄	36	21	58.33	32	0.89
2015	种田乡吴家庄	36	19	52.78	29	0.81
2016	种田乡吴家庄	36	18	50.00	29	0.81
2017	种田乡吴家庄	30	15	50.00	25	0.83
2018	种田乡吴家庄	24	11	45.83	21	0.88
合计		2079	900	43.29	2157	1.04

4.媒介种类、数量及占比

1982~2018 年（个别年份监测数据遗失），累计梳检获媒介 10 种 57 137 匹，其中以方形黄鼠蚤蒙古亚种最多，为 42 411 匹，占 74.23%；其次为阿巴盖新蚤 10 508 匹，占 18.39%；尖角眼蚤指名亚种 2788 匹，占 4.88%；光亮额蚤 589 匹，占 1.03%；尖指双蚤 372 匹，占 0.65%；蜱 235 匹，占 0.41%；细钩双蚤 210 匹，占 0.37%；红羊新蚤 10 匹，占 0.02%；秃病蚤田鼠亚种、盘状新蚤分别为 7 匹，各占 0.01%。见表 11–127。

表 11–127　1982~2018 年平川区媒介种类

年份	蚤分类										
	方形黄鼠蚤蒙古亚种	阿巴盖新蚤	角尖眼蚤指名亚种	尖指双蚤	细钩双蚤	蜱	光亮额蚤	红羊新蚤	秃病蚤田鼠亚种	盘状新蚤	合计
1983	4136	651	286	151	64	2	526				5816
1988	1291	115	7	4		4					1421
1989	928	54	12								994
1990	1931	79	11			4					2025
1991	2295	523	152			14					2984
1992	2946	348	7			11					3312
1993	1377	421	110								1908
1994	1541	445	173								2159
1995	2144	660	271								3075
1996	2324	624	328								3276
1997	1291	164	57								1512
1998	2150	696	259								3105
1999	2255	401	52	28							2736
2000	1652	772	182	119	90		32				2847
2001	1514	530	125	30	20	32					2251
2002	1311	521	93	13	3	42	1				1984
2003	1300	563	122	14	5	56	8				2068
2004	1346	654	85	4	1	48	4				2142
2005	1421	687	68	9	9	22					2216
2006	1885	265	53								2203
2007	348	47	13		2						410
2008	780	153	27								960
2009	777	131	35								943
2010	659	117	5								781
2011	525	110	23								658
2012	301	95	19								415
2013	336	123	23		1		3	3	1	1	491
2014	502	182	55		1		3	1			744

续表 11–127

年份	蚤分类										
	方形黄鼠蚤蒙古亚种	阿巴盖新蚤	角尖眼蚤指名亚种	尖指双蚤	细钩双蚤	蜱	光亮额蚤	红羊新蚤	秃病蚤田鼠亚种	盔状新蚤	合计
2015	116	76	28		3		5				228
2016	312	96	24		4		3	3	2	2	446
2017	367	97	41		5		2	1	3	1	517
2018	350	108	42		2		2	2	1	3	510
合计	42411	10508	2788	372	210	235	589	10	7	7	57137

5.蚤类区系组成

平川区洞蚤发现的蚤类有 4 科 7 属 10 种：

蚤总科 Pulicoidea

1）蚤科 Pulicidae　Stephens，1829

（1）蚤属 *Pulex*　Linnaeus，1758

①人蚤 *Pulex*　irritans　Linnaeus，1758；

角叶蚤总科 Ceratophylloidea

2）角叶蚤科 Ceratophyllidae　Dampf，1908

（2）黄鼠蚤属 *Citellophilus*　Wagner，1934

②方形黄鼠蚤蒙古亚种 *Citellophylus*　tesguorum　mongolicus　Jordan　et　Rothschild，1911；

（3）病蚤属 *Nosopsyllus*　Jordan，1933

③秃病蚤田鼠亚种 *Nosopsyllus*　laeviceps　ellobii　Wagner，1933；

3）多毛蚤科 Hystrichopsyllidae　Tiraboschi，1904

（4）新蚤属 *Neopsylla*　Wagner，1903

④阿巴盖新蚤 *Neopsylla*　abagaitui　Ioff，1946；

⑤盔状新蚤 *Neopsylla*　galea　Ioff，1946。

⑥红羊新蚤 *Neopsylla*　hongyangensis　白学礼，1986；

4）细蚤科 Leptopsyllidae　Baker，1905

（5）眼蚤属 *Ophthalmopsylla*　Wagner　et　Ioff，1926

⑦尖角眼蚤指名亚种 *Ophthalmopsylla*　praefecta　pralfecta　Jordan　et　Rothschild，1915；

（6）双蚤属 *Amphipsylla*　Wagner，1909

⑧尖指双蚤 *Amphipsylla*　casis　Jordan　et　Rothschild，1915；

⑨细钩双蚤 *Amphipsylla*　tenuihama　Wu，Liu　et　Ma，1978；

（7）额蚤属 *Frontopsylla*　Wagner　et　Ioff，1926

⑩光亮额蚤 *Frontopsylla*　luculenta　Jordan　et　Rothschild，1923；

（王鼎盛，何爱伟，徐大琴，汪杰，郑晓瑾，戎宾国，金发昌，王刚，师占文，展东辉，袁祥，袁育，安君胜，春花，付国民，方春，秦全福）

第十二章　鼠疫健康教育策略与方法

第一节　健康教育基本知识

健康教育是一门研究以传播保健知识和行为干预的技术，影响个体和群体行为，使人们自觉的采纳有意于健康的行为和生活方式，消除和减少影响健康的危险因素，预防疾病，促进健康的学科。它重点研究知识传播和行为改变的理论、规律和方法，以及社区教育的组织、规划和评价的理论与实践，它的理论依据和专业技术来源于医学、社会学、心理学、行为科学、传播学、科普学、统计学、美学等学科。通过传播和教育手段，向社会、家庭和个人传授卫生保健知识，提高自我保护能力，养成科学文明健康行为，纠正不良习惯，消除或减少影响健康的危险因素，防止疾病发生，促进人类健康和提高生活质量。

健康教育的本质是教育个人、家庭和社区，使他们能够对自己的健康负责，而且对于其他人也具有一定的影响。健康教育在全球发展很快，它的重要性越来越受到全世界的重视。健康教育已渗透到卫生工作的各个领域，对提高人类健康水平发挥了积极的作用。健康教育最适于在群体人群中开展。在传染病预防控制工作中，围绕传染病传播的传染源、传播途径、易感人群这三个基本环节开展有针对性的健康教育，可以有效预防传染病的发生、阻断传染病疫情的蔓延与扩散。

近年来伴随着西部大开发，一带一路战略实施，文化交流、商贸兴起、旅游业发展、交通便利等因素，在中国局部地区出现人间鼠疫暴发和流行，远距离传播、波及大中城市的危险性增加。加强健康教育工作，将是鼠疫防治工作的重要组成部分。围绕传染源、传播途径、易感人群这三个环节开展有针对性的健康教育，可以有效预防鼠疫的发生，阻断疫情的蔓延与扩散，在鼠疫防治工作中将发挥重要的作用。

第二节　鼠疫健康教育的目的和意义

鼠疫是一种自然疫源性疾病，在特定的地理环境中鼠疫病原体鼠疫菌寄存于脊椎动物体内，通过蚤类在动物间传播，由于人为的介入，鼠疫由脊椎动物传播给人类。因此，鼠疫也是一种行为性传染病，健康教育是鼠疫防控的主要手段之一。通过健康教育，帮助疫区干部和群众掌握鼠疫防治和相关法律法规基本知识，树立卫生法制意识，自愿采纳能够降低感染和传播鼠疫风险的行为，提高人们对鼠疫的自我保护意识和能力，消除或降低发生人间鼠疫的风险活动。

第三节　鼠疫健康教育的策略

鼠疫不仅仅是一种烈急性传染病，又是一种自然疫源性疾病，消除鼠疫疫源性不但是世界的大难题，而且是人类的一大难题。20世纪60年代和70年代中国开展灭鼠(獭)拔源，鼠(獭)密度降到非常低，在一定程度上有效控制了动物间鼠疫的大流行。实践证明，如鼠疫这种独立于人类社会之外以野生啮齿动物为主要宿主的疾病，它既能跨国跨区域传播，又能重新形成疫源地疾病，导致没有能力彻底消除，这也决定了鼠防工作的长期性和艰巨性。目前，鼠疫菌在自然界保存机理仍然不清楚的情况下，如果现在放手不管，疫源地疫情可能随时复燃，甚至出现突发性公共卫生事件。因此鼠疫防控必须采取以监测、健康教育为主的综合防控措施，为实现鼠疫控制目标，必须以健康教育作为基础和先导，同时，需要实现鼠疫控制目标所需的条件，如领导重视、部门协作、群众参与均需通过健康教育去开发、动员、组织与协调，可以说健康教育是实现鼠疫控制目标的基础性策略，在鼠疫防控中具有重要的地位和价值。

一、加强政府领导，部门配合

鼠疫防控不仅仅是一个公共卫生问题，更是一个社会问题，因此，加强领导、健全机制、协调部门职能仍然是长期鼠疫防控的重要原则。各级人民政府应当将鼠疫预防控制纳入政府议事日程来抓，签订政府鼠防目标考核责任书，组织制订中、长期鼠疫预防控制规划，结合当地实际，制订科学的、可操作的《鼠疫控制应急预案》，将鼠疫预防控制规划和应急预案纳入各级政府的社会经济发展，社会现代化治理能力和治理体系总体规划，才能将鼠疫预防和控制工作有计划、有步骤、有目标地组织推进，全面落实鼠疫综合防控措施，最大限度地降低动物间鼠疫疫情的发生和流行。科学规范应对人间鼠疫突发，从而达到预防和控制鼠疫的目标。各级政府要成立政府分管领导为组长、卫生健康行政部门领导任副组长，公安、人社、发改、财政、宣传、农业农村、林业林草、市场监督、教育、工信、交通、铁路、民航等部门领导为成员的鼠疫防控领导小组，定期召开领导小组会议，解决鼠疫防控工作中存在的薄弱环节和问题。各级政府要将鼠疫防控经费纳入各级政府财政预算，保证经费投入，确保鼠疫预防和控制工作顺利开展。明确各部门鼠疫防控的职责，各部门认真履行职责，相互密切配合，保障各项鼠防措施落实。各级政府或卫生健康行政部门要组织区域间、部门间、本系统鼠疫应急演练，通过演练检验预案的实用性、可用性、可靠性；检验应急队伍是否明确自己的职责和应急流程，以及应急队伍协同反应水平和实践能力。查找存在的问题，总结经验，进一步完善鼠疫疫情控制应急预案，提高应急预案的实用性和可操作性，提高鼠疫防控意识，提升有效应对较大疫情的协同作战能力。

二、健全和完善鼠疫预防控制的法律法规和制度

鼠疫防控工作需要相关法律法规、制度和行业标准的支持。中国在鼠疫预防和控制立法建制方面开展了大量工作。目前中国预防和控制鼠疫的法律法规有:《中华人民共和国传染病防治法》《中华人民共和国传染病防治法实施细则》《中华人民共和国国境卫生检疫法》《国内交通卫生检疫条例》《突发公共事件应急条例》《中华人民共和国突发事件应对法》《中华人民共和国行政强制法》等。但是,现代社会鼠疫的发生具有不确定性和突发性,在鼠疫防控措施落实中一些措施与其他法律法规有些抵触,限制了防控措施的有效落实。中国鼠疫防控中的卫生强制措施主要是强制隔离、强制检疫、强制封锁。隔离、检疫、封锁等强制措施在人类和传染病斗争过程中得到科学凝练,并在国际、国内卫生应急相关法规、条例和行业标准制订中列入其中,而且在鼠疫等传染病突发卫生事件中成功应用,并取得了良好的效果。但也存在鼠疫处理过程中,即时性强制措施的过度应用,导致了社会公众利益与个人利益的失衡,限制了相对人的人身自由,造成相对人的心理健康损害。同时造成了国家财产、资源、经费的浪费。令人欣慰的是中国鼠疫相关法律法规构建了相应的应急制度。如:报告与信息发布制度、行政紧急处理制度、政府责任制度等。但这些还远远不够,还需要建立紧急强制制度、特别程序制度、合乎比例制度、公民参与制度、社团参与制度、特别救济制度等。只有这些相关制度建立和完善了,在应对突发性公共卫生事件的过程中才能保障卫生应急强制措施的顺利实施并保障公民的合法权利。公民在必要时有寻求行政补偿和救济的权利,防止强制措施的滥用。因此,进一步完善与控制鼠疫的法律法规及相关制度,既是依法行政的需要,也是保护公民、法人及社会组织的合法权益的需要。今后除了继续完善相关制度外,更为重要的是加强对强制措施实施具体操作上的规范和监督。在充分发挥强制措施的功能性作用基础上,必须遵守合法性原则和适当原则,依据疫情形势,及时调整、变更和解除行政管制措施,最大限度地减少或避免给行政相对人造成的不应有的损害。

三、动员群众自主参与,加强鼠疫防治健康教育的深度与广度

鼠疫防控健康教育工作单靠卫健部门难以实现,需要全社会力量积极参与。

1.拓展广度,普及全民鼠疫防治健康教育

“三报”“三不”制度是一项控制人间鼠疫发生及早期发现疫情的有效措施,三报是“报告病死鼠(獭)、报告疑似鼠疫病人、报告不明原因的高热病人和急死病人”,三不是“不私自捕猎疫源动物、不剥食疫源动物、不私自携带疫源动物及其产品出疫区”。充分发挥卫生工作者、教师、干部在鼠防工作中的积极性,利用精准扶贫、群众集会、巡回医疗等活动宣讲,采取入农牧户逐一发放宣传资料、宣传折页、宣传品进行宣传,通过报刊、电信、移动、微信群、广播电视等新媒体宣传,通过张贴宣传画、刷墙体标语、立宣传警示牌、筑宣传墙、办宣传展板等多种形式,大力普及鼠疫防治“三报、三不”核心知识教育,改变群众不良行为习惯,提高群众自我保护意识和能力。特别要注重鼠疫防治教育在疫区的开展,是防止人间鼠疫发生和流行的重要方面。

2.加强疫区务工人员和旅游人员鼠防健康教育与管理

进入疫区外来务工人员和旅游人员主动接触染疫动物或被染疫动物寄生虫叮咬的机会增加，是人间鼠疫感染的重点人群，针对这些人群及时跟进鼠防健康教育和健康促进（见图 12–1、12–2），政府和卫生健康行政相关部门要与雇佣和组织单位签订鼠防责任书，在企业和部门指定专人负责鼠防措施落实和工作管理，将鼠防工作纳入企业和部门安全生产管理，建立奖惩机制，对务工和旅游人员进行动态管理，而且要注重鼠防健康教育知识的深度。公安等有关部门，依据《甘肃省鼠疫预防和控制条例》第二十五条规定要加大打击非法挖捕、贩运、加工、销售旱獭等染疫动物事件的力度，对有捕猎旱獭习惯和参与贩运旱獭人员进行摸排、建档，严格管理，普及感染鼠疫的危害性，加强行为干预。

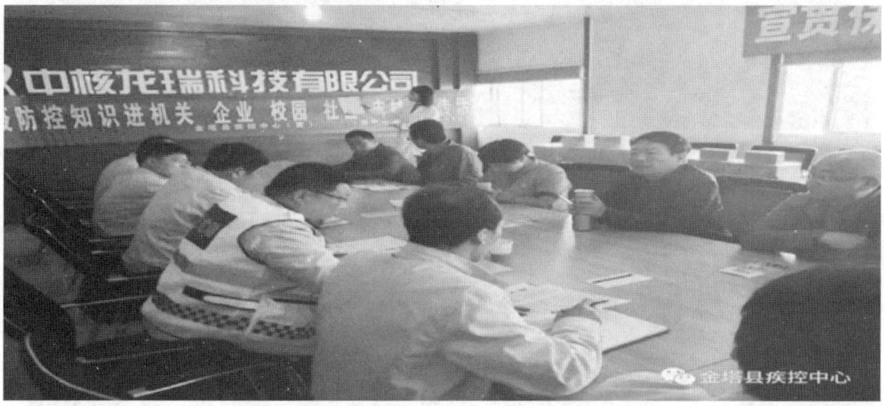

图 12–1　鼠疫防治知识“进企业”之一

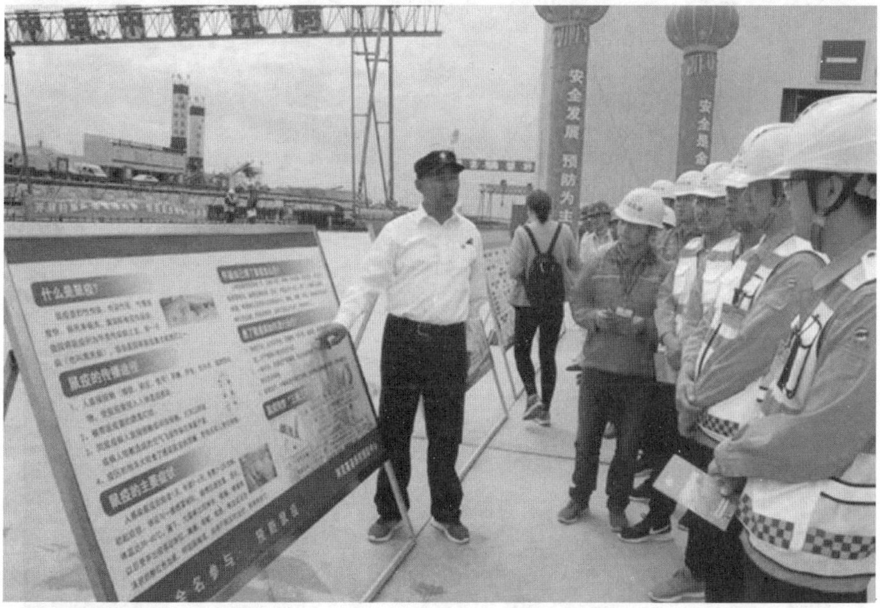

图 12–2　鼠疫防治知识“进企业”之二

3.营造社会氛围，预防控制鼠疫发生

积极推进鼠防健康教育进企业、进机关、进学校、进社区、进家庭等系列活动（见图 12–3、图 12–4、图 12–5、图 12–6、图 12–7），全面普及鼠疫防控知识和鼠防相关法律法规知识，提高干部、群众和学生鼠防知识知晓率，形成良好卫生和行为习惯，通过干部引领、学生小手拉大手，激发群众参与鼠防知识宣传的积极性，提高自我鼠防意识和能力。通过五进活动，营造政府部门重视、各部门配合、全社会积极参与鼠防知识的良好社会氛围，减少人间鼠疫发生和流行的风险，保障人民健康，维护社会稳定，促进经济发展。

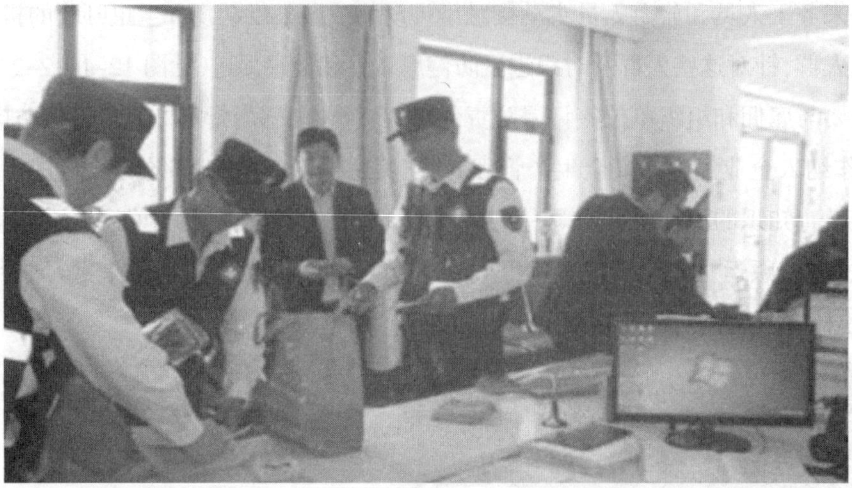

图 12–3　鼠疫防治知识“进机关”

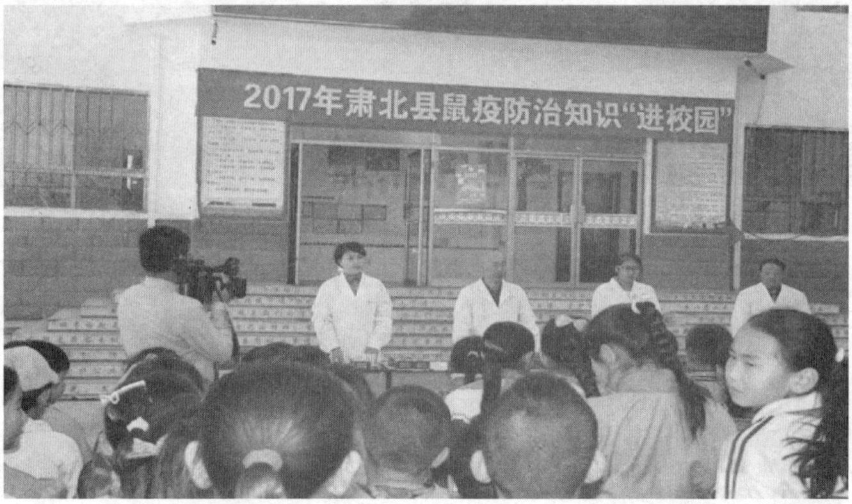
2017年肃北县鼠疫防治知识“进校园”

图 12–4　鼠疫防治知识“进校园”之一

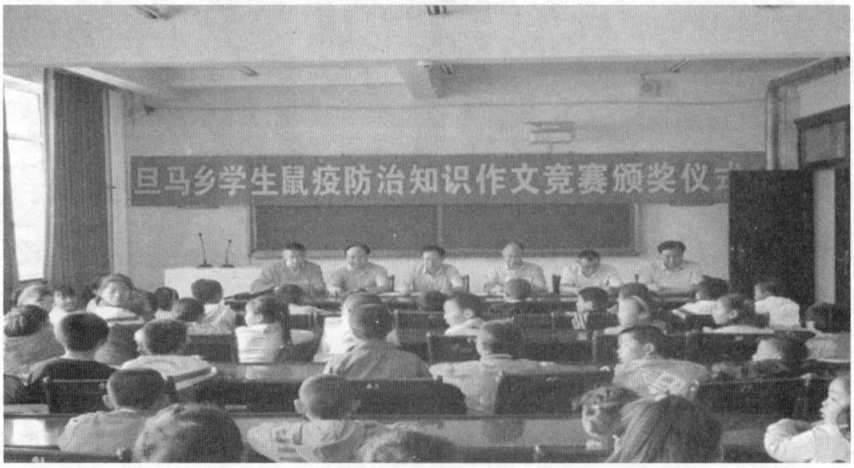
旦马乡学生鼠疫防治知识作文竞赛颁奖仪式

图 12–5　鼠疫防治知识“进校园”之二

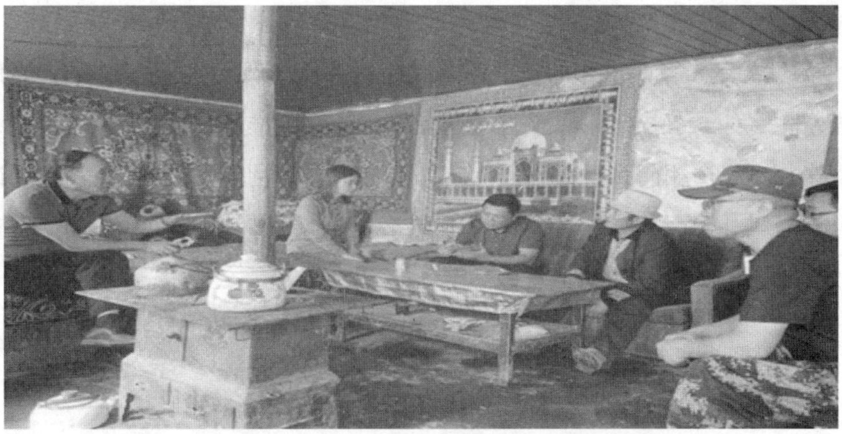

图 12-6　鼠疫防治知识“进家庭”

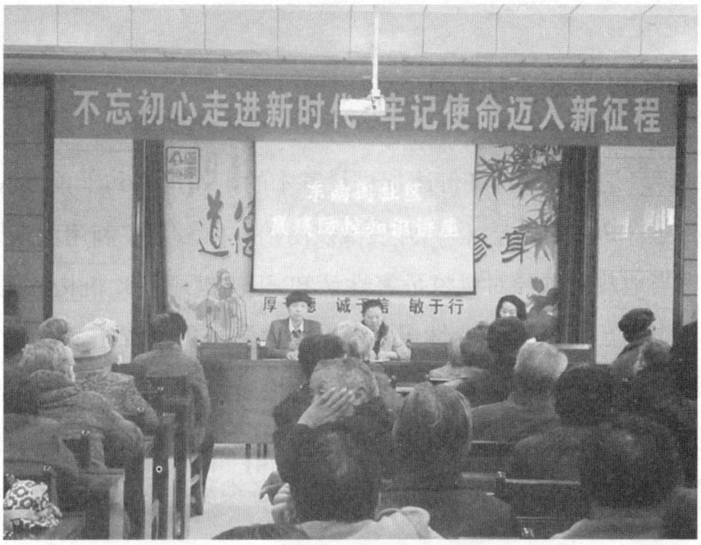
不忘初心走进新时代
记使命迈入新征程
敏于行

图 12-7　鼠疫防治知识“进社区”

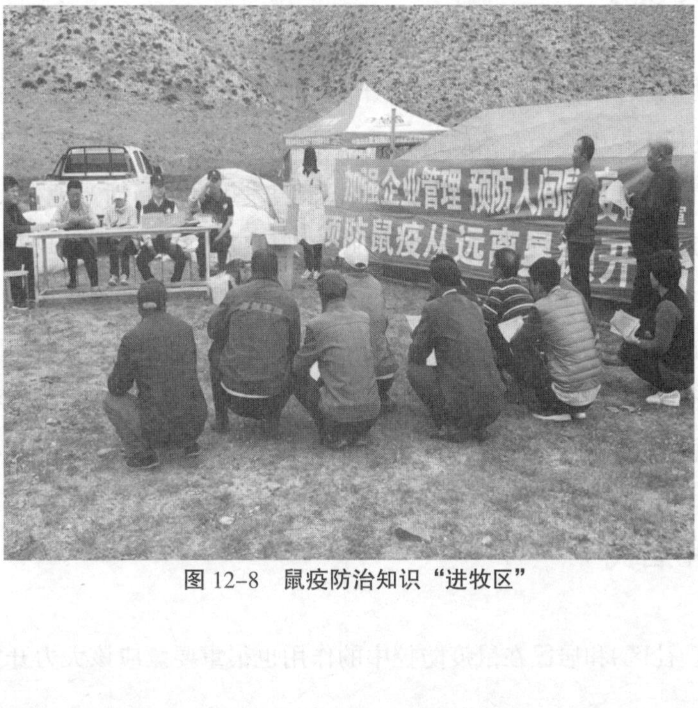
加强企业管理 预防人间
预防鼠疫从远离

图 12-8　鼠疫防治知识“进牧区”

4.制订地方性鼠疫防控中长期规划

鼠疫的自然疫源性决定了鼠防工作的长期性。因此,各级政府要将鼠防工作纳入当地经济社会总体发展考虑,制订地方性鼠疫防控中长期规划,才能将鼠防工作有序推进。由于中国各地鼠疫自然疫源地种类不同,鼠疫感染途径不完全相同,流行趋势存在差异,各地经济社会发展不平衡,在制订规划时应考虑当地鼠疫流行特点和影响因素及民族民风习惯,还应考虑当地经济社会发展总体情况,确定符合当地实际的鼠防教育与健康促进的目标和重点。

第四节 鼠疫健康教育的关键点

一、注重信息传播的速度和质量

传播作为一种信息过程,是健康教育和健康促进最基本的工作策略和干预方法。健康信息的传播是新信息在干部群众中被认识和被采纳的过程。开展鼠疫防治健康教育要利用大众媒体覆盖面广、信息传播速度快的特点,要依靠当地政府领导对鼠疫危害性认知,卫生健康行政机构和医疗卫生人员对鼠疫专业性理解,通过他们的亲身经历、经验和专业性传播来广泛动员群众,形成正确舆论,实现行为干预。要加强鼠防传播信息的开发和凝炼,针对不同人群制订不同的传播信息,要加强鼠防信息传播的计划性和组织性,确保传播信息能够让群众理解和接受,更重要的是能够转化为自觉行为。要有效促进领导和决策层转变观念,从政策和经费上对鼠疫防控和有利于鼠疫防控的各类活动予以支持。

二、开发和动员领导

各级人民政府是鼠疫防控工作的主体。因此,开发政府领导,争取领导支持是做好鼠疫防控工作的前提条件。卫生健康行政和疾控中心经常给政府分管领导汇报鼠疫防控工作,积极争取政府领导对鼠疫防控工作在政策上予以倾斜。让政府领导了解鼠疫、认识鼠疫发生和流行对当地人民群众健康和生命安全及经济社会发展带来的危害性,增强责任感,使各级政府把鼠疫防控事业当做政府的职责来抓,将鼠疫防控目标作为当地经济社会发展、社会现代化治理的一部分统筹规划,加大财政投入,保证提供必需的卫生资源,而且要制订正确的方针、政策,加强指导,保证社会发展、现代化社会治理和鼠疫防控同步进行,提高鼠疫防控事业在经济社会发展中地位和作用。同时,通过政府联系各部门,明确各部门职责,让各部门领导了解鼠防和配合鼠防工作,使鼠疫综合防控措施有效落实。

三、发动社区和居民

乡镇、村委会(街道、社区)和居民在鼠疫防控中的作用也很重要。应该大力开发乡镇、村委会(街道、社区)的决策者,使他们充分了解鼠疫防控的意义和方法,认识到他们对乡镇、村社(社区)居民的健康负责,充分发挥基层力量在鼠疫防控中的兜底作用,将鼠防工作最后一公里落地落实。积极动员居民,提高居民自我保护意识和能力,让居民认识到人人都有义务参与鼠疫防控工作,积极参加鼠疫防控各项活动,营造群防群控社会氛围。卫生健康行政和疾控部门要及时向乡镇、村委会(街道、社区)和居民提供有关的鼠疫知识和技术支持。

四、动员非政府组织

鼠疫防控工作是一项社会工程,需要全民参与,在少数民族地区,非政府组织如宗教团体和其他社会团体也是鼠疫防控中的重要力量,也是一项民心工程。动员非政府组织参与鼠疫防控工作非常必要,有时能起到事半功倍的作用,尤其要开发关键性人物如宗教领袖,发挥宗教领袖的权威作用和宗教影响力,让其利用宗教活动,采取适当的形式和途径宣传鼠疫防控的意义。

五、动员专业人员

专业人员是卫生服务的提供者,也是群众的信赖者,有很大的影响力,他们的行为不仅直接影响到能否使更多的居民享有卫生保健服务,同时在与居民接触中,他们的言行在很大程度上对居民健康意识和健康行为起到示范作用。因此,动员专业人员自觉参与鼠疫防控,加强鼠防培训(见图 12–9),提高鼠疫防控服务能力,增强发现和报告鼠疫的意识,提高诊疗和应急处置水平,同时把意识和观念灌输于辖区干部群众,对提高群众鼠防意识和开展群众监测具有积极作用。

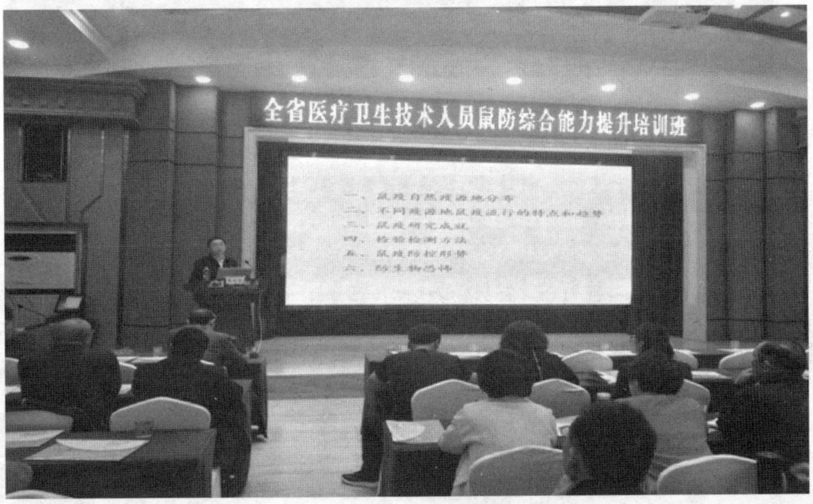

图 12–9　定期开展专业人员鼠疫防控培训

六、动员学校

积极和教育部门沟通,选择中、小学生作为宣传对象,通过讲授鼠防基本知识一堂课,或举办 1 次鼠防演讲比赛、作文竞赛或办一期鼠防宣传栏等活动，树立中小学生鼠疫防控意识，培养学生良好的自觉行为，再通过“小手拉大手”活动促进农牧民的鼠防健康教育，将会收到良好的鼠防健康教育效果。

七、鼠疫健康教育材料开发

充分发挥鼠防专业人员的专业优势和创新意识，开发不同阶段、不同人群鼠疫宣传材料，如短视频、宣传画、宣传品、宣传折页等等，开发鼠疫宣传资料要结合当地民俗文化，做到鼠疫防控宣传材料通俗化、形象化、贴近群众生活、图文并茂，语言应生动具体、浅显易懂，突出核心信息（见图 12-10、图 12-11、图 12-12、图 12-13、图 12-14、图 12-15、图 12-16、图 12-17、图 12-18）。

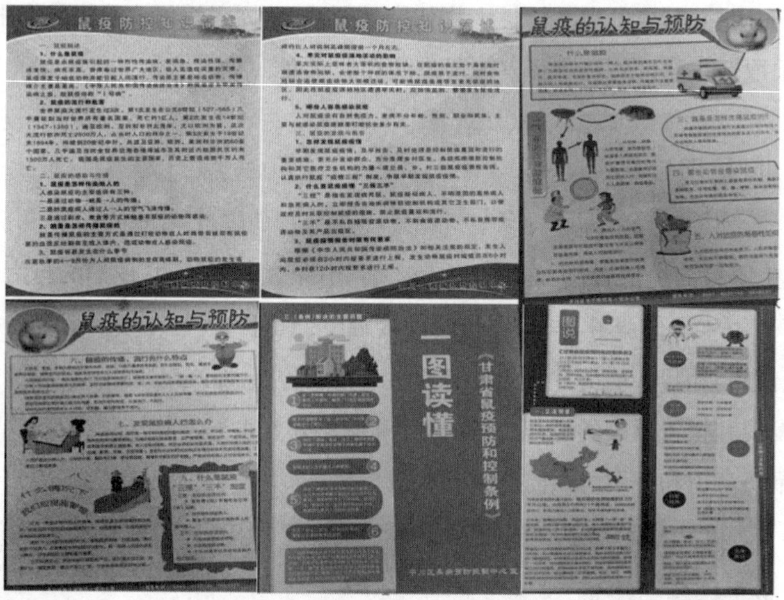

图 12-10　鼠疫防治知识宣传折页

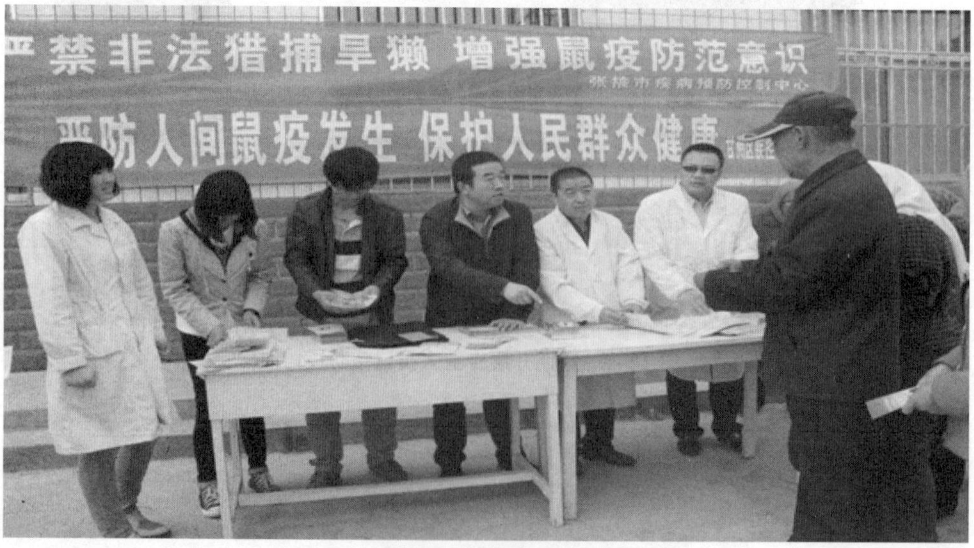

图 12-11　利用集会发放鼠疫防治宣传材料

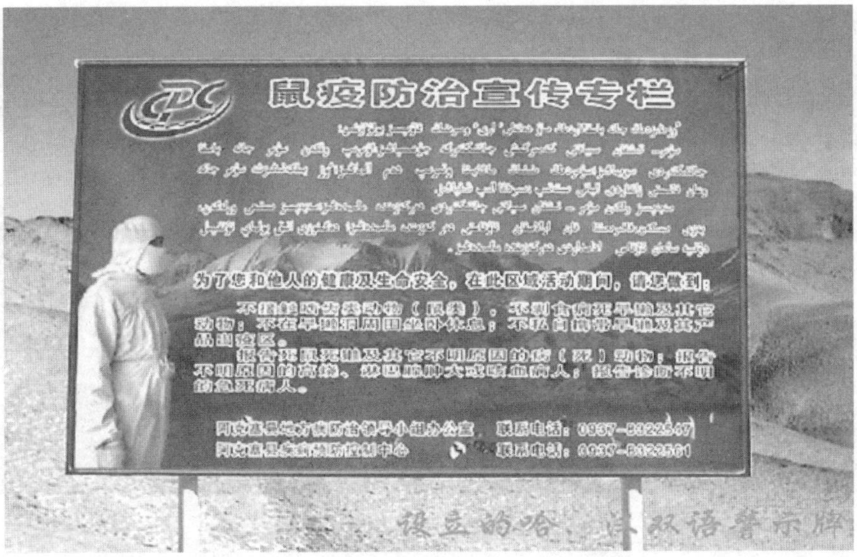
鼠疫防治宣传专栏
为了您和他人的健康及生命安全，在此区域活动期间，请您做到：

图 12-12　哈萨克、汉双语鼠疫防治宣传栏

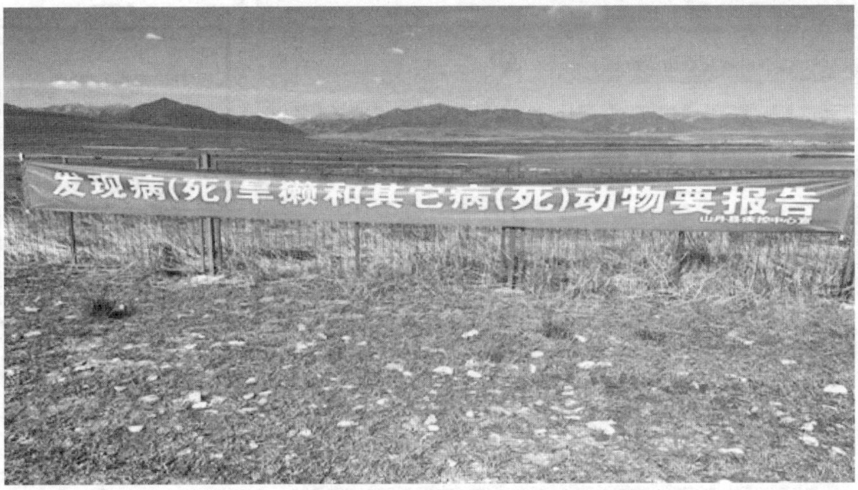
发现病(死)旱獭和其它病(死)动物要报告

图 12-13　鼠疫“三报”宣传条幅

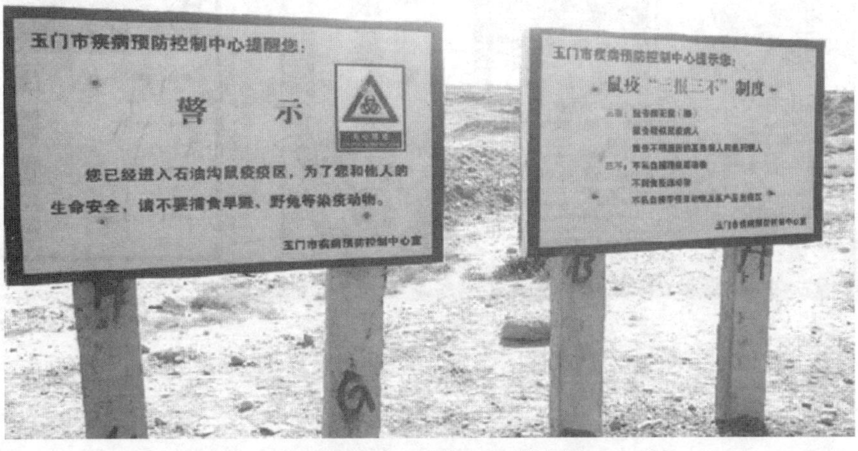
玉门市疾病预防控制中心提醒您：
警　示
您已经进入石油沟鼠疫疫区，为了您和他人的
生命安全，请不要捕食旱獭、野兔等染疫动物。
玉门市疾病预防控制中心宣
玉门市疾病预防控制中心提示您：

图 12-14　鼠疫警示宣传牌及鼠疫“三报三不”

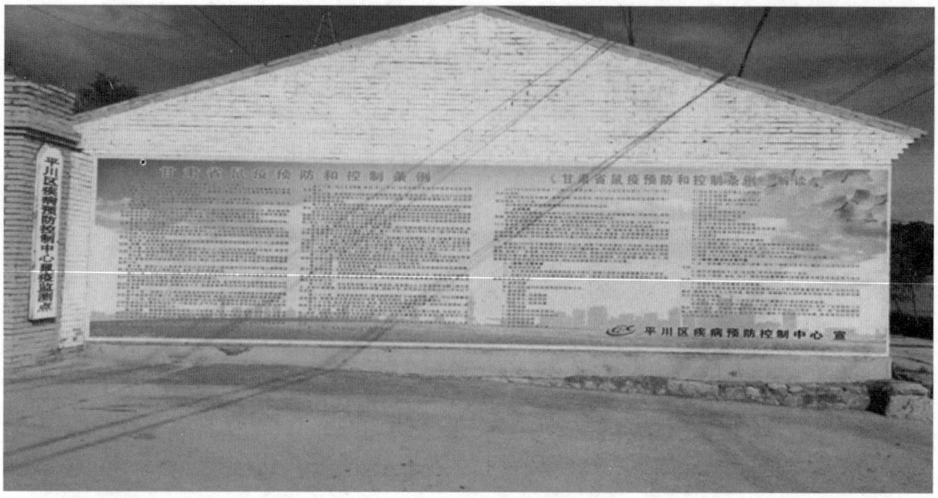

图 12–15　鼠疫防治知识宣传墙报

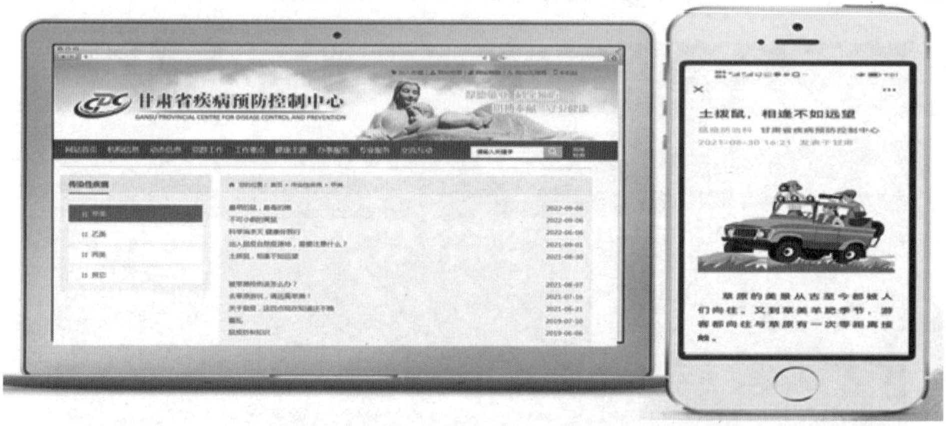

图 12–16　官网、微信公众号开展鼠疫防治知识宣传

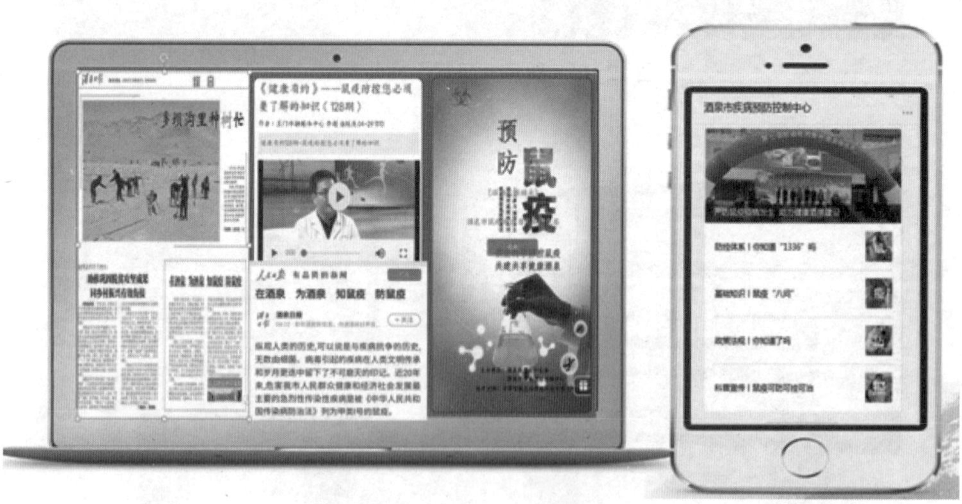

图 12–17　电视、报纸期刊、自媒体平台、微信等开展鼠疫防治知识宣传

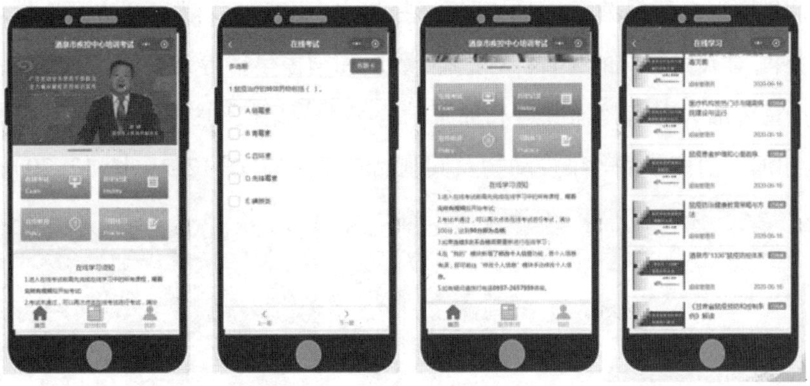

图 12-18　微信有奖答题形式开展鼠疫防治知识宣传

第五节　鼠疫防控健康教育措施与方法

一、组织措施

分别成立市(州)、县(市、区)、乡(镇)政府领导为组长,相关部门领导为成员的鼠防健康教育领导小组,针对辖区鼠疫疫源地特征和鼠防实际,研究制订详细的鼠防健康教育方案,明确卫生、教育、广电、村委会(社区)等部门职责,层层签订目标责任书,把鼠防健康教育目标实现纳入政府和相关部门年度工作目标考核内容。各级政府召开相关部门负责人和鼠防健康教育人员动员会,强调鼠疫防治健康教育目的和意义。详细讲解鼠防健康教育活动实施步骤、预期目标和具体要求。由省(市、区)、市(州)、县(市、区)鼠防专业人员进行鼠疫防控、疫情三报、科学灭鼠灭蚤等知识的培训。建立县包乡、乡包村、村包社、社包户等四级鼠防健康教育网络,全面开展鼠防健康教育活动。

二、技术措施

1.不同人群鼠疫健康教育

对各级领导和干部主要宣传国家有关鼠疫防控法律法规;鼠疫对人民群众健康的危害性和鼠疫防控的重要性;鼠疫对经济社会发展和现代社会治理的影响;国家鼠疫防控的规划;预防控制鼠疫的方针和政策。对医务人员主要宣传鼠疫患者的早发现、早报告、早隔离、早控制、早治疗;人间鼠疫监测的主体和首诊医生责任制;疫情报告的程序、时限和内容;预检分诊和发热门诊设置作用和院内感染控制的重要性;鼠疫患者的特效治疗和中毒性休克抢救处理;鼠疫疫区处理;交通检疫的工作内容和程序。对群众和外来务工人员主要宣传鼠疫的危害性,提高群众爱国卫生意识和灭鼠(獭)灭蚤的积极性并将爱国卫生运动和灭鼠(獭)灭蚤行动变为群众自觉行为;宣传鼠疫“三报三不”(报告病死老鼠、旱獭,报告疑似鼠疫病人,报告不明原因的高热病人和突然死亡病人。不私自捕猎疫源动物、不剥食疫源动物、不私自携带疫源动物以及产品出疫区）知识，增强自我保健意识；鼠疫疫情报告义务和程序；鼠疫可防可治常识，消除恐慌；国家预防鼠疫的方针政策，对人民群众的关怀。对挖捕、贩运和销售旱獭等染疫动物及其制品人群宣传国家鼠疫有关法律法规，宣传加大对有挖捕贩运和加工销售旱獭等染疫动物及其制品习惯人员管理和行为干预，宣传挖捕贩运和加工销售旱獭等染疫动物及其制品是违法的（图12-19、图12-20）。

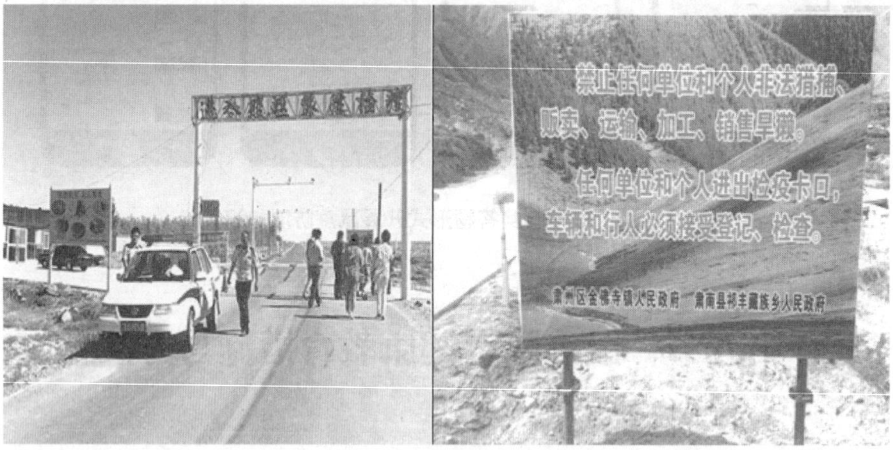

图12-19　鼠疫检疫卡

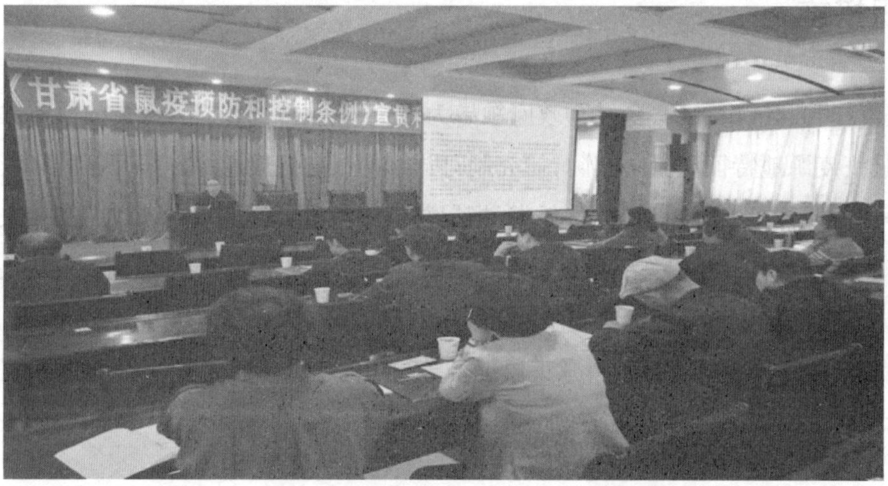

图12-20　《甘肃省鼠疫预防和控制条例》宣传和学习

2.不同疫源地健康教育

旱獭鼠疫自然疫源地对政府领导宣传鼠防的危害性，鼠疫面临严峻形势；宣传鼠防是政府主导、部门配合和群众参与的一项社会性工作，是关乎人民健康和生命安全，提高现代化治理能力，维护社会稳定，促进经济发展的公共卫生重点工作。对居民群众宣传鼠疫是一种烈急性传染病，发病快、传染性强、病死率高。让居民了解接触、挖捕、戏耍和剥食旱獭等染疫动物或在旱獭洞口坐卧休息和野营可能被旱獭游离跳蚤叮咬或亲昵犬、猫等家养动物感染鼠疫，感染鼠疫会出现高烧、严重毒血症症状、淋巴结肿大、肺炎、出血倾向等症状和体征。一旦出现这些情况，及时到就近医疗机构就诊，同时要报告当地疾控中心（鼠防专业站），提高居民群众鼠防意识和防病能力。宣传保护应灭獭（鼠）灭蚤，开展爱国卫生运动，加强雇工管理是防控鼠疫的主要手段，发现病死獭（鼠）、疑似鼠疫患者、不明原因高烧和急死病人都要及时报告当地疾控中心，让居民群众积极参与鼠防工作。对医务人员宣传预检分诊和发热门诊的重要性，首诊医生责任制，加强原因不明发热病人的监测和控制；疫情报告和治疗方面的知识，做到早发现、早报告、早隔离、早诊断、早治疗。对进入疫区人员进行交通检疫，宣传鼠疫的危害性及鼠疫发生对经济发展的影响，进入疫区主动接触旱獭等染疫动物会增加感染鼠疫的风险；宣传中国鼠疫防控法律法规；宣传对流动人员动态管理、监测和监督；宣传鼠防“三报三不”知识，禁止在疫源地猎捕和剥食旱獭等染疫动物。黄鼠疫源地对政府领导宣传鼠防是一种自然疫源性疾病，鼠疫病原菌在自然界保存机理尚不清楚的情况下，消除鼠疫是世界性难题，鼠疫自然疫源地存在，鼠疫具有突发性，决定了鼠疫防控工作的长期性，中国对鼠防工作的规划和政策，树立忧患意识，切实把鼠防工作纳入政府工作议事日程，当做一项公共卫生重点工作来抓，对群众和基层卫生人员做有关鼠疫防治知识及早期诊断的宣传，不断强化鼠防意识。

3.健康教育形式

各疫源地，因地制宜，设计、制作、拍摄、印刷具有趣味性、可接受性、科学性的鼠疫健康教育材料，包括宣传片、宣传册、宣传栏、宣传牌、墙体标语、新闻信息、科普读物、健康教育包等。通过报纸、广播电视、手机短信、微信微博、精准扶贫、巡回医疗、各类会议、宗教活动等平台，利用报刊媒体，登载和发送宣传知识，发放宣传材料，设立宣传牌和警示牌，发放健康教育包等多种途径和形式(图 12–21)。还可以在中小学上一堂鼠防课，开展一些趣味性鼠防活动，在少数民族地区开发宗教领袖权威性和宗教影响，通过“小手牵大手”，宗教领袖宣讲等有效方法，对疫源地内居民开展全员宣传，提高群众自我防范意识。公安、卫生、工信、旅游等部门，要根据部门职责，加强在疫源地内从事农牧业生产、工程建设、矿产开发、旅游观光人员的管理，开展健康教育。公安部门对疫源地内外来务工人员要摸底建档，旅游等部门、用人单位加强管理，县、乡镇、村干部和医疗卫生人员要紧密跟进，逐人入户，通过电话随访和微信层层推送，宣讲鼠防知识。

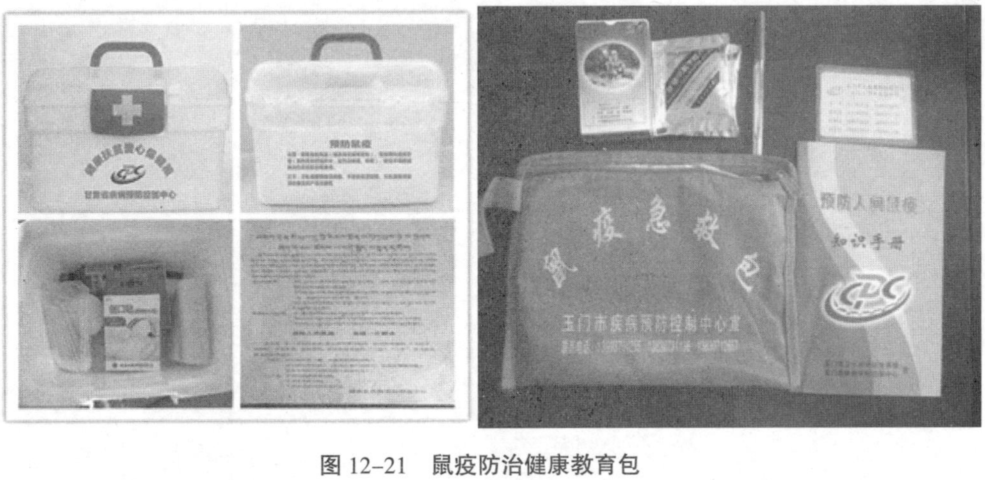

图 12–21 鼠疫防治健康教育包

三、健康教育目标与评价方法

在鼠疫疫源地，目标人群鼠疫防治健康教育的覆盖率达 95%以上；鼠疫防治知识的知晓率达 95%以上；疫情“三报”及时率达 100%,准确率达 80%以上；灭鼠灭蚤技能达 90%以上；灭鼠效果达 80%以上。在开展鼠防健康教育前开展本底调查，随机抽取足够数量，具有样本代表性的目标人群，采取答卷或问卷方式调查鼠疫防控、疫情“三报”、灭鼠灭蚤行为等知识的知晓率。中期采取抽查的方式，对鼠防健康教育活动进行监测，及时向各级政府和有关部门反馈监测结果和存在问题，及时调整和改变健康教育措施。鼠防健康教育工作结束后，省、市组织专家组对鼠防健康教育效果进行评价。评价内容包括目标人群鼠疫防治、疫情“三报”知识的知晓率和灭鼠灭蚤行为的正确率，疫情报告的及时率和准确率，预防性灭鼠灭蚤效果，各有关部门和单位实施鼠防健康教育情况，政府提供的政策环境和保障措施落实情况。评价结束后，提出改进建议，及时反馈当地政府和卫生健康行政部门，为今后开展健康教育，提高健康教育效果提供科学依据。

（席金恩，王世明，张鹏，李铿）

第十三章　甘肃鼠疫法制化建设与管理

第一节　国内外鼠疫相关法律体系建设

一、国际鼠疫相关法规形成与发展

14 世纪，欧亚两洲发生鼠疫大流行，南亚死亡 1300 余万人，欧洲死亡 2500 余万人，由此，1374 年，在意大利的威尼斯建立了世界第一个检疫站，颁布了第一部检疫规章，即海员管理规定，该规定很大程度上限制了疾病的传播。

19 世纪以来，随着西方商品品目数量的增加，以及交通业的迅速发展，国际交通往来迅猛增加，鼠疫等烈性传染病广泛流行，许多国家为防御瘟疫的传播蔓延采取检疫措施，制订检疫法规，从地区性的协调，逐渐发展到国际间的合作。1851 年在巴黎召开第一次国际卫生会议，制订了世界第一个地区性《国际卫生公约》。

1866 年，土耳其君士坦丁堡会议和 1874 年维也纳会议，将鼠疫列为国际检疫传染病之一，建立了国际流行病委员会。1892 年意大利，国际卫生会议，制订了船只通过苏伊士运河检疫办法；1893 年德里斯顿（德国）国际卫生会议，专门研究了防止东方（印度等国）鼠疫传入欧洲的检疫措施。1897 年维也纳会议强制要求各国电报报告鼠疫首发病例。1903 巴黎第 11 次国际卫生会议，修订国际卫生检疫城市 184 条，船舶除鼠。1912 年巴黎第 12 次国际卫生会议中形成的《国际卫生公约》，将鼠疫定为国际检疫传染病之一。1924 年布鲁塞尔 24 国会议，设立海港性病防治机构。1926 年巴黎第 13 次国际卫生会议，37 个国家参加，正式通过《国际卫生公约》，中国也出席了该会议，签订了该公约。1933 年荷兰海牙 22 国会议制订国际航空卫生公约，提出卫生机场航空卫生文件，加强机场的卫生管理。

1944 年修订的《国际卫生公约》，提出货物、行李检查和移民与边境检疫等事项。1946 年在纽约签订了世界卫生大会组织宪章，制订检疫规章，成立检疫专家委员会。1948 年第 1 届世界卫生大会起草了《国际公共卫生条例》。1951 年第 4 届世界卫生大会通过了《国际公共卫生条例》，以最大限度防止疾病在国际间的传播，同时又尽可能小地干扰世界交通运输。1969 年第 22 届世界卫生大会对《国际公共卫生条例》进行了修改、充实，并改称为《国际卫生条例》（International Health Regulation,

IHR），1973年和1981年先后对条例进行修改、补充，强调了流行病学监测和传染病控制，旨在加强流行病学的监测手段在国际间的运用，以尽早发现或扑灭传染源，改善港口、机场及其周围的环境卫生，防止媒介扩散，并且鼓励各国卫生当局重视流行病学调查，减少疾病入侵的危险。

30年来，由于国际疾病谱发生了巨大变化，新发传染病不断发现，人类对卫生需求不断增加，卫生检疫内容不断延伸，尤其是20世纪后期，全球化进程加速，人员和物资的国际流动快速、频繁，疾病国际传播的风险大大增加，原有的条例条款不足以调整卫生检疫关系，规范法律关系主体的行为。为此，各国根据本国的实际情况，尤其针对新出现的传染病开展卫生检疫工作，制订了各自的法规、规定。为了应对新发传染病的出现和国际间传播，1995年召开的世界卫生组织（WHO）第48届世界卫生大会通过了关于对《国际卫生条例》进行实质性修订的决议。而2003年以来SARS和人禽流感疫情的暴发流行增加了修订《国际卫生条例》的紧迫性，国际社会也因此呼吁扩大《国际卫生条例》的使用范围。2003年召开的第56届世界卫生大会作为紧急事项讨论了《国际卫生条例》的修订问题，并要求WH0秘书处加快修订工作的进程。2004年1月和9月，WHO先后两次提出IHR修订草稿，广泛征求各成员国意见。2004年3月至2005年5月，WHO先后召开各区域会议和两次政府间工作组会议，磋商修订条例。审议修改《国际卫生条例》修订草案文本。2005年5月，第58届世界卫生大会通过了条例的修订。新的条例于2007年6月15日生效。经多次修改，现已成为鼠疫防治的国际法规。

鼠疫实验室与一般细菌性实验室不同，传染性极强，一旦感染，对周围人群直接构成威胁，对社会影响无法估量。实验证明：鼠疫实验室实验人员操作过程中存在一些风险，如使用吸管移液，尤其吹出最后一滴菌液时，摇动培养试管，拔出管塞时，接种划动琼脂平板以及加热白金耳时，混合菌液或取菌样液体滴在桌面上均能引起空气污染。使用搅拌器或离心机能引起大量细菌分散到空气中，停机打盖2min至1.5h，空气中仍有细菌。 注射动物，尤其经鼻腔注入实验动物，可引起空气中大量细菌溶胶粒。感染动物能使健康动物产生交叉感染。尽管鼠疫实验室建设和个人防护要求严格，但鼠疫实验室偶然感染事件也有发生。同时，也促进了鼠疫实验室生物安全防护技术和装备的发展，1983年WHO出版了《实验室生物安全手册》，经1993年、2004年、2017年三次修改， 包括了生物安全指南，实验室生物安全保障，实验室设备，微生物学操作技术规范，生物技术介绍，化学品、火和电的安全，安全组织和培训，安全清单，参考文献、附录和索引等九部分，这也是第一个与鼠疫相关的国际性规范性文件。

二、中国鼠疫相关法规的形成与发展

由于东南亚一些国家鼠疫等烈性传染病不断威胁中国沿海，1873年中国在上海和厦门实行海港检疫。中华人民共和国成立后，1950年12月28日，卫生部公布《交通卫生检疫暂行办法》首次将鼠疫列为交通检疫传染病之一。1955年中国颁布了《传染病管理办法》，1978年修订为《急性传染病管理条例》，第一次以立法形式确认了鼠疫预防为主的方针。1985年前后国务院先后公布了《铁路交通检疫管理办法》、《中华人民共和国国境卫生检疫法》及“实施细则”。1989年2月21日第七届全国人民代表大会常务委员会第六次会议通过《中华人民共和国传染病防治法》，1989年9月1日起实施，2004

年8月28日进行了修订。这是中国有史以来的第一部防治传染病的法规把鼠疫列入甲类传染病，进行重点防治。1992卫生部发布《鼠疫地区猎捕和处理旱獭卫生管理办法》。1998年11月28日国务院批准公布了《国内交通检疫条例》，明确列车、船舶、航空器和其他车辆出入检疫鼠疫疫区和在非检疫疫区的交通工具上发现鼠疫疫情时，对交通工具及其乘运人员、物资实施交通卫生检疫。1998年9月16日，卫生部、铁道部、交通部、民航总局联合发布了《国内交通检疫条例实施细则》，对铁路、公路、水运、航空等交通工具上发现鼠疫病人、病原携带者、疑似鼠疫病人和密切接触者时，疫情报告、处理原则，病人隔离、留验，污染物资及环境卫生处理等具体措施。2000年8月28日，国务院颁布了《国家鼠疫控制应急预案》，将鼠疫疫情划分为一般、重大、特别重大三个级别，分别采用相应的管理方式和控制措施。由于国际生物恐怖活动，实验室感染事件偶尔发生，促使了高致病性病原微生物实验室安全方面的研究和相关法规的出台。2002年12月23日，卫生部批准颁布《微生物和生物医学实验室生物安全通用准则》(ws233—2002)。2003年5月7日，国务院第七次常务会议审议通过、2003年5月9日国务院公布《突发公共卫生事件应急条例》。2003年11月，卫生部发布《突发公共卫生事件与传染病疫情监测报告管理办法》。2004年5月28日科技部、国家认证认可监督管理委员会提出，军事医学科学院编写了《实验室生物安全通用要求》(GB19489—2004)。8月3日建设部颁布了《生物安全实验室建筑技术规范》(GB50346—2004)。11月12日国务院公布施行《病原微生物实验室生物安全管理条例》（国务院总理温家宝签署的国务院令第424号)。2005年4月30日，卫生部公布《传染病病人或疑似传染病病人尸体解剖查验规定》。2005年12月28日，卫生部发布《可感染人类的高致病性病原微生物菌（毒）种或样本运输管理规定》。2006年1月11日卫生部公布了《人间传染的病原微生物名录》。将鼠疫耶尔森菌列入第二类高致病性病原微生物，对其实验室建设，生物安全管理，菌种实验活动、保存、运输做了明确要求。为了使鼠疫防控工作科学化、规范化，先后制订鼠疫防治有关规范性文件和行业标准：《鼠疫防治手册》；《鼠疫诊断标准》（GB15991—1995)；《人间鼠疫疫区处理标准及原则》（GB15978—1995)；《动物鼠疫监测标准》（GB16882—1997)；《鼠疫控制及其考核原则与方法》（GB15992—1995)；《鼠疫自然疫源地及动物鼠疫流行判定标准》（GB16883—1997)；《实验室生物安全通用要求》（GB 19489—2004)；《生物安全实验室建设技术规范》（GB50346—2004)；《鼠疫全国重点监测点监测方案及实施细则》。

第二节 甘肃鼠疫法律体系建设

一、甘肃鼠疫法律体系的形成与发展

甘肃是鼠疫发生和流行比较严重的省份。民国三十三年（1944年）省卫生处按照国家卫生署规定，将鼠疫作为十种法定传染病管理。1955年甘肃省颁布了《传染病管理办法》，将鼠疫列为甲类传染病管理，甘肃省自上而下建立了鼠疫报告系统，各级卫生防疫站承担责任范围内鼠疫监测管理，各级医疗

保健机构承担鼠疫疫情报告、预防和治疗及监测任务，疫情报告人以传染病报告卡的方式向当地防疫机构报告，发现鼠疫立即报告，城市不超过12h，农村不超过次日。为了强化和规范鼠疫防控工作，1987年甘肃省政府先后出台了《关于严防发生人间鼠疫的通告》，2008年甘肃省人民政府办公厅印发了《甘肃省突发公共卫生事件应急预案》（甘政办发［2008］29号）、《甘肃省鼠疫控制应急预案》（甘政办发［2008］56号），对鼠疫防控工作原则，鼠疫疫情分级，组织体系及职责，疫情监测与预警，信息管理与报告，分级应急反应，应急反应终止与评估，保障措施，奖励与责任等都进行了规定和细化。2014年甘肃省酒泉市连续发生三次鼠疫疫情后，引起了甘肃省委省政府高度重视，为了进一步加强全省鼠疫预防和控制工作，2015年甘肃省人民政府下发了甘肃省人民政府《关于进一步加强全省鼠疫防控工作的通知》（甘政发［2015］1号）、甘肃省人民政府《关于禁止猎捕贩运旱獭的通告》（甘政发［2015］5号）等文件。

二、甘肃省鼠疫预防和控制条例出台

2014年，甘肃酒泉地区连续发生三起人间鼠疫，引起了各级政府和卫生行政部门的高度关注。甘肃省人大审时度势，将甘肃省鼠疫预防和控制立法列入2015年立法计划，决定由省人民政府提交修订草案。2015~2016年，省政府法制办牵头组织省人大法工委、教科文卫委及省卫生计生委法规处、应急办等有关人员对甘肃鼠疫防控立法进行了调研，对省卫生计生委提交的草案进行了认真修订，完成送审稿，之后向省直有关部门及全社会广泛征求意见，并根据各方面提出的意见和建议，对送审稿进行了反复修订。2017年3月23日，省人民政府第145次常务会议审议通过，并于2017年3月29日提交省第十二届人大常委会第三十次会议进行初次审议。会后，省人大法工委会同省卫生计生委对草案再此进行修改。5月11日，省人大法工委主任办公会议进行了讨论。5月18日，法制委员会对条例修改稿进行审议。甘肃省第十二届人大常委会第三十三次会议对条例草案进行审议，于6月8日以55票赞成，1票未表决，高票通过了条例，条例共三十条，从纳入立法计划到出台，历时2年半。

甘肃是中国鼠疫发生和流行的严重省份之一，也是国家鼠疫防控的西大门。甘肃鼠疫防控始于1959年，经历了鼠疫疫源地调查、灭獭（鼠）拔源、以监测为主的综合防控等三个阶段，通过几代人的辛勤努力，基本掌握了甘肃省鼠疫自然疫源地分布及景观特征、啮齿类与蚤蜱区系、宿主动物和媒介昆虫生态、鼠疫菌主要生物学性状及动物流行病学特点，基本掌握了人间鼠疫流行特征，甘肃省人间鼠疫的传染源是染疫动物和鼠疫患者，感染途径主要是直接接触染疫动物，经呼吸道和消化道感染引起发病。高危人群主要是外来务工人员和捕猎旱獭人员。针对鼠疫流行三大环节，建立了鼠疫监测、健康教育、流动人口和重点人群管理，保护性灭獭灭蚤，交通检疫，打击非法猎捕贩运销售旱獭和其他染疫动物及其制品事件，联防联控等综合预防性措施，在防止和减少人间鼠疫疫情发生和流行方面发挥了重要作用。有必要提炼总结、法律制度化。

另外，甘肃省鼠疫疫情形势严峻而复杂。多年监测显示，甘肃省鼠疫疫源地动物间疫情呈不同流行态势，特别是祁连山-阿尔金山旱獭鼠疫自然疫源地动物间疫情活跃，局部地区暴发流行。新发疫点距离人口密集区仅仅2km。牧羊犬引发人间鼠疫成为新问题。因此，动物间鼠疫一直威胁人类健康和生命安全，时有人间鼠疫发生。近年来，随着经济快速发展，进入疫源地从事生产生活和旅游观光人员不断增多，主动接触疫源动物机会增加，感染鼠疫并借助现代交通工具远距离传播的可能性存在。尤其是一带一路战略实施，丝绸之路甘肃黄金段打造，经贸发展，文化交流，旅游业激活，国际交通贯穿等增加了鼠疫跨国、跨区域发生和流行的风险。尽管甘肃省各级政府和卫生计生行政部门一直将鼠防工作作为公共卫生重点来抓，在各部门密切配合、群众广泛参与下，鼠防工作取得了显著成效，但与其他发达省份相比，甘肃省的鼠疫防控服务能力还比较落后，鼠疫防控体系还不够完善，具体措施落实，如交通检疫、打击非法猎捕贩运销售旱獭和其他染疫动物及制品等，缺乏相关法律法规支持，因此出台鼠疫防控条例十分必要。

本条例主要解决的问题：鼠疫是一种自然性疾病，鼠疫菌在自然界保存机理尚未清楚，人类还无法根除鼠疫的情况下，鼠疫的发生和流行依然严重威胁人类健康和生命安全，鼠疫防控任重道远。防控鼠疫重在预防，条例在依据《中华人民共和国传染病防治法》《突发性公共卫生事件应急条例》等上位法的基础上，结合甘肃省鼠疫区域性特点和鼠疫防控实际而制订。规定了鼠疫防控坚持政府负责、分级管理，社会参与、综合防控，预防为主、有效处置的原则，解决了行政区域间防控空白。规定了根据实际鼠防工作需要，经省人民政府批准，县级以上人民政府可以在进出鼠疫疫源地交通要道设立检疫卡（站），对进出车辆和人员进行交通卫生检疫，赋予了作为甘肃省鼠疫防控特殊措施交通检疫卡（站）的合法性，并对其功能进行了定位。规定了猎捕、贩运、加工、储存和销售旱獭和其他染疫动物及其制品属于违法行为，严厉打击，解决了甘肃省打击类似事件无法可依的尴尬局面。规定了对进入疫源地流动人员进行登记管理，鼠防健康干预，减少了感染鼠疫的风险，解决了人间鼠疫处理中遇到死者身份地址不详和密切接触者流行病学追踪调查信息不全等问题。规定了疫源地及比邻地区县级以上政府重视鼠防机构和队伍建设，提高鼠防人员待遇，稳定队伍，将鼠防列入政府目标责任制考核，将鼠防经费列入同级财政预算，在人财物方面保障鼠防工作持续开展。明确了鼠疫监测、健康教育、保护性灭獭灭蚤等预防措施责任主体和职责，解决了卫计行政部门组织动物间鼠疫监测，需要进入野生动物、生态等保护区，林业、农业、公安等部门不配合的问题，解决了疾控进医院难的问题。

条例侧重鼠疫预防措施提炼和规定，同时对鼠疫疫情发生后的控制措施，如鼠疫疫情报告制度、程序、时限，疫情等级划分，疫情反应级别的确认，疫情信息公布权限和时限，疫情应急处置，疫情终止反应等进行明确规定，在保证法律条文结构完整的基础上，对疫情应急处置规范化、科学化提出了要求。

条例的特色和亮点：本条例是中国首部鼠疫预防和控制地方性法规，条例的出台引领甘肃鼠防工作进入依法科学防控阶段，实现了甘肃鼠防工作质的飞跃，为进一步做好甘肃鼠防工作提供了地方性法律保障。鼠防是一项社会性工程，需要政府领导、各部门配合、社会参与才能将鼠防工作做好做实。条例建立了法律责任体系，明确了责任制度，进一步明确了政府和各部门的职责，明确了任何单位和个人的义务，规定了国家工作人员到公民，违犯有关上位法和本条例规定，造成鼠疫疫情扩大或者传播、流行，对公众健康造成危害，引起社会恐慌的行为要承担相应行政责任和刑事责任。

第三节　甘肃省鼠疫预防与控制条例

2017年6月8日甘肃省第十二届人大常委会第三十三次会议通过

第一条　为了有效预防和控制鼠疫的发生与流行，保障人民群众身体健康与生命安全，根据《中华人民共和国传染病防治法》、国务院《突发公共卫生事件应急条例》等有关法律法规，结合本省实际，制定本条例。

第二条　本省行政区域内的鼠疫预防和控制工作，适用本条例。

第三条　鼠疫的预防和控制坚持政府负责、分级管理，社会参与、综合防控，预防为主、有效处置的原则。

第四条　县级以上人民政府负责本行政区域内的鼠疫预防和控制工作，制定鼠疫预防控制规划和应急预案，建立区域间和部门间联防联控机制，组织鼠疫控制应急演练，将鼠疫预防和控制经费列入同级财政预算，实行目标责任制管理和考核。

第五条　县级以上人民政府卫生计生行政部门负责本行政区域内鼠疫的预防控制、监督管理及疫源性调查工作。

县级以上人民政府其他有关部门在各自职责范围内做好鼠疫的预防和控制工作。

第六条　自然疫源地及毗邻地区县级以上人民政府应当建立健全鼠疫预防和控制工作机构，充实鼠疫预防和控制人员队伍，对从事鼠疫预防和控制的专业人员，按照国家规定给予适当的补助。

第七条　疾病预防控制及鼠疫防控机构承担鼠疫预防和控制的日常工作，负责疫情监测、预警、报告及处置技术工作。

第八条　本省行政区域内的任何单位和个人，应当如实报告鼠疫有关情况，接受相关部门采取的鼠疫疫情调查、采样、检验、隔离、治疗等预防和控制措施。

第九条　县级以上人民政府卫生计生行政部门组织开展本行政区域内动物鼠疫监测工作，掌握动物间鼠疫疫情动态。农业、林业、公安机关等部门应当配合开展动物鼠疫监测工作。

第十条　县级以上人民政府卫生计生行政部门组织医疗卫生机构开展人间鼠疫监测。医疗机构应当设立预检分诊、发热门诊和隔离病房。

第十一条　卫生计生行政部门应当通过多种途径和方式，对疫源地居民开展鼠疫预防和控制知识的宣传教育，提高群众自我防范意识。

新闻媒体应当开展鼠疫预防和控制的公益宣传。医学院校应当加强鼠疫预防和控制的医学教育及科学研究，培养专业人才。各级各类学校应当对学生进行鼠疫预防和控制知识教育。

第十二条　县级以上人民政府要适时组织相关部门对动物鼠疫疫点和疫源地等重点区域开展保护性灭獭工作，通过减低旱獭密度，降低和缩小动物疫情的强度和范围。

第十三条　县级以上人民政府相关部门应当加强对自然疫源地流动人员的管理。

在自然疫源地内从事农牧业生产、工程建设、矿产开发、旅游观光等活动的单位，应当安排专人负责鼠疫预防和控制工作。

第十四条　根据鼠疫预防和控制工作的需要，经省人民政府批准，县级以上人民政府可以在进出自然疫源地交通道路设立鼠疫预防和控制检疫卡（站），对出入自然疫源地的交通工具及其乘运的人员、物资实施交通卫生检疫执法工作。

第十五条　县级以上人民政府应当加强鼠疫检测实验室建设，提高实验室检测质量和快速检测能力。卫生计生行政部门应当加强实验室生物安全管理。

第十六条　禁止非法猎捕、贩运、加工、贮存、销售旱獭和其他自然疫源地染疫动物及其制品。

第十七条　鼠疫预防和控制实行疫情报告制度。

鼠疫发生后，当地卫生计生行政部门应当逐级做好疫情报告工作。省卫生计生行政部门接到鼠疫疫情报告后，应当及时确认并通报相关单位。

第十八条　疾病预防控制机构或者鼠疫防治专业机构是动物鼠疫疫情的责任报告单位，在判定发生动物鼠疫疫情后，应当在二小时内通过鼠疫防治信息系统直报。

医疗卫生机构发现疑似人间鼠疫病例，应当立即向所在地疾病预防控制机构或者鼠疫防治专业机构报告；疾病预防控制机构或者鼠疫防治专业机构在判定人间鼠疫或者疑似人间鼠疫疫情后，应当立即报告同级卫生计生行政部门和上级疾病预防控制机构，并在二小时内通过鼠疫防治信息系统直报。

第十九条　根据鼠疫发生地点、病型、例数、流行范围和趋势及对社会危害程度，将人间鼠疫疫情划分为特别重大（Ⅰ级）、重大（Ⅱ级）、较大（Ⅲ级）和一般（Ⅳ级）四级。鼠疫疫情等级划分标准按照有关规定执行。

第二十条　鼠疫应急反应等级的确认：特别重大鼠疫疫情（Ⅰ级）由国家卫生计生行政部门予以确认；重大鼠疫疫情（Ⅱ级）由省卫生计生行政部门予以确认，或者报国家卫生计生行政部门予以确认；较大鼠疫疫情（Ⅲ级）由市（州）卫生计生行政部门予以确认，或者报省卫生计生行政部门予以确认；一般鼠疫疫情（Ⅳ级）由县（市、区）卫生计生行政部门予以确认，或者报市（州）卫生计生行政部门予以确认。

第二十一条　发生鼠疫疫情时，疫情发生地人民政府及其有关部门应当做出相应级别的应急反应，并根据鼠疫疫情发展趋势和控制工作进展，及时调整反应级别。

第二十二条　鼠疫疫情信息由省卫生计生行政部门发布。

第二十三条　发生鼠疫疫情后，县级以上人民政府应当启动鼠疫控制应急预案，成立应急指挥部，有效控制和扑灭疫情。

第二十四条　鼠疫疫情按照应急预案完成控制应急处理工作，连续九日无继发病例，应急指挥部可提交终止疫情的建议，按照鼠疫控制应急预案规定的程序，终止疫情应急处理工作。

第二十五条　违反本条例第十六条规定的，由县级以上人民政府有关部门责令改正、采取补救措施，没收违法所得和动物、动物产品，并可处以五千元以上三万元以下的罚款。

第二十六条　违反本条例规定，造成鼠疫疫情扩大或者传播、流行，对公众健康造成危害的，依照有关法律法规进行处理；构成犯罪的，依法追究刑事责任。

第二十七条　违反本条例规定，制造、散布鼠疫疫情虚假信息，造成社会恐慌的，依照有关法律法规进行处理；构成犯罪的，依法追究刑事责任。

第二十八条　国家工作人员在鼠疫预防和控制工作中不履行职责，玩忽职守、失职、渎职，造成鼠疫疫情扩大或者传播、流行，对公众健康造成危害的，依法给予行政处分；构成犯罪的，依法追究刑事责任。

第二十九条　有关鼠疫的预防和控制，法律、行政法规已有或者另有规定的，从其规定。

第三十条　本条例自 2017 年 7 月 1 日起施行。

第四节　甘肃省鼠疫防控相关文件

甘肃省人民政府办公厅关于
印发甘肃省鼠疫控制应急预案的通知

甘政办发〔2008〕56 号

各市、自治州人民政府，省政府有关部门，有关单位：

现将《甘肃省鼠疫控制应急预案》予以印发，请认真贯彻执行。2001 年 9 月 7 日甘肃省人民政府办公厅印发的《甘肃省鼠疫控制应急预案》（甘政办发〔2001〕108 号）同时废止。

甘肃省鼠疫控制应急预案

甘政办发〔2008〕56号

1 总 则

1.1 编制目的

有效预防和快速应对、及时控制鼠疫疫情的暴发和流行，最大限度地减轻鼠疫造成的危害，保障公众身体健康与生命安全，维护社会稳定。

1.2 编制依据

依据中华人民共和国《传染病防治法》、《突发事件应对法》、《国境卫生检疫法》和《国内交通卫生检疫条例》、《突发公共卫生事件应急条例》、《国家突发公共卫生事件应急预案》、《国家鼠疫控制应急预案》及《甘肃省突发公共卫生事件应急预案》，制定本预案。

1.3 工作原则

以人为本，预防为主；依法规范，科学防控；政府负责，部门配合；社会参与，加强宣传；强化监测，综合治理；快速反应，有效处置。

1.4 适用范围

本预案适用于我省行政区域内发生鼠疫疫情的应急处理。

1.5 疫情分级

根据鼠疫发生地点、病型、例数、流行范围和趋势及对社会危害程度，将人间鼠疫疫情划分为特别重大（Ⅰ级）、重大（Ⅱ级）、较大（Ⅲ级）和一般（Ⅳ级）4级。

1.5.1 特别重大鼠疫疫情（Ⅰ级）

有下列情形之一的为特别重大鼠疫疫情（Ⅰ级）：

（1）肺鼠疫在大中城市发生，疫情有扩散趋势；

（2）肺鼠疫疫情波及我省在内的2个以上省份，并有进一步扩散趋势；

（3）发生鼠疫菌强毒株丢失事件。

1.5.2 重大鼠疫疫情（Ⅱ级）

有下列情形之一的为重大鼠疫疫情（Ⅱ级）：

（1）在1个县市区行政区域内，1个平均潜伏期内（6天，下同）发生5例以上肺鼠疫或败血症鼠疫病例；

（2）相关联的肺鼠疫疫情波及2个以上县市区行政区域，并有进一步扩散趋势；

（3）在1个市州行政区域内发生腺鼠疫流行，1个平均潜伏期内多点连续发生20例以上，或流行范围波及2个以上市州。

1.5.3 较大鼠疫疫情（Ⅲ级）

有下列情形之一的为较大鼠疫疫情（Ⅲ级）：

（1）在1个县市区行政区域内，1个平均潜伏期内发生肺鼠疫或败血症鼠疫病例1~4例；

（2）在1个县市区行政区域内发生腺鼠疫流行，1个平均潜伏期内连续发病10~19例，或流行范围波及2个以上县市区行政区域。

1.5.4 一般鼠疫疫情（Ⅳ级）

腺鼠疫在1个县市区行政区域内发生，1个平均潜伏期内病例数1~9例。

2 组织体系及职责

2.1 应急指挥机构

在省政府统一领导下，省卫生厅负责组织、协调全省鼠疫疫情应急处理工作，并根据特别重大、重大鼠疫疫情应急处理工作实际需要，向省政府提出成立鼠疫应急指挥部的建议。

市州及县市区卫生行政部门依照职责和本预案的规定，在本级政府统一领导下，负责组织、协调本行政区域内鼠疫疫情应急处理工作，并根据鼠疫疫情应急处理工作的实际需要，向本级政府提出成立鼠疫应急指挥部的建议。

省、市州、县市区政府根据本级卫生行政部门的建议和实际工作需要，决定是否成立相应级别的鼠疫应急指挥部。

各级政府及有关部门和单位要按照属地管理的原则，切实做好本行政区域内鼠疫疫情应急处理工作。

2.1.1 省鼠疫应急指挥部组成和职责

省政府主管卫生工作的副省长担任省鼠疫应急指挥部总指挥，省政府分管副秘书长、省卫生厅厅长担任副总指挥，负责对特别重大、重大鼠疫疫情应急处理工作的统一领导、指挥和决策。省卫生厅、省经委、省公安厅、省财政厅、省林业厅、省农牧厅、省交通厅、省民政厅、省劳动保障厅、省教育厅、省科技厅、省商务厅、省食品药品监管局、省工商局、省通信管理局、省旅游局、省环保局、省委宣传部、省政府新闻办、省外事办、兰州铁路局、甘肃出入境检验检疫局、民航甘肃监管办、省红十字会、省爱卫会、兰州军区联勤部卫生部、武警甘肃总队等部门和单位的分管领导为成员。

省鼠疫应急指挥部的主要职责如下：

(1) 发生特别重大鼠疫疫情时，在国务院或国家鼠疫应急指挥部的统一领导下，负责组织制定涉及我省鼠疫疫情的控制方案，组织协调有关部门实施疫情控制工作。

(2) 负责组织制定重大鼠疫疫情控制方案，组织协调有关部门实施疫情控制工作；宣布疫区范围；核准疫区封锁；如需封锁大、中城市的疫区或者封锁跨省、自治区的疫区，以及封锁疫区导致中断干线交通或者封锁国境的，报请国务院批准后组织实施。

(3) 根据鼠疫应急处理工作需要，调集各类人员、物资、交通工具和相关设施、设备投入疫情防控工作。必要时请求卫生部给予支持。

(4) 交通卫生检疫：负责组织铁路、交通、民航、检验检疫等部门在交通站点和出入境口岸设置临时交通卫生检疫站，对出入境、进出疫区和运行中的交通工具及其乘运人员和物资、疫源动物进行检疫查验，对鼠疫病人、疑似鼠疫病人及其密切接触者实施临时隔离、留验和向卫生行政部门指定的医疗卫生机构移交。

(5) 信息发布：鼠疫疫情发生后，省政府有关部门按照规定做好信息发布工作。信息发布要及时、准确、客观、全面。

(6) 决定有关疫情控制工作的其他重要事项。

各成员单位职责如下：

省卫生厅：负责组织制定鼠疫防治技术方案，统一组织实施鼠疫应急处理、医疗救治和各项预防控制措施，并进行检查、督导；组织开展疫区卫生处理，对疫情做出全面评估，根据鼠疫防控工作需要，依法提出隔离、封锁疫区和发布疫情信息的建议。

省经委：紧急动用省级医药储备，迅速向疫区提供疫情控制、预防和患者治疗以及消杀灭等方面的储备药品和器械；及时组织调运疫区人民生产、生活必需物资。省卫生厅协助做好应急物资储备工作。

省公安厅：做好鼠疫疫区封锁，维护疫区稳定，加强疫区治安管理、交通疏导和安全保卫工作。

省交通厅、兰州铁路局、民航甘肃监管办：按照《国内交通卫生检疫条例》及其实施方案，负责各自职责范围内的交通卫生检疫工作，优先运送疫情处理人员、药品器械和有关物资。

甘肃出入境检验检疫局：涉及国境卫生检疫时，按《中华人民共和国国境卫生检疫法》及其实施细则的规定办理。

省食品药品监管局：负责组织开展食品事故查处，应急处理药品、器械和设备生产等环节的监督与管理。

省林业厅：负责疫区野生动物异常情况的监测，协助做好疫情发生地的隔离封锁和动物疫区处理工作。

省农牧厅：负责做好疫区家畜鼠疫动物病防控与监督工作。

省财政厅：负责安排并及时拨付鼠疫应急处理所需经费，做好资金使用的监督管理。

省商务厅：负责疫区重要生活必需品的应急供应工作。

省工商局：加强市场监管，严把市场主体准入关，严厉查处集贸市场上非法收购、出售和加工旱獭等鼠疫疫源动物及其产品的单位和个人。指导集贸市场开办者和有关动物及其产品经营者搞好自律管理。

省民政厅：对符合救助条件的鼠疫病人提供医疗、生活救助。落实应急处理工作中殉职人员国家相关抚恤政策。

省劳动保障厅：按照有关政策落实好参与疫情处理工作人员的工伤、医疗等待遇。

省科技厅：协助提供鼠疫疫区处理所需技术，支持相关科学技术研究。

省教育厅：做好学生鼠疫防治知识宣传教育和组织管理工作。

省委宣传部、省政府新闻办：按照疫情控制的统一部署，做好疫情处理的新闻宣传报道，正确引导舆论，稳定群众情绪，宣传鼠疫防治知识，提高公众防疫与保健意识。

省外事办：做好鼠疫应急处理的有关涉外事务。

省通信管理局：组织和协调各电信运营企业实施通信保障，确保疫情控制期间通信畅通。

省旅游局：根据卫生行政部门建议，做好鼠疫防治知识的宣传；组织旅游行业认真做好鼠疫疫情的预防和应急处理工作。

省环保局：负责组织环境质量监测与环境保护监督执法，维护环境安全。

省红十字会：充分发挥志愿者作用，协助相关部门在企业、社区、乡村、学校等广泛开展鼠疫预防知识宣传普及工作，提高公众的防护意识。

省爱卫会：负责组织开展爱国卫生运动。

兰州军区联勤部卫生部、武警甘肃总队：负责各自部队疫情处理，协助和支持地方做好疫情控制工作。

其他有关部门根据职责和鼠疫应急处理需要，组织做好各自职责范围内的工作及省鼠疫应急指挥部交办的相关工作。

2.1.2 市州、县市区鼠疫应急指挥部组成和职责

市州、县市区鼠疫应急指挥部由相应部门组成，各级政府分管领导担任总指挥。

市州、县市区鼠疫应急指挥部主要职责如下：

(1) 组织协调有关部门参与鼠疫应急处理工作。

(2) 根据鼠疫应急处理工作需要，调集本行政区域内各类人员、物资、交通工具和相关设施、设备投入疫情防控工作。必要时，请求上级政府及有关部门给予支持。

(3) 划定控制区域：发生鼠疫疫情时，县级以上政府报经上一级政府决定，宣布疫区范围；经省政府核准，对本行政区域内疫区实施封锁。

(4) 人群聚集活动控制：发生疫情的当地政府可以在本行政区域内采取限制或者停工、停业、停课，停止集市、集会以及其他人群聚集的活动。

(5) 流动人口管理：对流动人口采取预防管理措施，对鼠疫病人、疑似病人采取就地隔离、就地观察、就地治疗等措施，对密切接触者视情况采取集中或居家医学观察。

(6) 交通卫生检疫：根据上级或本级政府指令和当地疫情形势，设置临时交通卫生检疫站，对进出疫区和运行中的交通工具及其乘运人员和物资、疫源动物进行检疫查验；对鼠疫病人、疑似病人及其密切接触者实施临时隔离、留验和向卫生行政部门指定的医疗卫生机构移交。

(7) 疫情报告：鼠疫疫情发生后，当地政府有关部门要按照规定及时、准确做好疫情报告和通报工作。

(8) 开展群防群控：街道、乡镇以及居委会、村委会应协助卫生行政部门、医疗卫生机构和其他有关部门，做好疫情信息收集、报告，人员转移、隔离及其他公共卫生措施的实施工作。

(9) 健康教育：开展鼠防知识宣传教育，提高公众预防保健意识。

2.2 日常管理机构

省地方病防治协调小组办公室负责全省鼠疫疫情应急处理的日常管理协调工作。市州、县市区卫生行政部门（地方病防治办公室或卫生应急办公室）负责本行政区域内鼠疫疫情应急处理的日常管理协调工作。军队、武警系统突发公共卫生事件日常管理机构，负责本系统内鼠疫疫情应急处理的日常管理协调工作。

2.3 专业技术机构和医疗救治机构

2.3.1 应急处理专业机构：各级疾病预防控制机构和鼠疫防治专业机构是鼠疫应急处理的专业机构。

具体任务：

(1) 负责鼠疫疫情的监测，做好疫情信息收集、报告与分析工作，为疫情预警提供依据。

(2) 制定流行病学调查计划和疫情控制技术方案；开展对鼠疫病人、疑似病人、病原携带者及其密切接触者的追踪调查；对人群发病情况、分布特点进行调查与分析；查明传染源和传播途径，提出并实施有针对性的预防控制措施；及时向本级卫生行政部门和上级疾病预防控制机构报告疫情情况。

(3) 市州、县市区疾病预防控制机构及鼠疫防治专业机构对鼠疫样本进行实验室检验检测，并及时上报检测结果；

省疾病预防控制中心对鼠疫样本和市州、县市区实验室检测结果进行复核、确定，并根据《鼠疫诊断标准（GB15991~1995）》及时作出实验室诊断。

(4) 按照《人间鼠疫疫区处理标准及原则（GB15978~1995）》的要求和程序，指导和组织实施疫情处理，迅速控制疫情，及时高效完成疫情处理工作。

(5) 省疾病预防控制中心负责全省鼠防专业人员应急培训和疫情处理的技术指导及专业支持。市州、县市区疾病预防控制机构和鼠疫防治专业机构要做好本辖区医疗卫生人员鼠防知识的全员培训和健康教育。

2.3.2 应急医疗救治机构

各级医疗机构是鼠疫应急医疗救治机构，当地卫生行政部门可根据疫情情况，确定重点医疗救治机构。

具体任务：

(1) 做好应急医疗救治各项准备，及时开展病人接诊、隔离、转运和救治工作；对密切接触者实施留验观察和预防性服药。鼠疫病人治疗和密切接触者预防性服药可参照《鼠疫防治手册》（卫生部疾病控制司，2002 年版）推荐方案。

(2) 按照《鼠疫诊断标准（GB15991~1995）》对患者进行诊断、鉴别诊断或及时排除。鼠疫病人的确诊必须由省级以上卫生行政部门组织专家确认。

(3) 按照传染病疫情报告规定及时报告疫情，协助疾病预防控制机构完成标本的采集及流行病学调查。

(4) 做好医院内感染控制、消毒、隔离和个人防护，防止院内交叉感染；严格处理医疗垃圾、污物和污水等，避免污染环境。

(5) 负责或协助完成鼠疫病人尸体解剖、取材、消毒、焚烧等处理工作。

3 疫情监测与预警

3.1 监测

3.1.1 建立和完善全省鼠疫监测体系

省疾病预防控制中心根据《全国鼠疫监测方案》制定《甘肃省鼠疫监测方案》，并指导各地开展鼠疫监测；各级疾病预防控制机构或鼠疫防治专业机构按照《全国鼠疫监测方案》和《甘肃省鼠疫监测方案》要求，开展鼠疫日常监测。必要时，在疫源不明地区或新发现的鼠疫疫源地区开展鼠疫自然疫源性调查工作。

3.1.2 各级卫生行政部门按照国家和省上统一规定和要求，结合实际情况，主动组织开展鼠疫监测，并加强督导、考核，保证监测质量。

3.1.3 各级政府要对鼠疫监测、动物鼠疫疫情处理及鼠疫自然疫源地调查工作给予经费保障。

3.2 预警

各级卫生行政部门应根据鼠疫疫情形势和紧急程度，及时发布、调整和解除预警信息。预警信息包括鼠疫型别、预警级别、起始时间、警示事项、应采取的措施和发布机关等。

3.2.1 预警信息发布单位

Ⅰ级为卫生部，Ⅱ级为省级卫生行政部门，Ⅲ级为市州卫生行政部门，Ⅳ级为县市区卫生行政部门。

3.2.2 鼠疫疫情分级与预警级别对应如下：特别重大鼠疫疫情（Ⅰ级）、重大鼠疫疫情（Ⅱ级）为Ⅰ级预警；较大鼠疫疫情（Ⅲ级）为Ⅱ级预警；一般鼠疫疫情（Ⅳ级）为Ⅲ级预警。动物间鼠疫疫情达到下列强度时为Ⅳ级预警：黄鼠疫源地流行范围≥200km^2，旱獭疫源地流行范围≥1000km^2；或局部地区出现动物鼠疫暴发流行，且波及到县级以上城市；或动物鼠疫发生在交通便利、人口稠密地区，对人群构成严重威胁。

4 信息管理与报告

4.1 信息管理

4.1.1 完善鼠疫防治信息管理系统，构建覆盖全省疾病预防控制机构和鼠疫防治专业机构的信息网络，承担鼠疫疫情相关信息的收集、处理、分析、报告等工作。

4.1.2 各级卫生行政部门负责辖区内鼠疫防治信息管理的组织实施和平台建设，不断完善本辖区内鼠疫防治信息管理系统，为系统正常运行提供必要的保障条件。

4.1.3 各级疾病预防控制机构或鼠疫防治专业机构承担责任范围内鼠疫疫情监测、信息报告与管理，负责收集、核实、分析辖区内疫情信息和其他相关信息资料。

4.2 信息报告

4.2.1 执行职务的各级各类医疗卫生人员是人间鼠疫疫情的责任报告人；各级疾病预防控制机构和鼠疫防治专业机构为网络直报的责任报告单位。

4.2.2 医疗机构发现疑似鼠疫病例，应立即向所在地疾病预防控制机构或鼠疫防治专业机构报告；疾病预防控制机构或鼠疫防治专业机构在判定人间鼠疫或疑似人间鼠疫疫情后，按规定时限在2h内进行网络直报。

4.2.3 各级疾病预防控制机构和鼠疫防治专业机构是动物鼠疫疫情的责任报告单位。在判定发生动物鼠疫疫情后，责任报告单位在2h内进行网络直报。

4.2.4 在开展鼠疫疫情监测期间，鼠疫监测数据由市州和县市区鼠疫监测单位随时报告，或按规定时限报告，报告间隔最长不得超过4个监测周期（28天）。发现异常情况时，相关数据要及时进行网络直报。

5　分级应急反应

5.1 等级确认

特别重大鼠疫疫情（Ⅰ级）由卫生部予以确认；重大鼠疫疫情（Ⅱ级）由省卫生厅予以确认，或报卫生部予以确认；较大鼠疫疫情（Ⅲ级）由市州卫生局予以确认，或报省卫生厅予以确认；一般鼠疫疫情（Ⅳ级）由县市区卫生局予以确认，或报市州卫生局予以确认。

5.2 分级反应措施

发生人间或动物间鼠疫疫情时，疫情发生地县市区、市州和省政府及其有关部门按照分级反应原则，做出相应级别应急反应。同时，根据鼠疫疫情发展趋势和防控工作进展，及时调整反应级别，以有效控制鼠疫疫情和减少危害，维护正常的生产、生活秩序。

5.2.1 特别重大鼠疫疫情（Ⅰ级）应急反应

（1）特别重大鼠疫疫情应急处理工作由国务院统一领导。省政府根据省卫生厅的建议和疫情处理的需要，成立省鼠疫应急指挥部，领导和指挥全省鼠疫疫情控制应急工作。

（2）按照国务院或国务院有关部门的统一部署，结合本省实际情况，迅速掌握疫情动态，制定疫情控制方案，确定应急工作内容，提出控制措施，组织协调各有关部门开展应急处理工作。

（3）省政府及时掌握疫情发展趋势，提出应急处理工作建议，报告国务院或国务院有关部门，并及时向有关省区市及军队、武警部队通报。

5.2.2 重大鼠疫疫情（Ⅱ级）应急反应

（1）重大鼠疫疫情应急处理工作由省政府组织领导。根据省卫生厅的建议和疫情处理的需要，省政府成立省鼠疫应急指挥部，迅速掌握疫情动态，确定应急工作内容，提出控制措施并组织实施；及时将疫情变化和工作进展情况报告国务院及国务院有关部门，同时向有关省区市及军队、武警部队通报。

（2）省卫生厅迅速了解疫情发生的时间、地点、传染源和病例情况，确定疫情严重程度，分析疫情发展趋势，及时提出应急工作建议，负责向省政府和卫生部报告，同时向疫情发生地政府和有关部门通报。

（3）省卫生厅承担协调和指导疫情防控工作，及时派遣专家赶赴疫区，组织分析疫情趋势，提出应急处理工作建议，及时报告省政府，并抄送有关部门。根据疫情变化和工作进展，适时建议省政府召集有关部门通报疫情和疫情控制情况，研究后续应急处理对策。

（4）省政府根据疫情和疫区政府的请求，对疫区进行紧急支持。必要时，请求卫生部给予支援。

5.2.3 较大鼠疫疫情（Ⅲ级）应急反应

（1）较大鼠疫疫情应急处理工作由疫情发生地市州政府组织领导。根据市州卫生局的建议和疫情处理的需要，成立鼠疫应急指挥部，掌握和分析疫情动态，确定应急处理工作任务并组织实施，及时将疫情变化和工作进展情况报告省政府。

（2）市州卫生局迅速了解疫情发生的时间、地点、传染源、发病情况，确定疫情严重程度，分析疫情发展趋势并提出应急工作建议，及时向当地政府报告，同时上报省卫生厅。

（3）省卫生厅负责协调和指导疫情控制工作，派遣专家协助开展防治工作，提出应急处理工作建议。省政府根据疫情和市州政府的请求，决定对疫区进行紧急支援。

(4) 省卫生厅根据市州卫生局的请求，给予必要的技术和物资支持。

5.2.4 一般鼠疫疫情（Ⅳ级）应急反应

(1) 一般鼠疫疫情应急处理工作由县市区政府组织领导。根据本级卫生局的建议和疫情处理的需要，县市区政府成立鼠疫应急指挥部，组织有关部门密切配合，采取紧急处理措施，救治鼠疫病人，控制传染源，切断传播途径，做好疫区内生产、生活安排，保证疫情控制工作顺利进行。

(2) 县市区卫生局和医疗卫生机构要及时了解疫情动态，确定疫情严重程度，提出控制措施并组织实施，及时向当地政府和市州卫生局报告，并建议本级政府通报当地驻军。遇有紧急情况，可同时报告省卫生厅，直至卫生部。

(3) 市州卫生局负责协调疫情控制工作，指导分析疫情趋势，提出应急处理工作建议。市州政府根据疫情和县市区政府请求，决定对疫区进行紧急支援。

(4) 省卫生厅根据市州卫生局的请求，给予必要的技术和物资支持。

5.2.5Ⅳ级预警（发生动物间鼠疫疫情）后应采取的控制措施

(1) 县市区卫生局建立疫区处理组织，迅速了解情况，掌握疫情动态，确定疫情严重程度，提出控制措施，并组织实施动物疫情控制工作;及时向当地政府报告，同时逐级上报上级卫生行政部门。必要时，建议本级政府向当地驻军和毗邻地区通报。

(2) 市州卫生局协调和指导疫区控制工作，分析疫情趋势，提出应急处理工作建议。市州政府根据疫情和县市区政府请求，及时做出应急反应。

(3) 省卫生厅根据市州卫生局的请求，给予必要的技术和物资支持。

5.2.6 毗邻地区应急反应

鼠疫疫情发生地区的卫生行政部门要及时向毗邻地区卫生行政部门通报疫情和已采取的措施。

与发生鼠疫疫情相毗邻的地区，应根据疫情特点、发生区域和发展趋势，主动分析本地区受波及的可能性和严重程度，重点做好以下工作：密切保持与鼠疫发生地区的联系，及时获取相关信息；组织做好本行政区域应急处理所需的人员与物资准备；加强鼠疫监测和报告工作；开展鼠疫防治知识宣传和健康教育，提高公众自我保护意识和能力；根据上级政府及其有关部门的决定，开展联防联控和提供技术、物资支援。

6　应急反应终止及评估

6.1 应急反应终止

鼠疫疫情控制工作按《人间鼠疫疫区处理标准及原则（GB15978~1995)》的要求全部完成相应应急处理工作，经验收大、小隔离圈内已达到灭鼠灭蚤及环境卫生标准，连续 9 天无继发病例，疫区鼠疫应急指挥部可提交终止应急反应，解除疫区封锁申请。

特别重大鼠疫疫情（Ⅰ级）应急反应终止，根据卫生部指令执行；重大鼠疫疫情（Ⅱ级）、较大鼠疫疫情（Ⅲ级）和一般鼠疫疫情（Ⅳ级）分别由省、市州、县市区卫生行政部门组织有关专家进行分析论证，由本级鼠疫应急指挥部提出终止应急反应的建议，报本级政府批准后执行，并向上级卫生行政部门报告。

6.2 疫情处理工作评估

6.2.1 评估人员组织

特别重大鼠疫疫情（Ⅰ级）、重大鼠疫疫情（Ⅱ级）、较大鼠疫疫情（Ⅲ级）和一般鼠疫疫情（Ⅳ级）处理情况的评估，分别由卫生部和省、市州、县市区卫生行政部门组织相关人员组成评估小组，开展评估工作。

6.2.2 评估主要内容

包括疫区自然地理概况，发生疫情的原因，传染源、传播途径和流行因素，疫情发生、发展和控制过程，患者构成，治疗效果，染疫动物种类、密度及分布，媒介种类、分布及指数，所采取措施的效果评价，应急处理过程中存在的问题和取得的经验及改进建议。评估报告报本级政府和上级卫生行政部门。

7　保障措施

7.1 组织保障

7.1.1 健全各级鼠疫应急处理领导机构。承担鼠防任务的市州、县市区政府应成立鼠疫应急处理领导机构，如有调整要及时上报省地方病防治协调小组办公室。

7.1.2 健全各级鼠疫应急处理专业队伍。各级疾病预防控制机构及鼠疫防治专业机构应健全鼠疫应急处理专业队伍，并定期组织培训及演练。

7.1.3 健全各级鼠疫应急医疗救治队伍。省、市州、县市区卫生行政部门确定的鼠疫应急医疗救治机构，应健全鼠疫应急救治队伍，并定期组织培训及演练。

7.2 技术保障

7.2.1 完善全省鼠疫监测体系。按照国家和省级鼠疫监测点的能力标准，加强全省鼠疫监测点的能力建设。鼠疫监测点要按照因地制宜、固定与流动监测相结合、以流动监测为主的原则，合理设置监测点，扩大监测覆盖范围，实行系统监测，积累分析资料并开展应用性科研。各级医疗机构应开展鼠疫防治知识全员培训工作，对鼠疫病例（含疑似病例）实行“首诊医生责任制”。

7.2.2 提高鼠疫应急反应能力。根据国家“鼠疫应急装备标准”，规范全省鼠疫应急队伍、装备和应急物资储备。根据国家“鼠疫实验室建筑规范”和“鼠疫实验室装备规范”，完善各级疾病预防控制机构或鼠疫防治专业机构的基础设施和实验室设备条件。加强鼠疫防治专业队伍建设，提高流行病学调查、现场处置和实验室检验检测能力，通过培训和应急演练提高应急队伍的反应水平和能力。

7.2.3 加强鼠疫实验室生物安全管理。鼠疫实验室要加强生物安全管理，规范鼠疫检验技术和方法，提高检验检测能力和生物安全水平。

7.3 物资、经费保障

7.3.1 物资储备：各级政府要根据实际情况，建立鼠疫应急物资储备机制。发生鼠疫疫情时，应根据应急处理工作需要调用储备物资。卫生应急储备物资使用后要及时补充，短时效和过期物品要及时更换。

7.3.2 经费保障：各级政府应保障鼠疫防治基础设施项目建设经费，落实鼠疫防治和疫情应急处理经费，确保鼠疫防治和应急处理工作顺利开展。

8 奖励与责任

8.1 奖励

县级以上政府对参加鼠疫应急处理做出贡献的先进集体和个人进行表彰和奖励；对在鼠疫应急处理工作中致残或殉职人员，由民政部门和劳动保障部门落实国家有关政策规定。

8.2 责任

对在鼠疫应急处理过程中存在玩忽职守、失职、渎职等行为的单位和个人，依据《中华人民共和国传染病防治法》、《突发公共卫生事件应急条例》等有关法律法规追究当事人的责任。

8.3 补助与补偿

鼠疫应急处理工作结束后，各级政府对参加应急处理的工作人员根据国家有关规定给予补助；对应急处理期间紧急调集、征用有关单位、企业、个人的物资和劳务进行合理评估，并给予补偿。

9 附 则

9.1 预案管理

本预案由省卫生厅组织制定和定期评估。同时，根据鼠疫疫情形势变化和实施中发现的问题及时进行更新、修订和补充。

本预案引用的《鼠疫防治手册》（卫生部疾病控制司，2002年版）、《人间鼠疫疫区处理标准及原则（GB15978~1995)》、《鼠疫诊断标准（GB15991~1995)》如有再版或修订，以新版本为准。

有疫源地分布及可能发生鼠疫流行的市州、县市区卫生行政部门要根据本预案，结合当地实际情况，组织制定本地区鼠疫控制应急预案。

9.2 预案解释

本预案由省卫生厅负责解释。

9.3 预案实施

本预案自印发之日起实施。

甘肃省人民政府关于进一步加强全省鼠疫防控工作的通知

甘政发〔2015〕1号

各市、自治州人民政府，兰州新区管委会，省政府各部门，中央在甘有关单位：

近年来，我省动物间鼠疫疫情持续流行，人间鼠疫时有发生，严重影响了当地群众生产生活秩序，造成严重经济损失。为进一步做好我省鼠疫防控工作，保障人民群众生命财产安全，维护社会和谐稳定，促进经济社会健康持续发展，现就有关工作通知如下：

一、强化组织领导，进一步明确部门职责分工

我省是国家鼠疫防控的重点地区，鼠防工作是我省重要的公共卫生工作之一。各地要充分认识鼠疫的危害性和鼠疫防控形势的严峻性，坚决克服麻痹思想和侥幸心理，按照属地管理、政府领导、部门配合、社会参与、科学防控的原则，切实加强对鼠疫防控工作的组织领导。要建立健全领导责任制，落实各项防控措施，认真做好疫情应急处置工作，全力保障人民群众健康安全和社会稳定。自然疫源地要成立鼠疫防控工作领导小组，统一协调组织各相关部门开展防控工作，每年召开专题会议研究部署鼠防工作。要结合当地实际，制定鼠疫防控规划和鼠疫控制应急预案，适时组织鼠疫应急演练。加强鼠疫防治专业技术队伍建设，不断健全鼠疫防控体系，提高预防控制能力，严防人间鼠疫发生与传播。

各有关部门要进一步明确职责，密切合作，确保各项疫情防控措施落实到位。卫生计生部门要制定鼠疫防控技术方案，统一组织实施鼠疫应急防控措施，组织开展动物间鼠疫日常监测工作，对人间鼠疫做出全面评估，并根据鼠疫防控工作需要，依法向政府提出防控建议。发展改革部门要合理规划鼠疫监测点和检疫卡建设，提供疫区防控疫情所需的储备药品和器械。财政部门要合理安排并及时拨付鼠疫防控经费，落实鼠防工作人员补助。人社部门要制定并落实鼠防工作人员职称晋升优惠政策。公安部门要加强鼠疫自然疫源地务工人员摸底建档和管理，做好鼠疫疫区封锁、治安管理和安全保卫。安监部门要对进入疫源地工作的项目建设单位加强安全生产管理，强化施工人员鼠防意识。交通运输、铁路、民航、出入境检验检疫部门要在各自职责范围内做好交通卫生检疫。农牧部门要做好自然疫源地家畜的鼠疫动物病防疫。林业部门要做好野生动物异常情况的监测，协助做好疫情发生地的隔离工作。商务部门要切实落实疫情处置期间疫区重要生活必需品的应急供应责任。工商部门要加强市场监管，严厉查处非法收购、出售和加工旱獭等鼠疫宿主动物及其制品的单位、个人。民政部门要对符合救助条件的鼠疫患者提供医疗、生活救助。工信部门要组织和协调各基础电信运营企业做好疫情处置期间的通信保障，确保疫区通信畅通。宣传部门要深入开展鼠疫防控知识宣传，做好疫情处置的宣传报道，提高居民防疫与保健意识。旅游部门要加强对赴疫源地及邻近地方旅游人员的鼠疫防治知识宣传。教育部门要指导各级各类学校加强在校学生的鼠疫防治知识宣传教育。科技部门支持相关科学技术研究。食品药品监管、环保、红十字会等有关部门要根据部门职责和鼠疫应急处置的需要，协助做好鼠疫防控各项工作。

二、突出工作重点，认真落实各项鼠疫防控措施

鼠疫防控是一项社会工程，需要各部门、全社会共同参与。通过多年的鼠疫防控实践，我省已总结出一套行之有效的综合性防控措施，今后要从以下几个方面进一步抓好落实。

（一）切实做好人间鼠疫应急处置工作。各地政府要建立健全人间鼠疫疫情应急指挥体系，完善疫情应急处置工作机制，组建人员精练、经费充足和物资齐备的鼠疫疫情应急处置队伍，加强技能培训，定期开展演练，提高鼠疫疫情应

急处置能力。要加强应急值守，强化信息报送，发现人间鼠疫或疑似人间鼠疫疫情后，应按规定及时报告，并根据鼠疫防控应急预案，立即采取隔离防控措施，视情实施疫区封锁。同时，要积极做好鼠疫患者医疗救治、流行病学调查、密切接触者追踪、疫区处置等各项工作，全力防范疫情扩散，降低病死率，减少社会危害。

（二）进一步加大宣传教育力度。各地要加大鼠疫防控知识宣传教育力度，通过多种途径和形式，对疫源地内居民开展全员宣传，普及鼠疫防控和法律法规知识，提高群众自我防范意识。公安、卫生、旅游、安监等部门要根据部门职责，对在疫源地内从事农牧业生产、工程建设、矿产开发、旅游观光等人员加强管理，逐人宣讲鼠疫防控知识，开展健康教育。对鼠疫疫源地内的大型工程建设项目在立项、开工时，必须开展卫生学评价。

（三）不断提高检测监测能力，开展疫情预测预警。各地、各有关部门要加强实验室基础设施建设，及时补充更新检测设备，加大实验室检验人员培训，不断提高各级鼠疫实验室检测质量和快速检测能力。要利用现代科学技术，研究我省不同类型鼠疫疫源地遗传进化关系，分析疫源地传播机制，评价对人类危害，为鼠疫防控提供技术支撑和建议。要加强人间鼠疫多发地区动物疫情监测，积极开展鼠疫未知疫源性调查，充分掌握疫情动态，科学评估疫情趋势，开展人间疫情预测预警。

（四）严厉打击猎捕贩运销售旱獭及其制品等违法行为。各地要加强鼠疫疫源地区交通检疫卡口站点建设，开展综合执法，对来自疫源地的各类交通工具、车载物资及乘运人员严格实施交通卫生检疫。要严格贯彻执行《省政府关于禁止猎捕贩运销售旱獭活动的通告》要求，不断完善公安、农牧、林业、工商、卫生、旅游、交通运输等部门间协查打击猎捕贩运销售旱獭及制品的工作机制，依法严厉查处猎捕贩运销售旱獭及制品的违法行为。

（五）积极开展保护性灭獭灭蚤。发现动物间鼠疫疫情，当地政府要积极组织有关力量，及时采取有效措施，遏制动物间疫情流行和扩散。在人口稠密、经济开发、交通枢纽和旅游等重点地区，要根据獭（鼠）密度和动物疫情流行情况，适时组织开展保护性灭獭灭蚤工作，通过减低旱獭密度，降低和缩小动物鼠疫流行的强度和范围。

（六）继续强化联防联控机制。各地要进一步健全和完善部门间、区域间鼠疫联防联控机制，加强信息交流和沟通，及时通报疫情信息和防控进展，共同会商防控形势，优化防控方案，实现联防联控，防止人间鼠疫发生和流行。

三、强化保障措施，切实提高鼠疫防控工作水平

（一）加强鼠疫防控专业队伍建设。各地、各有关部门要根据鼠疫防控工作需要，增加鼠防专业人员编制，并采取多种途径培养鼠防专业技术人员，解决鼠防队伍后继乏人的问题。要建立鼠疫疫情处置表彰机制，提高鼠防人员待遇，落实鼠疫检验和野外工作人员补助，调动鼠防人员工作积极性，确保鼠疫防控队伍稳定。

（二）加大经费投入。各地要将鼠防专项经费列入预算，不断加大投入，落实鼠疫防控、疫情应急处置及防控基础设施建设项目经费，确保鼠疫防控和应急处置工作顺利开展。

（三）加大应急物资储备。各地要结合本地实际，科学做好应对重大疫情的物资储备和技术准备，对短时效和过期物品要及时更换。发生鼠疫疫情时，根据应急处置工作需要及时调拨储备物资。

（四）加强督查与评估工作。各地要将鼠疫防控工作纳入政府绩效考核范围，建立严格的督导与评估机制，分年度对各级政府及有关部门落实鼠疫防控措施情况进行督查和评估。

甘肃省人民政府

2015年1月8日

甘肃省人民政府关于禁止猎捕贩运销售旱獭的通告

甘政发〔2015〕5号

各市、自治州人民政府，兰州新区管委会，省政府各部门，中央在甘有关单位：

鼠疫属于烈性传染病，传染性极强，病死率极高，不但危害人民群众身体健康和生命安全，而且也严重影响社会稳

定和经济发展，被中国列为法定甲类传染病。近年来，我省动物间鼠疫疫情持续流行，并发生多起因猎捕旱獭而引发的人间鼠疫。加之受经济利益驱动，猎捕贩运销售旱獭及其制品现象依然存在，进一步增加了发生人间鼠疫和远距离传播的可能性，对公共安全构成严重威胁。为有效预防鼠疫的发生与传播，保护人民群众生命健康安全，促进经济社会和谐发展，根据《中华人民共和国传染病防治法》、《中华人民共和国陆生野生动物保护实施条例》、《国内交通卫生检疫条例》等法律法规的相关规定，现就禁止猎捕贩运销售旱獭通告如下：

一、任何单位和个人不得在甘肃省境内从事非法猎捕旱獭和非法加工、生产、经营、贩运、销售旱獭及其皮毛、肉、爪、油等制品的活动。各级疾病预防控制中心、鼠防专业站在鼠疫疫源地猎捕旱獭等疫源动物开展鼠疫监测时，须经当地卫生计生和林业部门批准，并持相关证明，在规范防护、规范操作的情况下进行。

二、各地政府及公安、交通运输、林业、农牧、卫生计生、工商、旅游、铁路、民航、邮政等部门要按照各自的职责，依法严厉查处猎捕、贩运、销售旱獭及其制品的不法行为。发现猎捕、贩运、销售旱獭及其制品者，应依法将当事人就近移送医疗机构予以医学隔离观察9天，并按有关规定进行处理；对其所携带的旱獭及其制品、猎具等一律就地销毁、深埋，对交通工具进行卫生消毒处理。医学隔离期间产生的所有费用由当事人承担。

三、如发现有猎捕、贩运、销售旱獭及其制品行为，任何单位、个人均有义务向当地政府或卫生计生、公安、农牧、林业及工商等部门举报，当地政府及有关部门要对举报情况立即调查处理。经核查属实的，对举报单位或个人应予以奖励。

四、怀疑或发生猎捕旱獭人员感染鼠疫，任何单位或个人应立即报告当地卫生计生行政部门或疾病预防控制机构，由当地政府统一领导，及时启动鼠疫控制应急预案响应，采取有效措施控制疫情，严防鼠疫传播和扩散。

五、对违反本通告从事猎捕、贩运、销售旱獭及其制品活动，同时拒绝、阻碍对猎捕销售贩运旱獭行为进行监管的，由公安机关依照《中华人民共和国治安管理处罚法》和《中华人民共和国陆生野生动物保护实施条例》有关条款予以处罚，情节严重的，由司法机关依法追究刑事责任。

六、对违反本通告从事猎捕、贩运、销售旱獭及其制品活动而引发鼠疫传播流行或有传播流行可能的，将根据《中华人民共和国传染病防治法》和《中华人民共和国动物防疫法》的有关条款进行处罚，情节严重的，由司法机关依法追究刑事责任。

七、各级政府、各有关部门要加强鼠疫防控知识及相关法律法规宣传教育，积极营造禁止猎捕、贩运、销售旱獭等疫源动物及其制品的舆论氛围，提高群众的法律意识。鼓励群众及时报告病死旱獭或其它病死动物情况，报告鼠疫病人、疑似鼠疫病人及原因不明的急死病人情况，不断提高群众的自我保护意识和能力，减少人与旱獭的接触，预防鼠疫的发生与传播。

八、本通告自发布之日起执行。

特此通告。

甘肃省人民政府
2015年1月8日

关于严厉打击非法猎捕贩运销售旱獭的紧急通知

甘卫应急发【2019】175号

各市州卫生健康委、公安局、农业农村局、林业和草原局、市场监督管理局：

近日，陇南市徽县森林公安分局在徽县银杏树镇查获一起非法贩运旱獭事件。经调查，贩运人和车辆持有人均为四川籍人，8月5日在临夏州临夏县尕丁家市场收集购买57笼300只旱獭，从临夏州运往四川途中，因车辆爆胎，于8月8日23时在银杏树镇修理部修车时被徽县森林公安查处，相关部门对此事件紧急进行了处置。

为进一步做好鼠疫防控工作，严防人间鼠疫疫情的发生，保护人民群众生命健康安全，促进经济社会和谐发展，依据有关法律法规，现就严厉打击非法猎捕贩运销售旱獭有关工作事宜通知如下：

一、正确把握形势，提高思想认识

鼠疫是我国传染病防治法规定的甲类传染病，传染性极强，病死率极高。我省是鼠疫防控重点省份，动物间鼠疫持续流行，特别是河西地区动物间鼠疫猛烈流行。近年来，随着西部大开发进程的加快、经济的逐步繁荣、交通条件的改善与人口流动的加速，鼠疫疫源地逐渐向开放型转化，越来越多的人进入疫源地生产、生活，同时受经济利益驱动，猎捕贩运销售旱獭及其制品现象屡禁不止，已发生多起非法猎捕贩运销售旱獭事件。2015年省人民政府印发了《关于进一步加强鼠疫防控工作的通知》和《甘肃省人民政府关于禁止猎捕贩运销售旱獭的通告》，2017年6月8日甘肃省十二届人大常委会第三十三次会议审议出台了《甘肃省鼠疫预防和控制条例》，对于禁止非法猎捕贩运销售旱獭及其制品作出明确规定。各地卫生健康、公安、农业农村、林草、市场监管等部门要高度重视，深入贯彻习近平总书记系列讲话和十九大精神，把人民健康放在优先发展的战略位置，充分把握当前形势，提高鼠疫防控工作重要性的思想认识，绷紧思想防线，不断健全联防联控工作机制，切实加强打击非法猎捕贩运销售旱獭及其制品等不法行为的力度。

二、加大执法力度，联合打击非法行为

旱獭是主要的鼠疫宿主动物，在猎捕、贩运、加工、储存、销售旱獭及其制品的过程中，通过呼吸道、消化道和皮肤微创口等途径感染鼠疫的风险极大。我省鼠疫疫源地面积广，存在喜马拉雅旱獭和阿拉善黄鼠两种类型的鼠疫疫源地，尤其是喜马拉雅旱獭，检出鼠疫菌毒力强，人群一旦感染，病情重、病死率高、传染性强，自2014年以来已发生多起人间鼠疫疫情。因此，各地卫生健康、公安、农业农村、林草、市场监管等部门要密切配合，加强信息沟通和疫情通报，形成鼠疫防控合作机制，各鼠疫检疫卡、公安检查站、林业木材检查站、动物防疫监督检查站要加强执法检查工作力度，严厉查处非法贩运旱獭及其制品行为。市场监管部门要加强市场监管，严把市场主体准入关，严厉查处集贸市场上非法收购、出售和加工旱獭等鼠疫疫源动物及其制品的单位、个人。特别是临夏州要加大市场监管和查处力度，深挖非法猎捕、贩运、销售旱獭及其制品的产业链；其他鼠疫疫源地要加大源头管控，严令禁止和打击猎捕旱獭的非法行为。

一旦发现有非法猎捕、贩运、销售旱獭及其制品行为，各地卫生健康、公安、农业农村、林草、市场监管等部门要根据《甘肃省鼠疫预防和控制条例》有关规定，立即向当地政府报告，按照职责分工，由县级以上卫生健康行政部门会同有关执法部门没收违法所得和动物及其制品，并从严从重依法进行处罚；对当事人要就近移送医疗机构予以医学隔离观察9天，并按照有关规定进行处理；对其所携带的旱獭及其制品、猎具等一律就地销毁、深埋，对交通工具进行卫生消毒处理。怀疑或发生猎捕贩运旱獭人员感染鼠疫，立即报告当地卫生健康行政部门，由当地政府统一领导，及时启动鼠疫控制应急预案响应，采取有效措施控制疫情，严防鼠疫传播和扩散。因非法猎捕、贩运、销售旱獭及其制品造成鼠疫疫情传播和流行，危害公众健康的，根据《中华人民共和国传染病防治法》等有关法律法规进行处理；构成犯罪的，依法追究刑事责任。

三、广泛宣传动员、营造防控氛围

各地要继续推进《甘肃省鼠疫预防和控制条例》的宣贯，通过电视、微信等多种途径，大力开展以“进家庭、进学校、进社区、进乡村、进机关企业”为重点的宣传教育活动，通过传统媒体和新媒体，以电视、广播、报纸、手机短信、微信、网站、宣传折页、宣传栏、固定警示牌、健康教育课等方式，广泛持久地进行鼠疫防控知识及其危害性的宣传教育，不断提高群众的自我保护意识和鼠疫防控法制意识，积极营造打击非法猎捕、贩运、销售旱獭及其制品的舆论氛围。鼓励任何单位、个人举报非法猎捕、贩运、销售旱獭及其制品行为，减少人与旱獭的接触，预防人间鼠疫的发生和传播。

甘肃省卫生健康委员会　　甘肃省公安厅

甘肃省农业农村厅　甘肃省林业和草原局

甘肃省市场监督管理局

2019年8月21日

甘肃省鼠疫防控技术规范（试行）

甘疾控鼠布发〔2020〕198 号

甘肃省鼠疫监测技术规范

一、目的

（一）及时发现人间鼠疫病例，控制疫情扩散。

（二）开展动物鼠疫监测，及时、有效预测预警。

（三）全面、系统收集鼠疫防治信息，掌握动物间鼠疫流行动态，为鼠疫监测预警、鼠疫风险评估、监测效果评价、项目计划编制及防治规划制订提供科学依据。

二、依据

参照《全国鼠疫监测方案》、《国家级鼠疫监测点目标管理考核办法》、《鼠疫防控应急手册》等规范标准编制。

三、监测内容和方法

（一）人间鼠疫监测

全省各级各类医疗机构在我省鼠疫好发季节应开展人间鼠疫监测工作。切实规范预检分诊和发热门诊流程，落实首诊医生责任制，对发热、淋巴腺肿大、胸痛咳嗽而痰中带血或咯血等临床症状病人和不明原因急死病人的监测工作，详细登记姓名、年龄、性别、发病日期、临床表现、流行病学史、住址和联系方式等信息，一旦发现来自疫区并出现上述症状病人，在做好隔离的同时，应立即向所在地的卫生健康行政部门和疾病预防控制机构（鼠防专业站）报告。

（二）动物鼠疫监测

各级疾病预防控制（鼠防专业机构）对辖区已知鼠疫疫源地，以及可能存在鼠疫疫源性、具有潜在动物鼠疫发生危险的地区开展动物鼠疫监测工作。

1.监测时间

疫源动物在地面活动的整个时间。

2.监测形式

采取固定和流动监测相结合的方式。

3.监测内容和指标

黄鼠疫源地：固定监测以 10000hm^2 为监测区，收集资料外扩 10km，流动监测以 2500hm^2 为监测区，收集资料外扩 5km。每年 4 月、7 月在不同生境采取单公顷一日弓形夹法监测黄鼠数量。每个监测点每旬捕活体黄鼠 20–30 只，采集血清和肝、脾、心、肺、淋巴等脏器组织进行血清学、细菌学检测，梳检体外寄生蚤进行鉴定，统计染蚤率和蚤指数，分组进行细菌学检验。随机抽取 10–20 只以上，根据臼齿磨损程度鉴别黄鼠鼠龄，并观察其性别。4–5 月观察雌黄鼠 50 只以上，观察胎鼠及子宫斑鼠。野外夜行鼠数量调查，每旬选择2种主要生境，按照5米夹线法，每月布夹不少于600夹次。洞干蚤调查，每旬探黄鼠洞干20–30个，进行蚤类鉴定分类，计算蚤指数和染蚤率。同时，要收集监测区年度降雨量、气温、海拔、土壤、植被、人口信息、卫生服务等基本资料。

旱獭疫源地：固定监测以10000–20000hm²为监测区，收集资料外扩10km，流动监测以2500hm²为监测区，收集资料外扩5km。固定监测点5月和7月采取路线法调查旱獭数量，每次调查不少于5条路线，每条路线不少于5公里，调查面积不少于250hm²，最后计算1hm²内旱獭密度。流动监测点每点不少于2条路线，调查面积不少于100hm²。野外夜行鼠数量调查，每月选2–3个生境，以花生米或白面油饼为诱饵，用5米夹线法，每月布夹不少于600夹次。流动点选2种主要生境，按5米夹线法，每点布夹不少于200夹。固定监测点，每月捕活体獭20只，采集血清和肝、脾、心、肺、淋巴等脏器组织进行血清学、细菌学检测，梳检体外寄生蚤进行鉴定，统计染蚤率和蚤指数，分组进行细菌学检验。流动监测点，每点捕獭不少于10只。固定监测点开展犬血清学检验50份以上，流动监测点开展犬血清检测30份以上。全年开展自毙材料主动搜索并进行检验。

4.监测信息录入和上报

各级各类医疗机构的门诊医师发现疑似鼠疫病例时，负责填写《中华人民共和国传染病报告卡》,上报所在医疗机构。医疗机构应立即向所在地的卫生健康行政部门和疾病预防控制机构报告，同时，在2小时内进行网络直报，并及时修订疫情信息。卫生行政部门和疾病预防控制机构应逐级向上级主管部门报告。

每个监测点每完成一个阶段监测任务，必需在1个月内将监测信息由管理员按照要求录入“鼠疫防治信息管理系统”。每月进行监测资料统计分析，撰写月报，及时上报当地卫健行政部门。省、市州级疾控机构 / 鼠疫防控专业机构负责信息的监督和审核。

在判定发生动物鼠疫疫情后，责任报告单位在2小时内，进行网络直报。

四、监测效果评价

采取现场查看监测资料和网络信息报告的方式进行评价。

甘肃省鼠疫预警技术规范

一、目的

通过监测，发现异常情况，实行早期预警，采取有效措施，最大程度降低风险。

二、依据

参照《国家鼠疫控制应急预案》、《甘肃省鼠疫控制应急预案》等规范编制。

三、鼠疫预警及应急反应

（一）预警分级

I 级预警：特别重大鼠疫疫情（I 级）、重大鼠疫疫情（II）。

II 级预警：较大鼠疫疫情（III 级）。

III 级预警：一般鼠疫疫情（IV）。

IV 级预警：某一类型鼠疫疫源地发生动物鼠疫大流行（黄鼠疫源地流行范围≧200km²，旱獭鼠疫疫源地流行范围≧1000km²。）；或局部地区出现动物鼠疫暴发流行，且波及县级以上城市；或动物鼠疫发生在交通便利、人口稠密区，对人群构成严重威胁。

（二）应急反应

1.I 级预警、II 级预警、III 级预警的应急反应

严格按照鼠疫疫情分级响应原则，做出相应级别应急反应。同时，根据鼠疫疫情发展趋势和防控工作的需要，及时调整反应级别，有序有效控制疫情和减少危害，维护正常的生产、生活秩序。

2.IV 级预警的应急反应

由县级卫生健康行政部门组织专业人员及时评估疫情，确定疫情严重程度，提出措施建议，立即报告当地政府和上级卫生健康行政部门。由当地政府组织开展健康教育、检诊检疫、灭獭（鼠）灭蚤和爱国卫生运动等疫区处理工作。上级政府或卫生健康行政部门组织专家依据疫情需要和县级人民政府或卫生健康行政部门请求，给予必要的人力、物资和技术支持。

四、评价办法

采取现场调查和查看专题报告的方式进行评价。

甘肃省动物鼠疫疫区处理技术规范

一、目的

监测发现动物鼠疫流行时，达到动物鼠疫 I–IV 级预警时，及时采取有效措施，开展疫区处理，遏制动物鼠疫流行范围或强度，防止人间鼠疫发生。

二、依据

参照《鼠疫防控应急手册》、《人间鼠疫疫区处理标准及原则（GB15978–1995）》等规范编制。

三、具体措施

（一）风险评估

卫生健康行政部门组织专业人员依据发生动物疫情的疫源地类型、流行强度，与城镇、居民点、交通要道、重要地区、旅游景点、地理位置等因素，对动物鼠疫流行趋势，影响程度，做出全面评估，针对不同动物鼠疫预警级别，提出相应疫区处理措施和建议。

（二）处理原则

1.动物鼠疫I级预警（某一类型鼠疫疫源地发生动物鼠疫大流行（黄鼠疫源地流行范围≧200km²，旱獭鼠疫疫源地流行范围≧1000km²。）；或局部地区出现动物鼠疫暴发流行，且波及县级以上城市；或动物鼠疫发生在交通便利、人口稠密区，对人群构成严重威胁。）：县级建立疫区处理组织，采取相应的控制措施。

2.动物鼠疫II级预警（黄鼠疫源地局部或边远地区发生散在动物鼠疫流行；旱獭疫源地局部地区发生动物鼠疫暴发流行，或发生较大面积动物鼠疫流行，流行面积介于200–1000km²）或动物鼠疫III级预警（黄鼠疫源地在动物血清中检出鼠疫F1抗体；旱獭疫源地在人烟稀少地区散在发生动物鼠疫流行。）：应给予足够重视，对疫区实行鼠蚤并灭等技术措施。

3.动物鼠疫IV预警（黄鼠疫源地主要宿主密度≧3只/hm²，主要体蚤指数≧5.0；旱獭疫源地在动物血清中检出鼠疫F1抗体。）：应加强监测，必要时向政府建议采取鼠蚤并灭的控制措施。

（三）处理方法

1.在居民点内发现疫鼠（獭）、疫蚤时

在居民点内发现疫鼠（獭）、疫蚤时，应与发生人间鼠疫一样划定大小隔离圈，主要进行彻底灭鼠（獭）灭蚤。整治环境卫生，消除鼠、蚤孳生环境限制圈内人员流动，大、小隔离圈内人员10天内不得外出。

2.在人口密集区、交通要道等附近的田野、草原、山地等处发现现疫鼠（獭）、疫蚤，对人群生活、生产构成威胁时，根据实际情况，适当划定疫区处理范围，在疫区未处理前适当限制人员进入疫区，对疫区彻底灭鼠（獭）灭蚤。

3.在牧区发现疫鼠（獭）、疫蚤时

应以疫点为中心，在半径1km之内彻底灭鼠（獭）灭蚤。

（四）总结报告

动物鼠疫疫区处理工作结束后，应写出疫区处理报告，呈报当地县级人民政府卫生健康行政部门存档、备查。报告内容包括动物鼠疫疫情的发现、流行强度、疫区范围；疫鼠（獭）、疫蚤名录、主要宿主及主要媒介、疫鼠（獭）、疫蚤、血清阳性点发现时间、地理位置，应注明新疫点还是老疫点；疫区处理的组织、技术措施、处理的范围、效果；分析动物鼠疫的流行规律、对人群的威胁程度；绘制疫鼠、疫蚤、血凝阳性点分布图；提出处置的经验或不足及今后预防措施。

四、效果评估

通过查阅资料和现场调查的方式进行评估。

附表1：动物鼠疫疫区（疫点）处理情况报告

附表2：动物鼠疫疫区（疫点）处理情况总结

附表 1：动物鼠疫疫区（疫点）处理情况报告

地区名称：______省(区)______地(市、州)______县区

生成报告单位：______________

生成报告日期：______年______月______日　　　　编号：____________

<table>
<tr><td>疫区乡镇名称</td><td></td><td>村数</td><td></td><td>自然屯数</td><td></td><td>户数</td><td></td><td>人口数</td><td></td><td>土地面积</td><td></td></tr>
<tr><td>疫区村名</td><td></td><td>自然屯数</td><td></td><td>户数</td><td></td><td>人口数</td><td></td><td>土地面积</td><td></td><td></td><td></td></tr>
<tr><td>疫点名称</td><td></td><td>户数</td><td></td><td>人口数</td><td></td><td>男</td><td></td><td>女</td><td></td><td></td><td></td></tr>
<tr><td colspan="12">疫区处理指挥部牵头单位：</td></tr>
<tr><td colspan="12">疫区处理指挥部成立时间：</td></tr>
<tr><td colspan="12">疫区自然地理情况：</td></tr>
<tr><td colspan="12">发生疫情的原因：动物间鼠疫流行</td></tr>
<tr><td colspan="4">疫鼠、疫蚤及血凝阳性点发现时间、地理位置</td><td colspan="8">发现时间：
发现地点：
地理位置：</td></tr>
<tr><td colspan="4">处理疫区的主要过程</td><td colspan="8"></td></tr>
<tr><td colspan="12">疫区处理的主要面积：
用药种类：
数量：</td></tr>
<tr><td colspan="12">分析动物鼠疫的流行规律、范围、强度：</td></tr>
<tr><td colspan="4">疫情发生和发展的过程</td><td colspan="8"></td></tr>
<tr><td colspan="2">传染源</td><td colspan="2"></td><td colspan="2">传播途径</td><td colspan="2"></td><td colspan="2">流行因素</td><td colspan="2"></td></tr>
<tr><td colspan="2">染疫动物种类、数量</td><td colspan="2"></td><td colspan="2">处理前宿主密度</td><td colspan="2"></td><td colspan="2">处理后宿主密度</td><td colspan="2"></td></tr>
<tr><td colspan="2">染疫媒介种类、数量</td><td colspan="2"></td><td colspan="2">处理前宿主密度</td><td colspan="2"></td><td colspan="2">处理后媒介密度</td><td colspan="2"></td></tr>
<tr><td colspan="12">对现况的评价及今后的措施</td></tr>
</table>

附表2：动物鼠疫疫区（疫点）处理情况总结

地区名称：______省(区)______地(市、州)______县(市、区)

生成报告单位：______________

生成报告日期：______年______月______日　　　　　　编号：___________

甘肃鼠疫健康教育技术规范

一、目的

通过健康教育，帮助疫区干部和群众掌握鼠疫防治基本知识，自愿采纳能够降低感染和传播鼠疫风险的行为，提高人们对鼠疫的自我保护意识和能力，消除或降低发生鼠疫的风险活动。

二、依据

参照《鼠疫防控应急手册》、《传染病防治健康教育技术与方法》等规范编制

三、措施与方法

（一）组织措施

成立县市区、乡镇政府领导为组长，相关部门领导为成员的鼠防健康教育领导小组，制定详细的健康教育方案，明确卫生、教育、广电、村委会（社区）等部门职责，层层签订目标责任书，建立县包乡、乡包村、村包社、社包户等四级鼠防健康教育网络，利用广播、电视、手机短信、微信等新媒体，传统宣传手段（宣传单、折页、宣传牌、宣传栏等），讲座等各种方式全面开展鼠疫防控知识宣传。少数民族地区可采取双语文字宣传，旅游景点繁华区可采取中英文宣传。

（二）技术措施

针对不同人群选择不同的宣传内容，卫生健康行政部门和疾控机构负责宣传内容的设计和制作。

1.群众

重点宣传鼠类的危害性，提高群众灭鼠（獭）的积极性并将灭鼠任务变为群众自觉行为；宣传鼠防“三报三不”（报告病死鼠、旱獭、野兔、狐狸等，报告疑似鼠疫患者，报告不明原因的高热患者和急死患者。不私自猎捕疫源动物、不剥食疫源动物、不私自携带疫源动物以及产品出疫区）”知识；鼠疫疫情报告义务和程序；鼠疫可防可治常识；国家预防鼠疫的方针政策，对人民群众的关怀。旱獭疫源地还要宣传不能和牧羊犬等家养动物亲密接触和戏耍。

2.公职人员

对各级领导主要宣传国家有关鼠疫防控法律法规；鼠疫防治的重要性和鼠疫对人民群众的危害性以及对经济社会的影响；国家防控鼠疫的规划；预防和控制鼠疫的方针和政策。

对医务人员主要宣传鼠疫患者的早发现、早报告、早隔离、早控制、早治疗；疫情报告程序和内容；鼠疫患者的特效治疗；鼠疫疫区处理；交通检疫的工作内容和程序。

对学生主要科普鼠疫防治常识。

（三）外来人员

对务工人员、旅游人员重点宣传鼠防“三报三不”知识，宣传《甘肃省鼠疫预防和控制条例》等法规知识，禁止在疫源地猎捕旱獭。对有猎捕贩运加工销售旱獭及其制品人员进行健康教育干预。

四、目标和效果评估

（一）目标

目标人群鼠疫防治健康教育的覆盖率达95%以上；鼠疫防治知识知晓率达95%以上；疫情“三报”及时率达100%，准确率达80%以上；灭鼠（獭）技能达90%以上；灭鼠效果达80%以上。

（二）评估

健康教育前后，随机抽取一定数量人群采取答卷或问卷方式调查和评价健康教育效果。

附件1：公众鼠疫防控知识问卷

附件2：公职人员鼠疫防控知识问卷

附件 1:

公众鼠疫防控知识问卷

（适用于学校、商场、社区、建设工地、餐饮等场所）

调查地点：

调查对象：①学生　② 商场工作人员　③社区居民　④ 本地务工人员　⑤外地务工人员　⑥本地居民　⑦其它

您好，我们正在进行一项调查，目的是了解人民对一些鼠疫防控知识问题的认识，以此来改进工作。本次调查不记名，不计个人、单位成绩。希望您的回答是您个人的真实认知程度，感谢您能够支持我们的工作。

一、基本信息

A1. 性别：①男　②女　A2.年龄______岁　A3.民族：______

A4. 文化程度①文盲　②小学　③初中　④高中或中专　⑤大学　⑥硕士以上

二、知识问题

B1. 您知道下列那些动物可以将鼠疫传染给人？

A.家鼠　B.旱獭　C.藏系绵羊　D.猫、狗　E.猞猁、灰尾兔　F.猪

B2. 您知道下列哪些方式可以传播鼠疫？

A.跳蚤等媒介昆虫叮咬　B.捕猎、剥皮、宰杀、食肉染疫动物

C.人和人之间呼吸道咳嗽、飞沫　D.吸入带菌皮毛中的尘埃

B3.您知道感染鼠疫后怎么样？

A.会死　B.不会死　C.治疗几天会好　D.不知道　E.治疗后无后遗症

B4.鼠疫防控中宣传的“三报三不”是指？

A.报告病死老鼠、旱獭、野兔　B.报告疑似鼠疫患者

C.报告不明原因的高热患者和突发死亡患者　D.不私自猎捕疫源动物

E.不剥食疫源动物　F.不私自携带疫源动物以及产品出疫区

J.不吃未完全熟的牛、羊肉等

B5. 您觉得引起鼠疫传播或者有传播严重危险是犯法的事情吗？

A.不犯法　B.不知道是不是犯法　C.犯法了　D.可能要拘留

三、知行方面

C1.您的同伴抓到一只动物，正在剥皮，您会怎么做？

A.帮忙一起剥　B.在旁边看他剥皮　C.迅速报告　D.劝阻同伴

C2. 您的同伴剥食完动物，突然出现高热、淋巴结肿大、咳嗽等症状，您认为该怎么做？

A.送他去最近的诊所或医院就医　B.向大夫如实说明剥食动物情况

C.通过交通工具送他回老家　D.不能私自转移到外地

C3. 您觉得自己有发现鼠疫疫情报告疫情的义务吗?

A.有义务　　B.和我没有关系　　C.报告了没啥好处,还是不报告了

C4. 如果您所在地已经发现鼠疫,您会?

A.赶快逃离　　B.自我隔离　　C.不去人口密集地方　　D.不吃野生动物

C5. 电视、广播、或有人讲鼠疫防控知识时,你怎么做?

A.仔细听讲　　B.去干别的事情　　C.调换频道

附件 2：

公职人员鼠疫防控知识问卷

（适用于医疗机构、行政机构、公务人员等）

调查地点：

调查对象：①临床医师　② 临床护师　③医院管理人员　④ 卫生健康行政人员

⑤ 机关干部　⑥主管卫生干部　⑦其它

您好，我们正在进行一项调查，目的是了解人民对一些鼠疫防控知识问题的认识，以此来改进工作。本次调查不记名，不计个人、团体、单位成绩。希望您的回答是您个人的真实认知程度，感谢您能够支持我们的工作。

一、基本信息

A1.性别：①男　②女　A2.年龄______岁　A3.民族______

A4.文化程度①高中或中专　② 大学　③ 硕士　④ 博士

二、知识问题

B1. 传染病控制“四早”是指（　）、（　）、（　）、（　）。

B2. 我国《传染病防治法》规定的甲类传染病是（　）、（　）。

B3. 鼠疫的潜伏期一般为（　）日，原发性肺鼠疫（　）日。

B4. 西部旱獭疫源地腺鼠疫的腺肿部位多在：

A.颈部　B.腋窝　C.腹股沟　C.颌下

B5. 我国目前治疗鼠疫的首选药物是：

A.青霉素　B.红霉素　C.氨苄青霉素　D.链霉素

三、知行方面

C1. 怀疑或确诊鼠疫患者后，你认为应做哪些措施？

A.报告主管行政部门或当地疾控中心　B.隔离观察病人

C.接触病人的所有人应隔离　D.流行病调查

E.病人接触的物品消毒处理

C2. 若在医院接诊怀疑鼠疫病人时，你是否采取防护措施及其他预防措施

A.穿内防护服　B.戴 N95 口罩或 16 层以上纱布口罩，戴乳胶手套，穿胶鞋或鞋套

C.每次接触病人后立即进行手清洗和消毒　D.近距离接触病人时戴防护眼镜　E 预防服药

C3. 各型疑似鼠疫患者必须采集的共同标本是

A.痰　B.血液　C.咽试子

D.淋巴结穿刺液　E.气管 / 肺吸出液

C4.《甘肃省鼠疫预防和控制条例》中规定，县级以上人民政府负责本行政区域内的鼠疫预防和控制工作，您认为需要做的工作

A.负责行政区域内的鼠疫预防控制规划和应急预案

B.建立区域间和部门间联防联控机制

C.组织鼠疫防控应急演练

D.实行目标责任制管理和考核

E.将鼠疫预防和控制经费列入同级财政预算

C5. 发生鼠疫疫情后,县级以上人民政府应当做:

A.立即启动鼠疫控制应急预案

B.成立应急指挥部

C.采取疫区划分和隔离、及时救治患者

D.开展现场流行病调查、实验室检测、交通检疫等措施

E.开展疫区消毒和灭鼠灭蚤、宣传教育等综合措施

甘肃省交通检疫技术规范

一、目的

发挥交通检疫综合执法功能,提升交通检疫在鼠疫防控工作中的预防作用。

二、依据

参照《中华人民共和国传染病法》、《国内交通检疫条例》、《突发公共卫生事件应急条例》、《甘肃省鼠疫预防和控制条例》等法律法规编制。

三、工作要求

(一) 时间

根据当地疫情实际,经当地政府批准,在4–10月份鼠疫流行季节开展交通检疫,必要时可全年开展。

(二) 设施设备

检疫卡站具备生活、工作配备熟悉鼠防知识的执法人员;要有保障工作人员生活、工作的基本场所、办公条件和通讯设备;配备一次性和N95口罩、个人防护用品、消毒药械、体温测量仪,身份快速识别系统或人员车辆登记册;宣传单、折页、宣传册。要有临时留观室并配备必要的留观设施设备;建立健全检疫卡制度、工作流程和疫情报告程序并悬挂上墙;制订固定宣传专栏,宣传鼠疫基本知识和防控相关法规制度。

(三) 工作内容

1.对进入疫区的人员发放鼠防宣传材料,并口头提示进入疫源地以"三报三不"为主的注意事项。对进入人员和车辆信息要登记。

2.对外出疫区的人员进行体温测量,询问有无疫源动物接触情况,对车辆进行检疫,查看有无装载疫源动物及其制品。对人员和车辆信息进行登记。

3.一旦发现发热患者和载有染疫动物及其制品车辆,及时个患者或司机提供一次性口罩,引导患者或司机隔离在留观室内,将车辆停放到指定位置。及时给当地卫生健康行政部门、疾控部门及有关部门报告。对患者及车辆污染环境进行消毒。

四、考核要求

(一) 硬件

1.具备开展交通检疫工作的基本设施设备。

2.具备鼠疫相关宣传材料。

3.具有一定的个人防护用品。

(二) 软件

1.相关制度、工作流程、报告程序等健全上墙。

2.执法人员熟悉交通检疫功能,了解鼠疫防控基本知识,掌握交通检疫相关法规,熟悉检疫工作流程和报告程序,正确掌握个人防护穿脱程序和技术要点。

五、考核方法

采取现场查看和问卷调查的方式进行考核评价。

甘肃省保护性灭獭(鼠)灭蚤技术规范

一、目的

采取化学药物灭獭(鼠)、灭蚤,降低獭(鼠)密度和蚤指数,遏制动物鼠疫流行强度,防止人间鼠疫发生。

二、依据

参照《鼠疫防控应急手册(2009)》编制。

三、工作步骤

(一) 时间及范围

灭鼠(獭)灭蚤时间:根据动物鼠疫流行,主要宿主动物黄鼠和旱獭繁殖季节和气候条件综合确定,一般4–5月,必要时8–9月在灭一次。

灭鼠(獭)灭蚤范围:以疫点为中心,1公里半径范围进行灭鼠(獭)灭蚤,离居民区近的疫点适当向外扩展灭鼠灭蚤范围。

(二) 灭獭(鼠)灭蚤方法

采取化学药物进行灭獭(鼠)、灭蚤。

灭鼠药:旱獭疫源地用氯化苦(三氯硝基甲烷)或磷化锌;黄鼠疫源地用敌鼠钠盐和溴敌隆等。

灭蚤药:选择菊酯类药物灭蚤,如溴氰菊酯、氯氰菊酯、高效氯氰菊酯等。

灭鼠灭蚤药物剂量参照药物说明书。

(三) 灭獭(鼠)、灭蚤要求

1.灭獭(鼠)必须在灭蚤的基础上或与灭蚤同时进行。

2.疫点及患者居住环境经灭獭(鼠)灭蚤处理后,要达到无獭(鼠)无蚤的标准。交通要道两侧、居民区周围、旅游地等重点场所经保护性灭獭(鼠)灭蚤,鼠疫主要宿主密度要降至:黄鼠≦0.3只/hm^2以下,旱獭≦0.5只/hm^2以下。

3.在地广人稀而灭鼠范围大的偏远地区,不具备施用熏蒸剂条件而代之以毒饵灭鼠时,必须在灭鼠的同时进行洞内喷洒灭蚤药或堵洞等灭蚤措施。

4.鼠防专业人员在投药前对投药者进行技术培训。投药者应注意个人防护,要穿防蚤袜,带线手套,严禁蹲坐。投药时应注意操作规范,避免引发草场火灾次生危害。投药过程中如发现自毙鼠要及时报告,不得私自处置。

四、工作要求

(一) 培训

灭獭(鼠)灭蚤前,疾控中心专业人员对投药者进行培训,让投药者灭獭(鼠)灭蚤药物属性,浓度配比,投药技术,注意事项。同时,要对投药者进行个人防护穿脱和工作后消毒处理培训。

(二) 个人防护

工作人员应穿浅色防护服(连体衣)、防蚤袜、乳胶手套或橡胶手套,戴防尘、防毒口罩、着护目镜。

（三）现场急救

在开展保护性灭獭(鼠)灭蚤期间,要配备医护人员和必要的急救药械,一旦投药者出现中毒现象,立即开展现场急救。

（四）药物管理

疾控机构严格落实灭獭(鼠)灭蚤药物出入库登记管理,做好投药时废弃瓶或桶或箱无害化处理,做好剩余药物回收和保存。

五、效果评估

采取现场调查的方式进行效果评估

甘肃省鼠疫防治管理信息系统技术规范

一、目的

通过加强全省《鼠疫防治管理信息系统》管理,实现全省鼠疫防治信息直报规范化、程序化、科学化。

二、依据

参照《中华人民共和国传染病防治法》、《突发公共卫生事件与传染病疫情监测信息报告管理办法》、《鼠疫防治管理信息系统—疫情及监测工作规范》、《国家鼠疫控制应急预案》、《甘肃省鼠疫控制应急预案》和《甘肃省鼠疫预防和控制条例》等法规规范编制。

三、具体措施

（一）报告内容及时限

1.人间疫情

①发现疑似鼠疫病人时,需要填写疑似鼠疫病人报告卡,包括患者姓名、身份证号码、性别、年龄、职业、民族、住址、感染地点、发病时间、发病地点、症状体征和现病史等内容。

②医疗机构报告确诊病例时,应按照《传染病疫情信息报告系统》要求的内容、程序、时限及方式进行网络直报。适时将鼠疫病人的隔离、诊断、治疗、流行病学调查、密切接触者、转归等动态信息进行网络直报。

③报告时限:在人间鼠疫或疑似人间鼠疫疫情诊断后,须在2小时内完成网络直报。

2.动物疫情

1.发现动物疫情时，各鼠疫防治机构按照《鼠疫细菌学检验报告卡》和《动物血清学检验报告卡》的要求填写报告。

2. 各县级鼠疫防治机构负责组织对动物鼠疫进行流行病学调查和疫区处理。并将流行病调查结果、疫区处理等情况及时进行网络直报，最终写出完整报告进行网络直报。

3. 报告时限：判定动物鼠疫疫情后，责任报告人在城镇须6小时内，在乡村需12小时内完成网络直报。

3.鼠疫监测

①报告内容　各鼠疫防治机构按照《全国鼠疫监测方案》要求，将宣传教育、检验、检诊、检疫、巡诊、宿主监测、媒介监测、病原学和血清学监测等内容的要求进行网报。

②报告时限：鼠疫监测阶段数据报告从监测—报告—审核最长不得超过30天（动物疫情信息除外）。发现异常数据及时进行网络直报。

（二）报告数据管理

1.审核

对疫情及监测信息实行录入前审核、录入后审核和逐级审核制度。对监测阳性信息的审核需要在上报（或下级审核）后3天内完成，对监测阴性信息需要在上报（或下级审核）后1月内完成。

2.订正

县级鼠疫防治机构负责组织对报告的鼠疫病人进行流行病学调查，发现报告卡信息有误、诊断状态发生变更（包括死亡）或排除病例时，应及时进行订正报告，并通过网络记录相关变更信息。

对动物疫情和监测数据发现错误信息后，也应通过网络及时变更信息。

3.补报

责任报告单位发现漏报的鼠疫病人、动物疫情及监测信息，应及时补报。

4.查重

录入前，责任报告单位要对报告的数据进行查重，对重复网络直报的数据要进行删除，网络直报数据的删除操作应录入“删除原因”项。

县级鼠疫防治机构每月通过网络对网络直报的数据进行查重；市州级及以上的鼠疫防治机构对本辖区内报告的网络直报数据进行定期查重，发现问题及时反馈。

（三）系统用户管理

1.分级管理：省级管理员管理本级和市州级管理员的授权；市州级管理员管理市州级和县级管理员的授权；县级管理员管理县级用户的授权。

2.实名管理：系统内所有用户信息均采用实名制登记，做到账户专用。

3.隐私管理：遵守保密性原则。除非获得司法授权或法律部门另有规定，不能将收集的个人信息向第三方泄露或公开。

4.用户申请和审核：各级各类鼠防单位使用本系统须填写《鼠疫防治管理信息系统用户权限申请表》（详见附表），本级用户申请表交给同级管理员备案备查，交上级业务理员备案。

5.变更管理:各级管理员必须相对固定,如管理员因工作调动或其他原因无法继续从事管理员工作时,应按照要求办理账户停用和工作交接手续,并协助交接人员建立新的管理员账户。

6.用户有效期:有效期一般不超过 1 年,超过有效期的用户,应及时与本级或上级系统管理员申请延长使用期限。

(四) 基础信息维护

1.监测点信息维护

每年年初维护一次,全年使用。固定监测点名称一般选择到乡镇级,流动点级,疫源检索、鼠情调查点名称一般选择到村级。

监测点信息维护,根据疫源地类型不同选择不同的监测方法,选择必要的动物、媒介、生境等信息。

2.工作人员信息维护

从事鼠疫相关工作的人员均应进行维护,且既往人员不能删除,每年重新维护或下一年新建。

3.短信人员管理

鼠疫系统发出的短信包括:人间疫情、动物疫情和预警信息 3 类短信。短信接收人接到短信后需迅速登陆鼠疫系统,核实短信内容,妥善处置。各级鼠疫业务管理员对系统中接收预警信息的用户及手机号码进纳入备案管理,杜绝因手机号码有误引起的疫情信息泄漏。短信人员管理由省级业务管理员直接负责。短信接收人数限制,市县级鼠防机构 2 人及以下。

4.村级编码维护

村级编码,维护时间一般在每年 1 月份,全年其他时间不进行维护。

5.监测计划和总结管理

监测计划/总结由各级鼠疫防治机构负责上传。包括名称、类型、开展工作的具体时间、制定人、制定单位、制定人所属地区等数据的录入及相关文件的上传。各监测点必须在每年 12 月 31 日前,上传电子版本年度总结和下年度工作计划。

(五) 鼠疫防治信息分析与利用

1.鼠疫防治信息分析

①鼠疫信息分析所需的人文、地理、气象等相关资料统一利用《公共卫生疫情信息报告系统》的基础数据数库。

②各级鼠疫防治机构对辖区内的人间、动物间疫情及监测信息,根据不同需要按年、季、月进行动态分析;当有人间或动物间鼠疫疫情时,应及时做出专题分析。

③各级鼠疫防治机构每年对辖区内鼠疫监测数据进行综合分析,重点分析鼠疫流行病学特征、病原学特点、防治对策和效果评估,并提出相应的防控措施和建议。分析应包括文字材料和统计图、表及电子地图等详细信息。

④各级鼠疫防治机构对信息分析结果要以信息、简报或报告等形式向上级鼠疫防治机构和同级卫生健康行政部门报告。如遇有疫情时,应专题报告。

2.疫情的通报与发布

各相邻地区卫生健康行政部门之间,以及地方与铁路、交通、检疫、驻军等部门之间,要定期交换鼠疫疫情信息，遇有疫情发生时，应随时通报。各级鼠疫防治机构发现鼠疫病人或密切接触者离开发病地时，应立即报告当地卫生健康行政部门，同时报告上级鼠疫防治机构，接到报告的卫生健康行政部门应当以最快的通讯方式向其到达地的卫生健康行政部门通报。

各级卫生健康行政部门与所在地的港口、机场、铁路疾病预防控制机构以及国境卫生检疫机关，根据《中华人民共和国国境卫生检疫法》规定及时相互通报。

鼠疫疫情信息的对外发布按照《中华人民共和国传染病防治法》及有关规定和要求执行。

3.鼠疫疫情和监测资料保存

①责任报告单位对所管理的鼠疫病人《中华人民共和国传染病报告卡》应长期保存。

②各级鼠疫防治机构应将鼠疫疫情及鼠疫监测信息资料按照国家有关规定纳入档案管理。

四、鼠疫疫情及监测信息系统安全管理

（一）各级鼠疫防治机构负责辖区内用户权限的维护，制定相应的制度，加强用户安全管理。

（二）省内所管辖的用户，需全部通过“虚拟专网 SSL VPN 客户端拨号+CA 数字证书登录系统”的方式来登录网络直报系统，虚拟专网 SSL VPN 客户端登录拨号是要通过全省统一配发的网络直报 CA 数字证书进行身份认证登录，不通过账号密码登录。在虚拟专网 SSL VPN 客户端拨号连接后，须强制断开互联网。填报工作完成后，需及时拔掉 CA 证书来断开 VPN 连接。

（三）信息报告系统使用人员未经许可，不得转让 CA 数字证书及登录方式。发现证书遗失或被盗用时，应立即向上级鼠疫防治机构报告。否则，由此导致的信息系统安全问题，由责任单位承担责任，并追究当事人责任。

五、监督与管理

（一）各级卫生健康行政部门对鼠疫疫情和监测报告工作实施监督管理。对辖区内责任报告单位和责任报告人的鼠疫疫情和监测登记、报告和管理情况进行经常性的监督、检查。对鼠疫疫情和监测信息报告存在问题的责任报告单位，责令其限期改进。依照有关法律法规，对违反本办法的行为给予行政处罚。

（二）责任报告人和责任单位不报、漏报、瞒报、谎报、缓报鼠疫疫情和监测信息的，由县级以上人民政府卫生健康行政部门依据《中华人民共和国传染病防治法》和鼠疫防治的有关规定，给予行政处分或者行政处罚。

（三）各级卫生监督机构在卫生健康行政部门的领导下，具体负责对人间鼠疫疫情信息报告的监督、检查。

各级卫生健康行政部门对《鼠疫防治管理信息系统》的管理工作实施统一监督管理。

附表：甘肃省鼠疫防治管理信息系统用户权限申请表

附表：

甘肃省鼠疫防治管理信息系统用户权限申请表

<table>
<tr><td colspan="4">申请人单位：</td></tr>
<tr><td colspan="3">申请人姓名：</td><td>所在部门：</td></tr>
<tr><td colspan="3">邮政编码：</td><td>性别：</td></tr>
<tr><td colspan="3">联系地址：</td><td>年龄：</td></tr>
<tr><td colspan="3">联系电话：</td><td>手机：</td></tr>
<tr><td colspan="3">传　　真：</td><td>Email：</td></tr>
<tr><td colspan="3">用户账号：</td><td>QQ:</td></tr>
<tr><td colspan="3">用户性质：□本级用户　□业务管理员</td><td></td></tr>
<tr><td colspan="3">申请用途：□专病管理　□数据审核　□录入数据　□查阅数据　□其它</td><td></td></tr>
<tr><td colspan="3">申请权限：□全部　□数据维护　□数据录入　□数据审核　□数据输出　□数据查询　□其他</td><td></td></tr>
<tr><td>申请人签字：

年　月　日</td><td>部门领导签字：

年　月　日</td><td>分管领导签字：

年　月　日</td><td>本单位审核意见：

（单位公章）
年　月　日</td></tr>
<tr><td colspan="4">批准权限：□全部　□数据维护　□数据录入　□数据审核　□数据输出　□数据查询　□其他</td></tr>
<tr><td colspan="4">上级疾病预防控制（鼠疫专业）机构审核意见：

（单位公章）　年　月　日</td></tr>
<tr><td colspan="3">授权截止日期</td><td>年　月　日</td></tr>
<tr><td colspan="4">备注：</td></tr>
</table>

备注：1.申请权限为“其他”时，请备注内容；

2.一式三份，上级主管机构一份、单位存档一份、个人保留备查一份。

甘肃省疑似鼠疫疫情报告技术规范

一、目的

明确疑似鼠疫疫情报告制度、内容、程序和时限，做到疑似鼠疫疫情早发现、早报告。

二、依据

参照《中华人民共和国传染病防治法》、《突发公共卫生事件应急条例》、《国家鼠疫控制应急预案》、《鼠疫防治管理信息系统疫情及监测工作规范》等法规编制。

三、工作步骤

（一）报告制度

建立国家、省、地（州）、县（市、区）、乡镇、村六级鼠疫疫情报告网。

任何单位和个人发现鼠疫病人或者疑似鼠疫病人时，应当及时向附近的疾病预防控制机构（鼠防专业站）或者医疗机构报告。

军队、港口、机场、铁路等部门发现鼠疫病人、鼠疫病原携带者、疑似鼠疫病人时，应当通报所在地县级以上地方人民政府卫生健康行政部门。

（二）报告内容

1.病死鼠（旱獭）的报告

报告人发现病死鼠（旱獭）时，可简单采取个人防护后掩埋鼠（旱獭）尸体并及时向当地疾病预防控制中心（鼠防专业站）或卫生院报告；疾控机构（鼠防专业站）接到报告后应及时联系报告人，做好个人防护后赴现场取样。应单只分装（如塑料袋、布袋），报告卡写明发现日期、地点、发现人及采样人等信息。局部范围10日内发现3只以上死鼠（旱獭）时，应以最快的通讯方式向上级疾控机构报告。

2.疑似鼠疫患者与急死患者的报告

发现疑似鼠疫患者或急死病人，各级卫生人员均为法定报告人，必须立即报告所属单位并转报上级。患者所在单位负责人、患者所在交通工具和公共场所负责人均为义务报告人。患者本人及其直接接触人不应亲自外出报告，应委托他人或电话报告。鼠防专业人员未到现场之前，负责人要制止无关人员与患者接触，劝阻直接接触着不要外出活动。

3.疑似疫情的核实

县级及以上疾病预防控制机构（鼠防专业站）接到报告后应立即赶赴现场对患者或死者采集标本检

验,做出初步诊断并上报,同时撰写书面材料备案。

(三) 报告程序和时限

疾病预防控制机构(鼠防专业站)应当设立或者指定专门的部门、人员负责鼠疫疫情信息管理工作,主动收集、分析、调查、核实传染病疫情信息。

疑似人间鼠疫疫情经当地疾控机构(鼠防专业站)核实后,以最快的通讯手段上报当地卫生健康行政部门和上级疾控机构。城镇疫情报告不得超过2小时,农村及牧区不得超过6小时。接到报告的卫生行健康政部门应当在2小时内向本级人民政府报告,并同时逐级上报上级人民政府卫生健康行政部门,直至国家卫生健康行政部门。县级人民政府应当在接到报告后2小时内逐级上报上级人民政府报告。省人民政府接到辖区发生或者可能发生鼠疫暴发或流行疫情报告,应在1小时内向国务院卫生健康行政部门报告。

接诊医生发现人间鼠疫疫情时,负责填写《中华人民共和国传染病报告卡》,并报所在医疗机构,由医疗机构按规定上报。责任报告单位收集和报告本辖区内人间鼠疫疫情信息,有条件的实行网络直报,没有网络直报条件的要在规定时限内向县级疾控机构(鼠防专业站)提交《传染病报告卡》,由县级疾控机构(鼠防专业站)网络直报。

铁路、交通、民航、厂矿、部队等所属医疗卫生机构以及出入境卫生检验检疫部门应主动与县级疾控机构建立人间鼠疫信息报告机制,发现疫情及时报告。

(四) 疫情公布

发生鼠疫疫情时,国务院卫生健康行政部门负责向社会公布疫情信息,必要时可授权省人民政府卫生健康行政部门向社会公布本行政区域的疫情信息。公布的疫情信息应当及时、准确。

四、考核评价

通过查阅资料和网络查询的方式进行考核评价。

甘肃省疑似鼠疫疫情和鼠疫疫情应急处置技术规范

一、目的

科学有效处置疫情,防止疫情扩散,将疫情的波及范围控制到最小。

二、依据

参照《国家鼠疫控制应急预案》、《甘肃省鼠疫控制应急预案》等法规编制。

三、工作步骤

(一) 疑似疫情报告

任何单位和个人发现疑似疫情后,将患者和患者家属初步隔离和封锁,第一时间联系当地疾控中心(鼠防专业站)或医疗机构。

(二) 疫情核实

疾控中心(鼠防专业站)接到报告后迅速赶赴现场,进一步检查和完善封锁隔离措施,并对患者和接触者进行采样送检,患者应在治疗前,根据病情采集淋巴穿刺液、血液、痰液和咽拭子等样本,接触者不采集淋巴穿刺液。样本要足量、且留取备份。同时开展病例个案调查和接触者流行病学调查。临床医疗机构对患者进行血常规、X胸片等必要检查。

以上工作人员在接触患者或进入病家时必须做好个人防护,以防自身感染。

(三) 初步诊断

依据患者临床表现、流行病学调查和实验室检测结果,初步确诊或仍无法排除鼠疫时,要及时向县级以上卫生健康行政部门报告,提出疫情初步分级建议和处理方案。

(四) 应急反应

当地卫生健康行政部门接到报告,组织专家确定疫情分级,报相当地人民政府,当地人民政府立即成立疫情现场指挥部,启动应急预案,做出疫情应急反应。依据疫情发展趋势,应急反应级别可以随时调整。

(五) 应急处置

1.划定控制区域,实施疫区隔离。

2.鼠疫患者或疑似患者的隔离救治。

3.直接接触者的隔离留验。

4.现场流行病学调查(密接排查)。

5.实验室检测。

6.巡诊检诊。

7.预防性投药。

8.交通检疫。

9.疫区消毒、灭鼠(獭)灭蚤。

10.尸体处理。

11.健康教育。

12.疫情信息发布。

四、效果评价

通过查阅资料方式进行效果评价。

甘肃省鼠疫防控知识培训和演练技术规范

一、目的

通过培训和演练，提高卫生健康行政人员组织、协调及指挥能力，提高鼠防专业人员疫区处理能力和现场操作技能，提高医务人员鼠疫诊疗水平，不断完善应急预案和物资储备。

二、依据

参照《鼠疫防控应急手册》、《国家鼠疫控制应急预案》、《甘肃省鼠疫控制应急预案》等行业规范编制。

三、工作要求

（一）培训

1.目标

鼠疫疫源地区和比邻地区医疗卫生人员培训覆盖率100%。参加培训人员合格率达90%以上。

2.方式

采取集中授课，继续医学教育、进修和网络培训等方式

3.范围

从事鼠疫防控管理和卫生监督人员、鼠疫防控专业人员和各类医务人员。

4.培训内容

鼠疫流行病学，鼠疫诊断治疗，鼠疫实验室检测技术、鼠疫相关法律法规、鼠疫疫区处理技术、人间鼠疫监测和院内感染控制、鼠疫防控信息报告、鼠疫实验室生物安全管理等

5.资料管理

要求培训文件、培训课件、培训报道册、培训前后测试卷和培训小结等资料和影像资料齐全并归档。

6.效果评价

培训前后都要对参加培训人员进行鼠防知识测试，评价培训效果。

7.考核

由上级部门随机抽取部分医疗卫生人员，采取问卷调查和考试的方式对鼠防知识掌握情况进行测试，检验培训效果。

（二）演练

1.目标

每年至少要举办一次卫健部门或多部门联合应急演练。

2.方式

现场演练：制定演练方案或脚本，将演练内容、时间、地点通知参演单位，参演单位事先安排参演人员，并根据演练方案或脚本进行排练，按照压迫球参加演练。

拉练：由组织者假设在某地区发生鼠疫疫情，参加演练单位在事前不知情的情况下，有组织者向参演单位发出疫情通报，参演单位接到疫情报告后，在规定时间内内赶到现场，并按照疫区处理程序开展疫区处理工作。

桌面推演：由组织单位根据所要达到的目的提出若干假设，参演单位根据组织单位提出的假设回答处理意见。

3.程序

（1）成立演练指挥机构，决定演练规模、进程和预期的结果。

（2）制定演练方案或脚本，包括演练目的、演练组织机构、参演单位、演练时间和地点、演练内容和演练程序。

（3）演练内容：主要考核应急反应能力（疫情报告程序及时限，参演单位到达现场时限）、疫区处理装备（防护装备、采样及检验器材、诊断器材、疫区处理器材及消毒药品、灭鼠灭蚤药、流行病学调查用品）、疫区处理程序（疫区封锁隔离、鼠疫患者诊断、鼠疫患者隔离治疗、直接接触者调查和隔离、人群预防、健康教育、卫生学处理、流行病学调查、封锁隔离解除和总结报告）和操作技能（病原学及血清学检验、啮齿动物及蚤类分类鉴定）等四个方面的能力。

（4）考核

根据事先规定的标准，判断演练的每一个步骤是否与要求相符，所用时间是否满足疫情控制需要，每一项技术操作的结果是否正确，判断演练是否达到预期结果。

4.总结

演练结束以后，对演练进行全面总结，总结演练取得成绩，梳理演练准备、演练过程中存在的问题和不足，提出问题清单，责任到人，限期整改。

四、效果评价

通过查阅资料和现场观摩的方式进行效果评价。

甘肃鼠疫疫源地区医疗机构预检分诊、发热门诊设置和运行技术规范

一、目的

进一步加强各级医疗机构预检分诊、发热门诊规范化建设，做到鼠疫早发现、早报告、早诊断、早治疗。

二、依据

参照《医院隔离技术规范》、《医院空气净化管理规范》、《医疗机构消毒技术规范》、《医疗废物管理条例》和《医疗卫生机构医疗废物管理办法》等行业规范编制。

三、设置要求

(一) 预检分诊

1.医疗机构应当设立预检分诊，不得用导医台(处)代替预检分诊点。所有发热病人均应经过预检分诊分诊后，方可就诊。

2.预检分诊点一般设立在门诊醒目位置，标识清楚，相对独立，通风良好，流程合理，具有消毒隔离条件。

3.预检分诊要备有发热病人用的医用外科口罩、测温枪和体温表、流水洗手设施或手消毒液、发热患者登记表、鼠防宣传单或宣传册等。

4.预检分诊一般安排 2 名医护人员，值班人员要熟悉鼠疫防治基本知识和疑似疫情报告流程及疑似患者处理程序。

5.预检分诊医护人员按一级防护着装，即穿工作服、戴工作帽和医用外科口罩，每次接触病人后立即进行手清洗和消毒。

6.经预检分诊查出的发热病人，应由预检分诊其中 1 名医护人员陪送到发热门诊，预检人员发现异常或意外情况应及时报告。

7.预检分诊实行 24 小时值班制(晚间预检分诊可设在急诊，但应设有醒目标识)。

(二) 发热门诊

1.发热门诊要与其他门诊、急诊完全分隔，做到空气气流互不相通，空调通风系统独立设置，要设立醒目的标识。

2.发热门诊设发热病人的专用出入口和和医务人员专用通道，增设清洁物品和污染物品的出入口，出

入口标识清楚。

3.发热门诊设有污染、半污染和清洁区,三区划分明确,相互无交叉,标志醒目。

4.发热门诊应设有诊断室、处置治疗室、留验观察室,医务人员更衣室、卫生间等,配备基本设备设备(诊察床、诊察桌、诊察凳、观察床、听诊器、血压计、体温计、一次性压舌板、紫外线灯、处置台、手消毒设施或器械)和带盖污物桶及通讯设备,每室独立,条件许可,挂号、就诊、检验、检查、取药等能全部在该区域完成。

5.发热门(急)诊要悬挂首诊医生责任、疫情报告、应急处置、24小时值班等工作制度和流程图。应储备一定数量的个人防护和消杀灭药械,承担接诊工作的医务人员要有执业医生资格,熟练掌握鼠疫防治的相关法律法规、鼠疫诊断治疗、鼠疫信息报告、个人防护、各种消毒技术、职业暴露的预防和处置等规范。按二级防护着装。

6.建立接诊病人登记本。内容包括:接诊时间、病人姓名、性别、年龄、住址、工作单位、联系方式、诊断、病人去向及接诊医生签名。

7.建立终末消毒登记本。内容包括:空气、地面、物体表面及使用过的医疗用品等消毒方式及持续时间、医疗废物及污染衣物的处理等,最后有实施消毒人和记录者的签名,并注明记录时间。

8.二级以上医疗机构发热门诊(室)医务人员实行24小时值班制。

四、监督管理

医疗机构发热门诊内部管理部门每月至少一次,检查督导发热门诊工作,有检查的记录备查,以规范发热门诊管理。

五、考核评估

采取查阅资料,现场查看等方式进行考核评估。

甘肃省疑似鼠疫患者诊疗和院内感染控制技术规范

一、目的

规范疑似鼠疫患者诊疗活动,提高诊疗水平,降低患者死亡率。加强医源性感染控制,防止鼠疫疫情院内感染,保护医疗机构医务人员身体健康和生命安全。

二、依据

参照《医院感染管理办法》、《中华人民共和国传染病防治法》、《消毒管理办法》、《消毒技术规范》、《鼠疫诊断标准》等规范编制。

三、工作要求

(一) 疑似鼠疫患者诊疗

1.一旦发现疑似鼠疫患者,及时报告院内疫情应急处置领导小组,由首诊医生或院内负责疫情报告人员报告当地疾控中心(鼠防专业站)和卫生健康行政部门。同时,给患者提供一次性外科口罩,由着防护的医护人员引导进入留验观察室或转运至隔离病房。对患者陪同人员进行集中医学观察。

2.医疗机构及时启动鼠疫疫情控制应急预案,第一时间采集疑似鼠疫患者静脉血 5ml、咽拭子、淋巴穿刺液等检验样品,同时给患者进行必要的临床检查。

3.对疑似鼠疫患者就诊时污染物品和污染场所进行即时性消毒。

4.一旦疑似患者确诊,给予及时救治,特效治疗首选药物是链霉素,如果链霉素过敏,可选庆大霉素,联合其他头孢类、喹诺酮类药物治疗,辅以一般支持性和对症治疗。同时,做好患者心理疏导,做好病房定期消毒,开窗通风,也做好患者排泄物、分泌物及污染物无害化处理。

5.疑似或确诊患者转院时,应由 2 名着个人防护的医护人员陪同,使用专用车辆进行转运,路途配备必要的抢救药械,转运后对车辆进行终末消毒并做好消毒记录。同时按《医疗机构消毒技术规范》对接诊医疗机构进行终末消毒。

6.如果疑似或确诊患者死亡的,由公安、民政等部门告知家属,疫情指挥部组织专业人员按照我国《传染病防治法》等法律法规对尸体进行无害化处理。处理方法为:用 3000mg/L 的含氯消毒剂或 0.5%过氧乙酸棉球或纱布填塞患者口、鼻、耳、肛门等所有开放通道;用双层布单包裹尸体,装入双层尸体袋中,由专用车辆直接送至指定地点或火葬场火化。患者贵重物品经消毒后方由公安机关转交家属。

(二) 院内感染控制

1.规范预检分诊、发热门诊好隔离病房设置,做到流程合理,制度健全,基本设备具备,标志醒目。

2.制定疑似鼠疫疫情控制应急预案,细化分工,明确职责。

3.加强医务人员鼠疫知识培训,严格落实首诊医生责任制,严格疫情报告程序和时限,做到疑似鼠疫患者早发现、报告、早隔离、早诊断、治疗。

4.加强医务人员院内感染控制相关知识培训,医务人员熟练掌握个人防护、消杀灭和疫情应急处置技术。

5.按照《医疗废物管理条例》、《医疗卫生机构废物管理办法》、《医疗废物分类目录》的规定对疑似鼠疫患者分泌物、排泄物、污染物品和场所进行即时性和终末消毒剂无害化处理。

6.加强应急物资储备,消毒药剂、消毒器械、一次性使用医疗卫生用品等采购、储存、使用及用后处理必须符合国家医院感染管理的有关要求。

7.医院指定专人或成立感染科负责医院日常院内感染控制工作，疫情处理期间，积极协助有关科室加强感染控制监督和技术指导。

四、考核评价

采取查阅资料和现场查看的方式对各医疗机构院内感染控制工作进行考核评价。

甘肃分离鼠疫菌储存、运输和使用管理规范

一、目的

进一步规范全省鼠疫监测分离鼠疫菌储存、运输和使用管理，防止鼠疫菌储存、运输和使用过程中丢失或实验室生物安全事件发生，保护实验室操作人员和公众的健康。

二、依据

参照《病原微生物实验室生物安全管理条例》(2018年3月19日修正版)，《可感染人类的高致病性病原微生物菌(毒)种或样本运输管理规定》中华人民共和国卫生部令(第45号)，《人间传染的病原微生物名录》(卫科教发[2006]15号)等法规编制。

三、具体措施

(一) 鼠疫菌种储存管理

1.各监测点将本年度分离鼠疫菌接种基础培养基(肉浸液琼脂、肉膏业琼脂、赫金格尔琼脂等)斜面和高层各2管，标记清楚，石蜡封口，置冰箱冷藏室保存。

2.菌种储藏室或冰箱带双锁，实行双人管理，钥匙应由2人分头负责保管，只有2人同时到场才能索取菌种。

3.菌(毒)种库保存菌株要建立菌株档案，包括分离地点、分离来源，分离时间、经纬度、培养特性、接种斜面和高层数量，封口储存时间，鉴定人等内容。要求登记序号与保存序号一致。

4.实行24小时监控(对应防护目标和周围所有进出通道的报警)、影像监控(对菌(毒)种库冰箱系成像监控)。可随时监控菌(毒)种库内的安全、温度及冰箱的温度，并查询自动记录情况，当出现异常自动报警时，应立即报告实验室负责人。

（二）鼠疫菌种运输管理

1.菌种或样本运输的审批

跨省运输鼠疫菌种或样本,必须经省级以上卫生健康主管部门批准。本省行政区域内运输鼠疫菌种或样本,报省卫健委科教处审批。接受单位同意后方可运输。运输结束后,申请单位要将运输情况向原批准部门书面报告。提交菌种或样本运输单位申请书、接受单位接受文件和资质、运输应急预案、容器或包装裁量批文和合格证书或或者高致病性本源微生物菌(毒)种或样本运输容器或包装材料承诺书。

2.菌种或样本运输包装

按照国家生物安全的相关规定,鼠疫菌的运输包装装符合[联合国编号 UN2814]P620 的包装要求,一般使用三层包装,将装有鼠疫菌的容器(试管、小瓶等)用石蜡或胶布密封,外裹以纱布,再用浸有消毒液的棉花包裹后装入用防水、防漏的内层容器。贴上指示内容物的标签后装入中层容器,再将中层容器固定在硬质外层容器中,内层容器和中层容器间应放置足量的吸水性材料,以便内层容器打破或泄漏时,能吸收溢出的所有液体,外层容器的最小尺寸为 100 毫米,将"感染性物品"标记(采用 GB190 规定的标记)贴在外包装外,并在"感染性物品"标记上标明其生物危害程度。两面有"向上"和"易碎"的标记(采用 GB191 规定的标记);将内容物详细清单放在第二层和外包装间;外包装的标签上还应包括以下内容:接收者姓名、电话和地址;运输者姓名、电话和地址。为保持鼠疫菌种活力,运输中应尽量使鼠疫菌种处于适宜温度内。当采取湿冰时,要首先对第一层包装进行防水检验,运输时间应在 72 小时内,湿冰置于二层和三层包装间。

3.鼠疫菌运输人员及车辆要求

由经过相关培训的专人(不得少于两人)持有相关证明文件(鼠疫菌携带、运输许可文件)进行,并采取相应的防护措施。专用车辆运送,车内备有 5%甲酚皂消毒溶液喷壶等。运输路线最短,时间最快,避免货物周末或公共假日。承运单位应当与护送人员应有防止被盗、被抢、丢失、泄露的措施。

（三）鼠疫菌的使用管理

1.各监测点对分离鼠疫菌的使用实行申请、审定制度。未经省卫生健康行政和业务部门许可,任何单位和个人不得用鼠疫活菌相关试验活动。

2.建立鼠疫菌种、样本的采集、接收、保管、领取、发放、使用销毁的批准、登记制度。

3.建立鼠疫菌种使用应急预案,明确各项应急规程及意外事故处理措施。

四、考核评价

通过资料查阅和现场查看进行考核评价。

甘肃省鼠疫防控个人防护技术规范

一、目的

通过规范全省鼠疫防控人员个人防护,保障鼠防人员健康。

二、依据

参照《鼠疫防控应急手册(2009年版)》、世界卫生组织《实验室生物安全手册》等规范编制。

三、具体要求

(一) 防护用品

1.身体防护服:白大衣、一次性隔离防护服(连体式或分体式),传统隔离防护服(内隔离衣、反穿衣)。应符合《医用一次性防护服技术要求》GB19082-2009。

2.头面部防护品:工作帽、三角巾或一次性使用医用防护帽、一次性使用医用口罩、24层纱布口罩、N95口罩、防目镜、面罩。应符合《一次性使用医用防护帽》YY/T 1642-2019、《一次性使用医用口罩》YY/T 0969-2013。

3.手部防护品:医用乳胶手套或医用一次性乳胶手套、全棉手套、防蚤手套。应符合《一次性使用灭菌橡胶外科手套》GB 7543-2006。

4.脚部防护用品:一次性使用医用防护鞋套、防蚤袜、长筒胶靴。应符合《一次性使用医用防护鞋套》YY/T 1633-2019。

(二) 防护级别

1.一级防护

适用范围:对非疫点的公共场所、企业、学校、托儿所以及其他场所实施预防性灭鼠灭蚤和消毒的工作人员,从事抗体血清学检验及实验室一般准备工作的工作人员。

防护方法:穿工作服或内防护服,戴工作帽、医用口罩,穿一次性胶套或胶鞋。

2.二级防护

适用范围:从事鼠疫细菌学检验人员,进入鼠疫隔离观察室和隔离病房的医务人员,采集和接触患者标本、处理患者分泌物和排泄物以及死亡患者尸体的工作人员,转运患者的医务人员和司机,对疑似鼠疫病例或确诊病例进行流行病学调查的工作人员,在疫点或疫区进行预防性灭鼠灭蚤的工作人员。

防护方法:传统着装:穿内隔离衣裤,穿防蚤袜及长筒胶鞋,戴一次性工作帽,扎三角巾或戴防护帽,穿反穿外隔离服,戴24层口罩(两鼻翼间用适量脱脂棉填充),戴乳胶手套。现代着装:穿连内隔离衣裤,戴一次性工作帽,戴N95口罩,穿体一次性隔离防护服,穿一次性鞋套或长筒胶鞋,戴一次性乳胶手套。

3.三级防护

适用范围:采集肺鼠疫患者标本或尸体解剖的医疗卫生人员,在鼠疫实验室从事活菌操作人员。

防护方法:在二级防护基础上,加戴防目镜或面罩,必要时戴线手套或乳胶手套。

(三) 穿脱顺序

1.传统着装顺序

穿内防护衣-穿防蚤袜-穿胶鞋-戴一次性工作帽-扎三角巾或戴防护帽-穿外防护衣-戴24层口罩-戴手套-戴防目镜或面罩。

2.传统脱装顺序

全面喷雾消毒-消毒液泡手-摘下防目镜或面罩-脱外防护衣-摘下24层口罩-摘下三角巾或防护帽-消毒液泡胶鞋-消毒液泡手-摘手套-摘一次性工作帽-脱胶鞋-脱防蚤袜-脱内防护衣-规范洗手-使用75%酒精或皮肤消毒剂对手部、面部及暴露部位擦拭消毒。

所有脱下的防护用品放入消毒桶内或黄色垃圾袋中进行消毒清洗。

3.现代着装、脱装顺序

着装:穿内防护衣-戴一次性防护帽-戴N95口罩-穿一次性穿连体防护服-穿胶鞋或一次性胶套-戴手套-戴防目镜或面罩。

脱装:全面喷雾消毒-消毒液泡手-摘下防目镜或面罩-脱一次性穿连体防护服连带一次性胶套-消毒液泡胶鞋-消毒液泡手-摘手套-摘一次性工作帽-脱胶鞋-脱内防护衣-规范洗手-使用75%酒精或皮肤消毒剂对手部、面部及暴露部位擦拭消毒。

所有脱下的防护用品放入消毒桶内或黄色垃圾袋中进行消毒处理。

(四) 穿脱防护用品注意事项

1.检查一次性防护用品是否在有效期,符不符合GB/ T18664-2002《呼吸防护用品的选择、使用与维护》相关标准要求。

2.戴N95口罩时,双手托口罩吸气检查密闭性。摘N95口罩时,一只手脱装,另一只手解系带。

3.戴一次性乳胶手套,检查气密性。摘手套时,首先用左手手指拉起右手手套上缘,脱去右手手套的手掌部分,再用右手手指拉起左手手套上缘,脱去左手手套,手套内面向外。

4.脱防护服时,用手接触防护服内侧外翻,防止污染

四、考核评价

采取现场查看和观摩的方式对鼠防专业人员穿脱防护用品顺序,技术要点及防护品使用后消毒处理进行评价。

甘肃省鼠疫监测点鼠疫实验室生物安全管理

一、目的

为切实做好鼠疫实验室生物安全管理,维护公共卫生安全,保护实验室工作人员和公众的健康。

二、依据

参照《病原微生物实验室生物安全管理条例(2018年修订版)》(国务院令第424号),《病原微生物实验室生物安全标识》(WS589-2018),《病原微生物实验室生物安全通用准则》(GB19489-2019)、《危险化学品安全管理条例》(国务院591号令),《可感染人类的高致病性病原微生物菌(毒)种或样本运输管理规定》(国务院45号令)等文件编制。

三、具体措施

(一) 实验室安全管理

1.实验室管理

各鼠疫监点要成立鼠疫实验室生物安全委员会,建立组织机构,健全生物安全管理体系。对实验室生物安全,菌毒株管理,设施设备管理和健康监护等工作要制定专人负责。单位法人是实验室实验活动和人员安全的最终责任人,实验室负责人是实验室生物安全第一责任人。

2.实验室安保、消防、电器、危化品安全管理

实验室安全保卫:实验室外围的安全保卫由安保人员负责。实验室的实验活动应由生物安全管理人员负责。菌毒株、样本等感染性物质、剧毒物质等实行专人负责。对生物安全实验室应安装监控系统进行24小时监控。定期对高压蒸汽灭菌器进行校验。生物安全管理人员应定期对实验室电气安全、仪器设备运行、易燃易爆化学品储存使用情况进行检查,及时发现、排除安全隐患。

消防安全:每年对实验室人员进行一次消防安全培训,让实验室人员熟悉实验室火灾常见原因,实验室使用灭火器类型和用途。

电器安全:实验室电器发生损坏或需要维修时,应停止实验室工作,对实验室进行终末消毒,再由具备资质的维修人员进行维修。

危险化学品安全:监测点实验室一般危险化学品有:乙醇、异丙醇、氯仿、酚、甲醛、次氯酸钠等。这些物品由专人保管和领取,放置在远离易产生火花的地方。所有实验室人员应正确了解这些化学物品的危险性质和安全使用原则。

3.实验室危险标识

正确地实施《安全标志及其使用导则》(GB2894-2008)，标志牌应设在与安全有关的醒目地方，设置的高度与人眼的视线高度相一致。标志牌前不得放置妨碍认读的障碍物。多个标志牌在一起设置时，应按警告、禁止、指令、提示类型的顺序排列。其他要求应符合 GD-15566 的规定。如发现安全标志牌有破损、变形、褪色等不符合要求时，应及时修整或更换。

(二) 实验室管理制度

建立健全鼠疫监测点实验室人员培训、考核、准入、生物安全自查、资料档案管理、意外事件处理及报告、医疗废弃物处理、感染性材料管理和实验室生物安全防护、设施设备检测维护等制度及实验室个人行为、个人防护、鼠疫操作技术等规范。

(三) 鼠疫操作规范

1.按照“一设备一档案”的原则，建立健全各类仪器设备操作程序、使用和维修记录，包括操作规程、定期校验、使用、日常保养维护、期间核查记录等内容。

2.制定鼠疫细菌学检验、抗体检测、抗原检测、基因检测、动物昆虫鉴定、分类、标本制作和保存等操作规范。

3.制定实验室消毒、废弃物消毒、实验器材、操作人员等消毒程序。

4.制定实验室意外事故处理应急预案，做好实验室感染控制和实验室人员健康监测。

(四) 实验室仪器设备、设施检测维护

1.设施设备检测维护

实验室内大型仪器、设备、精密仪器由专人负责保管、登记、建档，仪器设备的使用者，需经专业技术培训。实验室内仪器设备应在检定和校准的有效期内使用，并按照检定周期的要求进行自检或强检，对使用频率高的仪器按规定在检定周期内进行期间核查。仪器设备所用的电源必须满足仪器设备的供电要求。仪器设备在使用过程中发生异常，随时记录在仪器档案上，维修必须由专业人员进行并做维修记录。仪器设备使用结束后，必须按日常保养进行检查清理，保持良好状态，所有仪器设备应加贴唯一性标识及准用、限用、禁用标志。

2.实验室紫外灯的更换

实验室的紫外灯使用满 500 小时必须进行消毒效能测试，以后每 100 小时测试一次，发现不合格者立即更换。

3.生物实验室的 HEPA 滤器的更换

HEPA 滤器由实验室工作人员用福尔马林熏蒸消毒。由有资质的公司的专业人员进行更换。实验室安全员陪同工作。

4.生物安全柜和高效过滤器更换

每年至少检测一次，更换前用甲醛熏蒸消毒后，由专业人员更换，测试合格后方可使用。

5.仪器设备的维修保养

在对仪器设备进行维修、保养前，应由技术人员用 75%乙醇消毒纱布，清除仪器设备表面的污染、确保仪器设备安全。一级维护保养工作应在专职人员的指导下由实验室工作人员来完成。二级维护保养工

作应由专职人员 (或由生产厂商)来完成。

6.电气设备的维护保养

电器设备检修前,对检修电器设备用75%乙醇消毒纱布进行表面消毒擦拭。由有资质的公司的专业人员或本中心有资质的人员进行维修。实验室仪器设备专管员陪同。

7.灭火器的更换

用3-5%来苏儿、1%次氯酸钠喷洒消毒后拿出实验室,由后勤人员更换新灭火器。

8.实验室设备门的开启

实验室大型仪器更新或检修时,需要开启实验室的设备门。仪器和装备需要运出实验室进行维修、保养、更新或废弃时,应使用实验室常用消毒剂全面擦拭外表面及可能与细菌接触的内表面,移至实验室缓冲空间内放置30日,使用无菌生理盐水拭子在内外表面上多点取样检查无目标菌后,方可移出。由实验室工作人员关闭设备门,对实验室全面的检查,确定各项指标正常时,方可使用。

9.实验室电路的检修

告知检修人员那个房间和那个位置有潜在的感染性物质,让他们熟悉实验室的布局。由有资质的实验室施工单位或本中心有资质的技术人员进行操作。实验室设施环境专管员陪同工作。

10.实验室空调、监视器的检修和更换

由有资质的公司技术人员或本单位有资质的技术人员进行操作。

四、考核要求

采取查阅资料和现场查看的方式进行考核。

甘肃省鼠疫监测点应急物资储备名录

一、目的

规范鼠疫监测点应急物资储备,为人间鼠疫应急处置提供物资保障。

二、依据

参照《鼠疫防控应急手册》(2009年版)、《鼠疫诊断标准》WS 279-2008,结合我省人间鼠疫处置实践编制。

三、储备要求

（一）应急物资储备库建设

各级鼠防单位要建立鼠疫应急物资储备库，至少一间以上，具有摆放应急物资架，要求分类摆放整齐，标签明显，易于查找。

（二）应急物资管理

建立应急物资台账和物资出入库管理制度，做到应急物资管理账目清楚，确保应急物资在有效期内；配备2名管理员进行管理，随叫随到，出入库登记清楚。

（三）应急物资储备种类和数量

应急物资储备主要以个人防护用品、流行病学调查用品、鼠疫患者现场采样器械、消杀灭药械、预防药物、鼠疫实验室检测试剂与耗材、尸体处理用具和野外生活保障用品等类别为主。应急物资储备数量至少要满足1起人间鼠疫处理工作。

四、考核

采取台账查阅和实物查看的方式进行考核。

附表：鼠疫监测点应急物资储备名录和数量

鼠疫监测点应急物资储备名录和数量

类别	品名	单位	数量	
流调	1	N95口罩	个	100
	2	一次性医用口罩	个	500
	3	灭菌橡胶手套	双	200
	4	一次性医用连体防护服	套	500
	5	防雾护目镜	个	100
	6	一次性医用靴套	双	100
	7	一次性无菌医用帽子	个	500
	8	一次性医用内隔离衣	个	100
	9	一次性医用防护面屏	个	100
	10	全面型呼吸防护器	个	10
	11	雨鞋	双	50
	12	分体内隔离衣	套	100
	13	流调表、笔记本、签字笔、记号笔、铅笔	套	30
	14	对讲机	台	10
	1	一次性采血针	个	100
	2	采血管(不含抗凝剂)	个	100

续表

类别	品名	单位	数量	
采样	3	绷带	个	2
	4	5ml 针管	个	100
	5	10ml 针管	个	100
	6	穿刺针带采样管	个	2
	7	痰液采样管	个	50
	8	咽拭子采样管(细菌)	个	50
	9	一次性医用棉签	包	50
	10	碘伏	瓶	10
消杀	1	50%来苏儿消毒液	瓶	50
	2	溴氰菊酯	瓶	50
	3	84 消毒液	瓶	20
	4	75%酒精	瓶	50
	5	凝胶手消	瓶	50
	6	表面消毒湿巾	瓶	50
	7	卫生湿巾	瓶	50
	8	丸山 SB151 喷雾器	台	5
	9	手持喷壶	个	10
	10	毛巾	条	50
	11	洗手盆	个	10
	12	带盖塑料桶	个	5
预防药物	1	四环素	瓶	2
	2	链霉素	瓶	50
	3	土霉素	瓶	2
	4	新诺明	瓶	10
	5	庆大霉素	支	50
试剂及耗材	1	间接血凝试剂盒	盒	20
	2	反向间接血凝试剂盒	盒	15
	3	胶体金检测鼠疫 FI 抗体	盒	10
	4	胶体金检测鼠疫 FI 抗原	盒	10
	5	ELISA 检测鼠疫 FI 抗体	盒	5
	6	ELISA 检测鼠疫 FI 抗原	盒	5
	7	细菌 DNA 提取试剂盒	盒	5
	8	鼠疫菌 PCR 引物序列(FI 、pla)	管	10
	9	荧光定量 PCR 试剂盒	盒	2
	10	GEL-RED	管	1
	11	琼脂糖	瓶	2

续表

类别	品名	单位	数量	
	12	DNA Marker	管	2
	13	TBE 电泳缓冲液	瓶	5
	14	2 x PCRMix	管	10
	15	V 形微量板	袋	200
	16	无菌 PCR 管	袋	5
	17	无菌 Dorf 管	袋	5
	18	无菌枪头 200μl	盒	50
	19	无菌枪头 1000μl	盒	50
	20	无菌枪头 10μl	盒	50
	21	美兰染液	盒	3
	22	革兰氏染色液	盒	3
	23	鼠疫菌培养基	个	50
仪器	1	移液器 1000μl	个	2
	2	移液器 200μl	个	2
	3	移液器 100μl	个	2
	4	移液器 100μl	个	2
	5	移液器 50μl	个	2
	6	移液器 10μl	个	2
	7	PCR 仪	台	1
	8	荧光定量 PCR 仪	台	1
	9	电泳仪及电泳槽	台	1
	10	离心机	台	2
	11	金属浴	台	2
	12	手持紫外灯	台	1
	1	弓形夹	个	100
	2	鼠夹(大、中、小)	个	各 100
	3	乙醚	瓶	2
	4	动物解剖包	个	5
	5	脱脂棉花	个	10
	6	载玻片	盒	5
	7	青霉素瓶	个	50
	8	鼠袋(大、小)	个	各 50
	9	昆虫标本制作试剂	套	2
	10	医用垃圾袋	个	100
	11	篦子	个	5
	12	防蚤袜、防蚤服、防蚤手套	套	50

续表

类别	品名	单位	数量	
	14	带盖桶或箱	个	5
野外生活保障用品	1	发电机	台	2
	2	充气帐篷	个	5
	3	行军床、被褥	套	20
	4	应急灯	个	10
	5	应急桌椅	个	10
	6	液化气	瓶	2
	7	10L 保温壶	个	5
	8	保温杯	个	10
	9	炊事工具	套	2
	10	个人洗漱包	套	20
	11	雨伞	把	10
	12	防晒用品	瓶	5
	13	遮阳帽子	顶	20
	14	雨衣	套	20
	15	铁锹	把	5
	16	洋镐	把	5
	17	铁锤	把	2
	18	烧水壶	个	2
	19	蚊虫驱避剂	瓶	5

甘肃省鼠疫监测点实验室必备仪器设备配置清单

一、目的

通过加强全省鼠疫监测点实验室仪器和设备配备，保障基层鼠疫实验室仪器设备正常运转，提高鼠疫监测质量和疫情应急处置能力。

二、依据

参照《病原微生物实验室生物安全管理条例》(2018 年 3 月 19 日修正版)，结合我省鼠疫监测点开展实验室检测工作实际编制

三、工作要求

（一）监测点实验室具备镜检、细菌分离培养和保存，间接血凝试验、反向血凝试验、胶体金试验、酶联免疫试验和PCR检测技术，啮齿动物鉴定、分类、标本制作和保存，蚤类鉴定、分类、标本制作和保存等实验能力。

（二）实验室仪器设备要满足细菌学、血清学和分子生物学技术所需仪器设备；满足采集样本、生物制品保存所需仪器设备；满足用于实验试剂、材料制备和实验废弃物高压消毒处理所需仪器设备。

（三）实验室配电和环境条件满足各类仪器设备正常运转。

（四）实验室要建立各类仪器设备操作程序，使用和维护记录。

（五）实验室要设仪器设备管理员，将所有仪器设备建档管理。

四、考核评价

采取查阅资料和现场查看的方式进行考核评价。

附表：甘肃省鼠疫监测点实验室仪器设备清单

甘肃省鼠疫监测点实验室仪器设备清单

序号	仪器设备名称	数量（单位）	用途	备注
1	冰箱（-20℃）	2台	动物、环境样本及菌株保藏	
2	低温冰箱（-20--40℃）	1台	动物、环境样本及菌株保藏	
3	台式离心机	2台	实验室检测及应急检测	
4	迷你离心机	2台	实验室检测及应急检测	
5	低温高速离心机	1台	实验室检测及应急检测	
5	全自动高压灭菌锅	2台	生物安全实验室消毒	
6	生物安全柜	1台	生物安全实验室消毒	
7	旋涡混匀器	2台	实验室检测及应急检测	
8	医用冷藏箱	2台	实验室采样及应急采样	
9	数显恒温水浴箱	2台	实验室采样及应急采样	
10	普通光学显微镜	2台	实验室检测及应急检测	
11	生物解剖镜	1台	实验室检测及应急检测	
12	暗视野显微镜	2台	实验室检测及应急检测	
13	核酸提取仪	1台	实验室检测及应急检测	

续表

序号	仪器设备名称	数量（单位）	用途	备注
14	普通PCR扩增仪	1台	实验室检测及应急检测	
15	荧光PCR扩增仪	1台	实验室检测及应急检测	
16	电泳仪	1台	实验室检测及应急检测	
17	手持紫外灯	2把	实验室检测及应急检测	
18	凝胶成像仪	1台	实验室检测及应急检测	
19	全自动染色仪	1台	实验室检测及应急检测	
20	培养箱	2个	实验室检测及应急检测	
21	真空干燥箱	2个	实验室检测及应急检测	
22	电磁炉	1个	实验室检测及应急检测	
23	电子天平	2个	实验室检测及应急检测	
24	磁力搅拌器	1个	实验室检测及应急检测	
25	微量移液器(0.1–2.5 l)	3把	实验室检测及应急检测	
26	微量移液器(0.5–10 l)	3把	实验室检测及应急检测	
27	微量移液器(2–20 l)	3把	实验室检测及应急检测	
28	微量移液器(10–100 l)	3把	实验室检测及应急检测	
29	微量移液器(20–200 l)	3把	实验室检测及应急检测	
30	微量移液器(100–1000 l)	3把	实验室检测及应急检测	
31	台式PH计	2台	实验室检测及应急检测	
32	大功率数码加热板	1个	实验室检测及应急检测	
33	制冷板	1个	实验室检测及应急检测	
34	对讲机	4部	鼠疫监测及应急检测	
35	GPS测量仪	4部	鼠疫监测及应急检测	
36	电子显微镜	1台	鼠疫监测及应急检测	
37	金属浴	1台	实验室检测及应急检测	
38	蒸馏水机(超纯水机)	1台	实验室检测及应急检测	
39	解剖工具包	3套	鼠疫监测及应急检测(解剖刀、镊子、手术剪、骨剪、骨钳、解剖盘、解剖板、固定针等)	

甘肃省鼠疫防控效果评估办法

一、目的

为客观评价各地鼠防工作规范化开展情况，及时发现和分析存在的问题，总结推广各地先进的工作经验，逐步形成可持续发展的鼠防工作机制，推进我省鼠疫防控工作的全面发展。

二、依据

参照《中华人民共和国传染病防治法》、《国家鼠疫控制应急预案》、《全国鼠疫监测方案》、《生物安全通用要求》(GB19489-2008)、《可感染人类的高致病性病原微生物菌(毒)种或样本运输管理规定》、《甘肃省鼠疫预防和控制条例》、《甘肃省人民政府关于进一步加强全省鼠疫防控工作的通知》(甘政发〔2015〕1号)、《鼠疫防控应急手册》(2009版)等法规和规范制定。

三、考核内容

(一) 鼠疫防控工作组织管理
(二) 应急和物资储备情况
(三) 鼠疫综合防控工作
(四) 鼠防经费管理情况
(五) 鼠防督导、培训和宣传工作开展情况
(六) 鼠疫人间和动物疫情报告及处置情况
(七) 医疗机构管理工作
(八) 鼠疫动物媒介监测工作
(九) 鼠疫实验室管理
(十) 健康教育

四、效果评价

采取查阅资料、现场调查相结合的方式进行定性和定量评价。

附表1:甘肃省鼠疫防制工作市级单位评分表

附表2:甘肃省鼠疫防制工作县级监测单位评分表

附表1：

甘肃省鼠疫防制工作市级单位评分表

________市(州)

检查项目（分值)70	内容与结果	评分标准	得分
一、组织管理和经费保障（常规工作25分，加分项8–12分）	1.是否制定鼠防专项考核工作目标： ①是　②否 2.是否成立鼠防工作领导小组，近3年是否及时调整成员： ①是　②否 3.单独设立承担鼠防工作的科室机构： ①是　②否 4.鼠防队伍人员结构和数量是否合理： ①是　②否，共(　)人。 5.有无鼠防工作年度计划或规划，有无实施方案： ①有　②无 6.鼠防专项经费是否落实到位： ①是　②否 7.鼠防专项经费是否专款专用： ①是　②否 8.是否建立区域间联防联控机制： ①是　②否 9.及时规范上报省级统一收集的数据资料： ①是　②否	1.分值4分。查看相关文件，卫生行政部门进行相关考核，或签订责任书，并查看考核文件，鼠防分值是否>20%。 2.分值3分。非独立建科扣2分，查看相关文件。 3.分值2分。查看相关文件。 4.分值2分。查看相关文件。大于5人，需包含实验室人员、流行病调查人员和动物昆虫人员。少1人扣1分，扣完为止。 5.分值2分。查看相关文件。 6.分值3分。查阅财务凭证，执行率未达到90%以上扣1分，每下降10%扣0.2分，扣完为止。 7.分值2分。查阅财务凭证。 8.分值3分。查看资料，各占1分。 9.分值4分。根据省级记录赋分。	
	加分项：1.政府组织召开工作(协调)会议安排部署鼠防工作。 2.将鼠防经费列入同级财政。 3.与相关部门建立联防机制，签订责任目标书，并履行鼠防职责。 4.开展的其他有特色、有实效的工作。	1.分值2分。查看相关文件、会议记录。 2.分值2–4分。查阅文件。≤5万元2分；5~10万元3分；≥10万元4分。 3.分值3分。查看资料，各占1分。 4.分值1–3分。查看资料。	
二、应急处置和物资储备（常规工作18分，加分项11–13分）	10.是否有鼠防应急预案，并及时修订，组员联系方式畅通： ①有　②否 11.是否设立应急物资储备库： ①是　②否 12.应急物资数量是否满足1起人间鼠疫处理需求： ①是　②否 13.物资管理是否规范： ①是　②否	10.分值2分。查看相关文件，电话试拨，近5年修订。 11.分值2分。查看实物。 12.分值4分。查看实物。应急物资清单见附件1。 13.分值3分。查看实物。出入库登记规范，无过期存放现象。 14.分值1分。查看资料。	

续表

检查项目（分值）70	内容与结果	评分标准	得分
	14.疫情报告有专人管理，有疑似疫情报告记录： ①是　②否 15.以专网登陆系统，帐号和密码管理规范： ①是　②否 16.检测数据审核及时率达 90%以上： ①是　②否 17.对外发布了疫情电话，现场能拨打通： ①是　②否	15.分值 2 分。查阅系统和资料。 16.分值 2 分。及时率未达到 90%以上扣 1 分，每下降 10%扣 0.2 分，扣完为止。 17.分值 2 分。查看资料。各占 1 分。	
	加分项：5.疫情报告及时，处置规范。 6.开展的其他有特色、有实效的工作。	5.分值 10 分。查看资料。 6.分值 1–3 分。查看资料。	
二、应急处置和物资储备（常规工作 18 分，加分项 11–13 分）	18.是否开展鼠疫防控内容的培训： ①是　②否 19.培训是否有医疗机构参加： ①是　②否 20.是否开展鼠防宣传和健康教育活动： ①是　②否 21.是否对县级开展鼠疫防控工作督导： ①是　②否 22.是否开展《条例》宣贯工作： ①是　②否	18.分值 3 分。查阅培训通知、课件、照片、试卷、简讯、培训覆盖率达 100%（缺 1 项扣 0.5 分）。 19.分值 2 分。查阅资料。 20. 分值 3 分。查阅考核评价文件、方案、总结、通报、督导覆盖率达 100%，政府或卫生行政部门参与（各占 0.5 分）。 21.分值 2 分。查阅资料 22.分值 2 分。查阅资料	
	加分项：7.年内开展了应急演练 8.政府相关领导出席宣传活动。 9.开展的其他有特色、有实效的工作。	7.分值 2 分。查阅资料。 8.分值 2 分。查阅资料。 9.分值 1–3 分。查看资料。	
	23.预检分诊、发热门诊设置是否合理，制度是否健全： ①是　②否 24.预检分诊、发热门诊是否规范运行： ①是　②否 25.隔离病房设置是否合理： ①是　②否 26.首诊医生责任制是否落实： ①是　②否 27.是否建立应急或临床救治小组： ①是　②否 28.是否开展院内医务人员鼠疫知识培训： ①是　②否 29.医务人员鼠疫防控知识知晓率大于 90%： ①是　②否	23.分值 1 分。查看现场。 24.分值 2 分。查看现场。 25.分值 2 分。查看现场。 26.分值 2 分。查看现场。 27.分值 2 分。查看资料。 28.分值 2 分。查看资料。 29.分值 4 分。现场测试。试卷见附件 4。每下降 10%扣 1 分，扣完为止。	
	加分项：10.开展的其他有特色、有实效的工作。	10.分值 1–3 分。查看资料。	

注：基础分有 4 类 29 条共 70 分，加分项共 10 项共 25–35 分。

附表2：

甘肃省鼠疫防制工作县级监测单位评分表

______市(州)______县(市、区)

检查项目 (分值)140	内容与结果	评分标准	得分
一、组织管理和经费保障(常规工作24分，加分项5–9分)	1.是否制定鼠防专项考核目标责任制： ①是　②否 2.是否成立鼠防工作领导小组，近3年是否及时调整成员： ①是　②否 3.单独设立承担鼠防工作的科室机构： ①是　②否 4.鼠防队伍人员结构和数量是否合理： ①是　②否，共(　)人。 5.有无鼠防工作年度计划或规划，有无实施方案： ①有　②无 6.鼠防专项经费是否落实到位： ①是　②否 7.鼠防专项经费是否专款专用： ①是　②否 8.及时规范上报省级统一收集的数据资料： ①是　②否	1.分值5分。查看相关文件，卫生行政部门进行相关考核，或签订责任书，并查看考核文件，鼠防分值是否>10%。 2..分值2分。查看相关文件。 3.分值3分。非独立建科扣2分，查看相关文件。 4.分值3分。查看相关文件。大于5人，需包含实验室人员、流行病调查人员和动物昆虫人员。少1人扣1分，扣完为止。 5.分值2分。查看相关文件。 6.分值2分。查阅财务凭证，执行率未达到90%以上扣1分，每下降10%扣0.2分，扣完为止。 7.分值3分。查阅财务凭证。 8.分值4分。根据省级记录赋分。	
	加分项：1.政府组织召开工作(协调)会议安排部署鼠防工作。 2.将鼠防经费列入同级财政。 3.开展的其他有特色、有实效的工作。	1.分值2分。查看相关文件、会议记录。 2.分值2–4分。查阅文件。≤5万元2分；5~10万元3分；≥10万元4分。 3.分值1–3分。查看资料。	
二、应急处置和物资储备(常规工作16分，加分项13–15分)	9.是否有鼠防应急预案，并及时修订，组员联系方式畅通： ①有　②否 10.是否设立应急物资储备库： ①是　②否 11.应急物资数量是否满足1起人间鼠疫处理需求： ①是　②否 12.物资管理是否规范： ①是　②否 13.疫情报告有专人管理，有疑似疫情报告记录： ①是　②否 14.以专网登陆系统，帐号和密码管理规范： ①是　②否 15.对外发布了疫情电话，现场能拨打通： ①是　②否	9.分值2分。查看相关文件，电话试拨，近5年修订。 10.分值2分。查看实物。 11.分值4分。查看实物。应急物资清单见附件1。 12.分值3分。查看实物。出入库登记规范，无过期存放现象。 13.分值1分。查看资料。 14.分值2分。查阅系统和资料。 15.分值2分。查看资料。各占1分。	

续表

检查项目 (分值)140	内容与结果	评分标准	得分
	加分项:4.人间疫情报告及时,处置规范。 5.年内开展了应急演练 6.开展的其他有特色、有实效的工作。	4.分值 10 分。查看资料。未按应急预案规范处置酌情扣减。 5.分值 2 分。查阅资料。 6.分值 1-3 分。查看资料。	
三、综合防控工作(常规工作 12 分,加分项 4-6 分)	16.是否开展灭鼠(獭)灭蚤活动: ①是　　②否 17.灭鼠(獭)蚤是否达到规定要求: ①是　　②否 18.消杀药品保存、出入库管理是否规范: ①是　　②否 19.交通检疫卡设施设备是否完善: ①是　　②否 20.检疫卡信息登记是否完整、清晰,执法是否文明: ①是　　②否 21.是否建立区域间联防联控机制: ①是　　②否	16.分值 2 分。查看资料。 17.分值 2 分。查看资料。灭鼠(獭)蚤工作目标见附件 2。 18.分值 1 分。查看实物和资料。 19.分值 2 分。现场查看。 20.分值 2 分。现场查看。 21.分值 3 分。查看资料,各占 1 分。	
	加分项:7.与相关部门建立联防机制,签订责任目标书,并履行鼠防职责。 8.开展的其他有特色、有实效的工作。	7.分值 3 分。查看资料,各占 1 分。 8.分值 1-3 分。查看资料。	
四、培训和宣传(常规工作 13 分,加分项 3-5 分)	22.是否开展鼠疫防控内容的培训: ①是　　②否 23.培训是否有医疗机构参加: ①是　　②否 24.是否开展鼠防宣传和健康教育活动: ①是　　②否 25.居民鼠防知识问卷调查知晓率大于 85%: ①是　　②否 26.是否开展《条例》宣贯工作: ①是　　②否	22.分值 3 分。查阅培训通知、课件、照片、试卷、简讯、培训覆盖率达 100%(缺 1 项扣 0.5 分)。 23.分值 2 分。查阅资料。 24.分值 2 分。查阅资料。 25.分值 4 分。查阅资料或入户调查。问卷见附件 3。 26.分值 2 分。查阅资料	
	加分项:9.政府相关领导出席宣传活动。 10.开展的其他有特色、有实效的工作。	9.分值 2 分。查阅资料。 10.分值 1-3 分。查看资料。	

续表

检查项目（分值）140	内容与结果	评分标准	得分
五、医疗机构管理（常规工作15分，加分项1–3分）	27.预检分诊、发热门诊设置是否合理，制度是否健全： ①是　②否 28.预检分诊、发热门诊是否规范运行： ①是　②否 29.隔离病房设置是否合理： ①是　②否 30.首诊医生责任制是否落实： ①是　②否 31.是否建立应急或临床救治小组： ①是　②否 32.是否开展院内医务人员鼠疫知识培训： ①是　②否 33.医务人员鼠疫防控知识知晓率大于90%： ①是　②否	27.分值1分。查看现场。 28.分值2分。查看现场。 29.分值2分。查看现场。 30.分值2分。查看现场。 31.分值2分。查看资料。 32.分值2分。查看资料。 33.分值4分。现场测试。试卷见附件4。每下降10%扣1分，扣完为止。	
	加分项：11.开展的其他有特色、有实效的工作。	11.分值1–3分。查看资料。	
六、动物媒介监测（常规工作38分，加分项8–10分）	34.建立了固定和流动监测点，并开展监测工作。 ①是　②否 35.监测面积是否完成： ①是　②否 36.是否完成基本资料收集，系统维护： ①是　②否 37.系统中是否及时上传年度计划和总结： ①是　②否 38.主要宿主密度调查指标完成是否合格： ①是　②否 39.小型啮齿动物调查指标完成是否合格： ①是　②否 40.体蚤调查、洞干蚤调查指标完成是否合格： ①是　②否 41.血清学检验、细菌检验指标完成是否合格： ①是　②否 42.纸质资料与网报数据一致率大于90%： ①是　②否	34.分值4分。查看资料。 35.分值4分。查看资料。监测指标见附件5。 36.分值1分。查看系统。 37.分值1分。查看系统。 38.分值4分。查看系统。 39.分值4分。查看系统。 40.分值6分。查看系统。各占3分。 41.分值10分。查看系统。各占5分。 42.分值4分。核对资料与系统。每下降10%扣1分，扣完为止。	
	加分项：12.分离出鼠疫菌。 13.发现血清学阳性标本。 14.完成动物、蚤类标本制作（各3种） 15.开展的其他有特色、有实效的工作。	12.分值4分。查阅资料。不累加。 13.分值2分。查阅资料。不累加。 14.分值1分。查看现场实物。 15.分值1–3分。查看资料。	

续表

检查项目（分值）140	内容与结果	评分标准	得分
	43.是否建立建全实验室生物安全手册： ①是 ②否 44.实验室布局及进出流程是否合理，是否有明显的标识： ①是 ②否 45.有无防鼠措施和消防措施： ①是 ②否 46.进入实验室人员无培训上岗和登记： ①是 ②否 47.实验室记录是否齐全： ①是 ②否 48.有无实验室应急技术方案： ①是 ②否 49.生物安全柜是否能正常使用： ①是 ②否 50.是否配备不间断备用电源： ①是 ②否 51.实验室制度是否健全并未上墙： ①是 ②否 52.菌珠运送资料是否保存齐全： ①是 ②否 53.实验室质控是否合格： ①是 ②否 54.实验室内务是否整洁： ①是 ②否	43.分值 2 分。查看资料。 44.分值 1 分。查看现场。入口处应有防护级别、负责人姓名、紧急联络方式、国际通用的生物危险符号，紧急撤离路线。 45.分值 2 分。查看现场实物。各 1 占分。 46.分值 1 分。查看资料。 47.分值 2 分。查看资料。包括实验记录、消毒记录、设备和仪器使用记录、样品接收登记、实验室废弃品处理记录等。 48.分值 2 分。查看资料。 49.分值 2 分。询问或查看记录。 50.分值 2 分。查看现场实物。 51.分值 2 分。查看现场。 52.分值 1 分。查看资料。 53.分值 4 分。查看资料或现场质控实验。 54.分值 1 分。现场查看。	
	加分项：16.实验室有监控系统、防盗设施和报警系统。 17.开展的其他有特色、有实效的工作。	16.分值 2 分。查看现场实物。 17.分值 1–3 分。查看资料。	

注：1.基础分有 7 类 55 条共 140 分，加分项 17 项共 37–53 分；2.不承担动物媒介监测与实验室工作单位不填写相应部分内容。

第十四章　甘肃鼠疫防控策略与措施

第一节　鼠疫的预防和控制策略

鼠疫是一种烈急性传染病，鼠疫的发生关键在于“传”，一旦发生和流行人间鼠疫，往往造成人员发病死亡、交通中断、停工停产、社会恐慌等严重后果。为了保障人民群众健康和生命安全，维护社会和谐稳定，促进经济快速增长，各级党委政府历来十分重视对鼠疫的防控工作，始终贯彻预防为主，加强监测的综合防控策略。

一、坚持预防为主

鼠疫是甘肃省重点防控的传染病之一，各级政府部门将鼠疫预防与控制作为公共卫生的重点工作来抓。国务院根据全国范围内鼠疫流行情况及控制目标，制订全国鼠疫防控规划，甘肃省根据国务院制订的鼠疫防治规划，结合甘肃省实际情况，制订了甘肃省鼠疫防治规划并通过各级卫生健康行政部门和疾病预防控制机构组织实施。在国家卫生健康行政部门的大力支持下，甘肃各级政府将鼠疫防控工作纳入政府目标责任制考核，围绕“遏制动物间鼠疫流行，防止人间鼠疫发生”这一目标，创新开展各项工作，通过几十年的努力，甘肃鼠疫防控体系已逐步走向完善，基础设施建设有了很大的改善，经费投入逐年增加，鼠疫防控队伍素质不断提高，国家、省、市、县四级鼠疫预防控制网络已初具规模。

（一）加大健康教育力度

鼠疫是鼠疫杆菌借鼠蚤传播为主的烈性传染病，系广泛流行于野生啮齿动物间的一种自然疫源性疾病。人的感染和流行归根结底是来自疫源地的野生或家栖类啮齿动物、昆虫媒介。通过加大健康教育力度，普及鼠疫危害性和防控知识，提高群众自我防护意识，改善不良行为习惯和卫生条件是预防人间鼠疫发生的关键。

对疫源地行政人员进行鼠疫危害性宣传，应以鼠疫发生和流行对人民群众健康和生命安全威胁，对当地经济社会发展和现代化社会治理体系影响为主，开发领导层，引起疫源地党委政府和各部门领导重视，将鼠疫防控纳入当地经济社会发展规划中规划，制订中长期鼠疫防控规划，从人力、财力、物力等方面给予倾斜和支持，保障鼠疫防控各项工作顺利开展。

对疫源地分布地区及比邻地区医务人员进行鼠疫防控知识培训，应以疫情发现、报告，鼠疫诊断和治疗，应急处理，交通卫生检疫，巡诊检诊，医源性感染控制，消杀灭和个人防护等知识为重点，使他们保持对鼠疫的高度警惕性，有高度的鼠疫疫情发现意识和诊断治疗及应急处置能力。

对疫源地居民和进入疫源地流动人员进行鼠疫防治知识宣传，应采取多种形式，如传单、标语、宣传画、科普读物、广播电视、网络微信、展览、幻灯、录像、电影、文艺演出等等。宣传教育的内容，应以预防鼠疫的“三报、三不”为主。“三报”是：报告病、死鼠（獭、包括其他病死动物）；报告疑似鼠疫病人（发热及淋巴结肿大，发热及胸痛、咳嗽等患者）；报告不明原因的高热病人和急死病人。“三不”是：不猎捕疫源动物；不剥食疫源动物；不贩卖和私带疫源动物及其产品出疫区。对常住居民鼠疫防治知识的宣传应逐步纳入全民健康教育的轨道，作为疫源地全民健康教育的重要内容，形成制度化和常态化管理。对外来放牧、务工和旅游人员实行动态化管理，加强鼠疫防控健康教育干预，如建档立卡、签订责任书、定期电话随访等。

对中、小学生可同义务教育结合起来，积极和教育部门沟通，通过给中小学生讲一堂鼠疫防控知识课，开展一次作文竞赛或鼠疫防控知识比赛，办一期宣传专栏或宣传展览等活动，从小树立鼠疫防控意识，并通过小手拉大手，宣传鼠疫防控知识。

对公安、发改、财政、人社、卫健、市场管理、农业农村、林业草原、动物检疫、铁路、交通、民航等部门的工作人员宣传鼠疫防控基本知识和联防联控的重要性，宣传鼠疫控制应急预案中各部门职责，宣传鼠疫防控有关法律法规，特别使他们熟知国家和甘肃省关于鼠疫疫源动物（旱獭等）管理的法律法规和疫情应急处置基本知识，让各部门密切配合，履职尽责。

由于近年来经济发展，特别是西部开发，“一带一路”倡议实施，进出疫源地从事生产生活和旅游人员剧增，主动接触鼠疫疫源动物的机会增多，人间鼠疫疫情呈上升趋势，感染鼠疫并借助现代交通工具跨国、跨省、跨地区传播的危险性正在加大，同时，随着气候变化、生态环境变化，鼠疫宿主动物分布范围扩大，非鼠疫疫源地突发鼠疫成为可能。因此，鼠疫防控知识的宣传教育不能仅限于鼠疫疫源地分布地区，应尽量扩大宣传教育的对象和范围，提高全民防范意识。除了对鼠疫疫源地地区及比邻地区各级医务人员进行宣传和培训外，一些重要城市、交通枢纽以及旅游景点等有可能发生和传入鼠疫的地区，也应对这些地区医务人员进行鼠疫防控知识宣传和定期培训，提高鼠疫发病和报告意识及应急处理能力。

（二）改善卫生条件

动员鼠疫疫源地群众开展爱国卫生运动，树立良好的卫生观念。填补房屋鼠洞，帐房围扎不留空隙，尽量将食物装在带盖容器和封口袋中，减少家鼠食源，防止小型鼠进屋活动。保持房屋（帐房）室内外清洁，经常清扫房屋（帐房）和庭院，填补房屋缝隙，做到室内墙面光洁，加强房屋通风、干燥，并把家里的床垫和被褥在太阳下暴晒，防止游离昆虫跳蚤隐蔽滋生，定期或不定期在房屋（帐房）周围使用灭蚤药物喷洒，进行灭蚤，防止跳蚤叮咬。管理好牧羊犬等家畜，如果发现牧羊犬等家养动物叼食旱獭等染疫动物，或出现精神萎靡不振等症状，不要和犬、猫等家养动物亲密接触、戏耍和逗玩，不让它进屋活动。

（三）加强疫源地地区人员管理

加强疫源地人员管理是预防鼠疫的主要手段之一，通过强化管理，让疫源地地区群众主动参与到鼠疫防控工作中来，形成群策群力的防控氛围。对疫源地地区常住居民实施网格化管理，县（市、区）、乡（镇）、村（社区）、户层层包挂，传导鼠疫防控责任意识，形成良好的健康行为。对进入疫源地从事放牧、务工和旅游的人员实施动态化管理，公安、卫健等部门依据各自职责，主动联系牧主、用工单位和组织单位，通过建档立卡，签订责任书，加强雇工、用工和旅游人员管理，随时入户或电话了解他们的动态，及时跟进鼠疫防控知识宣传，降低外来人员主动接触鼠疫疫源地染疫动物的机会，避免在活动疫点游玩或鼠（獭）洞口逗留被跳蚤、蜱虫叮咬，防止人间鼠疫发生并借助现代交通工具远距离传播。

（四）加强交通检疫

交通检疫是甘肃省预防鼠疫的创新手段之一，在鼠疫防控知识宣传，人间鼠疫监测和打击非法猎捕、贩运、加工和销售旱獭等染疫动物及其制品事件中发挥了显著作用。在甘肃省鼠疫好发季节，在进出鼠疫疫源地的交通要道设立检疫卡（站）实施交通检疫，综合执法，对进入车辆和人员进行登记，重点要加强鼠疫防控“三报三不”核心知识和《甘肃省鼠疫预防和控制条例》有关规定的宣传。对来自疫源地内车辆和人员更要做到凡过必查，凡过必登，凡过必测，凡过必问。重点要查看车辆有无偷运旱獭等染疫动物及其制品，测定人员体温，询问有无接触和剥食旱獭等染疫动物情况。

（五）加强联防联控

鼠疫疫源地具有一定分布区域，是一种地方性疾病，各疫源地省人民政府和卫生健康行政部门要将鼠疫防控工作作为公共卫生重点工作和现代化社会治理能力来抓，层层签订责任书，传导压力，建立省、市、县、乡、村纵向到底的联防联控机制。鼠疫防控又是一项社会性工程，各疫源地要坚持联防联控机制，在政府领导下，各部门密切配合，各司其职，建立横向到边的联防联控机制，切实落实综合防控各项措施。近年来，随着全球经济一体化发展，鼠疫等烈急性传染病的发生和流行不局限于某个地区，一旦某个地区发生鼠疫，如果发现不及时，控制不力，在很短的时间内，鼠疫借助现代交通工具，可以传播到任何地区，因此，建立跨国、跨省、跨地区间鼠疫联防联控机制，相互进行信息交流和共享，开展学术交流，相互学习，相互促进，共同提高，对于预防输入性疫情和应对较大疫情具有重要意义。

二、加强鼠疫监测和预警

鼠疫是一种自然疫源性疾病，人类鼠疫的传染源主要来自啮齿动物及其他染疫动物，蚤类是将鼠疫传给人类的主要媒介昆虫，只要有动物间鼠疫流行，人间鼠疫就可随时发生。因此，全面系统监测动物间鼠疫流行动态，遏制动物间鼠疫发生和流行，便成为预防人间鼠疫的重要措施之一。人类不可能完全消灭作为鼠疫传染源的啮齿动物，也不可能完全消灭各种媒介蚤类，鼠疫病原体在自然界保存机理尚不清楚，鼠疫还不能彻底根除的情况下，在人类对鼠疫菌普遍敏感而尚无有效的鼠疫菌苗进行人群接种以提高人群免疫力的情况下，目前对鼠疫的预防和控制仍然强调关口前移，实施以鼠疫监测为主的综合性防治措施，特别强调对疫情的早发现、早报告、早隔离、早治疗、早控制。

（一）动物鼠疫监测

各级疾病预防控制机构（鼠防专业机构）是动物鼠疫监测的主体，通过监测，收集鼠疫宿主动物、媒介、病原、地理景观等信息，分析和研究动物鼠疫流行规律和影响因素，预测动物鼠疫流行趋势，对制订和落实相关防控措施，消除危险因素，遏制动物间鼠疫发生和流行具有重大意义。中国鼠疫自然疫源地面积大、范围广，类型多样，因各类型鼠疫源地景观类型、宿主动物、媒介昆虫及鼠疫菌毒力各不相同，其流行特征、传播途径也不尽相同。因此，监测形式和内容不完全相同。甘肃存在喜马拉雅旱獭和阿拉善黄鼠鼠疫疫源地，疫源面积约占全省土地面积的 19%。多年监测显示，动物间鼠疫疫情呈现不同流行态势，特别是祁连山–阿尔金山旱獭鼠疫疫源地动物间鼠疫一直流行，局部呈暴发流行，时有人间鼠疫发生。根据人间鼠疫案例分析，甘肃省人间鼠疫疫情往往在动物鼠疫流行不知情的情况下发生。因此，大力开展鼠疫监测和预警对预防人间鼠疫显得尤为重要。由于甘肃省是蒙古高原、青藏高原和黄土高原汇集地，地形复杂多样，啮齿动物丰富，景观类型多样，在开展动物间鼠疫监测时，重点要对鼠疫病原菌型别、特性，媒介和动物种类、分布、数量变化及携带鼠疫菌的状况，人口资料，景观类型，气象因子，群众习惯等进行全面了解，及时对监测数据系统和科学分析，掌握动物间鼠疫流行动态，开展动物鼠疫流行因素和流行规律研究，采取综合措施有效遏制动物间鼠疫流行强度并评价控制效果。

（二）人间鼠疫监测

各级各类医疗机构是人间鼠疫监测的主体。各级各类医疗机构要充分认识预检分诊、发热门诊和隔离病院（房）设置是保护医护人员自身健康和生命安全，有效防止鼠疫疫情传播的硬件条件。因此，各级各类医疗机构要规范预检分诊、发热门诊和隔离病院（房）设置，建立合理的流程，加强院内医务人员鼠防知识培训，提高鼠疫发现意识和诊疗水平，加强鼠疫救治和疫情应急处置物资和药品储备，建立和完善院内应急队伍和制度建设，严格落实首诊医生责任制，加强院内感染控制，落实消毒等措施，防止院内交叉感染事件发生，特别是在鼠疫高发季节加强人间鼠疫监测，对来自疫区高烧、淋巴结肿大、咳嗽而痰中带血或咯血等患者，做到“早发现、早报告、早隔离、早诊断、早治疗”。

实践证明：鼠疫防控实施的以预防为主、加强监测的策略是完全正确的，在 1949 年后长达半个多世纪的时间内，尽管不断有人间鼠疫发生，但均未酿成大的灾难，没有因为鼠疫的流行造成国民经济的重大损失，尤其是近十年鼠疫在世界范围内呈上升趋势的情况下，避免了 1994 年印度“苏拉特风暴”那样的社会动荡，防止了 2017 年马达加斯加肺鼠疫暴发流行带来的灾难，保证了国民经济建设的顺利进行和大型活动的举办。

第二节　鼠疫的预防和控制措施

一、疫情管理

（一）建立、健全疫情报告网

疫情报告制度是控制人间鼠疫发生及早期发现疫情的有效措施，应在疫源地内广泛进行宣传。疫区内的机关、厂矿企业、乡村、学校均应设兼职疫情报告员，形成群众和医疗卫生机构相结合的疫情报告网。包括乡村卫生所在内的各级医疗卫生机构，应利用巡诊、出诊或门诊的机会密切监视可疑情况，必要时进行检诊检疫。在历史疫区，鼠疫流行季节内应发动群众结合爱国卫生运动和生产活动，搜索和报告病、死疫源动物，重点地区应组织专业队进行疫源检索。

要充分利用疫情报告网络系统、各种通讯工具及时报告疫情。

（二）疑似疫情的报告与处理

1.病、死鼠（獭）的报告与送检

（1）在鼠疫流行季节发现死鼠（獭）应将自身袖口、裤脚扎紧，防止跳蚤叮咬，用镊子等工具将死鼠（獭）装入塑料袋或布袋内，附上填写好的报告卡，密封容器或扎紧袋口。若发现2只以上的死鼠（獭）应单只分装。报告卡应写明发现死鼠（獭）的日期、地点、发现人姓名等。

如无袋子或不便处理时，可将死鼠（獭）妥善埋藏并做好标记后立即上报。

（2）鼠（獭）尸封装后，应尽快报送当地鼠疫监测点或疾病预防控制机构，或当地卫生院。

（3）在局部范围内10天内发现3只以上病、死鼠（獭）时应以最快的通讯方式向上一级疾病预防控制机构报告。

2.疑似鼠疫病人与急死病人的报告

（1）在鼠疫流行季节，鼠疫疫区、历史疫区或疑似疫区内，或10天内去过上述地区，诊断不明且有下列症状之一的病人，均应作为疑似鼠疫病人报告。

①高热、感染性中毒及意识不清的病人。

②无外伤感染而淋巴结肿大并伴剧烈疼痛和高热的病人。

③高热并伴有咳嗽、胸痛、咯血的病人。

④高热伴皮肤水泡或溃疡的病人。

（2）在鼠疫流行季节内，鼠疫疫区、历史疫区或疑似疫区内，或10天内去过上述地区，病程极短，急剧死亡者，应作为急死病人上报。

3.报告方法与途径

（1）发现疑似鼠疫病人或急死病人，各级卫生人员均为法定报告人，必须立即报告所属单位、疾病预防控制机构或当地政府。

(2) 病人家属、邻居，所在工矿、企事业单位、机关、团体、部队、学校等单位负责人，病人所在交通工具（车、船、飞机等）和公共场所（车站、码头、机场、旅社等）负责人均为义务报告人，发现疑似鼠疫病人或急死病人应立即报告。

(3) 疑似鼠疫病人及其接触者，不应亲自外出报告，应委托他人报告。

(4) 发现疑似鼠疫病人或急死病人时，疾控人员尚未到达前，当地负责人应制止无关人员与患者接触，劝阻接触者不要外出活动。

4.疑似疫情的核实与处理

(1) 县以上疾控机构（鼠防专业站）应常设鼠疫疫情应急小组，负责接到疑似鼠疫病人报告后的诊断和上报。

(2) 县以上疾控机构（鼠防专业站）接到疑似鼠疫病人或急死病人的报告后，应立即赶赴现场对患者进行核实诊断，对死者进行取材检验，做出诊断并上报。

(3) 接到连续或大批疫源动物死亡的报告后，除应立即对送检材料进行检验，查明原因外，如属人口密集地区，还应组织人员，对确定的疫点进行保护性灭鼠（獭）、灭蚤。

(三) 疫情上报及通报

1.上报时限及程序

(1) 医疗机构发现疑似人间鼠疫疫情后，除立即通知报告单位外，还应以最快的通讯手段向当地疾控机构（鼠防专业站）和卫健行政部门报告。疾控机构（鼠防专业站）在判定人间鼠疫或疑似人间鼠疫疫情后，按规定时限在2h内进行网络直报。

(2) 省级政府卫健行政部门接到疫情报告后，应当于2h内报告国务院卫健行政部门。

(3) 动物疫情判定后，应及时通知送检单位并上报当地疾控机构（鼠防专业站）和卫生健康行政部门。

(4) 血清学阳性材料的上报，参照动物疫情进行。

2.疫情通报

(1) 铁路沿线发生疫情时，应及时通报当地铁路疾控部门，以便加强铁路检疫工作。

(2) 发生疫情时，毗邻省、市、县间应相互通报，以便酌情采取必要的防控措施。

(3) 发生疫情的地区或毗邻地区有驻军的，将疫情通报团以上单位的卫生部门，开展军民联防。

发生鼠疫疫情后，除利用疫情报告网、鼠疫疫情专报系统迅速上报外，同时须填写疫情报告卡，以及书面报告等。

(四) 鼠疫疫情的网络直报

由于传统的鼠疫疫情报告方法不能保证疫情信息迅速、准确地传递，在一定程度上影响对疫情的判断与及时处理。2003年非典爆发流行后，中国疾病预防控制中心研制开发了疾病预防控制信息化管理的应用软件，即各类疫情的网络专报系统。该系统在实现传染病监测、防治信息的个案报告及管理的前提下，同时满足国家、省、市、县四级疾病预防控制机构及传染病责任报告单位实行疾病报告电子化、网络化、自动化管理及疫情动态发生趋势及流行过程的信息化管理。

在疾病预防控制信息化管理软件中，与鼠疫有关的子系统是《鼠疫监测防治信息管理系统》，就人间鼠疫疫情而言，该系统目前提供的功能有：

(1) 鼠疫报告卡浏览。

(2) 鼠疫报告卡新建、修改、删除、查询。

(3) 实验室诊断信息。

(4) 密切接触者信息。

(5) 治疗信息。

(6) 解剖记录。

为了能够使各级疫情报告机构及时熟悉和掌握鼠疫疫情网络直报，国家卫健主管部门已对各级疾控机构的疫情专报人员进行了逐级培训。鼠疫网络直报系统的开通与使用，将使鼠疫疫情的报告更加快捷、准确。

二、针对传染源的控制

(一) 鼠疫患者

鼠疫患者是造成人间鼠疫流行的最大传染源，腺鼠疫患者一般不具有传染性，当腺鼠疫患者腺体破溃则容易感染他人，腺鼠疫继发肺鼠疫时，患者出现咳嗽、咳血，鼠疫菌借助飞沫和气溶胶传染给他人，腺鼠疫继发败血型鼠疫，患者的排泄物和分泌物具有传染性。肺鼠疫是人间鼠疫的主要传染源，败血型鼠疫和肠型鼠疫除排泄物和分泌物外传染性比较小。因此，一旦发现鼠疫患者，不论是何种类型鼠疫患者，都要及时报告，限制自由活动，不要和周围人群接触，医务人员除加强个人防护外要给患者戴口罩（一次性口罩或普通口罩，具备条件的医疗机构可以提供16层以上口罩或N95口罩），通过医护人员引导和负压救护车辆转运到本医疗机构和最近隔离病院或隔离病房，在完成实验室检验样本，如血清、咽拭子、淋巴穿刺液等采集后，及时给予医疗救治，一般要求将患者单独隔离，密切关注患者病情发展，做好早晚各一次的病房消毒工作，对患者污染物和排泄物要消毒、焚烧等无害化处理，对隔离病院或病房周围环境做好灭鼠灭蚤和消毒工作。对其密接接触人员要居家或集中进行医学观察，限制自由活动，避免与周围群众和亲属接触，早晚测量体温，投服磺胺等预防性药物，间隔7~9天采集静脉血进行鼠疫抗体检测。一旦密切接触者出现发热、咳嗽等临床表现，及时转运最近医疗机构隔离病院或隔离病房进行诊治。

(二) 染疫动物

鼠疫疫源地染疫动物是人间鼠疫感染的主要传染源，染疫动物包括染疫宿主动物、昆虫跳蚤等节肢动物和其他动物，其中宿主动物有旱獭、黄鼠等啮齿动物，节肢动物有谢氏山蚤、斧形盖蚤、腹窦纤蚤和方形黄鼠蚤等，其他有野兔、赤狐、沙狐、猫和牧羊犬等。禁止非法抓捕、贩运、剥食、加工、销售旱獭和野兔等染疫动物及其制品，不喂养和戏耍旱獭等染疫动物，不在旱獭洞周围坐卧休息和野餐，不和牧羊犬、猫等家养动物戏耍和亲密接触是控制动物传染源的最有效手段。

1.禁止非法猎捕、贩运、剥食、加工和销售旱獭等染疫动物及其制品

鼠疫疫源地宿主动物携带鼠疫菌，甘肃省2000年在张掖山丹绣花庙截获218匹活旱獭，体内分离

5 株鼠疫菌也证实这一点，在猎捕、贩运和剥食旱獭，加工和销售旱獭等染疫动物皮毛、肉油等过程中，如果个人防护不到位或没有防护时，存在鼠疫菌通过手部微小伤口、消化道和呼吸道感染鼠疫。因此，依据《甘肃省鼠疫预防和控制条例》有关规定，禁止猎捕、贩运、剥食、加工和销售旱獭等染疫动物及其制品，依法打击猎捕、贩运、剥食、加工和销售旱獭等染疫动物及其制品等活动。

2.不喂养和戏耍旱獭等染疫动物

甘肃省旱獭鼠疫疫源地动物间鼠疫异常活跃，多年监测显示，宿主动物旱獭自然带菌率为 2.61%，喂养和戏耍旱獭存在接触旱獭或被体蚤叮咬而感染鼠疫的风险。因此，进入疫源地生产生活和旅游人员不要喂养和戏耍旱獭等染疫动物。

3.不在旱獭等动物洞口坐卧休息和野餐

鼠疫疫源地动物洞口往往有动物体蚤和洞干蚤游离，如果人们在洞口附近坐卧休息和露宿野餐，容易被宿主染疫昆虫跳蚤叮咬而感染鼠疫，因此，教育群众不要在旱獭等动物洞口坐卧休息和露宿野餐。专业人员在处理动物疫点时，要穿防蚤袜，戴防蚤手套，防止疫蚤叮咬。

4.不和牧羊犬等家养动物亲密接触

家养猫和犬等动物是疫区农牧民普遍存在的现象，猫和狗一直被国内外学者认为是鼠疫高抗动物，即使感染鼠疫也能够自愈，不具有传染性，从这几年甘肃省人间鼠疫发生后流行病学调查发现，猫和狗是鼠疫高抗动物，但在感染鼠疫初期也具有传染性，当主人或雇工和猫、狗亲密接触或被其寄生蚤叮咬也可以引发人间鼠疫。因此，当观察家养猫和牧羊犬出现精神萎靡、食欲不振等情况时，主人或雇工尽可能不要和猫、狗亲密接触，更不能将猫、狗等家养动物拉到住房或帐房照顾养病。

（三）建立预警制度

承担鼠疫监测和防控单位要建立鼠疫预警制度，当专业部门开展动物鼠疫监测时，从自毙动物和活体动物体内检出鼠疫菌，群众发现某地出现大批动物死亡现象时，表示该地有或可能有动物鼠疫流行，疾控中心（鼠防专业站）一定要在检出鼠疫菌和出现大批动物死亡地设立警示牌，严禁人们进入该地从事各类生产生活活动。当医疗机构收治鼠疫患者时，也一定要在隔离病院和隔离病房周围拉警戒线，警示无关人员进入。

三、针对鼠疫传播途径的措施

（一）灭鼠（獭）

灭鼠方法很多，归纳起来有四类，即物理学灭鼠、化学药物灭鼠、生态学灭鼠和生物学灭鼠。鼠疫防治工作中使用最多的是化学药物灭鼠，具有作用迅速、效果可靠、使用方便、省时省工的特点。

就防控鼠疫的目的而言，灭鼠可分为预防性灭鼠和紧急性灭鼠。预防性灭鼠（獭），是在未发生动物间鼠疫或人间鼠疫之前，根据某些自然现象或监测指标，提示有可能发生鼠疫时的预防措施。例如，在疫源地内当宿主动物密度超过控制标准，并有迅速增长趋势时，对疫源地内经济开发区，村、镇等人口聚集区，国防军事重地，旅游区，厂矿企业和施工单位等周围进行保护性灭鼠（獭）；当毗邻的地区有鼠疫发生时，对受到威胁的交通枢纽及周边地区进行保护性灭鼠（獭）等等。紧急性灭鼠，是在发生人间鼠疫或动物间鼠疫时，对疫区内可能成为传染源的鼠类进行快速彻底杀灭的措施。

下面重点介绍化学药物灭鼠。

1.化学灭鼠药物的分类

化学灭鼠药物依其作用快慢，可分为急性灭鼠药和慢性灭鼠药。

急性灭鼠药：

急性灭鼠药是指能够引起鼠类急性中毒死亡的灭鼠药物，也称速效灭鼠剂。该类药物有磷化锌、毒鼠磷、灭鼠优、溴杀灵、鼠克星、安妥等。鼠疫紧急疫区处理时常常需要选择急性灭鼠药，以达到快速消灭传染源、控制疫情扩大蔓延的目的。应该注意的是，有些急性灭鼠药尽管灭鼠效果肯定，但由于对人、畜毒性强，容易引起二次中毒，已被国家禁止生产和使用，如氟乙酰胺、毒鼠强等。

慢性灭鼠药：

慢性灭鼠药指药物毒效发挥较慢，鼠类多次取食后导致蓄积中毒死亡的灭鼠药物，又称缓效灭鼠药。该类药物主要为抗凝血灭鼠剂，如敌鼠钠盐、杀鼠灵、杀鼠醚、溴敌隆、杀鼠隆、鼠得克、杀它仗等。抗凝血剂的毒理作用主要是进入机体后竞争性地与凝血酶原结合，使血液中的凝血酶减少，凝血机制被破坏，导致皮下及器官组织广泛出血而死亡。

无论是急性灭鼠剂还是慢性灭鼠剂，使用时都需要配成毒饵、毒水或毒糊等，诱使鼠类取食后达到灭鼠的目的。

另外还有一类灭鼠剂，该类药剂在常温下易气化为有毒气体或通过化学反应产生有毒气体，称为熏蒸剂，利用有毒气体使鼠吸入致死的方法称为熏蒸灭鼠。其优点是：具有强制性，不必考虑鼠的食性；不使用粮食和其他食品；收效快，效果一般较好；兼有杀虫作用；对禽、畜安全。

2.常用化学灭鼠药物

化学灭鼠药物的种类很多，除了少数几种经呼吸道吸入的熏蒸剂外，绝大部分为经口食入药物，理想的灭鼠剂应具备以下条件：①对鼠毒力强，个体差异小。对人、畜毒力弱，作用较慢，易于解毒。②适口性好，配成毒饵，鼠容易接受。③中毒反应较轻，再次遇到毒饵不拒食。④不易产生耐药性，能连续使用，无二次中毒危险。⑤来源广，性质较稳定，生产容易，价格低廉。⑥配制毒饵方便、经济。

目前尚无具备以上所有条件的灭鼠剂，因此在选择已有药物灭鼠时，首先要熟悉和掌握各类灭鼠药物的特点，根据灭鼠的目的和要求权衡使用。需要指出的是，为了避免抗药性的产生，在一个地区连续灭鼠时，应选择几种药物交替使用。

抗凝血灭鼠剂：

敌鼠钠盐：

是中国使用最广的第一代抗凝血灭鼠药，为茚满二酮类抗凝血剂的代表。敌鼠钠盐在鼠体内不易分解和排泄。有抑制维生素 K 的作用，阻碍血液中凝血酶的合成，使摄食该药的老鼠内脏出血不止死亡。敌鼠钠盐溶于热水和乙醇，在 100℃时溶解度为 5%。敌鼠钠盐适口性好，少量多次投毒可大大增加对鼠的毒力，鼠中毒缓慢，不易察觉，一般 2~4 天发病，4~6 天达死亡高峰，15 天后仍有个体鼠死亡。敌鼠钠盐性质稳定，亲脂性较强，可制成混合毒饵、外粘毒饵、水浸毒饵、蜡饵以及水剂、粉剂等多种方式进行灭鼠，配饵可采用小麦、小米、大米等。毒饵于傍晚投放于鼠洞附近，每洞 3 克。第一天全洞投放，第二天检查补放。灭家栖鼠类使用浓度一般为 0.025%~0.05%，灭野鼠时浓度可适当提高。防野鼠使用浓度 0.05%~0.1%，每亩使用毒饵量 75~150g。

茚满二酮类抗凝血剂品种较多，国外使用最多的是敌鼠钠盐，其他如氯敌鼠、敌鼠好、鼠完、杀鼠酮钠盐等。

杀鼠灵：

属 4–羟基香豆素类抗凝血剂，由苯甲醛与丙酮合成苄叉丙酮，再与 4–羟基香豆素缩合制得，是国外第一个用于灭鼠实践的抗凝血灭鼠药物，多次毒力与一次毒力相差悬殊，对褐家鼠一次致死中量为 325.2mg/kg，而 5 次只有 5.0 mg/kg。杀鼠灵在动物体内不易分解，有蓄积作用，适用于饱和投毒，间隔投药不应超过 48h，否则容易产生耐药性，使致死量提高数倍至数十倍，甚至产生抗药性。这种抗药性可以遗传给下一代，形成抗药鼠种，不但对杀鼠灵有抗药性，而且对其他抗凝血剂形成交叉抗药，被称为“超级老鼠”，在欧洲、美洲都曾有发现。杀鼠灵的适口性比敌鼠钠盐好，主要用于杀灭小家鼠、大家鼠、褐家鼠等家栖鼠类，使用浓度为 0.025%，可用外粘法和混合法制饵。

杀鼠醚：

属 4–羟基–3–香豆素类抗凝血剂，有效成分能破坏凝血机能，损害微血管引起内出血。易溶于乙醇、丙酮。碱性条件下形成盐。于 20 世纪中期始用于灭鼠，目前仍使用较多，适口性好，急性毒力与慢性毒力相差不大，如对褐家鼠一次致死中量为 16.5 mg/kg，5 次毒力为 0.3 mg/kg。对畜、禽毒力低，对杀鼠灵抗性鼠有一定的杀灭效果，习惯使用浓度为 0.0375%。对栖鼠类和野栖鼠类都具有很好的防治效果。

溴敌隆：

为第二代抗凝血灭鼠剂，20 世纪 70 年代末用于灭鼠，性质稳定，毒力强，急性毒力是杀鼠灵的数十倍，作为单剂量灭鼠剂使用，适口性好，摄食系数在 0.5 以上。溴敌隆的使用浓度一般为 0.005%，溴敌隆饵剂可直接使用。液剂需要配成不同浓度的毒饵，现配现用，配置方法：取 1L、0.25%溴敌隆液剂对水 5L 配成溴敌隆液，将小麦、大米、玉米碎粒等谷物 50kg 直接倒入，待谷物将药水吸收后，摊开稍加晾晒后即可。可采用间断投饵法或饱和投饵法，灭效达 80%~90%，鼠的死亡速度较快，一般在取食毒饵后 3~6 天全部死亡。近年来国内广泛使用溴敌隆杀灭家鼠和野鼠，均取得了很好的效果。

杀鼠隆：

20 世纪 70 年代出现的第二代香豆类抗凝血灭鼠剂，无臭味，性质稳定，灭鼠范围广，对各种鼠的致死中量均在 1mg/kg 以下，其中长爪沙鼠为 0.002 mg/kg。杀鼠隆急性毒力很强，可作为急性灭鼠药使用。该药适口性好，配成 0.005%的毒饵，采用间隔 4~7 天再投一次的间断投饵法，即能达到灭鼠目的，既提高工效，又节省药物和粮食。据测定，某些杀鼠灵的耐药性鼠和抗药性鼠对杀鼠隆仍很敏感，因此有人主张尽量少用该药，以备将来对付可能出现的抗药鼠种。

鼠得克：

为第二代抗凝血剂中首先使用的灭鼠药。由 4–羟基香豆类和 3–对联苯基–1，2，3，4–四氢萘醇反应而制成。一次性毒力强，适口性好，适于杀灭各种家栖鼠和野栖鼠。毒饵使用浓度为 0.005%，对毒饵还有抗霉变能力，杀灭抗药性大家鼠的效果要比小家鼠强，因为小家鼠取食毒饵不稳定。由于鼠得克的毒力不及溴敌隆和杀鼠隆，因而没有发展起来。

杀它仗：

为新型第二代抗凝血灭鼠剂，类似杀鼠隆，毒力高于溴敌隆而低于杀鼠隆，灭鼠浓度为0.005%，采用间断投饵法。独特的颗粒毒饵，能准确控制用量，减少浪费。不会产生二次中毒，对人及环境安全。目前国内对该药的使用逐渐增多。

急性灭鼠药：

毒鼠磷：

20世纪60年代合成的有机磷类灭鼠药，不溶于水，易溶于丙酮等。化学性质稳定。对鼠的毒力属于“毒”级，毒力稳定，个体差异小，鼠较易接受，再遇拒食性不明显，灭效好，成本较低但对人、畜毒力强，能通过皮肤吸收，毒理作用主要是抑制胆碱酯酶活性，引起神经突触处乙酰胆碱的过量积聚，导致神经活动过程先兴奋后抑制，继而麻痹、死亡，使用时应注意安全。毒鼠磷用于灭野鼠效果较好，多用外粘毒饵，浓度0.5%~1.0%，每洞投1~2g。毒鼠磷毒性大，能通过人的皮肤吸收，配饵时要戴橡皮手套、口罩、防护镜等防护工具，注意操作安全。

磷化锌：

为无机磷类灭鼠药，干燥状态下非常稳定，有特殊的大蒜气味，不溶于水及乙醇，可溶于苯、二氧化硫，能溶于盐酸、磷酸而产生磷化氢气体，使用已近百年，目前仍在使用。鼠对磷化锌的接受性较好，如未被毒死，连续遇到时明显拒食。磷化锌进入胃内后与胃酸中的盐酸作用产生剧毒性磷化氢气体，经血液吸收后主要作用于鼠的神经系统，破坏代谢功能。磷化锌的毒力发挥较快，鼠多在24h内死亡，但亦可短至半天或长达2天以上。据试验，鼠多次食入亚致死量的磷化锌，不引起蓄积中毒，也不产生明显的耐药性。该药残效期较长，可发生二次中毒。配制毒饵时常用3%的植物油作为黏着剂，使用时一般配成黏附毒饵或混合毒饵，灭家鼠浓度为1%~2%，灭野鼠浓度为3%~5%，每洞1~2g，亦可做成毒水、毒粉、毒糊等。

灭鼠安：

为氨基甲酸酯类灭鼠剂，本药最大的特点是高效低毒，具有高度选择性毒力，对多种鼠毒力较强，而对畜禽毒力低，使用安全，中毒机制主要是抑制胆碱酯酶活性，抑制烟酰胺的代谢，使鼠出现严重的维生素B缺乏症，破坏神经传导，行动困难，随后呼吸困难而死亡，烟酰胺与腈纶岛素是有效解毒剂。鼠类对本药毒饵的接受性好，一般多做成黏附毒饵，浓度为1%~2%。对抗性鼠亦有效，可与磷化锌、甘草、敌鼠等药物交替使用。该药由于原料较贵，合成方法较复杂，故成本较高。

灭鼠优：

为芳基尿素类灭鼠剂，溶于乙醇、丙醇、乙二醇及甲醇，不溶于水。无臭、无味。本药最大的特点是具有高度选择性毒力，对多数鼠毒力较强，但对禽、畜均较弱。鼠类对本药的接受性好，再遇接受性也好，主要是抑制烟酰胺代谢，中毒鼠由于严重的维生素B缺乏，导致呼吸肌瘫痪致死。鼠的中毒症状多出现在食毒饵后3~4h，8~12h死亡。用于现场，对褐家鼠、黄胸鼠、小家鼠、长爪沙鼠、黑线姬鼠、黄毛鼠等的灭效均较好，一般多做成黏附毒饵，浓度1%~2%。

溴杀灵：

20世纪80年代开发的二苯胺类速效灭鼠药，兼有急性毒力（一次投毒）和慢性毒力（多次投毒），潜伏期长达4h，中毒后1~4天内死亡。溴杀灵在机体外无活性，进入机体后在酶的作用下，在氨原子上脱甲基变成敌溴灵，阻断中枢神经系统线粒体上的氧化磷酸化作用，导致ATP减少，Na^+/K^+三磷酸腺苷酶活性下降，神经传导阻滞、麻痹而死亡。溴杀灵毒力强，适口性好，用药浓度低，灭效高，尚未发现拒食和二次中毒，可用0.025%毒饵杀灭家鼠，0.1%毒饵杀灭野鼠。

熏蒸剂：

氯化苦：

化学名称为三氯硝基甲烷或硝基三氯甲烷，它不溶于水，溶于乙醇、苯等多数有机溶剂，呈无色油状液体，有刺激性。氯化苦极易挥发，扩散力强，具有透入多孔物品或被织物吸附的能力，挥发度随温度的上升而加大。温度较高时使用较佳，且兼有杀灭跳蚤的作用。氯化苦灭鼠时，因其蒸气比重为5.7，很快沉入鼠洞内部，在洞内保持致死浓度数小时。主要用于灭野鼠：灭黄鼠每洞用5~8g，沙鼠用5g，每个洞群至少投两个洞口；旱獭洞需50~60g。投放方法有多种：①直接注入或喷入鼠洞中。②将氯化苦倒在干畜粪上，投入獭洞；③将氯化苦5ml装在安瓿内封口后，裹在烟剂中，利用烟剂燃烧时的热量，将安瓿胀裂，发挥灭鼠作用。无论用哪种方法，必须事先找到有效洞口，将周围洞口堵严踩实，清除洞口内浮土，投药后立即堵严洞口。

氯化苦对皮肤黏膜刺激性很强，当空气中含有0.08mg/L时，即可引起流泪、咳嗽，高浓度吸入可严重损害呼吸器官，导致肺水肿、窒息乃至死亡，故在分装、施放氯化苦时，一定要注意个人防护，站在上风向，戴防毒面具和胶皮手套，穿工作服。保持容器密封，储存于阴凉、通风良好的专用库房内，实行“双人收发，双人保管”制度，远离火种、热源。

磷化铝：

成品为灰绿色圆片状，无味，易潮解，每片3g，由66%磷化铝、28%氨基甲酸铵、2%硬酯酸镁、4%石蜡组成，遇水分解放出有蒜味或电石气味磷化氢气体，空气中浓度达26mg/L可燃烧爆炸，中毒机理和症状与磷化锌相同。磷化铝使用非常方便，选好有效洞口，堵严周围洞口和气眼，尽量将药片投到洞内深处，然后用备好的土块堵洞踩实。磷化铝片利用洞中水分分解，在干旱地区投放磷化铝片后，可再加20ml水，促其分解可提高灭鼠效果。用量：小型鼠1~2片，旱獭5~6片。磷化铝用铝皮筒包装，每筒1.25kg，便于携带，操作简便，灭效确切，是杀灭野鼠的有效药物之一。磷化氢对人的毒性很大，在使用和保存中应注意安全，做好个人防护。磷化铝的合成因需要铝作为原料，故价格较高。

3.灭鼠效果考核

在一次灭鼠(獭)行动（包括现场灭鼠试验）之后，应通过鼠(獭)密度调查，对灭鼠(獭)效果进行考核。一般要在灭鼠(獭)前后各进行一次调查，根据密度对比做出灭鼠效果评价。

鼠夹法：

对家栖鼠及野外小型鼠都可以用鼠夹法进行调查，鼠夹有大、中、小三种型号，可根据调查对象进行选择。

室内按$15m^2$为一间，每间布夹一个，大房间（大于$20m^2$）可布放两个，总夹数不少于100个。傍晚布放，次晨收夹。鼠夹布放在墙根、鼠洞旁或家具底下等较隐蔽处。

野外可按一定生境，隔5m布夹一个，晚放晨收。鼠夹可按直线、折线、或沿地形、田埂等布放，两列鼠夹应间隔50m以上，总夹数不少于100个。该法又叫五米夹线法，主要用于野外小型啮齿类动物的调查。

鼠夹法一般用捕获率（%）来表示鼠密度，对杀灭前后两次密度进行比较也可表示杀灭效果（灭鼠率）。当灭鼠前捕获率低于3%或高于40%时，需适当调整，如减少或增加同一地区的布夹数，延长或缩短布夹时间等。若捕获率确实很低，可用只在灭鼠后调查一次的方法。

捕获率=（灭鼠前捕获率-灭鼠后捕获率）/灭鼠前捕获率×100%,如果需要更准确的计算，如做现场灭鼠试验时，应设空白对照区，计算公式为：

$F\ (\%) = \{D\ [C-\ (A-B)]\ -E\}\ /D\ [C-\ (A-B)]\ \times 100\%$

其中：A 为对照区灭前捕获率；B 为对照区灭后捕获率；

C 为试验区灭鼠前捕获率；D 为试验区灭鼠后布夹数；

E 为试验区灭鼠后捕鼠数；F 代表试验区校正灭鼠率；

（式中 A、B、C 均以小数计算）

堵洞法：

该法适用于鼠洞明显、鼠与鼠洞之间比例较为稳定的鼠种，如黄鼠、沙鼠、旱獭等。为减少废弃洞的影响，在投药前普遍堵洞一次，堵洞要严实，在鼠活动高峰前完成，黄鼠应在清晨，家鼠选择在傍晚。堵洞24h后检查盗开洞数，作为投药洞。投药灭鼠生效后，再进行一次普遍堵洞，24h后再次检查盗开洞数。为了减少误差，应设空白对照区，以便对灭洞率进行校正。

食饵法：

食饵法是在调查区内布放一定数量的、同一规格的食饵，经过一定时间后计算食饵消耗量（或消耗率）作为鼠密度指标的一种方法。食饵可用玉米、麦粒、稻谷、面块、薯块等，在调查样地以固定的食饵量为堆，检查被盗食、拖食的食饵堆数，计算盗食率，以此作为鼠密度指标。更准确的做法是计算被盗食饵料的重量或粒数，此时应设食饵水分自然减少的对照组，对食饵消耗量进行校正。

居民区内用本法调查鼠密度时，要组织好食饵布放和回收工作，布放时每房间一堆（块），每堆5~10g（一只鼠一次的食量），大房间2堆。所用食饵应与毒饵中的基饵有较大的差别，以免影响灭效调查时的食饵消耗率，两次布放的饵量应一致，饵料总数应在300堆以上，晚放晨收，做好记录。

粉迹法：

适用于室内灭鼠效果调查。通常是在鼠经常活动的地点如靠近墙根、墙角的地面上，撒布滑石粉、白灰或细土面等，计数一夜间有鼠足迹的粉块数。粉块一般为20cm×20cm，厚0.1cm。

鼠迹法：

本法主要用于大面积灭鼠时的灭鼠效果考核，具有方法简便，省时省工的特点。主要通过检查建筑物内鼠类活动后留下的痕迹，如鼠洞、鼠粪、鼠咬痕等对鼠密度进行间接推测。

观察法：

又叫观察计数法或定点观察法。适于地形开阔且白天活动的鼠类，如旱獭等。本法不需对照区，灭鼠前划定样方，周边做出标记，调查者在远处用望远镜观察鼠的活动，以地面上同时出现的最多鼠数为观察数，灭鼠后在同一时间同一地点再次观察鼠数，计算灭鼠率。为了准确，本法应在鼠活动高峰时进行，两次观察气候条件亦需相近，灭鼠前观察到的鼠数最好在30只以上。

路线法：

本法适合于对体型较大的啮齿类动物的密度调查，可采用步行、骑马、乘坐交通工具等，观察并计数经过地两侧一定范围内某种鼠类的只数，一般为每侧观察50m，最后算出每单位面积的鼠数，即为被观察鼠的密度。

（二）灭蚤

在鼠疫的预防和控制措施中，除了杀灭各种啮齿动物以消灭传染源外，还需要对其作为传播媒介的蚤类进行杀灭。灭蚤的方法归纳起来也有四类，即物理学灭蚤、生物学灭蚤、生态学灭蚤和化学药物灭蚤。为了预防因跳蚤叮咬而引起人间鼠疫的发生，鼠疫自然疫源地及其毗邻地区应开展经常性的灭蚤活动，尤其在家鼠疫源地，防治跳蚤主要应搞好居室及其周围环境的卫生，破坏蚤类滋生的条件，其次才是物理的、化学的方法。但当动物间或人间发生鼠疫流行时，对疫区实施彻底灭蚤就是一项十分必要和紧迫的工作，此时必须立即采取化学方法对跳蚤进行快速、彻底的杀灭。

1.化学杀虫剂的作用方式

触杀作用：

药物与昆虫体表直接接触，透过体壁进入体腔和血液，使神经系统中毒、组织代谢障碍而死亡。目前常用的杀虫剂，多数具有触杀作用，如马拉硫磷、倍硫磷、除虫菊酯等。杀虫剂经昆虫表皮透入的速度和量，因表皮的构造和通透性而异。如卵和蛹，其外壳和虫体之间有层空隙，药物难以进入，因而触杀药物一般对卵、蛹无效。某些矿物油类和有机溶剂能增加杀虫剂对昆虫体表的穿透力，故可提高杀虫效率。

熏蒸作用：

杀虫药物以气态经昆虫体表的气孔进入体内而起毒杀作用。具有熏杀作用的药剂叫熏蒸剂，如氯化苦、磷化铝、溴甲烷等。此外，某些杀虫剂的气溶胶兼有触杀和熏蒸两种作用，如敌敌畏、西维因、速灭威及拟除虫菊酯的气雾剂和烟剂等。

胃毒作用：

药物与食饵一起经口进入昆虫的肠腔中，引起中毒死亡。具有胃毒作用的药剂又称胃毒剂，如敌百虫、双硫磷等。

2.灭蚤药物的剂型

粉剂：

是由杀虫药物与惰性粉按一定比例共同研磨混合而成。所用惰性粉的粒度应与杀虫药物相近似，杀虫粉剂的颗粒应小而均匀，一般以5~40μm为宜。粉剂的杀虫作用较油剂、乳剂为慢，但作用确实持久，对人畜毒性低，不易被皮肤吸收，易于撒布，在缺水地区使用方便。粉剂适用于喷撒地面、床铺、衣被等。

可湿性粉剂与水悬剂：

可湿性粉剂是杀虫剂与润湿剂、助悬剂按比例混合研磨而成的粉状物。此种粉剂加水后易被水润湿，能均匀悬浮于水中，成为水悬剂。润湿剂可降低水的表面张力，使杀虫剂被润湿而混悬于水中。助悬剂能增进液体的黏稠度，使杀虫药物颗粒不致沉降太快。本剂型适用于粗糙物体表面的滞留喷洒。

乳油与乳剂：

原药加入有机溶剂与乳化剂后成为均匀透明的油状液体，称为乳油。使用时加水稀释即得乳剂。常用有机溶剂为二甲苯、苯、环已酮等。乳化剂的作用是降低水和油之间的表面张力，常用的乳化剂有钠肥皂、肥皂酊、植物皂素、硫酸化蓖麻籽油剂及合成乳化剂等。乳油的优点是黏附黏着性好，药效持久，易渗透到昆虫体内，杀虫效力大，作用快，使用方便，是当前应用最广的剂型。

溶液：

许多杀虫剂不溶于水，而溶于有机溶剂和油类中，故可制成煤油、酒精等溶液用于室内快速杀虫。少数可溶于水的杀虫剂，可直接配成水溶液使用。油剂和酒精溶液的特点是高效、快速、用量少，其缺点是价格高、易着火、易损坏油漆表面，故应用范围较局限。

3.常用灭蚤药物

敌敌畏：

为有机磷类杀虫剂。无色油状液体，有挥发性，对热稳定，但能水解。在碱性溶液中水解更快。对铁和软钢有腐蚀性。是一种高效、速杀、广谱杀虫剂，对昆虫有熏蒸、触杀、胃毒三种作用，击倒力极强。灭蚤可用0.1%~0.4%乳剂室内表面喷洒，100~200ml/m^2，一次灭效可达96%以上。该药对人畜有一定毒性，使用不当或误服后易引起中毒。储存和使用时做好个人防护，注意安全。

倍硫磷：

为有机磷类杀虫剂。棕色液体。微有蒜臭。易溶于水、乙醇。是具触杀、胃毒和内吸性的广谱速效杀虫剂，对昆虫击倒速度慢，残效期长，对人畜安全。剂型有50%乳油、2%粉剂、25%和40%可湿性粉剂、颗粒剂。用于灭蚤高效、价廉，可用2%粉剂喷撒，地面15 ~ 20g/m^2，炕面2g/ m^2，鼠洞20 ~ 30g/ 洞。

害虫敌：

为高效、广谱、低毒、残效长的有机磷杀虫剂，对多种害虫有良好的触杀和熏蒸作用，蚤对本药甚为敏感，在50mg/m^{2}的表面上杀死100%印鼠客蚤的残效期为24周。灭蚤一般用1%乳剂，150~200ml/m^2；2%粉剂20 ~ 30g/m^2，可有1 ~ 3个月的残留效果。

西维因：

为氨基甲酸酯类杀虫剂，1956年美国推广。由1–萘酚和异氢酸甲醇反应制得，白色晶体常温下稳定。能杀灭多种卫生和农业害虫，以触杀为主，兼有胃毒作用。进入身体内抑制胆碱酶的活性。对人畜和温血动物毒性低，使用安全。表面灭蚤用3%~5%粉剂15~20g/m^2，有效期可持续2~3个月。黄鼠洞内灭蚤30g/洞，旱獭80 ~ 100g/ 洞。猫、犬体外灭蚤可用0.5%药液或2% ~ 5%粉剂揉搓皮毛。

溴氰菊酯：

又叫敌杀死，为拟除虫菊酯类杀虫剂。白色晶体，常温下不溶于水，溶于多种有机溶剂。对光和空气较稳定。溴氰菊酯是一种杀虫力很强的药剂，对昆虫的毒性远比传统杀虫剂大，而对温血动物毒性很小。杀虫谱广，残效期长，对卵、幼虫、蛹、成虫均有较强的杀灭效果，已成为目前最多使用的杀虫药物。本药剂型有2.5%乳油、2.5%可湿性粉剂，室内地面灭蚤可用0.025%~0.05%乳剂，100~200ml/m^{2}喷洒；鼠洞用0.01%粉剂20~25g/洞；0.025%乳剂表面喷洒可杀灭猫、犬体蚤。对人的皮肤和眼黏膜有刺激作用，在储存和使用中注意安全。

胺菊酯：

为拟除虫菊酯类杀虫剂。白色晶体。胺菊酯对卫生害虫和农业害虫都有良好的防治作用，它能影响昆虫的中枢神经系统，对昆虫的击倒速度极快，居于所有拟除虫菊酯类杀虫剂之首。如果在胺菊酯中加入增效剂胡椒基丁醚，杀虫效力可大幅度提高。缺点是在剂量较低时，部分昆虫被击倒后经一定时间可以复苏，如果与作用速度稍慢但杀灭作用更强的苄呋菊酯混合使用，则有互补增效作用。适于鼠洞灭蚤效果调查。对皮肤和眼睛无刺激作用，对人很安全。

拟除虫菊酯类杀虫剂品种很多，其他还有苄呋菊酯、二氯苯醚菊酯、氯氢菊酯、奋斗呐等，这些药物互相配合或与其他药物配伍后又派生出许多效果很好的杀虫剂，如灭害灵、菊乐合剂等，为灭蚤提供了很大的选择余地。

4.现场灭蚤效果调查

粘蚤纸法适于调查建筑物内地面游离蚤，集土法适于调查建筑物内地面游离蚤，实验动物法适于调查建筑物内地面游离蚤，鼠体检蚤法适于鼠洞灭蚤效果调查，探洞法适于鼠洞灭蚤效果调查。

上述方法中使用最多的是粘蚤纸法，该法尤其适合于疫区处理前后室内游离蚤的调查。一般于晚上每房间放粘蚤纸5张（四角及中央各1张），次晨收取后检查所粘到的蚤数并计算游离蚤指数。粘蚤纸配方按松香、植物油各一半的比例加热调匀后涂于16开纸上，每两张对放备用。为了增加黏度，亦可加入适量凡士林。

四、针对易感人群的措施

人群对鼠疫普遍易感，缺乏先天免疫，感染鼠疫年龄、性别、职业与人们接触染疫动物频次有关。在动物鼠疫流行高峰季节，主要通过健康教育提高疫区群众，特别是进入疫源地从事生产生活和旅游等重点人群防病的自我保护意识，在人间鼠疫发生和流行时，可以采取重点人群投服磺胺等预防性药物。从事鼠疫监测、实验室检测和鼠疫疫情处置的专业人员要切实加强个人防护，建立健全各类制度，制定标准，规范操作，加强样本运输和储存管理，加强实验室日常监督和生物安全管理。

五、紧急措施

（一）全球化控制

一旦比邻国家出现鼠疫暴发流行且有国际间传播的趋势时，为了防止鼠疫借助现代交通工具传入，可以根据疫情趋势，采取一些紧急控制措施，如民航、港口检疫，医学留验，限制当地居民去鼠疫流行国家务工、进行商务活动和旅游等。可以根据国际鼠疫疫情需要，做好鼠疫应急队员待命和应急物资储备，一旦国家有调遣指令，随时可以参与国际援助。

（二）区域控制

比邻省和地区发生鼠疫暴发流行且有传播趋势，为了防止人间鼠疫疫情传入，与鼠疫发生地建立疫情通报制度，开展信息交流，采取一些紧急措施，如交通检疫，民航检疫，医学留观，实施人间鼠疫监测零报告制度，开展健康教育，警示当地居民不要去鼠疫流行地区等。同时，做好鼠疫应急队员待命和应急物资储备，一旦国家或省级或地区有调遣指令，随时可以参与区域间疫情控制工作。

六、应急处置

如果当地发现动物间鼠疫流行，或发生人间鼠疫或鼠疫病例输入，应根据疫情发生地点、波及范围，人群疏密程度，鼠疫患者病型、例数、流行范围和趋势及对社会危害性进行评估，启动相应级别的《鼠疫应急控制预案》，严格按照《中华人民共和国传染病防治法》《鼠疫防控手册》《人间鼠疫疫区处置标准与原则》(GB15978—1995)《甘肃省鼠疫预防和控制条例》等法规和技术规范进行依法科学有效处置。必要时实施交通检疫工作。

（一）国境卫生检疫

为严防鼠疫从国外传入中国，中华人民共和国国境卫生检疫机关应根据世界各地的鼠疫疫情，依据《中华人民共和国国境卫生检疫法》和《中华人民共和国国境卫生检疫法实施细则》有关规定和要求，对国外尤其是来自疫情发生国家和地区的飞机、船舶、列车和汽车等交通工具进行检疫，发现有感染鼠疫或染疫嫌疑的交通工具及所载货物应实施灭鼠、灭蚤和消毒等卫生处理；对交通工具上的所有人员进行检诊，对鼠疫病人实行就近隔离治疗，对疑似鼠疫病人实行留验，留验期一般为6天。对来自国内鼠疫疫区的飞机、船舶、列车和汽车，国境卫生检疫机关认为有必要时亦可实施上述全部或某项措施。

对毗邻国家有肺鼠疫流行并有传入中国的征象时，国际卫生检疫机关和当地边防机关或县（市、区、旗）人民政府会商后，可以立即共同采取紧急边境交通封锁措施，同时应以最快的方式报告省（市、自治区）乃至国务院卫健行政部门和边防主管部门，转报中华人民共和国国务院。

在国外鼠疫大流行时，中华人民共和国卫健委可报请国务院批准，采取封锁国境部分区域的措施，实行指定某些货物、行李必须经灭鼠、灭蚤及卫生消毒处理后方准入境，禁止某些行李、货物运行等措施。

（二）国内交通卫生检疫

依据《中华人民共和国传染病防治法》《国内交通卫生检疫条例》及其《实施方案》，国内卫生检疫必须在各级人民政府的领导下，各有关部门具体负责实施责任范围内的交通卫生检疫工作。

1.检疫的批准权限

确定检疫传染病疫区，决定对出入疫区的交通工具及其乘运人员、物资实施交通检疫必须由省、自治区、直辖市人民政府决定。跨省、自治区、直辖市因实施交通检疫导致中断干线交通或封锁国境的须由国务院决定。借交通工具传播的严重危险已经消除，原决定机关可以宣布解除检疫传染病疫区，停止实施交通卫生检疫。

2.部门职责

（1）实施交通卫生检疫期间，省级人民政府成立由卫生、铁路、交通、民航等有关部门组成的临时交通检疫指挥部，根据需要设置临时交通卫生检疫站和留验站，承担各自管辖范围内的交通检疫任务。

（2）县以上人民政府的卫健行政部门的职责：

①在本行政区域内组织、协调交通卫生检疫的实施工作。

②调动本行政区域内各级各类医疗保健机构和疾控机构（鼠防专业站）的人员，实施交通卫生检疫措施。

③协调、调集预防控制检疫所需的药品、生物制品、器械，交通工具和个人防护装备等物资。

④根据交通检疫的需要，设置临时卫生留验站。

⑤指定专门机构建立临时病院收治铁路、交通、民航行政主管部门的卫生主管机构移交的鼠疫病人、病原携带者及疑似鼠疫病人，接收处理因鼠疫或因疑似鼠疫死亡的病人尸体。

⑥协助铁路、交通、民航行政主管部门的卫生主管机构实施卫生检疫措施。

3.交通卫生检疫的任务

（1）检查来自疫区旅客的健康状况，对疑似鼠疫患者留验观察。

（2）对从疫区猎取的野生动物（旱獭、狐狸、山羊、野兔等）进行细菌学检验，并查扣上述动物。

（3）对从疫区运出的有可能污染的货物（如动物皮毛、棉絮等）进行检查，必要时对货物及车辆进行灭鼠、灭蚤和卫生消毒。

（4）运输途中的检疫由机、车、船的卫生机构负责。交通工具行驶途中发现可疑鼠疫患者时，由医务人员或交通工具负责人迅速将患者与健康人群相隔离，将患者安排在相对独立或封闭的单间内，对接触者及全体人员逐一登记，以备流行病学追踪调查。在采取上述措施的同时，迅速与前方的卫健行政部门和疾控机构（鼠防专业站）取得联系，通报疫情并决定临时停靠站点，将病人移交当地医疗或疾控机构进一步处理。疑似鼠疫病人停留过的车厢及场所要实施消毒、灭蚤处理，对直接接触者要实施隔离留验。

（李铿，席金恩，席进孝，王平贵）

第十五章　甘肃鼠防研究取得的成就

通过几代鼠防专业人员调查和研究，甘肃鼠疫防控和科学研究取得了显著成就，基本摸清了甘肃省鼠疫疫源地分布范围，针对鼠疫病原菌、宿主和媒介、地理景观、易感人群等环节开展了大量科学研究，掌握了动物鼠疫流行规律和人间鼠疫流行特征，为鼠疫防控政策、对策和措施制订，技术方案设计提供了科学依据，在鼠疫防控实践中发挥了技术指导作用。现将甘肃省主持和参与协作完成的鼠疫调查和研究成果一一列举，与同行共勉，并将甘肃鼠疫防控和科学研究精神传承，激励后辈再接再厉，取得更多科学研究成果，有效指导甘肃鼠疫防控实践工作，进一步推进甘肃鼠疫防控更上一层楼，为全面促进甘肃经济社会发展提供有力卫生保障。

第一节　鼠疫疫源地调查和研究方面成果

一、甘肃省西北部中蒙边境地区鼠疫自然疫源地调查报告

完成单位：甘肃省高山荒漠动物病调查队

完成时间：1978~1980 年

成果简介：根据中央北办（1978 年 3 号文件，甘肃省委（1978 年）52 号文件精神和要求，由甘肃省 201 所，酒泉地区卫生防疫站，额济纳旗（1979 年 7 月划归内蒙古自治区阿拉善盟）及驻军组成的调查队，于 1979~1980 年分别在额旗东部的雅干、拐子湖、达镇、策克、建国营和额旗西部的三座狐狸山、呼鲁赤古特、清河口、甜水井及肃北县马鬃山地区的跃进山、红石山、伊哈托里等地进行了鼠疫疫源性调查，调查面积达 3 万 km^2。调查发现啮齿动物 4 科 17 种，其中子午沙鼠为优势种，占 36.9%，其次是五趾跳鼠（19.3%）和长耳跳鼠（13.7%）。动物体外寄生虫 4 科 9 属 15 种，其中迟钝中蚤指名亚种（23.34%）、簇鬃额蚤（20.61%）、同型客蚤指名亚种（18.3%）、光秃沙鼠蚤田鼠亚种（17.04%）为该地的优势种。共剖解各类动物 3867 只、蚤类 2027 组，细菌培养，全部阴性。间接血凝检测各类啮齿动物和骆驼、山羊、绵羊、狗及鼬类 1518 份，全部阴性。研究表明：由于子午沙鼠分布广，大沙鼠呈现点状分布。子午沙鼠染蚤率 41.1%，蚤指数为 1.3，其主要寄生蚤是同型客蚤指名亚种和光亮沙鼠蚤田鼠亚种。大沙鼠染蚤率为 63%，蚤指数 6.7，其主要寄生蚤簇鬃客蚤。各种动物及蚤类

细菌和血凝试验均为阴性。综合分析认为构成鼠疫疫源地的条件还不成熟，但不能排除形成鼠疫自然疫源地的可能。

二、甘肃鼠疫自然疫源地动物流行病特征及其类型

完成人：师彦龙，穆振声，汪闻绍，李锡璋，王宗麟，彭昌嘉，藏文锦，孙克刚

获奖情况：1981 年获甘肃省卫生厅医学科研一等奖。

完成时间：1974~1982 年

成果简介：课题通过大量详实的资料，从地理景观、宿主动物、媒介昆虫以及病原学等方面进行了综合分析，描述了甘肃鼠疫自然疫源地鼠疫动物的流行特征，并对疫源地类型划分喜马拉雅旱獭和阿拉善黄鼠鼠疫自然疫源地两种类型。课题结果成为《中国鼠疫自然疫源地的发现与研究》课题中的组成部分，对甘肃鼠疫具有实际指导意义。

三、中国鼠疫自然疫源地的发现与研究（全国协作课题）

完成人：汪闻绍，丁学良，王定国，韩峰

协作单位：中国预防医学科学院流行病学微生物学研究所；甘肃省地方病防治研究所等 11 个单位

获奖情况：1987 年获国家自然科学二等奖

成果简介：对甘肃鼠疫疫源地分布和动物鼠疫流行规律进行了研究，发现甘肃甘南、白银、武威、张掖、酒泉 5 地（州）10 个县有鼠疫疫源地分布，面积达 8 万 km^2，在疫源地内发现自然感染鼠疫的动物 10 种，确定主要宿主 2 种。自然感染的节肢动物 7 种，确定主要媒介 3 种。用 9 项指标将分离鼠疫菌分为 4 个生态型，其中阿尔金型是甘肃独有的生态型。基本查明了各疫源地动物鼠疫流行因素、季节、消长、传播及疫源地空间结构等规律和特征，及其与人的流行病学关系。根据研究结果，对各疫源地因时、因地提出了适宜的防治技术对策。对控制人间鼠疫发生和流行起到了积极指导作用。

四、青藏高原青海田鼠鼠疫自然疫源地的发现与研究（7 省协作课题）

完成人：刘振才，李富忠，李超，丛显斌，海荣，高崇华，汪立茂，魏柏青，陈洪舰，陈虹，于晓涛，李存香，石映祥，许光荣，李光清，吴国康，严冬丽，李敏，曹淑兰，张春华，魏建春，蔡虹

完成单位：全国鼠疫布鲁氏菌病防治基地；中国预防科学院流研所；青海省地方病防治研究所；甘肃省地方病防治研究所；四川省卫生防疫站；甘孜州卫生防疫站；石渠县卫生防疫站

获奖情况：2003 年获国家科技进步二等奖

成果简介：通过对青海田鼠分布范围、活动规律、生态学观察、对鼠疫菌的感受性等研究，确定了青海田鼠的鼠疫宿主地位。通过对青海田鼠分离鼠疫菌的生化特性、营养型、毒力因子、毒力以及鼠疫菌质粒、外模蛋白、特征性基因扩增（包括 caf1、pla、hums 等结构基因）、rRNA 指纹图、RAPD、

脉冲场电泳分析、inv 基因及 IS1541 插入序列扩增等研究，确定了从青海田鼠分离鼠疫菌生物型为田鼠型鼠疫菌。通过对媒介蚤种群结构、青海田鼠体外寄生蚤媒介效能的研究，确定了细钩黄鼠蚤和直缘双蚤指名亚种为该疫源地的主要传播媒介。依据以上研究，确定了该地区鼠疫疫源地类型。并通过该地区地理景观、动物鼠疫流行规律、啮齿动物种群结构以及检测指标和方法的研究，制订出科学的监测方案和防控对策。

五、甘肃鼠疫疫源不明地区的调查与防控对策的研究

完成人员：梁效成，格鹏飞，吴得强，王鼎盛，张宏，盖永志，苗克军，王世明，裴小康，赵永玲

完成单位：甘肃省疾病预防控制中心

课题来源：自选

课题编号：2009y0529

立项时间：2000 年

完成时间：2009 年

获奖情况：2010 年甘肃医学科技三等奖

成果简介：甘肃境内存在大面积鼠疫自然疫源性不明地区，一旦突发人间鼠疫疫情，将对当地乃至甘肃人民生命安全、经济建设和社会和谐造成不可估量的损失。本课题以自然地理景观和宿主动物为指标，将全省鼠疫疫源不明地区划分为甘南高原、中部黄土高原和东部黄土高原三部分，分别选择甘南州玛曲县、兰州市中川机场和庆阳市环县为调查点，开展鼠疫自然疫源地构成条件调查，科学分析疫源地存在的可能性，调查认为甘南高原疫源不明地区是青藏高原喜马拉雅旱獭鼠疫自然疫源地的一部分，喜马拉雅旱獭是优势种，其体蚤和洞蚤以各种斧形盖蚤、谢氏山蚤为主要优势种，从 800 份旱獭和犬血清中检出了 3 份 RIP 阳性血清。中部黄土高原疫源不明地区属半荒漠地区，阿拉善黄鼠为优势种，方形黄鼠蚤蒙古亚种为主要媒介蚤，调查三年未检出鼠疫抗体阳性血清。东部黄土高原疫源不明地区毗邻宁夏、陕西长爪沙鼠疫源县、宁夏阿拉善黄鼠疫源县。主要宿主动物调查显示，阿拉善黄鼠为主要优势种，方形黄鼠蚤蒙古亚种为其体外寄生蚤，没有发现长爪沙鼠活动的痕迹。针对不同疫源不明地区提出了切合实际的鼠疫防控对策。本研究结果对国内其他省区的鼠疫疫源不明或非疫源地区的鼠疫防控具有借鉴和指导意义。

六、甘宁黄土高原阿拉善黄鼠鼠疫自然疫源地空间结构及预防对策的研究

完成人：汪闻绍，秦长育，师彦龙，丁彦昌，丁学良，沈毓文，王定国，陈百芳，韩锋，张跃堂

完成单位：甘肃省地方病防治研究所；宁夏回族自治区地方病防治研究所

完成时间：1986~1988 年。

获奖情况：1991 年获得甘肃省科技进步三等奖。1994 年获得国家科技成果二等奖（国家登记号：

930596）

成果简介：首次查明本疫源地是一块相对独立的自然疫源地，面积约 2822km²。属黄土高原西部丘陵沟壑干草原景观。主要宿主为阿拉善黄鼠，主要媒介为方形黄鼠蚤蒙古亚种，鼠疫菌为黄土高原 A、B 型。其空间结构可区划为核心区、传出区和波及区。科学地研究了主要宿主、媒介、病原体的特征和分型，动物病流行和发生的动物学指针；提出了正确可行的预防对策。

七、兰州地区鼠疫自然疫源性调查

完成人员：吴得强，姚呈祥，常全尧，席进孝，梁效成

完成单位：甘肃省地方病防治研究所

项目来源：甘肃省卫生厅科研项目

获奖情况：1997 年甘肃省医药科技进步三等奖

项目简介：1992~1993 年随机选取兰州市皋兰县的黑石乡、榆中县的马坡乡、兰州市区南北两山和永登县中堡乡为调查点，采取现场调查方式对兰州市鼠疫自然疫源性开展调查，调查面积达 17 400hm²。调查发现：共捕获各类啮齿动物 1541 只，其中阿拉善黄鼠 1446 只，其他啮齿动物 95 只，隶属 4 科 13 种。全市分布有阿拉善黄鼠、小家鼠、褐家鼠、黑线仓鼠、长尾仓鼠、灰仓鼠、子午沙鼠及中华鼢鼠。分布于榆中兴隆山的有大林姬鼠、花鼠和社鼠。分布于皋兰县半荒漠草原的有五趾跳鼠和长爪沙鼠。1992 年皋兰大横、榆中马坡、永登中堡等农田地埂、荒山干草原黄鼠密度分别为 1.92 只/hm²、1.63 只/hm²、1.17 只/hm²。小型啮齿动物调查捕获率为 1.75%~2.1%，主要是子午沙鼠和长尾仓鼠。从捕获动物体表、洞干和其他动物体表及鸟巢获蚤 3389 匹，隶属 11 属 13 种。即方形黄鼠蚤蒙古亚种、同型客蚤、阿巴盖新蚤、宽圆角叶蚤天山亚种、似升额蚤介中亚种、红羊新蚤、细钩双蚤、人蚤、缓慢细蚤、窄板额蚤青海亚种、奇异狭臀蚤、角尖眼蚤和突病蚤田鼠亚种。其中方形黄鼠蚤蒙古亚种为优势种、其次阿巴盖新蚤和似升额蚤介中亚种，构成比分别为 88.13%、8.03%、3%。方形黄鼠蚤和阿巴盖新蚤为主要媒介蚤，4~7 月蚤指数分别为 8.46、5.47、3.55、4.03，染蚤率分别为 75.83%、79.43%、64.57%、88.21%。方形黄鼠蚤和阿巴盖新蚤 4~7 月洞干蚤蚤指数分别为 0.01、0.08、0.05、0.12。1992 年收集黄鼠肝、脾 380 份、蚤 493 组，细菌培养阴性。1992~1993 年采集黄鼠血清 1592（其中会宁 214 份）份，间接血凝试验阴性。放射免疫试验检出 1:10 以上血清 5 份，其中 1 份为 1:640。调查结论：该地区与已经查明的天祝县喜马拉雅旱獭鼠疫疫源地、会宁和平川黄鼠鼠疫疫源地相接壤，其自然景观、啮齿动物种群组成与分布特征、媒介蚤类组成等与黄鼠鼠疫疫源地相同，主要宿主动物为阿拉善黄鼠，主要媒介为方形黄鼠蚤蒙古亚种和阿巴盖新蚤，虽未检出鼠疫菌，IHA 阳性血清，但 RIP 检出 1:10 以上滴度血清 5 份，其中 1 份为 1:640，综合分析认为兰州市存在鼠疫疫源性的可能性很大。

第二节　啮齿动物调查与研究方面成果

一、喜马拉雅旱獭迁徙性、活动性及数量动态调查

完成人：马德山，丁学良，郑涛，王定国，汪闻绍

完成单位：甘肃省201所

成果简介：1973~1975年，在甘肃省肃南县皇城上石桥地区对旱獭生态进行了系统地观察研究。在直河两岸选3个样方，样方内用钢夹和铁丝套捕获旱獭，现场登记体重、体长、性别、年龄。切趾编号，用毛皮氨酚染色后，仍放回原捕获洞，洞号与獭号一致，用木桩标记。从1973年开始，每年夏秋两次在样方内及其周围捕捉旱獭，对所捕获的标记獭，再进行测量登记后释放，并标记重捕洞，测量两洞的距离。标记洞、重捕洞均绘入样方图。1973~1974年，3个样方共标记旱獭85只。其中雄性42只，雌性43只。幼体17只，亚成体20只，成体48只。1975年7月开始，在以样方为中心向周围延伸5km的范围内，反复捕打，尽可能回收标记个体。观察到旱獭个体活动范围在正常情况下，距居住洞最远为130m。因此，对移动距离在150m以上者均看做迁移。发现迁移旱獭13只，占43%，其中最远者达3000m。这一成果产出为中国鼠疫监测和保护性灭獭灭蚤及疫区处理范围提供了科学依据。

二、甘肃省环县达乌尔黄鼠的种群结构及其繁殖

完成人：陈敬先

完成单位：甘肃省201所

成果简介：1977年5~7月，由甘肃省201所动物、昆虫专业人员组成的调查队，在环县卫生防疫站支持下，在甘肃环县耿湾白塬畔、甜水黑沟滩及环城漫家塬等地，采集黄鼠337只（其中雄性131只，雌性206只）。研究发现：黄鼠种群年龄呈“金字塔”，数量稳定，当年生幼鼠性别比1:1，种群性别比1:1.6（雄:雌）。黄鼠胎仔鼠1~9个，平均4.6个，为常态分布。幼鼠过冬，大部分第二年春季参加繁殖。该项目研究对指导灭鼠有重要意义。

三、阿拉善黄鼠活动性及种群结构的调查

完成人：李涛

完成单位：会宁县601站

成果简介：1973年在连续灭鼠10年区，灭鼠5年区和未灭鼠区捕获黄鼠进行实验室鉴定和解剖观察。研究发现：4~5月黄鼠上午活动频繁，6~7月中午、下午活动频繁，8月主要在下午，9月在中午，

3月下旬至4月下旬是黄鼠交尾期，孕期为35~40天。黄鼠分布呈以山腰为主的散在分布。黄鼠种群中以二三龄黄鼠为主，灭鼠对黄鼠延长寿命有作用。10年灭鼠区和5年灭鼠区五龄以上组雌黄鼠大于雄黄鼠，10年灭鼠区和5年灭鼠区雌性黄鼠妊娠率分别为84.7%、75.9%，平均胎仔数分别为3.52只、3.97只，特别是五龄以上组雌黄鼠分别高达88.8%，98.1%，平均胎仔数分别为3.8只、4.2只，与未灭鼠区妊娠率32.5%，平均胎仔数3.07只相比显著增高。研究结论：多年灭鼠未改变黄鼠基本生活特性，但可以破坏动物种群结构的平衡。

四、甘肃省西北部中蒙边境地区兽类调查

完成人：王定国，武明礼，石映祥

完成单位：甘肃省201所

成果简介：1979~1980年对甘肃省西部地区中蒙边境地区的兽类进行了调查。该地区属荒漠景观类型，由于自然条件严酷，总的来说兽类的种类比较贫乏，主要以啮齿动物为主。发现哺乳动物28种，隶属5目12科，其中啮齿动物17种，有蹄目5种，食肉目4种，食虫目1种。啮齿动物以子午沙鼠为优势种，常见种有戈壁五趾跳鼠、三只跳鼠、长耳跳鼠、大沙鼠、仓鼠、小毛足鼠，其他的数量次之，数量较少种类有柽柳沙鼠、五趾跳鼠、小家鼠、褐家鼠。有蹄类有羚羊、北山羊、盘羊、野驴和野骆驼。食肉目有狼、沙狐、虎鼬和猞猁。食虫目有大耳猬。新发现肥尾心颅跳鼠和黄兔尾鼠。该项调查对查明某些自然疫源性疾病的保存宿主，控制啮齿动物数量，保护珍贵动物具有较大帮助和指导意义。

五、额济纳旗北部边境地区啮齿动物调查报告

完成人：师彦龙，宋录家

完成单位：甘肃省201所

成果简介：根据中央北办（3）号文件，1979~1980年由甘肃省组成的高山荒漠动物病调查队，对额济纳旗边境地区居延海高山荒漠动物病进行了综合调查。调查发现：①该调查区动物区划属中亚界蒙新区的西部荒漠亚区。由砾石戈壁、固态半固态沙丘、湖盆河谷灌丛、风蚀残丘等生境构成了干旱荒漠景观。按照不同生境类型选样地，单位面积置夹法捕打白昼活动鼠，五米夹线法捕打夜行鼠，165天，20 200个夹日捕获啮齿动物779只，隶属4科12属15种。其他兽类4种。在不同生境中啮齿动物群的组成和数量有一定的差异，优势种也不一样。长耳跳鼠（260只）、子午沙鼠（269只）占捕获数量的70.01%，是该地的优势种。拐子湖地区生境可分为湖盆芦苇碱地、沙漠绿洲、固定半固定沙丘、固定沙丘、戈壁裸露地和砾质荒漠，1900个夹日捕获夜间活动鼠52只，捕获率0.27%。长耳跳鼠和子午沙鼠数量最多（1.50%），戈壁五趾跳鼠和荒漠毛蹠鼠次之，大沙鼠是集中在梭梭沙丘的唯一白昼活动鼠类，密度为2只/hm^2，为该地优势种。湖盆芦苇碱地鼠种以小家鼠，沙漠绿洲鼠种为长耳跳鼠、子午沙鼠和毛蹠鼠，固定半固定沙丘鼠种为三趾跳鼠、子午沙鼠、短耳沙鼠和毛蹠鼠，固定沙丘鼠种为

长耳跳鼠，戈壁裸露地鼠种为戈壁五趾跳鼠，砾质荒漠鼠种为戈壁五趾跳鼠、长耳跳鼠、灰仓鼠、毛蹠鼠。②亚干地区景观分为山前洪积砾石荒漠、固定沙丘、低山丘陵石质荒漠、砾石荒漠。3300夹日捕获鼠类116只，以戈壁五趾跳鼠（41只）、长耳跳鼠（29只）、三趾跳鼠（27只）、子午沙鼠（16只）数量最多，跳鼠为该地优势种，主要分布在砾石戈壁，子午沙鼠次之，多见于低山丘陵和砾石荒漠，灰仓鼠多栖息于蒙古扁桃较多的山前阳坡，数量不多。③策克地区景观为红柳灌丛、盐爪爪芦苇碱地、砾石荒漠波状沙地。红柳灌丛中子午沙鼠、柽柳沙鼠居多，盐爪爪芦苇碱地是大沙鼠适宜生境，数量最多，长耳跳鼠、子午沙鼠次之，砾石荒漠以灰仓鼠和荒漠毛蹠鼠居多。波状沙地以荒漠毛蹠鼠居多，长耳跳鼠次之。调查表明：调查区啮齿动物生态地理群和代表种的分布和自然区划界限基本吻合；调查区属于典型的荒漠区，区系条件单纯而严酷，只有少数鼠种生存，每个生境通常2~6种啮齿动物，长耳跳鼠和子午沙鼠为该地优势种。大沙鼠和子午沙鼠不仅危害固沙植物，还是鼠疫的主要宿主，需要进一步监测和研究，大型兽类（野驴、羚羊）数量很少，可加以保护和发展。该调查对判定该地有无构成鼠疫自然疫源地的条件具有重要意义。

六、甘肃省啮齿动物流行病区划

完成人：张荣广，李锡璋，王宗麟，彭昌嘉，周庆芬

完成单位：甘肃省201所

成果简介：根据甘肃省的自然条件，将甘肃省动物地理区划分为古北界和东洋界，6个地区，即：北山山地区，河西走廊干草原，半荒漠及荒漠区，青藏高原山地区，黄土高原区，陇南山地区。描述了甘肃省发现染疫动物地理区划分布，系统研究了旱獭和黄鼠鼠疫分布区青藏高原区、黄土高原区动物组成及分布，主要宿主动物活动、繁殖和密度，主要宿主动物寄生虫组成、分布、与宿主关系、季节消长，动物鼠疫流行规律。同时，针对疫源面积大，且90%以上分布在人口稀少的牧区，根据这一特点，提出了搞好宣传教育、加强疫情监测、搞好联防工作、巡回与突击联合等防治措施。在防控实践中发挥了重要作用。

七、对人工杀灭喜马拉雅旱獭后的种群密度动态观察

完成人：汪闻绍，穆振声，藏文锦，孙克刚，沈夏华

完成单位：甘肃省地方病防治研究所；甘肃省地方病办公室

完成时间：1981~1984年

成果简介：课题通过研究，结果表明：1981年8月下旬于祁连山北坡草原地带1000hm² 灭獭区内，以人工杀灭方法将喜马拉雅旱獭的原有密度每公顷1.03只降低到0.06只后，1982年秋季其密度便恢复到0.36只，以后密度逐年上升，至1984年秋季上升到1.0只，已经基本恢复到原有的密度。灭獭后其密度的恢复，前两年主要是区外旱獭的迁入，以后主要是区内旱獭的繁殖。同时可见，灭獭区旱獭种群密度的恢复速度与最初迁入的旱獭数量多少，以及灭獭区面积的大小有关。

第三节　甘肃蚤类调查与研究方面成果

一、喜马拉雅旱獭体蚤、洞干蚤与巢蚤相互关系的调查

完成人：张荣广

完成单位：甘肃省 201 所

完成时间：1979 年

成果简介：1979 年 6~9 月在玛曲县的欧拉、阿万仓捕獭 278 只，探洞 3000 个，剖巢 41 个，获得蚤 2644 匹。调查显示：旱獭体蚤、洞干蚤、巢蚤的优势种均为斧形盖蚤，分别占总数的 60.07%、51.47%、43.23%，谢氏山蚤次之，分别占总数的 39.35%、35.16%、35.41%；腹窦纤蚤深广亚种为巢蚤，在洞干和巢中分别占总数的 9.43%、9.63%。巢蚤指数在巢蚤更替时最低（8 月 2.5），其余月份在 8 以上。体蚤变化呈现两个峰（6 月中旬前和 8 月中旬后），前峰受斧形盖蚤影响，后峰受谢氏山蚤影响。旱獭 7 月中旬至 8 月下旬完成巢蚤更替。这对了解旱獭蚤、洞干蚤、巢蚤对鼠疫的传播、保存具有重要意义。

二、额济纳旗北部边境地区蚤类组成及其特征

完成人：丁学良，冯福勤

完成单位：甘肃省 201 所

成果简介：1979 年 4~9 月，1980 年 5~8 月，在居延海以东地区的雅干、拐子湖、策克、建国营，居延海以西地区的大狐狸山、呼鲁赤古特、清河口、甜水井及肃北县马鬃山地区的跃进山、红石山、红树口等地区开展鼠疫疫源性调查，收集各类动物体外寄生蚤，经过分类鉴定为 5 科 12 属 19 种。以迟钝中蚤指名亚种、簇鬃客蚤、同型客蚤指名亚种、光亮沙鼠蚤田鼠亚种为该地优势种，短须双蚤指名亚种、长吻角头蚤、长突眼蚤、二齿新蚤、长刺新蚤为常见种，其他为稀有种。每种宿主都有自己的主要寄生蚤，如大沙鼠主要寄生蚤为簇鬃客蚤，子午沙鼠主要寄生蚤为同型客蚤指名亚种和光亮沙鼠蚤田鼠亚种。五趾跳鼠和三趾跳鼠的主要寄生蚤为迟钝中蚤指名亚种，灰仓鼠和小毛足鼠主要是短须双蚤指名亚种。尽管每种鼠都有自己的主要寄生蚤，但跳蚤可以互相交换。不同寄生蚤其数量变动的季节不同，如大沙鼠体外蚤簇鬃客蚤指数的季节变化高峰在 7 月。子午沙鼠寄生蚤指数高峰在 6 月，受同型客蚤指名亚种和光亮沙鼠蚤田鼠亚种指数制约，并互补。戈壁五趾跳鼠和三趾跳鼠蚤指数受迟钝中蚤指名亚种制约，前者高峰在 8 月，后者呈两个高峰（5 月、7~8 月）。长耳跳鼠蚤指数受同型客蚤指名亚种制约，高峰在 6 月。灰仓鼠蚤主要寄生蚤为短须双蚤指名亚种，蚤指数高峰在 5 月，8 月略有升高。小毛足鼠主要寄生蚤不明显，总蚤指数高峰在 7 月。

三、甘肃省蚤类区系分析及其在鼠疫流行病学中的意义

完成人：张荣广，丁学良，李宝肃，秦风栖，姚呈祥，王心娥，唐迎秋，陈玉珍

完成单位：甘肃省地方病防治研究所

完成时间：1984年

获奖情况：1985年获甘肃省卫生厅医学科研一等奖

成果简介：课题对甘肃已知的7科42属142种（亚种）蚤类组成进行了分类，属古北界的蚤种有104种，占已知蚤种的73.2%；属东洋界的有12种，占8.5%；属两界兼有的有19种，占13.38%；广布种有17种，占13.4%。将甘肃省划为五个动物地理省：河西走廊、祁连山地、黄土高原、甘南高原草原和陇南山地区，根据蚤类在这些地区的分布及其宿主等对甘肃蚤类区系进行了分析，基本摸清了甘肃省的蚤类组成、分布及其在医学上的地位。研究认为蚤类的组成及区系分布主要决定于它们的宿主动物（哺乳类和鸟类），而动物地理分布又依次取决于植被、气候、景观及其他地理因素如纬度、海拔等。同时，对两类疫源地中能自然感染鼠疫菌的蚤种通过蚤指数、染蚤率、季节消长以及带菌率等分析比较，确定了不同疫源地内主要传播媒介及其在鼠疫流行病学中的作用。

四、夏河县蚤类组成及分析

完成人：李德述，徐西林，周彩梅

获奖情况：1987年获甘肃省卫生厅科技进步三等奖。

成果简介：课题通过对夏河高山草甸草原的蚤类组成和分布调查，共发现蚤类46个种和亚种，隶属21属，5科，其中大部分为古北界蚤类。

五、应用 ^{32}P 标记喜马拉雅旱獭研究其寄生蚤的散布情况

完成人：丁学良

完成单位：甘肃省地方病防治研究所；

完成时间：1973~1974年

成果简介：1973年7~8月和1974年4~9月在甘肃南部肃南县皇城区草原上，应用 ^{32}P（磷酸二氢钠）标记喜马拉雅旱獭，用放射自显影的方法确定跳蚤的散布情况。共获得五种跳蚤，其中斧形盖蚤和谢氏山蚤是旱獭的主要寄生蚤。旱獭和跳蚤种群间接触的频度取决于旱獭本身在栖息地内的分布、被旱獭所占用洞穴的数量以及媒介跳蚤的数量。在旱獭密度不高而蚤指数较高的情况下，以及存在大量隐蔽所的条件下，其交换比较频繁，标记蚤分布的范围较大，跳蚤的交换也较多。标记后的第15天就发现距原洞口470m的标记蚤，30天时可在距离标记旱獭原洞口520m处获得标记蚤。艾鼬和草原鸟由于经常窜旱獭洞或栖居于旱獭洞内，所以它们的寄生蚤同旱獭蚤亦经常发生交换，并被标记，这在

旱獭鼠疫流行期间是值得引起注意的问题。利用同位素 ^{32}P 标记旱獭、了解蚤类的扩散对研究鼠疫动物病的流行规律和传播方式具有一定的意义和价值。

第四节　甘肃鼠疫病原菌分离与研究成果

一、中国鼠疫菌分型及其生态学、流行病学意义（全国协作课题）——中国各自然疫源地鼠疫菌 F_1 抗原含量差异的研究子课题

完成人：韩峰，李守全，付喜梅，裴小康

协作单位：中国预防医学科学院流行病学微生物学研究所；甘肃省地方病防治研究所等 8 个单位

获奖情况：1982 年获卫生部甲级科研成果奖

成果简介：对新疆等 11 个省、自治区分离的 418 株鼠疫菌进行糖醇（鼠李糖、甘油、蜜二糖、松三糖、阿胶糖和麦芽糖）酵解、脱氮，营养型、聚丙烯酰胺凝胶电泳蛋白分析，Pgm–+细胞突变为 Pgm−–速率、内毒素含量、F_1 抗原含量、Pst Ⅰ产生及对 Pst Ⅰ敏感性的差异以及在离体人血清中生长速率等项指标的研究，可将中国鼠疫菌分成 17 个生态型。17 个型鼠疫菌均各有特定的地理位置。对人的侵袭力、致病性各有不同。以青藏高原型、冈底斯山型（主要宿主为喜马拉雅旱獭）对人的侵袭力和致病性最强，而锡林郭勒高原型（主要宿主为布氏田鼠）则最弱。研究人员建议鼠疫菌分型的命名以生态型较为适宜。

二、用凹孔板培养 – 压印法对耶尔森鼠疫菌的初期菌落观察

完成人；朱成聪，崔景和，韩峰

完成单位：甘肃省地方病防治研究所；

完成时间；1984~1985 年

获奖情况：1985 年获甘肃省卫生厅技术改新一等奖

成果简介：课题设计了凹孔板培养–压印观察法，对鼠疫菌在固态培养基上经 2~6h 期间的形态进行了观察，并与在野外分离鼠疫菌时常遇到的几种细菌做了比较，发现并描述鼠疫菌初期培养时的一些特征性表现，由增大的两极浓染的菌体组成长短不等的菌链。菌链自然弯曲如“绳头状”“蚯蚓状”“绳结状”；同时由数量不等的菌链丛集成“束状”“指印状”斗笠状及不规则盘绕的菌落，散在分布。出现菌落特征的最适培养温度为 37℃。鼠疫菌的早期实验室诊断建立了新的观察方法，具有快速、简便的特点。

三、甘肃鼠疫菌生化型、分布及其流行病学特征

完成人：段永明，吴得强，王宗麟，裴晓康，韩锋，师彦龙，崔景和，苗世华，王珍珠，朱少峰，王世明，高晓东

完成单位：甘肃省地方病防治研究所

完成时间；1987~1990年

获奖情况：1992年获卫生厅科技进步二等奖

成果简介：课题主要采用6项生化指标，对甘肃省30年来从各鼠疫疫源地分离的827株鼠疫菌对甘油、鼠李糖、麦芽糖、阿胶糖、蜜二糖的酵解及脱氮作用的分析对比，将全省鼠疫菌分为4个生化性状各异的菌型，即青藏型、祁连型、阿尔金型和甘宁黄鼠型。每个型都有特定的分布区域。喜马拉雅旱獭菌株中蜜二糖发酵者为首次发现，该型菌株分布于阿克塞县境内安南坝、团结一带，生化性状稳定，地理界限明确，提出将其划为一个独立的鼠疫菌生化型。

四、从土壤中分离出鼠疫菌的报告

完成人：赖来胜

获奖情况：1986年甘肃省酒泉地区科技进步一等奖

成果简介：1983~1984年，酒泉地区防疫站两次从旱獭巢穴表层土壤中分离出鼠疫菌，为国内首次报道，对探讨鼠疫菌在自然疫源界保存机制具有重要意义。

五、382株鼠疫菌对12种抗菌药物的敏感性试验

完成人：邓开泽，汪闻绍，刘钟铮，谢云菊，周庆芬

完成单位：甘肃省201所

成果简介：采取纸片法抑菌试验对1962~1978年从甘肃省不同疫源地的不同宿主动物、媒介和鼠疫病人体内分离的382株鼠疫菌进行十二种抗菌药物的敏感性测定。结果显示：382株鼠疫菌对链霉素最敏感，敏感菌种达100%，合霉素、卡那霉素、氯霉素次之，敏感度分别为80.4%、69.59%、37.23%。对土霉素、苄青霉素、磺胺嘧啶敏感性不高。链霉素作为鼠疫治疗的首选药物，其效果被世界公认。尽管国外有抗链霉素菌株的存在，因此在临床上也可联合使用其他敏感药物。目前，甘肃省虽未发现有自然抗链霉素菌株的存在，但不保证今后没有，所以应对新分离鼠疫菌进行耐药性监测也非常必要。

第五节　甘肃鼠疫防控与技术方面成果

一、鼠疫活菌苗人群接种后体液与细胞免疫的研究

完成人：董树林，周禧，曹仁田，玉杰，蔡邦治，胡璇，马尔华

完成单位：卫生部兰州生物制品研究所；甘肃省 201 所；会宁县 601 站

成果简介：以兰州市某工厂 17~29 岁健康工人 64 名作为研究对象，观察鼠疫菌活菌苗接种后体液和细胞免疫学变化。研究发现：健康人群淋巴母细胞转化率平均为 77.8%±10.2%，经鼠疫 F_1 抗原刺激正常值为 39%±25%，活性 T 玫瑰花结合率为 28.6%±7.4%。鼠疫菌活菌苗 EV 株一次免疫后血凝抗体 3 个月消失，细胞介导免疫持续时间较长。鼠疫 F_1 抗原在体外刺激淋巴细胞转化率与不用刺激剂培养直接观察淋巴细胞转化率无明显差别。该项研究对探讨鼠疫的免疫机制和人群接种鼠疫 EV 疫苗抵抗鼠疫感染具有重要意义。

二、中医马钱子夏季野外灭鼠试验观察

完成人：李涛，孙成全，郭鹏

完成单位：甘肃省 601 站

成果简介：1978 年 5 月选取 10 个同一生境的样方，每个样方 $3hm^2$，用 3%马钱子分别以黄萝卜、小麦为诱饵。并以 2%的氟乙酰胺紫花苜蓿、小麦、黄萝卜三种不同毒饵进行灭鼠对比试验。研究发现：3%中药马钱子黄萝卜和 2%氟乙酰胺小麦毒饵都有较满意的灭鼠效果，黄萝卜、紫花苜蓿毒饵对鸣声鼠也有杀灭效果，3%中药马钱子小麦的灭洞率和校正灭洞率不次于氯化苦、烟雾炮、磷化钙熏杀剂的灭鼠效果。研究表明：马钱子具有对中枢神经亲和力强、解离难的特点，用大剂量马钱子使动物呈现强直性惊厥，最后呼吸麻痹而死亡，可以作为灭鼠的毒杀剂，成本低、操作简单。

三、关于旱獭洞干蚤药物杀灭后数量恢复情况的调查报告

完成人员：沈夏华

完成单位：甘肃省地方病防治研究所

成果简介：1981~1984 年在肃南县大河区韭菜沟乡红湾夏季牧场，划定 $1000hm^2$ 杀灭范围，选代表性样方 7 个，每个样方 $9hm^2$，对药物杀灭洞干蚤数量恢复情况进行了调查。收集旱獭洞干蚤 6 属 6 种，即斧形盖蚤、谢氏山蚤、腹窦纤蚤深广亚种、前额蚤灰獭亚种、中华角叶蚤和二齿新蚤。1981 年 6 月杀灭前洞干蚤总蚤指数为 0.38，7 月份洞干蚤总蚤指数为 0.05，到 1982 年总蚤指数回升到 0.08，1983

年为0.11，1984年为0.28，蚤指数年增长率为71%。研究表明：杀灭后蚤指数与旱獭密度增长呈正相关，杀灭后蚤数量恢复需要4年，因此，灭蚤后应该在第三年进行再次灭蚤以巩固灭蚤效果。

四、影响磷化钙药效的主要因素研究

完成人；穆振声

完成单位：甘肃省201所

项目简介：1979年6~9月在玛曲县欧拉、阿万仓用磷化钙杀灭旱獭，对该药物杀灭效果及其影响因素进行研究。研究发现：磷化钙熏杀旱獭，洞道土壤含水量15g以上，药物剂型对杀灭效果影响不大，含水量15g以下，剂型对杀灭效果有显著影响。投药40g，能够取得90%以上的杀灭效果。药物投放以洞内50m为宜。和氯化苦比较，廉价5~6倍。

五、应用反相血凝试验检查鼠疫菌 F_1 含量的研究

完成人：韩锋，李守全，付喜梅，王珍珠，石俊芝，裴小康

完成单位：甘肃省201所

项目简介：选取分离中国各疫源地代表性菌株134株，通过培养制备菌粉，然后用反相血凝试验进行检测，观察 F_1 含量。研究发现：除新疆外，其他旱獭疫源地分离鼠疫菌 F_1 含量较高，20世纪70年代云南剑川大足鼠分离鼠疫菌 F_1 含量较高。内蒙古和河北长爪沙鼠分离鼠疫菌 F_1 含量相同。甘肃旱獭鼠疫菌比黄鼠菌株 F_1 含量高。布氏田鼠菌株 F_1 含量高于长爪沙土鼠菌株。生化性状也不同，布氏田鼠菌株分解鼠李糖、蜜二糖、麦芽糖、不分解阿胶糖，长爪沙土鼠则相反。大足鼠菌株 F_1 含量高于黄胸鼠。28℃和37℃培养鼠疫菌制备菌粉 F_1 含量基本相同。菌粉与菌液血凝滴度相同。能否用于鼠疫菌的分型，需进一步研究。

六、猎自鼠疫自然疫源地旱獭皮张自然携带鼠疫菌状况及无害化处理方法的研究

完成人：汪闻绍，师彦龙，韩峰，邓开泽，唐永姣，谢云菊，王世明，朱少锋，王宗麟，常全尧，梁效成

完成单位：甘肃省地方病防治研究所

获奖情况：1993年获甘肃省卫生厅科技进步二等奖，甘肃省科学技术进步三等奖

完成时间：1989~1990年

成果简介：1989和1990年用标准鼠疫菌141毒株实验感染喜马拉雅旱獭的含菌皮张经日照、阴干和涂盐处理后的带菌动态进行观察。用反相血凝试验检测 F_1 抗原水平。两年的三个组皮张带菌与转阴时间经统计学处理均有显著性差异，且日照组皮张的带菌与转阴时间早于涂盐组，涂盐组又早于阴干组。实验证实：甘肃活动性疫源地猎取的旱獭皮反相血凝阳性率为6.3%，说明市售獭皮如在早期混有

含菌皮张，在流通过程中存在感染的可能性，通过市售及人工感染旱獭皮张携带鼠疫菌状况及不同处理方法的研究，为来自疫源地旱獭皮张的科学管理和法规制订提出了科学依据，并对其传播鼠疫的可能性和现实性作出了科学评价。

七、胶乳凝集试验快速检测鼠疫的研究

完成人：邓开泽，唐永姣，许凤英，谢云菊，陈乃武

完成单位：甘肃省地方病防治研究所

完成时间：1985~1988 年

获奖情况：1990~1991 年度甘肃省卫生厅科技进步二等奖，甘肃省科技进步三等奖

成果简介：该研究包括两项内容：①用聚苯乙烯胶乳吸附鼠疫 F_1 抗原检查鼠疫抗体。②用聚苯乙烯胶乳吸附鼠疫 γ 球蛋白检测鼠疫抗原；其中后一项为国内外首创。结果表明：用聚苯乙烯胶乳检查鼠疫抗原和抗体，具有与常规血凝方法相似的敏感性和特异性，但该法更为简便、快速，且不需特殊设备，试剂制作成本明显低于血凝试验，是一种经济实用的诊断鼠疫的新手段，特别适宜在基层和野外实验室使用。

八、平凉市应用氯鼠酮灭鼠报告

完成人：穆振声，孙振声，臧文锦，贾万选，牛有玲，欧阳咏晖，陈国选

完成单位：甘肃省地方病防治研究所；甘肃省爱卫会办公室；平凉市爱卫会办公室

获奖情况：1989 年获得甘肃省科技进步三等奖，平凉地区科研成果二等奖

成果简介：课题报告了使用氯鼠酮对甘肃省平凉市城乡居民家庭的灭鼠情况，结果有鼠房间率由灭前的 32.68%下降到 0.70%，鼠夹法由灭前的 12.57%下降到 0.41%。经济效益分析，一年可节约粮食 360 万 kg，折合人民币 216 万元。同时有效地控制了出血热的流行。玉米、小米、小麦和白菜是当地灭鼠的首选基饵。

九、陇东地区褐家鼠对基饵的选择试验

完成人：孙振声，穆振声，藏文锦，牛有玲

完成单位：甘肃省爱卫会办公室；甘肃省地方病防治研究所；甘肃省平凉市爱卫会办公室

项目介绍：毒饵灭鼠是目前防治鼠害的主要手段。其效果不仅取决于药物的毒力和适口性，而且也应考虑诱饵的引诱力。利用引诱力强的基饵是保证灭鼠效果成败的关键。目前北方大部地区多用玉米粉做基饵，但对玉米粉适口性如何？是否还有更好的基饵？为此我们于 1988 年在平凉进行了选饵试验。基饵分为两组，谷物组：小麦、小米、玉米粉、玉米糁（9mm 以下）。菜果组:苹果、梨、白菜、洋芋、胡萝卜（切成 1g 重的条块）。通过灭鼠效果评价认为玉米为甘肃省主要粮食作物，来源丰富、

价格便宜、使用方便，应作为今后毒饵灭鼠的最佳基饵。

十、葡萄球菌A蛋白协同凝集试验检查鼠疫菌的研究——Ⅳ.在喜马拉雅旱獭及阿拉善黄鼠鼠疫自然疫源地的应用

完成人：常全尧，唐永姣，石映祥，马文学，祁浩，张玉真

完成单位：甘肃省地方病防治研究所；阿克塞县卫生防疫站；肃南县卫生防疫站；

完成时间：1989~1990年

获奖情况：1993年获得甘肃省医药科技进步二等奖。

成果简介：1989年以来，在甘肃省的阿克塞县、肃南县旱獭鼠疫疫源地及平川区黄鼠鼠疫疫源地，用葡萄球菌A蛋白协同凝集试验（SPA-COA）检测宿主动物肝、脾等样品1012份，由于SPA-COA方法简单、结果迅速，可先培养出结果，特别是腐败材料阳性检出率高于培养法，所以在没有培养出鼠疫菌前，事先通过SPA-COA进行检测，根据其结果，采用适当的方法和必要的措施，对培养分离鼠疫菌有一定帮助。

十一、省会城市人口密集区内鼠疫强毒实验室安全运行的研究

完成人：王健，吴得强，席进孝，刘武，李世英，王宗麟，裴小康

完成单位：甘肃省地方病防治研究所

课题编号：2001-2-13

立项时间：1999年

完成时间：2001年

获奖时间：2001年获甘肃医学科技二等奖

成果简介：该项目通过鼠疫强毒室改造工程设计实施、性能指标测定研究、管理系统研究和试运行，取得了显著成果。建立了较高标准的省级鼠疫实验室，为甘肃省鼠疫防治、科学研究及教学培训提供了实验基地；国内首次将摄像监控系统和电化教学系统引进鼠疫强毒室，加强了鼠疫强毒室工作的安全性和教学培训功能；对强毒室微小环境卫生学状况、通风换气、安全及污水污物消毒、防鼠防蚤等性能指标进行测试研究，为鼠疫强毒室建设标准的制订积累了科学依据。比较研究了消毒剂来苏儿和二氧化氯对污水的消毒效果。结果表明：二氧化氯是经济、实用、浓度低、消毒效果好，对工作人员危害和环境污染小的消毒剂，最低消毒浓度为80mg/L，可以替代来苏儿应用于鼠疫强毒实验室消毒。同时，提出了鼠疫强毒实验室科学、规范、严格管理的一套制度、规定和操作规程。该研究项目将对人口密集区内鼠疫强毒实验室安全运行和规范化管理具有重要意义。

十二、应用 PCR 技术检测鼠疫菌及非典型鼠疫菌的研究

完成人：唐永姣，张宏，王世明，姚呈祥，苗克军，曲红梅

完成单位：甘肃省地方病防治研究所

成果简介：该试验应用鼠疫菌 F_1 抗原基因中的 249bp 片段和 Pla 基因中的 456bp 片段作为引物，检测鼠疫菌、对照菌株、宿主动物及实验室染毒动物脏器，探讨 PCR 技术在野外现场检测鼠疫菌的可行性。该课题的结果表明：用鼠疫菌质粒编码的（pla 和 caf1）基因片段进行 PCR 扩增检测鼠疫菌，鼠疫菌均扩增出相应的 DNA 带，阳性率 100%，而假结核菌、大肠杆菌和小肠结肠炎杆菌没有扩增出相应的 DNA 带，阳性率 0%；实验室感染的 82 份豚鼠脏器中，鼠疫菌培养阳性率 43.9%，而 PCR 试验阳性率 51.2%。经统计分析 PCR 检测法特异性强、敏感性高。适合检测动物鼠疫微弱流行区和静息区材料中的鼠疫菌特异性 DNA 片段，可提高鼠疫监测质量，探索疫源地野生动物中鼠疫菌长期保存的机理。

十三、甘肃省人间鼠疫流行特征与影响因素及防控对策的研究

完成人：席进孝，王世明，张宏，格鹏飞，徐大琴，吴斌，达文平，郭丽民，潘卫民，王鼎盛，葛亚俊，苗克军，陈国娟，穆洮霞

完成单位：甘肃省疾病预防控制中心

立项时间：2011 年 1 月

完成时间：2011 年 11 月

获奖情况：2011 年通过甘肃省科技厅鉴定

课题编号：2011y0547

成果简介：课题组采用文献检索和流行病学调查方法，对甘肃人间鼠疫流行情况进行了全面分析。研究表明：①1974~1958 年全省 13 个县曾经发生过人间鼠疫流行，发病 1547 例，死亡 1490 例，病死率 96.31%。1958~2010 年发生人间鼠疫 28 起 67 例，死亡 40 例，病死率 59.7%。②主动接触染疫动物是引发人间鼠疫的主要途径，特别是近年疫情为疫区务工人员接触染疫动物引发，且牧羊犬也有引发人间鼠疫的风险；猎捕贩运旱獭增加了不同季节鼠疫流行的可能。③甘肃率先在全国建立疫区检疫制度，设置检疫卡，有效控制了多起人间鼠疫流行，实践证明该举措行之有效，并为其他传染病防控提供了借鉴和模式。该课题成果为政府、卫生行政部门决策者制订甘肃省鼠疫防控的相关政策和措施提供了科学依据，适合于中国旱獭鼠疫自然疫源地人间鼠疫防控工作，应用前景十分广阔。

十四、UPT 快速定量生物检测技术在鼠疫防控及生物反恐领域的应用研究

完成人：席进孝，张宏，格鹏飞，郭丽民，达文平，吴斌，徐大琴，王世明，潘卫民，苗克军，葛亚俊，穆洮霞，陈国娟

完成单位：甘肃省疾病预防控制中心

任务来源：甘肃省卫生行业科研计划项目，项目编号 GSWST09—152

立项时间：2009 年 3 月

完成时间：2011 年 12 月

获奖情况：2014 年获得甘肃医学科技进步三等奖，编号 2014—3—15—R1

成果简介：该项目采用实验室检测和现场应用相结合的方法，对 UPT 快速检测技术检测鼠疫抗原抗体的效果进行了对比评价分析。①UPT 定性检测显示，与 ELISA、金标检测鼠疫抗原抗体的灵敏度、特异度及检测效果方面一致性好。②UPT 定量检测显示，抗体结果与鼠疫疫源地监测结果相吻合。③在 2010 年鼠疫突发疫情现场，应用该技术在 30min 内发现鼠疫活动线索，缩短了疫情判定周期，节省了人力、财力、物力，并与中国卫生行业“鼠疫诊断标准”（ws279—2008）中推荐鼠疫检测方法形成优势互补，该技术的引进实现了甘肃省突发鼠疫疫情现场快速检测定量和定性分析，提高了甘肃省鼠疫临床诊断和鼠疫现场应急处理能力和水平。④确立了甘肃省以鼠疫菌为目的菌的生物恐怖事件侦查技术，填补了甘肃省以鼠疫菌为目的菌的生物恐怖事件侦查空白。本研究认为 UPT 快速定量生物检测系统检测鼠疫抗原抗体与传统鼠疫监测方法相比具有很好的灵敏度和特异度，并且该系统具有携带方便、操作简单、界面友好、出结果快速等特点，非常适合中国 12 种类型的鼠疫疫源地鼠疫监测、突发鼠疫疫情应急处理及生物恐怖事件的侦查领域。

十五、甘肃鼠疫预防控制策略与应急机制建设的研究

完成人：姚呈祥，梁效成，张宏，吴得强，王世明，席进孝，盖永志，王宗麟，裴小康，李宝肃

完成单位：甘肃省疾病预防控制中心

课题编号：2008—j2—041—r6

立项时间：2004 年 1 月

完成时间：2007 年 5 月

获奖情况：2009 年获甘肃省科学技术进步二等奖

成果简介：鼠疫是《中华人民共和国传染病防治法》规定的甲类传染病，该课题紧密结合甘肃省鼠疫流行态势和防控现状，在国内率先提出了加强和完善鼠疫预防控制策略与应急建设方面的措施与建议；建立了鼠疫疫情应急指挥系统和网络直报系统，研发了标准化疫情处理箱，做到了“一快、二准、三到位”的要求；确定了鼠疫疫情远距离传播的各种危险因素并提出应对措施，为防止疫情的扩散提供了科学依据；在国内首先提出通过立法全面禁止猎捕旱獭的建议，通过法律手段解决因贩运旱獭引发的人间鼠疫的问题；同时在疫区首创设立宣传牌、张贴画等形式开展鼠疫防控知识及法律法规的宣传。该课题完成将对甘肃鼠疫的预防控制和应急机制建设的完善产生重要影响和推动作用，也为国内其他地区的鼠疫防控提供了借鉴。

十六、常用高效消毒剂杀灭鼠疫菌的实验研究

完成人：姚呈祥，王世明，唐永姣，吴得强，穆洮霞，陈国娟，赵永玲

课题来源：自选

课题编号：2006y0404

立项时间：2004 年 5 月

完成时间：2006 年 12 月

获奖情况：2007 年获甘肃省医学科技二等奖

成果简介:该课题选择二氧化氯和过氧乙酸进行杀灭鼠疫菌试验，研究结果表明:①100mg/L 的二氧化氯或 200mg/L 的过氧乙酸作用 10min 对液体中的鼠疫菌杀灭率为 100%；250mg/L 二氧化氯或 400mg/L 过氧乙酸作用 5min 对液体中的鼠疫菌杀灭率为 100%。②200mg/L 二氧化氯或 400mg/L 的过氧乙酸作用 1min，即可杀死物体表面的鼠疫菌。③4 种浓度消毒液浸泡小白鼠、豚鼠、家兔，都不能在短期内有效杀灭动物脏器中的鼠疫菌，尤其是骨髓中的鼠疫菌，最长可存活 34 天。研究结论：①二氧化氯和过氧乙酸对鼠疫菌具有良好的杀灭效果，可完全代替来苏儿用于鼠疫实验室消毒和疫源地消毒。②实验感染鼠疫的动物不论采用何种消毒剂进行浸泡消毒，都不能达到无害化处理的目的，增加消毒剂浓度也不能提高消毒效果。为了保证实验室生物安全，浸泡消毒后的动物仍需采用高压灭菌或焚烧的方法进一步消毒处理。该成果于 2005 年在甘肃省各级鼠疫实验室和疫源地消毒中应用，对全国鼠疫防控领域具有推广应用价值。

十七、甘肃口岸媒介生物分布及鼠疫等疾病研究（协作课题）

完成人：周克卿，姚全贵，王宗麟，盖永志

完成单位：甘肃出入境检验检疫局；甘肃省疾病预防控制中心

项目简介：该研究证实甘肃口岸存在啮齿类等鼠形动物 3 目 7 科 13 种；野栖鼠总捕获率为 9.95%；家栖鼠总捕获率为 4.03%，形成 4 月和 9 月双高峰；宿主动物体外寄生蚤 16 种及亚种，隶属 5 科 12 属。其中同型客蚤指名亚种、秃病蚤田鼠亚种、盔状新蚤是优势蚤种；总染蚤率以 5 月份最高，总蚤指数 6 月份最高，方形黄鼠蚤蒙古亚种是寄生于阿拉善黄鼠的优势蚤种。对该口岸有可能存在的自然疫源性疾病（鼠疫、流行性出血热、土拉弗氏菌病），从病原学、血清学、地理景观学以及宿主、媒介、流行病学等方面进行了综合研究和评估；建立了口岸医学媒介生物标本，为今后口岸卫生检疫研究提供了实物资料。本项目可广泛应用于公共卫生、口岸卫生控制、农田鼠害防治、突发公共卫生事件应急处理，口岸基础设施建设等各领域，特别是为将来相关工作提供最基础的参比数据和制订相关措施提供重要依据，应用范围广泛。可直接推广应用于口岸卫生检疫和传染病防治，媒介生物防治工作，在口岸媒介生物控制工作中应结合其优势种群、密度的消长与生境的特点制订方案。加强口岸地区的鼠疫、出血热、土拉弗氏菌病的检测特别是加强在啮齿动物活动高峰期和疾病流行高峰期的监测，

对保障口岸贸易具有重要意义。

十八、脂质体改进 EV 活菌苗的可行性研究

完成人：姚呈祥，苗世华，俞东征，席进孝，石应祥，苗克军

完成单位：甘肃省地方病防治研究所

项目来源：1993 年甘肃省卫生厅科研项目 04 号，资助 8000 元

获奖情况：1996 年通过省科技成果鉴定

鉴定编号：甘科鉴字【1996】第 349 号

项目简介：用具有免疫增强作用的脂质体作为载运介质包裹鼠疫 EV 活菌苗，研制出对人群具有较强保护力的高效免疫制品，并探索其投入实际使用的可能性。研究结论：①用纯菜籽磷脂制备脂质体进行动物免疫，能在小鼠和豚鼠体内产生较强的杀菌抗体并持续较长时间。②用脂质体包裹鼠疫 EV 菌在豚鼠和小鼠体内产生的免疫增强作用可以提供良好的免疫保护，使豚鼠在大量鼠疫强毒菌的攻击下全部存活。③用脂质体来改善目前中国使用的鼠疫菌苗的免疫效果是可行的，具有良好的应用前景。该项目研究对于探索有效的预防鼠疫疫苗具有重要的意义。

十九、放免沉淀试验对甘肃鼠疫的检测效果及疫情动态研究

完成人：吴得强，常全尧，石应祥，石俊芝，胡璇

完成单位：甘肃省地方病防治研究所

获奖情况：1995 年获甘肃省医药科技三等奖

项目简介：1985~1987 年，应用 RIP 检测甘肃阿拉善黄鼠鼠疫疫区黄鼠血清 3957 份，1985 年血清滴度≥1:10 的 10 份，其中血清滴度≥1:320 有 2 份。1986~1987 年血清均为阴性。检测非疫区黄鼠血清 3008 份，滴度 1:20 至 1:80 的有 7 份。疫区犬血清 110 份均为阴性。研究结论：该疫源地黄鼠血清 F_1 抗体呈下降趋势。

二十、氯鼠酮杀灭阿拉善黄鼠的实验观察和研究应用

完成人：穆振声，郭鹏，李涛，张殿民，师珍

完成单位：甘肃省地方病防治研究所；会宁县 601 站

获奖情况：1994 年获得白银市科技进步三等奖。

项目简介：该项目课题 1990 年由省地方病防治办公室下达，同年组织实施，1994 年 3 月通过国内专家评审。该课题选择于会宁县刘寨乡阿拉善黄鼠疫源地作为研究基地，经过四年多的实验研究观察及大田实验，现场灭鼠率为 93.7%，校正灭鼠率为 91.73%。氯鼠酮杀灭黄鼠具备高效、安全、简便、经济等优点，是一种非常适用于杀灭黄鼠的高效新灭鼠剂。

二十一、甘肃省自然疫源性疾病宿主、媒介种类组成及地理区划

完成人：汪闻绍，师彦龙，曹国权，张荣广，陈敬先

完成单位：甘肃省地方病防治研究所

获奖情况：1997 年获得甘肃医药科技三等奖

项目介绍：该项目依据自然条件将全省分为 6 个自然景观区，发现甘肃省境内自然疫源性疾病病原体宿主或携带者的脊椎动物 133 种，分属 4 纲、19 目、43 科、82 属。作为媒介或储存宿主的节肢动物 89 种，分属 2 纲、5 目、16 科和 42 属。其中：陇西黄土高原低山丘陵干草原、半荒漠区（I 区）：宿主动物共 59 种，其中两栖纲 1 种、鸟纲 21 种、食虫目 3 种、兔形目 3 种、啮齿目 17 种、食肉目 10 种、偶蹄目 4 种。媒介 32 种。本区存在鼠疫、EHF、狂犬病、布病、包虫病，推测还存在北亚蜱性斑疹伤寒和 Q 热。陇东黄土高原沟壑干草原、半荒漠区（II 区）:宿主动物共 35 种，其中鸟纲 11 种、兔形目 2 种、啮齿目 16 种、食肉目 6 种、偶蹄目 1 种。媒介 19 种。本区已知疾病有 EHF、布病、包虫病和黑热病，还可能存在鼠疫、乙脑和狂犬病。陇南山地中山森林、草原区（III 区）:宿主动物 69 种。其中两栖纲 2 种、爬行纲 2 种、鸟纲 22 种、食虫目 5 种、翼手目 1 种、兔形目 5 种、啮齿目 21 种、食肉目 7 种、偶蹄目 4 种。媒介 19 种。本区是甘肃省唯一的亚热带湿润气候区，动物种类丰富。已知疾病有 EHF、乙脑、黑热病、狂犬病、布病、包虫病的分布，可能还存在森林脑炎、莱姆病和钩端螺旋体病。甘南高原、峡谷高寒草甸草原、森林及森林草原区（IV 区）:宿主动物 44 种，其中鸟类 12 种、食虫目 1 种、兔形目 5 种、啮齿目 14 种、食肉目 11 种、偶蹄目 1 种。媒介 15 种。本区有鼠疫、布病、包虫病、黑热病，尚可能存在 EHF、土拉伦、森林脑炎和莱姆病。祁连山地高山山地草原、森林草原区（V 区）:宿主 41 种，其中鸟类 9 种、兔形目 6 种、啮齿目 15 种、食肉目 6 种、偶蹄目 5 种。媒介 17 种。本区首次从森林革蜱中分离到伯氏螺旋体，从而证实莱姆病在甘肃省的存在；还分布有鼠疫、布病、包虫病，此外还可能存在土拉伦菌病、森林脑炎、狂犬病。河西走廊半荒漠、荒漠草原、戈壁荒漠区（VI 区）:宿主动物 37 种，其中鸟类 9 种、食虫目 1 种、兔形目 2 种、啮齿目 17 种、食肉目 17 种、偶蹄目 6 种和双峰驼 1 种。媒介 37 种。本区除分布有布病、狂犬病、包虫病和鼠型斑疹伤寒外，还可能存在乙脑、北亚蜱性斑疹伤寒和皮肤利什曼病。本课题对鼠疫等自然疫源性疾病按自然景观区进行地理区划，为规划自然疫源性疾病的调查和防治提供了依据和线索。

二十二、甘宁阿拉善黄鼠鼠疫动物病流行特征与防治对策研究

完成人：袁世忠，郭鹏，吴进荣，南吉成，康志强

完成单位：会宁县 601 站

获奖情况：1997 年获得白银市科技三等奖

项目简介：该项目课题 1992 年由会宁县地方病防治办公室组织实施，1995 年完成，1995 年 9 月通过国内专家评审鉴定。该课题选择于中国十大鼠疫疫源地之一的“甘宁黄土高原阿拉善黄鼠疫源地”

内鼠疫动物病的流行而开展的流行特征与防治对策的研究。经过四年的研究，提出了加强监测，医务人员培训和宣传教育等。新的防治对策与措施，对今后甘宁黄土高原阿拉善黄鼠疫源地内鼠疫动物病的防治具有指导意义。

二十三、阿拉善黄鼠鼠疫疫源地三十年疫情回顾分析

完成人：郭鹏，吴进荣，袁世忠，南吉成，师珍

完成单位：会宁县601站

获奖情况：1998年获得甘肃医药卫生科技进步二等奖

项目简介：该课题项目1992年组织实施，1994年完成，1997年申报甘肃省1995~1996年度医药卫生科技进步奖。该项目对甘宁黄土高原阿拉善黄鼠疫源地1963~1993年的调查和监测结果，用描述流行病学研究方法。经分析研究，阿拉善黄鼠鼠疫的流行呈长期性和间断性表现，大流行的发生具有一定的周期性规律。客观判断甘宁黄土高原阿拉善黄鼠疫源地的核心地带位于海原县境内月亮山与南华山之间。提出今后在扎实做好监测的基础上，注重疫源地微观因素的观察与研究。

二十四、甘宁两省五县区鼠疫联防协作效果研究

完成人：万国生，张淑一，孙林，郭鹏，倪万银，李云华，杨素萍

完成单位：白银市卫生防疫站

获奖情况：2000年获得省科技进步三等奖

项目简介：甘宁鼠疫疫源地是以阿拉善黄鼠为主要宿主的一块独立疫源地，包括宁夏固原地区海源县、西吉县、固原县和甘肃白银市会宁县、平川区五县区十七个乡镇、一个牧场。该疫源地于1976年正式成立甘宁两省（区）五县区鼠疫联防协作领导小组，逐步建立7个鼠疫固定监测点，结合当地实际，制订联防监测方案，开展以鼠疫监测、消灭阿拉善黄鼠和健康教育为主的综合防控，有效降低了动物间鼠疫流行强度，防止了人间鼠疫发生和流行，每年由值班县（区）政府牵头联合对联防区各县（区）各项工作进行督导和评比，通过区域联防对跨省区鼠疫防治工作起到了推动作用，为科学防治提供了成功经验。

二十五、张掖地区喜马拉雅旱獭鼠疫监测及效果评价

完成人：张安宁，张悟，李俞佳，戎宾国，张爱详，王泽平，展东辉

完成单位：张掖地区卫生防疫站

获奖情况：2000年获得张掖地区科技进步三等奖

项目简介：张掖鼠疫疫源地是1961年在肃南县扎科旱獭体内分离鼠疫菌而判定的，截至2000年，从动物和媒介分离鼠疫菌221株。其中旱獭152株、灰尾兔2株、灰仓鼠、家猫、小家鼠、艾鼬各1

株。斧形盖蚤 37 株、谢氏山蚤 11 株、腹窦纤蚤深广亚种 5 株，草原硬蜱 7 株、旱獭体虱 3 株。1982~2000 年监测旱獭血清 2800 份，阳性 129 份，阳性率为 4.61%，F_1 抗体滴度 1:20~1:5120，平均几何滴度为 114.05。犬血清 394 份，阳性 54 份，阳性率 13.71%，F_1 抗体滴度 1:20~1:640，平均几何滴度为 103.42。发现啮齿动物 2 目 9 科 32 种，蚤类 7 科 20 属 71 种，旱獭是鼠疫的主要宿主动物，密度为 0.41 只/hm^2（1982~2000 年）。斧形盖蚤是主要传播媒介，谢氏山蚤、腹窦纤蚤深广亚种也起到传播媒介的作用。本地区动物鼠疫流行呈现年度单峰型，以 6~7 月最高。20 世纪 60~70 年代本地区鼠疫呈间断散在发生，1982 年开始，呈现小暴发流行，1982~2000 年检菌 195 株，是 60~70 年代检菌的 7.5 倍。基本上每隔 1 年出现小流行，每隔 10 年出现 1 次大流行。通过监测基本掌握了张掖动物鼠疫动态和流行规律，为今后鼠疫控制提供了科学依据。

二十六、会宁县鼠疫流行规律及其防控对策的研究

完成人：权国玺，陈贡，安君胜，童俊智，王晓宏

完成单位：会宁县 601 站

获奖情况：2012 年获白银市科技进步二等奖

项目简介：该项目 2010 年申请会宁县科学技术研究项目并组织实施，2011 年完成。2011 年 12 月由白银市科技局主持，经国内专家鉴定并通过科技成果鉴定。该课题项目研究采用文献查阅和流行病学相结合的方法，全面分析了会宁县阿拉善黄鼠鼠疫疫源地 48 年间鼠疫流行规律，提出以监测为主的综合防控措施，有效防止了人间鼠疫的发生。积极开展该地区动物鼠疫流行趋势的预测预报，进一步揭示鼠疫长期存在机理和疫源地的演变规律。

（徐大琴，王鼎盛，王平贵，王世明，李铿）

第十六章 “一带一路”倡议给甘肃鼠防带来的新挑战

第一节 “一带一路”倡议

一、古代背景

丝绸之路是起始于古代中国，连接亚洲、非洲和欧洲的古代陆上商业贸易路线。先秦时期的“玉石之路”是“丝绸之路”的前身。最初的作用是运输古代中国出产的丝绸、瓷器等商品，后来成为东方与西方之间在经济、政治、文化等诸多方面进行交流的主要道路。

1877年，德国地质地理学家李希霍芬在其著作《中国》一书中，把“从公元前114年至公元127年，中国与中亚、中国与印度间以丝绸贸易为媒介的这条西域交通道路”命名为“丝绸之路”，这一名词很快被学术界和大众所认可。其后，德国历史学家郝尔曼在20世纪初出版的《中国与叙利亚之间的古代丝绸之路》一书中，根据新发现的文物考古资料，进一步把丝绸之路延伸到地中海西岸和小亚细亚，确定了丝绸之路的基本内涵，即它是中国古代经过中亚通往南亚、西亚以及欧洲、北非的陆上贸易交往的通道。

丝绸之路从运输方式上，主要分为陆上丝绸之路和海上丝绸之路。陆上丝绸之路，是指西汉（前202至公元8年）时，汉武帝出于联络大月氏，东西夹攻匈奴，派张骞出使西域开辟，后来通过军事胜利打通西汉与西域之间的通道。以首都长安（今西安）为起点，经凉州、酒泉、瓜州、敦煌、中亚国家、阿富汗、伊朗、伊拉克、叙利亚等而达地中海，以罗马为终点，全长6440km。这条路被认为是连接亚欧大陆的古代东西方文明的交汇之路，而丝绸则是最具代表性的货物。海上丝绸之路，是指古代中国与世界其他地区进行经济文化交流交往的海上通道，最早开辟也始于秦汉时期，先秦南和越国时期岭南地区海上交往为海上丝绸之路的形成奠定了基础，到了西汉中晚期和东汉时期，海上丝绸之路形成，明代郑和远洋的成功，标志着海上丝绸之路发展到极盛时期。从广州、泉州、宁波、扬州等沿海城市出发，从南洋到阿拉伯海，甚至远达非洲东海岸的海上贸易的“海上丝绸之路”。

随着时代发展，丝绸之路成为古代中国与西方所有政治、经济、文化往来通道的统称。除了“陆上丝绸之路”和“海上丝绸之路”，还有北向蒙古高原，再西行天山北麓进入中亚的“草原丝绸之路”

等。丝绸之路的开辟,有力地促进了东西方的经济、文化交流,对促成汉朝的兴盛产生了积极的作用。至今这条丝绸之路仍是中西交往的一条重要通道。

二、“一带一路”倡议

随着经济全球化深入发展，区域经济一体化加快推进，全球增长和贸易、投资格局正在酝酿深刻调整，亚欧国家都处于经济转型升级的关键阶段，需要进一步激发域内发展活力与合作潜力。2013 年 9 月和 10 月，习近平总书记在出访中亚和东南亚国家期间，先后在哈萨克斯坦扎尔巴耶夫大学和印度尼西亚国会举行演讲中提出共建“丝绸之路经济带”和“21 世纪海上丝绸之路”的重大倡议。“一带一路”是“丝绸之路经济带”和“21 世纪海上丝绸之路”的简称，见图 16–1。“一带一路”倡议旨在借用古代“丝绸之路”的历史符号，高举和平发展的旗帜，积极主动地发展与沿线国家的经济合作伙伴关系，共同打造政治互信、经济融合、文化包容的利益共同体、命运共同体和责任共同体。“一带一路”建设是促进经济要素有序自由流动、货源高效配置和市场深度融洽，共同打造开放、包容、均衡、普惠的区域经济合作架构，实现全球化再平衡，进一步对外开放合作的重大战略。推进“一带一路”倡议是中国统筹国内国际两个大局做出的重大决策，对开创中国全方位对外开放新格局、促进地区及世界和平发展具有重大意义。2014 年是“一带一路”倡议实施重要的一年，习近平主席先后多次发表有关“一带一路”的演讲和讲话，为“一带一路”倡议实施，打下了坚实的基础。2015 年 3 月 28 日，国家发改委、外交部、商务部联合发布了《推动共建丝绸之路经济带和 21 世纪海上丝绸之路的行动》，这是中国政府首次发布的“一带一路”的纲领性文件。2016 年 1 月 16 日亚洲基础设施投资银行在北京成立，57 个国家代表按下启动键，标志着“一带一路”倡议正式实施。一带一路是世界上跨度最长的经济走廊，贯穿东亚、中亚、东南亚、南亚、西亚及至欧洲部分区域，涵盖 60 多个国家，覆盖 44 多亿人口，约占世界人口的 63%。建设“一带一路”，将让中国与世界紧密地联系在一起，推动更多国家和地区全方位合作，共克时艰，共创辉煌。

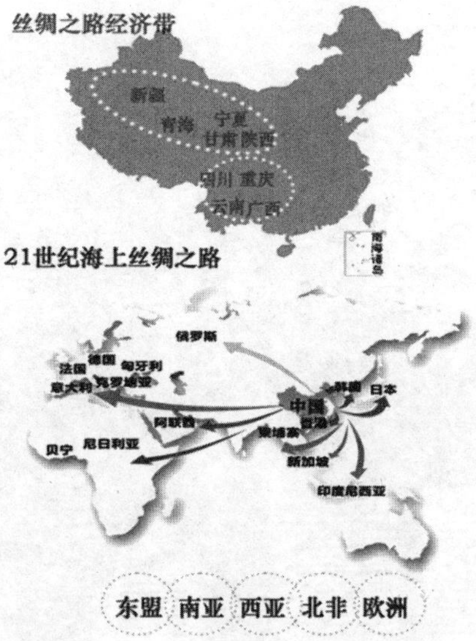

图 16–1 “一带一路”示意图

第二节　“一带一路”沿线鼠疫疫源地分布

鼠疫自然疫源地是指在动物鼠疫流行过程中，鼠疫菌寄生于特定的宿主，主要通过媒介蚤在宿主动物间传播，不依赖人类，长期在自然界循环延续，这种现象称之为鼠疫自然疫源性。有鼠疫自然疫源性的地方称为鼠疫自然疫源地。

一、世界鼠疫疫源地分布

世界鼠疫自然疫源地在北纬55°至南纬40°之间，环绕地球分布在一条包括热带、亚热带和暖温带的宽阔地带中，涉及亚洲、美洲、非洲的53个国家，见图16–2。

亚洲：中国、蒙古国、越南、缅甸、老挝、印度、尼泊尔、伊朗、伊拉克、叙利亚、土耳其、也门、巴基斯坦、阿富汗、沙特阿拉伯、俄罗斯、吉尔吉斯斯坦、哈萨克斯坦、乌兹别克斯坦、土库曼斯坦、格鲁吉亚、阿塞拜疆、亚美尼亚等国家。

非洲：摩洛哥、毛里塔尼亚、扎伊尔、津巴布韦、纳米比亚、南非、坦桑尼亚、利比亚、埃及、肯尼亚、马达加斯加、刚果、加纳、乌干达、赞比亚、埃塞俄比亚、塞内加尔、博茨瓦纳、安哥拉、牙买加、马拉维、莫桑比克等22个国家。

美洲：美国、加拿大、墨西哥、秘鲁、厄瓜多尔、阿根廷、巴西、玻利维亚等8个国家。美国的鼠疫疫源地分布在中西部16个州，疫源地面积占国土面积的53.7%，是世界上第一大鼠疫疫源地。另外，苏联也存在着大范围的鼠疫疫源地，其疫源面积为世界第二大鼠疫疫源地。

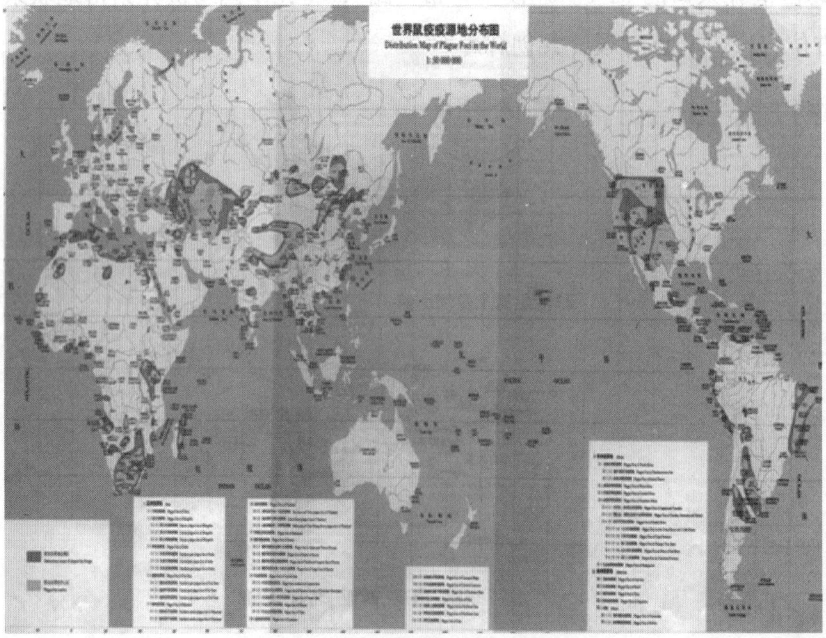

图16–2　世界鼠疫疫源地分布

二、“一带一路”沿线鼠疫疫源地分布

东亚：中国、蒙古国、印度尼西亚、老挝、越南、缅甸等6个国家。西亚：伊朗、伊拉克、叙利亚、土耳其、也门、沙特阿拉伯等6个国家。南亚：印度、巴基斯坦、阿富汗、尼泊尔等4个国家。中亚：哈萨克斯坦、乌兹别克斯坦、土库曼斯坦、吉尔吉斯斯坦等4个国家。独联体：阿塞拜疆、俄罗斯等2个国家。

第三节 甘肃在丝绸之路中的地位与鼠疫形势

一、甘肃地理位置

甘肃省位于中国西部地区，地处黄河中上游，地域辽阔。介于北纬32°11′~42°57′、东经92°13′~108°46′之间，大部分位于中国地势二级阶梯上。东通陕西，南瞰四川、青海，西达新疆，北扼宁夏、内蒙古，西北端与蒙古国接壤，境内为黄土高原、青藏高原和内蒙古高原三大高原的交汇地带，海拔大多在1000m以上，四周为群山峻岭环抱，北有六盘山、合黎山和龙首山，东有岷山、秦岭和子午岭，西接阿尔金山和祁连山，南壤青泥岭，境内地势起伏，地形复杂多样。气候类型多样，从南向北包括了亚热带季风气候、温带季风气候、温带大陆性气候和高山高原气候等四大气候类型。东西蜿蜒约1600km，纵横42.59万km^2，占中国总面积的4.72%。辖12个地级市、2个自治州，常住人口2625.71万人。现有54个少数民族，少数民族总人口219.9万人，占全省人口的8.7%。世居甘肃的少数民族有回、藏、东乡、土、裕固、保安、蒙古、撒拉、哈萨克、满等16个民族。其中东乡族、裕固族、保安族为甘肃的独有民族。

二、甘肃在丝绸之路的重要地位

提起甘肃，人们往往联想到丝绸之路。西汉汉武帝刘彻为打击匈奴，策动西域诸国与汉朝联合，派张骞前往大月氏。建元二年（公元139年），张骞率领一百多人，历经艰险，先后到达大宛国、大月氏、大夏。这也是中国政府派到西域的第一个使团。公元前119年，张骞第二次出使西域，历经四年，先后到达乌孙国、大宛、康居、大月氏、大夏、安息等国，极大地推动了中原与西域的物质文化交流，这条丝绸之路进入繁荣时代。到东汉时期，公元73年，汉明帝派大臣班超再次出使西域，再次打通了隔绝58年的西域，通过30年经营，加强了西域与内地的联系，班超曾派甘英到大秦（罗马）并到达波斯湾，首次将丝绸之路延伸到欧洲。公元166年，大秦（罗马）使臣顺着丝绸之路来到东汉京都洛阳。这是中国与欧洲的首次交往。随着中国进入繁荣的唐代，中国政府借击破突厥的时机，再次控制

了西域各国，重新打通这条商路。作为汉唐丝绸之路必经之地，甘肃古丝绸之路的位置无法替代。

甘肃历史跨越八千余年，是中华民族和华夏文明的重要发祥地之一，远古时期，留下了人文始祖伏羲的传说。也是中医药学的发祥地之一。甘肃自古以来就是东西方文化和各类生产要素及商品交换的重要通道。21 世纪丝绸之路不断升温，沿线诸国重建丝绸之路的呼声不断高涨，甘肃作为丝绸之路上重要的一段，亦是有着不可或缺的地位。我们相信，甘肃以基础设施建设为先导，依托华夏文明传承创新区和敦煌历史文化名城建设，加强了“一带一路”沿线国家在敦煌文化、丝路文化、始祖文化、黄河文化、民族民俗文化、中亚文化等方面的学术交流与合作。依托特色农业，新能源、石油化工，医药生物优势，加强“一带一路”沿线国家的贸易，甘肃就一定能够在丝绸之路上重新焕发出曾经拥有的生机和活力。

三、甘肃鼠疫疫情现状

甘肃存在黄鼠与旱獭两种类型鼠疫自然疫源地，空间结构上，分为相对独立的三块鼠疫疫源地，即陇中黄鼠疫源地、甘南旱獭鼠疫疫源地和祁连山-阿尔金山旱獭鼠疫疫源地。疫源地面积 82 868.72km²，占全省面积的 19%，主要分布于 5 个市州 11 个县市区。见图 16-3。甘肃动物间疫情一直活跃，呈现不同流行态势。特别是祁连山-阿尔金山旱獭鼠疫疫源地除 1979~1981 年未检出鼠疫菌外，每年都能检出鼠疫菌，基本每年检出鼠疫菌 50 株左右，局部地区呈现暴发流行状态，时有人间鼠疫发生。

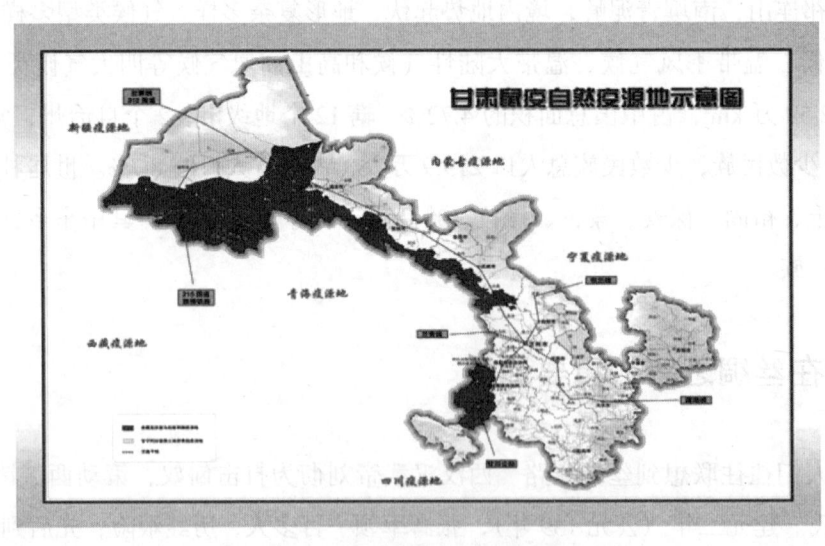

图 16-3　甘肃省鼠疫自然疫源地分布图

1958~2019 年，全省共发生人间鼠疫 33 起，72 例，死亡 45 例，病死率为 62.5%。其中 1962 年会宁县刘寨乡黑窑洞村暴发肺鼠疫流行，总共发病 26 例,死亡 11 例，这也是中国 1949 年后较大的一次肺鼠疫流行。1977 年玉门发生人间鼠疫导致兰新铁路中断，经济损失高达 1 亿元。尤其是近 15 年，人间疫情十分活跃，在河西地区旱獭鼠疫自然疫源地发生 8 起人间疫情，共发病 8 例、死亡 6 例。仅 2007 年 50 天内酒泉地区发生 2 起人间疫情。2014 年连续发生 3 起人间鼠疫，2017 年酒泉发生 1 起，2019

年酒泉发生 1 起人间鼠疫疫情。

第四节 人类活动与鼠疫发生的关系

鼠疫的发生和流行与人类活动密切相关，历史上由于人类活动而引发的人间鼠疫暴发流行也有史料记载。

一、经济开发

经济开发可以造成局部环境条件改变而引发外援性或内源性鼠疫发生和流行。如 2000 年夏、秋季，位于广西、云南、贵州三省交界的广西隆林县人间鼠疫暴发流行，疫情波及天生桥库区 2 个乡镇 15 个自然村屯和单位，发生腺鼠疫 42 例，发病率为 1.10%，隐形感染率为 2.78%，第二代发病率 2.76%，流行时间为 3~10 月。此次疫情与天生桥水电站建成水库蓄水造成鼠疫传染源的保菌动物（家鼠、野鼠）和传播媒介（跳蚤）的密度增高，云南省东部和贵州省义兴市鼠疫的传入是造成隆林县鼠疫流行的主要原因。再者，隆林县也是家鼠鼠疫自然疫源地，水库蓄水，造成鼠、蚤迁移，局部鼠、蚤密度增高，使静息疫源地复燃，引发动物间鼠疫流行，波及人间。

二、民俗习惯

鼠疫是鼠疫杆菌借鼠蚤传播为主的烈性传染病，系广泛流行于野生啮齿动物间的一种自然疫源性疾病，由于人类活动主动介入动物间鼠疫的流行而感染，并通过一些民俗习惯而造成鼠疫的流行。如 1754 年青海河南蒙旗鼠疫流行，感染了拉卜楞寺前来诵经的喇嘛，造成甘肃省夏河肺鼠疫流行，死亡 100 人。1910~1911 年中国东北地区爆发鼠疫流行，中国传统节日春节、土葬等民俗加剧了鼠疫的传播。

三、细菌战剂

鼠疫菌也是生物细菌战剂的目的菌之一。如人类历史上最大伤亡的细菌战是 1345 年冬到 1346 年，在蒙古军队进攻黑海港口卡法（现乌克兰城市费奥亚）时，用抛石机将鼠疫尸体抛进城内，造成鼠疫流行 3 个世纪，夺取 2500 万余人的生命。731 部队，全名为日本关东军驻满洲第 731 防疫给水部队，对外称石井部队或加茂部队。在抗日战争（1937~1945 年）和第二次世界大战期间，侵华日军从事生物战、细菌战研究和人体试验相关研究的秘密军事医疗部队。731 部队把基地建在中国东北哈尔滨附近的平房区，建有占地 300 亩的大型细菌工厂。731 部队伪装成一个水净化部队。实则使用活体中国人、朝鲜人、联军战俘进行生物武器与化学武器的实验。1940 年 9 月至 10 月曾在浙江宁波一带实施细菌战，浙江至少有8个地市30个区县受细菌战攻击，造成6万人死亡、30万人受伤；1941年11月4日曾在湖南常德实施细菌战，以常德城为中心，波及周边10个县30个乡的150多个村，1996~2000年，常德市细菌战受害调查委员会，通过长达5年的艰苦调查，记录的死者为7643人；1942年7月至8月曾在浙赣铁路沿线一带地区实施细菌战，造成这一地区鼠疫持续流行。

四、社会生产活动

20世纪初世界市场对动物毛皮的需求，旱獭皮毛制品风靡欧美，被视为堪与貂皮媲美的服饰，在暴利的驱动下，千万满洲流民以捕猎旱獭为生，同时以旱獭肉为食。鼠疫就这样，最先由病旱獭传染给了这些捕猎者而引发了鼠疫大流行。1910年10月12日在满洲里发现首例鼠疫开始，12月4日便传到了哈尔滨。这次鼠疫不但肆虐了整个东北，还波及了河北和山东等地，在这次鼠疫中死亡人数达6万名，整个东北地区的死亡人数为51 155名。1920~1921年第二次鼠疫大流行，共有9300人丧生。伍连德在调研中发现了东北大鼠疫的真正传染源就是旱獭。近代中国西部旱獭鼠疫原地发生的人间鼠疫多数与捕食旱獭所致。民乐县是甘肃省非疫源县，却是鼠疫高发县，历史上该县部分乡村群众就以外出捕獭卖皮谋生，主动接触染疫动物，屡次引起人间鼠疫发生。

五、战乱与饥荒

在古代，甚至是近代，战争跟饥荒和瘟疫一般都是连在一起。特别是战争和灾荒之后尸横遍野的景象，容易引起老鼠等啮齿类动物前来觅食，进而传播瘟疫。基本上每一场大战和灾荒之后都是一场大的瘟疫。如明末鼠疫开始于崇祯元年（1633年），地点是山西。崇祯十年至十四年传到河北，并随李自成和清朝的军队传到更多地区。北京在1643年8月至12月间，死亡人数达全城的五分之一。1856~1900年云南杜文秀发起抗清战争，人员物资活动频繁引发鼠疫流行，死于鼠疫的达73万人。1937~1948年抗日战争和解放战争，福建中南部鼠疫波及38个县，发病52 000多人。

第五节　“一带一路”倡议给鼠疫防控带来的挑战

一、经贸发展、文化交流、旅游兴起增加了鼠疫感染风险

鼠疫菌有一个已知的进化祖先——假结核耶尔森菌。假结核耶尔森菌在进化到鼠疫菌的过程中获得了两个质粒，这两个质粒赋予了鼠疫菌新的致病特性，同时还导致了很多基因方面的变化。通过全球鼠疫菌SNPs分析，杨瑞馥团队首次用基因组的方法摸清了历史上全球鼠疫传播的规律。第三次鼠疫大爆发从中国香港通过贸易传播出去，第二次大流行跟丝绸之路有关系，而第一次大流行跟郑和下西

洋有关。古往今来，鼠疫的发生与流行和人类活动密切相关。近年来，随着“一带一路”倡议的推进，沿线国家文化交流频率增多，沿线国家旅游资源被重新定位或激活，同时，带动经济、贸易、基础建设、投资等领域的合作与发展。鼠疫疫源地内项目建设人员和旅游人员剧增，增加了与宿主动物接触或被疫蚤叮咬感染鼠疫的风险。

二、交通工具成为鼠疫扩散的快速通道

20世纪以来，古老传染病鼠疫疫情全球呈现上升趋势。从世界来看，传染病扩散与交通便利不无关系。古丝绸之路利用骆驼和船舶将鼠疫带到其他国家。当今，“一带一路”沿线国家加大了机场、铁路和公路建设，一旦某国家、某地区发生鼠疫，借助现代交通工具这一快速通道，在短短几小时内扩散到其他国家和地区成为可能。

第六节　“一带一路”倡议对鼠疫防控的思考

一、加强自身鼠疫防控能力的提升

沿线国家和省份在做好本地鼠疫防控工作的同时，认真梳理和分析“一带一路”倡议给鼠防带来的新问题，用全球视角看新形势下的鼠防工作，结合当地实际，不断创新鼠疫综合防控措施，不断提高自身鼠疫防控能力。加强动物鼠疫监测、预测、预警，人间鼠疫快速识别等方面的培训，不断提高应急处置能力。

二、建立跨国和区域间鼠疫联防联控机制

中国将与“一带一路”沿线国家开展多领域的合作，尤其是广泛开展文化交流，这将进一步扩大人员流动范围、速度，一个地方发生鼠疫，不能排除鼠疫跨国跨境、跨区域传播甚至大面积爆发流行的可能。鼠疫全球化传播的复杂局面决定了跨国度、跨区域的鼠防合作应对模式。2003年非典以来，鼠疫疫情信息基本公开化，但是各国间和区域间尚未建立信息平台，更没有建立联防联控机制，加之“一带一路”沿线国家大部分是发展中国家，卫生资源有限，难以独立应对跨国、跨区域鼠疫流行，有必要国家牵头，顶层设计，加强“一带一路”沿线各国团结协作，建立跨国和跨区域间鼠疫信息交流平台和联防联控机制，通过学术交流研讨、人才培训、合作研究等形式，提升输入性疫情和跨国跨区域鼠疫疫情处置能力。

（席进孝，何爱伟，李铿，席金恩，徐大琴，王鼎盛）

第十七章　甘肃鼠疫防控国际援助

第一节　马达加斯加鼠疫

马达加斯加位于印度洋西南部，非洲南部岛国，隔莫桑比克海峡与非洲大陆相望，全岛由火山岩构成，是非洲第一，世界第四大岛屿，全岛大部分地区位于南回归线以北的热带地区。马达加斯加地形独特。中部为海拔1000~2000m的中央高原地区，错落分布着平原、山丘、群山和盆地，东部为宽度25~100km起伏不平的山坡地形。西部为平原和高原地区，地形起伏较缓。南部主要是平原，地形较为平缓。北部以盆地为主，地形复杂，系火山及喀斯特地貌，察腊塔纳山海拔2876m，为全国最高峰。各地气候差异较大，东部属于热带雨林气候，终年湿热，年降水量2000~3800mm，年平均气温约24℃；中部高原属于热带高原气候，气候温和，年降水量为1000~2000mm，年平均气温约18℃；西部处在背风一侧，降水较少，属于热带草原气候，年降水量为600~1000mm，年平均气温约26.6℃；南部地区属于半干旱气候，年降水量低于600mm，年平均气温约25.4℃。受季风的影响，全岛4~10月为旱季，11月至次年3月为雨季。首都塔那那利佛海拔约1200m，年平均气温18°C。

马达加斯加是世界最不发达国家之一，经济以农业为主，粮食作物有大米、木薯、玉米等，主要经济作物有咖啡、丁香、剑麻、甘蔗、花生、棉花等，而其香草的产量和出口量均占世界首位 。工业基础非常薄弱，主要有炼油、发电、纺织和服装加工、农产品加工、饮料、烟草、造纸、制革、建材等，以纺织业和农产品加工业为主。自然资源十分丰富，石墨储量占非洲首位 ，除此之外还有云母、铀、铝矾土等。旅游资源丰富，但服务设施不足。

马达加斯加国土面积587 401km²，人口2400多万（2016年）人，农业人口占全国人口的80%以上，大部分信奉基督教，华人华侨有12万。马达加斯加有6个省，22个地区，119个县（区），首都塔那那利佛就分6个区，每个区设有县（区），大的县下设乡镇、社区（村）。

马达加斯加卫生服务体系不健全，服务能力比较弱。卫生部在区、县（区）、乡镇、社区（村）设立医院、基本保健中心（BHC）。马达加斯加医院主要在首都塔那那利佛，其他城市地区也有医院，农村地区基本上没有任何医疗设施，最大的公立医院设在首都塔那那利佛，主要是befeletnana医院和fort dauphin医院，马国大部分医疗保健机构基本上资金短缺，医疗设备、医疗用品不足，人才匮乏，最好的医院和保健服务是由私营部门提供或国际组织援建的，其中阿努西亚拉医院就是中国援建。马达加斯加医学院设在塔那那利佛大学，其他地区设有医学生培训点。2013 年马达加斯加有 16 名教授级医师，282 名专科医师，1580 名普通医师，3239 名助理医师。全国有 105 家医院，2681 家公立和私立医疗中心。医生与人口比率为 1:10 000，病床位为 1:2000。马达加斯加 60%~70%居民能够获得任何形式的初级卫生保健，并且旅行距离在 10km 以上，才能到达最近的医疗机构。马达加斯加尚未建立公共卫生体系。

传染病在马达加斯加非常普遍，包括霍乱、疟疾、登革热、基孔肯雅热、肺炎、血吸虫、麻风病、裂谷热、脑膜炎和梅毒。马达加斯加通常在 11 月至 4 月为雨季，传染病的发病率显著增加。高烧、腹痛、疲劳和严重的关节痛为临床常见典型症状。

马达加斯加鼠疫主要流行在农村地区，在中部高原，雨季从 10 月到来年 4 月，气候温暖湿润，而旱季略寒而干燥。宿主动物黑家鼠在 7~8 月密度最高，主要分布在房屋里、村庄中、田地里，甚至森林中，褐家鼠分布局限，主要在大城镇中。而 9~11 月黑家鼠寄生蚤印鼠客蚤蚤指数达高峰，还发现 Synopsyllus，该蚤不但寄生黑家鼠，而且在森林、稻田和草原生境中生存，该蚤是马达加斯特有蚤，同时，也有致痒蚤，在鼠疫传播中起次要作用。当地流行的鼠疫菌为东方型。受气候影响，首都塔那那利佛及周边高地，人间鼠疫病例多数发生在雨季，而其他地区多发生在旱季。

马达加斯加的鼠疫是第三次世界鼠疫大流行期间出现，20 世纪 30 年代前后，每年死于鼠疫的人数超过 300 人。50 年代初期，由于 DDT 的使用，链霉素应用，从 1954 年开始，每年报告和证实病例少于 100 例，显然低于实际数，由于岛内面积大,交通不便和医疗中心不足等问题，大量病例未诊断。1956~1988 年，共登记病例 1450 例。腺型和败血型鼠疫占 91%，其中 58%为男性，2~15 岁年龄组占 55.6%。首都塔那那利佛 1951~1978 年仅登记几例罕见的传入病例。1979~1986 年（114 例）鼠疫再次出现。以后又出现于 1988 年（2 例）。马达加斯加鼠疫全年存在。84.5%的病例发生在 10 月至次年 3 月，这 6 个月是温暖多雨季节。

2017 年，一场前所未有的鼠疫袭击了主岛，主要影响首都塔那那利佛和主要港口城市图阿马西纳。这次爆发可追溯到一名患者，当他从中央高地乘坐丛林出租车前往东海岸的图阿马西纳港时死于呼吸窘迫。2017 年 8 月 1 日至 11 月 17 日，马达加斯加共计报告鼠疫确诊、疑似和临床诊断病例 2203 例，其中死亡病例 192 例，华人疑似病例 1 例，目前还有 9 个县仍然有鼠疫发生。

第二节　援马鼠防工作

2017 年马达加斯加爆发鼠疫流行，引起了世界卫生组织和世界各国的广泛关注。应马达加斯加卫生部和中国驻马达加斯加使馆请求，中国国家卫健委国际合作司紧急抽调全国知名鼠疫防控专家组成中国援助“马”国鼠疫防控专家组赴马达加斯加参与和指导“马”国爆发鼠疫疫情控制工作。

一、工作任务

(1) 体现大国担当，关口前移，保障驻马人员和华人华侨身体健康和生命安全。

(2) 承担中国援助马达加斯加鼠疫疫情应急处置和物资使用的培训。

(3) 协助马达加斯加开展鼠疫防控，传递中国防控经验，提高该国鼠疫应急能力。

二、工作时间

2017年10月26日至11月26日，共计31天。

三、工作方式

在中国驻马达加斯加大使馆的领导下，在中国驻“马”经商处和甘肃第21批援马医疗队的配合下，联合马达加斯加卫生部开展鼠疫防控和应急处置工作。

四、工作情况

(一) 调研工作

中国援助“马”国鼠疫防控专家组和中国大使馆、经商处、“马”国卫生部、世界卫生组织“马”国办事处、巴斯德研究所接洽和交流，了解“马”国鼠疫流行情况和防控体系及采取措施，形成了中国援马达加斯加鼠疫防控专家组《关于马达加斯加当前鼠疫疫情研判的报告》，为“马”国卫生部控制鼠疫疫情，加强国境鼠疫检疫工作提供了理论依据。

(二) 技术指导

中国援助“马”国鼠疫防控专家组深入中国大使馆、阿努西亚拉医院、中资企业鹿王羊绒有限公司、孔子学院、华人总会、华人私人诊所、华商总会、中资企业协会等单位了解鼠疫防控措施落实情况，现场宣传鼠疫危害性和有关防控知识，指导中国驻“马”国单位和中资企业鼠疫防控工作，夯实驻“马”单位和中资企业鼠疫防控措施，消除了驻外人员、华人华侨心理恐惧，维护和保障了驻“马”单位和中资企业正常工作和生活。修订了《驻“马”人员和华人华侨鼠疫诊断治疗流程》，让驻外人员和华人华侨感受到了祖国的关心和温暖。

(三) 疫情处置

11月4日，专家组和医疗队接诊了首例来“马”国旅游中国公民疑似鼠疫患者，协调“马”国阿努西亚拉医院对患者进行救治，对患者进行流行病学调查和心理危机干预，对其密切接触者进行了调查和预防性服药。经过8天治疗，患者痊愈出院。住院期间，专家组和医疗队每天对患者进行现场和电话随访和安慰，经过大使馆和“马”国卫生部照会，11月10日临床专家和疾控专家一起进入病房对患者进行了详细问诊和检查，患者出院当日，专家组和医疗队对患者进行了X线胸透拍片检查，采血检测鼠疫抗体。11月21日，经中国援“马”医疗队联系，马达加斯加阿努西亚拉医院同意，中国援马达加斯加鼠疫防治卫生应急专家组王健、蒋荣猛、夏连续、席进孝、王鑫等专家深入中国援建阿努西亚拉医院住院部，对3名现症疑似鼠疫患者进行了详细会诊，了解患者发病情况、临床表现、实验室检测结果、治疗效果。查看了10月6日以来该院收住37名鼠疫患者和疑似鼠疫患者住院诊断与治疗病历。同时，发现有一名华人王XX入院诊疗记录，该患者发烧37℃、咳嗽，于11月18日入院，TDR阴性，排除疑似鼠疫患者，诊断为支气管炎，开药后出院，专家组又电话随访了患者，患者自诉，淋雨后，出现发烧，咳嗽，就诊入院，在医院待了4h后排除鼠疫离开。之后患者体温正常，仅有咳嗽，咳黄色痰。专家组认为“马”国首都塔那那利佛肺鼠疫流行未完全终止，动物间鼠疫仍在流行，建议中国援“马”医疗队要保持长久作战思想，日常接诊患者要戴口罩，勤洗手，对驻地环境定期进行消杀灭工作，密切关注中国驻外人员、华人华商就医和住院信息。

（四）物资捐赠

“马”国总理、“马”国卫生部长等政府官员，中国大使馆大使，经商处参赞，医疗组代表和专家组全体成员参加了中国援助马达加斯加鼠疫防控物资捐赠交接仪式。

（五）临时党支部活动

11月5日，中国援助马达加斯加鼠疫防控专家组经请示中国疾控中心党委同意成立了临时党支部，推选中国疾控中心副书记王健为临时党支部书记，在临时党支部书记王健主持下，召开临时党支部党员大会，支部书记王健带领大家重温入党誓词，对援助“马”国鼠疫防控工作进行了部署，各位党员纷纷表示，以实际行动贯彻十九大精神，不忘初心，牢记使命，为构建人类命运共同体贡献智慧和力量。

（六）参会情况

11月2日专家组应邀参加了“马”国卫生部组织的关于为鼠疫死亡患者举行安全而有尊严的葬礼专题会议，来自世界卫生组织，世界儿童基金会，“马”国卫生各部门等100多人参加会议，中国疾控中心副书记王健在大会上介绍了中国鼠疫防控情况，鼠疫死者处理法律依据和技术措施。11月23日应邀参加大使馆召集的中马双方座谈会议，“马”国卫生部司局长、世界卫生组织代表、中国驻“马”经商处、专家组、中国驻“马”医疗队参加了座谈会议。11月24日应邀参加经商处举办的座谈会议。

（七）交流情况

11月2日，专家组利用参加“马”国鼠疫死者安全葬礼研讨会，与世界卫生组织“马”国办事处人员进行交流，主动联系美国CDC应急专家玛格丽特进行交流。11月13日，专家组夏连续、王鑫、于欣平、蒋荣猛等与巴斯德研究所鼠防部交流实验室检测技术，就中国胶体金临床试验工作进行衔接。为中国鼠疫快速检测试剂获得国家批号提供理论支持。14日，专家组与世界卫生组织日内瓦总部Dr Eric Bertherat代表就全球鼠疫形势、“马”国疫情爆发原因、各医疗机构鼠疫快速诊断试纸操作规范和准确性、患者确诊样本采集和实验室检测、鼠疫患者治疗方案、密切接触者追踪和管理、“马”国动物鼠疫监测和控制等问题进行了探讨，介绍了中国鼠疫防控经验；专家组实验人员第二次赴“马”国巴斯德研究所讨论合作问题，在鼠疫研究中心主任Minoa带领下参观了鼠疫实验室。15日，在“马”

国卫生部国际司负责人和技术专家陪同下，专家组深入“马”国1992年建设的Ambohimiandra（CHAPA）鼠疫治疗中心，就鼠疫诊断、治疗、护理和院感控制及疫情控制等进行现场调研和交流；16日，专家组赴“马”国Antananarivo Renivohitra社区服务中心就鼠疫患者发现、报告，灭鼠灭蚤及社区卫生职能进行了交流。11月20日专家组和“马”国卫生部组织的有关医疗部门的负责人和专家进行座谈交流，向“马”国参会人员介绍了中国疾控体系建设和北京地坛医院情况，介绍了中国鼠疫流行、控制，疫源地分布，鼠疫诊断治疗等情况。2017年11月22日，根据经商处安排，在驻“马”国医疗队李毅和张国英陪同下，援“马”专家组王健、夏连续、席进孝、鞠成赴Moramanga医院调研“马”国鼠疫诊断与患者转运情况，院长Jaona先生热情接待了我们的来访。专家组参观了医院整体布局，重点察看检验室和放射室，通过现场察看和交流，专家组了解到该院是一所县级综合性医院，设有外科、内科、儿科、妇科、牙科、检验室和放射室，未见设置传染病病房，具有鼠疫快速检测能力，试剂由巴斯德研究所提供。8月28日该院首次接诊鼠疫患者，共接诊34例疑似鼠疫患者，通过流行病学、临床表现和鼠疫快速FI抗原检测（TDR）阳性确诊28例，均为腺鼠疫患者，全部转运到塔那那利佛鼠疫治疗中心救治。通过调研，专家组认为Moramanga是鼠疫自然疫源地区，动物间鼠疫流行比较早，而且流行强度大。塔那那利佛首例肺鼠疫患者就来自Moramanga县（地区）的Ankazobe地区与当地动物间鼠疫流行相符。若“马”国进入雨季，动物间鼠疫流行将进入高峰，人间鼠疫疫情可能存在再次上升趋势。

（八）专家组内部管理

建立了专家组会议制度，每天工作结束后对日前工作进行总结，及时发送有关部门。建立了晨检制度，每天早上和晚上都要测定体温，登记建档。

第三节　援“马”工作体会

一、疫情数据公布不一致

“马”国疫情数据上报主要来源是9个鼠疫治疗中心和世界卫生组织培训的2600多名志愿者上报数据，世界卫生组织公布数据和“马”国卫生部公布数据出现不一致。主要与鼠疫报告系统和时间节点不一致有关。

二、医务人员防护不规范

阿努西亚拉医院是中国援建医院，医院运行由中国承建单位负责，医疗活动由“马”方负责，中国驻“马”国医疗队协助开展诊疗活动。从现场查看，医务人员救治鼠疫患者存在着装、消毒还不规范，比如N95口罩内侧佩戴外科口罩；佩戴N95口罩不严密；只戴两层外科口罩进出病房；脱装不规范；进出隔离区对鞋底和手部消毒不严格等等。

三、传染病房布局不合理

病房、医生办公室、护理站和走廊互通，没有三区两线，也没有单向气流补充，布局流程不合理，医护人员暴露在高风险状态。

四、鼠疫筛查和诊断滞后

“马”国鼠疫实验室诊断主要依托私立巴斯德研究所，巴斯德研究所将鼠疫快速检测条分发各医疗机构，由培训医务人员检测，然后将采集标本送巴斯德研究所做进一步实验室检测，事实上，凡是具备鼠疫典型临床症状，TDR 检测阳性，就应确诊为鼠疫患者进行救治，另外，还有来自疫区，具备鼠疫典型临床症状，TDR 检测阴性者，也按照疑似鼠疫患者处理。巴斯德研究所实验室进一步检测需要10 天时间，这对鼠疫患者来说，确诊实验滞后，影响患者救治。

五、鼠疫防控体系不健全

“马”国基本上没有完整的鼠疫防控体系，鼠疫监测和美国等国家一样，以被动监测为主，平常不开展动物间鼠疫监测，只是开展有关鼠疫项目研究时，才采集一些动物标本进行检测。也没有完整的应急体系，在疫情控制中，主要靠世界卫生组织及合作伙伴，世界卫生组织下设检验组、流调组、信息组、物资保障组、救治组，检验依托私立巴斯德研究所，流调主要依托 WHO 培训的志愿者，信息收集没有专门的信息系统，由志愿者填写报表，再由片区负责人汇总以邮件或电话报告巴斯德研究所处理，再报马国卫生部和世界卫生组织。

六、政府执行力度有限

“马”国是一个世界上较不发达国家之一，在鼠疫等传染病应对方面，受机构体制和财力等因素限制，执行力度有限，鼠疫防控措施落实有难度，比如说灭鼠灭蚤，需要带薪休假一天来做爱国卫生。

七、密切接触者追踪不全

鼠疫患者接触人员追踪不是某一个系统或机构来执行，而是世界卫生组织临时培训志愿者进行追踪，一旦找到密切接触者只是预防性服药，不采取任何限制措施，照常工作生活。但作为志愿者没有约束机制，能否尽职尽责，保质保量完成工作任务，或者说受“马”国民众对患鼠疫人的歧视，密切接触人员为了自己隐私，是否能很好地配合，都是需要考虑的问题。

八、公民对疫情反应不敏感

根据多方调查和了解，“马”国3~7年都要举办一次对逝者的翻尸节，体现家族对已逝人员的尊敬，对死亡的理解有其独特的理念，因此，疫情发生以后，尽管媒体和政府进行了报道，发布了学生停课和不能聚会等活动的提示，但马国民众照常生产生活，也没有出现恐慌，也没有戴口罩保护自己。所以公民对疫情反应不敏感。

九、动物间疫情监测尚未开展

“马”国是法国殖民地，没有自己的那个部门单位开展动物间鼠疫监测，因此，也不知道动物间鼠疫流行情况，不同于中国主动监测，一旦发现动物间鼠疫，立即开展疫区处理和宣传教育等工作，“马”国只是出现人间疫情时，才开展控制。

十、宣传教育广度不够

在疫情发生期间，进入单位和企业、医院才能看到“共同携手，一起洗手”等宣传画，媒体和报刊只是提醒大家不要去人员拥挤的地方，街道、社区、私立诊所未见防控鼠疫知识宣传，也未接到任何部门下发和传达防控鼠疫的通知。

十一、疫情源头控制不力

由于民俗习惯，因鼠疫死亡，其家属、亲戚、朋友聚会吊唁；鼠疫患者不能强制隔离；密切接触者不能及时排查清楚；动物鼠疫不明；患者不能快速诊断救治等等，造成了疫情传播，局面失控。

第四节　援“马”取得的成绩

一、实现了中国鼠防国际化

“马”国鼠疫疫情爆发，中国作为一个大国，及时援助物资，派遣专家组协助“马”国控制鼠疫，体现了大国担当，这也使中国鼠疫防控走出国门走向世界，在国家卫健委和大使馆领导下，在世界卫生组织工作框架下参与鼠疫防控国际援助，实现了中国鼠疫防控国际化。

二、介绍了中国鼠疫防控经验

专家组利用与“马”国有关部门、世界卫生组织合作伙伴交流的机会，主动介绍中国鼠疫60年防治成果，中国和“马”国一样，也在20世纪50~60年代发生过类似的情况，由于党和政府重视，各部门配合，群众积极参与，采取以动物间鼠疫监测的综合防控措施，中国鼠疫从法律建设、防控体系建设、人间鼠疫控制、联防联控等方面取得了显著成就。实现了中国鼠疫疫源地面积大、类型复杂、人间鼠疫发生呈现散发，并能有效控制的局面。

三、锻炼了中国鼠疫应急能力

日前，中国人间鼠疫发生呈现散发状态，这10年（2007~2016）中国共发生人间鼠疫12起，发病29例，死亡13例，主要发生在四川、西藏、甘肃、青海、云南等地。很多鼠疫防控人员在国内很难遇到像“马”国肺鼠疫流行这样的现场，这次援“马”鼠疫防控，对国内鼠疫防控专业人员是一个千载难逢的锻炼机会，通过援“马”，对国际援助程序，工作模式，注意事项等有了清晰的认识，对国际鼠疫诊断、治疗、实验室检验、疫情报告、疫情控制等方面有所了解，也初步了解到国际间鼠疫等传染病防控理念和认识及研究等方面的差异，在临床和生物学诊断、病例定义、鼠疫监测、协调组织和应急反应等方面吸取了重要的经验教训，这些对中国鼠疫等传染病防控提升有所借鉴和帮助。

四、懂得了国际援助基本法则

通过这次援助马达加斯加，我们的最大感受，援外工作不像国内撸起袖子干，需要在国家卫健委、中国大使馆的领导下，与援助国有关部门、世界卫生组织合作伙伴交流沟通，这是非常重要的一环。首先要熟悉这个被援助国家的基本国情、风俗文化、基本卫生服务体系、疫情现状、疫情控制措施、疫情控制需求，了解他们在疫情控制中希望援助国做什么？能做什么？不能做什么？做的过程中需要注意什么？其次，根据交流信息分析结果才能制订相关行动计划。报请国家卫健委、中国大使馆批准才能采取行动。再次，援外专家组要建立良好的内部沟通机制，做大量的功课，为行动计划制订和实施打好基础。

（席进孝，何爱伟，李铿，席金恩，徐大琴，王平贵）

第十八章　鼠防专业人员名录

甘肃鼠疫防控从无人员、无机构到目前拥有一支技术成熟、队伍强大，经历了以帐篷为实验室的查源、灭源阶段，简易房为实验室的监测阶段，再到目前甘肃省已全面实现生物安全实验室达到二级的综合防控阶段。各个阶段鼠防专业人员付出了艰辛的努力，付出了青春、血汗甚至生命的代价。

2019年是新中国成立70周年，也是甘肃鼠疫预防与控制成立机构与队伍的60周年，60年，通过加大鼠疫疫情监测和应急处置，60年来甘肃无特大和重大鼠疫疫情发生，人间鼠疫疫情多年处于偶发状态，应急处置能力不断提升。60年经过鼠疫防控专业人员的几代努力，在保障人民群众健康和生命财产安全，维护社会和谐稳定，促进西部经济社会健康持续发展和打造健康“丝绸之路”等方面做出了巨大贡献，防控成效显著。在这一重要的时间节点，防控人员收集省、市各疫源县、市、区对甘肃鼠疫预防和控制做出杰出贡献的部分人物，编写他们的主要贡献，旨在对鼠疫防控工作者过去披荆斩棘、无私奉献、奋力工作的肯定，也是对鼠疫防控工作者未来攻坚克难、砥砺奋进、不断前行的鼓舞和鞭策，同时也是讲好鼠疫防控人员故事，向全省乃至全国展现甘肃鼠疫防控人员全面、真实、立体的精神面貌，有助于增强鼠疫防控队伍凝聚力，增强从事鼠防事业的荣誉感，促进鼠疫防控事业的稳步发展。

第一节　杰出人物

陈乃武

陈乃武（1913.6~1991.5），男，汉族，吉林市人，中共党员，研究员。1938年毕业于长春医科大学，毕业后进丹东市政府卫生科任医师。1948年赴东北机动防疫队工作，开始鼠疫防控研究。历经东北鼠防院、长春鼠防所、北京流研所鼠疫室、酒泉地区防疫站、甘肃省201所、甘肃省地方病防治研究所等单位工作。

陈乃武同志一生从事鼠疫防控工作，是中国鼠疫防控领域知名专家之一，在鼠疫防控方面颇有研究，他倡导和制订的一整套防制鼠疫的措施，对中国及西部地区鼠疫研究和鼠疫防控工作，有其不可磨灭的功绩，为中国及甘肃省鼠疫防控工作做出了杰出贡献。临终前，曾把珍藏一生的宝贵学术资料捐给原省地方病研究所图书馆，他主编和编审了极高水平的专著及论著，其中有：

1.《东北鼠疫防治工作常规》，1951年，东北卫生出版社出版。

2.《云南西部鼠疫调查报告》，1958年出版。

3.《中国二十省（市）鼠疫流行史》，1967年出版。

4.《怎样做能防止发生人间鼠疫和鼠疫的类症鉴别》，1975年出版。

5.《中国鼠疫流行史》，1981年，卫生出版社出版。

6.1974年发表《治疗一例侵犯右侧腋窝部两个淋巴结腺鼠疫病例》。

7.1974年发表《处理，控制酒泉县清水地区鼠疫的专题总结》。

8.1977年发表《糖醇生化反应发酵微量管在鼠疫杆菌快速检测中应用》的实验报道。

9.1977年发表《鼠疫乳胶血清凝集试验快速检验鼠疫杆菌》的试验报道。

10.1979年出版《关于喜马拉雅旱獭鼠疫动物病疫情的预测及消灭问题的商榷》。

11.1980年与其他同志共同翻译世界卫生组织《鼠疫手册》。

12.1957 年主编《鼠疫流行病学讲义》，并在长春鼠疫防治所为全国各省学员讲授。

陈乃武同志，他具有对党、对人民高度负责的事业心，顽强的工作精神，广博的疾病预防和控制知识，一直是后人尤其是鼠疫防控领域工作者学习的楷模。

汪闻绍

汪闻绍（1931.1~2016.7），男，汉族，中共党员，浙江奉化人，主任医师。1955 年 12 月毕业于中国医科大学公卫系，被分配到甘肃省卫生防疫站任医师，1958 年调入甘肃省医学科学研究所。历任甘肃省 201 所鼠疫研究室主任，甘肃省地方病防治研究所副所长、所长，甘肃省地方病领导小组办公室副主任等职务，兼任卫生部医学科学委员会地方病专题委员会委员、卫生部地方病专家咨询委员会委员、甘肃省医学科学学术委员会委员兼副秘书长、《地方病通报》《地方病译从》《甘肃医药》等编委会委员、甘肃省卫生技术人员高级职务评审委员会委员、中华预防医学会甘肃分会党委委员。1989 年汪闻绍聘为原卫生部鼠疫专家委员会委员，享受国务院政府特殊津贴。

汪闻绍同志，曾参加过刘家峡水库库底卫生流行病学调查，1958~1960 年参与克山病病因学研究，开展克山病流行病学工作；协助夏河县人间腺鼠疫爆发疫区处理工作；组织指导开展甘肃省鼠疫流行史的全面调查，撰写了《甘肃鼠疫流行史》，至 20 世纪 70 年代基本查清甘肃省自然疫源地分布、性质和鼠疫流行病学问题；参与控制青海、内蒙古人间肺鼠疫爆发和长爪沙鼠鼠疫大流行工作；指导开展杀灭旱獭方法的研究工作；参加中央地办组织制订防治鼠疫有关法规规范；组织指导总结分析甘肃省二十几年来鼠疫防治科研资料；指导并参与开展了旱獭生理、生态学方面的研究；阿拉善黄鼠鼠疫自然疫源地空间结构及防治对策的研究；受卫生部防疫司委托，组织西北五省区地研所承担了“制订职业性布病诊断标准”的科研课题等诸项对地方病全局有指导意义的工作，主编《鼠疫讲义》和《甘肃鼠疫》，撰写论著三十余篇，其中：《甘肃的鼠疫》于 1987 年获国家自然科学二等奖证书及奖章。《甘肃省鼠疫疫源地的发现与研究》和《甘肃省鼠疫自然疫源地类型及动物流行病学特征》于 1983 年获省卫生厅科技成果一等奖。

王定国

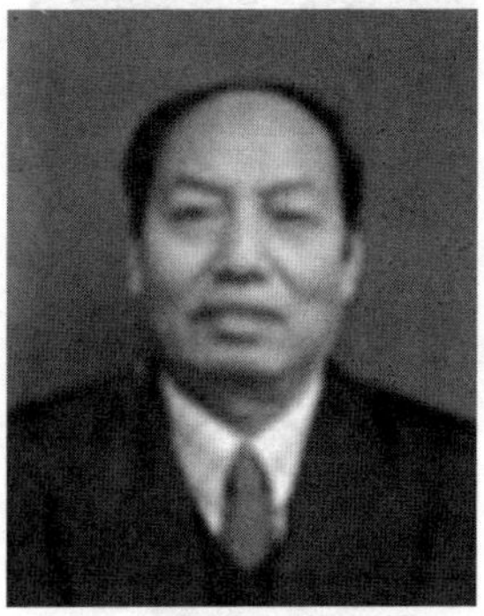

王定国，男，汉族，中共党员，主任技师。1937 年生，1964 年毕业于兰州大学生物系，毕业后一直从事鼠疫防治、科研工作。时任甘肃省地方病防治研究所所长。

王定国主持和参与完成的成果有，“中国鼠疫自然疫源地的发现与研究”，1985 年获卫生部甲级科研成果奖，1987 年获国家自然科学二等奖。“甘宁黄土高原阿拉善黄鼠鼠疫自然疫源地空间结构及预防控制对策的研究”，1991 年获甘肃省卫生厅科技成果一等奖，1992 年获甘肃省科技进步二等奖。“甘肃省鼠疫自然疫源地类型及其动物流行病特征”，1981 年获甘肃省卫生厅科技成果奖一等奖。编写《甘肃脊椎动物志》和《甘肃鼠疫》等教材及教学工作，发表论著 30 余篇，其中《甘肃河西走廊的啮齿动物》《甘肃首次发现出血热自然疫源地》《中国鼠疫自然疫源地类型及动物流行病学特点》等论文具有很高的学术价值。

王定国同志在 40 年的鼠疫防治科研工作中，积累了十分宝贵的经验，为甘肃地方病工作做出了巨大贡献，是鼠疫防治战线的学科带头人。

丁学良

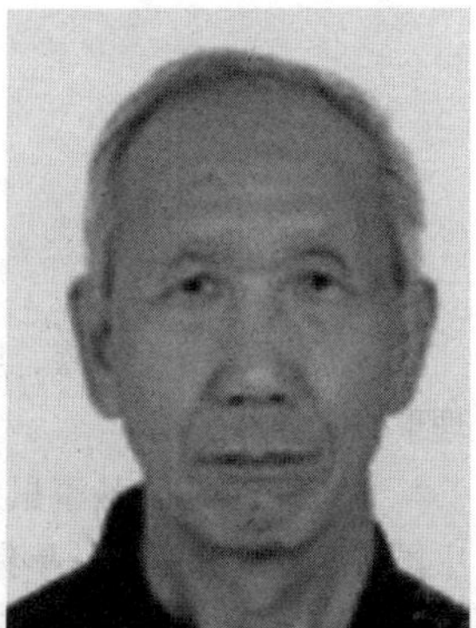

□□丁学良，男，汉族，兰州市人，中共党员，主任技师，兼职教授。1939 年 12 月生，1964 年毕业于兰州大学生物系，分配到甘肃省 201 所工作，1980 年合并到甘肃省地方病防治所一直从事鼠疫防治科研工作， 享受国务院政府特殊津贴。

丁学良教授长期从事鼠疫媒介蚤的研究，参与了“喜马拉雅旱獭迁移性、活动性及数量动态与鼠疫动物流行病学关系”的等课题研究。完成“甘宁黄土高原阿拉善黄鼠鼠疫自然疫源地空间结构及预防对策的研究”，获甘肃省科技成果三等奖。“中国鼠疫自然疫源地的发现与研究”，1987 获国家自然科学奖二等奖。

他在 40 年的鼠疫防治科研工作中，积累经验，在鼠疫防治科研工作中积极探索动物鼠疫流行病发病与传播的规律，同时着重研究媒介跳蚤的传播范围和扩散速度，对鼠疫动物媒介研究具有很大的贡献。为甘肃省地方病防治科研工作做出了贡献，是鼠疫防治领域的著名专家之一。1985年、1986年连续两年被中共中央地方病领导小组评为全国地方病防治先进工作者。

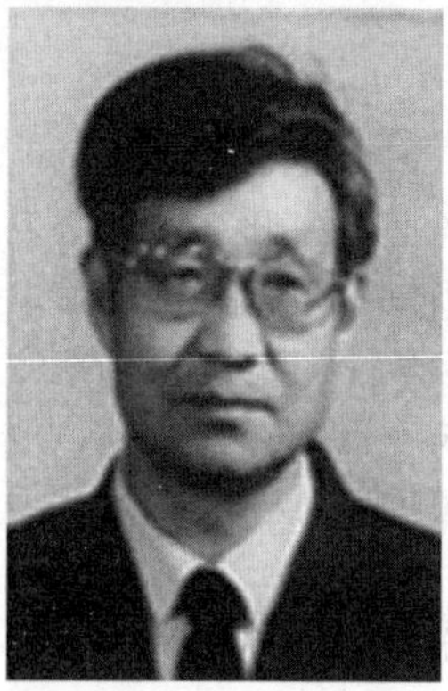

师彦龙

师彦龙，男，汉族，甘肃省临洮县人，中共党员，主任技师，兼职教授。1940年生，1966年毕业于兰州大学生物系，1968年分配至甘肃省201所工作，历任鼠疫研究室主任，党支部书记。曾被聘为甘肃省地方病高评会成员。

师彦龙教授参与完成的六项医学专业科研成果分别获得甘肃省和卫生厅一等奖、二等奖和三等医学科学进步奖，在国家级地方病专业杂志上发表学术论文三十余篇，1988年参与了卫生部鼠疫系列教材的编写工作。1984年参加WHO在西安举办的鼠疫交流会，曾任中国兽类学会、动物学会和甘肃省地方病学会会员。

师彦龙教授是鼠防领域知名专家之一，他为培养鼠疫研究人才尽心尽力，他的学员不少已成为中国及甘肃鼠疫专业队伍中的中坚力量。在多年实践中积累了丰富的鼠疫疫情处置及媒介动物防治等多方面的宝贵经验。曾被评为甘肃省卫生系统优秀专家，优秀共产党员和先进工作者。

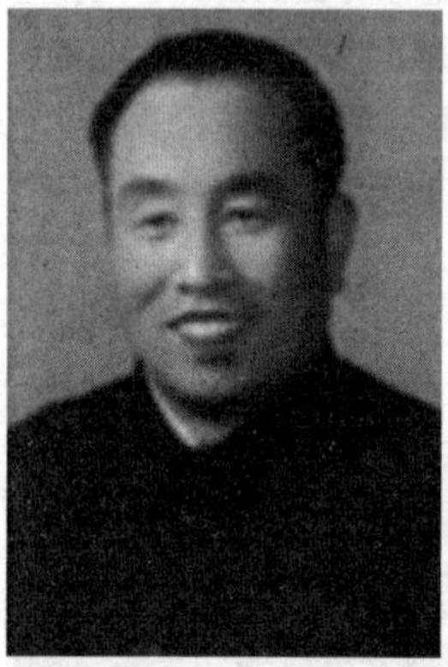

李涛

李涛（1937.10.1~2008.10.23），男，汉族，中共党员，甘肃会宁人，主任医师。毕业于兰州医学院，1963年10月从事鼠疫防治工作，历任鼠防队队长、会宁县601站党支部书记、站长职务。

李涛同志在疫源地调查、疫情监测、综合防控等方面成绩突出。曾主持和参与科研项目8项，其中《被动血凝试验在验证灭鼠拔源效果及鼠疫动物病调查中的应用》在1974年全国血凝会议上交流，得到与会专家的好评。《氯鼠酮杀灭阿拉善黄鼠的实验观察和应用研究》，1994年获白银市科学技术进步三等奖。作为第一作者在国家、省部级杂志上发表专业论文6篇。获甘肃优秀专家称号，享受国务院政府特殊津贴。曾多次受到卫生部，人事部，省、市、县及甘宁两省三市五县（区）联防领导小组的表彰奖励。

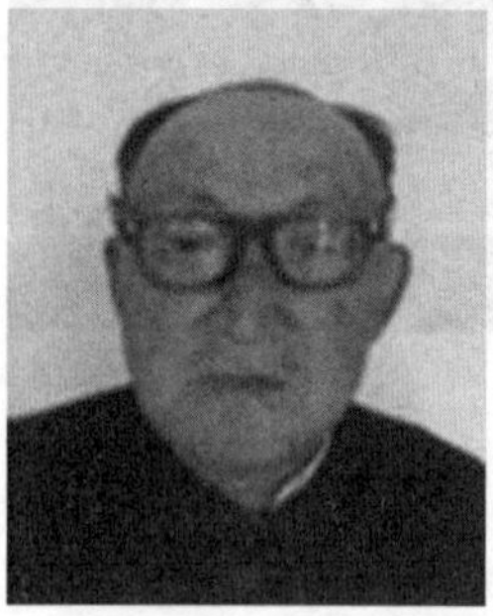

李德述

李德述，男，1942年10月生，汉族，四川省三台县人，中共党员，副主任医师。1966年8月毕业于兰州大学生物系，分配到甘肃省夏河县301站（原甘肃省301站）。

他从大学毕业到退休，扎根草原，潜心研究鼠疫防控，在最基层的鼠疫防控岗位上一干就是37年。37年中先后从事灭獭拔源、鼠疫细菌检验、动物昆虫调查及流行病调查。他始终以共产党员的标准严格要求自己，恪尽职守、任劳任怨，走遍了夏河县疫源地的山山水水，仔细搜集动物、昆虫资料工作。工作期间，在国家级、省级期刊上发表蚤类、啮齿动物区系论文5篇，流行病学论文4篇。其中《夏河县蚤类区系的组成和分析》，荣获1985~1986年度甘肃省卫生厅科学技术进步奖三等奖，该文研究了本县蚤类的组成、分布及其在医学上的地位。为边缘少数民族地区的经济开发、动物流行病的防治对策和科研提供了基础资料。曾获卫生部“卫生文明建设先进个人奖”。

赖来胜

赖来胜，男，汉族，广东省紫金县人，中共党员。1935年11月生，曾任酒泉地区防疫站站长、甘肃省预防医学会理事、常务理事。

赖来胜同志，从事鼠疫防控40年，参与了1973年酒泉市清水镇和1977年玉门石油矿务局人间疫情的处置工作。中国首次发现和报道从旱獭巢穴土壤中分离出鼠疫菌的工作者，为此获酒泉地区科技进步一等奖。参与主持调查了祁连山地和阿尔金山地东部高寒地区的喜马拉雅旱獭鼠疫自然疫源地；中蒙边境荒漠半荒漠大沙土鼠为主要宿主的沙鼠鼠疫自然疫源地。确定 64 万 hm^2 为旱獭活动性鼠疫自然疫源地和 10 万 hm^2 的大沙土鼠分布区，查清了全区鼠疫自然疫源地的分布、流行特点和生物学的组成特点。在国家核心期刊发表论文 12 篇。荣获中共酒泉地委组织部授予的全区优秀专业技术人才；中共酒泉地委、酒泉地区行署授予的全区优秀知识分子；甘肃省卫生厅授予的全省卫生文明先进工作者；北京医科大学预防医函授部授予的优秀辅导教师；卫生部授予的从事卫生防疫工作三十年荣誉奖；中央卫生部、中共中央地方病领导小组授予的卫生先进工作者荣誉；甘肃省卫生厅授予的卫生先进工作者；卫生部授予的全国卫生文明先进工作者奖等称号；荣获全国边陲优秀儿女铜质奖。

吴得强

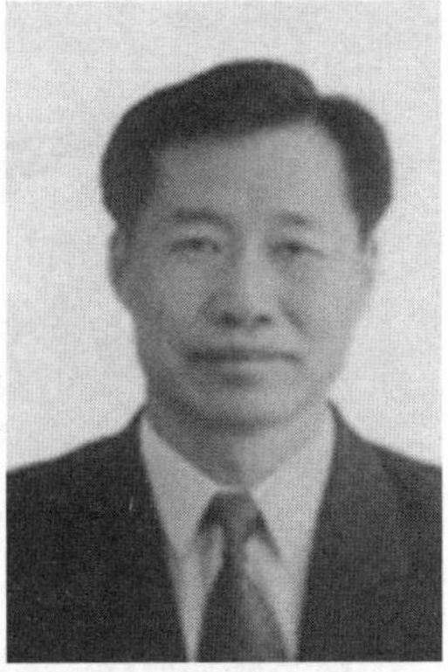

吴得强，男，汉族，兰州市人，中共党员，主任医师，兼职教授。1947 年 7 月生,1968 年毕业于甘肃省兰州卫校,分配到甘肃省 201 所从事鼠防工作。1982 年青海医学院鼠防大专班毕业后继续从事鼠防工作，1997 年被国家卫生部评为第一批跨世纪防治地方病优秀科技工作者，2000~2005 年被卫生部聘为鼠疫布病委员会委员，2005~2010 年聘为国家自然疫源性疾病专家咨询委员会委员，获全国地方病防治工作先进个人。曾任甘肃省疾病预防控制中心鼠疫防制室主任，兼任甘肃省医学会微免学会委员、甘肃省地方病专科学会常务委员及秘书、甘肃省地方病协会常委及副秘书长。

吴得强同志从事鼠疫防治及科研工作四十余年，长年深入老、少、边、穷地区及疫病区进行监测和防治工作，调查全省鼠疫疫源地及发病流行情况，开展课题研究和疫区处理，同时积极组织开展对基层人员业务培训，承担教学和教材编写工作。荣获甘肃省科学大会奖；获甘肃省卫生厅科技进步二等奖、甘肃省卫生厅科技进步三等奖、甘肃省医药卫生科技进步二等奖各 1 项。同时，在国家级杂志发表学术论著 30 多篇，具有十分重要的学术价值和实践指导意义。积极翻译外文资料，先后在《地方病译丛》发表英文译文 10 余篇，并主持翻译了 Thomas Butler 的专著和《鼠疫及其他耶尔森菌病》（1985 年）。

于启华

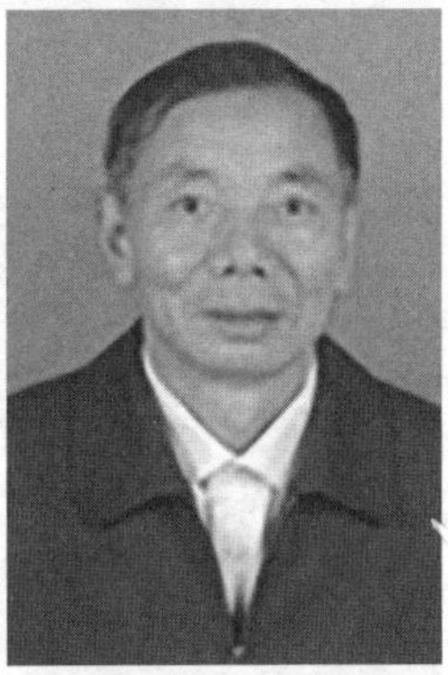

于启华，男，汉族，甘肃酒泉市人，中共党员。1949 年生，毕业于张掖地区卫生学校，曾任酒泉市卫生防疫站地方病科长。

于启华同志对酒泉市的鼠疫疫源地发现和研究做出了很大贡献。1993~2003 年，先后指导培训建立了阿克塞、肃北、玉门三县（市）鼠疫固定监测点。建立了酒泉地区啮齿动物和医学昆虫标本档案，编撰了全区啮齿动物区系名录，编撰全区蚤类区系分布名录。主持和参加酒泉市鼠疫自然疫源地调查与疫情的处置，评价分析鼠疫菌的生态特点；主持完成蚤类区域分布调查；完成了《酒泉地区蚤类区域分布及宿主》；完成鼠疫储存宿主区域分布特点调查；完成了《酒泉地区预防控制人间鼠疫的研究》，对酒泉辖区内旱獭疫源地内病原体，宿主和媒介的生物学特征，动物间鼠疫流行的规律都有一定学术价值的研究，提出和实施了预防人间鼠疫的各项措施。国内首次应用卫生经济学的成本-效益分析评价方法，评价本防区控制人间鼠疫所取得的经济效益。主持完成了全区医学昆虫区系分布调查，基本查清了医学昆虫分布，发现 5 种新蚤种，填补省内蚤类新纪录。1996~1999 年开展鼠疫监测工作中，他从家犬体内首次分离到鼠疫菌，填补了甘肃省从鼠疫指示动物分离病原的空白。中国首次发现和报道从旱獭巢穴土壤中分离出鼠疫菌的工作者，为此曾获地区科技进步一等奖。

戴友亮

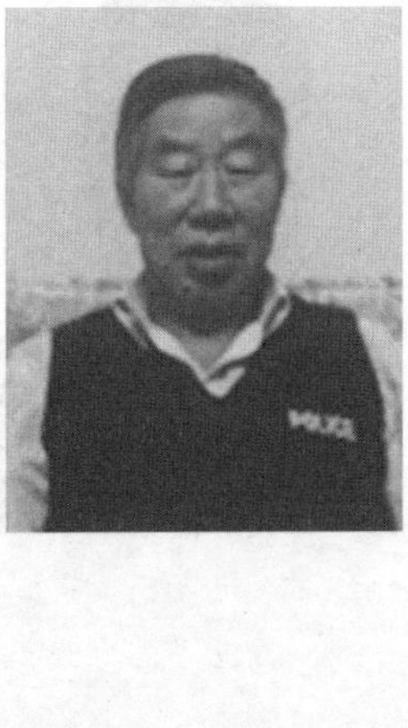

戴友亮，男，甘肃临泽县人，中共党员。1949 年 1 月生，毕业于北京医科大学，曾任肃北县防疫站站长。

戴友亮同志参加工作以来，刻苦学习钻研鼠疫防控知识，坚持学用结合,始终工作在鼠防第一线，对工作认真负责,一丝不苟。他带领全体鼠防队员远离家人，远离城市，常年与高山、荒野为伴，一年几乎一半的时间在疫区渡过，走遍了南山地区的沟沟岔岔,参加了 20 世纪 80

年代西水疫区、马场疫区、好布拉疫区、石包城疫区的灭獭拔源、疫源地检索和判定处理等工作。1986年被中共中央地方病防治领导小组评为全国地方病先进工作者，1995年被国家卫生部评为全国地方病防治先进工作者。在参加工作近四十年中，先后三十多次受到省、市、县表彰奖励。

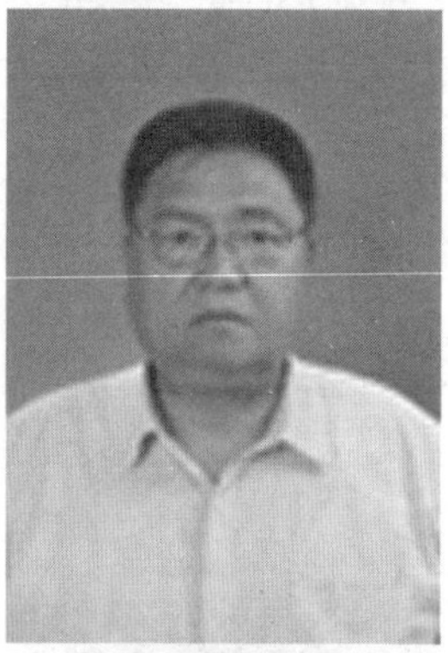

马文学

马文学，男，回族，甘肃敦煌市人，中共党员。1954年8月生，毕业于青海医学院，历任阿克塞县鼠防队队长，阿克塞防疫站副站长，阿克塞县副县长，酒泉市卫生局副局长，酒泉市疾控中心副主任。

马文学同志在地方病防治及鼠疫防控工作中成绩突出，1984年被中共中央地方病防治领导小组表彰为全国地方病防治先进个人。1986年被甘肃省委地方病防治领导小组表彰为全省地方病防治先进个人。1993年被甘肃省卫生厅、甘肃省畜牧厅表彰为全省布病防治先进个人。1994年被中共甘肃省委、省政府表彰为甘肃省职工劳动模范。

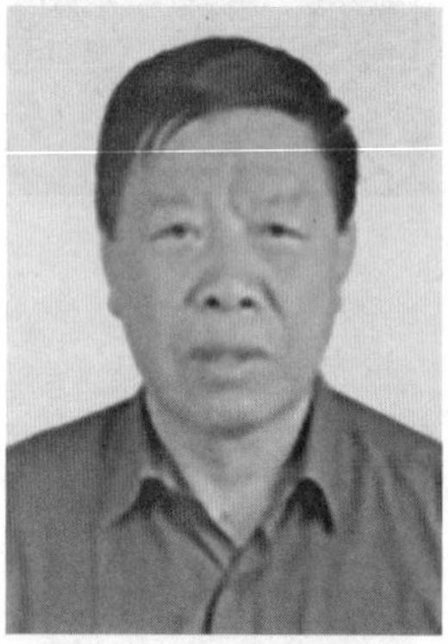

周义

周义，男，汉族，甘肃省武威市凉州区人，中共党员，公共卫生主任医师。1950年12月生，1970年12月毕业于兰州卫生学校，北京医学科学院预防医学专业在职大学学历。曾历任武威地区防疫站地方病科科长、副站长，武威市疾控中心主任。

周义同志带领鼠防人员对辖区内鼠疫疫源地进行了全面监测调查，基本摸清了辖区内的动物种群分布，蚤类种群分布及疫区、疫源地的情况，取得了鼠疫防控的第一手资料。其中撰写学术论文9篇，如《武威地区蚤类名录》《天祝红疙塔地区鼠疫疫源调查报告》等论文发表在《中国地方病学》。两次被省政府地方病防治办公室表彰为"地方病防治先进工作者"，荣获省人民政府授予的"卫生先进工作者称号"，武威地委行署表彰的"地方病防治先进个人"称号。获省卫生厅授予的"周义同志从事地方病防治工作三十年"荣誉证书。

王合英

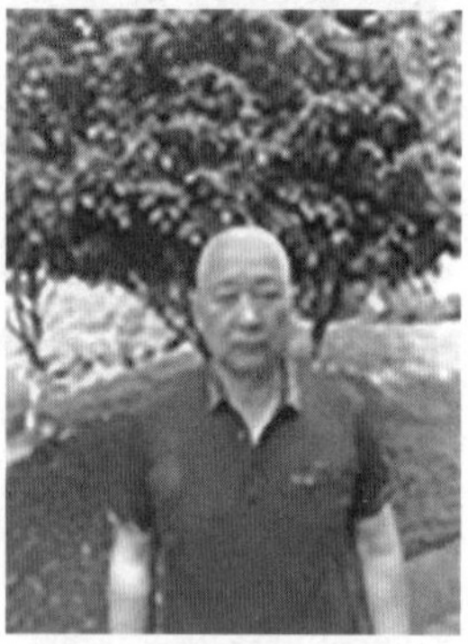

王合英，男，汉族，甘肃省酒泉市人，无党派人士。1952年5月生，毕业于甘肃省张掖地区卫生学校。

王合英同志36年始终如一，全身心致力于鼠疫防控工作。为了做好疫源地的监测和宣传工作，他带领鼠防队员翻山越岭、风餐露宿，爬大山、走草原、串牧家。他既是鼠防监测点队长，也是监测点一个关心大家、服务大家的勤快人、闲不住的人。鼠疫监测点日常生活管理、设施维修维护、环境卫生清理都有他的身影。他从不在队员面前叫苦、叫累，关心队员胜过关心自己，具有全心全意为人民服务的优良品质和高尚的职业道德，对工作极端热忱、对技术精益求精，他的这种吃苦耐劳、任劳任怨、默默奉献的精神赢得了大家的尊重和爱戴。荣获甘肃省卫计委授予的"全省健康卫士"荣誉称号。

马兴荣

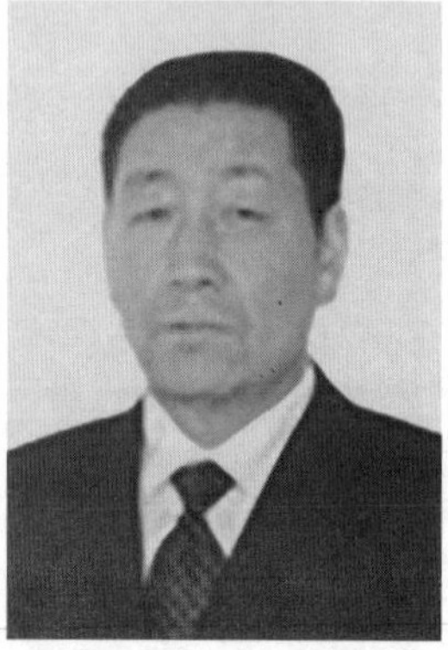

马兴荣，男，汉族，甘肃省张掖人，中共党员，流行病主管医师。1956年10月生，1978年参加工作，曾任张掖市疾病预防控制中心鼠防科科长。

马兴荣同志，不忘初心，在鼠防战线上耕耘了35年，他的足迹踏遍了祁连山的山山水水，沟沟坎坎。他在平凡的岗位上做出了不平凡的业绩，为张掖市鼠疫防治工作，保障人民身体健康做出了积极贡献，表现出了一个共产党员的崇高信念和精神风貌，始终保持着"干一行，爱一行"的精神。多年来工作得到各级领导的充分肯定和称赞、同事的认可和农牧民的赞誉。

1998年9月2日上午，时任张掖地区卫生防疫站地病科鼠防队代理队长的他，在与牧民谈话中听到"西流水沟死了一个雇佣牧工，青海人，可能和捕食旱獭有关……"马兴荣同志听到这些议论后，以职业的敏感性和警惕性，想到是否“死于鼠疫”，就前往十千米外的花寨乡，于 11 时 20 分给地病科科主任打电话报告了情况，同时对周围牧民开展了流行病调查工作。此次人间疫情得到及时确诊、疫情有效控制，阻止了可能出现的疫情扩散、蔓延，有效保护了人民群众的安全，是成功处置疫情的一个范例。在他带领下张掖市疾控中心西水鼠疫监测点七次获全国优胜监测点，被省卫生厅授予全省鼠防工作先进集体，先后成功处置人间鼠疫疫情等疫情三起，有效快速控制了疫情。在国家级、省级杂志上发表论文 20 余篇。曾 2 次被省卫生厅评为鼠防先进个人，获健康报社和中国医师协会评出的“健康卫士”提名奖。

穆玉忠

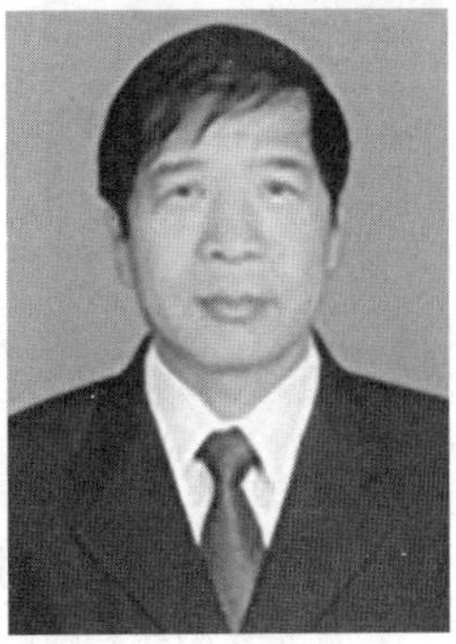

穆玉忠，男，汉族，甘肃金塔县人，无党派人士，汽车驾驶员。1959 年 4 月生，1979 年参加工作。

穆玉忠同志在鼠防一线一干就是 40 年，40 年来他对鼠疫防控事业无限忠诚和热爱，付出了满腔热忱与艰苦努力。安全行驶 110 万 km，保障了鼠防工作顺利开展。他在平凡的岗位上，不计个人名利得失，吃苦耐劳，默默付出，在车辆和路况都不良的工作环境中，积极参与处置各种险情，并且练就了“过路不忘”的硬功夫，同志们尊称他为“山区活地图”“万能生活家”“移动修理站”。配合鼠防专业人员及时有效处置了多次鼠疫疫情，查明了玉门市疫源地分布范围和基本情况，为保障鼠疫防控工作顺利开展做出了突出的贡献。

张玉贞

张玉贞（1956.05~2011.02），男，汉族，甘肃肃南县人，中共党员，副主任医师。毕业于张掖卫生学校，毕业后一直从事鼠防工作，曾任肃南县卫生防疫站鼠防队长。

张玉贞同志带领团队调查了肃南县境内疫源性质，基本查清了肃南县境内鼠疫疫源地类型和空间结构，为肃南县的鼠疫疫情监测和预报提供了科学依据，成功处置了 3 起人间鼠疫疫情，控制了疫情的扩散蔓延。在国内核心期刊上发表多篇论文。1993 年被甘肃省原卫生厅表彰为全省鼠防工作先进个人，1995 年曾被卫生部表彰为全国地方病防治先进个人称号。

韩焕章

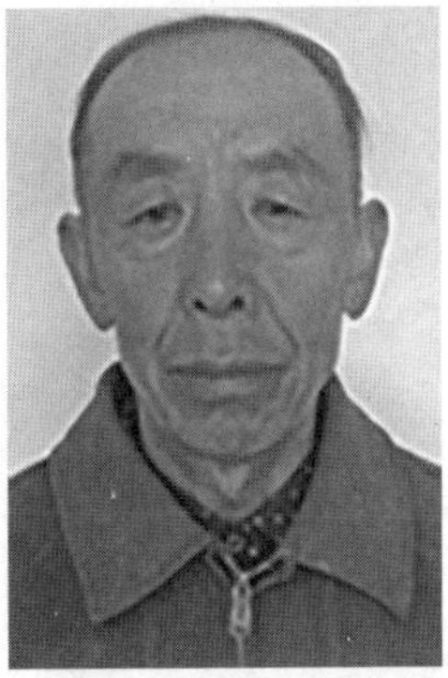

韩焕章，男，汉族，甘肃会宁县人，1959 年 10 月生，会宁县 601 站临聘人员，48 年一直从事捕鼠、动物、昆虫标本采集、监测点环境维护。无党派人士。

韩焕章同志 1971 年 4 月经生产队推荐被 601 站录用为“拔源队”队员，因年龄小，工作积极，劳动卖力，深受领导和队员好评。1982 年会宁县鼠防工作由“灭鼠拔源”转向重点监测，韩焕章也由灭鼠队员转变为监测点捕鼠人员，每月工资 30 元，1997 年工资涨到每月 200 元，2008 年每月涨到 400 元，直到 2014 年工资才达到会宁县最低生活保障标准。韩焕章同志四十多年栉风沐雨，风餐露宿，在刘寨鼠疫疫区每一寸土地上都深深地留下了他的足迹，仅自行车骑破了不下 10 辆，摩托车骑破不下 3 辆，为会宁县顺利完成鼠疫疫情监测任务立下汗马功劳。四十多年的野外工作，他在捕鼠、探蚤、破巢等方面积累了一套切实可行的技术经验，尤其是在捕获中华鼢鼠、甘肃鼹鼠等营地下生活的动物更有一套他自己的独到经验。他不仅在专业上认真负责，兢兢业业，在监测点环境卫生的整治上也是他一人全权负责，监测点的一草一木、一花一树用他的心血浇灌下郁郁葱葱，几十年监测点就是他的家。曾多次被 601 站评为灭鼠先进队员。

张肃军

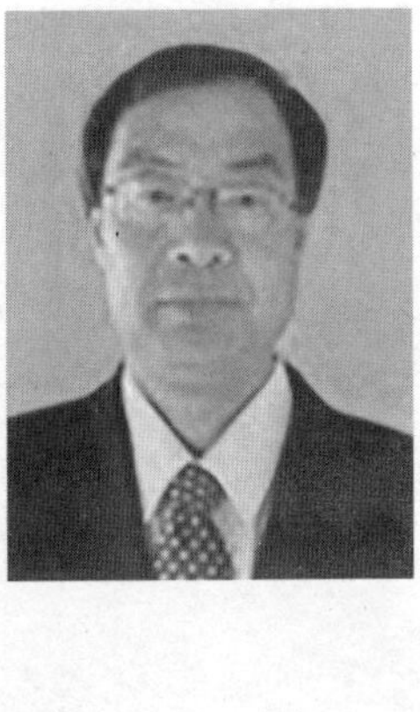

张肃军，1960 年 12 月生，男，汉族，甘肃肃北县人，中共党员。曾任肃北县疾控中心主任。

张肃军同志经常深入牧区乡村开展鼠疫宣传、疫情监测、保护性灭源等工作，与各族干部群众同吃同住同劳动，并将自己多年积累的鼠防工作经验毫无保留地传授给年轻人，使肃北县鼠防工作得到有序开展。1992年在《中国地方病》发表了以《肃北县鼠疫流行态势与分析》为题的论文一篇。2007年9月、11月肃北县突发2起人间鼠疫疫情的处置工作中，作为疾病预防控制中心主任，他把工作岗位放在了疫情的最前线，与全体工作人员一道，按照国家、省、市、县的统一部署，迅速深入疫区，圆满完成疫情处置各项任务。荣获甘肃省卫生厅授予的"甘肃省鼠疫防治工作先进个人"和卫生部授予的"全国卫生应急先进个人"荣誉称号。

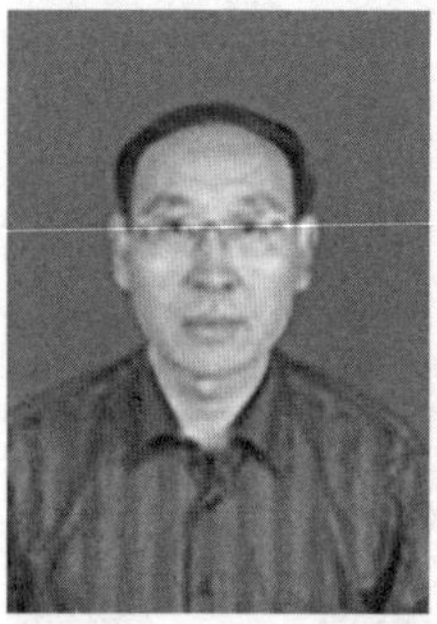

席进孝

席进孝，1965年3月生，男，汉族，甘肃会宁人，中共党员，主任医师，硕士研究生，兼职教授。1988年毕业于青海医学院医疗系鼠疫防治专业，2003年毕业于四川大学华西公共卫生学院社会医学与卫生事业管理研究生进修班。毕业后一直从事鼠疫研究和防控工作。2008年任甘肃省地方病协会秘书长，2011年3月聘为国家卫生和计划生育委员会突发事件卫生应急专家咨询委员会鼠防组委员，甘肃省卫生厅领军人才。2012年聘为甘肃省突发事件卫生应急专家委员会鼠防组副组长，甘肃省布鲁氏菌病诊断专家组组长。2015年聘为中华预防医学会第八届、第九届传染病防控基础研究与应用技术论坛专家委员会委员。2016年聘为中国地方病协会布鲁氏菌病专业委员会委员，中国微生物学会人兽共患病病原学专业委员会委员，《中华地方病学》第八届编辑委员会编委。现任甘肃省疾病预防控制中心鼠疫布病预防控制所所长，兼任鼠疫布病与寄生虫党支部书记。

席进孝教授积极呼吁甘肃鼠疫防控单病种立法，通过多年努力，2017年甘肃省十二届人大常委会第三十三次会议表决通过了《甘肃省鼠疫预防和控制条例》。该条例是中国鼠防首部地方性法规，条例出台标志着甘肃省鼠疫预防和控制进入依法防控和科学管理阶段。2017年他代表国家赴马达加斯加开展鼠防应急国际援助，提供技术支持和防控建议，得到同行的肯定。此次参加国际援助，充分彰显了甘肃省鼠疫防控技术能力的自信和防控力量的雄厚，用具体行动践行了习近平总书记提出的"共建人类命运共同体"的主旨精神。主持参与国家、省、市级科学研究项目10多项，在国家核心期刊发表专业论著20多篇，其中SCI 3篇。任主编和编委的专著6部。其中，人口密集区电化教学和自动摄像监控基于一体的省级鼠疫强毒实验室建设，尚属国内首创，建立鼠疫实验室分子生物学技术平台，为甘肃省科学研究奠定了基础，将UPT快速生物定量检测系统引进鼠防领域和生物反恐领域，提高了甘肃省鼠疫应急和生物恐怖防御能力，成功处理了多次人间鼠疫疫情，其中2007年以来7起人间疫情处置成为国家人间鼠疫疫情处理范例。近年曾参与了四川省汶川地震、青海省玉树地震、甘肃省舟曲泥石流和岷县地震等自然灾后卫生防疫工作。获得甘肃省科学进步二等奖2项，甘肃省医学科技进步二等奖3项，甘肃省医学科技进步三等奖3项。

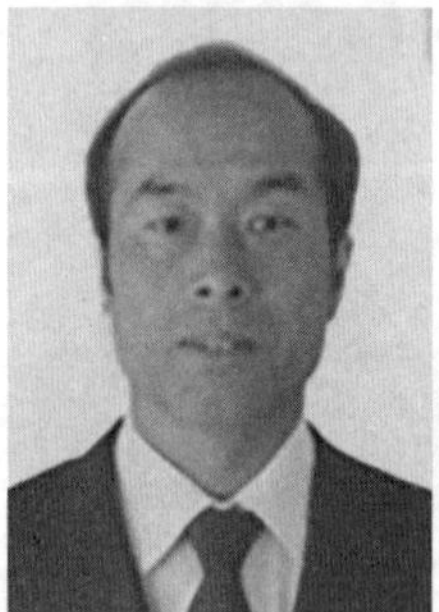

付国明

付国明，1966年6月生，男，汉族，辽宁海城人，中共党员，毕业于张掖地区卫生学校，一直从事鼠防工作，现任肃北县疾控中心鼠防大队大队长。

自工作以来，同前辈克服各种困难，长期战斗在鼠防一线，三十多年来，深入疫区，全面开展鼠疫监测工作。基本查清了肃北县鼠疫疫源地分布、宿主种类、传播媒介、感染途径等，掌握了当地鼠疫流行规律，为鼠疫综合防控和政府决策提供了科学依据。先后处置肃北和邻县市7次人间鼠疫疫情（2007年"925"和"11.11"两起人间鼠疫疫情，2010年毗邻县阿克塞发生"612"人间疫情，2014年玉门老市区发生"715"人间疫情，2014年"10.02"、"10.14"人间疫情和2017年"12.12"人间疫情）。荣获省、市、县鼠疫防治先进个人等称号。

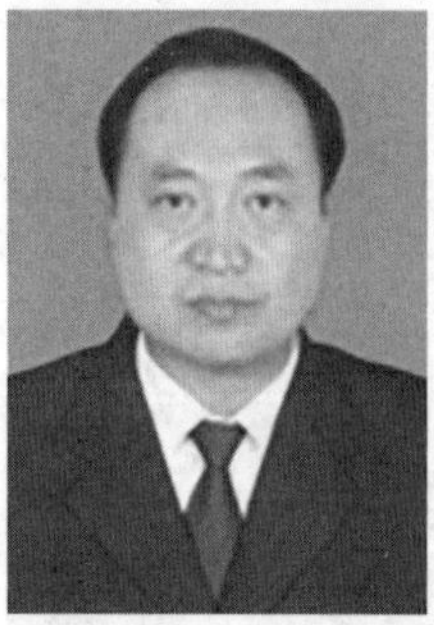

张杰

张杰，1969年1月生，男，汉族，甘肃民乐县人，中共党员，副主任医师。毕业于张掖地区卫生学校，一直从事鼠防工作，现任玉门市疾控中心副主任。

张杰同志长期坚守在鼠疫防控第一线，二十多年来深入疫区，全面开展疫情防控监测和突发疫情应急处置工作，基本查明了玉门市疫源范围和分布情况，多次发现和判定了动物间疫情，及时提出疫情预警信息，为玉门市委、市政府及时采取有效防控措施提供了决策依据。甘肃省首次从犬体内分离出鼠疫菌的主要工作者，相关课题获酒泉市科技成果二等奖。曾多次带队参与肃北、阿克塞、玉门人间鼠疫疫情处置工作。在国家级刊物《中国地方病防治》《疾病预防控制通报》发表专业论文 2 篇。荣获“甘肃省地方病防治先进个人”“甘肃省鼠疫防治先进个人”“酒泉市 612 人间鼠疫疫情处置先进个人”“玉门市 715 人间鼠疫疫情处置工作先进个人”“玉门市优秀共产党员”“玉门市优秀科技工作者”等称号。

春花

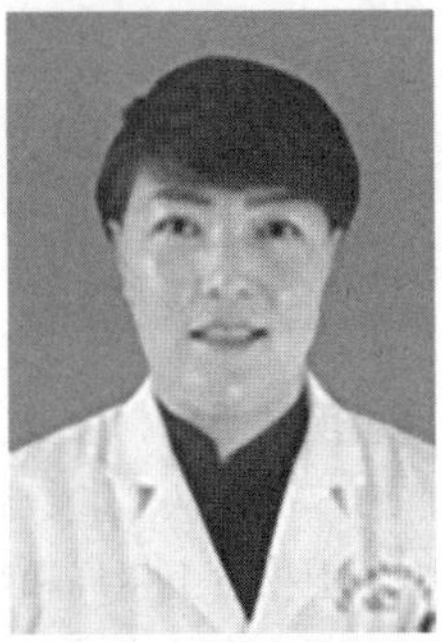

春花，女，1980 年 2 月生，蒙古族，甘肃省肃北蒙古族自治县人，中共党员。1998 年毕业于酒泉卫生学校，2007 年毕业于兰州大学药学专业。曾任肃北县石包城卫生院副院长，党支部书记。现任肃北县疾病预防控制中心副主任。

春花同志在 2007 年 11 月 11 日石包城卫生院门诊，及时发现和报告了一起疑似人间鼠疫病例，后确诊为腺鼠疫继发肺鼠疫疫情，为疫情处置赢得了宝贵时间，成为甘肃省首诊医生有效、科学处置鼠疫疫情的成功范例。近年来，积极参与重大科研项目，如国家自然基金“甘肃省旱獭鼠疫疫源地宿主动物致病性耶尔森菌携带状况及基因演化规律研究”和国家、省、市、县联合开展的“旱獭鼠疫自然疫源地牧羊犬感染和传播鼠疫机制研究”等项目，为甘肃省鼠疫疫源地动物鼠疫不同流行态势机理解释、人间鼠疫感染机制研究和感染源流行病学调查贡献智慧和力量。曾主动参与 2017 年肃北“12.12”人间鼠疫疫情尸体处理，为鼠防一线人员树立了巾帼榜样。获甘肃省卫生厅颁发的“甘肃省鼠疫先进个人”称号。2009 年得到省政府咸辉副省长亲自接见。

翟文祖

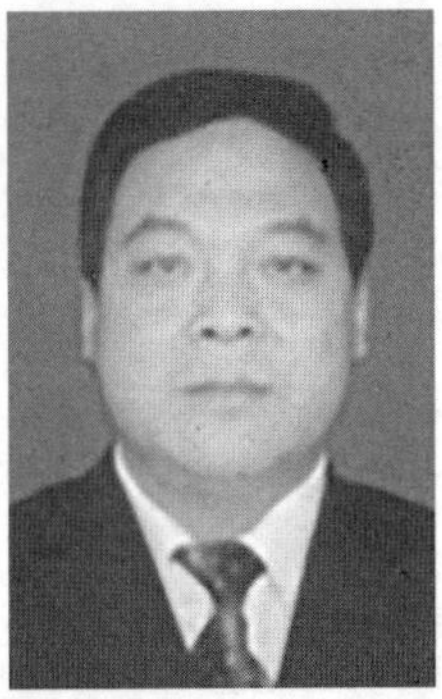

翟文祖，1965 年生，男，汉族，甘肃省酒泉市肃州区人，中共党员，副主任医师，成人教育本科学历。1988 年毕业于张掖卫校医师班，毕业后分配至甘肃省酒泉市肃州区金佛寺中心卫生院工作，现任卫生院院长职务。

翟文祖同志在距县城约 60km 的山区乡镇连续工作 32 年。金佛寺中心卫生院近邻祁连山北路，多条进山道路从此处经过，每年有大量采矿、放牧、旅游等人员进出，鼠疫防控任务非常艰巨。多年来，翟文祖同志坚守在鼠疫防控第一线，亲自参与鼠疫疫情处置、死亡旱獭处置及灭獭灭蚤工作，积累了宝贵的经验，为酒泉市鼠疫防控工作做出了突出贡献。特别是 2004 年 5 月 4 日，节假日坚守岗位的翟文祖同志接诊一疑似鼠疫病人，凭借自己对鼠疫等传染病高度的敏感性及时发现和报告了疫情，做到了早发现、早报告、早隔离、早治疗，为疫情的有效控制赢得了宝贵时间，避免了疫情的扩散。在病人隔离治疗期间，该同志识大体、顾大局，不计个人安危和利益，积极参与救治病人，挽救了病人生命，为控制疫情做出了重要贡献。荣获酒泉市地方病办公室颁发的 “人间鼠疫控制处理先进工作者”；甘肃省地方病防治办公室颁发的“鼠疫疫情处理先进个人”；酒泉市卫生局党委“优秀党员”、两次获得肃州区颁发的“优秀共产党员”；酒泉市文明办、酒泉市卫生局颁发的“全市医德医风建设标兵”；省卫生厅颁发的“医德医风先进个人”；酒泉市卫生和计划生育委员会颁发的“鼠疫防控工作先进个人”；酒泉市卫生和计划生育委员会颁发的“扎根基层优秀医师”等荣誉称号。

魏丽

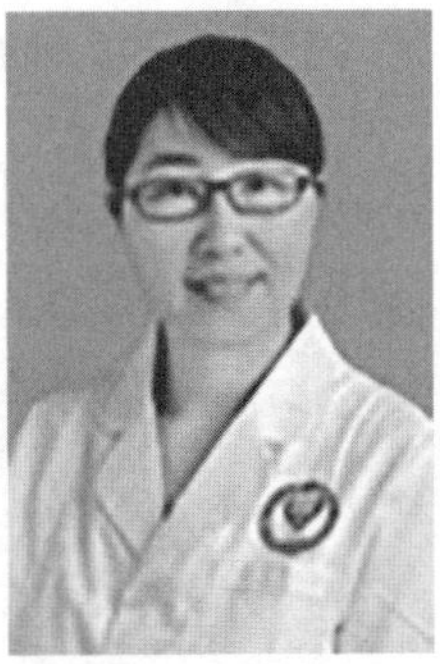

魏丽，1976 年生，女，汉族，甘肃省玉门人，中共党员，副主任护师，1995 年毕业于酒泉卫校，2010 毕业于兰州大学护理学专业，1995 年 7 月分配至甘肃省玉门市第一人民医院工作，历任急诊科、内科护士长、护理部主任、副院长。现任酒泉市卫生系列护理专业高评会成员、玉门市第九届三次政协委员。

魏丽同志在 2014 年甘肃酒泉 715 鼠疫疫情处置中，第一个发现病人，第一时间果断、科学、有效地采取了就地隔离措施，拒绝转诊，严格按照鼠疫处置规范进行病人救治、消毒，对控制疫情蔓延和处置做出了突出的贡献。 荣获甘肃省优秀护理管理者，酒泉市健康先锋服务岗先进个人、巾帼建功先进个人和先进工作者等称号。参与完成专著 1 部、在省级专业杂志上发表学术论文 4 篇。

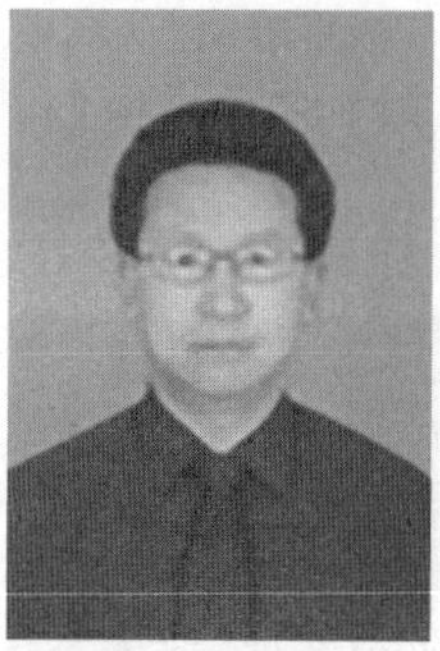

董元先

董元先，1978年生，男，汉族，甘肃省肃北县人，主治医师。毕业于兰州大学医学院临床医学专业，2008年在甘肃省卫生厅招考执业医师进基层工作中，以优异的成绩应聘到阿克塞县人民医院工作。现任酒泉市医学会第一届心血管病委员会委员、甘肃省医师协会起搏电生理学组委员。

董元先同志从医十多年来，他始终以先贤医圣作为自己的学习榜样，不断开阔视野，善于总结经验，吸取教训，一贯保持严谨务实的态度，养成了对工作极端负责、对技术精益求精的作风，认真、仔细、耐心诊断、治疗每一个病人，在与病人充分沟通并取得理解的基础上，与科内同事团结协作，取得了可喜的业绩。特别是在2010年6月12日疑似鼠疫患者被送到医院后，他凭借着扎实的医学功底和多年的从医经验，和同事们一起在第一时间确诊了病情，按照《中华人民共和国传染病防治法》的要求在第一时间将疫情上报县卫生局和当地疾控部门，随后，又以一个医生的责任心与使命感，不顾自己的安危，对患者进行了抢救。在卫生部专家的指导和上级的帮助支持下，在县委、县政府的正确领导下，成功地扑灭了鼠疫疫情，保护了人民的生命安全。先后荣获酒泉市文明办、酒泉市卫生局颁发的“全市医德医风建设标兵”，省文明办、省卫生厅颁发的“全省医德医风建设先进个人” ，中共阿克塞县委、阿克塞县人民政府颁发的“首届丝绸之路敦煌国际文化博览会疫情防控工作先进个人”，甘肃省卫生和计划生育委员会颁发的“优秀医师”等称号。因在鼠疫疫情处置中做出了突出贡献，被中共阿克塞县委、阿克塞县人民政府评为“612疫情防控工作先进个人”，被酒泉市卫生局评为“612鼠疫疫情处置先进个人”等称号。

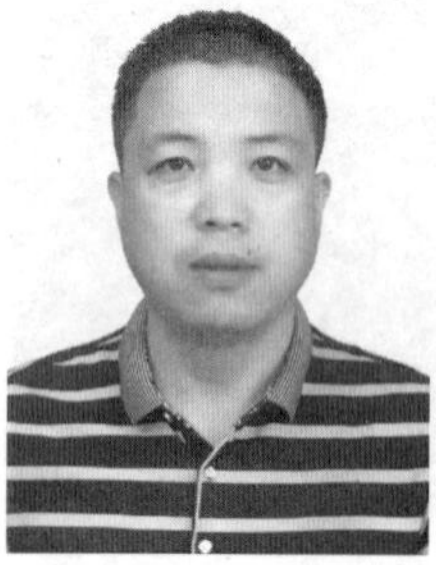

王鼎盛

王鼎盛，男，1975年出生，汉族，兰州永登县人，中共党员，兰州大学医学院临床医学毕业，大学学历，学士，主任医师。1998年参加工作，历任甘肃省疾病预防控制中心布病防制科副科长（主持工作），现任甘肃省疾病预防控制中心鼠疫防制所所长。现被聘为国家卫健委人才交流服务中心人才评价专家，甘肃省突发事件卫生应急专家咨询委员会鼠疫防治组副组长，甘肃省布鲁氏菌病防治专家咨询委员会专家,甘肃省健康科普专家、甘肃省地方病协会副秘书长。

曾积极主动参与青海玉树地震、甘肃舟曲泥石流等灾后卫生防疫及敦煌文博会等大型活动卫生保障工作，参与我省“非典”疫情、人间鼠疫、布病疫情处置工作。2019年被国家卫生健康委抽调内蒙古开展内蒙人间鼠疫疫情现场技术指导工作，敬业精神和工作能力得到了国家卫健委的肯定和书面表扬。自参加工作以来主要致力于鼠疫防控工作，二十多年来多次深入一线，分别参加甘南玛曲县、庆阳环县、兰州中川镇等地区鼠疫疫源调查工作，查明了上述疫源不明地区鼠疫疫源情况。特别在管理全省鼠疫防治管理信息系统期间，建立了全省“知（流程）、查、后录先删审”工作规范，多年来甘肃鼠疫防治信息一直在全国考评中名列前茅；通过对我省鼠疫自然疫源地空间结构变化对鼠疫流行影响研究，首次提出将疫源地内气温因子纳入我省鼠疫风险评估指标体系，进一步提升了鼠疫预测预警的科学性，降低了人间疫情发生风险。

主持参与国家、省、市科研项目10余项，其中荣获甘肃省科技进步二等奖1项、三等奖1项，省医学科技二等奖3项、三等奖4项，国家级核心期刊发表专业论文30余篇，作为副主编和编委撰写专著4部。

第二节 人物简介

（从事鼠疫防控20年以上人员）

姓名	籍贯	性别	民族	职务/职称	出生年月	鼠防专业	毕业院校	工作单位	年限	政治面貌
王鹏彪	陕西渭南	男	汉族	主治医师	1952年8月	媒介昆虫	定西卫校	平川区疾控中心	42	群众
袁 育	河南邓州	男	汉族	中心副主任	1972年11月	检验	兰州大学	碌曲县疾控中心	23	党员
后科生	甘肃卓尼	男	藏族	主管检验师	1973年11月	病原、动物	西北民族大学	合作市疾控中心	20	党员
李 涛	甘肃会宁县	男	汉族	主任医师	1937年12月	病原	兰州医学院	会宁县601站	35	党员
孙成全	陕西西乡	男	汉族	副主任医师	1936年12月	病原	兰州医学院	会宁县601站	20	党员
郭 鹏	甘肃会宁县	男	汉族	副主任医师	1956年8月	动物流行病	定西卫校	会宁县601站	25	党员
张殿明	甘肃会宁县	男	汉族	主管医师	1954年6月	动物流行病	定西卫校	会宁县601站	36	党员
韩焕章	甘肃会宁县	男	汉族	临聘人员	1959年10月	动物	无	会宁县601站	48	群众
南吉成	甘肃会宁县	男	汉族	副主任医师	1953年11月	媒介昆虫	定西卫校	会宁县601站	28	党员
师 珍	甘肃会宁县	男	汉族	主管检验师	1955年7月	病原学检验	定西卫校	会宁县601站	39	党员
冯维海	甘肃会宁县	男	汉族	临聘人员	1954年1月	动物昆虫	无	会宁县601站	44	群众
陈 贡	甘肃会宁县	男	汉族	主治医师	1969年12月	病原学检验	张掖卫校	会宁县601站	29	群众
安君胜	甘肃会宁县	男	汉族	主治医师	1970年9月	病原学检验	张掖卫校	会宁县601站	29	群众
张宝珊	甘肃会宁县	男	汉族	主治医师	1952年6月	媒介昆虫	定西卫校	会宁县601站	36	群众
王晓宏	甘肃会宁县	男	汉族	主治医师	1967年7月	病原学检验	兰州医学院	会宁县601站	29	群众
童俊智	甘肃会宁县	男	汉族	医师	1970年10月	媒介昆虫	张掖卫校	会宁县601站	27	群众
牛世存	甘肃会宁县	男	汉族	中级技工	1975年3月	病原学检验	无	会宁县601站	21	群众
李德述	四川省三台县	男	汉族	副主任医师	1942年10月	病原、动物	兰州大学	夏河县301站	37	党员
陈巨才	临夏市	男	汉族	站长/主管医	1944年6月	流行病组	西北民院	夏河县301站	34	党员
张入学	甘肃静宁	男	汉族	主任医师	1964年7月	管理、流行病学	北大医学部中央电大	白银市疾控中心	25	党员
王合英	甘肃酒泉	男	汉族	鼠防队长	1952年5月	动物	张掖地区卫生学校	嘉峪关市疾控中心	36	群众
李建兵	甘肃嘉峪关	男	汉族	副主任医师	1969年1月	病原、昆虫	西北民族大学	嘉峪关市疾控中心	29	党员
卿周刚	甘肃嘉峪关	男	汉族	科长/中级	1970年9月	病原、血凝	兰州医学院	嘉峪关市疾控中心	27	党员
郭 威	甘肃武威市	男	汉族	主管医师	1964年1月	病原学检测	武威卫校	武威市疾控中心	24	群众
蔡开辉	甘肃天祝县	男	藏族	副主任医师	1974年1月	行政管理	西北民大医学院	天祝县疾控中心	25	党员
段福才	甘肃武威市	男	汉族	公卫医师	1955年7月	媒介昆虫	天祝卫校	天祝县疾控中心	43	群众
方 春	甘肃武威市	男	汉族	副主任医师	1969年4月	血清学、病原	宁夏医科大学	天祝县疾控中心	29	党员
郭建志	甘肃武威市	男	汉族	公卫医师	1960年2月	病原	天祝卫校	天祝县疾控中心	40	群众
王战民	陕西长安市	男	汉族	副主任医师	1967年4月	流行病学、病原	西安交通大学	天祝县疾控中心	25	党员
吴寿青	甘肃天祝县	男	藏族	主任医师	1958年5月	行政管理	西北民族大学	天祝县疾控中心	37	党员
张兆品	甘肃武威市	男	汉族	副主任医师	1950年10月	行政管理	甘肃省中医学校	天祝县疾控中心	48	党员
种宝林	甘肃武威市	男	藏族	主治医师	1972年10月	病原、动物	甘肃中医药大学	天祝县疾控中心	20	群众

续表

姓名	籍贯	性别	民族	职务/职称	出生年月	鼠防专业	毕业院校	工作单位	年限	政治面貌
尚文杰	甘肃舟曲县	男	汉族	科长/副主任医	1972年7月	流行病学	宁夏医科大学	甘南州疾控中心	30	党员
汪　杰	甘肃山丹县	男	汉族	中心副主任	1956年10月	动物	兰州医学院	山丹县疾控中心	26	党员
马兴荣	甘肃张掖市	男	汉族	科长/主管医	1956年10月	管理及昆虫	张掖卫校	张掖市疾控中心	35	党员
戎宾国	甘肃张掖市	男	汉族	科长	1970年5月	管理及病原	兰州医学院	张掖市疾控中心	28	群众
王路军	山东潍坊	男	汉族	副科/副主任医	1976年10月	动昆、流行病学	甘肃农业大学	张掖市疾控中心	29	党员
袁　彪	甘肃张掖市	男	汉族	副主任医师	1971年7月	动物	哈尔滨医科大学	张掖市疾控中心	27	党员
张安宁	甘肃天水市	男	汉族	副主任医	1957年10月	管理及昆虫	张掖卫校	张掖市疾控中心	30	党员
展东辉	甘肃肃南县	男	汉族	副主任医师	1905年5月	病原检验	张掖卫校	肃南县疾控中心	29	群众
张玉贞	甘肃肃南县	男	汉族	副主任医师	1956年5月	病原检验	张掖卫校	肃南县疾控中心	32	党员
刘子洲	甘肃张掖市	男	汉族	医师	1976年10月	病原	兰州大学	张掖市疾控中心	25	党员
工泽平	甘肃张掖市	男	汉族	副主任医师	1969年1月	管理、病原	兰州大学	甘州区疾控中心	29	党员
赖来胜	广东紫金县	男	汉族	站长	1935年11月	管理	宁夏卫校	酒泉地区防疫站	40	党员
张　杰	甘肃民乐县	男	汉	中心副主任	1969年1月	管理、病原	张掖卫校	玉门市疾控中心	30	党员
穆玉忠	甘肃金塔县	男	汉	驾驶员	1959年4月	后勤、动物采集	高中	玉门市疾控中心	40	群众
戴友亮	甘肃临泽县	男	汉	站长	1949年1月	管理	北京医科大学	肃北县防疫站	33	党员
付国明	辽宁省海城	男	汉族	大队长	1966年5月	病原、管理	张掖地区卫校	肃北县防疫站	32	党员
俞天宠	甘肃武威	男	汉	主管医师	1950年8月	媒介昆虫	武威九中	肃北县防疫站	22	群众
华　军	甘肃肃北县	男	蒙古族	科长	1977年3月	网报、动物	兰州大学	肃北县防疫站	20	党员
鲁新民	甘肃阿克塞	男	哈萨克	科长	1966年12月	病原检疫	中央广播电视大学	阿克塞疾控中心	32	群众
阿塞提	新疆巴里坤	男	哈萨克族	病原	1969年2月	病原	新疆石河子学校	阿克塞疾控中心	30	党员
刘美丽	河南省	男	汉族	病原	1956年5月	病原	北京医科大学	阿克塞防疫站	37	党员
张人学	甘肃白银市	男	汉族	主任医师	1964年7月	管理、流行病学	北大医学部中央电大	白银市疾控中心	25	党员
陈　元	武威凉州区	男	汉族	检验师	1949年2月	病原检测		武威地区防疫站	30	群众
段永明	临夏红台县	男	汉族	主管检验师	1933年12月	鼠疫血清检测	甘肃卫生学校	甘肃省地方病研究所	40	群众
周　义	武威市凉州区	男	汉族	主任医师	1950年12月	行政管理	兰州卫生学校	武威市疾控中心	23	党员
何成虎	武威市凉州区	男	汉族	副主任医师	1952年1月	地方病科科长	兰州医学院	武威市疾控中心	33	党员
李延泰	甘肃古浪县	男	汉族	主管医师	1953年8月	蚤类鉴定	武威卫校	武威地区防疫站	25	群众
张荣广	四川	男	汉族	副主任技师	1938年9月	昆虫	兰州大学	甘肃省地方病研究所	38	党员
邓开泽	四川	女	汉族	副主任医师	1940年11月	病原	四川医学院	甘肃省地方病研究所	35	党员
穆振声	山东博兴县	男	汉族	副主任医师	1936年	动物、流行病	西北师范大学	甘肃省地方病研究所		群众
李锡章	陕西	男	汉族	副主任技师	1938年9月	动物	兰州大学	甘肃省地方病研究所	35	群众
陈敬先	四川	男	汉族	副主任技师	1937年3月	动物	四川大学	甘肃省地方病研究所	36	群众

续表

姓名	籍贯	性别	民族	职务/职称	出生年月	鼠防专业	毕业院校	工作单位	年限	政治面貌
韩　峰	甘肃·两当	男	汉族	副主任医师	1936年	病原		甘肃省地方病研究所	38	群众
崔景和	陕西	男	汉族	主管医师	1936年8月	动物		甘肃省地方病研究所	35	群众
王延森	甘肃永登县	男	汉族	高级工	1945年5月	驾驶员	复转军人	甘肃省地方病研究所	37	群众
姚呈祥	甘肃天水市	男	汉族	副主任医师	1951年12月	昆虫、流行病	青海医学院	甘肃省疾控中心	39	群众
唐永娇	湖南省湘潭市	女	汉族	副主任医师	1948年2月	病原	青海医学院	甘肃省疾控中心	35	群众
裴小康	甘肃天水	男	汉族	主管医师	1948年7月	病原	兰州卫生学校	甘肃省疾控中心	41	群众
王宗麟	甘肃古浪县	男	汉族	主治医师	1948年7月	病原、动物	兰州卫生学校	甘肃省疾控中心	41	群众
苗世华	甘肃会宁县	男	汉族	主治医师	1946年12月	病原	兰州卫生学校	甘肃省地方病研究所	35	群众
秦风栖		男	汉族	主管医师		昆虫		甘肃省地方病研究所		群众
王珍珠	甘肃天水	女	汉族	主管医师	1948年5月	病原	兰州卫生学校	甘肃省疾控中心	35	群众
石俊芝	辽宁	女	汉族	主管医师	1938年7月	病原	兰州卫生学校	甘肃省地方病研究所	35	群众
石映祥	甘肃会宁	男	汉族	主任医师	1956年4月	病原	定西卫校	甘肃省疾控中心	39	群众
吕若端	甘肃静宁	男	汉族	主管医师	1938年1月	流行病	兰州市卫校	甘肃省地方病所	46	党员
李守全	安徽	男	汉族	正高级教授	1946年12月	管理、病原	兰州医学校	甘肃省地方病所	36	党员
曹国权	四川威远	男	汉族	副主任技师	1937年9月	动物	兰州大学	甘肃省地方病所	34	群众
常全尧	甘肃临夏	男	汉族	副主任医师	1946年10月	管理、病原	青海医学院	甘肃省地方病所	34	党员
胡　漩	上海奉贤	女	汉族	主管医师	1942年2月	病原	兰州卫生学校	甘肃省地方病所	34	群众
李宝肃	河南淇县	女	汉族	主管医师	1952年10月	昆虫	张掖卫校	甘肃省疾控中心	39	群众
周　喜		男	汉族	正高级医师		病原				
许凤英		女	汉族	主管医师	1937年9月	病原	兰州卫校	甘肃省疾控中心	28	群众
藏文锦	甘肃兰州	男	汉族	主管医师	1939年	动物		甘肃省地方病所	45	群众
付喜梅		女	汉族	副主任医师	1949年8月	病原	天津医学院	甘肃省疾控中心	36	群众
谢云菊		女	汉族	主管医师	1939年6月	病原	兰州卫校	甘肃省地方病所	31	群众
刘先礼	河南洛阳	男	汉族	主管医师	1932年	流行病	兰州市卫校	甘肃省地方病所	38	群众
刘锦香		女	汉族	主管医师	1948年1月	昆虫	兰州卫校	甘肃省疾控中心	34	群众
崔贵挺	甘肃酒泉	男	汉族	主管医师	1950年1月	动物	甘肃省中医学校	甘肃省疾控中心	34	群众
高晓东	甘肃永登县	男	汉族	副主任医师	1964年10月	昆虫	兰州医学院	甘肃省疾控中心	21	民盟
赵永玲	甘肃兰州市	女	汉族	高级工	1968年6月	病原	兰州医学院	甘肃省疾控中心		群众
王鼎盛	甘肃永登县	男	汉族	主任医师	1975年12月	媒介、网报	兰州医学院	甘肃省疾控中心	21	党员
王世明	甘肃会宁县	男	汉族	主任医师	1963年3月	昆虫	青海医学院	甘肃省疾控中心	31	党员
盖永志	山东莱阳县	男	汉族	副主任医师	1959年9月	动物	兰州医学院	甘肃省疾控中心		群众
穆洮霞	山东博兴县	女	汉族	检验师	1969年11月	病原	兰州医学院	甘肃省疾控中心		群众
苗克军	甘肃会宁县	男	汉族	检验师	1972年10月	病原	兰州医学院	甘肃省疾控中心		党员

续表

姓名	籍贯	性别	民族	职务/职称	出生年月	鼠防专业	毕业院校	工作单位	年限	政治面貌
陈国娟	甘肃临洮县	女	汉族	医师	1976年7月	病原	兰州医学院	甘肃省疾控中心		群众
张　宏	甘肃宁县	男	汉族	主任医师	1971年1月	管理、病原	青海医学院	甘肃省疾控中心	24	党员
梁效成	甘肃崇信县	男	汉族	主任技师	1967年7月	管理、动物	兰州大学	甘肃省疾控中心	25	党员

注释：以上人员名单只是全省从事20年以上鼠防专业人员的一部分，还有很多鼠防专业人员由于收集资料过程中种种原因未能列入，在此表示遗憾。

（王世明，李铿，王利，穆洮霞，陈国娟，苗克军）

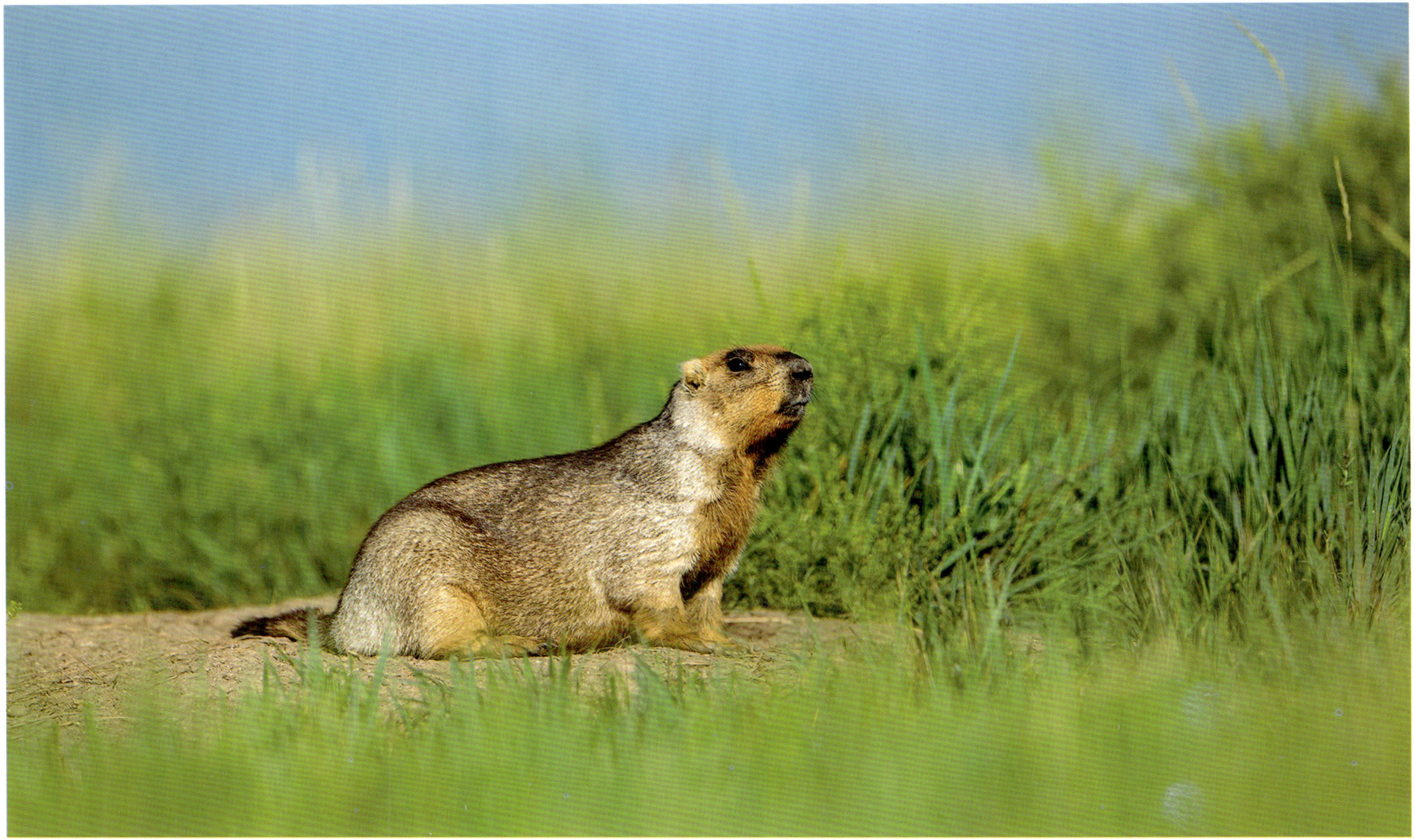

喜马拉雅旱獭

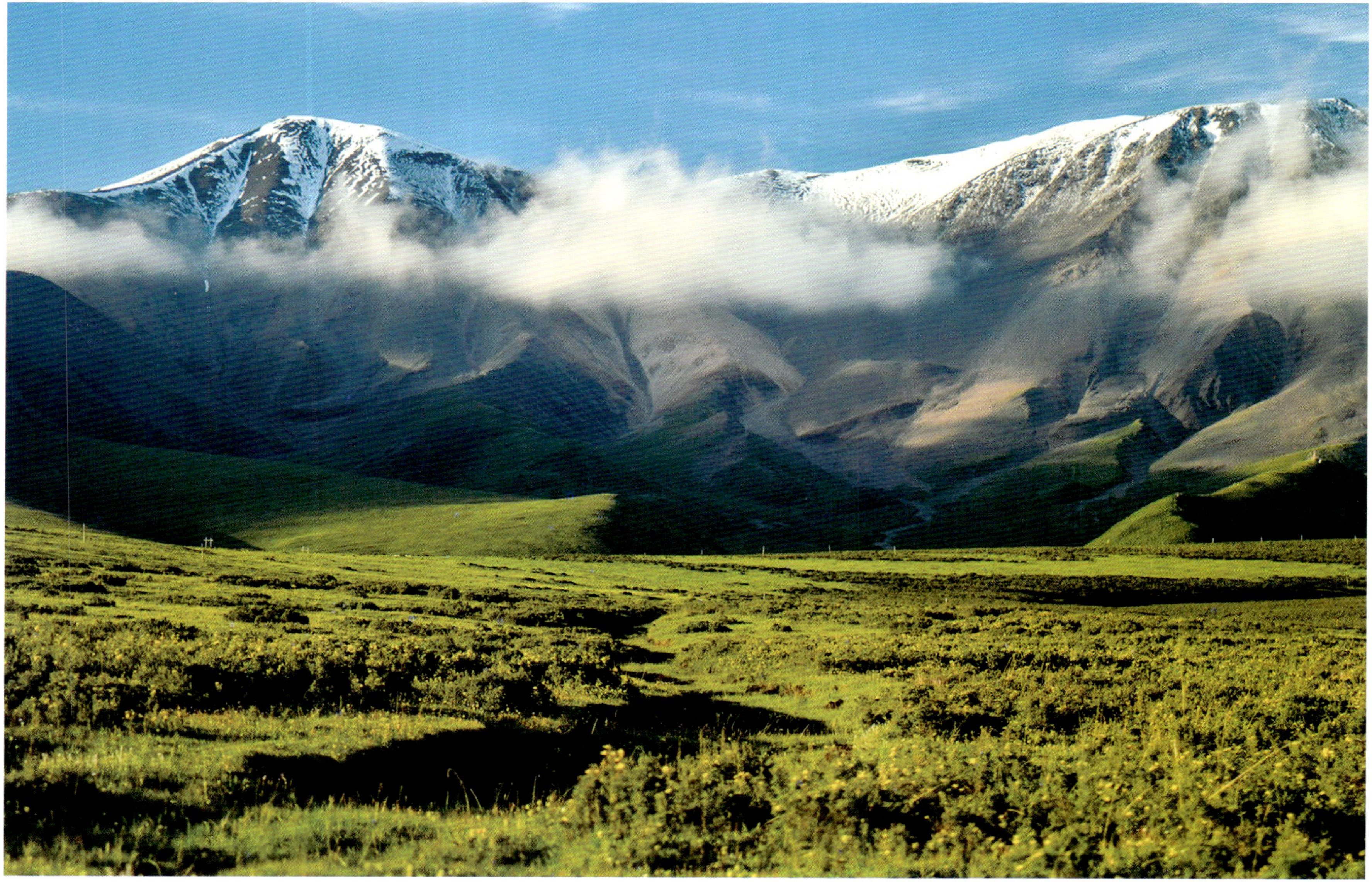

喜马拉雅旱獭鼠疫自然疫源地生态环境

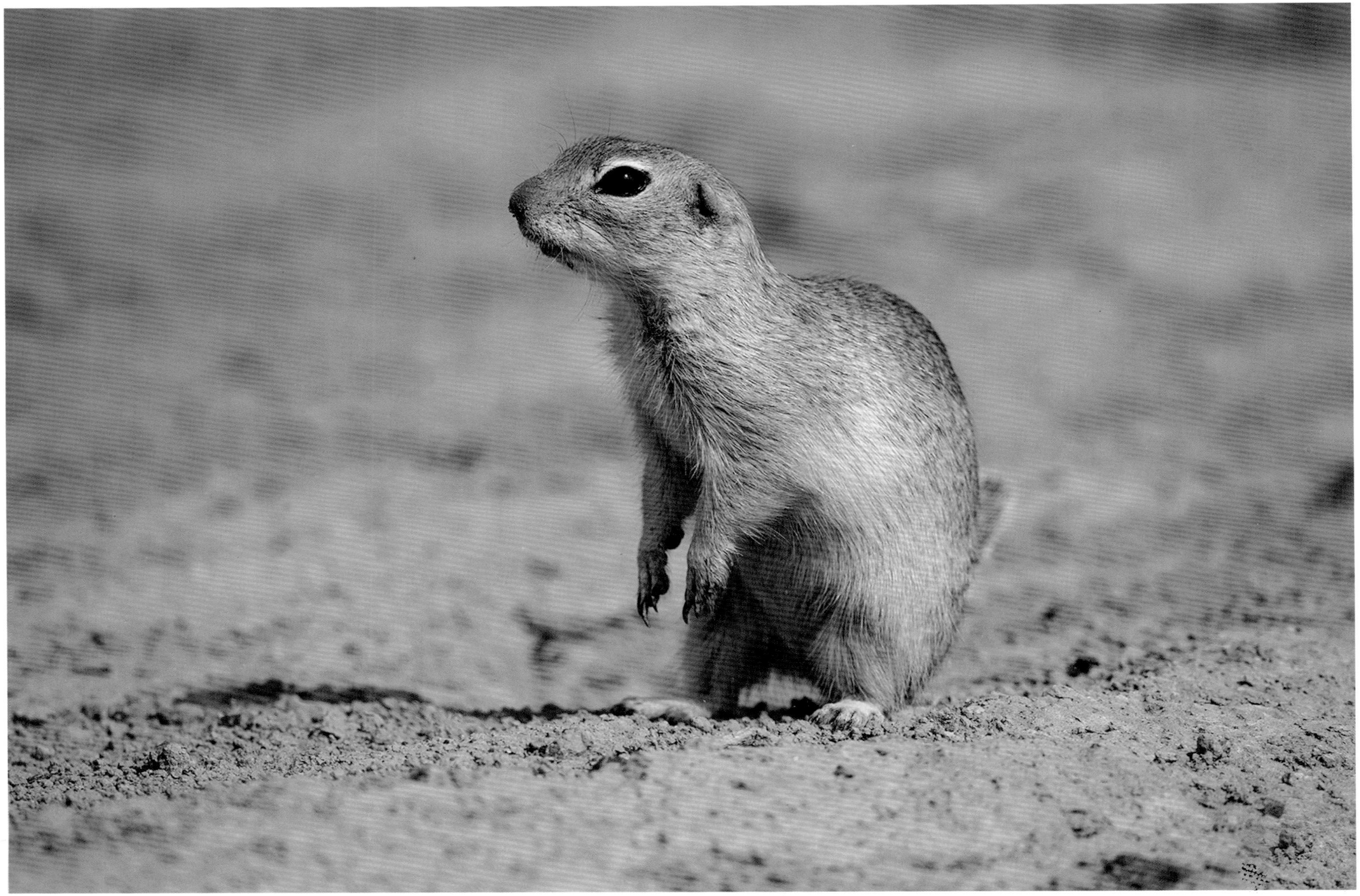

阿拉善黄鼠

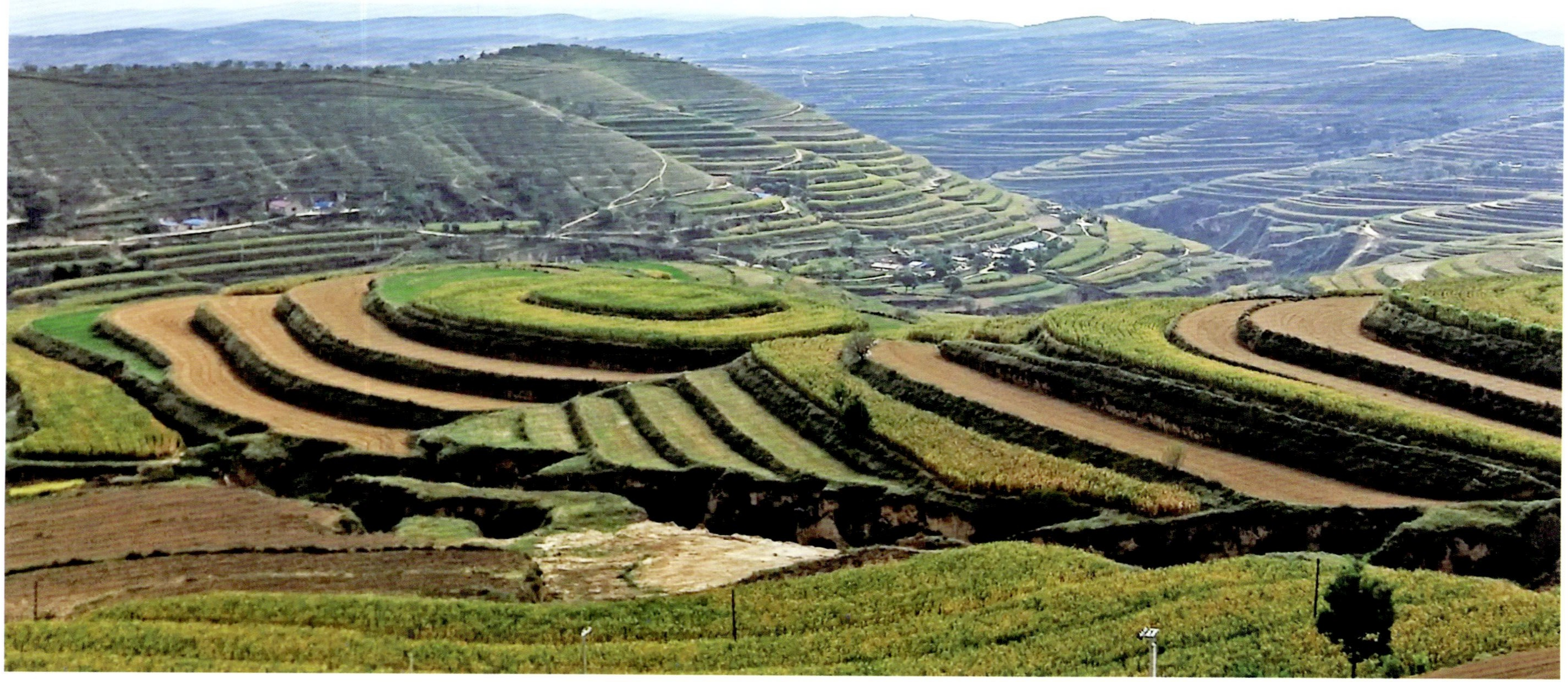

阿拉善黄鼠鼠疫自然疫源地生态环境照片